FELICITAS SEEBACHER

Die Leskys

Akademische Karrieren in Netzwerken politischer Systeme des 20. Jahrhunderts

ÖSTERREICHISCHE AKADEMIE DER WISSENSCHAFTEN
PHILOSOPHISCH-HISTORISCHE KLASSE
SITZUNGSBERICHTE, 938. BAND

Studien zur Geschichte und Philosophie der Wissenschaften

Herausgegeben von
Hermann Hunger

Band 1

FELICITAS SEEBACHER

Die Leskys

Akademische Karrieren in Netzwerken politischer Systeme des 20. Jahrhunderts

VERLAG DER
ÖSTERREICHISCHEN
AKADEMIE DER
WISSENSCHAFTEN

Umschlagbild: Albin und Erna Lesky, Familienalbum, undatiert (Teilnachlass Albin Lesky 131.97, Schachtel 839, Kuvert 131.97.04, 7, Archiv der Universität Wien).

ISBN 978-3-7001-9422-4
Lektorat: Rudolph Schuster, München
Satz: Daniela Seiler, Wien
Druck: Prime Rate, Budapest
https://epub.oeaw.ac.at/9422-4
https://verlag.oeaw.ac.at
Made in Europe.

Diese Publikation wurde einem anonymen, internationalen
Begutachtungsverfahren unterzogen.
Peer Review ist ein wesentlicher Bestandteil des Evaluationsprozesses
des Verlages der Österreichischen Akademie der Wissenschaften.
Bevor ein Buch zur Veröffentlichung angenommen werden kann, wird es von
internationalen Fachleuten bewertet und muss schließlich von der Publikationskommission
der Österreichischen Akademie der Wissenschaften genehmigt werden.

Bibliografische Information der Deutschen Nationalbibliothek
Die Deutsche Nationalbibliothek verzeichnet diese Publikation
in der Deutschen Nationalbibliografie;
detaillierte bibliografische Daten sind im Internet über http://dnb.dnb.de abrufbar.

Die verwendete Papiersorte in dieser Publikation ist DIN EN ISO 9706 zertifiziert und
erfüllt die Voraussetzung für eine dauerhafte Archivierung von schriftlichem Kulturgut.

Inhalt

Geleitwort

Wenn ich recht sehe, so hat Felicitas Seebacher als erste hierzulande das große wissenschaftliche Potential und die Aktualität der Doppelbiografie eines Wissenschaftler-Ehepaares erkannt, und noch dazu eines Ehepaares, das seinen Lebensweg durch die Turbulenzen des vergangenen Jahrhunderts hindurch zielstrebig bis zu hohen und höchsten Positionen und Ehren in der österreichischen und internationalen Scientific Community verfolgte. So eng verflochten war die Lebens- und Werkgemeinschaft von Albin und Erna Lesky, dass man ihre Viten nicht anders als ein ineinander gefügtes Ganzes, getragen vom Eros der Wissenschaft, erfassen und darstellen kann. Welche Sinnesweisen den klassischen Philologen und die Ärztin-Historikerin beseelten, sagt uns am besten der Titel der schriftlichen Hausarbeit, die Erna für die Zulassung zur Matura am Akademischen Gymnasium in Graz im Jahr 1931 verfasste: „Die Stellung der Frau bei Platon". Mit Erna Leskys Herkunft aus dem wirtschaftstreibenden Milieu einer steirischen Bezirksstadt Hartberg, ihrem zuerst von Eltern, Lehrern und Mentoren geförderten Streben nach Bildung und Wissen und ihrem Tatendrang hat Felicitas Seebacher das Porträt einer sich mit und durch ihren Mann emanzipierenden Frau gezeichnet, deren Ambitionen aber noch nicht tangiert waren von der zu Ende ihres Wirkens mächtig aufsteigenden Bewegung der Frauenemanzipation.

Dr. phil. Grete Walter-Klingenstein, w.M.

o. Univ. Prof. i.R., Institut für Geschichte der Universität Graz, 1998–2003 Vorsitzende der Historischen Kommission der ÖAW, 2000–2003 Vizepräsidentin des FWF

Vorwort

Mit ihrem Werk „Die Leskys: Akademische Karrieren in politischen Systemen des 20. Jahrhunderts" legt Felicitas Seebacher nach kritischer Analyse zahlreicher Quellen und unter Berücksichtigung der sozialen, politischen und familiären Prägungen eine umfassende Darstellung der Lebensumstände, Visionen und fachlichen Ziele des national und international erfolgreichen Klassischen Philologen Albin Lesky und seiner Frau, der Ärztin und Medizinhistorikerin Erna Lesky vor. Die wissenschaftlichen Karrieren des Ehepaars waren trotz unterschiedlicher fachlicher Akzente eng verwoben. Der berufliche Werdegang fällt in eine Zeit, in der wechselnde politische Systeme und Ideologien das Leben und das akademische Umfeld maßgeblich bestimmten. Die Biografie von Albin und Erna Lesky kann somit als charakteristisches Beispiel für die Situation vieler Vertreter und Vertreterinnen ihrer Generation gelten, die durch genötigte oder freiwillige Loyalität zu den jeweils tonangebenden politischen Machtstrukturen ihren wissenschaftlichen Weg zu gestalten hatten.

Im vorliegenden Buch werden Albin Leskys Funktionen an der Österreichischen Akademie der Wissenschaften und sein wissenschaftliches Werk, mit dem er entscheidend zur Entwicklung des Faches der Klassischen Philologie in Österreich beitrug, beleuchtet. Die Vermittlung humanistischer Bildung und der Kultur der Antike in den Mittelschulen als Basis für die Persönlichkeitsentwicklung der Jugend waren ihm ein besonderes Anliegen. Erna Leskys medizinhistorische Forschung bereicherte die medizinische Ideen- und Institutionengeschichte; mit ihrer Monografie *Die Wiener medizinische Schule im 19. Jahrhundert* setzte sie sich das Ziel, den hohen Stellenwert der Wiener und damit auch der österreichischen Medizin generell in Europa und weltweit aufzuzeigen. Es besteht der Eindruck, dass für Albin und Erna Lesky die Suche nach Erkenntnis unabhängig vom jeweiligen politischen Geschehen die wesentliche Triebfeder der wissenschaftlichen Tätigkeit war. In ihrer Lebens- und Berufsauffassung waren sie Kinder ihrer Zeit.

Zuletzt noch eine persönliche Anmerkung: ich hatte die Gelegenheit, nach Beendigung meines Medizinstudiums an einigen Vorlesungen zu medizinhistorischen Themen von Erna Lesky teilzunehmen und ihre didaktischen Fähigkeiten, getragen von der Begeisterung für das Fach, zu bewundern. Anlässlich meiner Promotion 1964 war Albin Lesky Prorektor der Universität Wien und nahm sichtlich gerührt meine Laudatio auf das humanistische Gymnasium in Krems zur Kenntnis.

Felicitas Seebacher ist ein in vieler Hinsicht interessantes, aufschlussreiches und originelles Werk gelungen.

Helmut Denk, w.M.

em. Univ. Prof. Dr. med., Universitätsprofessor für Pathologische Anatomie und Vorstand des Instituts für Pathologie der Medizinischen Universität Graz, 2009–2013 Präsident der Österreichischen Akademie der Wissenschaften

Einführung

„Jener leidenschaftliche Eros zur Wissenschaft"

Es war „jener leidenschaftliche Eros zur Wissenschaft",[1] der Albin und Erna Leskys akademische Karrieren bestimmte. Die wissenschaftlichen Karrierewege des Klassischen Philologen und der Ärztin und Medizinhistorikerin waren so stark ineinander verwoben, dass eine Trennung der beiden Biografien kaum gelingt. Im wissenschaftlichen, politischen und sozialen Habitus unterschieden sie sich nur wenig voneinander. Albin und Erna Lesky[2] repräsentierten das international erfolgreiche und in der Wissenschaft gleichgestellte Forscherehepaar. Ihre Ausbildung und ihr beruflicher Aufstieg begannen, als politische Umbrüche die Wissenschafts- und Universitätspolitik bestimmten.

Um ihre beruflichen Ziele erreichen zu können, fügten sie sich kritiklos in die Machtstrukturen des autoritären Herrschaftssystems des Austrofaschismus[3] und des totalitären Herrschaftssystems des Nationalsozialismus[4] ein und trugen sie mit. Wer eine höhere Position an der Universität in den 1930er-Jahren anstrebte, durfte weder den Austrofaschismus noch das Regime der Nationalsozialistischen Deutschen Arbeiterpartei, der NSDAP, offen infrage stellen. Nach dem Verbot der NSDAP 1945 bildeten die „Ehemaligen" Netzwerke für den beruflichen Wiedereinstieg oder Weiteraufstieg, unterstützten sich in den Entnazifizierungsverfahren gegenseitig und blendeten danach für ihr akademisches und privates Umfeld ihre NS-Vergangenheit aus. Auch für Albin und Erna Lesky gehörte Verschweigen und Verdrängen zu ihren beruflichen Strategien. Ihr Karriereverhalten passte sich den jeweils bestimmenden politischen Systemen[5] an. Das in der Zweiten Republik nun wieder eingeforderte Bekenntnis zu Österreich wurde bereitwillig gegeben, um akademische Laufbahnen fortzusetzen oder neu zu beginnen.

Albin Lesky (1896–1981) studierte ab 1914 an der Universität Graz Altertumswissenschaften und schloss sein Studium, unterbrochen durch den

Wehrdienst im Ersten Weltkrieg, mit der Promotion und den Lehramtsprüfungen in Griechisch und Latein ab. 1924 habilitierte er sich an der Universität Graz für Klassische Philologie. Bis 1932 war Albin Lesky sowohl Lehrer an verschiedenen höheren Schulen in Graz als auch Privatdozent an der Universität Graz. 1932 erhielt er eine Außerordentliche Professur für Klassische Philologie an der Universität Wien, 1936 wurde er als Ordentlicher Professor an das Institut für Klassische Philologie der Leopold-Franzens-Universität Innsbruck berufen. Der Klassische Philologe beschrieb sich in seinem Lebenslauf, den er 1954 für die Österreichische Akademie der Wissenschaften verfasste, als naturverbundener, volksnaher Wissenschaftler, der den Kontakt zur ländlichen Bevölkerung suche. Er engagierte sich als Lehrer am Akademischen Gymnasium in Graz im Verein „Südmark", der eindeutig im deutsch-völkischen Spektrum verortet war und nach dem Zusammenschluss mit dem „Deutschen Schulverein" 1925 auch die Abwehr von „jüdische[m] Einfluss auf allen Gebieten" in den Statuten verankert hatte. Im Austrofaschismus war Albin Lesky 1938 Dekan der Philosophischen Fakultät, nach dem „Anschluss" Österreichs an das Deutsche Reich unterstützte er die Idee eines „neuen Europas" unter Führung von Adolf Hitler (1889–1945) und arbeitete an der Entwicklung der Konzepte mit, die nach dem „Endsieg" umgesetzt werden sollten. Ab 1942 Prorektor der Deutschen Alpenuniversität Innsbruck, wie die Leopold-Franzens-Universität Innsbruck ab 1941 bezeichnet wurde, war Albin Lesky ein Akteur des NS-Systems in wissenschaftspolitischer Funktion. Die politische Besetzung der Wissenschaft und die Formung des Ideals eines „Neuen Menschen" am Vorbild der Hellenistischen Klassik trug der Klassische Philologe mit. Nach dem Ende des NS-Regimes stilisierte er sich als Opfer des Nationalsozialismus, weil er im März 1938, damals noch nicht Parteimitglied, seiner Position als Dekan der Philosophischen Fakultät der Leopold-Franzens-Universität Innsbruck vorzeitig enthoben worden war. Inhaltlich-weltanschaulich wurde Albin Lesky in seiner Professur als NS-kompatibel eingeschätzt und blieb im Amt. Im Entnazifizierungsverfahren stellte sich der als „NS-belastet" eingestufte Professor unverhohlen als „guter Österreicher" dar, der an der Deutschen Alpenuniversität Innsbruck, obwohl er 1942 bis 1945 als Vize-Rektor in prominenter Funktion agierte, zu Unrecht dem NS-System zugeordnet worden sei. Er habe, führte er an, ohne dies näher zu spezifizieren, nach 1945 am Wiederaufbau des Staates mitgearbeitet. Albin Lesky war ein politischer Mensch, der wie viele andere bereit war, sich als Wissenschaftler und in seinen wissenschaftspolitischen Funktionen um den Preis des Erfolges den verschiedenen politischen Systemen anzupassen. Das schmälert weder seine wissenschaftliche Forschung noch sein Engagement für humanistische Bildung.

Erna Klingenstein (1911–1986), in der Familie geprägt von einer leistungsorientierten Unternehmerkultur und politisch sozialisiert im völkischen, antisemitischen Milieu, in dem sich ihr Freund und Lehrer Albin Lesky bewegte, war schon am Akademischen Gymnasium in Graz ehrgeizig, engagiert und emanzipiert. Während ihres Medizinstudiums in Innsbruck und Wien wurde gelehrt, dass die Pflicht zur Gesundheit dem Volkswohl zu dienen habe. Politische Ideologien[6] prägten ihr weiteres berufliches und privates Handeln. Als Ärztin führte Erna Klingenstein in der beruflichen Praxis aus, was die NSDAP-Gesundheitspolitik von Ärzten und Ärztinnen erwartete: den Aufbau eines „gesunden Volkskörpers“[7]. Das nationalsozialistische Herrschaftssystem bot Frauen berufliche Chancen, vorausgesetzt, sie erfüllten seine Anforderungskriterien und agierten systemkonform. Während ihrer Ausbildung zur Allgemeinmedizinerin an verschiedenen Kliniken der Universität Innsbruck engagierte sich Erna Klingenstein in der NSDAP als Ärztin im Bund deutscher Mädel (BDM). Ab September 1938 war sie Parteianwärterin. 1939 heirateten Albin Lesky und Erna Klingenstein, ab November waren beide Mitglieder der NSDAP.

1940 übernahm Erna Lesky-Klingenstein, wie sie nach der Hochzeit 1939 ihre Korrespondenz und Dokumente unterzeichnete, durch Vermittlung des Pädiaters Richard Priesel (1890–1955) die ärztliche Leitung in einem Heim des Hilfswerks „Mutter und Kind“ der Nationalsozialistischen Volkswohlfahrt (NSV) in Innsbruck. Nach dem Verständnis führender Funktionäre der NSDAP war die NSV „der Ort, an dem die Partei ihr Programm realisiert und ihre Weltanschauung in konkrete Politik umsetzt“.[8] Erna Lesky-Klingenstein wurde Chefärztin für den Gau Tirol-Vorarlberg,[9] aktives Mitglied der „NS-Frauenschaft“, des „Deutschen Frauenwerks“, des „NSD-Ärztebunds“ und des „Reichsluftschutzbunds“.[10] Bis 30. September 1945 leitete sie das NSV Mutter und Kind-Heim Parkhotel in Innsbruck.[11] Wie weit die Ärztin durch ihre Funktionen in NS-Organisationen gesundheitspolitische Maßnahmen in NS-Institutionen beeinflusste und welche medizinischen Entscheidungen sie für den Aufbau eines „gesunden Volkskörpers“ traf, ist die entscheidende Fragestellung für weitere Forschungen. In diesem Buch kann zurzeit nicht näher darauf eingegangen werden, weil die Ärztekammer für Tirol sensible Daten von den betroffenen, noch lebenden Personen aus personenschutzrechtlichen Gründen noch nicht für die Forschung öffnen will.

Von 1945 bis 1949 war Erna Lesky-Klingenstein neben ihren ersten medizinhistorischen Forschungen ärztliche Leiterin in einem Mädchenheim der Barmherzigen Schwestern in Innsbruck, zwei Jahre davon ohne Approbation. Ein restriktives Milieu kennzeichnete konfessionelle Kinderheime auch nach dem Ende des NS-Zeit. Kinder und Jugendliche aus milieugeschädigten Familien wurden weiterhin stigmatisiert, die Kontroll- und Überwachungsmechanismen wurden beibehalten. Mit 30. September 1947 wurde Erna Lesky-Klingenstein laut Registrierungsbescheid als „minderbelastet" eingestuft, nachdem auch sie sich durch einen geschickt gelenkten Entnazifizierungsprozess der Verantwortung entzogen hatte. Ihre Approbation erhielt sie im selben Jahr zurück. Durch den „Mythos des ‚unpolitischen', nur seiner Arbeit ergebenen Arztes" wurden Ärzte und Ärztinnen[12] des NS-Regimes tendenziell von politischer Verantwortung freigesprochen. Über Nationalsozialismus, der ihre Biografien so stark geprägt hatte,[13] konnten und wollten sie nicht sprechen. Das stellt weder Erna Leskys Leitungsposition als Medizinhistorikerin infrage noch ihre enorme Leistung im Aufbau des international renommierten Instituts für Geschichte der Medizin an der Universität Wien.

Erna Lesky-Klingensteins dominante und als Frau ungewöhnlich antifeministische Grundhaltung bestimmte ihre weiteren beruflichen Entscheidungen. Nach ihrer Anstellung als NSV-Ärztin und Ärztin im Kinderheim der Barmherzigen Schwestern in Innsbruck strebte sie eine leitende Position am Institut für Geschichte der Medizin an der Medizinischen Fakultät der Universität Wien an. In diesem Fach erwartete sie sich als Frau in der reinen Männerdomäne Medizinische Fakultät reelle Chancen, eine Ordentliche Professur zu erhalten. Das Institut war von dem Medizinhistoriker Max Neuburger, 1917 erster Ordinarius für Geschichte der Medizin an der Universität Wien, 1906/07 gegründet und bis 1920 aufgebaut worden. 1934 wurde Neuburger aus angeblichen Einsparungsgründen der austrofaschistischen Universitätspolitik emeritiert und 1938 als Jude „aus rassischen Gründen" entlassen. Er emigrierte vorerst nach England und das NSDAP-Mitglied Fritz Lejeune (1872–1966) übernahm die Leitung des Instituts für Geschichte der Medizin. 1945 erhielt das NSDAP-Mitglied Leopold Schönbauer (1888–1963), Leiter der I. Chirurgischen Klinik der Universität Wien, die provisorische Leitung des Instituts.

Erna Lesky-Klingenstein wählte die Universität Wien für den weiteren Berufsweg, weil Albin Lesky dort nach der Entregistrierung eine Ordentliche Professur für Klassische Philologie anstrebte. „Die Wissenschaft ist eine sehr gestrenge Majestät", wurde zu ihrem „Lebensmotto",[14] eine Haltung zur wissenschaftlichen Arbeit, die sie mit Albin Lesky verband. Der Klassische Philologe führte sie noch an der Leopold-Franzens-Universität

Innsbruck in das wissenschaftliche Arbeiten zur Geschichte der Medizin der Antike ein und sorgte dafür, dass ihre ersten Aufsätze und Monografien durch Publikationen in renommierten Verlagen Beachtung fanden. Als ehemaliges Mitglied der NSDAP und Wissenschaftspolitiker an der Deutschen Alpenuniversität Innsbruck war er gut im Netzwerk der „Ehemaligen" verankert. Er nutzte es nach dem Zweiten Weltkrieg für den beruflichen Umstieg seiner Frau von Ärztin zur Medizinhistorikerin, für ihre beiden Entnazifizierungsverfahren und für seine Berufung als Professor für Klassische Philologie an die Universität Wien 1949. Mit der Übersiedlung nach Wien brachen beide mit ihrer belasteten NS-Vergangenheit in Tirol, was Erna Lesky-Klingenstein symbolisch auch mit der Änderung ihres Familiennamens ausdrückte. Ihre Dokumente unterzeichnete sie nun mit Erna Lesky.

Die Ärztin studierte Geschichte und wurde 1956 an der Universität Wien promoviert. Nur ein Jahr später habilitierte sie sich für Geschichte der Medizin. Marlene Jantsch (1917–1994), eine Medizinhistorikerin teils jüdischer Herkunft, die sich im selben Jahr für Geschichte der Medizin habilitierte, sah Erna Lesky als Konkurrentin. Marlene Jantsch war die Assistentin von Schönbauer. Während der NS-Zeit schrieb sie mit ihrem Mann Hans Jantsch (1918–1994) für Schönbauer medizinhistorische Arbeiten, die Schönbauer als Alleinautor publizierte. Schönbauer verschwieg dafür ihre jüdische Herkunft. Der „Habilitationskrieg"[15] 1956/57 zwischen Schönbauer und dem Ehepaar Lesky wurde nach der Habilitation von Erna Lesky und Marlene Jantsch als Macht- und Interessenskonflikt fortgesetzt und endete erst mit der Emeritierung Schönbauers 1960. Erna Lesky sah Marlene Jantsch weiterhin als Konkurrentin, bis sie nach Schönbauer die vorerst unbezahlte Leitung des Instituts für Geschichte der Medizin im Josephinum übernahm und Marlene Jantsch ihr als Mitarbeiterin unterstellt wurde. Eine konstruktive Zusammenarbeit und eine Anerkennung aller Vorarbeiten, die Marlene Jantsch für den Neuaufbau des Instituts nach dem Zweiten Weltkrieg geleistet hatte, entsprachen nicht Erna Leskys autoritärer Persönlichkeit.

1962 wurde Erna Lesky zur Außerordentlichen Professorin ernannt und legte ihr Generalsanierungskonzept für das Josephinum vor. Die ehemalige Josephinische Medizinisch-Chirurgische Akademie, eröffnet 1785 und 1874 als akademische Institution wieder geschlossen, besaß wertvolle Sammlungen von Büchern, medizinischen Instrumenten, anatomischen und geburtshilflichen Wachspräparaten. Um diese wissenschaftlichen Objekte Studierenden, Ärzten, Ärztinnen und einer interessierten Öffentlichkeit präsentieren zu können, wurden die Sammlungen restauriert und wie die Handschriften systematisch katalogisiert. Verschiedene Bibliotheken wurden aufgebaut und für die Forschung geöffnet. Dadurch wurde das Wiener Institut für Geschichte der Medizin zu einem internationalen Forschungszentrum für Geschichte der Medizin. Mit Albin Lesky, der Erna Leskys Vorbild war, präsentierte sie sich für die Öffentlichkeit als eine Einheit mit dem bereits berühmten Klassischen Philologen, was für die zweite Karriere als Medizinhistorikerin von großem Vorteil war.

Bis 1965 war das klassizistische Gebäude durch Finanzierung österreichischer Bundesministerien und durch Subventionen des „Max Neuburger Institute Fund", der Carnegie Mellon Foundation in den USA sowie des Wellcome Trust in London generalsaniert. Im Rahmen der 600-Jahr-Feier der Universität Wien konnte Erna Lesky das vollständig renovierte Josephinum mit großer Inszenierung ihrer Leistung wiedereröffnen. Sie personifizierte das Institut für Geschichte der Medizin an der Universität Wien und verstand es sehr gut, an der Medizinischen Fakultät die Instrumentarien der Macht auf dem Weg zur Ordentlichen Professur für Geschichte der Medizin zu nützen. Neue Quellen werden zeigen, wie es Erna Lesky durch Diplomatie und Networking gelang, sich in einer Männerdomäne durchzusetzen. Sie machen ihr Verhalten in einer patriarchalisch geprägten Wissenschaftskultur sichtbar. Mit der ersten Ordentlichen Professur einer Frau an der Medizinischen Fakultät der Universität Wien 1966 durchbrach Erna Lesky die gläserne Decke, die bis dahin Frauen nicht in Spitzenpositionen vorließ.

Für ihr berufliches Umfeld schuf Erna Lesky eine Erzählung, die mit der Publikation *Die Zeugungs- und Vererbungslehren der Antike* in Innsbruck begann und mit der Übersiedlung nach Wien und dem Beginn ihres Geschichtestudiums an der Universität Wien 1949 fortgesetzt wurde. Ihre Anstellung als Ärztin in der Nationalsozialistischen Volkswohlfahrt von 1940 bis 1945 wurde für ihre Mitarbeiter und Mitarbeiterinnen ausgeblendet. In ihrem biografischen Narrativ zählte, wie und warum sie als erste Frau an der Medizinischen Fakultät der Universität Wien 1966 eine Ordentliche Professur erhielt. Auch Erna Leskys Selbstdarstellung stellt die Medizinhistorikerin als Wissenschaftlerin nicht infrage. Sie erklärt nur, wie durch Verschweigen bestimmter Fakten eine geschönte Biografie von Erna Lesky entstehen konnte.

Erna Leskys Marketingkonzept für das Institut für Geschichte der Medizin im Josephinum zeigt sich in profunden Public Relations, internationaler Medienarbeit und penibler Dokumentation ihrer wissenschaftlichen Arbeit für die Medizinische Fakultät der Universität Wien, für das Österreichische Bundesministerium für Wissenschaft und Forschung und für die

Österreichische Akademie der Wissenschaften. Seit 1965 war sie korrespondierendes Mitglied der philosophisch-historischen Klasse der Akademie. Um ihr Institut für Geschichte der Medizin der internationalen Scientific Community präsentieren zu können, organisierte Erna Lesky zahlreiche Konferenzen und Kongresse. Sie baute dadurch vor allem für sich selbst und ihr Institut globale Netzwerke[16] auf. Zugleich sorgte Erna Lesky dafür, dass andere Universitäten in Österreich ihre Vormachtstellung nicht gefährdeten. Das Wiener Institut für Geschichte der Medizin blieb das einzige in Österreich. International wurde es als „Center of Excellence"[17] gesehen.

Geschichte der Medizin war für Erna Lesky „das *studium generale* des künftigen Arztes".[18] Sie bemühte sich, Geschichte der Medizin als verpflichtendes Fach in das Curriculum des Medizinstudiums aufzunehmen. Während in Deutschland Geschichte der Medizin seit 1978 wieder Prüfungsfach war, nachdem es nach 1945 nur fakultativ angeboten worden war, konnte Erna Lesky dieses Ziel an der Medizinischen Fakultät der Universität Wien nicht durchsetzen. Um die Sonderstellung Österreichs in Geschichte der Medizin und seines Institutes an der Universität Wien in verschiedenen Bereichen differenzierter darzustellen, werden Entwicklungen in Geschichte der Medizin beleuchtet und Vergleiche mit anderen medizinhistorischen Instituten gezogen. Besonders aussagekräftig erweist sich hier der Blick auf die deutsche medizinhistorische Wissenschaftslandschaft und die Unterschiede zwischen Österreich und den USA im Verständnis von Medizinhistoriografie.

Methodisch orientierte sich Erna Lesky wenig an der internationalen, interdisziplinären Medizinhistoriografie. Das ist umso erstaunlicher, als sie ihre wissenschaftlichen Arbeiten in internationalen Fachjournalen publizierte. Es verdeutlicht ihre Ambivalenz zwischen nationalem und internationalem Verständnis von Medizingeschichte. Erna Leskys medizinhistorische Forschung konzentrierte sich auf die Ideen- und Institutionengeschichte, wie ihre große Monografie *Die Wiener medizinische Schule im 19. Jahrhundert*[19] zeigt. Erna Lesky wollte vor allem beweisen, dass die Geschichte der Wiener Medizinischen Schule nicht nur in Europa einen hohen Stellenwert hatte, sondern dass „Wiener Medizin" „Weltmedizin" war.

In Erna Leskys medizinhistorischen Publikationen spiegelte sich auch eine kontinuierliche persönliche nationale Identitätsfindung. Während sie nach ihrer Berufung an das Institut für Geschichte der Medizin in ihren Arbeiten noch unter Einfluss der „deutschen Heldengeschichte" des Nationalsozialismus stand, trug sie mit ihren Publikationen zur „weltberühmten Wiener Medizinischen Schule" zur verspäteten Findung des österreichischen Nationalbewusstseins an der Wiener Medizinischen Fakultät bei. Die erste Ordentliche Professorin der Medizinischen Fakultät der Universität Wien erhielt, wieder als erste Frau, „als Anerkennung für ihre wissenschaftlichen Verdienste“ ein Ehrendoktorat der Universität Zürich. Davor bekamen Frauen das Ehrendoktorat nur für „humanitäres und soziales Wirken“. Erna Lesky wusste, was es in der Wissenschaft bedeutet, „Erste zu sein“, und verstand, die Entscheidungsträger mit wissenschaftlicher Kompetenz, Konsequenz und Diplomatie zu beeindrucken.

Albin Lesky trug entscheidend zur Etablierung des Faches Klassische Philologie an den Universitäten Innsbruck und Wien bei. Seine Publikationen wie die *Geschichte der griechischen Literatur*[20] wurden in verschiedene Sprachen übersetzt, unter anderem ins Japanische. Für den Klassischen Philologen Franz Römer gehört das Buch „zur wissenschaftlichen Weltliteratur“.[21] Für den Byzantinisten Herbert Hunger (1914–2000) war Albin Lesky „einer der größten klassischen Philologen“ des 20. Jahrhunderts, ein „Meister in der Einzelinterpretation“ und der „Synthese“, die den Humanismus „in einem großen Bogen“ von der Antike über Goethe bis zur Gegenwart zeichnete.[22] Albin Leskys Engagement für die humanistische Bildung, verbunden mit der Vermittlung der Werte der Kultur der Antike als Basis für die Persönlichkeitsbildung der Jugend, bestimmte seine pädagogischen Prinzipien. Um dafür ein Bewusstsein in der Öffentlichkeit zu schaffen, wurde er auch Mitbegründer und Obmann des Vereins „Gesellschaft der Freunde des Humanistischen Gymnasiums“.

In diesem Buch wird ein Forschungsschwerpunkt auf Albin Leskys Funktionen an der Österreichischen Akademie der Wissenschaften und seine Beziehung zur Gelehrtengesellschaft gelegt. Albin Lesky, 1942 zum korrespondierenden Mitglied der philosophisch-historischen Klasse der Akademie der Wissenschaften in Wien gewählt, wurde, nach einer Ruhestellung der Mitgliedschaft von 1945 bis 1948 auf Grund der Einstufung „NS-belastet“, 1948 wieder als Mitglied geführt. Er war einer der ersten aus dem Kreis der „Ehemaligen“, die nach der Wiederaufnahme ihrer Mitgliedschaft als korrespondierende Mitglieder 1950 zu wirklichen Mitgliedern der nun Österreichischen Akademie der Wissenschaften gewählt wurden. Die Wahl Albin Leskys in verschiedene Schlüsselpositionen der Akademie folgte dem optimalen Karriereweg der Gelehrtengesellschaft: vom Sekretär der philosophisch-historischen Klasse bis zum Präsidenten der Österreichischen Akademie der Wissenschaften 1969. Albin Leskys Aufstieg an der Österreichischen Akademie der Wissenschaften ist durch Quellen gut belegt. In seiner Korrespondenz mit dem Präsidium und den Mitgliedern der

Akademie wird eine Persönlichkeit sichtbar, die, noch verhaftet im konservativen Gelehrtenhabitus, als wissenschaftliche Autorität auftritt, wenig konfliktfähig ist und intensiv auf das reagiert, was als tiefe Kränkung und mangelnde Wertschätzung der wissenschaftlichen Arbeit empfunden wird. Albin Leskys Wahl zum Präsidenten der Österreichischen Akademie der Wissenschaften verlief anders, als er erwartet hatte. Er untersagte daraufhin dem Präsidium, ihm nach seinem Tod durch einen Nachruf im Almanach und den an der Akademie tradierten postmortalen Ritualen für Mitglieder die Ehre zu erweisen. Dass Erna Lesky nicht, wie von Albin Lesky forciert, zum wirklichen Mitglied der Österreichischen Akademie der Wissenschaften gewählt wurde, führte für das Forscherehepaar endgültig zum Bruch mit dem Präsidium der Österreichischen Akademie der Wissenschaften, jener akademischen Institution, die zuvor für beide „das Höchste" gewesen sei.[23] 1973 wurde Erna Lesky zum Ehrenmitglied der philosophisch-historischen Klasse der Österreichischen Akademie der Wissenschaften gewählt, was jedoch nicht mehr zur Wiederherstellung des früheren engen Verhältnisses von Albin und Erna Lesky mit der Akademie beitragen konnte.

Mit dem Universitätsorganisationsgesetz von 1975, das Signal für die Demokratisierung der Universitäten, konnten sich Albin und Erna Lesky, noch verbunden in der Tradition der autoritären Ordinarienuniversität, nicht mehr identifizieren. Ihr Widerstand gegen die neue Ordnung wurde nicht mehr wahrgenommen. Albin Lesky bemühte sich noch weiter intensiv um den Erhalt humanistischer Gymnasien, die er durch die Unterrichtsreformen unter Bundeskanzler Bruno Kreisky (1911–1990) bedroht sah. Erna Lesky war die Mitbestimmung des akademischen Mittelbaus und der Studierenden in Organisationsfragen, die zuvor die Professorenkollegien der einzelnen Fakultäten allein bestimmten, fremd. Nach ihrer Emeritierung 1981 fiel es ihr schwer, das Institut an ihren Nachfolger Helmut Wyklicky (1921–2007), der nach dem neuen Universitätsorganisationsgesetz berufen wurde, zu übergeben. Sie gestand ihm wenig Leitungskompetenz zu und fand ihn als Medizinhistoriker, mit nur einem Doktorat in Medizin, zu wenig qualifiziert. Der Titel „Ehrensenator" konnte Erna Lesky als erste Frau in der würdevollen Männerriege der Ehrensenatoren der Universität Wien nicht mehr verliehen werden, da sich der Entscheidungsprozess in der Ehrenzeichenkommission verzögerte und die Medizinhistorikerin starb, bevor sie die Ehrung in einem Festakt annehmen konnte.

In diesem Buch wird keine vollständige Darstellung der akademischen Karrieren von Erna und Albin Lesky angestrebt. Das kann es auch gar nicht leisten. In den Biografien des Forscherehepaares bestehen noch zu viele offene Forschungsfragen, um diesen Anspruch zu erfüllen. Sie können zu weiteren Forschungen motivieren. Das Buch ist vielmehr eine politikbezogene Untersuchung „spezifischer Phänomene", die ihren beruflichen Aufstieg mitbestimmten. Es soll zum Verstehen für getroffene Entscheidungen und gewählte Handlungen beitragen. „Verstehen" als ein „Prozess", wie es Hannah Arendt formuliert, der „dem Wissen Sinn" gibt.[24] Unter Berücksichtigung ihrer sozialen und politischen Prägungen wird Albin und Erna Leskys Positionierung im Netzwerk wissenschaftspolitischer Beziehungen erforscht, eingeordnet in den historischen Kontext. Es geht in diesem Buch nicht nur um eine kritische Betrachtung ihres Opportunismus, sondern auch um die Darlegung, dass durchaus mögliche individuelle Handlungsspielräume für erfolgreiches Agieren in Academia während der NS-Herrschaft wenig bis gar nicht genützt wurden. Wo biografische Lücken auf Grund fehlender oder nicht zugänglicher Quellen entstehen, ergänzt das soziale, universitäre und politische Umfeld, in dem sich Albin und Erna Lesky bewegten, das Gesamtbild. Die Beschreibung des austrofaschistischen oder nationalsozialistischen Milieus an den Universitäten, der politischen Instrumentalisierung der Jugend oder der totalitären Ausrichtung des NS-Regimes in Richtung „Volksgesundheit", Rassenhygiene, Selektion und Vernichtung „lebensunwerten Lebens" verdeutlicht, wie das Denken, Handeln und die Haltung dieser Generation von Ärzten und Ärztinnen, Wissenschaftlern und Wissenschaftlerinnen[25] geprägt wurden. Daraus resultiert, dass in der Verwendung des Begriffs „Täter und Täterinnen" Sensibilität geboten ist und diese Zuordnung für Akteure und Akteurinnen in der Ära des Nationalsozialismus zuerst einer genauen Umfeld- und Persönlichkeitsanalyse bedarf. Ein Opfer-Täter-Diskurs greift hier zu kurz.

In der Literatur werden, mit wenigen Ausnahmen, Albin Lesky als der international renommierte Klassische Philologe und Erna Lesky als die Ikone der Wiener Geschichte der Medizin ohne politische Vergangenheit dargestellt. Gerade weil ihre politische Involvierung in der Zeit des Austrofaschismus und Nationalsozialismus meist überblendet oder tabuisiert wurde, sind Albin und Erna Lesky prägnante Beispiele für politische Verdrängung und Idealisierung in Wissenschaft und Gesellschaft. Für die Historiografie stellt sich die Aufgabe, zu erforschen, warum sich das Forscherpaar nicht der „eigenen NS-Vergangenheit" stellen wollte oder konnte und in welcher Form die NS-Ideologie in ihrer weiteren wissenschaftlichen Karriere nachwirkte. Eine differenzierte Darstellung soll das wissenschaftspolitische Handeln ihrer Generation von Ärzten, Ärztinnen, Wissenschaftlern und

Wissenschaftlerinnen im Netzwerk autoritärer, totalitärer und demokratischer politischer Systeme verständlicher machen.

Forschungsstand und Forschungsfragen

Albin Lesky wird in den Publikationen zu seiner Biografie, zum Beispiel bei Franz Römer[26] oder Gudrun Wlach,[27] als der große Experte für Klassische Philologie dargestellt. Sein Beitrag für den Aufbau dieses Faches an den Universitäten Innsbruck und Wien war zweifellos zukunftsentscheidend. Dass Albin Lesky mitbeteiligt war, die Werte der Hellenistischen Klassik und des Humanismus in der Ära des Nationalsozialismus politisch zu instrumentalisieren, wird bisher noch wenig erwähnt. Ilse Korotin verdeutlicht das in ihrer Masterarbeit *„... eine neue geistige Ordnung Europas". „Europadiskurse" im Kontext des Nationalsozialismus,* wo sie erklärt, dass die „Aktion Ritterbusch",[28] an der Albin Lesky mitarbeitete, zum Kriegseinsatz der Geisteswissenschaften in der NS-Kriegspropaganda nachweislich auf Selektion, Deportation und Völkermord ausgerichtet war.[29] Albin Leskys Mitgliedschaft in der NSDAP wird relativiert. „Nach Kriegsende [sei] von mehreren Seiten bestätigt [worden], dass Lesky nie im Sinne des NS-Regimes gehandelt habe."[30] Römer und Sonja Martina Schreiner weisen jedoch in einem Aufsatz dezidiert darauf hin, dass es bei Albin Leskys Berufung als Ordinarius für Klassische Philologie „Erklärungsbedarf bezüglich [seiner] politischen Haltung zum Nationalsozialismus" gegeben habe.[31]

Die Literatur zu Erna Lesky konzentriert sich auf ihre wissenschaftlichen Publikationen, die Leitung des Instituts für Geschichte der Medizin und das Josephinum. Ihre Anstellung als Ärztin der NSV wird teilweise erwähnt, Details dazu werden nicht bekannt gegeben oder, besonders in der Nachkriegszeit, bewusst ausgeblendet. In den Quellen erwähnt Schönbauer in seinem Referat zu Erna Leskys Habilitationsansuchen 1956 nur, dass Erna Lesky „der Kinderheilkunde und ihren Grenzgebieten besondere Aufmerksamkeit" geschenkt habe. Von 1940 bis 1945 habe sie „ein Mutter-Kind-Heim in Igls" betreut „und dann bis 1949 die ärztliche Leitung eines Kinderheimes der Barmherzigen Schwestern in Innsbruck" innegehabt.[32] Schönbauer schwieg über Erna Leskys NS-Vergangenheit genauso wie über seine eigene. Der Medizinhistoriker Guenter B. Risse stellt Erna Lesky 1981 in ihrem Aufgabenbereich zwischen 1940 und 1945 als fürsorgende Ärztin dar:

"[Her] *specialty training in pediatrics at Innsbruck* [...] *culminated in wartime service in the Tyrol where she took care of infants and children affected by the hostilities between 1940–1945."*[33]

1996 setzt sich Michael Hubenstorf erstmals kritisch mit Erna Leskys Biografie auseinander,[34] 2000 Karl Sablik mit ihren Forschungsmethoden.[35] Bruno Bauer (1963 2020) belegt 2002 den Beitritt Erna Leskys zur NSDAP mit einer Studie, in der festgestellt wird, dass sie diesen Schritt „nur aus karrierepolitischen Ängsten und Überlegungen" gesetzt habe.[36] 2016 hinterfragt Sonia Horn Erna Leskys Heldendarstellungen am Beispiel Gerard van Swietens.[37] Als Nachweis von Erna Leskys Anstellung als „Ärztin in der Säuglings- und Kinderfürsorge in Tirol" zitiert Veronika Duma 2020 Erna Leskys „Lebenslauf", der im Personalakt im Archiv der Österreichischen Akademie der Wissenschaften aufliegt, und den Nachruf auf Erna Lesky 1987 von Franz Seitlberger[38]. Sie geht nicht auf ihre aktive Mitarbeit in der NSDAP ein.[39] Bis 2021[40] lagen noch keine genaueren Studien zur NS-Vergangenheit von Erna und Albin Lesky vor. Die Forschungslücken in der Untersuchung von Erna Leskys Berufsfeld als Ärztin und Medizinhistorikerin können nur teilweise durch die Analyse der verfügbaren archivalischen Quellen geschlossen werden. Das Archiv der Stadt Innsbruck, das Landesarchiv Tirol und das Archiv der Universität Innsbruck belegen einige biografische Aspekte ihrer Jahre in Innsbruck von 1937 bis 1945, nicht aber Erna Leskys Arbeitsfeld als Ärztin der NSV. Die Akten der NSV in Tirol liegen nur mehr in Bruchstücken vor,[41] der Nachweis für ihre Arbeit in dieser NSDAP-Organisation fehlt zu einem großen Teil.[42] Zeitgenössische Zeitungen wie die *Innsbrucker Nachrichten*, das „parteiamtliche Organ der NSDAP", bringen Berichte über NSV-Heime und ihre Veranstaltungen, wie Muttertagfeiern, und erwähnen in verschiedenen Berichten sowohl Erna als auch Albin Lesky.

Erna Leskys Anstellung bei den Barmherzigen Schwestern in Innsbruck[43] ist durch ihren Teilnachlass im Archiv der Universität Wien auch durch Fotos belegt, doch das Archiv der Barmherzigen Schwestern im Mutterhaus in Zams teilt mit, dass dazu keine Unterlagen mehr vorhanden seien.[44] Ebenso liegen im Archiv der Ärztekammer für Tirol keine Dokumente als Nachweis auf.[45] Quellen aus Archiven in Innsbruck, Wien, Berlin oder dem Familienarchiv von Erna Leskys Nichte Grete Walter-Klingenstein in Graz belegen unter anderem Erna Leskys Ausbildung zur Allgemeinmedizinerin, ihre Mitgliedschaft in NSDAP-Organisationen, ihr Bemühen, eine Approbation als Kinderärztin zu erhalten, die Entnazifizierung von Erna und Albin Lesky oder die Stufen ihrer akademischen Karrieren.

Quellen des Teilnachlasses, in den Grete Walter-Klingenstein dankenswerterweise Einsicht gestattete, gestatten eine differenzierte Darstellung der Persönlichkeiten Albin und Erna Lesky. In dem so umfangreichen

Teilnachlass finden sich, außer Fotos und einem Gästebuch des NSV Mutter- und Kind-Heims Parkhotel in Innsbruck, kaum Quellen aus der Zeit des Austrofaschismus und wenige aus der NS-Zeit, vor allem zur Entnazifizierung. Erna Leskys Personalakt im Archiv der Universität Wien belegt besonders gut den Habilitationsprozess, aus dem ihre Zielorientierung und die Widerstände Schönbauers gegen ihre Habilitierung in Geschichte der Medizin deutlich werden. Quellen aus dem Archiv der Österreichischen Akademie der Wissenschaften weisen nach, wie Albin Lesky sich an der Akademie in wissenschaftspolitischen Funktionen positionierte und wie er auf die von ihm empfundenen Ungerechtigkeiten reagierte. Zeitzeugenberichte[46] und Korrespondenz aus dem Teilnachlass belegen Erna Leskys Umgang mit Konkurrenz, ihren Führungsstil als Leiterin des Instituts für Geschichte der Medizin und der Sammlungen des Josephinums sowie den Aufbau ihrer Netzwerke in der internationalen Scientific Community von Medizinhistorikern. Zu Medizinhistorikerinnen hatte Erna Lesky bei internationalen Kongressen Kontakt, sie waren aber, mit Ausnahme von Edith Heischkel-Artelt (1906–1987), nicht unbedingt Teil ihres engeren Netzwerkes. Was bisher in der Forschung kaum oder gar nicht beachtet wurde, sind Erna Leskys Beziehungen zu Emigranten in den USA und in Großbritannien, besonders zu Mitgliedern von „The Max Neuburger Institute Fund" in New York. Strategisch geschickt verwendete Erna Lesky in der Korrespondenz mit ihnen die geplante Bezeichnung „The Max Neuburger Institute of the History of Medicine at the University in Vienna" bis zur Wiedereröffnung des Josephinums nach der Generalsanierung 1965. Eine Benennung des Wiener Instituts für Geschichte der Medizin als Max-Neuburger-Institut konnte Erna Lesky nicht erreichen.

Für dieses Buch ergeben sich folgende Fragestellungen: Wie bewegten sich Albin und Erna Lesky in den jeweiligen politischen Herrschaftsstrukturen? Wie weit wurden sie von ihnen beeinflusst und wie weit gestalteten sie sie selbst mit? Welchen Einfluss hatten die Teilnahme am Ersten Weltkrieg und sein frühes Engagement in völkischen Vereinen auf Albin Leskys politische Entwicklung? Ordnete er seine Forschungen in das Parteiprogramm des Nationalsozialismus ein und wenn ja: in welcher Form? Warum wurde er im Entnazifizierungsverfahren als „belastet" eingestuft? Welche wissenschaftspolitischen Netzwerke unterstützten den beruflichen Aufstieg bis zu Führungspositionen an den Universitäten Innsbruck und Wien sowie an der Österreichischen Akademie der Wissenschaften? In welcher Form nützte Albin Lesky universitäts- und wissenschaftspolitische Funktionen zur Einflussnahme auf Entscheidungsprozesse? Warum fand er humanistische

Bildung für die Persönlichkeitsbildung der Jugend so wichtig? Warum waren sowohl für Albin Lesky als auch für Erna Lesky akademische Spitzenpositionen, Auszeichnungen und Ehrungen von so großer Bedeutung?

Daraus ergibt sich der spezifische Fragenkomplex zu Erna Lesky: Wie wurde Erna Lesky politisch sozialisiert? Wer waren ihre Mentoren in der Ausbildung zur Allgemeinmedizinerin? Warum übernahm sie die ärztliche Leitung in einem Heim des Hilfswerks „Mutter und Kind" der NSV? Wie verlief Erna Leskys Entnazifizierung? Warum entschied sie sich danach für einen Wechsel des Berufsfeldes und zur Ausbildung als Medizinhistorikerin? In welcher Form beeinflusste die austrofaschistische und nationalsozialistische Prägung ihre medizinhistorischen Forschungsarbeiten und ihren Führungsstil?

In Bezug auf Gender Studies stellen sich folgende Fragen: Wie agierte Erna Lesky als erste Frau im Professorenkollegium der Medizinischen Fakultät der Universität Wien? Welche Chancen konnte sie in dieser Rolle nützen und wo wurden ihr Grenzen gesetzt? Musste sich eine Frau an der Medizinischen Fakultät der Universität Wien um 1960 einen männlichen Habitus aneignen, um respektiert und in ihrem akademischen Aufstieg nicht behindert zu werden? Spiegelte ihre Medizinhistoriografie in der Auseinandersetzung mit der „Geschichte großer Männer, ingeniöser Entdeckungen und versicherter Weltbedeutung der Wiener Medizinischen Schule"[47] nicht auch einen männlichen Habitus? War sie ein Role Model für Frauen in Medizin und Wissenschaft?

Durch die Analyse teils sehr persönlicher Quellen aus dem Nachlass von Albin und Erna Lesky zu ihrer Korrespondenz mit Ämtern, Behörden, Universitäten, Wissenschaftlern und Wissenschaftlerinnen sowie ihrer Privatkorrespondenz und mithilfe von Quellen aus verschiedenen Archiven nähert sich dieses Buch deskriptiv zwei Forscherpersönlichkeiten an, um zu verstehen, was sie in ihrem akademischen Umfeld zu ihren wissenschaftlichen, politischen und persönlichen Entscheidungen führte. Nach Pierre Bourdieu kann eine Biografie nur „kritisch analysiert werden", wenn „man zuvor die Abfolge der Zustände des Felds konstruiert hat",[48] in dem er oder sie ihr Leben gestalteten, unter Einfluss der entscheidenden Umfeldfaktoren. Eine „chronologische Ordnung",[49] was bedeutet „ein Leben als eine einmalige und sich selbst genügende Abfolge von Ereignissen zu verstehen",[50] sei wissenschaftlich inkorrekt.

Was dieses Buch auch nicht leisten kann, ist die Berücksichtigung der umfangreichen neuesten Literatur zur Geschichte des 20. Jahrhunderts. Sie kann nur exemplarisch zur Erklärung der Umfeldanalyse eingesetzt werden. Für die Darstellung der Lebenswege des Klassischen Philologen Albin Lesky und der Ärztin und Medizinhistorikerin Erna Lesky bietet sich eine Netzwerkanalyse an, um die internen und externen Beziehungen und ihre komplexen Verbindungen in den verschiedenen wissenschaftspolitischen Netzwerken sichtbar zu machen. Das zielbewusste Streben nach wissenschaftlichem Prestige und die damit verbundenen Interessens- und Machtkonflikte in ihrem akademischen Umfeld werden mittels einer kritischen Analyse von Selbst- und Fremddarstellungen genauer beleuchtet. Dafür stellt Oral History als „retrospektives Erhebungsverfahren" Erinnerungen und die damit verbundenen Gefühle der interviewten Personen in den Mittelpunkt.[51] Interviews mit standardisierten Fragebögen[52] unterstützen die Konzentration auf bestimmte Forschungsfragen und erlauben, Parallelen und Unterschiede in der Wahrnehmung zu erkennen. Die Analyse von weiteren Interviews mit Personen aus dem akademischen Umfeld von Albin und Erna Lesky, die noch in einem größeren Rahmen geführt werden sollten, wäre ein spezifisches, eigenes Forschungsprojekt.

Viele haben zur Entstehung dieses Buches beigetragen. Ohne die Quellen, die Grete Walter-Klingenstein, Ina Friedmann, Universität Innsbruck, Martin Goller, Universitätsarchiv Innsbruck, Martin Ager, Tiroler Stadt- und Landesarchiv, Herbert Posch, Universität Wien, Birgit Nemec, Charité Berlin und Günther Atzl, Kammeramtsdirektor, Ärztekammer für Tirol, digital übermittelten, hätte dieses Buch nicht entstehen können. Ohne die aufmerksame Beratung der Mitarbeiter und Mitarbeiterinnen des Archivs der Universität Wien und seines Leiters Thomas Maisel sowie den Mitarbeitern und Mitarbeiterinnen des Archivs der Österreichischen Akademie der Wissenschaften wäre eine kritische Analyse der Lebensbilder von Albin und Erna Lesky nicht möglich gewesen. Ein besonderer Dank gilt hier Stefan Sienell, der alle Recherchen im Archiv der ÖAW großzügig unterstützte und Herbert Posch, der alle wissenschaftlichen Fragen zur Zeitgeschichte mit seinem umfassenden Wissen ausführlich erörterte. Hermann Hunger begleitete den Prozess der Entstehung dieses Buches und die Autorin dankt ihm für jedes einzelne, so wertvolle Gespräch.

Grete Walter-Klingenstein stellte wichtige Dokumente und Fotos aus dem Privatarchiv zur Verfügung. Die Gespräche mit ihr förderten das Verstehen von zwei Persönlichkeiten, die ihr Leben ganz der Wissenschaft widmeten. Gudrun Kling, Universitätsarchiv Zürich, und Marion Maria Ruisinger, medizinhistorisches Museum Ingolstadt, waren sofort bereit, Quellen und Bilder aus ihren Archiven für dieses Buch zur Verfügung zu stellen. Ihr Interesse an dieser Arbeit, die nochmals die Verbindungen Erna

Leskys mit den ehemaligen Medizinhistorikern und Medizinhistorikerinnen ihrer Institute für Geschichte der Medizin aufzeigt, bestätigt, dass ohne internationale Kommunikation medizinhistorische Forschung nicht möglich ist. Durch die Diskussionen und Interviews mit den Zeitzeugen und Zeitzeuginnen Helmut Denk, Brigitte Maurer, Kurt Mühlberger, Christine Nowotny, Anneliese Paul, Karl Sablik, Manfred Skopec, Kurt Smolak und Helmut Wyklicky wurde das universitäre Klima von den 1960er-Jahren bis in die 1990er-Jahre nacherlebbar. Danuta Shanzer hat durch den Blick von außen gelehrt, Albin und Erna Leskys Involvierung im Nationalsozialismus kritischer zu betrachten. Für konstruktive Kritik und die Einforderung von Grundlagenforschung dankt die Autorin besonders Helmut Denk und Hans-Georg Hofer. Dadurch werden Lernprozesse ermöglicht.

Viele haben die Autorin bestärkt, eine wissenschaftliche Arbeit über Albin und Erna Lesky zu publizieren, von der zu erwarten ist, dass sie einen Diskurs auslösen wird. Er kann konstruktiv dazu beitragen, Menschen in der Scientific Community als Akteure und Akteurinnen mit ihren Stärken und Schwächen wahrzunehmen und ihre wissenschaftlichen Leistungen auch im Kontext ihrer politischen und gesellschaftlichen Positionierung zu reflektieren. Der Diskurs kann darauf hinweisen, dass Wissenschaft immer ein Ringen um Wahrheit ist, der sich auch Albin und Erna Lesky mit „jenem leidenschaftlichen Eros zur Wissenschaft“ annäherten.

Anmerkungen

1 Vgl. Albin Lesky, Lebenslauf 1240/54, 21.6.1954, 1–11, 4. Personalakt (PA) Albin Lesky, Mappe (M) 1/5, Archiv der Österreichischen Akademie der Wissenschaften (AÖAW).

2 Um Verwechslungen zu vermeiden, werden bei Forscherehepaaren immer Vor- und Zuname angeführt, bei allen weiteren Personen wird nur bei der ersten Nennung der Vorname mit Geburts- und Sterbedaten angegeben. Die Geburtsdaten noch lebender Personen werden aus Datenschutzgründen nicht erwähnt.

3 Siehe eine der grundlegenden Arbeiten dazu Emmerich Tálos/Wolfgang Neugebauer (Hg.), *„Austrofaschismus". Beiträge über Politik, Ökonomie und Kultur 1933–1938*, Wien: Verlag für Gesellschaftskritik 1984. Siehe dazu besonders für die Universitäts- und Wissenschaftspolitik Linda Erker, *Die Universität Wien im Austrofaschismus. Österreichische Hochschulpolitik 1933 bis 1938, ihre Vorbedingungen und langfristigen Nachwirkungen,* Göttingen: Vienna University Press, V&R unipress 2021, 25: Der Begriff „Austrofaschismus" ist nach Linda Erker in der Wissenschaft auch heute noch ein strittiger Begriff. Stattdessen werden von Historikern und Historikerinnen noch gerne neutrale Begriffe wie „autoritärer Ständestaat", „Kanzlerdiktatur", „Dollfuß/Schuschnigg-Diktatur" oder „Dollfuß/Schuschnigg-Regime" verwendet. In dieser Arbeit wird nach dem aktuellen Forschungsstand die Zeit von 1933 bis 1938 als Zeit des „Austrofaschismus" bezeichnet, da Österreich, so Erker, ähnlich reagiert habe wie das faschistische Regime in Italien, was auch universitäts- oder wissenschaftspolitische Entscheidungen zeigen. Die politischen Begriffe werden im Text noch ausführlicher erörtert.

4 Zur Problematik der Begriffsdefinitionen des Herrschaftssystem des „Nationalsozialismus" siehe Ian Kershaw, *The Nazi-Dictatorship. Problems and Perspectives of Interpretation*, London: Edward Arnold Ltd. 1985; dt.: Der NS-Staat: Geschichtsinterpretationen und Kontroversen im Überblick, Hamburg: Rowohlt 2023. Rödiger Voss, *Autokratien politökonomisch erklärt: Formen, Eigenschaften, Umgang*, Tübingen: UVK 2023. Der Austrofaschismus wird in diesem Buch ausdrücklich als „autoritäres Herrschaftssystem" und der Nationalsozialismus als „totalitäres Herrschaftssystem" hervorgehoben.

5 Siehe Wolfgang Rudzio, *Das politische System der Bundesrepublik Deutschland*, Wiesbaden: Springer 2018, X: Wolfgang Rudzio versteht unter dem Begriff „politisches System" jene „Strukturen und Prozesse, durch welche gesamtgesellschaftlich verbindliche Entscheidungen vorbereitet, getroffen und durchgesetzt werden". Es schaffe den „kohärenten Handlungszusammenhang" für die verschiedenen, im System agierenden Personen. Im „Sinne des Regierungssystems" umfasse ein politisches System „mehr als der Staat", aber weniger als die Gesellschaft".

6 Siehe Terry Igleton, *Was ist Ideologie*? in: ders., *Ideologie. Eine Einführung*, Stuttgart: J. B. Metzler 2000, 7–41, 7–8: Terry Igleton erklärt, dass der Begriff „Ideologie" nicht klar definiert werden kann, weil er verschiedene Deutungsmöglichkeiten enthält. Von den einzelnen Ideologiedefinitionen, die Igleton anbietet, treffen hier für die verschiedene politische Systeme, die in diesem Buch thematisiert werden, annähernd diese jene Termini zu: „Vorstellungen, die dazu beitragen, eine herrschende politische Macht zu legitimieren"; „Sozial notwendige Illusion"; „Zusammentreffen von Macht und Diskurs"; „Handlungsorientierter Komplex von Überzeugungen".

7 Siehe Hans-Walter Schmuhl, Kinderheilkunde in der NS-Zeit. Sozialsanitäres Großprojekt: Arzt am „Volkskörper", in: *Deutsches Ärzteblatt* 107 (2010) 45, A

2226–A 2231, A 2228: Hans-Walter Schmuhl sieht den Begriff „Volkskörper“ als „Schlüsselbegriff nationalsozialistischer Biopolitik“.

8 Vgl. Herwart Vorländer, NS-Volkswohlfahrt und Winterhilfswerk des deutschen Volkes, in: *Vierteljahreshefte für Zeitgeschichte* 34 (1986) 3, 341–380, 359. Siehe dazu auch Hermann Althaus, *Nationalsozialistische Volkswohlfahrt: Wesen, Aufgaben und Aufbau* (Schriften der Deutschen Hochschule für Politik 2. Der organisatorische Aufbau des Dritten Reiches), Berlin: Junker und Dünnhaupt [3]1937.

9 Vgl. NSDAP-Karteikarte Erna Lesky, geb. Klingenstein, NSDAP-Ortsgruppenkartei, Ortsgruppe: Innsbruck, Gau: Tirol, Series MFOK (1932–1940), Bundesarchiv Berlin ehem. Document Center, BArch, R 9361-II, NSDAP Collection, NSDAP-Mitgliederkartei.

10 Vgl. Parteistatistische Erhebung Erna Lesky 4903, 1.7.1939. Verbände und Parteien – NSDAP: Parteistatistische Erhebung 1939 der Reichsorganisationsleiter der NSDAP, Ortsgruppe Wilten West, Kreis Innsbruck, Gau Tirol-Vorarlberg. Tiroler Landesarchiv (TLA).

11 Vgl. Erna Lesky. Bisher zurückgelegte Dienstzeiten. Dekanat der Medizinischen Fakultät der Universität Wien an das Bundesministerium für Unterricht in Wien, Zl. 45832. Betreff: Hebung der Geschichte der Medizin. Gezeichnet Prof. Dr. Hubert Kunz. Wien, 8.2.1965. PA 1338 Erna Lesky, OeSTA/AdR, UWFuK, BMU.

12 Für die leichtere Lesbarkeit werden in diesem Buch auf Anregung in der Begutachtung des Manuskripts bei Personen die männliche und weibliche Form ohne Doppelpunkt dazwischen getrennt verwendet.

13 Siehe Peter Malina/Wolfgang Neugebauer, NS-Gesundheitswesen und Medizin, in: Emmerich Tálos/Ernst Hanisch/Wolfgang Neugebauer/Reinhard Sieder (Hg.), *NS-Herrschaft in Österreich. Ein Handbuch*, Wien: öbv & hpt 2000, 696–720.

14 Vgl. Erna Lesky, Liste der Mitgliedschaften, Ehrungen und wissenschaftlichen Leistungen für den Wahlvorschlag zum wirklichen Mitglied der philosophisch-historischen Klasse der Österreichischen Akademie der Wissenschaften, Wien, 4.2.1969, 1–2, 2. Teilnachlass (TNL) Erna Lesky (geb. Klingenstein) 1911–1986. INV. 131.15, Schachtel (Sch) 125, M 19. Archiv der Universität Wien (UAW).

15 Vgl. Erwin Ackerknecht, Brief an Erna Lesky, 6.11.1956. Nachlass Erna Lesky 4.700/5, Handschriftensammlung, Josephinum, Sammlungen, Ethik und Geschichte der Medizin, Medizinische Universität Wien (=Josephinum).

16 Vgl. Susanne Maria Weber/Inga Truschkat/Christian Schröder/Luisa Peters/Andreas Hertz Yvonne Kreis/Kira Nierobisch/Chris Weber, Organisation und Netzwerke: Eine Einleitung, in: dies. (Hg.), *Organisation und Netzwerke* (Organisation und Pädagogik 26), Wiesbaden: Springer 2019, 1–18, 1: „Netzwerke“ sind als „Sammelbegriff politischer, wirtschaftlicher und sozialer Innovationsstrategien“ zu verstehen. Sie verdeutlichen sowohl „Prozesse des Organisierens“, als auch die sich daraus ergebenden Sozialgebilde“. Sie verdeutlichen die „Beziehungen zwischen unterschiedlichen sozialen Einheiten“. Siehe dazu Yvonne Kreis/Kira Nierobisch/Chris Weber, Netzwerke und akademische Karrieren, in: ebd., 301–310.

17 Vgl. James H. Cassedy, History of Medicine and Related Sciences in Europe: Notes on Teaching and Study, in: *Bulletin of the History of Medicine* 43 (1969) 3, 270–283, 271.

18 Vgl. Erna Lesky, Neuburger Institute of the History of Medicine in Vienna, maschinschriftliches Vortragsmanuskript, o. O. o. D., 1–5, 5. TNL Erna Lesky 131.15, Sch 123, M 17 f, UAW.

[19] Siehe Erna Lesky, *Die Wiener medizinische Schule im 19. Jahrhundert* (Studien zur Geschichte der Universität Wien 6), Graz–Köln: Böhlau 1965.

[20] Siehe Albin Lesky, *Geschichte der griechischen Literatur*, Bern: Francke 1957.

[21] Vgl. Franz Römer, „Cum ira et studio". Beobachtungen zur Entwicklung der Wiener Klassischen Philologie nach 1945, in: Margarete Grandner/Gernot Heiss/Oliver Rathkolb (Hg.), *Zukunft mit Altlasten. Die Universität Wien 1945 bis 1955* (Querschnitte 19), Innsbruck: Studien-Verlag 2006, 222–235, 234.

[22] Vgl. Herbert Hunger, Nachruf auf Albin Lesky, gehalten in der Sitzung der phil.-hist. Klasse am 4.3.1981, 1–3, 1. PA Albin Lesky M 1/5, AÖAW.

[23] Persönliches Gespräch mit Grete Walter-Klingenstein, Wien, 22.10.2020. Die Aufzeichnungen befinden sich bei der Autorin.

[24] Hannah Arendt, *Zwischen Vergangenheit und Zukunft. Übungen im politischen Denken* 1, München–Zürich: Piper 1994, 113, zit. Christiane Berger, *Die „Reichsfrauenführerin" Gertrud Scholtz-Klink. Zur Wirkung einer nationalsozialistischen Karriere in Verlauf, Retrospektive und Gegenwart*, Dissertation, Universität Hamburg 2005, 8.

[25] Die Differenzierung zwischen „Wissenschaftlern, Wissenschaftlerinnen, Ärzten und Ärztinnen" wird deshalb angewendet, weil sich Albin und Erna Lesky im Umfeld von Wissenschaftlern und Wissenschaftlerinnen verschiedener Disziplinen bewegten, sowie im beruflichen Umfeld von Ärzten und Ärztinnen, von denen nicht alle forschten und publizierten.

[26] Siehe Römer, „Cum ira et studio", in: Grandner/Heiss/Rathkolb (Hg.), *Zukunft mit Altlasten*, 222–235.

[27] Siehe Gudrun Wlach, *Klassische Archäologie in politischen Umbruchzeiten. Wien 1938–1945*, in: Mitchell G. Ash/Wolfram Nieß/Ramon Pils (Hg.), *Geisteswissenschaften im Nationalsozialismus. Das Beispiel der Universität Wien*, Göttingen: V&R unipress, Vienna University Press 2010, 343–370.

[28] Siehe Frank-Rutger Hausmann, *Deutsche Geisteswissenschaft im Zweiten Weltkrieg. Die „Aktion Ritterbusch" (1940–1945)* (Schriften zur Universitäts- und Wissenschaftsgeschichte 12), Heidelberg: Synchron [3]2007.

[29] Vgl. Ilse Korotin, *„… eine neue geistige Ordnung Europas". „Europadiskurse" im Kontext des Nationalsozialismus. Schwerpunkt: Der „Kriegseinsatz der Geisteswissenschaften" („Aktion Ritterbusch" - 1940–1945),* Masterarbeit in Geschichte, Universität Wien 2018, 10.

[30] Vgl. Römer, „Cum ira et studio", in: Grandner/Heiss/Rathkolb (Hg.), *Zukunft mit Altlasten,* 228.

[31] Franz Römer/Sonja Martina Schreiner, Dis-kontinuitäten. Die Klassische Philologie im Nationalsozialismus, in:Ash/Nieß/Pils (Hg.), *Geisteswissenschaften im Nationalsozialismus*, 317–342, 336.

[32] Vgl. Leopold Schönbauer, Stellungnahme zu dem Ansuchen um Verleihung der Venia Legendi für das Fach Geschichte der Medizin von Frau DDr. Ernestine Lesky, Wien, 27.9.1956, folios 040–049, folio 040. Medizinische Fakultät, Personalakten, (Med. PA), Personalakt 855 Erna Lesky, Sch 104, enthält die PA 116, Dekanat der Medizinischen Fakultät der Universität Wien, Studienjahr 1955/56. Betreff: Ansuchen um Verleihung der *Venia Legendi* für das Fach Geschichte der Medizin, adressiert an das Professorenkollegium der Medizinischen Fakultät der Universität Wien, UAW.

[33] Zit. Guenter B. Risse, Erna Lesky and the History of Medicine. An essay review of Kurt Ganzinger/Manfred Skopec/Helmut Wyklicky (Hg.), Festschrift für Erna

Lesky zum 70. Geburtstag, Wien 1981, in: *Bulletin of the History of Medicine* 55 (1981) 4, 575–619, 575.

34 Siehe Michael Hubenstorf, Von Erfolg und Tragik einer Medizinhistorikerin. Erna Lesky (1911–1986), in: Christoph Meinel/Monika Renneberg (Hg.), *Geschlechterverhältnisse in Medizin, Naturwissenschaft und Technik*. Im Auftrag des Vorstandes der Deutschen Gesellschaft für Geschichte der Medizin, Naturwissenschaft und Technik, Bassum–Stuttgart: GNT 1996, 98–109. Siehe auch Wolfgang U. Eckart, Erna Lesky, in: ders./Christoph Gradmann (Hg.), Ärztelexikon. Von der Antike bis zur Gegenwart, Heidelberg: Springer ²2013, 199–200; ders., *Geschichte der Medizin*, Berlin–Heidelberg: Springer 1990.

35 Siehe Karl Sablik, Zum Gang der medizingeschichtlichen Forschung, in: *Mensch. Wissenschaft. Magie. Mitteilungen der Österreichischen Gesellschaft für Wissenschaftsgeschichte* 20 (2000), 53–58.

36 Vgl. Bruno Bauer, Erna Lesky, in: Ilse Korotin/Edith Stumpf-Fischer (Hg.), *Bibliothekarinnen in und aus Österreich* (Neue Ergebnisse der Frauenbiografieforschung 25), Wien: Praesens 2019, 641–650, 641. Siehe auch die Kurzbiografie von Helmut Gröger, Erna Lesky, in: Brigitta Keintzel/Ilse Korotin (Hg.), *Wissenschaftlerinnen in und aus Österreich. Leben – Werk – Wirken*, Wien–Köln–Weimar: Böhlau 2002, 465–468.

37 Siehe Sonia Horn, Auftrag und Erfüllung. Erna Lesky und medizinhistorische Narrative im 20. Jahrhundert, in: Franz Leander Fillafer/Thomas Wallnig (Hg.), *Josephinismus zwischen den Regimen. Eduard Winter, Fritz Valjavec und die zentraleuropäischen Historiographien im 20. Jahrhundert*, Wien–Köln–Weimar: Böhlau 2016, 181–212.

38 Siehe Franz Seitelberger, Nachruf auf Erna Lesky, in: *Almanach der Österreichischen Akademie der Wissenschaften* 137 (1987), 381–385.

39 Zit. Veronika Duma, Frauenkarrieren in der Männerwelt: Möglichkeiten, Ausschlüsse und Vertreibung. Zu den ersten zehn weiblichen Mitgliedern der Österreichischen Akademie der Wissenschaften, in: *Geistes-, sozial- und kulturwissenschaftlicher Anzeiger* 155 (2020) 1/2, 63–110, 88.

40 Siehe Felicitas Seebacher, „Mit dem Geist redlichen Dienens." Die akademische Karriere der NSV-Ärztin und Medizinhistorikerin Erna Lesky, in: *Zeitschrift für Geschichtswissenschaft* 69 (2021) 12, 1038–1057. Dieser Aufsatz, sowie dies., Erna Lesky, „Herrin" der Sammlungen des Josephinums. Wissensproduktion und Wissensrepräsentation im Zentrum der Geschichte der „Wiener Medizin", in: Johannes Seidl/Ingrid Kästner (Hg.), *Tauschen und Schenken. Wissenschaftliche Sammlungen als Resultat europäischer Zusammenarbeit*, Düren: Shaker 2020, 107–130 und dies., Erna Lesky, General and Diplomat. Networking as a Power Tool for Career- and Science-Management in the History of Medicine, in: Antoni Roca-Rosell (ed.), *The Circulation of Science and Technology: Proceedings of the 4th International Conference of the European Society for the History of Science*, Barcelona, 18–20 November 2010, Barcelona 2012, 208–216, bilden die Basis für diese Arbeit.

41 Zur Quellenlage der NSV-Akten siehe Vorländer, NS-Volkswohlfahrt und Winterhilfswerk des deutschen Volkes, in: *Vierteljahreshefte für Zeitgeschichte* 34 (1986) 3, 341: „Die Unterlagen des Hauptamtes der Volkswohlfahrt bei der NSDAP-Reichsleitung" müssten als „verloren gelten" und noch vorhandene Quellen lägen in Archiven verschiedener Provenienzen. Im Bundesarchiv in Berlin gebe es noch „relativ zusammenhängende Materialien zu mehreren wichtigen Bereichen".

42 Zur Quellenlage über Erna Leskys Arbeit für die NSV siehe Martin Ager, Tiroler Stadt- und Landesarchiv, E-Mail vom 18.11.2019: „Im Tiroler Landesarchiv werden leider weder zum Mutter- und Kindheim in Igls, bzw. zum Kinderheim der Barmherzigen Schwestern in Innsbruck, noch zum NSV allgemein Schriftgut verwahrt. Das Schriftgut der NSDAP und der Parteigliederungen ist leider äußerst lückenhaft." Die Autorin dankt Herrn Martin Ager für die wertvollen Hinweise zur Quellenlage.

43 Siehe ebd.: „Eine Nachfrage bezüglich dieses Heimes bei meiner Kollegin, Frau Dr. Gertraud Zeindl als ehemalige Mitarbeiterin im Stadtarchiv/Stadtmuseum, hat ergeben, dass anscheinend Schriftgut der Barmherzigen Schwestern, deren Heim in Innsbruck – Mariahilf war, offensichtlich noch bei den zuständigen Schwestern in Zams aufbewahrt wird."

44 Siehe Sr. M. Gertraud Egg, E-Mail bezüglich archivalischer Quellen zu Erna Lesky, Zams, 30.4.2020: „Vielen Dank für Ihre E-Mail mit den Informationen zu Frau Dr. Erna Lesky. Leider sind in unserem Archiv im Akt des Kinderheimes der Barmherzigen Schwestern in Innsbruck keine Unterlagen zu den Aufgaben von Frau Dr. Erna Lesky vorhanden." Siehe auch ebd., 4.5.2020: „In den Unterlagen zum Kinderheim der Barmherzigen Schwestern (1945 bis 1949) finden sich keine Angaben oder Hinweise für die medizinische Leitung des Kinderheimes durch Frau Dr. Erna Lesky." Nach einem Telefongespräch mit Sr. M. Gertraud Egg am 17.8.2020, in dem über die Recherchen zu Erna Leskys Arbeit bei den Barmherzigen Schwestern berichtet wurde, wurde nochmals eine Bestätigung über das Nichtvorhandensein von Quellen zu Erna Lesky gesandt. Die Autorin dankt Sr. M. Gertraud Egg für ihre Archivrecherche.

45 Telefongespräch mit Günther Atzl, Kammeramtsdirektor, Ärztekammer für Tirol am 28.6.2022 und E-Mail vom 29.6.2022: „Vielen Dank für Ihre Unterlagen. Der Personalakt von Frau Dr. Lesky enthält keinen Nachweis und auch keine sonstigen Informationen über eine Tätigkeit im Kinderheim der Barmherzigen Schwestern ab 1945."

46 Die Zeitzeugenberichte sind teilweise aus der persönlichen Wahrnehmung und Erinnerung heraus emotional gefärbt und sind daher nicht immer als objektive Fakten zu werten. Sie verdeutlichen jedoch, wie lange bei ihren Mitarbeitern und Mitarbeiterinnen die erlittenen persönlichen Verletzungen durch Erna Leskys autoritären Führungsstil nachwirkten. Alle Interviews mit Zeitzeugen und Zeitzeuginnen, die für dieses Buch verwendet wurden, wurden vor Einreichung des Manuskripts den betreffenden Personen zur Überprüfung der Richtigkeit ihrer Aussagen vorgelegt.

47 Die Autorin dankt Hans-Georg Hofer für die Empfehlung, genauer auf diese Zusammenhänge zu achten, weil Erna Leskys „Agieren in Academia und die Ausrichtung/Positionierung ihrer Themen" in Zusammenhang stehen.

48 Zit. Pierre Bourdieu, Die biographische Illusion, in: Bernhard Fetz/Wilhelm Hemecker (Hg.), *Theorie der Biographie. Grundlagentexte und Kommentar*, Berlin–New York: De Gruyter Studium 2011, 303–310, 310, zit. in: Christian Rohrmoser, *Franz resp. Francis Schehl. Ein vertriebener Grazer Althistoriker*, Masterarbeit Karl-Franzens-Universität Graz, Institut für Geschichte 2018, 9.

49 Vgl. ebd., 304, zit. in: ebd.

50 Zit. ebd., 309, zit. in: ebd.

51 Vgl. Annika Höllerl, *Die Kinderklinik Innsbruck und ihre Kinderschutzgruppe. Ihre Entstehung und Entwicklung 1898–2020*, Masterarbeit, Institut für Geschichtswissenschaften und Europäische Ethnologie, Leopold-Franzens-Universität Innsbruck 2021.

[52] Die Interviews mit ehemaligen Mitarbeitern und Mitarbeiterinnen von Erna Lesky wurden mit einem standardisierten Fragebogen zuerst mündlich geführt, um differenzierte Sichtweisen zu den gleichen Fragestellungen zu erhalten. Die schriftliche Dokumentation der Antworten wurde den Interviewten nochmals zur Überprüfung vorgelegt. Nach Bestätigung der Inhalte der schriftlichen Aufzeichnung wurde um ihr Einverständnis zur Veröffentlichung ersucht. Fragebogen zu Erna Lesky: Ad Persönlichkeit: Was hat Sie an Erna Lesky am meisten beeindruckt? Was hätten Sie sich anders gewünscht? Wie würden Sie Erna Leskys Persönlichkeit beschreiben? Ad Karriere: Welchen Einfluss hatte Albin Lesky auf die Karriere seiner Frau? Welche Netzwerke baute Erna Lesky für ihre Karriere auf? Wie verhielt sich das Kollegium der Medizinischen Fakultät der Universität Wien gegenüber Leskys Berufung als erste Professorin ihrer Fakultät? Was war ihrer Meinung nach Erna Leskys größter Erfolg? Ad Führungsstil: Wie schätzen sie Erna Leskys Mitarbeiterführung ein? In welcher Form nützte Erna Lesky die Fähigkeiten ihrer Mitarbeiterinnen und Mitarbeiter? In welcher Form förderte Erna Lesky die Fähigkeiten ihrer Mitarbeiterinnen und Mitarbeiter? Wie fanden Sie Erna Leskys Umgang mit Studenten und Studentinnen? Wie gestaltete Lesky Vorlesungen, Seminare und Prüfungen? Ad Josephinum: Wie organisierte Erna Lesky die Generalsanierung des Josephinums, den Aufbau der Bibliothek, des Bildarchivs und der Sammlungen? Welche nationalen und internationalen Beziehungen baute Erna Lesky für das Institut für Geschichte der Medizin auf? Zu Erna und Albin Lesky wurden auch persönliche Interviews mit individuellen Fragen geführt, deren Aufzeichnungen vorliegen, ergänzt durch schriftliche Notizen der interviewten Personen in der E-Mail-Korrespondenz.

Karl Sablik, ehemaliger Assistent von Erna Lesky und damit ein Zeitzeuge, verstarb kurz vor der Publikation dieses Buches. In der Beantwortung dieses Fragebogens und in zahlreichen Gesprächen hat er viel zum Verständnis von Erna Leskys Persönlichkeit und ihren Führungsstil am Institut für Geschichte der Medizin der Universität Wien beigetragen. Seine Erzählungen und medizinhistorischen Arbeiten bleiben für immer ein lebendiges Zeitbild der Geschichte der Medizin in Wien.

I. Jugend in politischer Umbruchzeit

1. Persönlichkeitsbildende Einflüsse

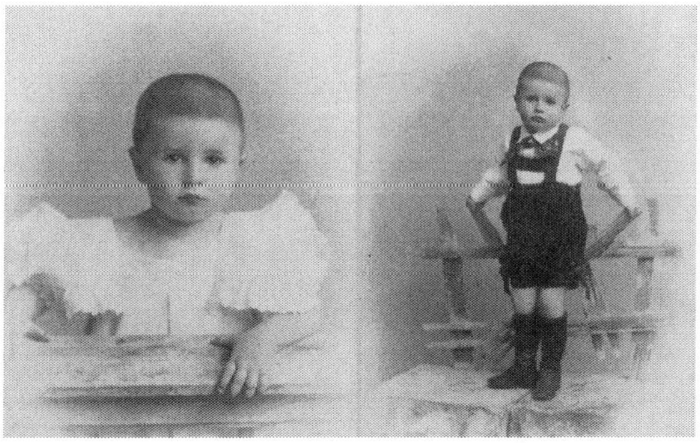

Abb. 1 Albin Lesky als Kleinkind (TNL Erna Lesky 131.15, Schachtel=Sch 132, Mappe=M 70.1, Archiv der Universität Wien= UAW).

In Albin Leskys Personalakt der Österreichischen Akademie der Wissenschaften liegt ein Lebenslauf auf, verfasst am 21. Juni 1954. Er bietet einen ersten Einblick in die Persönlichkeit des berühmten Klassischen Philologen und ist ein erster Nachweis seiner sozialen, politischen und wissenschaftlichen Prägung. Geboren am 7. Juli 1896 in Graz, besuchte Albin Lesky von 1901 bis 1905 die evangelische Volksschule, „die damals besonders gute Grundlagen vermittelt[...]" habe. Sein Vater, Albin Josef Lesky (1864–1949), war „Realschulprofessor" für Mathematik und Physik in Graz,[53] seine Mutter, Maria Ida Lesky, geborene Stolz (1870–1958),[54] stammte aus einer „musikalischen Familie". Sie war die Schwester des Komponisten Robert Stolz (1880–1975) und habe bei ihrem Sohn „ein tiefes Verständnis für Kunst" geweckt, sowohl für Musik als auch für Literatur. „Die strenge Argumentationslinie" seines Vaters in Mathematik und Physik habe Albin Lesky im analytischen Denken geschult, die Basis für seine spätere wissenschaftliche Arbeit.[55]

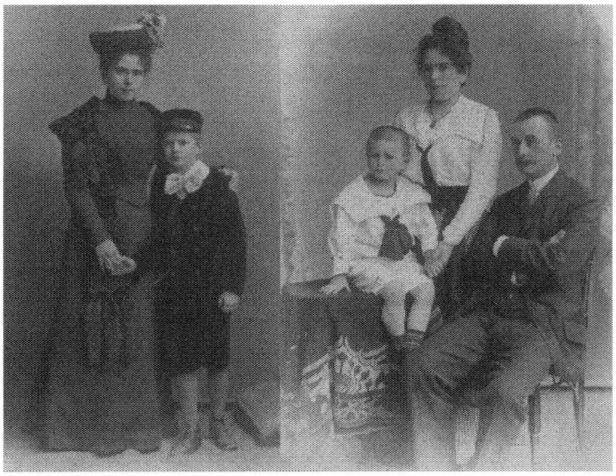

Abb. 2 Kinderfotos von Albin Lesky mit Eltern (TNL Erna Lesky 131.15, Sch 132, M 70.1).

Von 1905 bis 1914 war Albin Lesky Schüler des I. k.u.k. Staatsgymnasiums in Graz, am 6. Juli 1914 maturierte er dort mit Auszeichnung.[56] Im Maturajahr nahm Albin Lesky an einem Schülerwettbewerb in Griechisch und Latein teil, wo er in Griechisch den ersten Platz erhielt, sein Mitschüler Franz Schehl (1898–1956) den zweiten. Schehl blieb mit Albin Lesky als Althistoriker auch noch später in Kontakt. Eine Freundschaft entwickelte sich nicht, wie Schehl in einem Brief an einen Freund bemerkte: „He [Lesky] belonged into the category of the fair-weather friend anyway."[57]

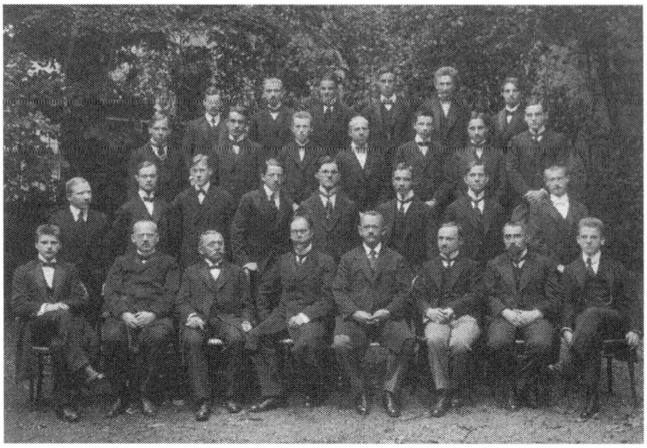

Abb. 3 Maturaklasse 1914, Albin Lesky, erste Reihe, links außen (TNL Erna Lesky 131.15, Sch 130, M 71, UAW).

Im „Lehrkörper“ an diesem Gymnasium seien „tüchtige[...] Fachmänner[...]“ gewesen, die „etwas vom Geiste ihrer Wissenschaft in den Unterricht einströmen“ ließen. Einigen von ihnen sei es gelungen, „auf Grund ihrer Persönlichkeit“ die Jugend durch ihre Vorbildwirkung zu erziehen, ohne zu belehren. Besonders beeindruckte Albin Lesky Arthur Ledl (1878–1916), sein Lateinlehrer in der Oberstufe des Gymnasiums. Er sei eine „lebendige, reiche Persönlichkeit“ gewesen, die über ein „glänzendes Wissen“ verfügt und wissenschaftlich publiziert habe. „Unter dem Einflusse von Ledls Lehre und Persönlichkeit“ habe sich Albin Lesky, der zuerst Germanistik studieren wollte, für ein Studium der Klassischen Philologie entschieden. Er sei diesem „seltenen Manne“ ein Leben lang dankbar gewesen, dass er ihn auf „diesen Weg geführt“ habe.[58]

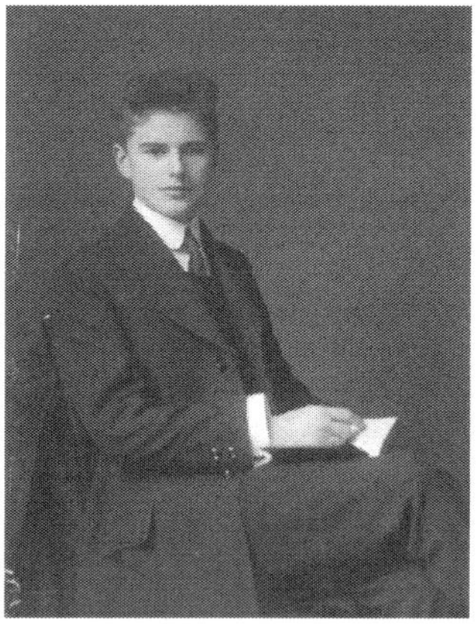

Abb. 4 Albin Lesky als Maturant (TNL Albin Lesky 131.97, Sch 839, K 131.97.04, UAW).

Ab dem Wintersemester 1914/15 studierte Albin Lesky an der Universität Graz Altertumswissenschaften.[59] Sein erstes Semester war bereits ein „Kriegssemester [...] mit wenig geschlossene[m] Unterricht“. Am 1. März 1915 rückte der Student in Graz „zur Landwehr-Haubitz-Division 22“ ein.[60] Im selben Jahr besuchte Albin Lesky die Offiziersschule in Wien.[61] Die große „Kriegsbegeisterung“ an den Universitäten bewirkte am Beginn des Ersten Weltkriegs, dass sich, so Klaus Taschwer, „viele jüngere Professoren und Dozenten sowie aberhunderte Studenten freiwillig zum Militärdienst“ meldeten.[62] Albin Lesky wurde nach Absolvierung der Offiziersschule im Jänner 1916 mit der dritten Feldbatterie der Landwehr-Haubitz-Division „an die Kärntner Front in das Alpental Seisera“ versetzt. Nach wenigen Wochen zog seine „Batterie auf die Hochfläche von Lavarone“[63] und er diente „als Artillerieoffizier an der Dolomitenfront“.[64]

Kurz vor Kriegsende musste Albin Lesky „nach wechselvollen Kämpfen im Raume von Asiago bis August 1918“ wegen einer schweren

„Rippenfellentzündung" seine militärische Einheit verlassen.[65] Trotz der Schrecken des Krieges sah Albin Lesky den „unverlierbare[n] Gewinn dieser Kriegsjahre, [...] das Erlebnis vorbehaltloser Kameradschaft unter Männern, wie sie sich am reinsten im Felde verwirklicht", als persönlichen Gewinn. Ausgebildet zu einem wehrhaften Mann, der es als seine Pflicht sah, für das „Vaterland" zu kämpfen, und der keine Ängste zeigen durfte, idealisierte er die Kameradschaft im Kriege. Der Erste Weltkrieg hatte zu einer „Krise der Männlichkeit" geführt, in der durch die technisierte Gewalt in den Schützengräben das Männlichkeitsideal des „heroischen" Vaterlandsverteidigers aus dem 19. Jahrhundert zerbrach. Trotzdem wurde von vielen ehemaligen Soldaten „eine militarisierte, martialische Männlichkeit" in Verbindung mit der Idealisierung der „Kameradschaft" hochgehalten, um die Traumata eines entmenschlichten, brutalen Krieges verdrängen zu können. Die Kriegspropaganda hatte ein neues männliches Idealbild konstruiert, in dem ein streng disziplinierter, hoch belastungsfähiger „Krieger" emotionskontrolliert „seine gesamte Energie in den Dienst fürs Vaterland" stellen sollte.[66]

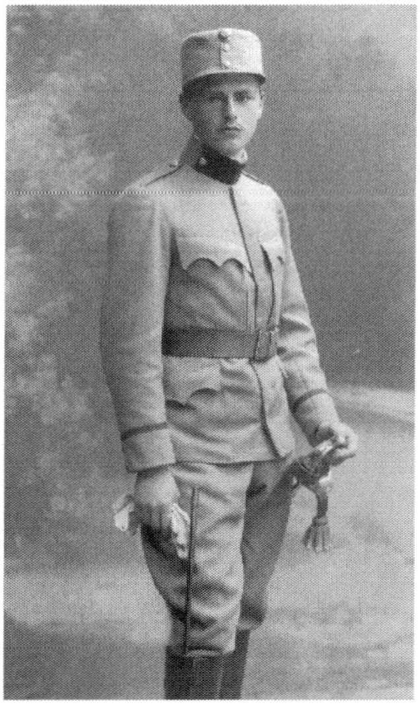

Abb. 5 Albin Lesky als Soldat im 1. Weltkrieg: Leutnant der Artillerie 1917 (TNL Albin Lesky 131.97, Sch 840, K 131.97.09, UAW).

Albin Lesky versuchte, diesem Idealbild zu entsprechen. Er wurde wiederholt befördert und erhielt mehrere Ehrungen und Orden, wie 1916 die Silberne Tapferkeitsmedaille II. Klasse,[67] die bronzene und silberne Militär-Verdienst-Medaille mit den Schwertern, das Militär-Verdienstkreuz III. Klasse mit der Kriegsdekoration und den Schwertern sowie das Karl-Truppenkreuz.[68] Mit einer Ernennung zum „Oblt. i. d. R." am 11. November 1918[69] endete für Albin Lesky mit zweiundzwanzig Jahren nach einer Erkrankung der Erste Weltkrieg. Als er wieder gesund war, diente er noch in der Studentenkompanie der Grazer Universität, bis sie aufgelöst wurde.[70]

Nach dem „langen Kriegsdienste" strebten viele der kriegsteilnehmenden Studenten nach einem raschen Studienabschluss, denn sie wollten, wie Albin Lesky erklärte, wieder „nach verlorenem Kriege festen Boden unter sich verspüren".[71] Einer jener Professoren an der Universität Graz, die Albin Lesky in guter Erinnerung blieben, war Richard Meister (1881–1964), der „letzte österreichische Polyhistor",[72] von 1918 bis 1920 Außerordentlicher Professor am Institut für Klassische Philologie in Graz und ab 1920 in Wien.[73] Albin Lesky habe es als „Glück" betrachtet, dass Meister während seiner kurzen Anstellung an der Universität Graz sein „Verständnis und

Neigung für die Sprachwissenschaft" erkannt und gefördert habe. Meister habe in Vorlesungen und Übungen sein philosophisches Denken geschult, wobei Albin Lesky von Platons Schriften am meisten beeindruckt gewesen sei.[74] Meister hatte an der Universität Wien Indogermanistik, Klassische Philologie und Altertumskunde studiert, sowie Philosophie und Pädagogik und zusätzlich Lehramtsprüfungen in Latein, Griechisch, Philosophie und Pädagogik abgelegt.[75] 1923 erhielt Meister an der Universität Wien ohne Habilitation eine Ordentliche Professur und wurde „einflussreicher Berater" im Unterrichtsministerium. Durch seine Mitgliedschaft in der „Bärenhöhle"[76] verfügte er über ein effizientes Netzwerk in der aufstrebenden christlich-sozialen, deutschnationalen und antisemitischen Wissenschaftspolitik,[77] ein Netzwerk, das später auch Albin Lesky von Vorteil war. Meister war ferner Mitglied im „Deutschen Klub", nach Johannes Feichtinger ein „Sammelbecken der illegal gewordenen Nationalsozialisten". Meister ordnete sich selbst den „Großdeutschen" zu. Seine Hauptthese als Kulturphilosoph Mitte der 1920er Jahre lautete: „Kultur wäre national, ihre Grundlage das Volkstum."[78] Nach Römer exponierte sich Meister vor 1938 allerdings politisch „nicht sonderlich", schritt aber im „Ständestaat"[79] gegen „ein allzu striktes Vorgehen der akademischen Behörden gegen ‚national gesinnte Studenten'" ein.[80]

Rudolf Heberdey (1864–1936), ein Archäologe, der Albin Lesky bereits im ersten Kriegssemester stark beeindruckt hatte,[81] habe seine Studierenden besonders intensiv betreut. Sogar an Sonntagen habe er vormittags für Klassische Philologie- und Geschichtestudierende ein Literaturstudium „aus allen Gebieten der Antike" angeboten, was Albin Lesky genossen habe, besonders, weil er später noch als Dozent daran teilnehmen konnte. Da alle Probleme ausführlich erörtert wurden, seien diese Literaturstudien für ihn „das Beste [s]einer Ausbildung" gewesen. Für Albin Lesky stand Heberdey als Archäologe und bedeutender Philologe in der „große[n] Tradition der Wiener Schule". Er habe ihn gelehrt, „was Altertumswissenschaft in dem universalen Sinne" bedeute,[82] und ihn zum kritischen Denken erzogen. Das „teuerste Vermächtnis" Heberdeys sei für Albin Lesky „jener leidenschaftliche Eros zur Wissenschaft" gewesen, der alle seine wissenschaftlichen Arbeiten bestimmt habe.[83] Mit einer „Sondergenehmigung als Kriegsteilnehmer" schloss Albin Lesky sein Studium in Altertumswissenschaften in vier Semestern mit der Promotion am 15. Juni 1920[84] und den Lehramtsprüfungen in Griechisch und Latein ab.[85] Seine Dissertation verfasste er zur „Technik der Neuen Komödie".[86] Ausgehend von den Arbeiten zur Dissertation, habe sich sein bestimmendes Forschungsfeld entwickelt: „das antike

Drama".[87] Zusätzlich zur Lehramtsprüfung in Klassischer Philologie legte Albin Lesky am 18. Jänner 1921 eine Zusatzprüfung in Archäologie und Epigrafik ab, was seiner „besonderen Neigung" entsprochen habe.[88]

1918 publizierte Albin Lesky vier Novellen in *Strom ohne Brücke* beim Verlag Leykam in Graz, eine der ersten Publikationen, die seine schriftstellerische Begabung zeigte.[89] Noch während des Studiums wurde er am 10. November 1918 vom Landesschulrat für Steiermark als „Probekandidat" dem I. Staatsgymnasium in Graz „zugewiesen", am 10. Oktober 1921 als „Lehrer in aushilfsreicher Verwendung" am I. Bundesgymnasium „in Verwendung genommen" und mit 16. September 1921 „zum widerruflichen Lehrer bestellt". Erst am 1. Jänner 1923 wurde er zum „wirklichen Lehrer ernannt".[90]

Im Probejahr als Gymnasiallehrer unterrichtete Albin Lesky im Wintersemester 1920/21 am I. Staatsgymnasium, erhielt aber für das Sommersemester die Genehmigung,[91] seine Ausbildung in Marburg an der Lahn in Deutschland fortzusetzen.[92] An der Philipps-Universität Marburg lehrten die beiden Ordinarii für Klassische Philologie Ernst Maaß (1856–1929), 1895 bis 1924 Professor für Klassische Philologie an der Philipps-Universität Marburg, ein „Alter Herr" der Marburger Burschenschaft Rheinfranken,[93] und Paul Friedländer (1882–1968)[94], von 1920 bis 1932 Professor für Klassische Philologie an der Philipps-Universität Marburg.[95] Durch Maaß erhielt Albin Lesky an der „Burse für Grenz- und Auslanddeutschtum" intensiven Kontakt zu „jungen Leuten aus aller Welt".[96] Im jugendlichen Enthusiasmus wurde er in dieser Studentenverbindung für eine Wiedervereinigung Österreichs mit Deutschland sensibilisiert.

2. „Völkische Arbeit" für die „Südmark"

Noch bevor der Ersten Weltkrieg offiziell als beendet erklärt war und sich das Ende der Habsburgermonarchie abzeichnete, diskutierten „die deutschen Abgeordneten des cisleithanischen Reichsrats" als zukünftige Perspektiven einen Staatenbund der ehemaligen Kronländer und den „Anschluss an Deutschland". Am 30. Oktober 1918 wurde beschlossen, den Staat „Deutschösterreich" als Republik zu gründen.[97] Im Raum stand die „zentrale Frage", ob der „neue Staat" als eine unabhängige, demokratische Republik zu verstehen sei oder ob nicht doch ein „Anschluss" an Deutschland angestrebt werden sollte. Sie wurde, so Mitchell Ash, „von anderer Seite entschieden".[98]

Das Vertrauen in die Erste Republik, die nach dem Zerfall der Habsburgermonarchie am 12. November 1918 ausgerufen wurde, war sowohl an Universitäten als auch in der Bevölkerung gering. Der Akademische Senat der

Universität Wien plädierte im Februar 1919 „in einer einstimmigen Kundgebung“ für einen „Anschluss Deutschösterreichs an Deutschland“, damit die Deutschösterreicher wieder in „die Gesamtheit des deutschen Volkes“ eingegliedert werden könnten.[99] Der Friedensvertrag von Saint-Germain-en-Laye vom 10. September 1919 zerstörte die politischen Pläne. Ein „ersehnter Anschluss an Deutschland“ wurde, wie die Bezeichnung „Deutschösterreich“, verboten. Der Name wurde trotzdem verwendet, besonders in völkischen, deutschnationalen Vereinen, antisemitischen Institutionen und als Schlüsselbegriff für den erstrebenswerten „Anschluss“. Gebiete mit mehrheitlich deutschsprechender Bevölkerung gingen für Österreich verloren, wobei der Verlust von Südtirol als besonders schmerzhaft empfunden wurde.[100]

Schutzvereine fühlten sich in dieser politischen Verunsicherung nun besonders verpflichtet, die Werte der deutschen Kultur zu stärken. Der „Schutzverein Südmark“, war ein prägnantes Beispiel dafür. Angesiedelt am „extrem rassistischen, nationalistisch-völkischen und antisemitischen Rand des deutschnationalen Vereinsspektrums“ erhielt der 1889 in Graz gegründete Verein eine hohe Wirkungsmacht. Er entstand in einem Milieu des aggressiven Deutschnationalismus, der sich im letzten Drittel des 19. Jahrhunderts in der Habsburgermonarchie aus deutsch-liberalen Gruppierungen entwickelt hatte. Die deutsche politische Elite wollte sich damit gegen die Ansprüche nationaler Gleichberechtigung der anderen Ethnien in der Monarchie durchsetzen. Über die von ihnen gegründeten Vereine konnte eine breite Öffentlichkeit mobilisiert und mit deutschnational-völkischen Ideen infiltriert werden. In diesem außerparlamentarischen Kommunikationsraum wurde, unter dem Vorwand defensive „Schutzarbeit“ zu leisten, durchaus „offensiv-aggressive“ Politik gemacht. In Graz, dem „Bollwerk der deutschen Kultur“, gehörten viele Gemeinderäte oder deutschnationale Burschenschaftler dem Verein „Südmark“ an. Die Gründungsmitglieder oder Förderer des Vereins waren Bürgermeister in Graz, Abgeordnete zum Steirischen Landtag oder zum Reichsrat in Wien.[101]

Vorstandsmitglieder des Vereins „Südmark“ setzten ihr gesellschaftspolitisches Konzept in der Beteiligung an der Gründung der „deutschösterreichischen Beratungsstelle für Volkswohlfahrt“ um, die sich neben Mutterschutz und Säuglingspflege auch um „Rassenhygiene“[102], Alkoholmissbrauch und „Volksseuchen“ sorgte. Sie konzentrierte sich auf „die Hebung der Volksbilanz“ durch die Sicherung gesunder Nachkommen für die Deutschösterreicher.[103] Der Verein forderte Gesetze für „gesunde Ehen“, die zwischen 1914 und 1918 deutlich als „völkische Ehen“ definiert wurden. Ein „völkische Ehevermittlung“ sollte den Rahmen für die

Vermittlung deutscher Paare bilden. Die symbolische „Grenze der Nation" bildete der gesunde und fruchtbare Körper der deutschen Frau, in enger Verbindung mit dem deutschen, wehrhaften Mann.[104]

Albin Lesky führt in seinem Lebenslauf an, dass er schon während der Gymnasialzeit in den Ferien bei Wanderungen in der „obersteirischen Bergwelt" „die bäuerliche Schicht als die eigentliche Kraftquelle des Volkes" erkannt habe.[105] Daraus sei für ihn eine „Neigung zur Volkskunde" entstanden, die ihm „auch und gerade als klassischem Philologen verblieben" sei.[106] Noch während des Studiums habe er in einem Arbeitskreis der „Südmark" von Viktor Ritter von Geramb (1884–1958) mitgearbeitet, wodurch eine vertiefende „Berührung mit der bäuerlichen Schicht der Heimat" ermöglicht worden sei.[107] 1920 bis 1925 engagierte sich der junge Lehrer auffallend stark für diesen deutsch-völkischen Arbeitskreis „Südmark" in Graz. Jenseits von „allen Wirren der Parteipolitik" habe die „Südmark" jene kulturellen Werte vertreten, die Geramb später in seinem Buch *Um Österreichs Volkskultur*[108] formuliert habe.[109] Auch wenn in den Statuten des Vereins „Südmark" noch keine konkreten politischen oder religiösen Ziele formuliert waren, agierte der Verein nationalistisch und antiklerikal. Er konstruierte eine „nationale Wir-Gemeinschaft [...] durch Abgrenzung der Nation nach außen [und] Schaffung von Identität/Alterität" nach innen.[110]

Im Dezember 1921 traf sich eine deutschnational-völkische Arbeitsgemeinschaft des Vereins „Südmark" für zwölf Tage auf Schloss St. Martin bei Graz zur Ausbildung eines Führungskaders. Albin Lesky nahm an der Ausbildung teil und verfasste darüber in der Märzausgabe 1922 von *Die Südmark*, dem Publikationsorgan des Schutzvereins, einen ideologisch gefärbten Bericht.[111] Er demonstriert, in welchen politischen Kreisen sich der junge Lehrer bewegte und welchen Beitrag er selbst für „völkische Arbeit" zu leisten bereit war:

„Wir Deutsche haben einen Weg hinter uns, den wir nie vergessen dürfen, aus dem wir immer wieder lernen wollen, aber wer heute nicht den Willen hat, an den Aufgaben seines Volkes in einer so vielfach geänderten Welt mitzuarbeiten, wem überhaupt die Fähigkeit mangelt, diese Aufgaben zu erkennen, der wird mit stumpfen Waffen dem feindlichen Ring gegenüberstehen, der unser Bestes, unser Volkstum, umschließt. Völkische Arbeit ist kein Schmuckwort mehr für schöne Reden."[112]

Die Männer, welche die „Südmark" nach dem Zerfall der Habsburgermonarchie wieder „auf den Weg führten", seien von einem edlen Motiv

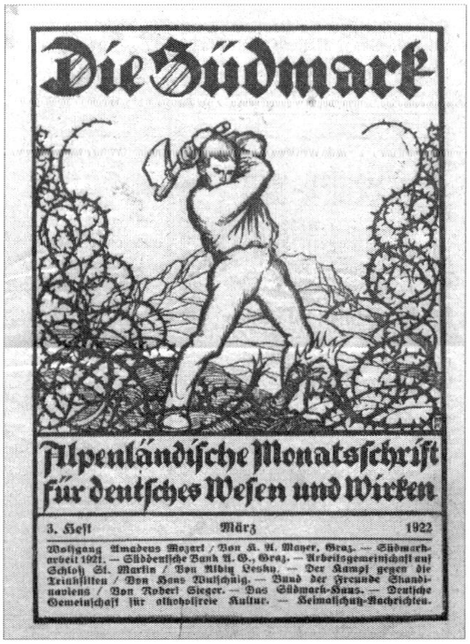

Abb. 6. *Die Südmark.* Alpenländische Monatsschrift für deutsches Wesen und Wirken 3 (1922). (TNL Albin Lesky INV. 131.97, Sch 841, K 131.97.10.11, UAW).

geleitet worden: „Die Liebe zu unserem Volke". Das Ziel sei „eine mächtige, unser ganzes Volk" durch seine Kultur erfassende Bewegung, die „Südmarkbewegung", gewesen. Zur Information über die aktuelle kulturelle und ökonomische Lage und zur Erarbeitung weiterer Schritte sei diese zwölftägige Arbeitsgemeinschaft einberufen worden.[113]

Albin Lesky verfasste nicht nur den Bericht über diese Klausur, sondern war aktiv in die „völkische Arbeit" der „Südmarkbewegung"[114] eingebunden. Nach der Erarbeitung der Ziele der „Südmarkbewegung" wurde „jedem der Teilnehmer, die aus allen Teilen Österreichs nach St. Martin gekommen waren, sein Arbeitsgebiet zugewiesen", berichtete er in der Zeitschrift *Die Südmark.*[115] Die „Gauboten der Südmark" seien „aus allen Bevölkerungsschichten und aus allen Parteien" gekommen. „Die gesunde Nahrung aus dem eigenen Gottesgarten deutschen Volkes", die ihnen geboten wurde, seien „gute alte Balladen [und] deutsche Lieder" gewesen und nicht ein „volksfremder Klischee-Kitsch"[116] wie „die neuesten Operettenschlager und mehrdeutige Chansons".[117] Debatten im „Kampf um die Deutungshoheit über Körper und Gesellschaft" wurden auch um die Darstellung anatomischer Körperbilder geführt, die zu „Straßenschlachten der politisierten Jugend" führten.[118]

Albin Lesky trat auch in Medien, die eine breitere Öffentlichkeit erreichten als *Die Südmark*, für völkische Werte ein. Im *Neuen Grazer Tagblatt* verfasste er den Bericht zur „Grenzlandwoche der Südmark". Er schrieb, dass „die Entwicklung der letzten Jahre [...] Deutschösterreicher zu Bewohnern eines Grenzlandes gemacht" habe, was „der Blick von den Heimatbergen nach Süden" lehre. Auch wenn „der Boden des deutschen Volkes „von Blut und Tränen gedüngt" werde, sei „aus den Trümmern unseres Volkes ein Gedanke erstanden [...]: das deutsche Volk als innerlich gebundene Einheit". Trotz Veränderung der Grenzen auf der Landkarte durch „Friedensverträge der Welt" bleibe „in den Herzen der Menschen [...] die Zusammengehörigkeit aller Glieder eines Volkes lebendig". Albin Lesky plädierte für „ein starkes inneres Erleben der Volksgemeinschaft, [...] weit abseits von den Parteikämpfen des Tages".[119]

Heike Pantelmann erklärt, dass das Konzept „Volksgemeinschaft" auf der Vorstellung beruht, dass alle Individuen in dieser Gemeinschaft dieselben Interessen und Werte vertreten und von ihnen absolute Loyalität erwartet werden kann.[120] Mit der „Volksgemeinschaft" wurde nach außen hin ein „Gesellschaftsmodell" konstruiert, das die bestehenden sozialen Konflikte in einer Wirtschaftskrise zu lösen schien[121] und eine politische Ideologie propagiert, die den österreichischen Staat sowohl in seinen Landesgrenzen als auch „in seiner inneren Struktur" hinterfragte.[122]

In dem Artikel „Jugend in Not", auf der Titelseite des *Neuen Grazer Tagblatts* im Dezember 1924, äußerte Albin Lesky Kritik am fehlenden Jugendschutz. Die Tageszeitung habe den Suizid eines Gymnasiasten als Auslöser genützt, um darauf hinzuweisen, „dass die Schülerschaft unter einem furchtbaren seelischen Druck" stehe. Ein Grund dafür liege in der „unrichtigen Erziehung der Lehrer an Hochschulen". Albin Lesky konterte, dass „jeder, der das frische Leben in unserer Schule in unseren Tagen kennt, Vorwürfe [...] gar nicht ernst nehmen [wird]." Als Lehrer sehe er eine viel größere Gefahr darin, welchen Verlockungen die Jugend auf dem Schulweg durch die Stadt ausgesetzt sei. Mit hohem Moralanspruch kritisierte er die Freizügigkeit in der Darstellung von Körperbildern von Frauen auf künstlerischen Plakaten und auf Covern für Schallplatten. Wer als Erwachsener „in der hastigen, aller ruhigen Schau abholden Zeit" einmal diesen Schulweg gehe, werde „kaum einmal noch gedankenlos an all der Lüsternheit und Frivolität vorübergehen, die ihm von allen Seiten entgegenglotzt, ohne der Kinder zu gedenken, deren erwachenden Sinnen sich hier ein wahrhaft verheerendes Bilderbuch anbietet". Als „Kunst" getarnt, werde der „weibliche Körper" auf Plakaten enthüllt oder in Musikgeschäften werde „Erotik in frivolster Aufmachung als Einbandzeichnung zu zweideutig betitelten Chansons" gezeigt.[123]

Ein weiterer Artikel in *Die Südmark* spiegelt Albin Leskys Engagement für die „Volksgemeinschaft" an den Universitäten Österreichs. Wer sich seiner Universität verbunden fühle, erläuterte er, der werde „die beiden großen Werte [...] Hochschule und Volksgemeinschaft [...] in innige und fruchtbringende Verbindung setzen",[124] auch wenn die prekäre wirtschaftliche Lage an den Universitäten nach dem Ersten Weltkrieg die Romantik des Studentenlebens durch „Sorge und drückende Not" ersetzt habe. Albin Lesky berichtete vom „Daseinskampfe unserer höchsten Bildungsstätten, seinen Ursachen und Aussichten".[125] Eine unter „wirtschaftlichen Drucke stehende Universität" könne keine große Forschungsleistung erbringen und ihren Erziehungsauftrag nicht erfüllen.[126] Eine Universität habe den Auftrag, das „Erreichte[...] und Errungene[...] wieder in das Volk hinausfließ[en]" zu lassen und dadurch „den geistigen Fortbestand eines Volkes und jeden geschichtlichen Fortschritt" zu sichern. Albin Lesky verglich „dieses unschätzbare Kapital" mit einem „Schrein", der im „Hause der Volksgemeinschaft" verwahrt sei.[127] Die Universität müsse nach den Brüchen durch den Ersten Weltkrieg wieder „ein lebendiges, segenreich wirkendes Glied des Volksganzen" werden.[128] Er sah die Universitäten wie alle Burschenschaften, völkischen Studentenverbindungen und Vereine als Raum völkischer Ideologiebildung.

Am 6. März 1925 hielt Geramb, in dessen Arbeitskreis der „Südmark" Albin Lesky schon als Student aktiv war, im Rittersaal des Johanneums in Graz den Vortrag „Völkische Seelsorge", den er zuvor „bei einer großen Tagung des Deutschen Schutzbundes in Berlin" gehalten hatte.[129] Ungefähr drei Wochen danach schloss sich der Verein „Südmark" mit dem „Deutschen Schulverein" zusammen. Die neue Bezeichnung der beiden zuvor getrennt agierenden, aber von ihren völkischen Zielen her ähnlich strukturierten Vereine, war nun „Deutscher Schulverein Südmark". Am 28. März wurden in einer Hauptversammlung die Statuten beschlossen,[130] am 29. März fand um 10 Uhr vormittags „im Festsaale des Schulvereingebäudes in Wien, 8. Bezirk, Florianigasse", die Gründungsversammlung des nun „größte[n] völkische[n] Verein[s] Österreichs" statt.[131] Eine Lehrer-Zeitung betonte in ihrem Bericht darüber, dass der „Zusammenschluss keineswegs ein Zeichen der Schwäche der beiden Vereine" sei, sondern beide befänden sich „in aufsteigender Entwicklung". Der Grund des Zusammenschlusses liege vielmehr in der Vermeidung von „Doppelarbeiten der Hauptleitungen [...] und vor allem in der Notwendigkeit, in den schwersten Tagen deutscher Geschichte der Zerrissenheit unseres Volkes ein Werk nationaler Einigung entgegenzusetzen."[132] In den Satzungen wurden jetzt sehr deutlich völkische und antisemitische Ziele formuliert:

„a) Erziehung der Jugend zu volkstreuer Gesinnung, Errichtung und Förderung deutscher Schulen und Kindergärten, b) Eintreten für das Selbstbestimmungsrecht unseres Volkes für den Zusammenschluß aller deutschen Stämme und Schutz der deutschen Minderheiten durch kulturelle und wirtschaftliche Maßnahmen, c) Abwehr jedes deutschfeindlichen Einflusses auf allen Gebieten, d) Förderung deutscher Volksbildungsarbeit, insbesondere durch Errichtung von Volksbüchereien, Pflege des Heimatgedankens und Familiensinns, deutscher Sitten und Gebräuche, der deutschen Sprache und Schrift; Förderung aller Bestrebungen, welche die körperliche und seelische Gesundung und die

Wehrhaftigkeit des deutschen Volkes zum Ziele haben. e) Wirtschaftliche Förderung der deutschen Bevölkerung in sprachlich bedrohten Gebieten."[133]

Diese Bestimmungen in den Satzungen wurden im *Neuen Grazer Tagblatt* noch ergänzt durch die Abweisung „auch jüdischen Einflusses auf allen Gebieten". In den Statuten wurde dezidiert hervorgehoben, dass „parteipolitische und konfessionelle Angelegenheiten von der Vereinstätigkeit ausgeschlossen" seien und ein Obmann der Hauptleitung oder einer Kreisleitung keine führende parteipolitische Funktion einnehmen dürfe.[134] Durch die Vereinigung der beiden völkischen Schutzvereine „Südmark" und „Deutscher Schulverein" konnten Lehrer und Lehrerinnen, die zuvor dem Verein „Südmark" angehörten, durch ihren Einfluss auf Jugend und Familie für eine Verbreitung und Umsetzung der völkischen Ziele instrumentalisiert werden oder sie ließen sich dafür begeistern, auch Albin Lesky. Durch gemeinsame Veranstaltungen mit völkischen Turn- oder Gesangsvereinen, sogar mit der nationalsozialistischen Partei, knapp einen Monat vor der Gründung des „Deutschen Schulverein Südmark", offiziell als Partei zugelassen, erreichte der „Deutsche Schulverein Südmark" ein breiteres Spektrum der Gesellschaft. Er erhoffte, in der Wirtschaftskrise nach dem Ersten Weltkrieg in einem „Zusammenschluß aller deutschen Stämme"[135] wieder wirtschaftliche Stabilität zu gewinnen. Der „Deutsche Schulverein Südmark" forderte das „Deutsche Volk in Österreich auf, seinen Anschlußwillen mit allen[sic] Nachdruck kundzutun".[136]

3. Klassische Philologie und humanistische Bildung

Bis 15. September 1923 unterrichtete Albin Lesky am I. Staatsgymnasium, ab 1924 umbenannt in Akademisches Gymnasium Graz.[137] Mit 22. September 1923 wurde er der „2. Bundesrealschule in Graz zugewiesen", wo er bis 31. August 1928[138] unterrichtete.[139] Aus der Sicht des Historikers Fritz Schachermeyr (1895–1987)[140] verstand Albin Lesky das Lehramt als „eine kulturelle Berufung, ja als eine priesterliche Verpflichtung".[141] 1924 habilitierte sich Albin Lesky im Sommersemester an der Universität Graz für Klassische Philologie und hielt ab dem Wintersemester als Privatdozent die erste Vorlesung an der Universität Graz über „Die Ursprungsprobleme des antiken Dramas". In jedem weiteren zweiten Wintersemester hielt er das Pflichtkolleg „Die Methodik des altsprachlichen Unterrichts", weitere Vorlesungen über „Fragen des griechischen Dramas", über „Römische Religion und Satire, die antike Brief- und Novellenliteratur, lateinische Stilistik [und] griechische Papyri".[142] Seine Kollegen am

Gymnasium, vor allem die älteren, seien ihm mit „wenig Wohlwollen“ begegnet. Von Seite der Schulbehörde sei ihm eine Versetzung von Graz in eine andere Stadt angedroht worden, was eine „räumliche Trennung von der Universität“ bedeutet hätte. Um der „drohenden Versetzung“ zu entgehen, legte Albin Lesky noch Lehramtszeugnisse in Stenografie vom 7. März 1921, in Mathematik vom 28. Oktober 1922 und in Turnen vom 27. November 1923 vor und konnte dadurch seine Anstellung in der Universitätsstadt Graz behalten.[143] Ob und in welcher Form Albin Leskys politische Aktivitäten in deutsch-völkischen Vereinen Einfluss auf die Versetzungsdrohung der Schulbehörde hatten, ist noch nachzuweisen.

An der Universität Graz lernte Albin Lesky kurz nach seiner Habilitation Ludwig Radermacher (1867–1952)[144] kennen, Klassischer Philologe und Mitglied der Akademie der Wissenschaften in Wien, wie sich die Kaiserliche Akademie der Wissenschaften, gegründet 1847, nach dem Zusammenbruch der Habsburgermonarchie bezeichnete. Er habe ihm „die Drucklegung der Alkestisarbeit“ in den Sitzungsberichten der Akademie vermittelt und ihn als Mentor auf seinem weiteren wissenschaftlichen Weg „mit einer tief ins Persönliche reichenden Fürsorge begleitet“.[145] Radermacher schlug ihn später für die Wahl zum korrespondierenden Mitglied der philosophisch-historischen Klasse der Akademie der Wissenschaften in Wien vor, wo die Habilitationsschrift *Alkestis, der Mythos und das Drama*[146] als erste Publikation angeführt wurde.[147] Die „Hauptmotive des Alkestismythos“ waren von Märchen hergeleitet und nahmen zugleich auf moralische Fragen Bezug. Römer betont, dass „das Werden des griechischen Mythos und seine Ausformungen in großen dichterischen Schöpfungen“ das zentrale Forschungsthema für Albin Lesky war.[148] 1927 bis 1930 nahm Albin Lesky an mehrwöchigen Studienreisen[149] nach Griechenland teil, in deren Rahmen er die internationalen Byzantinisten-Kongresse in Belgrad und Athen besuchte. Sein Bild der Antike sei durch den Besuch der Denkmäler von Athen, der Argolis und Delphi lebendig geworden.[150] Von September 1928 bis 4. Juli 1932 unterrichtete Albin Lesky neben seinen Vorlesungen an der Universität Graz wieder am Akademischen Gymnasium.[151] In der Jahresversammlung des „Vereins der Freunde des Humanistischen Gymnasiums (Ortsgruppe Graz)“ wurde der Universitätsdozent und Gymnasialprofessor am 27. Juni 1929 zum „Schatzmeister“ gewählt.[152] Für den Verein der Freunde des Humanistischen Gymnasiums hielt Albin Lesky auch volkstümliche Vorträge an der Universität Graz, wie am 21. Oktober 1929 einen Vortrag zu „Turnen und Sport im hellenistischen Kulturleben“.[153] Das griechische Körperideal und die Bedeutung von Sport

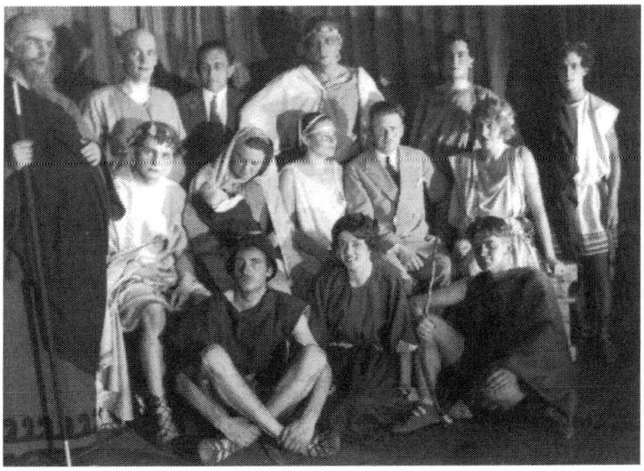

Abb. 7a. Albin Lesky mit Laienschauspielern 1931 (TNL Erna Lesky 131.15, Sch 130, M 71, UAW).

in der griechischen Antike war für ihn, den geprüften Sportlehrer und ehemaligen Mitglied im Akademischen Turnverein Graz[154], ein Vorbild für die „körperliche und seelische Gesundung und die Wehrhaftigkeit des deutschen Volkes".[155]

Am Akademischen Gymnasium in Graz begegnete Albin Lesky 1928 der siebzehnjährigen Schülerin Ernestine Klingenstein, geboren am 22. Mai 1911 in Hartberg in der Steiermark.[156] Die Historikerin Grete Walter-Klingenstein beschrieb ihre Tante als „intelligent, zielorientiert und ehrgeizig".[157] Nach der Volksschule besuchte Erna Klingenstein zuerst die Bürgerschule in Hartberg und trat mit 14 Jahren, auf Empfehlung eines Lehrers, der ihre Begabungen fördern wollte, in die Oberstufe des Akademischen Gymnasiums ein.[158] Die ehrgeizige Schülerin Erna Klingenstein wurde sogar in Tageszeitungen erwähnt. Im Juni 1927 nahm sie am Wettschreiben des „Vereins der Kurzschriftler Steiermark" teil und erhielt bei der Preisverleihung am Akademischen Gymnasium in der I. Gruppe („60 Silben in der Minute") den „3. Preis".[159]

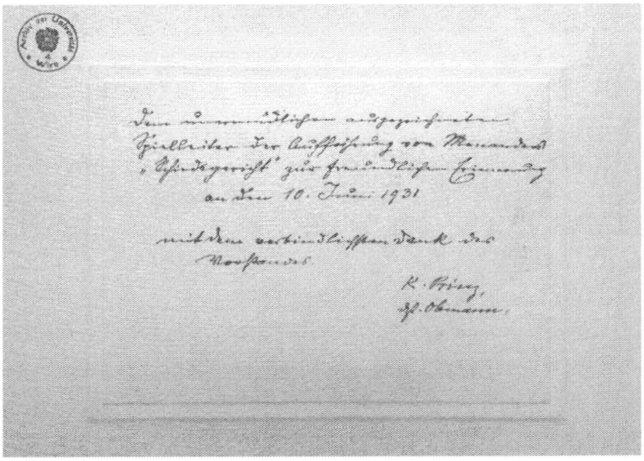

Dem unermüdlichen ausgezeichneten
Spielleiter der Aufführung von Menanders
„Schiedsgericht" zur freundlichen Erinnerung
an den 10. Juni 1931

mit dem verbindlichsten Dank des
Vorstandes.

K. Prinz,
dz. Obmann.

Abb. 7b. Rückseite Albin Lesky mit Laienschauspieler 1931 (TNL Erna Lesky 131.15, Sch 130, M 71, UAW).

Erst 1919 wurden staatliche Gymnasien für Mädchen geöffnet. Nach dem Ende der Habsburgermonarchie setzte sich die Regierung der Ersten Republik Österreich theoretisch für die rechtliche Gleichstellung von Mann und Frau ein, auch wenn die Umsetzung in die gesellschaftliche Praxis schwer erreichbar war.[160] Bis 1919 mussten Mädchen die Matura extern an den nur von Knaben besuchten Gymnasien ablegen. Erna Klingenstein gehörte daher zur ersten Generation von Mädchen, für die ein Schulbesuch an öffentlichen humanistischen Gymnasien mit Maturaberechtigung möglich war. Auf Initiative des „Vereines für erweiterte Frauenbildung in Wien" wurde 1892 die erste private gymnasiale Mädchenschule in Wien gegründet.[161] Gustav Uhling (1838–1914), Direktor eines Gymnasiums in Heidelberg, forderte 1894 in einem Vortrag im „Verein für erweiterte Frauenbildung in Wien" gleiche Bildungschancen für Mädchen und Knaben.[162] Ein wesentliches Kriterium der Begabungsförderung war für Uhling sowohl für Knaben als auch für Mädchen der Unterricht in Latein und Griechisch, weil „die Exactheit auf altsprachlichem Gebiete" das logische Denken fördere. Humanistische Bildung war für Uhling die beste Voraussetzung für ein Universitätsstudium.[163] Für Albin Lesky gehörte zur humanistischen Bildung auch die Auseinandersetzung mit der Kultur der Antike und ihren Werten, die unter anderem durch das Medium Theater erreicht werden konnte. Neben seiner Anstellung als Latein- und Griechischlehrer am Akademischen Gymnasium leitete er eine Laientheatergruppe, in der er antike Dramen aufführen ließ. Seine Schülerin Erna Klingenstein wirkte in verschiedenen Rollen mit.

Zwischen Albin Lesky und Erna Klingenstein entwickelte sich eine „Liebesbeziehung".[164] In dem ruralen Umfeld, in dem die Tochter der Kaufmannsfamilie Paul Klingenstein (1871–1947) und Aloisia (geborene Fuchsbichler) Klingenstein[165] aufwuchs, sei das „eine große Geschichte" gewesen,[166] denn Albin Lesky war mit Grete Lesky, geborene Strobl, (1898–1982), einer Emblemforscherin,[167] seit 13. Februar 1923 verheiratet.[168]

Die Weltwirtschaftskrise, ausgelöst durch den New Yorker Börsenkrach von 1929, in Österreich verstärkt durch den Zusammenbruch der Wiener Creditanstalt, damals eine der größten Banken Mitteleuropas, bestimmte das politische Klima während der letzten zwei Schuljahre Erna Klingensteins am Akademischen Gymnasium. Als Tochter eines Unternehmers und Freundin eines politisch aktiven Professors erlebte sie die ökonomische Krise mit den weitreichenden politischen Folgen wie große finanzielle Belastungen, massive Einschränkungen, Arbeitslosigkeit und Verarmung bestimmter Bevölkerungsgruppen[169] intensiver als manche ihrer Schulkolleginnen. Autoritäre Konzepte „konservativer, vielfach aber auch faschistischer Ideologie",[170] die der Bevölkerung die Existenzängste nehmen und den Wunsch nach Sicherheit in einer starken politischen Führung erfüllen sollten, versprachen Hoffnung.

Am 22. Juni 1931[171] maturierte Erna Klingenstein am Akademischen Gymnasium in Graz.[172] Das „Abiturientenkränzchen des Akademischen Gymnasiums" im Februar, „eines von bester Stimmung erfüllten, vornehmen Jugendfestes", eröffnete Erna Klingenstein mit Walter Pöschl und zehn weiteren Tanzpaaren. In der Organisation der Veranstaltung wurde in dem Zeitungsbericht Erna Klingenstein hervorgehoben, denn sie habe „sich in vorbildlich umsichtiger und liebenswürdiger Weise um den Erfolg der Veranstaltung bemüht[...]".[173]

In der gleichen Zeitung wurde auf der Titelseite in Bezug auf die bevorstehenden „Wahlen in der Studentenkammer" über Studentenunruhen an der Universität Wien berichtet:

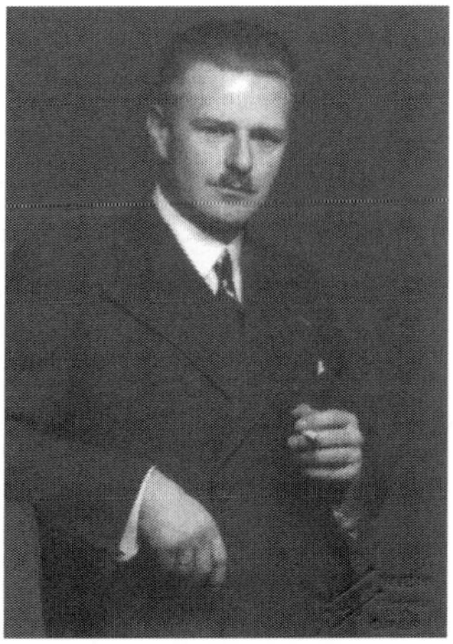

Abb. 8. Albin Lesky, ao. Professor, Institut für Klassische Philologie, Universität Wien 1932 (TNL Albin Lesky 131.97, Sch 840, K 131.97.09, UAW).

„Schon zeitlich früh kamen scharenweise die Hörer herangezogen, mit Knütteln, Holzlatten, Ochsenziemern usw. bewaffnet. Sie besetzten die Rampe der Universität und legten über den ganzen Fahrweg eine riesengroße Stange *mit der Aufschrift: Arbeiter der Stirne und der Faust vereinigt euch!"*[174] *„Da man mit Prügel und Holzlatten losschlug, gab es eine Reihe von Verletzten."*[175]

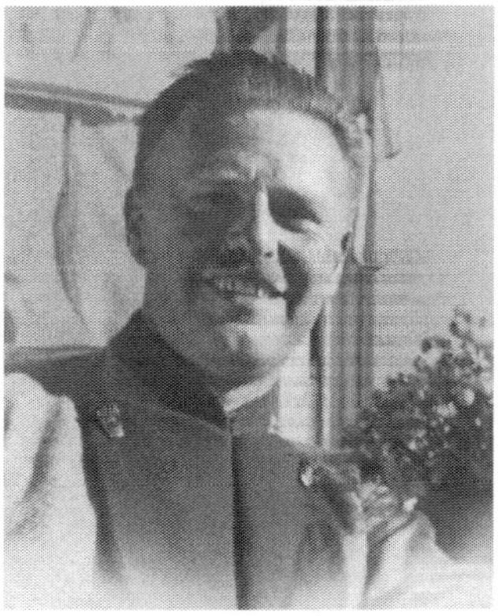

Abb. 9. Albin Lesky im Steireranzug. Sommer 1932 (TNL Albin Lesky 131.97, Sch 840, K 131.97.09, UAW).

Maturanten und Maturantinnen, die den noch geschützten Rahmen des Gymnasiums verließen, wurden an Universitäten mit der harten politischen Realität konfrontiert. Im Wintersemester 1931/32 inskribierte Erna Klingenstein an der Leopold-Franzens-Universität Innsbruck für Medizin,[176] denn Albin Lesky wurde 1931 mit einem „Unico-Vorschlag" der Philosophischen Fakultät der Leopold-Franzens-Universität Innsbruck nach der Emeritierung von Ernst Diehl (1874–1947) als Extraordinarius für Altertumskunde[177] eine Anstellung geboten. Sie blieb „durch Einsparungspolitik unerledigt".[178] Im Sommersemester 1932 übernahm Albin Lesky die Vertretung des Extraordinariats am Institut für Klassische Philologie an der Universität Wien, mit 1. Oktober wurde er zum Außerordentlichen Professor ernannt.[179]

Albin Lesky trat in Graz aus dem Schuldienst aus[180] und Erna Klingenstein setzte das an der Leopold-Franzens-Universität Innsbruck begonnene Medizinstudium an der Universität Wien fort.[181] Sie wählte für ihr Medizinstudium jene Universitäten, an denen Albin Lesky Außerordentliche Professuren für Klassische Philologie zu erhalten glaubte oder erhielt.

„Die medizinischen Studien begann ich im WS 1931/32 an der medizinischen Fakultät Innsbruck, um sie im SS 1932 an der Universität Wien fortzusetzen und daselbst mit der Erlangung des medizinischen Doktorats am 22.12.1936 zu beenden“.[182]

Peter Lesky (1926–2008), Albin Leskys Sohn aus erster Ehe, wohnte von 1933 bis 1935 mit seinen Eltern Grete und Albin Lesky in Wien, 1935 bis August 1944 nur mit seiner Mutter in Graz und während des Studiums bei Erna und Albin Lesky in Innsbruck.[183] Das bedeutet, dass Erna Lesky frühestens ab 1935 mit Albin Lesky eine Wohnung teilte, wenn Albin Lesky nicht schon zuvor getrennt von seiner Frau gelebt hatte.

Nach der Beschreibung von Grete Walter-Klingenstein sei ihre Tante Erna für eine Medizinstudentin der 1930er-Jahre sehr emanzipiert gewesen. Sie habe eine Kurzhaarfrisur gehabt, Hosen getragen und geraucht.[184] Mit „Bubikopf“ anstatt „Hochsteckfrisuren“, sportlich aktiv und mit neuem Kleidungsstil strebte die „Neue Frau“ dieser Generation nach Unabhängigkeit durch Berufstätigkeit, anstatt auf Ehe und Mutterschaft zu warten. Diese emanzipierten, selbstbewussten Frauen hatten auch „ohne Trauschein sexuelle Kontakte“[185] und durchbrachen damit das tradierte Rollenbild der Frau als „Mutter und Ehepartnerin“. Sven Reichardt sieht im Erscheinungsbild der sportlich-sachlichen „Neuen Frau“ mit Bubikopf und rasierten Beinen einen Spiegel der „Körper- und Geschlechtergeschichte der Zwischenkriegszeit“.[186] Das Konstrukt der „Neuen Frau“ erschien als ein „städtisches Phänomen“, obwohl der Begriff schon in der zweiten Hälfte des 19. Jahrhunderts sowohl von der proletarischen als auch der bürgerlichen Frauenbewegung verwendet wurde.[187]

Anmerkungen

53 Vgl. Albin Lesky, Lebenslauf 1240/54, 1. PA Albin Lesky M 1/5, AÖAW.

54 Siehe Monika Kornberger/Barbara Boisits, Art. „Stolz, Familie“, in: *Oesterreichisches Musiklexikon online*. Albin Leskys Mutter war Klavierpädagogin, die ihre Ausbildung bei ihrem Vater absolviert und mit Staatsprüfung abgeschlossen hatte. Von ihrer Schwester Pauline erhielt sie Gesangsunterricht. Nach ihrer Heirat mit Albin Lesky am 6.4.1895 gab sie ihren Beruf wahrscheinlich auf. Anders aber: Auszug aus dem Wehrpaß des Dr. Albin Lesky 36/1/47/3, Innsbruck, 8.4.1939, 1–2, 2. TNL Albin Lesky, 1897–1981, INV. 131.97, Sch 837, Kuvert (K) 01, UAW. Hier wird 6.4.1895 als Heiratsdatum der Eltern angegeben.

55 Vgl. Hans Herter, Albin Lesky. Nachruf, in: *Gnomon* 53 (1981) 5, 504–510, 504.

56 Vgl. Albin Lesky, Lebenslauf 1240/54, 1. PA Albin Lesky M 1/5, AÖAW.

57 Zit. Rohrmoser, *Franz resp. Francis Schehl*. 31.

58 Vgl. Albin Lesky, Lebenslauf 1240/54, 1. PA Albin Lesky M 1/5, AÖAW. Siehe ebd.: Arthur Ledl wurde noch vor seiner Habilitation zu Beginn des Ersten Weltkriegs zum Wehrdienst eingezogen, kämpfte in Russland und an der Isonzo-Front und starb 1916 an einer „tückischen Angina“.

59 Vgl. Albin Lesky, Curriculum Vitae, 1–2, 1. Beilage zum Personalstandesblatt. Albin Lesky, Dr. O. Prof., Phil. PA 266/45, Österreichisches Staatsarchiv (OeSTA), Archiv der Republik (AdR), Universität Wien Forschung und Kunst (UWFuK), Bundesministerium für Unterricht (BMU).

60 Vgl. Albin Lesky, Lebenslauf 1240/54, 2. PA Albin Lesky M 1/5, AÖAW.

61 Vgl. Auszug aus dem Wehrpaß des Dr. Albin Lesky 36/1/47/3, Innsbruck, 8.4.1939, 12. TNL Albin Lesky INV. 131.97, Sch 837, K 131.97.01, UAW.

62 Vgl. Klaus Taschwer, *Hochburg des Antisemitismus. Der Niedergang der Universität Wien im 20. Jahrhundert*, Wien: Czernin 2015, 45.

63 Vgl. Albin Lesky, Lebenslauf 1240/54, 2. PA Albin Lesky M 1/5, AÖAW.

64 Vgl. Ernst Gegenschatz, Albin Lesky zum Gedenken, in: *Neue Zürcher Zeitung*, o. D., o. S. TNL Albin Lesky INV. 131.97, Sch 837, K 131.97.18, UAW.

65 Vgl. Herter, Albin Lesky. Nachruf, in: *Gnomon* 53 (1981) 5, 505.

66 Vgl. Jason Crouthamel, Deutsche Soldaten und „Männlichkeit“ im Ersten Weltkrieg, in: *Aus Politik und Zeitgeschichte*, Themenheft Erster Weltkrieg (2014) 16–17. Siehe dazu das „Künstlerbuch“ Bernhard Cella, *Ein Jahrhundert der verletzten Männer. A century of injured men*. Vorwort Roland Fischer-Briand, Wien: Album Verlag 2022.

67 Vgl. Auszug aus dem Wehrpaß Albin Lesky, 12. TNL Albin Lesky INV. 131.97, Sch 837, K 131.97.01, UAW.

68 Vgl. Albin Lesky, Lebenslauf 1240/54, 2. PA Albin Lesky M 1/5, AÖAW.

69 Vgl. Auszug aus dem Wehrpaß Albin Lesky, 12. TNL Albin Lesky INV. 131.97, Sch 837, K 131.97.01, UAW.

70 Vgl. Albin Lesky, Lebenslauf 1240/54, 2. PA Albin Lesky M 1/5, AÖAW.

71 Vgl. ebd., 3.

72 Vgl. Römer, „Cum ira et studio“, in: Grandner/Heiss/Rathkolb (Hg.), *Zukunft mit Altlasten*, 223.

73 Siehe Römer/Schreiner, Dis-kontinuitäten, in: Ash/Nieß/Pils (Hg.), *Geisteswissenschaften im Nationalsozialismus*, 320.

74 Vgl. Albin Lesky, Lebenslauf 1240/54, 4. PA Albin Lesky M 1/5, AÖAW.

75 Vgl. Johannes Feichtinger, Ein dienstbarer Hochschulprofessor in vier politischen Regimen, in: Mitchell G. Ash/Josef Ehmer (Hg.), *Universität – Politik – Gesellschaft* (650 Jahre Universität Wien – Aufbruch ins neue Jahrhundert 2, Göttingen: V&R unipress, Vienna University Press 2015, 311–318, 312–313.

76 Siehe Klaus Taschwer, Geheimsache Bärenhöhle. Wie ein antisemitisches Professorenkartell der Universität Wien nach 1918 jüdische und linke Forscherinnen und Forscher vertrieb, in: Regina Fritz/Grzegorz Rossolinski-Liebe/Jana Starek (Hg.), *Alma mater antisemitica. Akademisches Milieu, Juden und Antisemitismus an den Universitäten Europas zwischen 1918 und 1939*, Bd. 3, Wien: new academic press 2016, 221–242.

77 Vgl. Klaus Taschwer, Ehre, wem Ehre nicht unbedingt gebührt. Zur staatlichen Ordenspolitik Österreichs unter besonderer Berücksichtigung des Ehrenzeichens und des Ehrenkreuzes für Wissenschaft und Kunst, in: Alexander Pinwinkler/Johannes Koll (Hg.), *Zuviel der Ehre? Interdisziplinäre Perspektiven auf akademische Ehrungen in Deutschland und Österreich*, Wien–Köln–Weimar: Böhlau 2019, 307–345, 323.

78 Vgl. Johannes Feichtinger, Ein dienstbarer Hochschulprofessor in vier politischen Regimen, in: Ash/Ehmer (Hg.), *Universität – Politik – Gesellschaft,* 315.

79 Zur Begriffsdefinition siehe Carlo Moos, Einleitung, in: Carlo Moos (Hg.), *(K) ein Austrofaschismus? Studien zum Herrschaftssystem 1933 – 1938,* Wien: LIT 2021, IX–XVII, XIV: Der (christliche) Ständestaat habe zur „Selbstcharakterisierung" gedient, um sich von „Mussolinis dritte[m] Weg zwischen Sozialismus und Kapitalismus" abzugrenzen und einen „dritten Weg zwischen Faschismus und Sozialismus" zu finden. Zum Verständnis des Begriffs „Faschismus" im Kontext der Geschichte Österreichs siehe Grete Klingenstein, Bemerkungen zum Problem des Faschismus in Österreich, in: *Österreich in Geschichte und Literatur* 1 (1970), 1–13. Zum Vergleich mit anderen europäischen Ländern siehe Stefan Breuer, *Nationalismus und Faschismus: Frankreich, Italien und Deutschland im Vergleich,* Darmstadt: Wissenschaftliche Buchgesellschaft 2005. Siehe weiter Erker, *Die Universität Wien im Austrofaschismus,* 25: Österreich wurde von 1933 bis 1938 von der Regierung als „Ständestaat" bezeichnet, für die „zeitgenössischen Gegner:innen der Dollfuß/Schuschnigg-Diktatur" sei es bereits ein „faschistisches Herrschaftssystem" gewesen. Ausführliche Vorarbeiten zu Erkers *Die Universität Wien im Austrofaschismus* sind zum Beispiel: Herbert Posch, Studierende und die Universität Wien in der Dauerkrise 1918, in: Herbert Posch/Doris Ingrisch/Gert Dressel, *„Anschluß" und Ausschluss 1938. Vertriebene und verbliebene Studierende der Universität Wien*, Wien: LIT 2008, 61–97; Klaus Taschwer, *Hochburg des Antisemitismus. Der Niedergang der Universität Wien im 20. Jahrhundert,* Wien: Czernin 2015; Linda Erker/Andreas Huber/Klaus Taschwer, Von der „Pflegestätte nationalsozialistischer Opposition" zur „äußerst bedrohlichen Nebenregierung". Der Deutsche Klub vor und nach dem „Anschluss" 1938, in: *Zeitgeschichte* 44 (2017) 2, 78–97.

80 Vgl. Römer, „Cum ira et studio", in: Grandner/Heiss/Rathkolb (Hg.), *Zukunft mit Altlasten,* 224.

81 Vgl. Albin Lesky, Lebenslauf 1240/54, 2. PA Albin Lesky M 1/5, AÖAW.

82 Vgl. ebd., 3.

83 Vgl. ebd., 4.

84 Vgl. Gegenschatz, Albin Lesky zum Gedenken, in: *Neue Zürcher Zeitung,* o. O., o. S. TNL Albin Lesky INV. 131.97, Sch 837, K 131.97.18, UAW.

85 Vgl. Gerhard Winkler, Albin Lesky, in: *Neue Deutsche Biographie* 14 (1985), 330–331, 330.

86 Vgl. Herter, Albin Lesky. Nachruf, in: *Gnomon* 53 (1981) 5, 505.

87 Vgl. Albin Lesky, Lebenslauf 1240/54, 6. PA Albin Lesky M 1/5, AÖAW.

88 Vgl. ebd., 5.

89 Vgl. Herter, Albin Lesky. Nachruf, in: *Gnomon* 53 (1981) 5, 504.

90 Vgl. Akademisches Gymnasium Graz, Bürgergasse 15. Dienstzeitbescheinigung Albin Lesky, Zl 688/1958, 4.11.1958. TNL Albin Lesky INV. 131.97, Sch 837, K 131.97.01, UAW.

91 Vgl. Albin Lesky, Lebenslauf 1240/54, 4. PA Albin Lesky M 1/5, AÖAW.

92 Vgl. ebd., 5.

93 Siehe Marburger Burschenschaft Rheinfranken. Alphabetisches Verzeichnis der verstorbenen Mitglieder.

94 Siehe Winfried Bühler, Paul Friedländer, in: *Gnomon* 41 (1969) 6, 619–623, 620: Paul Friedländer wurde 1931 an die Universität Halle berufen, 1935 von der NSDAP „gewaltsam seines Amtes enthoben" und in das Konzentrationslager Sachsenhausen transportiert. Nach sechs Wochen wurde er wieder entlassen und konnte „noch rechtzeitig" in die USA emigrieren. Er lehrte zuerst 1939 an der Johns Hopkins University in Baltimore, ab 1940 an der University of California in Los Angeles als Lecturer und von 1945 bis 1949 als Professor.

95 Vgl. Inhaber der Lehrstühle für Klassische Philologie an der Philipps-Universität Marburg, Ernst Maass (Philologe).

96 Vgl. Herter, Albin Lesky. Nachruf, in: *Gnomon* 53 (1981) 5, 505. Zur Deutschen Burse zu Marburg, Institut für Grenz- und Auslanddeutschtum, siehe Michael Fahlbusch/Ingo Haar/Alexander Pinwinkler (Hg.) in Zusammenarbeit mit David Hamann, *Handbuch der völkischen Wissenschaften. Akteure, Netzwerke, Forschungsprogramme* (De Gruyter Reference), Berlin–Boston: De Gruyter Olderburg 2017.

97 Vgl. Andreas Huber/Linda Erker/Klaus Taschwer, *Der Deutsche Klub. Austro-Nazis in der Hofburg*, Wien: Czernin 2020, 49.

98 Vgl. Mitchell Ash, Die Universität in den politischen Umbrüchen des 19. und 20. Jahrhunderts, in: Ash/Ehmer (Hg.) *Universität – Politik – Gesellschaft*, 29–172, 62.

99 Vgl. Taschwer, *Hochburg des Antisemitismus*, 57–58.

100 Huber/Erker/Taschwer, *Der Deutsche Klub*, 52.

101 Vgl. Heidrun Zettelbauer, Imaginierte Körper. Geschlecht und Nation im deutschnational-völkischen Verein Südmark 1894–1918, in: Johanna Gehmacher/Gabriella Hauch/Maria Mesner (Hg.), *Bodies/Politics, Österreichische Zeitschrift für Geschichtswissenschaften* 15 (2004) 1/04, 9–35, 12–13.

102 Die Verwendung des Begriffes „Rassenhygiene" beruhte unter anderem auf der rassenhygienischen Theorie von: Alfred Ploetz, *Grundlinien einer Rassenhygiene. 1. Theil: Die Tüchtigkeit unserer Rasse und der Schutz der Schwachen. Ein Versuch über Rassenhygiene und ihr Verhältnis zu den humanen Idealen, besonders zum Socialismus*, Berlin: S. Fischer 1895. Siehe den biopolitischen Ansatz von Julius Tandler, Konstitution und Rassenhygiene. Vortrag gehalten am 7. März 1913 vor der Deutschen Gesellschaft für Rassenhygiene, in: *Zeitschrift für angewandte Anatomie und Konstitutionslehre* 1 (1914), 13–14. Siehe dazu die kritische Studie von Peter Schwarz, *Julius Tandler: Zwischen Humanismus und Eugenik*, Wien: Edition Steinbauer 2017.

103 Vgl. Zettelbauer, Imaginierte Körper, in: Gehmacher/Hauch/Mesner (Hg.), *Bodies/Politics, Österreichische Zeitschrift für Geschichtswissenschaften* 15 (2004) 1/04, 23.

104 Vgl. ebd., 27.

105 Siehe Gespräch mit Kurt Smolak, Wien, 18.1.2023. Der starke und heimatverbundene Mensch sei für Albin Lesky der in den Alpen lebende Mensch gewesen. Dort gebe es noch das Brauchtum wie Bloch-Ziehen, wo Männer ihre körperliche Stärke unter Beweis stellten, dort sei der Mensch nicht verweichlicht. Die in der Großstadt Wien lebenden Menschen habe Albin Lesky weniger geschätzt.

106 Vgl. Albin Lesky, Lebenslauf 1240/54, 2. PA Albin Lesky M 1/5, AÖAW.

107 Vgl. Herter, Albin Lesky. Nachruf, in: *Gnomon* 53 (1981) 5, 505.

108 Siehe Viktor von Geramb, *Um Österreichs Volkskultur*, Salzburg: Müller 1946.

109 Vgl. Albin Lesky, Lebenslauf 1240/54, 4. PA Albin Lesky M 1/5, AÖAW.

110 Vgl. Zettelbauer, Imaginierte Körper, in: Gehmacher/Hauch/Mesner (Hg.), *Bodies/ Politics, Österreichische Zeitschrift für Geschichtswissenschaften* 15 (2004) 1/04, 13–14. Siehe dazu Shmuel N. Eisenstadt, Die Konstruktion nationaler Identitäten in vergleichender Perspektive, in: ders., *Theorie und Moderne – Soziologische Essays* (Klassiker der Sozialwissenschaften), herausgegeben und eingeleitet von Gerhard Preyer, Wiesbaden: Springer 2023, 229–243.

111 Vgl. Albin Lesky, Arbeitsgemeinschaft auf Schloß St. Martin, in: *Die Südmark. Alpenländische Monatsschrift für deutsches Wesen und Wirken* 3 (1922) 83–91, 85. TNL Albin Lesky INV. 131.97, Sch 841, K 131.97.10.11. UAW. Das Schloss St. Martin bei Graz war der Veranstaltungsort für die erste Volkshochschule der Steiermark. Im selben Heft erschienen Beiträge zu „Der Kampf gegen die Trinksitten", „Deutsche Gemeinschaft für alkoholfreie Kultur" oder die „Heimatschutz-Nachrichten".

112 Zit. ebd.

113 Vgl. Lesky, Arbeitsgemeinschaft auf Schloß St. Martin, in: *Die Südmark* 3 (1922), 84. TNL Albin Lesky INV. 131.97, Sch 841, K 131.97.10.11, UAW.

114 Vgl. ebd., 85.

115 Vgl. ebd., 90.

116 Zit. ebd., 91.

117 Vgl. ebd., 90.

118 Siehe Birgit Nemec, *Norm und Reform. Anatomische Körperbilder im Wien um 1925*, Göttingen: Wallstein 2020.

119 Vgl. Albin Lesky, Grenzlandwoche der Südmark, in: *Neues Grazer Tagblatt* 33/176, Dienstag, 10.4.1923, 4.

120 Vgl. Heike Pantelmann, *Die Fabrikation der deutschen Frau als Humanressource im Nationalsozialismus*, Dissertation, Freie Universität Berlin, Fakultät für Wirtschaftswissenschaften 2019, 64. Siehe ebd.: Der Terminus „Volksgemeinschaft" wurde schon im 19. Jahrhundert verwendet und im Ersten Weltkrieg verstärkt eingesetzt. Siehe weiter Michael Wildt, „Volksgemeinschaft", Version: 1.0, in: *Docupedia-Zeitgeschichte*, 03.06.2014: Auch Michael Wildt betont, dass „Volksgemeinschaft" kein „genuin nationalsozialistischer Begriff" sei, auch wenn er später vom NS-Regime stark propagiert wurde. „Als soziale Wirklichkeit" habe es keine „Volksgemeinschaft" gegeben. Die „politische Kraft" der „Volksgemeinschaft" sei in der „Mobilisierung" der Bevölkerung gelegen, verbunden mit einer „Verheißung" für „Gleichheit". „Volksgemeinschaft" habe sich nicht auf einen „sozialen Ist-Zustand" bezogen.

121 Vgl. Johanna Gehmacher, *„Völkische Frauenbewegung". Deutschnationale und nationalsozialistische Geschlechterpolitik in Österreich*, Wien: Döcker 1998, 17. Die Autorin dankt Johanna Gehmacher für die großzügige Zusendung ihrer Publikationen.

122 Vgl. ebd., 16.

[123] Vgl. Albin Lesky, Jugend in Not, in: *Neues Grazer Tagblatt* 34/634, Mittwoch, 17.12.1924, 1–2, 1.

[124] Zit. Albin Lesky, Vivat Academia! in: *Die Südmark*. Alpenländische Monatsschrift für deutsches Wesen und Wirken 6 (Brachmonat 1923), 257–263, 257. TNL Albin Lesky INV. 131.97, Sch 841, K 131.97.10.11, UAW. Diese Ausgabe war für „Deutschösterreichs akademische Jugend" bestimmt. Das Cover zeigte eine Landkarte Österreichs, verbunden mit Südtirol. Unterhalb steht der Appell: „Gedenket verlorener deutscher Erde!".

[125] Vgl. ebd., 258.

[126] Vgl. ebd., 259.

[127] Vgl. ebd., 262.

[128] Vgl. ebd., 263.

[129] Vgl. Südmark-Veranstaltungen, in: *Neues Grazer Tagblatt* 35/113, Mittwoch, 4.3.1925, 8.

[130] Vgl. Deutscher Schulverein Südmark, in: *Volksfreund*. Unabhängiges Wochenblatt für alle Stände, 36/12, Hallein, 21.3.1925, 3.

[131] Vgl. Südmark, in: *Neues Grazer Tagblatt* 35/126, Mittwoch, 11.3.1925, 6. Siehe dazu Laurent Dedryvère, Regionale und nationale Identität in deutschen Schutzvereinen Österreichs im Spiegel ihrer kulturellen Betätigungen von 1880 bis zum Ende des Ersten Weltkrieges: Das Beispiel des Deutschen Schulvereins und des Vereins Südmark, in: Peter Haslinger (Hg.), *Schutzvereine in Ostmitteleuropa. Vereinswesen, Sprachenkonflikte und Dynamiken nationaler Mobilisierung 1860–1939* (Tagungen zur Ostmitteleuropa-Forschung 25), Marburg: Verlag Herder Institut 2009, 42–52.

[132] Zit. Deutscher Schulverein Südmark, in: *Burgenländische Lehrer-Zeitung*. Vereinsblatt des Burgenländischen allgemeinen Lehrerbundes 4/5 1925, 21.

[133] Zit. ebd.

[134] Vgl. Südmark, in: *Neues Grazer Tagblatt* 35/151, Mittwoch, 25.3.1925, 8.

[135] Vgl. Deutscher Schulverein Südmark, in: *Burgenländische Lehrer-Zeitung*. 4/5 1925, 21.

[136] Vgl. Deutscher Schulverein Südmark, in: *Niederösterreichischer Grenzbote* 14/15, 12.4.1925, 2–3, 3.

[137] Vgl. Akademisches Gymnasium Graz, Bürgergasse 15. Dienstzeitbescheinigung Albin Lesky, Zl 688/1958, 4.11.1958. TNL Albin Lesky INV. 131.97, Sch 837, K 131.97.01, UAW.

[138] Anders aber Albin Lesky, Lebenslauf 1240/54, 5. PA Albin Lesky M 1/5, AÖAW: Albin Lesky habe 1923 bis 1927 an der II. Realschule unterrichtet.

[139] Vgl. Akademisches Gymnasium Graz, Bürgergasse 15, Dienstzeitbescheinigung Albin Lesky, Zl 688/1958, 4.11.1958. TNL Albin Lesky INV. 131.97, Sch 837, K 131.97.01, UAW. Siehe auch Albin Lesky, Curriculum Vitae, 1. Beilage zum Personalstandesblatt. Albin Lesky, Dr. O. Prof., Phil. PA 266/45, OeSTA/AdR, UWFuK, BMU: Von 1921 bis 1923 unterrichtete Albin Lesky am I. Staatsgymnasium, anschließend an der „II. Staatsrealschule, der eine ‚Deutsche' Mittelschule angeschlossen war" und von 1928 bis 1932 wieder am Akademischen Gymnasium.

[140] Siehe Martina Pesditschek, *Fritz Schachermeyr: ein Leben zwischen Wissenschaft und Politik*, Dissertation Universität Wien 2005, publiziert: Dies., *Barbar, Kreter, Arier. Leben und Werk des Althistorikers Fritz Schachermeyr*, Saarbrücken: Südwestdeutscher Verlag für Hochschulschriften 2009; Dies., Die Karriere des Althistorikers Fritz Schachermeyr im Dritten Reich und in der Zweiten Republik, in: *Mensch*

– *Wissenschaft – Magie. Mitteilungen der Österreichischen Gesellschaft für Wissenschaftsgeschichte* 25 (2007), 41–71.

141 Vgl. Fritz Schachermeyr, Albin Lesky zum Gedenken, o. O., o. J., 1–6, 1. PA Albin Lesky M 1/5, AÖAW.

142 Vgl. Albin Lesky, Lebenslauf 1240/54, 6. PA Albin Lesky M 1/5, AÖAW.

143 Vgl. ebd., 5.

144 Siehe Silke Fengler, Biogramme, Ludwig Radermacher, in: Johannes Feichtinger/Herbert Matis/Stefan Sienell/Heidemarie Uhl (Hg.), *Die Akademie der Wissenschaften in Wien 1938 bis 1945*. Katalog zur Ausstellung, Wien: Verlag der Österreichischen Akademie der Wissenschaften 2013, 211–254, 240: Ludwig Radermacher übernahm 1909 die Professur für Klassische Philologie an der Universität Wien. 1914 wurde er zum korrespondierenden Mitglied der philosophisch-historischen Klasse der Kaiserlichen Akademie der Wissenschaften gewählt und 1915 zum wirklichen Mitglied. „Von 1918 bis 1929 wirkte er als Sekretär und von 1929 bis 1933 als Generalsekretär der Akademie". Siehe auch Johannes Feichtinger/Herbert Matis/Stefan Sienell/Heidemarie Uhl (ed.), *The Academy of Sciences in Vienna 1938 to 1945*, Vienna: Austrian Academy of Sciences Press 2014.

145 Vgl. Albin Lesky, Lebenslauf 1240/54, 6. PA Albin Lesky M 1/5, AÖAW, 7. Anderes aber im Schreiben der Österreichischen Akademie der Wissenschaften ihrem wirklichen Mitglied Herrn Prof. Dr. Dr. h.c. mult. Albin Lesky zum 80. Geburtstag, Wien, 7.7.1976, 3. PA Albin Lesky M 1/5, AÖAW: Ludwig Radermacher habe für Albin Lesky die Publikation der Habiltationsschrift *Alkestis, der Mythos und das Drama* in den Sitzungsberichten 1925 vermittelt, ohne ihn damals noch persönlich zu kennen.

146 Siehe Albin Lesky, *Alkestis, der Mythos und das Drama.* Sitzungsberichte der Akademie der Wissenschaften in Wien, philosophisch-historische Klasse 203 (1925), 2. Siehe weiter Herbert Matis/Arnold Suppan, *Sapere Aude. Die Österreichische Akademie der Wissenschaften seit 1918. Berichte, Fakten, Analysen – ein Kompendium*, Wien: Verlag der Österreichischen Akademie der Wissenschaften 2022. Herbert Matis und Arnold Suppan weisen darauf hin, dass die erste Publikation Albin Leskys auch im *Almanach der Akademie der Wissenschaften in Wien* von 1926 erwähnt wird.

147 Vgl. Kurzbiografie Albin Leskys für die Wahl zum korrespondierenden Mitglied der philosophisch-historischen Klasse der Akademie der Wissenschaften in Wien, Eingangsstempel 6.5.1942, 1. PA Albin Lesky M 1/5, AÖAW.

148 Vgl. Römer, „Cum ira et studio", in: Grandner/Heiss/Rathkolb (Hg.), *Zukunft mit Altlasten*, 229.

149 Vgl. Albin Lesky, Lebenslauf 1240/54, 6. PA Albin Lesky M 1/5, AÖAW.

150 Vgl. ebd., 7.

151 Vgl. Akademisches Gymnasium Graz, Bürgergasse 15. Dienstzeitbescheinigung Albin Lesky, Zl 688/1958, 4.11.1958. TNL Albin Lesky INV. 131.97, Sch 837, K 131.97.01, UAW.

152 Vgl. Vereinsnachrichten, in: *Grazer Volksblatt.* Morgenblatt 62/151, 3.7.1929, 8.

153 Vgl. Vereine und Veranstaltungen, in: *Tagblatt.* Morgenausgabe 39/486, Sonntag, 20.10.1929, 15.

154 Vgl. Kalender des Akademischen Turnverein Graz 1915. TNL Erna Lesky, Sch 121, M 4, UAW. Der akademische Turnverein Graz bezeichnet sich heute als „nichtschlagende, unpolitische Studentenverbindung", die Studentenleben „mit modernem Sportsgeist" verbinden will. Siehe Akademischer Turnverein Graz, gegründet 1864.

155 Vgl. Deutscher Schulverein Südmark, in: *Burgenländische Lehrer-Zeitung*. 4/5 1925, 21. Das zeigt sich besonders in der Ära des Nationalsozialismus, wo Albin Lesky in Vorträgen das griechische Körperideal wiederholt als Vorbild für den „neuen Menschen" nahm, den der Nationalsozialismus schaffen wollte.

156 Vgl. Erna Lesky, Curriculum Vitae, 1–2, 1. Erna Lesky, Dr. O. Prof., PA 1338, Habilitationsakt 1955/56. OeSTA/AdR, UWFuK, BMU 236–2/57.

157 Gespräch mit Grete Walter-Klingenstein, Wien, 18.3.2015.

158 Vgl. Erna Lesky, in: Ilse Korotin (Hg.), *biografiA. Lexikon österreichischer Frauen.* Band 2, I–O, Wien–Köln–Weimar 2016, 1968–1970, 1968.

159 Preisverteilung für stenographisches Wettschreiben, in: *Neues Grazer Tagblatt* 37/319, Montag, 27.6.1927, 4.

160 Vgl. Gehmacher, *„Völkische Frauenbewegung"*, 84.

161 Vgl. Marcella Stern, Gabriele Possanner von Ehrenthal, in: Waltraud Heindl/ Marina Tichy (Hg.), *„Durch Erkenntnis zu Freiheit und Glück ...". Frauen an der Universität Wien (ab 1897)* (Schriftenreihe des Universitätsarchivs der Universität Wien 5), Wien: WUV 1990, 189–219, 201.

162 Vgl. *Jahresbericht des Vereines für erweiterte Frauenbildung in Wien*, VI. Vereinsjahr, Oktober 1893 – Oktober 1894, 6 (1894), 7, zit. Felicitas Seebacher, *Das Fremde im „deutschen" Tempel der Wissenschaften. Brüche in der Wissenschaftskultur der Medizinischen Fakultät der Universität Wien.* Mit einem Vorwort von Jutta Menschik-Bendele und einer Einführung von Karl Sablik (Österreichische Akademie der Wissenschaften, mathematisch-naturwissenschaftliche Klasse. Veröffentlichungen der Kommission für Geschichte der Naturwissenschaften, Mathematik und Medizin 65), Wien: Verlag der Österreichischen Akademie der Wissenschaften 2011, 212.

163 Vgl. *Jahresbericht des Vereines für erweiterte Frauenbildung in Wien*, VI. Vereinsjahr, Oktober 1893 – Oktober 1894, 6 (1894), 8, zit. ebd.

164 Anders aber Huldrych M. Koelbing, Correspondence and Reports, in: *Bulletin of the History of Medicine* 61 (1987) 3, 442–444, 442: Erna Klingenstein „pursued post-graduate training in pediatrics with Professor Richard Priesel of Innsbruck. Here, she met Albin Lesky, the classical philologist and became his second wife. With him, Erna Lesky began to study Greek science and medicine."

165 Vgl. Heiratsurkunde Prof. Dr. Albin und Dr. Erna Lesky, F 1. Nr. 502, Standesamt Innsbruck, 11.4.1939. TNL Albin Lesky INV. 131.97, Sch 837, K 131.97.01, UAW: Vater der Frau: Paul Klingenstein, Mutter der Frau: Aloisia Klingenstein, geborene Fuchsbichler, beide wohnhaft in Hartberg. Siehe E-Mail von Grete Walter-Klingenstein, Graz, 17.10.2023: „Paul Klingenstein, der Vater, war christlichsozialer Finanzreferent der Stadtgemeinde Hartberg um 1930. Die Mutter, eine tüchtige Geschäftsfrau, war eine gläubige Katholikin." Die Autorin dankt Grete Walter-Klingenstein für diese Information.

166 Gespräch mit Grete Walter-Klingenstein, Wien, 18.3.2015.

167 Vgl. Winkler, Albin Lesky, in: *Neue Deutsche Biographie* 14 (1985), 330.

168 Vgl. Tagesbericht. Trauungen, in: *Neues Grazer Morgenblatt* 33/71, Samstag, 10. Februar 1923, 2: „Am 13. d. wird in der Grabenkirche Herr Albin Lesky, Sohn des Direktors am I. Staatsgymnasium, Regierungsrates Albin Lesky, mit Fräulein Dr. Grete Strobel getraut."

169 Vgl. Emmerich Tálos unter Mitarbeit von Florian Wenninger, *Das austrofaschistische Österreich 1933–1938* (Politik und Zeitgeschichte 10), Wien: LIT 2017, 12.

170 Vgl. Emmerich Tálos, *Das austrofaschistische Herrschaftssystem. Österreich 1933–1938*, Wien: LIT 2013, 19.

171 Anders aber Beiblatt „HL“ für Hochschullehrer, Standesausweis, Spalte 11: Reifeprüfung Akademisches Gymnasium Graz 22.6.1932. Erna Lesky, Dr. O. Prof., PA 1338, Habilitationsakt 1955/56. OeSTA/AdR, UWFuK, BMU 236–2/57.

172 Siehe Bundesministerium für Unterricht, Antrag auf Ernennung zum Ordentlichen Universitätsprofessor für Geschichte der Medizin für Erna Lesky. Einsichtsbemerkung zu Bundesministerium für Unterricht vom 30.3.1966. G Zl. 55.712 – I/2/66. PA 1338 Erna Lesky, OeSTA/AdR, UWFuK, BMU: Durch den „Übertritt von der Bürgerschule in das Gymnasium“ habe Erna Klingenstein „verspätet“ maturiert.

173 Vgl. Abiturientenkränzchen des Akademischen Gymnasiums, in: *Tagblatt*, Morgenausgabe, 41/59, Freitag, 6. Februar 1931, 6.

174 Zit. Verschärfte Kämpfe an der Universität. –. Die Tumulte der Studenten, in: ebd. 1–2, 1.

175 Zit. ebd., 2.

176 Vgl. Erna Lesky, Curriculum Vitae, 1. Erna Lesky, Dr. O. Prof., PA 1338, Habilitationsakt 1955/56. OeSTA/AdR, UWFuK, BMU 236–2/57.

177 Vgl. Albin Lesky, Lebenslauf 1240/54, 7. PA Albin Lesky M 1/5, AÖAW.

178 Vgl. Albin Lesky, Curriculum Vitae, 1. Beilage zum Personalstandesblatt. Albin Lesky, Dr. O. Prof., Phil. PA 266/45. OeSTA/AdR, UWFuK, BMU.

179 Vgl. Albin Lesky, Lebenslauf 1240/54, 7. PA Albin Lesky M 1/5, AÖAW.

180 Vgl. Akademisches Gymnasium Graz, Bürgergasse 15. Dienstzeitbescheinigung Albin Lesky, Zl 688/1958, 4.11.1958. TNL Albin Lesky INV. 131.97, Sch 837, K 131.97.01, UAW.

181 Vgl. Erna Lesky, Curriculum Vitae, 1. Erna Lesky, Dr. O. Prof., PA 1338, Habilitationsakt 1955/56. OeSTA/AdR, UWFuK, BMU 236–2/57.

182 Zit. ebd.

183 Vgl. Meldeblatt Peter Lesky. Entnazifizierungsakt Peter Lesky 372, Stadtarchiv Innsbruck (StAI).

184 Gespräch mit Grete Walter-Klingenstein, Wien, 18.3.2015.

185 Vgl. Manuela Hauptmann, *Der Bubikopf*, Diplomarbeit, Historisch-Kulturwissenschaftliche Fakultät, Universität Wien 2008, 3. Siehe weiter Anna Rheinsberg (Hg.), *Bubikopf. Aufbruch in den Zwanzigern*. Texte von Frauen, gesammelt von Anna Rheinsberg, Darmstadt: Luchterhand 1989.

186 Vgl. Sven Reichardt, Gewalt, Körper, Politik. Paradoxien in der deutschen Kulturgeschichte der Zwischenkriegszeit, in: Wolfgang Hardtwig (Hg.), *Politische Kulturgeschichte der Zwischenkriegszeit 1918–1939*, Göttingen: Vandenhoeck & Ruprecht 2005, 201–240, 210.

187 Vgl. Hauptmann, *Der Bubikopf*, 8.

II. Transformation der Gesellschaft

1. Austrofaschistische Prägung einer Generation

Der Beginn von Erna Klingensteins Medizinstudium und Albin Leskys Karriere als Klassischer Philologe war zugleich der Beginn politischer und gesellschaftlicher Umbrüche. Um das Umfeld, in dem sie studierten und lehrten, besser zu verstehen, wird hier auf die Veränderungen in der Zeit vom Austrofaschismus bis zum „Anschluss" Österreichs an das Deutsche Reich am 12. März 1938, wie „der Einmarsch deutscher Truppen in Österreich affirmend und verharmlosend" bezeichnet wurde,[188] genauer eingegangen. Florian Wenninger verwendet für die Zeit von 1933 bis 1938 den Begriff „Austofaschismus", weil die anderen Bezeichnungen für das Regime, wie „Ständestaat" oder „Dollfuß/Schuschnigg Diktatur" nicht präzise genug seien. Nach Karl Vocelka, so Wenninger, könnten „beschönigende Worte für dieses Regierungssystem" gefunden werden, doch „in einer ernsthaften wissenschaftlichen Analyse [sei] die Tatsache, dass es ein faschistisches System war",[189] nicht zu leugnen.[190] Er sieht den Begriff „Austofaschismus" als den „historisch angemessensten und theoretisch am hinreichendsten fundierten Terminus". „Austofaschismus" sei keine „Kategorie sui generis", sondern eine österreichische Version eines „Diktaturtypus, der ideologisch primär negativ konstituiert", sich durch ein „Führerprinzip [und] vor allem durch eine spezifische, nämlich aktivistische Form der Herrschaftsausübung" hervorhebe.[191]

Die kontinuierliche Veränderung von einer nach dem Ersten Weltkrieg sich gerade etablierenden demokratischen Regierung hin zu einer totalitären lässt sich für die Zeit des Austrofaschismus als relativ kurze Übergangsperiode in drei Phasen gliedern: die Phase der Konstituierung von März 1933 bis Mai 1934, die Phase der Realisierung des politischen und gesellschaftlichen Programms von Mai 1934 bis Juli 1936 und die Phase der Destruktion von Juli 1936 bis zum „Anschluss" im März 1938.[192]

Mit der Ernennung Adolf Hitlers (1889–1945) zum deutschen Reichskanzler durch Reichspräsident Paul von Hindenburg (1847–1934) im Jänner 1933[193] schien für die Regierung Österreichs der richtige Zeitpunkt gekommen, mit dem Austrofaschismus ein Gegenmodell zum deutschen Nationalsozialismus zu entwickeln[194] und das in der Zwischenkriegszeit ohnehin schwache Österreichbewusstsein zu stärken.[195] Um sich vom Nationalsozialismus abzugrenzen, operierte der Austrofaschismus mit dem lange tradierten Begriff „vaterländisch".[196] Die „mentale Konsolidierung" eines Österreichbewusstseins über Landschaft, Geschichte und Kultur Österreichs geschah allerdings nur zögernd.[197] Im „Ständestaat", als der sich das Regime selbst verstand,[198] erhielt die „christliche Familie" einen enormen Wert. Damit verbunden war die Rezeption eines bereits überholten Verständnisses von Geschlechterrollen, in dem die Frau wieder aus dem öffentlichen Leben zurückgedrängt und auf ihre Rolle als Mutter und Hausfrau reduziert wurde. Dem Mann wurde die Vorherrschaft in der Familie zugesprochen, die Frau verdiene für das „stille, alltägliche Heldentum" die Unterstützung der „Volksgemeinschaft" und des Staates.[199] Das austrofaschistische Rollenbild der Frau mit Bezug auf eine angeblich von der Natur vorgegebene und von Gott gewollte Geschlechterordnung, führte zum Verlust der beginnenden Emanzipation der Frau und zu einer „Rekatholisierung der Gesellschaft".[200] Erna Klingenstein blieb die emanzipierte Studentin, denn eine Heirat mit Albin Lesky war nicht möglich. Das katholische Ehegesetz in Österreich gestattete keine Scheidung.[201]

1934 sah Unterrichtsminister Kurt Schuschnigg (1897–1977)[202] die „Umbruchphase" zu „Aufbau und Einrichtung eines neuen Staates" beendet.[203] Bundeskanzler Engelbert Dollfuß (1892–1934), „zentraler Netzwerker in der „Deutschen Gemeinschaft", einer geheimen antisemitischen Vereinigung,[204] erließ am 1. Mai eine „autoritäre, ständestaatliche Verfassung", beginnend mit der Proklamation:

„Im Namen Gottes, des Allmächtigen, von dem alles Recht ausgeht, erhält das österreichische Volk für seinen christlich, deutschen Bundesstaat auf ständischer Grundlage diese Verfassung."[205]

Dollfuß wurde zum „Führer und Feldherrn" der nun verfassungsrechtlich legitimierten „Vaterländischen Front",[206] der „Nachfolgeorganisation der Christlichsozialen Partei",[207] die ein „demokratisches Parteiensystem" durch eine totalitäre Organisation ersetzte.[208] Unter der Prämisse, „Retter des Vaterlandes [und] Ritter Gottes" zu sein, versuchte der Austrofaschismus, Dollfuß als neuen „Führer" zu inszenieren,[209] ein Ziel, das nicht erreicht werden konnte.[210] Mit dem Putsch der Nationalsozialisten vom 25. Juli 1934, verbunden mit der Ermordung von Dollfuß, zeichnete sich das Ende des austrofaschistischen Parallelsystems zum nationalsozialistischen Deutschen Reich ab.[211] Der „Heldentod" von Dollfuß und der daraus entstandene Mythos[212] vom „Widerstandkämpfer und erste[n] Opfer im Kampf gegen den Nationalsozialismus" glichen mehr einer Heiligenverehrung als einem „Führerkult".[213] Trotz Bemühen um „Eigenständigkeit und Unabhängigkeit" vom Deutschen Reich als „Raum der Mitte [...] zwischen Ost und West" und als Repräsentant für das „wahre Deutschtum" ging Österreich in den gesellschaftlichen Veränderungsprozessen bereits mit dem Deutschen Reich konform.[214]

Ein wesentlicher Teil der politischen Strategie des Austrofaschismus war der Zugriff der Politik auf die Gesundheit der Bevölkerung. Der Jugend wurde ein stark überhöhtes Idealbild von Gesundheit vermittelt. Exzessive Sportlichkeit wurde politisch instrumentalisiert.[215] Besonders der männliche Körperkult wurde bis zum Exzess betrieben und Berichte von Sportveranstaltungen mit durchtrainierten Körpern fungierten als Propagandainstrument.[216] Der gesellschaftspolitische Konformismus mit dem Deutschen Reich wurde im Besonderen in der Erziehung der Jugend sichtbar. Mädchen wurden in Familie und Schule für die „Volksgemeinschaft" in ihrer zukünftigen Mutterrolle geschult, Knaben für die „Wehrhaftigkeit" und für die „Verteidigung des Vaterlandes, sittlich, geistig und körperlich".[217]

Besonders der in der in der Zeit des Austrofaschismus noch illegalen politischen Vorfeldorganisation Hitlerjugend (HJ) wurde der Jugend ein hohes Gesundheitsbewusstsein vermittelt.[218] „Du hast die Pflicht, gesund zu sein!",[219] hatte die HJ als Parole an ihre Fahnen geheftet.[220] Sie sollte aus dieser Jugend eine zukünftige „gesunde Volksgemeinschaft" formen.[221] André Postert ist der Meinung, dass Historiker und Historikerinnen, welche die Anziehungskraft und „integrative Wirkung" der „Volksgemeinschaft" beforschen, viel zum Verständnis der NS-Gesellschaft beitragen.[222]

Als im Deutschen Reich am 1. Juni 1930 der Bund deutscher Mädel (BDM) gegründet wurde, konstituierte sich zeitgleich der BDM in Österreich.[223] Die BDM-Mitgliedschaft dieser Generation, die kurz vor oder während des Ersten Weltkriegs geboren wurde, kam oft auf Wunsch der Familie zustande.[224] Die Intention dieser Familien war, sich unter den neuen politischen Verhältnissen „politisch und sozial abzusichern". Nur eine „Minderheit" stand der HJ kritisch gegenüber, betont Postert.[225] Der streng hierarchisch aufgebaute, in einzelne Organisationen gegliederte BDM agierte zwar „selbständig bis zur Spitze", war jedoch an die Anweisungen der Reichsjugendführung gebunden.[226] Der BDM erhielt eine eigene Organisationsstruktur. „Gauführerinnen" übernahmen die Leitung der einzelnen Gruppen.[227] Frauen erhielten Machtpositionen in ihrem beruflichen Umfeld, doch die NSDAP gestattete ihnen nach einem Beschluss von 1921 nicht, Führungspositionen in der NSDAP einzunehmen.[228] Im Juni 1933 wurde der BDM, wie alle nationalsozialistischen Organisationen, in Österreich verboten. Die österreichischen Behörden duldeten eine illegale Weiterführung, weil der BDM als „die harmloseste von allen NS-Organisationen" eingestuft wurde.[229]

Das Pendant zur illegalen HJ waren katholische Jugendorganisationen, die in ihren Programmen für „Antiparlamentarismus, militante[n] Antimarxismus, Korporativismus und Volkstumsideologie“ eintraten und Heimwehrverbände unterstützen,[230] in denen sich die bürgerlichen Wehrverbände zusammengeschlossen hatten.[231] Heimwehren orientierten sich, wie die „Vaterländische Front“,[232] am italienischen Modell des Faschismus.[233] Benito Mussolinis (1883–1945) „Marsch auf Rom“ war ihr Vorbild für „den angestrebten Weg zur Macht“.[234] Die bürgerlichen Wehrverbände erreichten nur für wenige Jahre politische Bedeutung.[235]

Im Sommer 1936 wurde das „Österreichische Jungvolk“ gegründet, die „Staatsjugendorganisation des austrofaschistischen ‚Ständestaates‘“.[236] Diese Jugendorganisation wurde wie die HJ autoritär geführt[237] und militärisch organisiert, auch wenn die Mitgliedschaft formell freiwillig war. Bei der Landesführertagung im Juli 1936 setzte sich das „österreichische Jungvolk“ aus 18.000 Ortsgruppen zusammen, der 120.000 Jugendliche angehörten. Jüdischen Jugendlichen wurde nicht erlaubt, Mitglied zu werden. Ihre jüdischen Jugendorganisationen wurden von der Bundesführung des österreichischen Jungvolks kontrolliert.[238]

2. Politische Indoktrinierung

Die beiden politischen Vorfeldorganisationen, das „Österreichische Jungvolk“ und die „Hitlerjugend“, griffen auf das seit dem 19. Jahrhundert tradierte Feindbild „jüdische Studierende“ zurück. Durch die Klammerung an ein enges, christlich-soziales und deutschnationales Weltbild wurde an den Universitäten eine antidemokratische Grundstimmung erzeugt. Ein „antisemitischer Kulturkampf“ verdrängte Liberalismus und Sozialismus an den Universitäten. Friedrich Stadler weist darauf hin, dass die „christlich-deutschen“ und „deutschnationalen“ Verbindungen die Basis für die „Säuberung“ der Universitäten in der NS-Zeit schufen.[239] Auch Herbert Posch beschreibt das politische Klima an Österreichs Universitäten nach dem Ersten Weltkrieg als antisemitisch und antidemokratisch. 1926 wurde in Wien der „Nationalsozialistische Deutsche Studentenbund (NSDStB)“ gegründet, der in der „Deutschen Studentenschaft“ bald „stärkste Fraktion“ wurde.[240] In dieser „Deutschen Studentenschaft“ wurde nur der „arisch-nationale Flügel“ als legitim angesehen, dem auch die katholischen Studenten angehörten, nicht aber der „liberal-jüdische Flügel“ der Opposition.[241] Wenzel Graf von Gleispach (1876–1944), 1929/30 Rektor der Universität Wien, erließ nach dem Volksbürgergrundsatz eine Studentenordnung, welche sich nicht mehr an die bürgerlich-demokratische Rechtsordnung hielt.[242] Mit der im

Frühjahr 1930 erlassenen „Gleispachschen Studentenordnung" versuchte der Rektor mit Unterstützung der „Deutschen Studentenschaft", der Wiener Rektorenkonferenz, des Akademischen Senats und des Ministeriums für Unterricht, jüdische Studierende an der Universität Wien „als ‚Fremde' zu stigmatisieren". Studierende wurden in der Universitätsstatistik der Nationalien (d. h. in den Immatrikulationsbögen) nicht mehr nach ihrer Staatsbürgerschaft erfasst, sondern in die Kategorien „deutsch", „nichtdeutsch", „gemischt" und „andere" getrennt, also nach „völkischen" Kriterien, die eigentlich rassistische waren.[243] Die „Gleispachsche Studentenordnung" wurde zwar nach Gleispachs Rektorat wieder aufgehoben, führte aber schon in Richtung „Säuberung" der Universitäten von jüdischen Studierenden.[244]

Fast alle österreichischen Universitätsprofessoren waren Mitglieder der „Vaterländischen Front", denn für Angestellte im öffentlichen Dienst[245] bestand eine „Beitrittsverpflichtung". Wer nicht beitrat, erschien „politisch verdächtig".[246] Emmerich Tálos sieht in der Mitgliederrekrutierung der „Vaterländischen Front" durchaus Parallelen zur faschistischen Partei Italiens, der Partito Nazionale Fascista. Beide setzten „Druckmittel" für Beitritte ein, nicht nur im „öffentlichen Dienst". Beitritte waren daher nicht immer politisch motiviert. Die neuen Mitglieder gehörten eher der Kategorie „Karrieristen und angepasste Mitläufer" an. Für die „Vaterländische Front" beschrieben das Zeitgenossen „als eine politische Leistung, so viele Österreicher innerhalb der VF zu sammeln. Aber so wie bei jeder Massenbewegung Konjunkturritter zu finden sind, so selbstverständlich auch in den Reihen der VF."[247]

Albin Lesky, systemloyal und karrierebewusst, hielt am Institut für Klassische Philologie an der Universität Wien ab 1932 Proseminare und Seminare. Die permanent wachsende Hörerzahl fand er „problematisch". An einem Proseminar in Latein, eine für ihn „schöne Aufgabe dieser Lehrkanzel", nahmen in einem Semester 330 Studierende teil und auch in anderen Proseminaren und Seminaren bewegte sich die Teilnehmerzahl zwischen 150 und 250. Für Albin Lesky habe das in jedem Semester „die Durchsicht von mehreren Tausenden schriftlicher Arbeiten" bedeutet.[248] Die überfüllten Hörsäle und Seminarräume und die durch die hohe Anzahl der Studierenden bedingte mangelnde Betreuungsmöglichkeit wurden als eine Begründung herangezogen, warum jüdische Studierende an „deutschen" Universitäten im Laufe der nächsten Jahre zunehmend radikaler angegriffen und vom Studium ausgeschlossen wurden.[249] „Wirtschaftliche und berufliche Diskriminierung" sei für Juden und Jüdinnen „Realität" gewesen.[250] Die Studienplätze sollten zuerst „deutschösterreichische" Studierende erhalten, was einer „völkischen" Selektion gleichkam. Der Übergang von völkischen zu rassistischen Ausschlusskriterien an Universitäten verlief dann fließend. Schlägereien und Krawalle zwischen den beiden politisch konträren Lagern wurden an der Universität Wien Alltag.[251]

Linda Erker verwendet in *Die Universität Wien im Austrofaschismus* als eine Quelle der Attacken von „Hakenkreuzlern" auf jüdische Studenten das Protokoll des Medizinstudenten David Teichmann vom 26. Oktober 1932.[252] Die aufgeladene politische Stimmung prägte die akademische Sozialisation aller Studierenden. Wenn von jüdischen Studierenden ihre Mitgliedschaft in der „Deutschen Studentenschaft" nicht durch einen Ausweis nachgewiesen werden konnte, prügelten nationalsozialistische Studenten, zu Gruppen formiert, auf sie ein. Teichmann gab zu Protokoll, dass nach Ende der Vorlesung die Tore der Universität von Nationalsozialisten besetzt wurden und sie jüdische Studenten im Arkadenhof „mit Hundepeitschen hinaustrieben". Er habe sich in einer Toilette versteckt, und sei unter Druck gezwungen worden, die Tür zu öffnen. „Bist a Jud?", sei er angeschrien worden, mit Fäusten sei ihm auf den Kopf geschlagen worden, von einer großen Gruppe sei er gestoßen, getreten und weiter geschlagen worden, bis er „regungslos [mit] stark blutenden Wunden" am Boden liegen geblieben sei.[253] „Jetzt weiß ich ganz, was das ‚Dritte Reich' bedeutet – die Herrschaft schrankenloser, feiger Brutalität", gab die Studentin Carola Koblitz als Augenzeugin dieses Gewaltakts zu Protokoll.[254] Der Rechtwissenschaftler Josef Hupka (1875–1944) übergab die Protokolle der antisemitischen Ausschreitungen von 17. bis 26. Oktober 1932 mit einem Begleitschreiben an Rektor Othenio Abel (1875–1946) und ersuchte ihn, „den akademischen Boden von politischem Terror zu befreien".[255] Doch der Paläontologe Abel, Initiator des antisemitischen und ultrakonservativen Netzwerks „Bärenhöhle", das er mit weiteren 19 Professoren der Philosophischen Fakultät Wien, unter ihnen Meister oder Heinrich Ritter von Srbik (1878–1951), beide später Akademiepräsidenten, zu einer „antisemitischen Phalanx" formiert hatte,[256] reagierte nicht wie von Hupka erwartet. Bei seiner Inauguration drei Wochen später positionierte sich Abel mit einem klaren „völkischen Bekenntnis auf [die] Seite der Nationalsozialisten".[257] Der Verein „Der Deutsche Klub", mit ähnlichen Zielen wie das Netzwerk „Bärenhöhle", wurde am 21. Februar 1908 vom Wirtschaftspolitiker Richard Riedl (1865–1944) gegründet, nach dem Ersten Weltkrieg ein bedeutender Vertreter des Mitteleuropakonzepts auf wirtschaftlicher Basis unter deutscher Führung. Mit Universitätsprofessoren, Spitzenbeamten, Rechtsanwälten oder Ärzten als Mitglieder, entwickelte sich der männerbündische Verein zum „Zentrum der deutschnationalen Bewegung".[258]

1923 residierte der Deutsche Klub im Leopoldinischen Trakt der Hofburg gegenüber dem Bundeskanzleramt, dem „innenpolitischen Machtzentrum".[259] Im einflussreichen Deutschen Klub waren sowohl „betont nationale" Österreicher Mitglieder als auch bürgerliche und katholische Nationalsozialisten, die sogenannten „Austro-Nazis".[260] Srbik[261] war wie Friedrich (Fritz) Knoll (1883–1981), 1938 kommissarischer Rektor der Universität Wien[262] und Eduard Pernkopf (1988–1955), späterer Rektor der Universität Wien,[263] Mitglied im Deutschen Klub. Andreas Huber, Erker und Taschwer beschreiben in ihrem Buch *Der deutsche Klub* sehr genau die Verstrickungen der politischen Netzwerke zwischen Christlichsozialen und Deutschnationalen, deren Akteure nationalistische und antisemitische Ausschreitungen an Universitäten nicht nur zuließen, sondern sogar unterstützten.[264]

Am 2. Dezember 1932 entstand aufgrund von Angriffen der nationalsozialistischen Studenten auf ihre „katholischen Bündnispartner in der Deutschen Studentenschaft" ein Bruch. „An diesem Tag zerriß etwas in Österreich, das niemals mehr geknüpft werden sollte: die in der Ära des Bundeskanzler Ignaz Seipel (1876–1932) gelungene Allianz der Christlichen und der Deutschnationalen", schrieb Heinrich Drimmel (1912–1991), Mitglied des katholischen Cartellverbands (CV) und seit 1929 Mitglied der Wiener Heimwehr, in seinen Memoiren.[265] 1933 wurde der NSDStB vom Unterrichtsministerium aufgelöst und stattdessen staatliche Sachwalter bestimmt, welche die Interessen der Studierenden vertreten sollten. Joseph Klaus (1910–2001), CV-Mitglied, von 1964 bis 1970 Bundeskanzler der Zweiten Republik Österreich, übernahm als Sachwalter die Leitung der Hochschülerschaft der Universität Wien und Drimmel übernahm die Leitung der Hochschülerschaft für ganz Österreich.[266] Als Repräsentant der austrofaschistischen Politik bemühte er sich, die Ziele des CVs in die Hochschulpolitik umzusetzen und „die Universität als die kommende christliche Hochschule" zu formen. Ihre Studierenden, Universitätsangestellten, Absolventen und Absolventinnen sollten die „katholische Durchgeistigung des öffentlichen Lebens" steuern. 1934 integrierte Drimmel den CV in die „Vaterländische Front". Für Herbert Posch ist Drimmel ein prägnantes Beispiel für Kontinuitäten an Universitäten. 1946 wurde er Beamter im Unterrichtsministerium und Sekretär von Unterrichtsminister Felix Hurdes (1901–1974), dem Mitbegründer und Generalsekretär der ÖVP.[267]

Trotz beginnender antisemitischer Exzesse an Universitäten gab es ein Zeitfenster von ungefähr vier Jahren, wo jüdische Staatsbürger aus dem Deutschen Reich nach Österreich fliehen konnten, um sich vor Angriffen von Nationalsozialisten und Nationalsozialistinnen auf ihre Familien zu schützen. 1933 bis 1938 wurde Österreich zum „Exilland" für deutsche Juden und Jüdinnen, wenn auch mit Widerstand. Die Regierung begegnete Exilanten und Exilantinnen mit Ablehnung und erschwerte ihren Aufenthalt in Österreich mit einer „restriktiven fremden- und arbeitsrechtlichen Gesetzgebung".[268] Einer dieser Exilanten war Hugo Ratzersdorfer (1881–1944) „aus einer guten alten jüdischen Familie, [der] sich mit siebzehn Jahren taufen" ließ. Nach dem Chemiestudium arbeitete er im Verlag seines Schwiegervaters, August Wilhelm Zickfeldt, in Osterwieck, „damals Preußen, Provinz Sachsen", mit, ein „sehr erfolgreicher Unternehmer [und] Philanthrop". Hugo Ratzersdorfer gab die *Deutsche Hebammenzeitung* heraus, seine Frau Helene Ratzersdorfer, geborene Zickfeldt (1877–1935), arbeitete in der „Firma" mit, solange es ihr gesundheitlich möglich war. Ihre drei Töchter wuchsen „wohlbehütet mit Kindermädchen in luxuriösen Kinderzimmern mit unglaublich viel Spielzeug" auf.

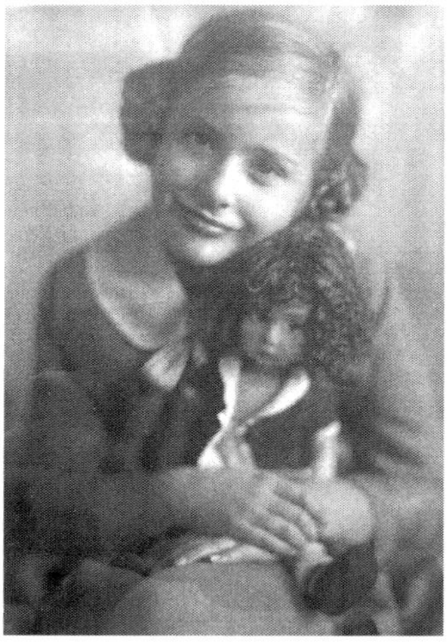
Abb. 10 Kinderbild von Marlene Ratzersdorfer (Familienarchiv Hans Jantsch).

Als die NSDAP in Deutschland die Macht ergriff und die nächste Generation der Zickfeldts „eine gewisse Nähe zum Nationalsozialismus" zeigte, war Hugo Ratzersdorfer in der Familie Zickfeldt „nicht mehr willkommen". Das Ehepaar ließ sich scheiden und Hugo Ratzersdorfer übersiedelte mit der zwölfjährigen Tochter Marlene, geboren am 26. September 1917,[269] nach Berlin. „Marlenchen kannste ruhig mitnehmen", habe ihm seine Frau nahegelegt. 1933, als die Ausschreitungen gegenüber Juden und Jüdinnen in Berlin immer heftiger wurden, übersiedelten sie nach Wien, wo Vater und Tochter von der „jüdischen Familie" aufgenommen wurden und in die Wohnung seiner Mutter Eugenie Ratzersdorfer einziehen konnten. Hugo Ratzersdorfer erhielt in der Fabrik seines Bruders Edgar in der Schottenfeldgasse ein Büro und gründete den Österreichischen Verlag mit dem Schwerpunkt Pädagogik, Philosophie und Politik. Er korrespondierte „mit den Größen seiner Zeit wie Einstein oder Freud". Marlene Ratzersdorfers Großvater habe sich „intensiv um sie gekümmert und sie extrem gefördert". Schon frühzeitig habe sie gelernt, welche Techniken und Methoden bei Publikationen zu beachten seien. . Es gab in der Familie eine umfangreiche, gut sortierte Bibliothek zu philosophischen, pädagogischen und gesundheitspolitischen Fragen“,[270] beschreibt ihre Tochter, die Internistin Christine Nowotny, das intellektuelle Milieu des Bildungsbürgertums, in dem ihre Mutter aufwuchs. 1936 maturierte Marlene Ratzersdorfer am Realgymnasium in der Billrothstraße in Döbling und inskripierte im Wintersemester 1936/37 an der Universität Wien Medizin.[271] Da sie bei der Immatrikulation im Nationale als slowakische Staatsbürgerin[272] eingetragen wurde, fiel ihre jüdische Herkunft während des Medizinstudiums nicht auf.[273] Nach dem „Anschluss“ 1938 wurde sie im Sommersemester „aus rassistischen Gründen als sogenannter ‚Mischling 2. Grades‘ im Studium behindert, konnte aber vorläufig – bei jederzeitigem Widerruf – ihr Studium als tschechoslowakische Staatsbürgerin noch fortsetzen.“ Am 26. April 1941 wurde Marlene Ratzersdorfer in Medizin promoviert, „ohne den ‚Sperrvermerk‘ für ‚Mischlinge‘, der mit einem Berufsverbot verbunden gewesen wäre“.[274] „Die jüdische Herkunft meiner Mutter“, so ihre Tochter, „wurde in der Familie erst besprochen, wie ich schon fast erwachsen war. Das damalige nationalsozialistische Netzwerk an der Medizinischen Fakultät ließ es nicht ratsam erscheinen, die Herkunft meiner Mutter publik zu machen.“[275]

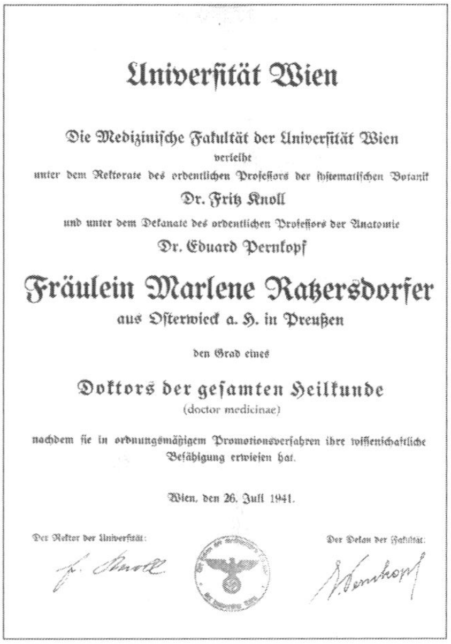
Universität Wien

Die Medizinische Fakultät der Universität Wien
verleiht
unter dem Rektorate des ordentlichen Professors der systematischen Botanik
Dr. Fritz Knoll
und unter dem Dekanate des ordentlichen Professors der Anatomie
Dr. Eduard Pernkopf

Fräulein Marlene Ratzersdorfer
aus Osterwieck a. H. in Preußen

den Grad eines

Doktors der gesamten Heilkunde
(doctor medicinae)

nachdem sie in ordnungsmäßigem Promotionsverfahren ihre wissenschaftliche Befähigung erwiesen hat.

Wien, den 26. Juli 1941.

Der Rektor der Universität: Der Dekan der Fakultät:

Abb. 11 Promotionsurkunde Marlene Ratzersdorfer (Familienarchiv Hans Jantsch).

Die Verfassung vom 1. Mai 1934 gewährte der jüdischen Bevölkerung in Österreich offiziell „uneingeschränkte bürgerliche Rechte einschließlich Religionsfreiheit“, verbot aber zugleich jüdische Organisationen und Vereine und schritt nicht gegen Diskriminierungen ein. Juden und Jüdinnen wurde in öffentlichen Krankenhäusern die Fortbildung verboten und an den Universitäten wurden „auffällig viele Lehrende jüdischer Herkunft in Pension“ geschickt.[276] Im September 1934 setzte Schuschnigg Sektionschef Otto Freiherr von Skrbensky-Hrzistie (1887–1952) als Regierungskommissär für die „Aufrechterhaltung der Disziplin unter den Studierenden an den Hochschulen“ ein.[277] Skrbensky stammte aus einer katholischen Adelsfamilie und war als Ministerialbeamter im Unterrichtsministerium 1921 sowie 1923 bis 1932 verantwortlich für die Medizinischen und Philosophischen Fakultäten. Im Jänner 1934 wurde er Mitglied der „Vaterländischen Front". Die akademischen Behörden hatten Skrbensky mit dem Disziplinargesetz, das mit seiner Einsetzung erlassen worden war, genehmigt, jedes Fehlverhalten von Studierenden und jede politische Aktivität zu melden. Nur auf politischen Verdacht hin, konnte er Aktivisten und Aktivistinnen vom Universitätsstudium suspendieren oder sperren lassen.[278]

Der Austrofaschismus stellte Universität und Wissenschaft „in den Dienst des Staates und seiner Ideologie".[279] Studenten hatten an paramilitärischen Übungen teilzunehmen, während Studentinnen Vorlesungen „in besonderer Anpassung an die weibliche Eigenart" zu besuchen hatten.[280] Der studentische Arbeitsdienst, ein weiteres, straff strukturiertes Programm der „Erziehung zur vaterländischen Gemeinschaft",[281] diente einer „Umbildung vom Ich zum Wir für das Dienen am Volke".[282] Das Ziel war eine „sittliche Persönlichkeit", die sowohl körperlich als auch charakterlich befähigt war, den „Ständestaat" im „Geiste der österreichischen Wiedergeburt" neu aufzubauen.[283] Der Ständestaatideologe August Maria Knoll (1900–1963) setzte „dieses Ringen um einen neuen Menschen und eine neue Ordnung" dem Nationalsozialismus in Deutschland und dem Faschismus in Italien gleich.[284] Für die „Herstellung einer neuen Ordnung" wurden Menschen überprüft, ob sie von „ihrem Wert und ihrer Funktionalität" her geeignet waren, sich in ein autoritäres Herrschaftssystem einzufügen.[285] Auf die männliche Jugend bezogen, sollten in Lagern die zukünftigen geistigen Führer des Landes ausgebildet und ein „neue[r] österreichische[r] Mensch"[286] erzogen werden.[287] „Völkische Vereine wie der Verein „Südmark", für den Albin Lesky schon nach Ende des Ersten Weltkriegs aktiv war, hatten dafür gute Vorarbeit geleistet:

„Die 12 Tage vom 7. bis 19. Christmonat 1921, die eine Auswahl junger Menschen zu Führern in unserer Arbeit bilden sollten, [...] waren der erste Meilenstein auf einer Straße, die uns noch über manchen Riegel, über manche gefährliche Enge zu einer Heimstatt für unser Volk führen soll."[288]

Das Hochschulermächtigungs- und Hochschulerziehungsgesetz vom 1. Juli 1935 besagte in § 1: „Den wissenschaftlichen Hochschulen obliegt außer der Pflege der Forschung und Lehre auch die Erziehung zu sittlichen Persönlichkeiten im Geiste vaterländischer Gemeinschaft."[289] Die Regierung hob die Autonomie der Universitäten auf und griff direkt und nachhaltig in die Studienprogramme der Universitäten ein.[290]

Der Einfluss des Staates auf die Universitäten bestimmte auch den Anteil von Frauen unter den Studierenden. Während der Frauenanteil vor Beginn der Ära des Austrofaschismus 1932/33 mit 26,2 Prozent den Höchststand zwischen den beiden Weltkriegen erreichte, sank er im Wintersemester 1937/38 wieder auf 24,5 Prozent. Im Zweiten Weltkrieg stieg er aufgrund der Einberufung der Studenten zur Wehrmacht auf 50,6 Prozent.[291] Die Erhöhung des Frauenanteils war aber nur kriegsbedingt. Es dauerte weitere Jahrzehnte bis dieser Frauenanteil an Österreichs Universitäten wieder erreicht wurde.

3. Rassenhygiene und Erbgesundheit

Erna Klingenstein, die 1932 ihr Medizinstudium an der Universität Wien fortsetzte, wurde von der ideologisch verbrämten und politisch aufgeladenen Atmosphäre des Austrofaschismus stark beeinflusst. So ließ der katholische „Ständestaat", der eigentlich keiner war, das Pflichtfach Biologie aus dem Curriculum des Medizinstudiums entfernen, weil er der Evolutionslehre sehr kritisch gegenüberstand.[292] Auch wenn die Regierung immer wieder die Abgrenzung vom Deutschen Reich unterstrich und auf einen eigenständigen Weg Wert legte, zeichnete sich an Universitäten früh der Übergang von einer vom Austrofaschismus gesteuerten hin zu einer vom Nationalsozialismus gesteuerten Universität ab. Das Medizinstudium in Österreich wurde an das gesundheitspolitische Programm im Deutschen Reich adaptiert und nahm in manchen Vorlesungen bezüglich der NS-Gesundheitsprogramme sogar eine Vorreiterrolle ein.[293]

Bereits 1920 bot die Medizinische Fakultät der Universität Wien, als erste in Österreich und als eine der ersten im „deutschsprachigen Raum", unter Leitung des Rassenhygienikers Heinrich Reichel (1876–1943)[294] die Vorlesung „Rassenhygiene" an. Reichel ersetzte „Sozialhygiene" durch „Rassenhygiene" mit dem Ziel einer „sozialdarwinistischen Selektion" der Bevölkerung.[295] Im Deutschen Reich wurde im Vergleich das Fach „Rassenhygiene" erst 1936 in das Curriculum aufgenommen.[296] 1925 gründete Otto Reche (1879–1966), seit 1924 Leiter des Instituts für Anthropologie der Universität Wien, die „Wiener Gesellschaft für Rassenpflege", gefördert vom Österreichischen Sozial- und Unterrichtsministerium.[297] Daraus ergibt sich die Frage, warum Österreich an Universitäten relativ früh den Fokus auf „Rassenhygiene" und „Rassenpflege" richtete und welchen Einfluss der Deutschnationalismus und Antisemitismus des 19. Jahrhundert darauf hatte.

Peter Weingart macht darauf aufmerksam, dass „Rasse" „eine Denkkategorie innerhalb der biologistischen Wissenschaft" war, die weder bestimmten politischen Haltungen von Menschen noch bestimmten Ethnien zugeordnet werden konnte. Rassenhygiene hingegen wurde als angewandte Wissenschaft gesehen, welche die staatliche Gesundheits- und Bevölkerungspolitik mitbestimmte.[298]

Bei Prüfungen an der Medizinischen Fakultät der Universität Wien wurde in verschiedenen Fächern festgestellt, ob Medizinstudierende „die versicherungsmedizinische Beurteilung von körperlichen und geistigen Zuständen" beherrschten. Im Fach „Allgemeine Hygiene" wurde besonderer Wert auf genaue Kenntnisse in sozialer Hygiene gelegt.[299] Vorlesungen wie „Die gesetzlichen Grundlagen der Gesundheitsfürsorge",[300] die seit 1932 gehalten wurde, bereiteten Medizinstudierende auf die Umsetzung der Rassenhygiene in die Praxis vor. Sie sollten als Ärzte und Ärztinnen die Aufgaben der Rassenpflege für die Bevölkerungspolitik übernehmen.[301] Erna Klingenstein wurde im Medizinstudium bewusst gemacht, dass die Pflicht zur Gesundheit dem Volkswohl zu dienen habe. „Rassenhygiene" sei die Voraussetzung für einen „gesunden Volkskörper". Der rassistische Körperdiskurs stützte sich auf pseudowissenschaftliche Modelle des 19. und beginnenden 20. Jahrhunderts. Aus dem Verhalten einzelner Menschen wurden Rückschlüsse auf ihre „rassische und erbbiologische Wertigkeit" gezogen. Rassische Kriterien, Sozialverhalten und Humangenetik entschieden den Wert eines Menschen für die „Volksgemeinschaft".[302] Die „Vision von der Schaffung eines ‚gesunden Volkskörpers'" wurde durch offensive Propaganda in der Öffentlichkeit verbreitet. Die körperliche Konstitution des einzelnen Individuums öffnete den Zugang zur „deutschen Volksgemeinschaft" oder entschied über den Ausschluss.[303] Für Annika Höllerl ist „gesunder Volkskörper" ein Synonym für die Ziele der Biopolitik des Nationalsozialismus.[304] Medizinstudierende der 1930er-Jahre wurden so intensiv mit gesundheitspolitischen Reformplänen des Austrofaschismus und auch bereits des Nationalsozialismus infiltriert, dass es für viele von ihnen als Ärzte und Ärztinnen selbstverständlich erschien, der „Volksgemeinschaft" zu dienen und in ihrer ärztlichen Praxis auf Rassenhygiene und Erbgesundheit zu achten. Der Auftrag, dienen zu müssen und zu wollen, wurde von dieser Generation von Medizinstudierenden vollständig verinnerlicht, sodass ihn Erna Klingenstein nicht nur als Ärztin erfüllte, sondern auch auf ihre spätere wissenschaftliche Arbeit übertrug. Ihre Haltung, Medizin und Wissenschaft „mit dem Geist redlichen Dienens zu erfüllen",[305] behielt sie bis zur Emeritierung bei.

Erna Klingenstein interessierte sich für das Fach Pädiatrie. In den Sommerferien famulierte sie an verschiedenen Kliniken und Krankenhäusern, wie zum Beispiel von 16. Juli bis 13. Oktober 1934 in ihrer Heimatstadt

Hartberg an der Internen Abteilung des Allgemeinen Öffentlichen Krankenhauses. „Cand. med. Fräulein Erna Klingenstein [habe] mit großem Fleiß und [...] Verständnis ärztliche Hilfsdienste geleistet",[306] stand im Zeugnis, das ihr nach der Praxis ausgestellt wurde. Von 2. November 1934 bis 15. November 1935 absolvierte Erna Klingenstein ein Praktikum an der Reichsanstalt für Mutter- und Säuglingsfürsorge in Wien.[307] August von Reuss (1879–1954) bescheinigte ihr 1936 in einer Praxisbestätigung, dass sie

„sowohl an den Säuglingsabteilungen als auch an der Abteilung für größere Kinder, sowie in der Milchküche und im Laboratorium gearbeitet und sich überall als außerordentlich wertvolle Kraft bewährt [hat]. *Sie war nicht nur mit großem Fleiß und Interesse, sondern auch mit Liebe an der Arbeit und hat der Anstalt bessere Dienste geleistet als so mancher Arzt. Ich glaube, dass Fräulein Klingenstein sich im Laufe ihrer Tätigkeit gründliche Kenntnisse und Erfahrungen auf dem Gebiete der Kinderheilkunde erworben hat. In menschlicher Hinsicht erfreute sie sich durch ihr liebenswürdiges und zuvorkommendes Wesen allgemeiner Sympathie."*[308]

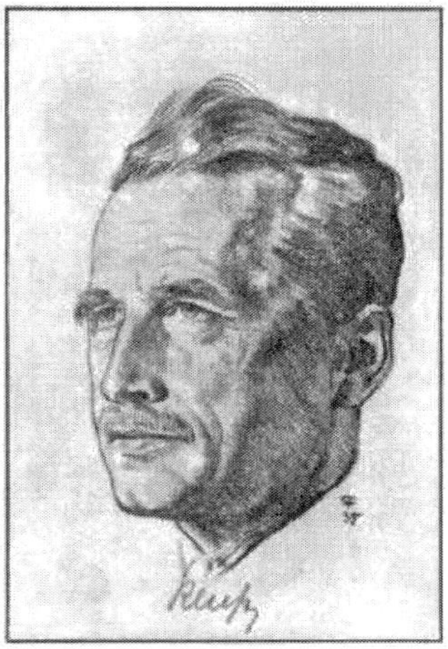

Abb. 12 August von Reuss (Kinderheilkunde), Foto Robert Fuchs, 1935 (Signatur: 106.I.960, UAW).

Von Reuss wurde 1903 an der Medizinischen Fakultät der Universität Wien promoviert, war Assistent bei Theodor Escherich (1857–1911) sowie Clemens Peter Pirquet Freiherr von Cesenatico (1874–1929) an der Kinderklinik der Universität Wien[309] und habilitierte sich 1914. Von 1911 bis 1918 leitete er die Säuglingsstation an dieser Klinik. 1925 übernahm er als Außerordentlicher Professor die Leitung der „Kinderabteilung des Kaiser-Franz-Joseph-Spitals". Von 1931 bis 1934 leitete Reuss die Kinderklinik der Universität Graz. 1934 wurde er ärztlicher Direktor der Reichsanstalt für Mütter- und Säuglingsfürsorge, 1915 gegründet und später in Städtische Kinderklinik Glanzing umbenannt. Bis 1938 war Reuss Konsulent im Bundesministerium für soziale Verwaltung und Beauftragter für die Überwachung der Kindergesundheitspflege. Als ärztlicher Direktor setzte er sich für eine Ausgliederung der „Säuglingsstationen" aus allen gynäkologischen Abteilungen und die Errichtung von „Neugeborenenstationen" ein. Der „Pionier der Sozialpädiatrie" ließ an Krankenhäusern und Kliniken Kinderabteilungen errichten und führte die

„prophylaktische Pädiatrie" ein.[310] Das Praktikum bei Reuss beeinflusste nicht nur Erna Klingensteins Wunsch, Kinderärztin zu werden, sondern Reuss trug auch zu ihrem Verständnis einer systemkonformen gesundheitspolitischen Haltung bei. Politisch positionierte sich Reuss als Mitglied der „Vaterländischen Front".[311]

Erna Klingenstein promovierte am 22. Dezember 1936 an der Universität Wien in Medizin,[312] übersiedelte mit Albin Lesky nach Innsbruck und absolvierte den Turnus an verschiedenen Kliniken der Leopold-Franzens-Universität Innsbruck:

„Als Medizinerin hatte ich im Studienjahr 1934/35 die Gelegenheit, [mich] *unter Führung von Prof. August Reuss in der damaligen Reichsanstalt für Mütter- und Säuglingsfürsorge in Glanzing in das Gebiet der Kinderheilkunde einzuarbeiten. Meine Ausbildung in diesem Fach konnte ich im Jahr 1937 an der Univ. Kinderklinik Innsbruck unter Prof. Richard Priesel fortsetzen. Ich wurde in diesem Jahr als Hilfsärztin in den Turnus der Innsbrucker Universitätskliniken eingereiht und konnte in diesem Rahmen in den folgenden Jahren 1938–1940 meine allgemeine medizinische Ausbildung an den verschiedenen Kliniken vervollständigen."*[313]

Nach Reuss wurde Priesel Erna Lesky-Klingensteins medizinischer und politischer Mentor. 1934 ersuchte das Bundesministerium für Unterricht das Dekanat der Medizinischen Fakultät der Leopold-Franzens-Universität Innsbruck um einen Besetzungsvorschlag für die Leitung der Kinderklinik, die durch die Emeritierung von Johann Loos (1863–1943), seit 1911 Ordentlicher Professor für Kinderheilkunde, unbesetzt war. Es sollten österreichische Pädiater vorgeschlagen werden, die an der Kinderklinik der Universität Wien bei Escherich, Pirquet oder Franz Hamburger (1874–1954) ihre Ausbildung erhalten hatten. Der Pädiater Priesel entsprach diesem Anforderungsprofil. Als Schüler von Pirquet und Hamburger an der Kinderklinik der Universität Wien hatte er sich 1934 bei Hamburger für Kinderheilkunde habilitiert. Am 1. Oktober 1935 übernahm er als Außerordentlicher Professor für Pädiatrie die Leitung der Kinderklinik an der Leopold-Franzens-Universität Innsbruck, die Loos 1901 mit einem Kinderklinik Pavillon eröffnet und aufgebaut hatte.[314]

4. Politischer Systemwechsel an Universitäten

Mit 1. Februar 1936 wurde Albin Lesky als Außerordentlicher Professor „mit dem Titel eines Ordinarius" als Nachfolger Ernst Kalinkas an die Leopold-Franzens-Universität Innsbruck berufen.[315] Seine Antrittsvorlesung am 28. Februar hielt er zum Thema „Das religiöse Weltbild der drei attischen Tragiker".[316] Mit 30. September wurde Albin Lesky zum Ordentlichen Universitätsprofessor für Klassische Philologie ernannt.[317] Am 31. Jänner 1938 hielt er an der Leopold-Franzens-Universität Innsbruck für die „Vaterländische Front" noch einen volkstümlichen Vortrag zum Thema „Griechische Lyrik als Ausdruck der Persönlichkeit".[318] Albin Lesky, 1937/38 Dekan der Philosophisch-Naturwissenschaftlichen Fakultät der Leopold-Franzens-Universität Innsbruck und Mitglied der „Vaterländischen Front",[319] habe das Dekanat mit Beginn des „neue[n] Regime[s] wieder zurücklegen" müssen. Seine „aller Parteipolitik ferne Haltung [habe] den Anforderungen der Zeit" nicht entsprochen, wie Albin Lesky selbst in seinem Lebenslauf 1954 überzeugend zu vermitteln versuchte.[320]

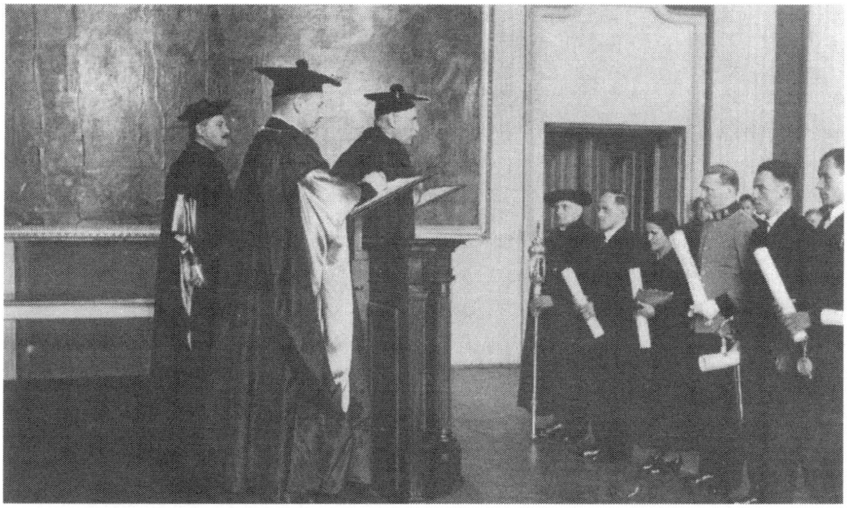

Abb. 13 Albin Lesky, Dekan der Philosophisch-Naturwissenschaftlichen Fakultät der Leopold-Franzens-Universität Innsbruck. Promotion, Jänner 1938 (TNL Albin Lesky 131.97, Sch 840, K 131.97.09, UAW).

Die offizielle Version lautete, dass er am 25. März 1938 auf das „Amt des Dekans der philosophischen Fakultät" der Leopold-Franzens-Universität Innsbruck verzichtet habe. Der provisorische Rektor, Harold Steinacker (1875–1965), langjähriges, einflussreiches Mitglied im Deutschen Klub,[321] nahm seine „Beweggründe [...] zur Kenntnis" und dankte Albin Lesky für die „wertvollen Dienste", die er an der Leopold-Franzens-Universität Innsbruck geleistet habe. Dem Dank schließe sich auch der „Führer des NS-Dozentenbundes, Professor Dr. Ludwig Kofler" (1891–1951), Leiter des Pharmakognostischen Instituts, an.[322]

Von der Außenwahrnehmung her wurde der Wechsel vom Herrschaftssystem des Austrofaschismus zu jenem des Nationalsozialismus an den Universitäten Österreichs mit dem „Anschluss" relativ rasch vollzogen. Doch die Strukturen dafür wurden lange davor geschaffen. „Mit einem deutschen Wort" übergab Bundeskanzler Schuschnigg, der unter Einsatz des Notrechts die „Einrichtung eines neuen Staates" vorbereitet hatte,[323] am 11. März die Erste Republik Österreich ohne Widerstand an Reichskanzler Hitler.[324] Am 11. März nahmen abends 200 Mitglieder des Deutschen Klubs an der nationalsozialistischen Kundgebung vor dem Bundeskanzleramt teil. Der neue Bundeskanzler, Arthur Seyß-Inquart (1892–1946), gehörte wie vier der neu ernannten Minister, unter ihnen der Staatsminister für Unterricht, Oswald Menghin (1888–1973), dem Deutschen Klub an.[325] Warum so viele Mitglieder des Deutschen Klubs Regierungsfunktionen erhielten, erklären Erker, Huber und Taschwer damit, dass Seyß-Inquart über lange Zeit den Verein in leitender Position gesteuert hatte. Aus der Perspektive der NSDAP wurden der Bundeskanzler und die vier Minister als „bewährte nationale Vorkämpfer" eingestuft.[326] Der 72 Jahre alte Gründer des Deutschen Klubs, Riedl, nun Ehrenobmann, erhielt kommissarisch die Leitung der Wiener Wirtschaftskammer.[327] Der Deutsche Klub stand durch diese Mitglieder nun „im Zentrum der Macht".[328]

Menghin, seit 1927 korrespondierendes und ab 1936 wirkliches Mitglied der philosophisch-historischen Klasse der Österreichischen Akademie der Wissenschaften, war Professor für Urgeschichte und in der Ära des Austrofaschismus, Dekan und Rektor der Universität Wien.[329] Menghin, Antisemit,[330] überzeugter Nationalsozialist und NSDAP-Mitglied, war wesentlich mitbeteiligt an den „Säuberungen der Universitäten" und der Umsetzung der „Nürnberger Rassengesetze", auf Grund derer jüdische Studenten und Studentinnen die Universität nicht mehr betreten durften und vierzig Prozent der Lehrenden wegen „jüdischer Abstammung" oder „aus politischen Gründen" entlassen wurden. Auf alle diese Weisungen und Dokumente für die „Säuberung der Universitäten" setzte der Kurzzeit-Unterrichtsminister seine Unterschrift.[331]

Nach dem „Anschluss" fand an Universitäten wie an allen staatlichen Organisationen und Ämtern der lückenlose Übergang zum nationalsozialistischen Herrschaftssystem statt. Strukturen und Organisation der Universitäten wurden durch Überwachung und Kontrolle grundlegend verändert. Die „nationalsozialistische Werteordnung“ ersetzte das traditionelle „bürgerlich-christliche Wertesystem“ durch „konkrete Direktiven und Verhaltenserwartungen“. Dadurch konnten auch moralisch bedenkliche und ungerechte Entscheidungen und Handlungen gerechtfertigt werden. Die „Moral einer neuen Ordnung“ vermittelte systemkonformen Menschen vor sich selbst und vor den anderen den Schein der Anständigkeit und des Pflichtbewusstseins.[332] Universitäten wurden in kürzester Zeit „zu loyalen Institutionen des NS-Staates“. Lichtenberger-Fenz betont, dass sie nicht nur „dazu gemacht“ wurden, sondern auch selbst einen wesentlichen Anteil dazu beitrugen. Universitätsangestellte, die ohne Widerstand zurücktraten, und Entscheidungsträger, die ethnische „Säuberungen“ systemkonform anordneten, ermöglichten einen unproblematischen Regimewechsel.[333] Der „Gleichschaltungsprozess“ der Universitäten erstreckte sich im Deutschen Reich über fünf Jahre, Österreich genügte ein halbes Jahr für den Wechsel zum NS-Regime.[334] Mitentscheidend dafür war auch, dass von 1908, dem Gründungsjahr des Deutschen Klubs, bis zum „Anschluss“ die Hälfte der Rektoren der Universität Wien Mitglieder des Deutschen Clubs waren. Das unterstützte wesentlich die Vorbereitung und Umsetzung der nationalistischen und antisemitischen Zielsetzungen des nationalsozialistischen Herrschaftssystems an akademischen Institutionen.[335]

Im Sommersemester 1939 ersetzten die Medizinischen Fakultäten der Universitäten Wien, Graz und Innsbruck das österreichische Curriculum durch das deutsche.[336] Knoll, seit 1938 kommissarischer Rektor der Universität Wien, legte den Dekanen der einzelnen Fakultäten der Universität Wien nahe, öffentliche Vorlesungen „mit weltanschaulichem Charakter“ „auf den ersten Seiten des Vorlesungsverzeichnisses“ hervorzuheben.[337] „Weltanschauliche“ Vorlesungen konzentrierten sich auf die Kategorien „Wehrmedizin“, „Neue deutsche Heilkunde“, „Sozialmedizin“ und, als die für die NS-Gesundheitspolitik entscheidendste, die „Rassenhygiene“.[338] Um Menschen effizient im NS-System einsetzen zu können, waren Gesundheit und Leistungsfähigkeit die wichtigsten Voraussetzungen. Die Medizin ging mit dem NS-Staat und seiner menschenverachtenden Politik eine gefährliche Verbindung ein.[339]

Die Eingliederungen von Ärzten und Ärztinnen in die NSDAP sind durchaus differenziert zu sehen: Von Ablehnung bis Verzögerung der NSDAP Mitgliedschaft bis hin zum begeisterten Beitritt aus ideologischer Überzeugung bot sich eine große Bandbreite dar. Manche von ihnen nützten zumindest einen bestimmten Handlungsspielraum in ihrem Berufsfeld und verhielten sich dem ärztlichen Ethos entsprechend, auch wenn sie um Aufnahme in die NSDAP ersuchten, andere setzten die biopolitische Gesundheitspolitik der NSDAP mit Überzeugung um, ohne Mitglied der NSDAP zu sein. Erna Klingensteins Mentoren Reuss und Priesel sind prägnante Beispiele für das verschiedene Verständnis der Aufgaben von Ärzten und Ärztinnen für eine „gesunde Volksgemeinschaft". Reuss leitete nach dem „Anschluss" bis 1940 das „Zentralkinderheim" in Wien, in dem er sich für „‚lebensschwache' Neugeborene" einsetzte.[340] Er stellte sich mit diesem Engagement gegen das Gesundheitsprogramm der NSDAP.[341] Am 11. März 1938 suchte Reuss bei der NSDAP-Ortsgruppe Pötzleinsdorf-Neustift am Walde um die „Aufnahme in die NSDAP" an, die ihn registrierte und zuerst auch unterstützte. Als „Konjunkturnationalsozialist", den der Dozentenbundführer jedoch im September in ihm erkannt zu haben glaubte, und als früheres Mitglied des Rotary-Clubs, sei ihm die NSDAP-Mitgliedschaft verweigert worden, auch wenn der Club schon am 8. März 1938 aufgelöst worden war. 1942 nahm ihn die Gauleitung in Wien wiederum als eine Persönlichkeit wahr, die „früher der liberalen Weltanschauung anhing, [und sich] nun zum überzeugten Nationalsozialisten ändern wird". Mit dieser Einstufung und als Mitglied des NSD-Ärztebunds wurde Reuss 1942 eingeladen, bei der Ärztetagung in Lindau für das Amt Gesundheit des Hauptamts der Volkswohlfahrt den Hauptvortrag zu halten. Nach 1945 wurde Reuss zum Vorwurf gemacht, er habe sich nicht registrieren lassen. Sein Antrag, ihn aus dem Verzeichnis der Nationalsozialisten und Nationalsozialistinnen zu löschen, wurde genehmigt, da er nur „von März bis Herbst 1938 ‚Antragsteller' war".[342]

Priesel wurde nach dem „Anschluss" an das Deutsche Reich Mitglied des Nationalsozialistischen Deutschen Ärztebunds und beantragte die Mitgliedschaft im NSD-Dozentenbund. Christian Lechner betont, dass Priesel weder Anwärter noch Mitglied der NSDAP gewesen sei. Vom Sicherheitsdienst des Reichsführers SS sei er als „politisch nicht interessiert" eingestuft worden.[343] 1940 publizierte Priesel gemeinsam mit seinem Lehrer Hamburger die dritte Auflage von *Kinderheilkunde*[344], in dem sich die beiden Ärzte klar zur biopolitischen Gesundheitspolitik der NSDAP mit „Tötung von Neugeborenen mit Missbildungen oder Behinderungen" bekannten. Für sie hatte Kinderheilkunde die wichtige Aufgabe, auf „Vorbeugung und Erbgesundheitslehre" zu achten, weil gesunde Kinder zu „dem kostbarsten Gut und der Zukunft der Nation" gehörten.[345] Als „überzeugter Eugeniker" war Hamburger schon vor 1938 mit Knoll als Mitglied im Deutschen

Klub „für das wissenschaftliche Vortragsprogramm" verantwortlich und wurde nach dem „Anschluss" „Präsident des Wissenschaftlichen Senats der Akademie für ärztliche Fortbildung in Wien.[346] Für Priesels Ernennung zum Ordentlichen Professor engagierten sich daher nicht nur Hamburger, sondern auch NSDAP-Mitglieder der Deutschen Alpenuniversität Innsbruck. Sowohl der Dekan der Medizinischen Fakultät, Franz Josef Lang (1895–1975), als auch Rektor Steinacker setzten sich für ihn ein. Trotz bürokratischer und politischer Verzögerungen wurde Priesel am 1. August 1942 Ordinarius an der Kinderklinik in Innsbruck.[347]

Anmerkungen

188 Vgl. Johanna Gehmacher, Biografie, Geschlecht und Organisation: der „Bund Deutscher Mädel" in Österreich, in: Dagmar Reese (Hg.), *Die BDM Generation. Weibliche Jugendliche in Deutschland und Österreich im Nationalsozialismus*, Berlin: Verlag für Berlin-Brandenburg 2007, 159–213, 159.

189 Siehe die frühen Arbeiten zur Zeit von 1933 bis 1938 in Österreich, wo der Begriff „Faschismus" für diese Ära verwendet wird: Fritz Fellner, The Background of Austrian Fascism, in: Peter F. Sugar (Hg.), *Native Fascism in the Successor States*, Santa Barbara: ABC-Clio, Inc. 1971, 15–23; Francis L. Carsten, *Faschismus in Österreich: Von Schönerer zu Hitler*, München: Fink 1977.

190 Vgl. Karl Vocelka, *Geschichte Österreichs. Kultur – Gesellschaft – Politik*, Graz–Wien–Köln: Böhlau 2002, 293, zit. Florian Wenninger, Austrofaschismus, in: Marcus Gräser/Dirk Rupnow (Hg.), *Österreichische Zeitgeschichte – Zeitgeschichte in Österreich. Eine Standortbestimmung in Zeiten des Umbruchs*, Wien–Köln: Böhlau, Vandenhoeck & Ruprecht, Brill 2021, 67–108, 67. Siehe Julia Tinhof, *„Ihr Jungen schließt die Reihen gut, ein Toter führt uns an." Propaganda im Austrofaschismus. Schwerpunktthema: Kinder und Jugendliche*, Magisterarbeit Universität Wien 2009, 19: Julia Tinhof weist darauf hin, dass es lange keine einheitliche Bezeichnung für die Zeit von 1933 bis 1938 in Österreich gab, weder in der Wissenschaft noch in der österreichischen Gesellschaft. Das Thema wurde sehr lange in der Historiografie vernachlässigt.

191 Vgl. Wenninger, Austrofaschismus, in: Gräser/Rupnow (Hg.), *Österreichische Zeitgeschichte – Zeitgeschichte in Österreich,* 67. Siehe dazu auch Valentin Schwarz, *„Austrofaschismus" – mehr als nur ein Kampfbegriff? Begriffsgeschichte der konkurrierenden politisch-wissenschaftlichen Paradigmen des Dollfuß/Schuschnigg-Regimes*, Diplomarbeit, Universität Wien 2013, 18: Der Begriff „Austofaschismus" sei nach Valentin Schwarz nicht exakt definierbar, sondern könne nur interpretiert werden. Dadurch erfülle er ein „Kriterium der Unaustauschbarkeit". Er stehe für eine „paradigmatische Deutung und Bewertung des Dollfuß/Schuschnigg-Regimes. Siehe ebd., 6: Der Begriff „Austrofaschismus" habe sich inhaltlich kontinuierlich verändert. Schwarz vermutet, dass er sich von einem „politischen Kampfbegriff zu einem analytischen, theoretisch untermauerten Konzept entwickelt" habe.

192 Vgl. Tálos/Wenninger, *Das austrofaschistische Österreich*, 6.

193 Vgl. Tálos, *Das austrofaschistische Herrschaftssystem*, 5.

194 Siehe Wenninger, Austrofaschismus, in: Gräser/Rupnow (Hg.), *Österreichische Zeitgeschichte – Zeitgeschichte in Österreich,* 70: Die Interpretation des Austrofaschismus als einer „Abwehrdiktatur sei erst nach 1938 in „Schriften exilierter Regimeträger" und vor allem nach 1945 verwendet worden. Zuvor wurde eine „deutsche Sendung" propagiert, verbunden mit einer „scharf antimarxistischen Rhetorik".

195 Vgl. Ernst Bruckmüller, Die Entwicklung des Österreichbewußtseins, in: Robert Kriechbaumer (Hg.), *Österreichische Nationalgeschichte nach 1945. Der Spiegel der Erinnerung: Die Sicht von innen* 1, Wien–Köln–Weimar: Böhlau 1998, 369–396, 372.

196 Vgl. Gehmacher, *„Völkische Frauenbewegung"*, 15.

197 Vgl. Bruckmüller, Die Entwicklung des Österreichbewußtseins, in: Kriechbaumer (Hg.), *Österreichische Nationalgeschichte nach 1945*, 372.

198 Vgl. Erker, *Die Universität Wien im Austrofaschismus,* 25.

[199] Vgl. Tálos, *Das austrofaschistische Herrschaftssystem*, 78. Siehe Veronika Helfert/ Veronika Duma/Hanna Lichtenberger/Linda Erker (Hg.), Perspektivenwechsel: Geschlechterverhältnisse im Austrofaschismus/Changing the Perspectives: Gender Relations in Austro-Fascism, in: *Österreichische Zeitschrift für Geschichtswissenschaften* 27 (2016) 3, Innsbruck–Wien–Bozen: Studienverlag 2016.

[200] Vgl. *Erker, Die Universität Wien im Austrofaschismus*, 132.

[201] Gespräch mit Grete Walter-Klingenstein, Wien, 18.3.2015. Siehe Herbert Kalb, Das Eherecht in der Republik Österreich 1918–1978, in: *Beiträge zur Rechtsgeschichte Österreichs* (2012), 27–43.

[202] Siehe Anton Hopfgartner, *Kurt Schuschnigg, Ein Mann gegen Hitler*, Graz–Wien–Köln: Styria 1989.

[203] Vgl. Tálos, *Das austrofaschistische Herrschaftssystem, 37.*

[204] Vgl. Huber/Erker/Taschwer, *Der Deutsche Klub*, Exkurs: Die Deutsche Gemeinschaft (1919 bis 1930), 89–116, 115. Siehe dazu Andreas Huber, Antisemitische Schaltzentrale: die Deutsche Gemeinschaft und Österreichs Hochschulen in der Ersten Republik, in: *Jahrbuch für Universitätsgeschichte* 22 (2022), 215–236.

[205] Zit. Helga Embacher, „Ein Toter führt uns an". Der Austrofaschismus als österreichische Variante des Faschismus, in: Moos (Hg.), *(K)ein Austrofaschismus,* 15–28, 15. Siehe dazu weiterführend: Ilse Reiter-Zatloukal/Christiane Rothländer/Pia Schölnberger (Hg.), *Österreich 1933–1938. Interdisziplinäre Annäherungen an das Dollfuß/*Schuschnigg-Regime, Wien–Köln–Weimar: Böhlau 2012; Florian Wenninger/Lucile Dreidemy (Hg.), *Das Dollfuß/Schuschnigg-Regime 1933–1938. Vermessung eines Forschungsfeldes,* Wien–Köln–Weimar: Böhlau 2013; Bernhard Hachleitner/Alfred Pfoser/Katharina Prager/Werner Michael Schwarz (Hg.), *Die Zerstörung der Demokratie. Österreich, März 1933 bis Februar 1934*, Salzburg–Wien: Residenz Verlag 2023.

[206] Vgl. Tálos, *Das austrofaschistische Herrschaftssystem*, 115. Siehe weiterführend Robert Kriechbaumer (Hg.), *Österreich! und Front Heil! Aus den Akten des Generalsekretariats der Vaterländischen Front. Innenansichten eines Regimes*, Wien–Köln–Weimar: Böhlau 2005.

[207] Zit. Erker, *Die Universität Wien im Austrofaschismus,* 125.

[208] Vgl. Tálos/Wenninger, *Das austrofaschistische Österreich*, 28.

[209] Vgl. Tálos, *Das austrofaschistische Herrschaftssystem*, 115. Siehe auch Günter Bischof/ Anton Pelinka/Alexander Lassner (Hg.), *The Dollfuss/Schuschnigg Era in Austria. A Reassessment* (Contemporary Austrian Studies 11) New Brunswick–New York: Transaction Publishers 2003.

[210] Vgl. Embacher, „Ein Toter führt uns an", in: Moos (Hg.), *(K)ein Austrofaschismus,* 18.

[211] Vgl. Tálos, *Das austrofaschistische Herrschaftssystem*, 57.

[212] Siehe Lucille Dreidemy, *Der Dollfuß-Mythos: Eine Biographie des Posthumen*, Wien: Böhlau 2014.

[213] Vgl. ebd.

[214] Vgl. Tálos, *Das austrofaschistische Herrschaftssystem*, 74.

[215] Vgl. Matthias Marschik, Turnen und Sport im Austrofaschismus (1934–1938), in: Emmerich Tálos/Wolfgang Neugebauer (Hg.), *Austrofaschismus. Politik – Ökonomie – Kultur 1933–1938* (Politik und Zeitgeschichte 1) Wien: LIT [7]2014, 372–389, 379.

[216] Vgl. Erker, *Die Universität Wien im Austrofaschismus*, 274.

217 Vgl. Tálos, *Das austrofaschistische Herrschaftssystem*, 77–78.

218 Vgl. Gehmacher, Biografie, Geschlecht und Organisation, in: Reese (Hg.), *Die BDM Generation*, 179.

219 Zit. Martina Gamper, „Du hast die Pflicht gesund zu sein." BDM-Ärztinnen in Wien, in: Ingrid Arias (Hg.), *Im Dienste der Volksgesundheit. Frauen – Gesundheitswesen – Nationalsozialismus*, Wien: Verlagshaus der Ärzte 2006, 15–30, 15. Siehe weiterführend Thomas Beddies, *„Du hast die Pflicht gesund zu sein." Der Gesundheitsdienst der Hitler-Jugend 1933–1945*. Habilitationsschrift zur Erlangung der Lehrbefähigung für das Fach Geschichte der Medizin, vorgelegt dem Fakultätsrat der Medizinischen Fakultät Charité – Universitätsmedizin Berlin, Charité Centrum für Human- und Gesundheitswissenschaften (ZHGB) (CC1), Institut für Geschichte der Medizin Direktor: Prof. Dr. Volker Hess, 2008; Claudia Rauchegger-Fischer, *„Je weniger man über etwas geredet hat, je besser bist du durchgekommen". Lebensgeschichtliche Narrationen von Tiroler Frauen der Bund-Deutscher-Mädel-Generation*, Dissertation, Philosophisch-Historische Fakultät, Leopold-Franzens-Universität Innsbruck 2017; dies., *„Sind wir eigentlich schuldig geworden?" Lebensgeschichtliche Erzählungen von Tiroler Frauen der Bund-Deutscher-Mädel-Generation* (Studien zur Geschichte und Politik 22), Innsbruck–Wien–Bozen: Studien-Verlag 2018; Christina Krammer, *Außerschulische Mädchenerziehung im Nationalsozialismus durch den Bund Deutscher Mädel in Österreich*, Diplomarbeit, Universität Linz 2002.

220 Vgl. Pantelmann, *Die Fabrikation der deutschen Frau*, 107. Siehe ebd.: Die HJ wurde in der Weimarer Republik am 4. Juli 1926 gegründet.

221 Vgl. Gehmacher, Biografie, Geschlecht und Organisation: der „Bund Deutscher Mädel" in Österreich, in: Reese (Hg.), *Die BDM Generation*, 178.

222 Vgl. André Postert, *Die Hitlerjugend: Geschichte einer überforderten Massenorganisation*, Göttingen: Vandenhoeck & Ruprecht 2021, 20. Siehe ebd.: Die aktuelle Forschung konzentriert sich auf die „Volksgenossen" als Akteure und Akteurinnen.

223 Vgl. Gehmacher, Biografie, Geschlecht und Organisation, in: Reese (Hg.), *Die BDM Generation*, 168.

224 Vgl. ebd., 210. Siehe auch Johanna Gehmacher, *Jugend ohne Zukunft. Hitler-Jugend und Bund Deutscher Mädel in Österreich vor 1938*, Wien: Picus 1994.

225 Vgl. Postert, *Die Hitlerjugend*, 19. André Postert vermittelt ein kritisches Bild der „Hitlerjugend" und lenkt den Blick hinter die inszenierten Fassaden einer totalitären Massenorganisation mit ihrer angeblich hingebungsvollen Begeisterung für den „Führer".

226 Vgl. Pantelmann, *Die Fabrikation der deutschen Frau*, 108.

227 Vgl. Gehmacher, Biografie, Geschlecht und Organisation, in: Reese (Hg.), *Die BDM Generation*, 168.

228 Vgl. Barbara Gerstenbauer, *Die Rolle der Frau 1938–1945 im Spiegel der Innsbrucker Nachrichten und der Neusten Zeitung. Mit einer thematischen Aufarbeitung für den kompetenzorientierten Unterricht*, Diplomarbeit, Philosophisch-Historische Fakultät, Leopold-Franzens-Universität Innsbruck 2020, 9.

229 Vgl. Gehmacher, Biografie, Geschlecht und Organisation, in: Reese (Hg.), *Die BDM Generation*, 173.

230 Vgl. Tálos, *Das austrofaschistische Herrschaftssystem*, 19.

231 Vgl. Tálos/Wenninger, *Das austrofaschistische Österreich*, 8.

232 Siehe Robert Kriechbaumer, *Ein Vaterländisches Bilderbuch. Propaganda, Selbstinszenierung und Ästhetik der Vaterländischen Front 1933–1938*, Wien–Köln–Weimar: Böhlau 2002.

233 Zur Begriffserklärung siehe Robert O. Paxton, *Die Anatomie des Faschismus*, München: Deutsche Verlagsanstalt 2006, 319 (Orig.: *The Anatomy of Fascism*, New York: Vintage Books 2004). Robert O. Paxton unterscheidet deutlich zwischen „Aktion und Doktrin (wie in den politischen Weltanschauungen Konservativismus, Liberalismus oder Sozialismus)" und stellt fest, dass der Faschismus mehr von Gefühlen als von Gedanken bestimmt worden sei. Zit. Moos, Einleitung, in: Moos (Hg.), *(K)ein Austrofaschismus*, X; Anton Pelinka, *Faschismus?: Zur Beliebigkeit eines politischen Begriffs*, Wien–Köln 2022. Zum Vergleich mit anderen europäischen Ländern siehe Stefan Breuer, *Nationalismus und Faschismus: Frankreich, Italien und Deutschland im Vergleich*, Darmstadt: Wissenschaftliche Buchgesellschaft 2005.

234 Emmerich Tálos, Einbettung und Charakterisierung des österreichischen Herrschaftssystems 1933–1938, in: Moos (Hg.), *(K)ein Austrofaschismus*, 2–14, 4.

235 Vgl. Tálos/Wenninger, *Das austrofaschistische Österreich*, 71.

236 Vgl. Gehmacher, Biografie, Geschlecht und Organisation, in: Reese (Hg.), *Die BDM Generation*, 179.

237 Siehe Juan Josè Linz, *Totalitäre und autoritäre Regime*. (Potsdamer Tagebücher 4), zweite überarbeitete und ergänzte Auflage, Berlin: Berliner Debatte Wissenschaftsverlag 2003: Juan Linz setzt sich in dieser Arbeit mit den „politischen Phänomenen des 20. Jahrhunderts" auseinander, beschreibt genau die „Debatten um Totalitarismus und Demokratie" und benennt „autoritäre Herrschaft als eigenständige Form politischer Machtausübung".

238 Vgl. Tálos/Wenninger, *Das austrofaschistische Österreich*, 67.

239 Vgl. Friedrich Stadler (Hg.), Emigration in der Wissenschaft – Wissenschaft von der Emigration. Ein ungeschriebenes Kapitel österreichischer Zeitgeschichte, in: ders. (Hg.), *Vertriebene Vernunft I. Emigration und Exil österreichischer Wissenschaft 1930 – 1940* (Emigration - Exil - Kontinuität. Schriften zur zeitgeschichtlichen Kultur- und Wissenschaftsforschung 1), Wien: Jugend und Volk 1987/88, unv. Neuaufl., Münster: LIT 2004, 9–41, 13. Siehe weiter ders. (Hg.), *Vertriebene Vernunft II. Teilband 1 und 2. Emigration und Exil österreichischer Wissenschaft 1930–1940*, (Emigration - Exil - Kontinuität. Schriften zur zeitgeschichtlichen Kultur- und Wissenschaftsforschung 2), Wien: Jugend und Volk 1987/88, unv. Neuaufl., Münster: LIT 2004.

240 Vgl. Posch, Studierende und die Universität Wien in der Dauerkrise, in: Posch/Ingrisch/Dressel, *„Anschluß" und Ausschluss 1938*, 67.

241 Vgl. ebd., 66.

242 Vgl. Brigitte Lichtenberger-Fenz, Österreichs Universitäten 1930 bis 1945, in: Friedrich Stadler (Hg.), *Kontinuität und Bruch 1938 – 1945 – 1955. Beiträge zur österreichischen Kultur- und Wissenschaftsgeschichte* (Schriften zur zeitgeschichtlichen Kultur- und Wissenschaftsforschung 3) unv. Neuauflage, Münster: LIT 2004, 69–82, 69.

243 Vgl. Erker, *Die Universität Wien im Austrofaschismus*, 53.

244 Vgl. Lichtenberger-Fenz, Österreichs Universitäten 1930 bis 1945, in: Stadler (Hg.), *Kontinuität und Bruch 1938 – 1945 – 1955*, 69.

245 Siehe Embacher, „Ein Toter führt uns an", in: Moos (Hg.), *(K)ein Austrofaschismus*, 19: Für Beamte bedeutete eine Verweigerung der Mitgliedschaft in der „Vaterländischen Front" „de facto ein Berufsverbot".

246 Vgl. Erker, *Die Universität Wien im Austrofaschismus*, 125.

247 Tálos, Einbettung und Charakterisierung des österreichischen Herrschaftssystems 1933–1938, in: Moos (Hg.), *(K)ein Austrofaschismus*, 9. Siehe weiter Emmerich

Tálos, Zum Herrschaftssystem des Austrofaschismus. Österreich 1934–1938, in: Erwin Oberländer (Hg.), *Autoritäre Regime in Ostmittel- und Südosteuropa 1919–1944*, Paderborn–Wien: Ferdinand Schöningh 2001, 143–162.

248 Vgl. Albin Lesky, Lebenslauf 1240/54, 7. PA Albin Lesky M 1/5, AÖAW.

249 Vgl. Posch, Studierende und die Universität Wien in der Dauerkrise, in: Posch/Ingrisch/Dressel, *„Anschluß" und Ausschluss 1938*, 68.

250 Tálos, Einbettung und Charakterisierung des österreichischen Herrschaftssystems 1933–1938, in: Moos (Hg.), *(K)ein Austrofaschismus*, 11.

251 Vgl. Posch, Studierende und die Universität Wien in der Dauerkrise, in: Posch/Ingrisch/Dressel, *„Anschluß" und Ausschluss 1938*, 68.

252 Vgl. Erker, *Die Universität Wien im Austrofaschismus*, 27. Um die explosive politische Stimmung an den Universitäten genauer zu illustrieren, werden hier Quellen aus Linda Erkers Publikation zitiert. Dies ist die erste genaue Darstellung dieser hoch politisierten Phase der Universität Wien, die austrofaschistische Strukturen errichtete und die Legitimität einer „willfährigen Wissenschaft" mit rassistischer Selektion vorbereitete.

253 Vgl. Protokoll von David Teichmann. Akademischer Senat, S 185 513, UAW, zit. ebd., 27. Siehe ebd., Fußnote 54: Im Wintersemester 1932/33 waren 19,7 Prozent der Studierenden der Universität Wien jüdischer Konfession. Siehe ebd., 36: Im Wintersemester 1920/21 hingegen betrug der Anteil von Studierenden jüdischer Konfession an der Universität Wien noch ungefähr 42 Prozent.

254 Vgl. Protokoll von Carola Koblitz. Akademischer Senat, S 185 513, UAW, zit. ebd., 28.

255 Vgl. Schreiben von Josef Hupka an Othenio Abel vom 28.11.1932. Akademischer Senat, S 185 513, UAW, zit. ebd., 60. Siehe ebd., Fußnote 198: Josef Hupka wurde nach dem „Anschluss" ohne Bezüge zwangspensioniert. Er konnte noch mit seiner Frau in die Niederlande flüchten, wurde aber 1943 ins KZ/Ghetto Theresienstadt deportiert und starb dort am 23.4.1944. Seine Frau Hermine starb im selben Jahr im KZ Auschwitz. „Seit 2015 trägt ein Sitzungszimmer im Juridicum der Universität Wien seinen Namen." Zu antisemitischen Ausschreitungen an der Universität Wien siehe auch Birgit Nemec/Klaus Taschwer, Terror gegen Tandler. Kontext und Chronik der antisemitischen Attacken am I. Anatomischen Institut der Universität Wien, 1910 bis 1933, in: Oliver Rathkolb (Hg.), *Der lange Schatten des Antisemitismus. Kritische Auseinandersetzungen mit der Geschichte der Universität Wien im 19. und 20. Jahrhundert*, Göttingen: V&R unipress 2013, 147–171.

256 Vgl. Erker, *Die Universität Wien im Austrofaschismus*, 45.

257 Vgl. ebd., 61. Siehe dazu ausführlich Taschwer, *Hochburg des Antisemitismus*, Kapitel 5: „Eine Brutstätte des Nationalsozialismus", 133–160.

258 Erker/Huber/Taschwer, Von der „Pflegestätte nationalsozialistischer Opposition" zur „äußerst bedrohlichen Nebenregierung", in: *Zeitgeschichte* 44 (2017) 2, 80.

259 Vgl. Huber/Erker/Taschwer, *Der Deutsche Klub*, 10.

260 Vgl. ebd., 14.

261 Vgl. Andreas Huber, Kornblume und Hakenkreuz. Die Mitglieder des Deutschen Klubs 1908 bis 1939, Anhang II: Mitgliederverzeichnis des Deutschen Klubs von 30. September 1939, 48–78, 73.

262 Vgl. ebd., 61.

263 Vgl. ebd., 67.

264 Siehe dazu auch Andreas Huber, Katholisch-deutschnationale Eliten. Cartellverband, Deutscher Klub und ihre Mitglieder in der Hochschülerschaft der Universität

Wien 1932–1950, in: Frank-Michael Kuhlemann/Michael Schäfer (Hg.), *Kreise – Bünde – Intellektuellen-Netzwerke*, Bielefeld: Transcript Verlag 2017, 189–220; Andreas Huber, Kornblume und Hakenkreuz. Die Mitglieder des Deutschen Klubs 1908 bis 1939, in: Linda Erker/Michael Rosecker (Hg.), *Antisemitische und rechte Netzwerke in der Zwischenkriegszeit Zur Bedeutung informeller Machtstrukturen für die politische Radikalisierung in Österreich*, Wien: Verlag Karl-Renner-Institut 2023, 31–52.

265 Vgl. Heinrich Drimmel, *Die Häuser meines Lebens. Erinnerungen eines Engagierten*, Wien: Amalthea 1975, zit. Erker, *Die Universität Wien im Austrofaschismus*, 61–62.

266 Vgl. ebd., 61.

267 Vgl. Posch, Studierende und die Universität Wien in der Dauerkrise 1918 bis 1938, in: Posch/Ingrisch/Dressel, *„Anschluß" und Ausschluss 1938*, 67.

268 Vgl. Embacher, „Ein Toter führt uns an", in: Moos (Hg.), *(K)ein Austrofaschismus*, 25.

269 Vgl. Herbert Posch, Marlene Ratzersdorfer (verh. Jantsch), in: Gedenkbuch für die Opfer des Nationalsozialismus an der Universität Wien 1938. „Marlene Ratzersdorfer (später verh. Jantsch), geb. am 26. September 1917 in Osterwieck, Harz (Sachsen-Anhalt)/Deutsches Reich (heimatberechtigt in Preßburg/Tschechoslowakei [Bratislava]/Slowakei], Staatsbürgerschaft 1938: Tschechoslowakei)", war die „Tochter von Dipl. Ing. Hugo Ratzersdorfer (Ingenieur, 1881–1944) und Helene Ratzersdorfer, geb. Zickfeldt (1877–1935)."

270 Zit. Christine Nowotny, Zur „jüdischen" Herkunft meiner Mutter. Beigefügtes Dokument in einer E-Mail an die Autorin vom 30.3.2023.

271 Vgl. ebd.

272 Telefongespräch mit MR Dr. Christine Nowotny, Wien, 15.3.2023.

273 Vgl. Sonia Horn/Gabriele Dorffner, „... männliches Geschlecht ist für die Zulassung zur Habilitation nicht vorgesehen". Die ersten an der medizinischen Fakultät der Universität Wien habilitierten Frauen, in: Birgit Bolognese-Leuchtenmüller/Sonia Horn (Hg.), *Töchter des Hippokrates. 100 Jahre akademische Ärztinnen in Österreich*, Wien: ÖAK 2000, 117–138, 117–138, 136. Auch Sonia Horn und Gabriele Dorffner bezeichnen Marlene Jantsch als tschechoslowakische Staatsbürgerin.

274 Vgl. Posch, Marlene Ratzersdorfer, in: *Gedenkbuch für die Opfer des Nationalsozialismus an der Universität Wien* 1938.

275 Vgl. Nowotny, Zur „jüdischen" Herkunft meiner Mutter. Christine Nowotny, die Tochter von Marlene Ratzersdorfer, verheiratete Jantsch, betont, dass ihre Mutter es abgelehnt habe, „sich in den Vordergrund zu spielen". „Nicht vordrängen und nicht präpotent sein" sei auch den Kindern von Marlene und Hans Jantsch als Haltung vermittelt worden.

276 Vgl. Embacher, „Ein Toter führt uns an", in: Moos (Hg.), *(K)ein Austrofaschismus*, 23–24.

277 Vgl. Erker, *Die Universität Wien im Austrofaschismus*, 141.

278 Vgl. ebd., 142.

279 Vgl. Lichtenberger-Fenz, Österreichs Universitäten 1930 bis 1945, in: Stadler (Hg.), *Kontinuität und Bruch 1938 – 1945 – 1955*, 71.

280 Vgl. Tálos, *Das austrofaschistische Herrschaftssystem*, 410.

281 Vgl. Lichtenberger-Fenz, Österreichs Universitäten 1930 bis 1945, in: Stadler (Hg.), *Kontinuität und Bruch 1938 – 1945 – 1955*, 73.

282 Vgl. ebd., 74.

283 Vgl. Erker, *Die Universität Wien im Austrofaschismus*, 155.

284 Vgl. Lichtenberger-Fenz, Österreichs Universitäten 1930 bis 1945, in: Stadler (Hg.), *Kontinuität und Bruch 1938 – 1945 – 1955*, 73.

285 Vgl. Wolfgang Bialas, Nationalsozialistische Ethik und Moral. Konzepte, Probleme, offene Fragen, in: Wolfgang Bialas/Lothar Fritze (Hg.), *Ideologie und Moral im Nationalsozialismus*, Göttingen: Vandenhoeck & Ruprecht 2014, 23–63, 27.

286 Siehe Tamara Ehs, Der „neue österreichische Mensch". Erziehungsziele und studentische Lager in der Ära Schuschnigg 1934 bis 1938, in: *Vierteljahrshefte für Zeitgeschichte* 62 (2014) 3, 377–396.

287 Vgl. Erker, *Die Universität Wien im Austrofaschismus*, 156.

288 Zit. Lesky, Arbeitsgemeinschaft auf Schloß St. Martin, in: *Die Südmark. Alpenländische Monatsschrift für deutsches Wesen und Wirken* 3 (1922), 85.

289 Zit. Posch, Studierende und die Universität Wien in der Dauerkrise 1918 bis 1938, in: Posch/Ingrisch/Dressel, *„Anschluß" und Ausschluss 1938*, 95: Bundesgesetz betreffend die Erziehungsaufgabe der Hochschulen (Hochschulerziehungsgesetz) vom 1. Juli 1935 (BGBl. 267/1935), § 1.

290 Vgl. Erker, *Die Universität Wien im Austrofaschismus*, 154.

291 Vgl. Posch, Studierende und die Universität Wien in der Dauerkrise 1918 bis 1938, in: Posch/Ingrisch/Dressel, *„Anschluß" und Ausschluss 1938*, 74.

292 Vgl. Erker, *Die Universität Wien im Austrofaschismus*, 187.

293 Vgl. Matthias Köhler, *Das Medizinstudium im Nationalsozialismus. Änderungen im Studienplan und Lehrveranstaltungsangebot an der Universität Wien*, Diplomarbeit, Universität Wien 2013, 53. Siehe dazu Shmuel P. Reis/Hedy Wald/Paul Weindling, "The Holocaust, Medicine and Becoming a Physician: The Crucial Role of Education", in: *Israel Journal of Health Policy Research*, 8 (2019) 55, 1: In diesem Aufsatz werden Fragen gestellt, die in der Folge genauer ausführen, welche entscheidende Rolle Universitäten, im Speziellen Medizinische Fakultäten, für die Vorbereitung und Umsetzung des Holocaust übernahmen: „Could the Holocaust, one of the greatest evils ever perpetrated on humankind, have occurred without the complicity of physicians, their societies, and the scientific profession community? How did healers become killers? Can it happen again?"

294 Siehe Thomas Mayer, „…daß die eigentliche österreichische Rassenhygiene in der Hauptsache das Werk Reichels ist" – Der (Rassen-)Hygieniker Heinrich Reichel (1876–1943) und seine Bedeutung für die eugenische Bewegung in Österreich, in: Heinz Eberhard/Wolfgang Neugebauer (Hg.), *Zur Geschichte der NS-Euthanasie in Wien* 3, Wien–Köln–Weimar: Böhlau 2005, 65–98. Siehe dazu Monika Löscher, *„…der gesunden Vernunft nicht zuwider…? Katholische Eugenik in Österreich vor 1938*, Innsbruck: Studienverlag 2009.

295 Vgl. Köhler, *Das Medizinstudium im Nationalsozialismus*, 137. Siehe dazu Paul Weindling, *L'hygiène de la race. L'hygiène raciale et l'eugénisme médical en l'allemagne 1870-1933*, Paris: La Découverte 1998; ders., *Darwinism and Social Darwinism in Imperial Germany: The Contribution of the Cell Biologist Oscar Hertwig (1849 – 1922)* (Forschungen zur Medizin- und Biologiegeschichte vol. 3), Stuttgart: G. Fischer in Zusammenarbeit mit der Akademie der Wissenschaften und der Literatur Mainz 1991; ders., *Health, Race and German Politics between National Unification and Nazism, 1870-1945* (Cambridge Monographs in the History of Medicine), Cambridge: Cambridge University Press 1989.

296 Vgl. Köhler, *Das Medizinstudium im Nationalsozialismus*, 55.

297 Vgl. Huber/Erker/Taschwer, *Der Deutsche Klub,* 69–70.

298 Vgl. Peter Weingart, Wie widerstandsfähig war die Akademie? Rassenhygiene und NS-Ideologie in der Preußischen Akademie der Wissenschaften, in: Wolfram Fischer (Hg.) unter Mitarbeit von Rainer Hohlfeld und Peter Nötzoldt, *Die Preußische Akademie der Wissenschaften zu Berlin 1914–1945. Interdisziplinäre Arbeitsgruppe Berliner Akademiegeschichte im 19. und 20. Jahrhundert* (Interdisziplinäre Arbeitsgruppen. Forschungsberichte 8), Berlin: Akademieverlag 2000, 197–206, 198.

299 Vgl. Köhler, *Das Medizinstudium im Nationalsozialismus,* 53.

300 1938 hielt noch Alfred Götzl diese Vorlesung, siehe Kurzbiografie, in: Judith Bauer-Merinsky, *Die Auswirkungen der Annexion Österreichs durch das Deutsche Reich auf die medizinische Fakultät der Universität Wien im Jahre 1938: Biographien entlassener Professoren und Dozenten,* Dissertation, Wien 1980, 78–79; weiterführend Alfred Götzl (1873–1946): Vertrieben 1938 [39], in: *Van Swieten Blog, Informationen der Universitätsbibliothek der Med Uni Wien,* Nr. 628. Siehe auch Herbert Posch, Alfred Götzl, in: *Gedenkbuch für die Opfer des Nationalsozialismus an der Universität Wien 1938.* Götzl wurde „aus rassistischen Gründen" 1938 die Venia Legendi entzogen und er wurde von der Universität Wien vertrieben. Er emigrierte mit seiner Frau Paula und den Kindern Johanna und Franz Rudolf, Medizinstudent an der Universität Wien, nach San Francisco.

301 Vgl. Köhler, *Das Medizinstudium im Nationalsozialismus,* 133.

302 Vgl. Christoph Kreitner, *„Jugendfürsorge" während des Nationalsozialismus in Kärnten (1938–1945),* Dissertation, Alpen-Adria-Universität Klagenfurt, Fakultät für Kulturwissenschaften 2006, 13.

303 Vgl. Eva Theresa Graf/Franziska Schiefeneder, Propaganda für einen „gesunden Volkskörper" im Nationalsozialismus, in: Doreen Reifegerste/Christian Sammer (Hg.), *Gesundheitskommunikation und Geschichte: Interdisziplinäre Perspektiven,* Stuttgart: Deutsche Gesellschaft für Publizistik- und Kommunikationswissenschaft e. V. 2020, 1–23, 2.

304 Vgl. Höllerl, *Die Kinderklinik Innsbruck und ihre Kinderschutzgruppe,* 22.

305 Zit. Erna Lesky, Brief an das Dekanat der Medizinischen Fakultät der Universität Wien, Innsbruck, 5.3.1979, folio 052. Erna Lesky, Med. PA. 855, Sch 104, UAW.

306 Zit. Zeugnis von Medizinalrat Primarius Dr. Matthias Nedok für Erna Klingenstein, Medizinische Abteilung des Allgemeinen Öffentlichen Krankenhauses, Hartberg, 13.10.1934. Familienarchiv Grete Walter-Klingenstein, Graz.

307 Vgl. Erna Lesky, Curriculum Vitae, 2. Erna Lesky, Dr. O. Prof., PA 1338, Habilitationsakt 1955/56. OeSTA/AdR, UWFuK, BMU 236–2/57.

308 Zit. August von Reuss, Schreiben an Erna Klingenstein, Wien, Reichsanstalt für Mutter- und Säuglingsfürsorge Wien, XVIII, Glanzinggasse 37, 14.12.1936. Familienarchiv Grete Walter-Klingenstein, Graz.

309 Siehe dazu Kurt Widhalm/Arnold Pollak (Hg.), *90 Jahre Universitäts-Kinderklinik am AKH in Wien. Umfassende Geschichte der Wiener Pädiatrie,* Wien: Literas-Universitätsverlag 2005.

310 Vgl. Andreas Lischka, Richtungsweisende Ideen der „Kinderklinik Glanzing" seit 1915, in: *Pädiatrie & Pädologie* 55 (2020) (Suppl 2), 30–47, 31.

311 Vgl. August von Reuss, in: *Wien Geschichte WIKI.*

312 Vgl. Erna Lesky, Curriculum Vitae, 1. Erna Lesky, Dr. O. Prof., PA 1338, Habilitationsakt 1955/56. OeSTA/AdR, UWFuK, BMU 236–2/57. Siehe auch Karl Hruby, em. o. Univ.-Prof. Dr. med., maschinschriftlicher Brief an Erna Lesky, Schloss

Lichtenstein, 13.7.1986. TNL Erna Lesky 131.15, Sch 129, M 55, Korrespondenz 1985–1986 (1), UAW: „Die Welt ist klein und so trafen meine Frau und ich mit den Ihnen verwandten Damen Klingenstein zusammen. [...] Da konnte ich feststellen, daß Sie ebenso wie ich am 22.12.1936 promoviert wurden. Damit feiern wir heuer unser 50jähriges Doktorjubiläum."

313 Zit. Erna Lesky, Curriculum Vitae, 2. Erna Lesky, Dr. O. Prof., PA 1338, Habilitationsakt 1955/56. OeSTA/AdR, UWFuK, BMU 236–2/57.

314 Vgl. Christian Lechner, Hans Asperger und die Kinderklinik Innsbruck, in: *Monatsschrift Kinderheilkunde* 168 (2020) Supplement 3, 5197–5203, 5197.

315 Vgl. Albin Lesky, Lebenslauf 1240/54, 8. PA Albin Lesky M 1/5, AÖAW. Siehe auch Schreiben von Staatssekretär Loebenstein an das Dekanat der Universität Wien, zl. 41018-I/1, Wien, 16.12. 1935, folio 173. Phil. PA, Albin Lesky, 2456, Sch 141, UAW.

316 Vgl. Von der Universität, in: *Innsbrucker Nachrichten.* Parteiamtliches Organ der NSDAP. Gau Tirol-Vorarlberg 83. Jg., Nr. 48 (weiter zitiert in Kurzform 83/48), Donnerstag, 27.2.1936, 6.

317 Vgl. Albin Lesky, Lebenslauf 1240/54, 8. PA Albin Lesky M 1/5, AÖAW.

318 Vgl. Vaterländische Front. Volkstümliche Vorträge der Universität Innsbruck, in: *Innsbrucker Nachrichten.* Parteiamtliches Organ der NSDAP. Gau Tirol-Vorarlberg 85/12, Montag, 17.1.1938, 7.

319 Siehe Alphabetisches Verzeichnis der Behörden und Ämter sowie der Einrichtungen der Vaterländischen Front und der berufsständischen Körperschaften, 9. Landesschulrat für Tirol, Landesreferat für das Volksbildungswesen in Tirol, staatliche und private Unterrichtsanstalten, a) Hochschule, 24–25, 24: Albin Lesky ist hier als Dekan der Leopold-Franzens-Universität Innsbruck im Verzeichnis der „Einrichtungen der Vaterländischen Front" angeführt.

320 Vgl. Albin Lesky, Lebenslauf 1240/54, 8. PA Albin Lesky M 1/5, AÖAW.

321 Vgl. Huber/Erker/Taschwer, *Der Deutsche Klub*, 41. Siehe Huber, *Kornblume und Hakenkreuz.* Mitgliederverzeichnis des Deutschen Klubs von 30. September 1939, 48–78: In diesem Verzeichnis ist Steinacker nicht mehr als Mitglied angeführt.

322 Vgl. Harold Steinacker, provisorischer Rektor der Universität Innsbruck, Schreiben an Albin Lesky, Zl.: 1484/1–2, Innsbruck, 25.3.1938. TNL Albin Lesky INV. 131.97, Sch 837, K 131.97.01, UAW.

323 Vgl. Tálos, *Das austrofaschistische Herrschaftssystem*, 37.

324 Vgl. Bialas, Nationalsozialistische Ethik und Moral, in: Bialas/Fritze (Hg.), *Ideologie und Moral im Nationalsozialismus*, 24.

325 Vgl. Huber/Erker/Taschwer, *Der Deutsche Klub,* 11.

326 Vgl. Erker/Huber/Taschwer, Von der „Pflegestätte nationalsozialistischer Opposition" zur „äußerst bedrohlichen Nebenregierung", in: *Zeitgeschichte* 44 (2017) 2, 78.

327 Vgl. Huber/Erker/Taschwer, *Der Deutsche Klub,* 15.

328 Vgl. ebd., 14.

329 Vgl. Fengler, Biogramme, Oswald Menghin, in: Feichtinger/Matis/Sienell/Uhl (Hg.), *Die Akademie der Wissenschaften in Wien 1938 bis 1945,* 233–234. Zur Kurzbiografie siehe auch Robert Obermair, Oswald Menghin, Univ.-Prof. Dr., in: *650 plus – Geschichte der Universität Wien.* Für Kurzinformationen zu bestimmten Themen und Persönlichkeiten wird auf diese Internetplattform der Universität Wien hingewiesen, deren Beiträge gründlich recherchiert sind.

[330] Zu Oswald Menghins antisemitischer und rassistischer Haltung siehe die Sammlung politischer Vorträge: Oswald Menghin, *Geist und Blut*, Wien: Verlag Anton Schroll & Co. 1934. Siehe Huber/Erker/Taschwer, *Der Deutsche Klub*, 97: Menghin gehörte zum „katholischen Flügel" in der Doppelspitze der „Deutschen Gemeinschaft". Siehe ebd., 111–112: Mindestens elf Mitglieder der „Bärenhöhle" waren auch Mitglieder im „Deutschen Klub" und fünf auch der Deutschen Gemeinschaft.

[331] Vgl. Otto H. Urban, Oswald Menghin, Professor für Urgeschichte, Unterrichtsminister 1938, in: Ash/Ehmer (Hg.), *Universität – Politik – Gesellschaft*, 299–304, 301.

[332] Vgl. Bialas, Nationalsozialistische Ethik und Moral, in: Bialas/Fritze (Hg.), *Ideologie und Moral im Nationalsozialismus*, 24. Zu den Konsequenzen des „Anschlusses" an der Medizinischen Fakultät der Universität Wien siehe Wolfgang Schütz/Linda Erker/Oliver Rathkolb/Harald H. Sitte (Hg.), "Anschluss" March 1938: Aftermath on Medicine and Society. International Conference of the University of Vienna and the Medical University of Vienna, held in Vienna on 12th and 13th March 2018, in: *Wiener klinische Wochenschrift* 130 (2018) 5. „https://doi.org/10.1007/s00508-018-1366-4" (abgerufen 13.11.2023).

[333] Vgl. Lichtenberger-Fenz, Österreichs Universitäten 1930 bis 1945, in: Stadler (Hg.), *Kontinuität und Bruch 1938 – 1945 – 1955*, 74.

[334] Vgl. ebd., 77.

[335] Huber/Erker/Taschwer, *Der Deutsche Klub*, 151.

[336] Vgl. Köhler, *Das Medizinstudium im Nationalsozialismus*, 55.

[337] Vgl. ebd., 130.

[338] Vgl. ebd., 131.

[339] Vgl. Gisela Tascher, Die politisch und ideologisch ausgerichtete „Gleichschaltung" der ärztlichen Standesorganisationen ab 1933 und deren Auswirkung auf die ärztliche Berufsausübung vor und nach 1945, in: Matthis Krischel/Mathias Schmidt/Dominik Groß (Hg.), *Medizinische Fachgesellschaften im Nationalsozialismus. Bestandsaufnahme und Perspektiven* (Medizin und Nationalsozialismus 4), Berlin: LIT 2016, 19–30, 20.

[340] Vgl. Lischka, Richtungsweisende Ideen der „Kinderklinik Glanzing", in: *Pädiatrie & Pädologie* 55 (2020) (Suppl. 2), 31.

[341] Vgl. Reinhard Sieder, Wissenschaftliche Diskurse, Kinder- und Jugendfürsorge, Heimerziehung: Wien im 20. Jahrhundert, in: *Virus. Beiträge zur Sozialgeschichte der Medizin* 17, Schwerpunkt: Medikalisierte Kindheiten. Die neue Sorge um das Kind vom ausgehenden 19. bis ins späte 20 Jahrhundert, hg. v. Elisabeth Dietrich-Daum/Michaela Ralser/Elisabeth Lobenwein, Leipzig: Leipziger Universitätsverlag 2018, 46.

[342] Vgl. Peter Autengruber/Birgit Nemec/Oliver Rathkolb/Florian Wenninger, *Umstrittene Wiener Straßennamen. Ein kritisches Lesebuch,* Wien: Pichler 2014, 34–35, 35.

[343] Vgl. Lechner, Hans Asperger und die Kinderklinik Innsbruck, in: *Monatsschrift Kinderheilkunde* 168 (2020) Supplement 3, 5197.

[344] Siehe Franz Hamburger/Richard Priesel, *Kinderheilkunde. Lehrbuch für Ärzte und Studenten*, Wien: Deuticke [3]1940.

[345] Vgl. Herwig Czech, Entgrenzte Wissenschaft. Forschungspraktiken an der Wiener Medizinischen Fakultät während des Nationalsozialismus, in: Daniela Angetter/Birgit Nemec/Herbert Posch/Christiane Druml/Paul Weindling (Hg.), *Strukturen und Netzwerke – Medizin und Wissenschaft in Wien 1848–1955* (650 Jahre Universität Wien – Aufbruch ins neue Jahrhundert 5), Göttingen: V&R unipress, Vienna University Press 2018, 631–652, 639.

[346] Vgl. Huber/Erker/Taschwer, *Der Deutsche Klub,* 159.

[347] Vgl. Lechner, Hans Asperger und die Kinderklinik Innsbruck, in: *Monatsschrift Kinderheilkunde* 168 (2020) Supplement 3, 5197.

III. Totalitäre Ordnungen

1. Paradigmenwechsel in der Pädiatrie und an Universitätskliniken

Die Pädiatrie[348] nahm im Fächerkanon der Medizinischen Fakultäten eine besondere Position ein. Adalbert Marianus Czerny (1863–1941), 1913 bis 1932 Ordinarius an der Kinderklinik der Berliner Charité und einer der Mitbegründer der modernen Pädiatrie, bekräftigte, dass „im Kampf um die Weltgeltung des Deutschen Reiches" Pädiater auch „Erzieher des Kindes"[349] seien. Sie seien „nicht nur für physisch gesunde, sondern auch für staatsbürgerlich wertvolle Kinder" verantwortlich. Als Erziehungsziele wurden „Ordnung, Pünktlichkeit, Mäßigkeit, Selbstbeherrschung und Subordination" angestrebt.[350] Pädiater sollten „ein gesundes, lebensmutiges und opferwilliges, der nationalsozialistischen Idee entsprechendes Geschlecht" erziehen. Auf der anderen Seite sollten sie dafür sorgen, dass „das Schwache auf Dauer entweder passiv oder aktiv aus[ge]merzt" werde.[351] Dieser Paradigmenwechsel vom ganzheitlichen Heiler des Kindes zum autoritären Erzieher vollzog sich an der Universität Wien, nachdem nach Pirquet 1930 Hamburger die Leitung der Kinderklinik übernahm. Der überzeugte Nationalist, Mitglied im politischen Machtnetzwerk der Deutsche Klub,[352] führte die Klinik spätestens ab 1933 nach rassenhygienischen Prinzipien. 1934 trat Hamburger der NSDAP bei. Die Kinder- und Jugendfürsorge der Stadt Wien war an seiner Biopolitik beteiligt und trug die Mitverantwortung für die rassen- und erbhygienische Selektion von Kindern und Jugendlichen.[353] Ferner kooperierte die Kinderklinik der Universität Wien eng mit der heilpädagogischen Station des Allgemeinen Krankenhauses (AKH) und ab 1940 mit den Anstalten „Am Spiegelgrund"[354] in Wien. Sie war damit involviert in die rassenhygienisch bestimmten „medizinischen Verbrechen" an Kindern dieser Institution.[355] Ab 1934 hielt Hamburger die Vorlesung „Psychologie, Erziehung und Gesundheit", die er 1941 bis 1944 in „Deutsche Kinderaufzucht" umbenannte. Die öffentliche Vorlesung richtete sich an „Hörer aller Fakultäten" der Universität Wien.[356] Als neuer Obmann der Fachgruppe für ärztliche Kinderkunde der Wiener Medizinischen Gesellschaft hielt Hamburger im Februar 1939 den Festvortrag „Nationalsozialismus und Medizin":

„Der Nationalsozialismus führt zu einer Umwälzung auf allen Gebieten unserer Zivilisation und Kultur. Die Heilkunde ist über ihre bisherigen Grenzen, also gleichsam über sich selbst hinausgelenkt worden durch die Gedanken und Taten des Führers. Die Heilkunde ist so geändert, dass sie schon einen anderen Namen braucht, denn sie heilt nicht mehr nur, sondern sie verhütet auch, sie

führt nicht nur aus der Krankheit, sondern sie führt auch in die Gesundheit. So wird die Heilkunde von Gestern zur Gesundheitsführung von heute. So wird die Kinderheilkunde zur ärztlichen Kinderkunde, die Frauenheilkunde zur ärztlichen Frauenkunde. Mit bewundernswerter Klarheit und Folgerichtigkeit zeigt uns der Führer auch auf diesem Gebiet den Weg."[357]

Unter dem Vorwand der „Gesundheitsführung" wurden Kinder von Geburt an dahin gehend überprüft, ob sie in eine „gesunde Volksgemeinschaft" passten. Diese sehr frühe Selektion sollte alles Schwache und Kranke ausschließen. Einen Auftrag, den Erna Klingenstein als Ärztin zu erfüllen hatte. Gleichzeitig wurde sie während ihrer Ausbildung an der Universität selbst daraufhin überprüft, ob sie „politisch zuverlässig" genug sei, um am Konstrukt „gesunde Volksgemeinschaft" mitzubauen. An den Universitäten bezog sich die Selektion vorrangig auf Herkunft und Systemloyalität. Der NS-Dozentenbund erstellte Listen von jenen Universitätsangestellten, die als „Jude", „Systemanhänger" oder „charakterlich Ungeeignete" zu entlassen waren oder bereits entlassen worden waren.[358] Auch die Leopold-Franzens-Universität Innsbruck musste alle Mitarbeiter und Mitarbeiterinnen, die politisch nicht zuverlässig erschienen oder jüdischer Herkunft waren, dem Rektorat melden.[359] Studierende jüdischer Herkunft mussten die Universität verlassen.[360] Obwohl das Österreichische Unterrichtsministerium der Medizinischen Fakultät der Leopold-Franzens-Universität Innsbruck für mehrere „klinische Hilfsärzte [wie] Dr. Erna Klingenstein und Dr. Edith Dafner" die Weiterbestellung am 21. Mai 1938 genehmigte,[361] begründete NS-Dozentenbundführer Kofler gegenüber Rektor Steinacker genauer, warum die einen entlassen und „die anderen in dem Erlass genannten" an der Medizinischen Fakultät weiterbeschäftigt werden sollten. Jene, die Mitglieder in der SS oder der SA waren, wurden ebenso wenig entlassen, wie Mitglieder der NSDAP und des NS-Ärztebunds. Voraussetzung für alle war die politische Zuverlässigkeit.[362] In der Argumentation für Klingensteins Weiterbestellung hob Kofler gegenüber dem Rektor die nationale Gesinnung von Erna Leskys Herkunftsfamilie hervor und wies eine mögliche jüdische Abstammung „schärfstens" zurück:

„Dr. Erna Klingenstein stammt angeblich aus nationaler Steiner-Familie. Jüdische Abstammung (Name!) wurde schon in der illegalen Zeit schärfstens negiert. Bruder bekleidet angeblich in der Partei eine höhere Charge.[363] *Gegen die Bestellung wird kein Einwand erhoben.*"[364]

Es fehlt noch ein Nachweis, warum in diesem Dokument bei Erna Klingenstein eine mögliche jüdische „Abstammung (Name!)" hervorgehoben und mit „in der illegalen Zeit schärfstens negiert" zurückgewiesen wurde. Auch ihre Kollegin Edith Dafner, deren Weiterbeschäftigung ebenso zur Diskussion stand, wurde nicht entlassen. Dafner hatte seit Oktober 1937 Parteibeiträge an die NSDAP bezahlt[365] und war daher schon Parteimitglied, als die NSDAP in Österreich noch illegal war. Am 8. Juni 1938 bestätigte die Medizinische Fakultät Innsbruck dem Ministerium für Innere und Kulturelle Angelegenheiten Dafners und Klingensteins Weiterbestellung mit der Begründung „nationalsozialistisch eingestellt". Bei Klingenstein wurde ihre Wohnadresse, Maximilianstraße 29/1, wohnhaft mit Albin Lesky, hinzugefügt.[366] Vom 25. Juni bis Ende Juli 1938 erhielt Erna Klingenstein ein „klinisches Hilfsarztstipendium an der Frauenklinik", dem die Säuglingsstation zugeordnet war. Es sei „Vorsorge getroffen worden, dass die Genannte nicht zwei Stipendien" erhalte.[367]

Um ihre nationalsozialistische Einstellung unter Beweis zu stellen und ihre weitere Anstellung an der Medizinischen Fakultät der Leopold-Franzens-Universität Innsbruck nicht zu gefährden, wurde Erna Klingenstein mit 15. September 1938 Parteianwärterin, wie die parteistatistische Erhebung der Reichsorganisationsleiter der NSDAP, Ortsgruppe Wilten West, Kreis Innsbruck, Gau Tirol-Vorarlberg vom 1. Juli 1939 belegt. Auf der linken Seite des parteistatistischen Erhebungsbogens wurde dieses Datum in anderer Schrift jedoch auf 15. Dezember 1938 korrigiert. Als „hauptamtliche Stellung" gab die Ärztin „Angestellter" an. Albin Lesky wurde am selben Tag wie Erna Klingenstein Parteianwärter und führte im Erhebungsbogen die Mitgliedschaft in der NSV an, außerdem sei die Bewerbung für den NS-Dozentenbund „im Gange".[368] Für Albin Leskys Eintritt in die NSDAP forderte das Staatskommissariat Tirol bei der Bundespolizeidirektion in Innsbruck einen Bericht über ihn an.[369] Es war eine Umfeld- und Persönlichkeitsanalyse, die aufzeigen sollte, was politisch von Albin Lesky erwartet werden konnte, auch wenn sie wahrscheinlich an die gegebenen politischen Verhältnisse adaptiert worden war.

„Lesky stammt gesinnungsmäßig aus der altbürgerlichen christlich-sozialen Richtung. Er war in der Systemzeit absolut unpolitisch und dem Schuschnigg-System selbst gegenüber kritisch eingestellt. Seine Enthebung als Dekan erfolgte ausschließlich aus dem Grunde, weil die Stelle eines Dekans mit einem Parteigenossen besetzt sein soll. Er ist jetzt Anwärter des NS-Dozentenbunds und es ist zu erwarten, daß er sich den neuen Verhältnissen in jeder Hinsicht anpassen

wird. Dies umso mehr, weil er, bis zu seiner oben erwähnten Basis, gesamtdeutsch[370] *fühlt. Auch rein menschlich wird er als absolut wertvoll geschildert. Er ist charakterlich grundanständig. Fachlich wird er als ganz vorzüglich bezeichnet. Er war in wissenschaftlicher Hinsicht mit Erfolg tätig.*"[371]

2. Führung der Jugend zur „Volksgesundheit"

Die Parteianwärterin Erna Klingenstein erwähnte als Legitimation für ihre parteiliche Zuverlässigkeit als Hilfsärztin an der Medizinischen Fakultät der Leopold-Franzens-Universität Innsbruck, dass sie BDM-Mitglied sei und damit die gesundheitspolitischen Interessen und Ziele der NSDAP vertrete.[372] Schon in der Phase der Illegalität wurden BDM-Mädchen von Ärztinnen gesundheitlich beraten und betreut.[373] Ein BDM-Mädchen wurde dazu erzogen, dass es „um die Gesetze des Lebens weiß und seiner Aufgabe als Trägerin von Leben und Erbgut entgegenwächst."[374] Die nationalsozialistische Propaganda sah im Ideal der gesunden „deutschen Frau" nicht ein Individuum, sondern das ideologische Kollektiv, welches als „Humanressource" diente und vom Staat organisiert und verwaltet wurde.[375] Unter strenger Beachtung von „Erbgesundheit und Rassenhygiene" wurde der weibliche Körper auf seine biologischen Funktionen reduziert.[376] Das Frauenbild des Nationalsozialismus war rassistisch geprägt. Eine Emanzipation des einzelnen Individuums wurde erst gar nicht thematisiert. Ina Paul Horn spricht von einer „Emanzipation auf Abwegen", denn der Nationalsozialismus ordne den Begriff „emanzipiert" nur jüdischen Frauen zu.[377] Für eine deutsche Frau hingegen sei das „Frausein" eine von der Natur vorgegebene Rolle, von der sie sich nicht befreien müsse.[378]

Mit der ab 1936 in Österreich legalen Monatszeitschrift des BDM, *Unser Mädel*, wurde eine breite „Mädchenöffentlichkeit" erreicht, in das nationalsozialistische Frauenbild und Rassenhygiene propagiert werden konnte.[379] Der BDM bereitete Mädchen auf ihre zukünftige Aufgabe als Mutter von „gesunden, deutschen Nachkommen" vor.[380] Um den Mädchen Themen wie „Rassenlehre" oder Eugenik überzeugend vermitteln zu können, war es entscheidend, dass die BDM-Ärztin als „Volksgenossin" auftrat.[381] BDM-Ärztinnen oder Medizinstudentinnen, die für die NS-Jugendorganisation eintraten, sollten mit viel Idealismus und Engagement „mitten in der Gemeinschaft", und wie die Mädchen in Uniform gekleidet, die Pflicht zur Gesundheit und Loyalität zur NSDAP vermitteln.[382] „Jugend muss von Jugend geführt werden", lautete der Appell an die NS-Reichsjugendführung.[383] Deshalb wurde für die Ärztin auch das Rollenbild der „Schwester und Kameradin" betont, zu der ein Vertrauensverhältnis bestehe und die für die Erziehung von Frauen und Mädchen verantwortlich sei.[384]

Als Verantwortliche für „Gesundheitsführung" sollten Ärzte und Ärztinnen durch „präventive Maßnahmen" die „Leistungsfähigkeit der Bevölkerung steigern oder [zumindest] erhalten".[385] Sie müssten „Führeranlagen in sich ausbilden und dafür sorgen, daß das Kranke und Schwache im Volkskörper allmählich ausgemerzt werde".[386] Während der „deutsche Arzt" im Auftrag des Reichsärzteführers Rudolf Ramm (1887–1945) für die „Gesunderhaltung und Stärkung des gesamten Volkskörpers" vom „Krankenheiler" zum „Gesundheitsführer des Volkes"[387] aufstieg, wurde die „deutsche Ärztin" als „Volksmutter" und „Ärztin-Mutter" gesehen, die sich besonders für die „Betreuung von Frauen und Kindern" eigne.[388] In der Umsetzung der nationalsozialistischen, rassisch fundierten Biopolitik erhielt auch die Ärztin eine bedeutende Funktion. Als „medizinische Autorität" sei ihre Aufgabe „nicht nur helfen, sondern auch führen". Sie personifiziere „deutsches Frauentum" und trage die Verantwortung für einen „gesunden Volkskörper".[389] Für ihre totale Vereinnahmung stellten nationalsozialistische Organisationen Ärzte und Ärztinnen nicht in Form einer „Partialinklusion" mit Arbeitsverträgen an, sie wollten eine „Totalinklusion [...] im Dienste der Volksgemeinschaft".[390] Privat und öffentlich wurde ideologisch aufgelöst, um uneingeschränkten „Zugriff auf den ganzen Menschen zu haben".[391] Dafür bedienten sich Ärzte und Ärztinnen im Auftrag der NSDAP zu einem großen Teil der „regulären Strukturen des Gesundheitswesens", ein gesundheitspolitischer Zugang, der nach Herwig Czech in der Forschung zu wenig berücksichtigt werde. Czech konnte zwischen den „Medizinverbrechen" und der „ärztlichen Normaltätigkeit" im Dritten Reich keine deutliche Grenze erkennen. Was aus den Quellen für ihn sichtbar wurde, war eine „breite Zone verschiedenster biopolitischer Praktiken", die erst in ihrer Ganzheit das Phänomen „Medizin im Nationalsozialismus" prägte.[392]

Hans-Walter Schmuhl versteht den Nationalsozialismus daher als „biopolitische Entwicklungsdiktatur, [die] Kontrolle über Geburt und Tod, Sexualität und Fortpflanzung, Körper und Keimbahn, Variabilität und Evolution" erzielen wollte. Um einen „perfekten ‚Volkskörper' zu schaffen, [sollte] der Genpool der Bevölkerung von allen unerwünschten ‚Beimischungen' [gereinigt] werden". Die tragenden Säulen der biopolitischen „Entwicklungsdiktatur", Erbgesundheits- und Rassenpolitik, waren nicht nur eigenständige „Politikfelder" zur Steuerung der Bevölkerungs- und

Gesundheitspolitik, sondern sie beeinflussten auch die „Sozial-, Wirtschafts-, Arbeitsmarkts-, Finanz- und Kulturpolitik“.[393] In einer Verordnung des Reichsministers des Inneren vom 20. März 1940 für die „Jugendwohlfahrt in der Ostmark“ wurde das NSDAP-Erziehungsprogramm für die Jugend folgendermaßen formuliert:

„Die Erziehung der Jugend im nationalsozialistischen Staate ist Erziehung zur deutschen Volksgemeinschaft. Ziel der Erziehung ist der körperlich und seelisch gesunde, sittlich gefestigte, geistig entwickelte, beruflich tüchtige deutsche Mensch, der rassebewusst in Blut und Boden wurzelt und Volk und Reich verpflichtet und verbunden ist. Jedes deutsche Kind soll in diesem Sinne zu einem verantwortungsvollen Glied der deutschen Volksgemeinschaft erzogen werden.“[394]

Die von der NS-Ideologie propagierte „Selbstführung“ wurde in wissenschaftlichen Untersuchungen als „Demagogie und Illusion“ gesehen. Der demokratisch besetzte Begriff „Selbstführung“ ließ sich nämlich nicht mit einer „hierarchischen Diktatur“ und dem autoritären Führungsstil der Gruppenleiter vereinbaren. „Die Befehle Deiner Führer hast du widerstandslos und sofort auszuführen, selbst wenn sie dir falsch erscheinen sollten“, stand 1940 in der Dienstvorschrift der HJ.[395] Baldur von Schirach (1907–1974), von 1933 bis 1940 Jugendführer des Deutschen Reiches, übernahm ab 1934 in Deutschland die Professionalisierung der HJ als „große Gemeinschaft der Jugend“.[396] 1935 wurde als das „Jahr der körperlichen Ertüchtigung“ proklamiert, 1939 als das „Jahr der Gesundheitspflicht“. Schirach sah bei Mädchen großen Bedarf an „körperlicher Ertüchtigung“ und an Disziplinierung, da es ihnen an historischen Vorbildern für „soldatische Tradition“ fehle. Über Sport wurden die „Gesetze von Kampf und Leistung, von Eingliederung in die Gemeinschaft [schon früh] in den Frauenkörper eingeschrieben“.[397] Durch die Betonung von Sport, gesundem Lebensstil, körperlicher Hygiene und „artgerechter“ Kleidung wurde eine Körperzentrierung erreicht, die den nationalsozialistischen Vorstellungen des „arischen“ Körpers entsprach. Der weibliche Körper hatte sich dem „völkischen Interesse“ unterzuordnen und seine Individualität aufzugeben.[398]

Am 13. März 1938 hielt Schirach eine Rede auf dem Heldenplatz vor 40.000 Jugendlichen, gelobte in ihrem Namen dem „Führer“ die Treue und leitete damit die „heroische Phase“ der HJ ein.[399] Mit dem „Anschluss“ wurden alle in Österreich bis dahin illegalen HJ- und BDM-Gruppen als

„Staatsjugend" in die deutschen Organisationsstrukturen integriert.[400] Aus einer „revolutionären Jugendbewegung" hatte sich kontinuierlich ein „totalitärer Apparat" entwickelt, dem es jedoch nur teilweise gelang, seine Utopien in politische Realität umzusetzen.[401] Das Jugenddienstgesetz von 1939 führte für alle „arischen" Mädchen und Buben die verpflichtende Mitgliedschaft in der HJ ein.[402] Im Deutschen Reich war die Mitgliedschaft aller Jugendlichen, die nach den Nürnberger Gesetzen „Reichsbürger", also Staatsangehörige „deutschen Blutes" waren, schon 1936 Pflicht.[403] „Arische" Mädchen von zehn bis vierzehn Jahren gehörten der „Jungmädlschaft" an, anschließend leisteten sie „Dienst" im BDM und absolvierten mit siebzehn Jahren ein „Pflichtjahr".[404] 17- bis 21-jährige junge Frauen wurden in das neue BDM-Werk „Glaube und Schönheit" eingegliedert.[405] Der BDM wollte als dritte Erziehungsinstanz neben Familie und Schule Mädchen zu „wirklichen Trägerinnen der nationalsozialistischen Weltanschauung" erziehen und erwartete, dass sie den „nationalsozialistischen Gedanken auch in spätere Geschlechter weitertragen". Sie sollten in ihrer Familie eine „neue Generation der Härte und des Stolzes" erziehen.[406] Jüdische Schülerinnen und Schüler mussten ab April 1939 staatliche Schulen verlassen und erhielten in eigenen Schulen Unterricht.[407] Die konstruierte, homogene Gemeinschaft grenzte die „Anderen" aus.[408]

3. Einordnung in das NS-System

Ärzte und Ärztinnen in der „Ostmark" trugen, wie im gesamten Deutschen Reich, die Weltanschauung des Nationalsozialismus mit: einige aus Überzeugung, andere um ihre Anstellung nicht zu gefährden und viele aus Opportunismus. Um eine „Gleichschaltung" und „Ausrichtung nach dem Führerprinzip" zu erreichen, mussten beamtete Ärzte und Ärztinnen deutsche „Reichsbürger" sein. Von ihnen wurde „Treue zum Führer, zum Reich und zur nationalsozialistischen Weltanschauung" erwartet.[409] Die nationalsozialistische Weltanschauung entsprach einer politischen Religion,[410] mit dem „Führer als Erlöser".[411] Der Personenkult um Hitler und die Heilserwartung an ihn spiegelte sich im Hitlergruß und in der direkten Ansprache mit „Heil mein Führer".[412] „Ein Volk, ein Reich, ein Führer" symbolisierte das ganze politische Programm des „neuen Heilands".[413] Der sakrale Charakter des Nationalsozialismus kam in verschiedensten Ritualen zum Ausdruck und wurde ähnlich wie „Kulthandlungen in der Kirche" zelebriert.[414] Er stellte das „Tausendjährige Reich" in „christliche und abendländische Tradition" und wies auf die Offenbarung des Johannes im Neuen Testament hin, der vor dem ewigen Reich Gottes eine „tausendjährige

Zwischenzeit" erwartet habe. Hitler, der neue „Heilsbringer", versprach den Menschen „eine nationale Erneuerung des deutschen Volkes" im „Tausendjährigen Reich".[415]

Auch Albin Lesky trug das Parteiprogramm des Nationalsozialismus mit und besetzte die Themen seiner wissenschaftlichen, aber auch populärwissenschaftlichen Vorträge damit. Im Jänner 1939 hielt er „volkstümliche Universitätsvorträge" wie „Deutsches und hellenistisches Sagengut" für das Deutsche Volksbildungswerk der NSDAP.[416] Über die Mythologie konstruierte er Parallelen zwischen den Helden der griechischen Antike und dem Germanentum.

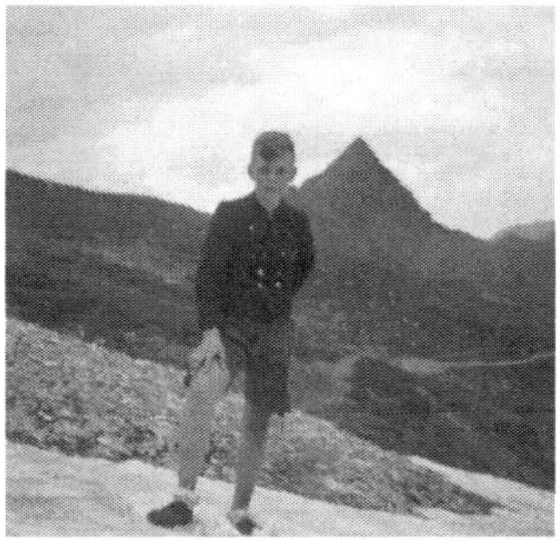

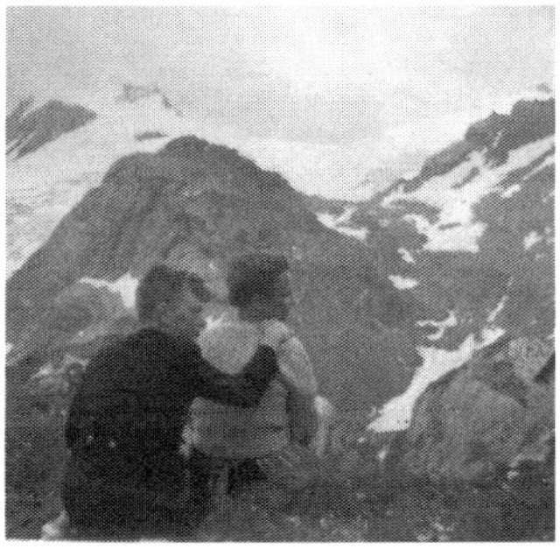

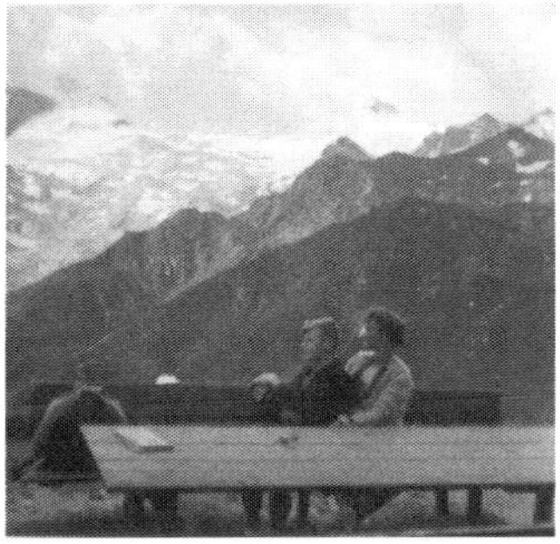

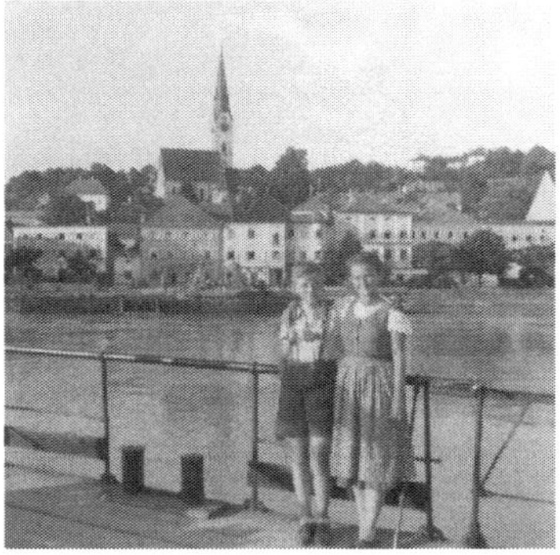

Abb.14 Erna Lesky-Klingenstein mit Peter Lesky (TNL Albin Lesky 131.97, Sch 839, K 131.97.04, UAW).

Da nach dem „Anschluss" das deutsche Ehegesetz das österreichische ersetzt hatte, konnte sich Albin Lesky am 21. April 1938 von seiner ersten Frau Grete Lesky zivilrechtlich scheiden lassen. Die Scheidungsurkunde besagte, dass „nach vergeblich vorgenommenem Versöhnungsversuch [...] den getrauten Ehegatten [nach Einigung] in Bezug auf Vermögen und Unterhalt [...] die Trennung von Tisch und Bett bewilligt" werde. Für „die Pflege und Erziehung des minderjährigen Kindes Peter" wurde das Sorgerecht der Mutter zugesprochen, Albin Lesky verpflichtete sich, für „eine standesgemäße Pflege und Erziehung des Kindes [...] die nötigen Mittel zur Verfügung" zu stellen.[417] Peter Lesky besuchte seinen Vater und machte mit ihm und Erna Klingenstein Ausflüge, wie Fotos zeigen.

Am 11. April 1939 fand in Innsbruck die standesamtliche Trauung von „ord. Universitätsprofessor Doktor der Philosophie Albin Johann Lesky" mit „der Hilfsärztin Doktor der Medizin Ernestine Klingenstein" statt.[418]

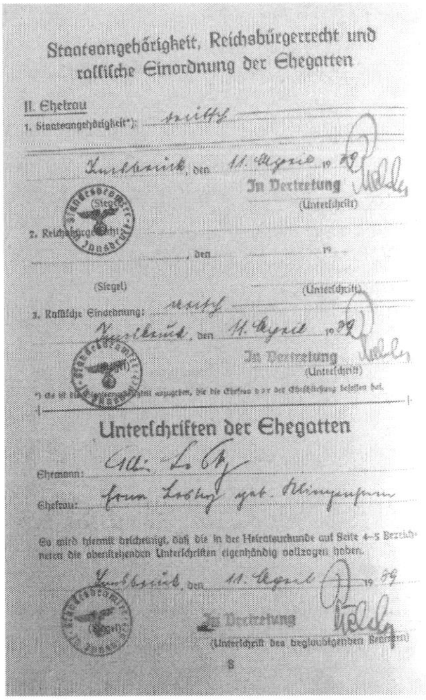

Staatsangehörigkeit, Reichsbürgerrecht und rassische Einordnung der Ehegatten

II. Ehefrau

1. Staatsangehörigkeit*):

, den 11. April 19

In Vertretung

(Siegel) (Unterschrift)

2. Reichsbürgerrecht:

, den 19

(Siegel) (Unterschrift)

3. Rassische Einordnung:

, den 11. April 19

In Vertretung

(Unterschrift)

*) Es ist die Staatsangehörigkeit anzugeben, die die Ehefrau vor der Eheschließung besessen hat.

Unterschriften der Ehegatten

Ehemann:

Ehefrau:

Es wird hiermit bescheinigt, daß die in der Heiratsurkunde auf Seite 4–5 Bezeichneten die obenstehenden Unterschriften eigenhändig vollzogen haben.

, den 11. April 19

In Vertretung

(Siegel) (Unterschrift des beglaubigenden Beamten)

8

Abb. 15 Staatsangehörigkeit, Reichsbürgerrecht und rassische Einordnung der Ehegatten (Privatarchiv Lesky-Siebenrock).

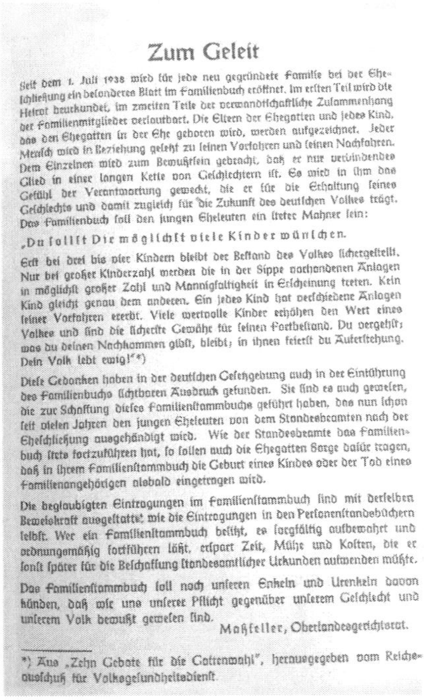

Zum Geleit

Seit dem 1. Juli 1938 wird für jede neu gegründete Familie bei der Eheschließung ein besonderes Blatt im Familienbuch eröffnet. Im ersten Teil wird die Heirat beurkundet, im zweiten Teile der verwandtschaftliche Zusammenhang der Familienmitglieder verlautbart. Die Eltern der Ehegatten und jedes Kind, das den Ehegatten in der Ehe geboren wird, werden aufgezeichnet. Jeder Mensch wird in Beziehung gesetzt zu seinen Vorfahren und seinen Nachfahren. Dem Einzelnen wird zum Bewußtsein gebracht, daß er nur verbindendes Glied in einer langen Kette von Geschlechtern ist. Es wird in ihm das Gefühl der Verantwortung geweckt, die er für die Erhaltung seines Geschlechts und damit zugleich für die Zukunft des deutschen Volkes trägt. Das Familienbuch soll den jungen Eheleuten ein steter Mahner sein:

„Du sollst Dir möglichst viele Kinder wünschen.

Erst bei drei bis vier Kindern bleibt der Bestand des Volkes sichergestellt. Nur bei großer Kinderzahl werden die in der Sippe vorhandenen Anlagen in möglichst großer Zahl und Mannigfaltigkeit in Erscheinung treten. Kein Kind gleicht genau dem anderen. Ein jedes Kind hat verschiedene Anlagen seiner Vorfahren ererbt. Viele wertvolle Kinder erhöhen den Wert eines Volkes und sind die sicherste Gewähr für seinen Fortbestand. Du vergehst; was du deinen Nachkommen gibst, bleibt; in ihnen feierst du Auferstehung. Dein Volk lebt ewig!“*)

Diese Gedanken haben in der deutschen Gesetzgebung auch in der Einführung des Familienbuchs sichtbaren Ausdruck gefunden. Sie sind es auch gewesen, die zur Schaffung dieses Familienstammbuchs geführt haben, das nun schon seit vielen Jahren den jungen Eheleuten von dem Standesbeamten nach der Eheschließung ausgehändigt wird. Wie der Standesbeamte das Familienbuch stets fortzuführen hat, so sollen auch die Ehegatten Sorge dafür tragen, daß in ihrem Familienstammbuch die Geburt eines Kindes oder der Tod eines Familienangehörigen alsbald eingetragen wird.

Die beglaubigten Eintragungen im Familienstammbuch sind mit derselben Beweiskraft ausgestattet wie die Eintragungen in den Personenstandsbüchern selbst. Wer ein Familienstammbuch besitzt, es sorgfältig aufbewahrt und ordnungsmäßig fortführen läßt, erspart Zeit, Mühe und Kosten, die er sonst später für die Beschaffung standesamtlicher Urkunden aufwenden müßte.

Das Familienstammbuch soll noch unseren Enkeln und Urenkeln davon künden, daß wir uns unserer Pflicht gegenüber unserem Geschlecht und unserem Volk bewußt gewesen sind.

Maßfeller, Oberlandesgerichtsrat.

*) Aus „Zehn Gebote für die Gattenwahl“, herausgegeben vom Reichsausschuß für Volksgesundheitsdienst.

Abb. 16 Zehn Gebote für die Gattenwahl. Zum Geleit (Privatarchiv Lesky-Siebenrock).

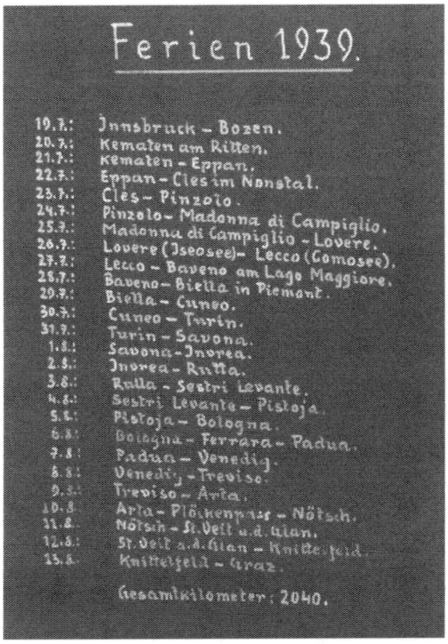

Ferien 1939.

19.7.: Innsbruck – Bozen.
20.7.: Kematen am Ritten.
21.7.: Kematen – Eppan.
22.7.: Eppan – Cles im Nonstal.
23.7.: Cles – Pinzolo.
24.7.: Pinzolo – Madonna di Campiglio.
25.7.: Madonna di Campiglio – Lovere.
26.7.: Lovere (Iseosee) – Lecco (Comosee).
27.7.: Lecco – Baveno am Lago Maggiore.
28.7.: Baveno – Biella in Piemont.
29.7.: Biella – Cuneo.
30.7.: Cuneo – Turin.
31.7.: Turin – Savona.
1.8.: Savona – Ivrea.
2.8.: Ivrea – Rutta.
3.8.: Rulla – Sestri Levante.
4.8.: Sestri Levante – Pistoja.
5.8.: Pistoja – Bologna.
6.8.: Bologna – Ferrara – Padua.
7.8.: Padua – Venedig.
8.8.: Venedig – Treviso.
9.8.: Treviso – Arta.
10.8. Arta – Plöckenpass – Nötsch.
11.8. Nötsch – St. Veit a.d. Glan.
12.8.: St. Veit a.d. Glan – Knittelfeld.
13.8. Knittelfeld – Graz.

Gesamtkilometer: 2040.

Die Hochzeitsreise unternahm das Ehepaar in den Ferien mit dem Fahrrad von Innsbruck nach Italien, worüber sie genaue Aufzeichnungen führten.[419] „Körperliche Ertüchtigung“ sei für Albin und Erna Lesky-Klingenstein[420] sehr wichtig gewesen, so ihre Nichte Grete Walter-Klingenstein.[421]

Abb. 17 Aufzeichnung der Radtouren von Erna und Albin Lesky in den Ferien 1939 (TNL Albin Lesky 131.97, Sch 838, M 131.97.04, UAW).

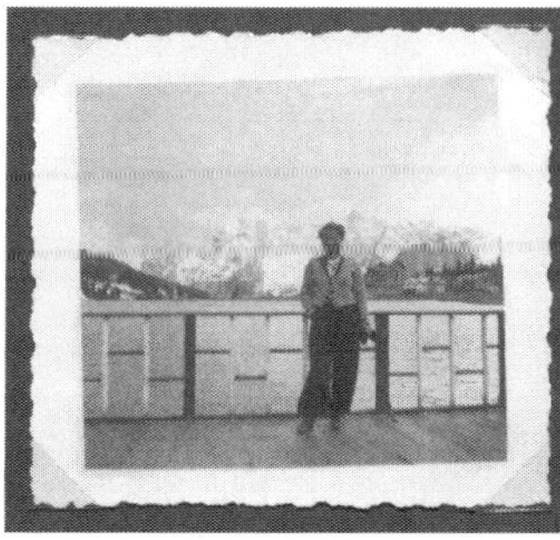

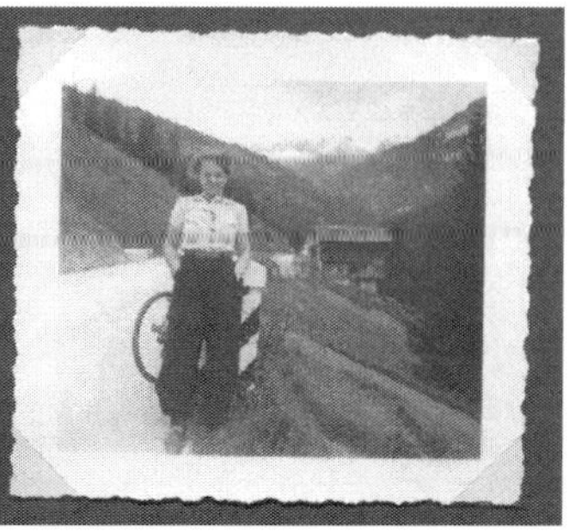

Abb. 18a Erna Lesky-Klingenstein. Am Misurinasee, im Hintergrund Sorapis (TNL Albin Lesky 131.97, Sch 838, M 131.97.04).
Abb 18b Erna Lesky-Klingenstein, Radtour Pfingsten 1939. Vor Candide (TNL Albin Lesky 131.97, Sch 838, M 131.97.04, UAW).

Am 12. September 1939 suchte die „BDM-Führerin des Untergaues 569" beim Dekanat der Medizinischen Fakultät der Leopold-Franzens-Universität Innsbruck für „die Untergauärztin Erna Lesky um eine Assistenstelle" an der Kinderklinik an. Für die Genehmigung wurde folgende Begründung angeführt:

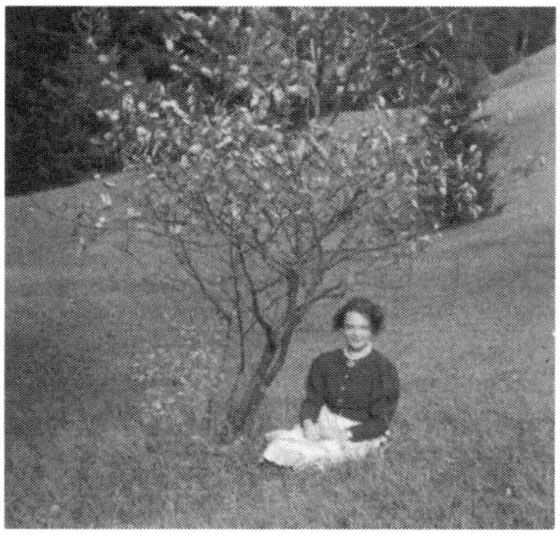

Abb. 19 Erna Lesky-Klingenstein, Pfingsten 1939 (TNL Albin Lesky 131.97, Sch 838, M 131.97.04, UAW).

„Frau Dr. Lesky hat sich nach dem Umbruch als Untergauärztin zur Verfügung gestellt und neben ihren beruflichen Pflichten die gesundheitliche Betreuung des Bundes Deutscher Mädel Innsbrucks übernommen und gewissenhaft durchgeführt. Ihre politische und weltanschauliche Zuverlässigkeit steht außer Zweifel. Wir bitten Sie, das Ansuchen Dr. Leskys in Hinblick auf ihren Einsatz in der Hitlerjugend günstig zu erledigen."[422]

Da Erna Lesky-Klingenstein die Assistentenstelle an der Kinderklinik trotz „Einsatz in der Hitlerjugend" nicht erhielt, weil sie Anfang September 1939 noch kein NSDAP-Mitglied, sondern nur NSDAP-Anwärterin war,[423] wurden sie und ihr Mann Albin Lesky Mitglieder der NSDAP.

Mit 1. November 1939 trat in der Ostmark, wie Österreich im Deutschen Reich bezeichnet wurde, die deutsche „Bestallungsordnung für Ärzte" in Kraft.[424] Die „Prüfungsordnung für Ärzte" war im Deutschen Reich schon 1936 in „Bestallungsordnung für Ärzte" umbenannt geworden. Sie forderte, dass die „Bestallung", also die Einsetzung ins Amt, erst nach Überprüfung der politischen Zuverlässigkeit der Person durch das Reichsinnenministerium durchgeführt werde.[425] Um eine „Gleichschaltung [und] Ausrichtung nach dem Führerprinzip" zu erreichen, wurden alle Positionen im Sozial- und Gesundheitswesen mit „linientreuen Funktionären" besetzt.[426] Mit 1. November 1939, dem Inkrafttreten der Bestallungsordnung, traten sowohl Albin Lesky als auch Erna Lesky-Klingenstein der NSDAP bei. Albin Lesky erhielt die Mitgliedsnummer 7.252.762,[427] Erna Lesky-Klingenstein die Mitgliedsnummer 7.252.714.[428] Sie galt für die NS-Behörden nicht mehr nur als „nationalsozialistisch eingestellt",[429] sondern nachweislich als „weltanschaulich zuverlässig".[430]

Im WS 1939/40 wurden alle Professoren, Studierenden, Mitarbeiter und Mitarbeiterinnen an Universitäten in die „Kriegsmaschinerie" eingebunden. Professoren, die nicht für systemwichtige Aufgaben oder „kriegswichtige Forschungsarbeiten [...] sichergestellt" waren, wurden zur Wehrmacht einberufen.[431] Albin Lesky war bereits am 23. August 1938 zur „Musterung" einberufen und als „Wehrpflichtiger" für „tauglich" eingestuft worden.[432] Als Fremdsprachenkenntnisse gab er im Wehrpass Französisch, Englisch, Italienisch, Latein und Griechisch an, als sportliche „Befähigungsnachweise" Bergsteigen, Schifahren und Reiten.[433] In der Rubrik „Staatsangehörigkeit" war „Deutsches Reich" eingetragen.[434] Einer Ausbildung in der Artillerieschule in Jüterbog von 13. April bis 16. Mai 1939 folgten zweimal militärische Übungen. Am 15. September 1939 wurde Albin Lesky zum Wehrdienst eingezogen.[435] Nach einer kurzen Übung im Gebirgsartillerieregiment III besetzte Albin Leskys militärische Einheit von 16. September bis 24. Oktober das Sudetenland.[436]

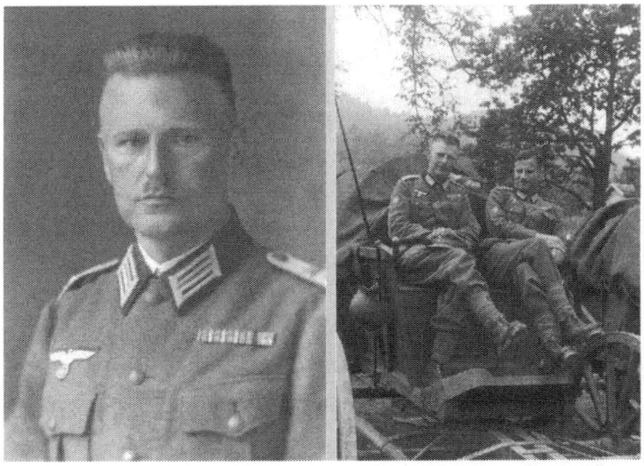

Abb. 20a Albin Lesky als Soldat im Zweiten Weltkrieg 1939 und 1940 (TNL Albin Lesky 131.97, Sch 840, K 131.97.09, UAW).

Am Beginn war er Ausbilder bei der Gebirgsartillerie, Erste Abteilung III, in Hall in Tirol, anschließend „stellte [er] in Glasenbach bei Salzburg eine Gebirgsbatterie auf".[437] Von 15. September 1939 bis 10. August 1940 und von 10. April bis 28. Juli 1943 kämpfte Albin Lesky in der Gebirgsartillerie in verschiedenen Regimentern.[438] Von 3. Jänner bis 24. Mai 1940 in der „Abwehr an der deutschen Westgrenze", von 12. Juni bis 1. Juli war er in der 6. Gebirgsdivision am „Vormarsch über den Rhein und die Vogesen bis St. Dié" involviert.[439] Von dort wurde er von „Divisionär" Johann Ferdinand Schörner (1892–1973)[440] mit mehreren „älteren Reserveoffizieren" nach Hause abkommandiert, was Albin Lesky mit dessen „krasser" Aversion gegenüber österreichischen

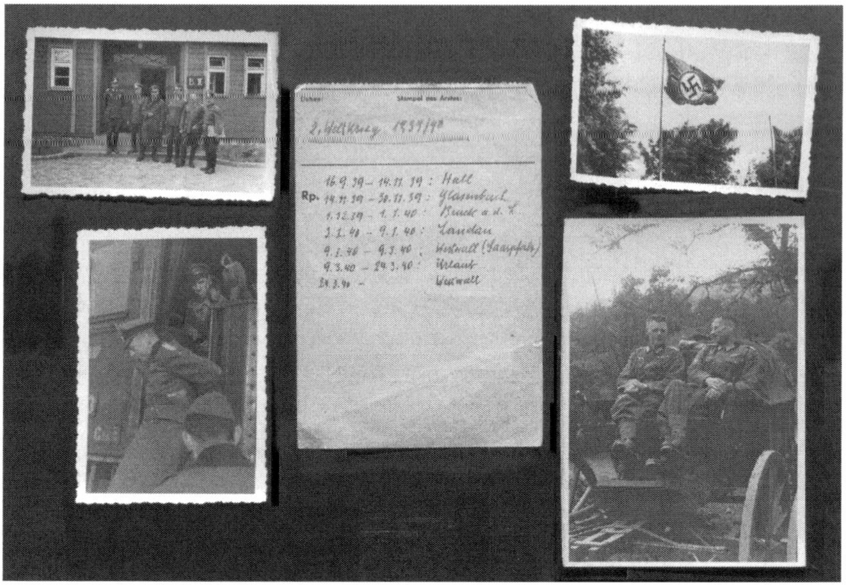

Abb. 20b Albin Lesky als Soldat im Zweiten Weltkrieg 1939 und 1940. Collage (TNL Albin Lesky 131.97, Sch 838, M 131.97.04, UAW).

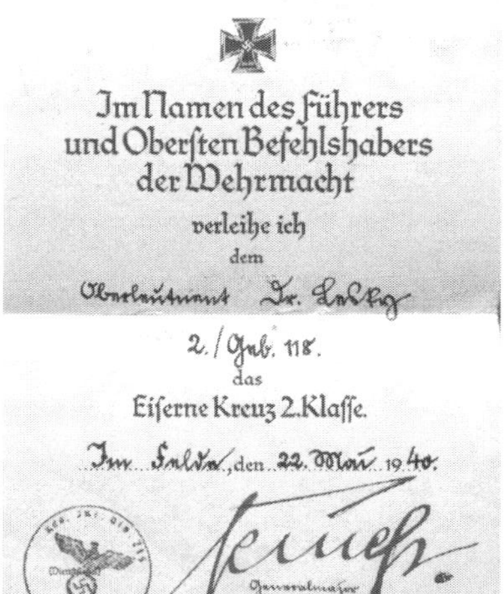

Im Namen des Führers
und Obersten Befehlshabers
der Wehrmacht
verleihe ich
dem
Oberleutnant Dr. Lesky
2./Geb. 118.
das
Eiserne Kreuz 2.Klasse.
Im Felde, den 22. Mai 1940.
(Dienstgrad und Dienststellung)

Abb. 21 Albin Leskys Verleihungsurkunde Eisernes Kreuz 2. Klasse (TNL Albin Lesky 131.97, Sch 837, K 131.97.01, UAW).

Offizieren zu erklären versuchte.[441] Am 22. Mai 1940 wurde Albin Lesky „Im Namen des Führers und Obersten Befehlshabers der Wehrmacht" das „Eiserne Kreuz 2. Klasse" verliehen.[442]

Am 6. Juni 1940 berichteten die *Innsbrucker Nachrichten*,[443] Gau Tirol-Vorarlberg, über die ehrenvolle Auszeichnung von „Oberleutnant Dr. Albin Lesky, Professor für Klassische Philologie an der philosophischen Fakultät".[444]

4. Programmierte Geschichte der Medizin

Als die ersten Universitätsangestellten zum Kriegsdienst eingezogen wurden, waren alle Universitäten im Deutschen Reich nach dem NSDAP-Parteiprogramm gleichgeschaltet. 1939 wurde an der Medizinischen Fakultät der Universität Wien die Vorlesung „Geschichte der Medizin" als „ideologische Vermittlungsinstanz" als Pflichtfach[445] in das Curriculum des Medizinstudiums eingegliedert[446] und für die Leitung des Instituts für Geschichte der Medizin ein Parteifunktionär berufen. Der Lehrstuhl wurde am 1. August 1939 mit Lejeune besetzt.[447] Er war zwar im Berufungsverfahren drittgereiht, doch entscheidend für die Ordentliche Professur für Geschichte der Medizin waren, so Jakob Lehne, eine niedrige Mitgliedsnummer der NSDAP und die „seit 1923 mit Unterbrechung in der Systemzeit" dauernde NS-Mitgliedschaft.[448]

Lejeune trat nach persönlicher Angabe 1923 und nachweislich mit 11. Mai 1925 mit der Mitgliedsnummer 3964 der NSDAP bei.[449] Als Privatdozent, wurde er im Herbst 1926 „Vorsitzender der neugegründeten ‚Reichsnotgemeinschaft Deutscher Ärzte'".[450] „Der politisch gut vernetzte Parteiveteran und Ärztefunktionär", sei ein „äußerst schwacher Vertreter seines Faches" gewesen.[451] Neben Vorlesungen zur Geschichte der Medizin bot er „Übungen für Fortgeschrittene (Die Medizinische Revolution)" und ein „Medizinhistorisches Seminar über Medizin im 19. Jahrhundert" an. Ab 1940 waren seine Vorlesungen deutlich antisemitisch ausgerichtet. In „Geschichte der Syphilis" konnte Lejeune Syphilis „als jüdisches Problem" darstellen. Für Hitler lag die Ursache dieser Krankheit nämlich in der „Verjudung unseres Seelenlebens", wie er in seiner polemischen Schrift *Mein Kampf* diagnostiziert hatte. Lejeunes Vorlesung „Lebensbilder großer deutscher Mediziner und Naturforscher" entsprach dem Klischee unreflektierter deutscher Heldengeschichte.[452] Die medizinhistorische Zeitschrift, „Arbeiten der deutsch-nordischen Gesellschaft für Geschichte der Medizin, Zahnheilkunde und Naturwissenschaft" war nicht weniger rassistisch besetzt.[453] Vom 22. Jänner 1940 bis April 1945[454] stand Lejeune in engem Kontakt mit dem Antiquariat Wolf, von dem er ab 1938 zur Erweiterung der Bibliothek des Instituts für Geschichte der Medizin „ausschließlich" Bücher von „arisierten" und „liquidierten" Buchhandlungen sowie von „Antiquariaten" emigrierter Juden und Jüdinnen erwarb.[455]

In Berlin, dem Zentrum der Wissenschaftspolitik des NS-Regimes, stellte Paul Diepgen (1878–1966), „der Doyen [der Medizingeschichte] in Nazi-Deutschland",[456] Geschichte der Medizin ganz in den „Dienste des Regimes",[457] auch wenn er kein Mitglied der NSDAP war.[458] Er war jedoch seit 1934 Mitglied des NS-Lehrerbunds und sympathisierte mit der NSDAP.[459] Mit dem Auftrag, für die Nationalsozialisten und Nationalsozialistinnen ärztliche Ethik neu zu interpretieren und ein Image des „deutschen Wesens in der Medizin" zu konstruieren, erwartete Diepgen eine Aufwertung seines Faches. 1939 wurde Geschichte der Medizin an Medizinischen Fakultäten im ganzen Deutschen Reich als Pflichtfach in das Curriculum aufgenommen.[460] Diepgen kritisierte zwar die nationalsozialistische Biopolitik, gab aber ebenso zu, „dem Nationalsozialismus [...]

mit Leib und Leben ergeben" zu sein, wie er dem „Reichsarzt-SS Ernst Grawitz" gegenüber erwähnte, als er 1941 nicht als Vortragender zur Paracelsus-Gedenkveranstaltung 1941 in Salzburg eingeladen wurde.[461] Für den Medizinhistoriker Werner Friedrich Kümmel nahm Diepgen, eine „undurchsichtige Position" ein, indem er „die moralische und rechtsstaatliche Dimension des Nationalsozialismus vollkommen ignorierte. Jene, die sich zum Nationalsozialismus bekannten, waren für ihn einem „normalen" Irrtum verfallen, der sich später, „wie bei einer wissenschaftlichen Lehrmeinung", als Fehler herausstellte.[462] Zur Erklärung von Diepgens ambivalenter Haltung zitiert Kümmel Peter Voswinckel, der verdeutlicht, dass bei Diepgen „die Grenze zwischen Opportunismus und nationalsozialistischer Verblendung schwer auszumachen" gewesen sei.[463]

Diepgens Stellung zum Antisemitismus war indifferent. Einerseits versuchte er jüdische Mitarbeiter und Mitarbeiterinnen an seinem Berliner Institut bis 1937 bis zu ihrer Promotion zu fördern, andererseits „diffamierte" er jüdische Kollegen und Kolleginnen der internationalen Scientific Community.[464] Werner Leibbrand (1896–1974), der mit einer Jüdin verheiratet war und nach dem 9. November 1938, der sogenannten „Reichskristallnacht", nicht mehr gerne in Diepgens Institut gesehen war, berichtete später, was ihn dort „besonders irritierte". An Diepgens Institut habe sich eine Kartei mit den Namen jüdischer Autoren und Autorinnen befunden, die vor der Zitierung ihrer Publikationen warnen sollte. Kümmel vermutet, dass es „aus besonderem vaterländischem Eifer" geschah.[465] Als der politische Druck zu groß wurde, entließ Diepgen seine jüdischen Assistenten.[466]

Jüdische Medizinhistoriker waren mit Hitlers Machtübernahme von allen Instituten im Deutschen Reich vertrieben worden. Vielen von ihnen bot die USA Exil.[467] Dass fünf von sieben Medizinhistorikern aus Deutschland, Österreich und Italien ins Exil gehen mussten, zeigt den hohen Anteil von Juden unter diesen Medizinhistorikern. Walter Pagel (1898–1983) emigrierte 1933 nach Paris und dann nach England,[468] Henry Ernest Sigerist (1891–1957)[469], ein demokratiebewusster Schweizer, war vor Hitlers Machtübernahme von Deutschland in die USA emigriert und seit 1932 Leiter des Instituts für Geschichte der Medizin an der Johns Hopkins University in Baltimore. Er gehörte damit auch zur „Gruppe der politischen Exilanten". Nach 1933 wurde er von der „Deutschen Gesellschaft für Geschichte der Medizin und der Deutschen Akademie der Naturforscher Leopoldina" ausgeschlossen.[470]

Von seinen Schülern an der Universität Leipzig emigrierten neben Owsei Temkin (1902–2002) auch Erwin Ackerknecht (1906–1988) oder

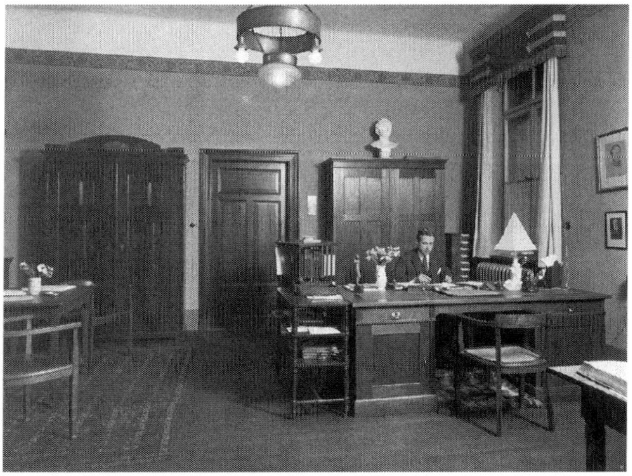

Abb. 22 Henry Ernest Sigerist im Arbeitszimmer, s. d. Photograph by S. Hoenisch. (Wellcome Collection. Public Domain Mark).

Bernhard Katz (1911–2003). Margarethe Blank (1901–1945), die bei Sigerist ihre Dissertation in Medizingeschichte schrieb, wurde als angebliche Spionin und antifaschistische Widerstandskämpferin hingerichtet.[471] Einer von Diepgens Mitarbeitern, Ludwig Edelstein (1902–1965),[472] wurde an der Johns Hopkins University Mitarbeiter von Sigerist.[473]

Der SS-Sturmbannführer und Arzt Bernward Josef Gottlieb (1910–2008),[474] Mitarbeiter an Diepgens Berliner Institut für Geschichte der Medizin, wurde von Diepgen und seinem Kollegen Max de Crinis (1889–1945), Psychiater und Neurologe, 1942 für Geschichte der Medizin habilitiert. Gottlieb, der „kommende Mann einer nationalsozialistischen Geschichtsschreibung",[475] erhielt die Leitung der SS-militärärztlichen Akademie in Graz und hielt ab 1943 auch Vorlesungen an der Universität Graz.[476] Mit seinem Berliner Kollegen Alexander Berg (1911–ca. 1990), wie Gottlieb ein Diepgen-Schüler, Arzt und SS-Offizier, gab er *Das Antlitz des germanischen Arztes in vier Jahrhunderten*[477] heraus. Mit vielen von diesen ehemaligen Akteuren und Akteurinnen des NS-Regimes, wie der Diepgen-Schülerin Heischkel-Artelt,[478] stand Erna Lesky in ihrer zweiten Karriere als Medizinhistorikerin in Kontakt. Sie wurden Teil ihres wissenschaftspolitischen Netzwerks. Diepgen wurde einer ihrer wichtigsten Mentoren.

Anmerkungen

348 Siehe Georg Hammerle, *Pädiatrie in Österreich zwischen Sozialhygiene und „Aufartung", ca. 1900 – 1960*, Dissertation, Medizinische Universität Wien 2020.

349 Siehe Adalbert Czerny, *Der Arzt als Erzieher des Kindes*, Leipzig 1908, 6. Auflage, Leipzig–Wien: Deuticke 1922. Siehe weiter ders., *Die Pädiatrie meiner Zeit*, Berlin: Julius Springer 1939.

350 Vgl. Eduard Seidler, Die akademische Elite und der neue Staat, in: ders. (Hg.), *Die Elite der Nation im Dritten Reich – Das Verhältnis von Akademien und ihrem wissenschaftlichen Umfeld zum Nationalsozialismus*. Leopoldina-Symposion vom 9. bis 11. Juni 1994 in Schweinfurt (*Acta historica Leopoldina* 22, 1995), 15–28, 22.

351 Vgl. ebd., 23.

352 Vgl. Huber, *Kornblume und Hakenkreuz.* Mitgliederverzeichnis, 56. Siehe ebd., 25: Michael Hubenstorf betone, dass von 69 Medizinern, die 1939 Mitglied im Deutschen Klub waren, bis 1945 49 der NSDAP beitraten, wahrscheinlich sogar mehr als 80 Prozent, davon sechs SA- und sechs SS-Mitglieder.

353 Vgl. Sieder, Wissenschaftliche Diskurse, in: *Virus* 17 (2018), 29–56, 40. Siehe dazu Eduard Seidler, „...vorausgesetzt, daß Sie Arier sind...". Franz Hamburger (1874–1954) und die Deutsche Gesellschaft für Kinderheilkunde, in: Widhalm/ Pollak (Hg.), *90 Jahre Universitäts-Kinderklinik am AKH in Wien*, 44–52; Eduard Seidler, *Kinderärzte 1933–1945. Entrechtet – geflohen – ermordet*, Bonn: Bouvier 2000.

354 Siehe exemplarisch für die umfangreiche Literatur zum „Spiegelgrund": Wolfgang Neugebauer, Leben und Sterben am Spiegelgrund, in: Johann Gross, *Spiegelgrund. Leben in NS-Erziehungsanstalten*. Mit einem Vorwort von Christine Nöstlinger und einem Nachwort von Wolfgang Neugebauer, Wien: Ueberreuter 2000, 140–155; Peter Malina, Zur Geschichte des „Spiegelgrunds", in: Ernst Berger (Hg.), *Verfolgte Kindheit. Kinder und Jugendliche als Opfer der NS-Sozialverwaltung*, Wien–Köln–Weimar: Böhlau 2002, 159–193; Peter Malina, Dem Vergessen überlassen? Die Welt der Kinder vom „Spiegelgrund", in: Alois Kaufmann, *Totenwagen. Kindheit am Spiegelgrund* – mit einer historischen Nachbetrachtung von Peter Malina, Wien: Mandelbaum 2007, 100–124; Nicole Ischepp, *Die „Asozialen" in der Anstalt Am Spiegelgrund – Folgen von Erziehung und Fürsorge im Nationalsozialismus*, Diplomarbeit, Universität Wien 2012; Paul Weindling, From Scientific Object to Commemorated Victim: the Children of the Spiegelgrund, in: *History and Philosophy of the Life Sciences* 35 (2013) 3, 415–430; Herwig Czech, Der Spiegelgrund-Komplex. Kinderheilkunde, Heilpädagogik, Psychiatrie und Jugendfürsorge im Nationalsozialismus, in: *Österreichische Zeitschrift für Geschichtswissenschaften* 25 (2014) 1–2, 194–219; ders., Beyond Spiegelgrund and Berkatit: Human Experimentation and Coerced Research at the Vienna School of Medicine 1939 to 1945, in: Paul Weindling (ed.), *From Clinic to Concentration Camp. Reassessing Nazi Medical and Racial Research 1933-1945*, London–New York: Routledge Taylor & Francis Group 2017, 138–162. Siehe die umfangreichen Literaturangaben in: Der Krieg gegen die „Minderwertigen". Gedenkstätte Steinhof. Zur Geschichte der NS-Medizin in Wien.

355 Vgl. Sieder, Wissenschaftliche Diskurse, in: *Virus* 17 (2018), 46.

356 Vgl. Köhler, *Das Medizinstudium im Nationalsozialismus*, 129.

357 Franz Hamburger, Nationalsozialismus und Medizin, zit. Wolfgang Sperl/Reinhold Kerbl (Hg.), *50 Jahre Österreichische Gesellschaft für Kinder- und Jugendheilkunde.*

Festschrift. Kinderheilkunde in Österreich: Entwicklung der Spitäler. Geschichte des Verbands, Wien 2012, 35–36. Siehe auch Sieder, Wissenschaftliche Diskurse, in: *Virus* 17 (2018), 45. Hamburger sprach sich entschieden für die „Kindereuthanasie" aus: Franz Hamburger, Nationalsozialismus und Medizin, Festvortag des Obmanns der Fachgruppe für ärztliche Kinderkunde der Wiener Medizinischen Gesellschaft im Februar 1939, in: *Wiener Medizinische Wochenschrift* 89 (1939), 141–146.

358 Vgl. Lichtenberger-Fenz, Österreichs Universitäten 1930 bis 1945, in: Stadler (Hg.), *Kontinuität und Bruch 1938 – 1945 – 1955*, 75.

359 Vgl. Schreiben Ludwig Kofler, Pharmakognostisches Universitäts-Institut, an das Rektorat der Universität Innsbruck, betreffend Erlass des Österreichischen Unterrichtsministeriums Z. 16509/II/6, vom 21.5.1938, Innsbruck, 4.6.1938, 1–2, 1. Medizinische Fakultät (Med. Fak.), Personalangelegenheiten, Akten des Kurators 1938–1945, Karton (K) 01, Universitätsarchiv Innsbruck (UAI). Siehe Gerhard Oberkofler, Bericht über die Opfer des Nationalsozialismus an der Universität Innsbruck, in: *Zeitgeschichte* 8 (1980/81) 4, 142–149.

360 Siehe dazu Gisela Hormayr, *Verfolgung, Entrechtung, Tod: Studierende der Universität Innsbruck als Opfer des Nationalsozialismus,* Innsbruck–Wien–Bozen: Studien-Verlag 2019. Thomas Beddies, *Jüdische Ärztinnen und Ärzte im Nationalsozialismus: Entrechtung, Vertreibung, Ermordung,* Berlin: De Gruyter Oldenburg 2014.

361 Vgl. Schreiben des Österreichischen Unterrichtsministeriums, Z. 16509/II/6, an das Rektorat der Universität Innsbruck, betreffend Med. Fak. Bestellung mehrerer w. Hilfskräfte, Wien, 21.5.1938, Erna Lesky Dek.Zl.490/8 vom 6/11 1937, 1–2, 2. Med. Fak., Personalangelegenheiten, Akten des Kurators 1938–1945, K 01, UAI. Die Autorin dankt Peter Goller, Archiv der Universität Innsbruck, der die wertvollen Quellen als Scans via E-Mail zusandte.

362 Vgl. Ludwig Kofler, Pharmakognostisches Universitäts-Institut, an das Rektorat der Universität Innsbruck, betreffend Erlass des Österreichischen Unterrichtsministeriums Z. 16509/II/6, vom 21.5.1938, Innsbruck, 4.6.1938, 1–2, 1. Med. Fak., Personalangelegenheiten, Akten des Kurators 1938–1945, K 01, UAI.

363 Siehe E-Mail von Grete Walter-Klingenstein, Graz, 17.10.2023: Grete Walter-Klingenstein korrigiert diese Annahme: „Der Bruder, Paul Klingenstein, war kein Mitglied der NSDAP und zeit seines Lebens bei keiner politischen Partei." Die Autorin dankt für diesen Hinweis.

364 Zit. Kofler, Pharmakognostisches Universitäts-Institut, an das Rektorat der Universität Innsbruck, Innsbruck, 4.6.1938, 1. Med. Fak., Personalangelegenheiten, Akten des Kurators 1938–1945, K 01, UAI.

365 Vgl. ebd., 2.

366 Vgl. Schreiben der Medizinischen Fakultät der Universität Innsbruck an das Ministerium für innere und kulturelle Angelegenheiten, Zl 1861/2–R, betreffend „Bestellung mehrerer w. Hilfskräfte", Innsbruck, 8.6.1938, 2. Med. Fak., Akten des Kurators 1938–1945, K 01, UAI. Siehe Adreßbuch der Stadt Innsbruck und der Nachbargemeinden Hötting, Mühlau und Amras für das Jahr 1938, 220. Unter dieser Adresse, Maximilianstrasse 29, Innsbruck, ist Erna Klingenstein als „Kindergärtnerin", ohne akademischen Titel, eingetragen. Siehe ebd., 235: Albin Lesky ist mit derselben Adresse als „Dr., Univ.-Professor" eingetragen.

367 Vgl. Schreiben des Ministeriums für innere und kulturelle Angelegenheiten Abteilung IV, Erziehung, Cultus und Volksbildung, Zl. 23358/10, an das Rektorat der Universität Innsbruck, betreffend neubewilligte klinische Hilfsarztstipendien

z.Z.1691/2-med. Dek. vom 30.VI-1938, Wien, 22.7.1938, 1–2, 1–2. Med. Fak., Personalangelegenheiten, Akten des Kurators 1938–1945, K 01, UAI.

368 Vgl. Parteistatistische Erhebung 1939 der Reichsorganisationsleiter der NSDAP, Ortsgruppe Wilten West, Kreis Innsbruck, Gau Tirol-Vorarlberg, Albin Lesky 4902, 1.7.1939. Verbände und Parteien – NSDAP, TLA. Wie bei Erna Lesky wurde auf der linken Seite des Erhebungsbogens das Eintrittsdatum auf 15.12.1938 korrigiert.

369 Vgl. Bundespolizeidirektion Innsbruck, Schreiben an das Staatskommissariat für die unmittelbaren Bundesangelegenheiten im Lande Tirol in Innsbruck, Innsbruck, 11.6.1946. Entnazifizierungsunterlagen Albin Lesky 3/1. Albin Lesky, Dr. O. Prof., Phil. PA 266/45, OeSTA/AdR, UWFuK, BMU.

370 Siehe Wenninger, Austrofaschismus, in: Gräser/Rupnow (Hg.), *Österreichische Zeitgeschichte – Zeitgeschichte in Österreich,* 86: Florian Wenninger erklärt, dass die gesamtdeutsche Geschichtsauffassung eine „Reichidee" gewesen sei, auf die sich „der Austrofaschismus" stark gestützt habe. Der Begriff „gesamtdeutsch" wurde auch in der Sprache nationalsozialistischer Behörden verwendet, wie diese Quelle nachweist.

371 Zit. Bundespolizeidirektion Innsbruck, Schreiben an das Staatskommissariat für die unmittelbaren Bundesangelegenheiten im Lande Tirol in Innsbruck, Innsbruck, 11.6.1946. Beilage: Informationsbericht des SD v. 17.10.1938, gerichtet an den SD-Führer des SS-Oberabschnittes Donau in Wien, Innsbruck, 17.10.1938. Entnazifizierungsunterlagen Albin Lesky 3/1. Albin Lesky, Dr. O. Prof., Phil. PA 266/45, OeSTA/AdR, UWFuK, BMU.

372 Vgl. Parteistatistische Erhebung der Reichsorganisationsleiter der NSDAP, Ortsgruppe Wilten West, Kreis Innsbruck, Gau Tirol-Vorarlberg, Erna Lesky 4903, 1.7.1939. Verbände und Parteien – NSDAP, TLA.

373 Vgl. Gamper, „Du hast die Pflicht gesund zu sein", in: Arias (Hg.), *Im Dienste der Volksgesundheit*, 18.

374 Vgl. ebd., 21.

375 Vgl. Pantelmann, *Die Fabrikation der deutschen Frau*, 1.

376 Vgl. Gerstenbauer, *Die Rolle der Frau*, 19.

377 Vgl. Ina Paul-Horn/Gerburg Treusch-Dieter (Hg.), *Faszination Nationalsozialismus? Zu einer politischen Theorie des Geschlechterverhältnisses* (Schnittpunkt: Zivilisationsprozeß 15), Pfaffenweiler: Centaurus-Verl.-Ges. 1993, 27, zit. Gerstenbauer, *Die Rolle der Frau*, 8.

378 Vgl. ebd., 9.

379 Vgl. Gehmacher, Biografie, Geschlecht und Organisation, in: Reese (Hg.), *Die BDM Generation*, 178.

380 Vgl. Gerstenbauer, *Die Rolle der Frau*, 18.

381 Vgl. Gamper, „Du hast die Pflicht gesund zu sein", in: Arias (Hg.), *Im Dienste der Volksgesundheit*, 25. Siehe auch Johanna Gehmacher/Gabriella Hauch (Hg.), *Frauen- und Geschlechtergeschichte des Nationalsozialismus* (Querschnitte. Einführungstexte zur Sozial- Wirtschafts- und Kulturgeschichte 23), Innsbruck: Studien-Verlag 2007, 186–203.

382 Vgl. Gamper, „Du hast die Pflicht gesund zu sein", in: Arias (Hg.), *Im Dienste der Volksgesundheit*, 20.

383 Vgl. Sandra Bascha, *„Verbot zwingt keinen Geist!" Die illegale Zeitschrift des Bundes Deutscher Mädel in Österreich der Jahre 1936 bis 1938. Eine kommunikationswissenschaftliche Analyse*, Diplomarbeit, Publizistik, Universität Wien 2009, 71.

384 Vgl. Gamper, „Du hast die Pflicht gesund zu sein“, in: Arias (Hg.), *Im Dienste der Volksgesundheit*, 16.

385 Vgl. Köhler, *Das Medizinstudium im Nationalsozialismus*, 21.

386 Zit. Rudolf Ramm: Beauftragter des Reichsärzteführers für Österreich bei der Ärztetagung am 20. Mai 1938 in Salzburg, in: Ärzteblatt für die deutsche Ostmark (1938), 104, zit.: Malina/Neugebauer, *NS-Gesundheitswesen und Medizin*, 11.

387 Siehe dazu Peter Malina, „Führen“ statt Heilen. Zu einigen Fundstücken aus dem Gesundheitsamt der Stadt Wien 1938–1945, in: *Wiener klinische Wochenschrift* 110 (1998) 4–5, 245–247.

388 Vgl. Ilse Reiter-Zatloukal, „Alles nur für das deutsche Volk!“. Die „Säuberung“ der österreichischen Ärzteschaft unter der NS-Herrschaft, in: Thomas Olechowski (Hg.), *Beiträge zur Rechtsgeschichte Österreichs*. Zeitschrift der Kommission für Rechtsgeschichte Österreichs der Österreichischen Akademie der Wissenschaften 5 (2015) 1, 112–150, 113.

389 Vgl. Gamper, „Du hast die Pflicht gesund zu sein,“ in: Arias (Hg.), *Im Dienste der Volksgesundheit*, 17. Siehe Herwig Czech, *Ärzte am Volkskörper. Die Wiener Medizin und der Nationalsozialismus*, Dissertation, Universität Wien 2007, 10: Ärzte und Ärztinnen unterstützten vorrangig den Aufbau eines „völkisch homogenen und erbgesunden Volkskörpers.“ Ders./Paul Weindling (Hg.), *Österreichische Ärzte und Ärztinnen im Nationalsozialismus*, herausgegeben im Auftrag des Dokumentationsarchivs des Österreichischen Widerstandes, Jahrbuch 2017, Wien: Dokumentationsarchiv des Österreichischen Widerstandes 2017.

390 Vgl. Pantelmann, *Die Fabrikation der deutschen Frau*, 6.

391 Vgl. ebd., 7.

392 Vgl. Czech, *Ärzte am Volkskörper*, 11.

393 Vgl. Hans-Walter Schmuhl, Eugenik und Rassenanthropologie, in: Robert Jütte/Wolfgang U. Eckart/Hans-Walter Schmuhl/Winfried Süß (Hg.), *Medizin und Nationalsozialismus. Bilanz und Perspektiven der Forschung*, Göttingen: Wallstein [2]2011, 24–38, 24. Siehe ders., Der Nationalsozialismus als biopolitische Entwicklungsdiktatur – Konsequenzen für die Kinderheilkunde, in: Deutsche Gesellschaft für Kinder- und Jugendmedizin (DGKJ) (Hg.), *Im Gedenken der Kinder. Die Kinderärzte und die Verbrechen an Kindern in der NS-Zeit.* Begleitheft zur Gedenkveranstaltung der *DGK Monatsschrift Kinderheilkunde* 59 (2011) 1, 9–12.

394 Zit. Vorbildliche Betreuung der Pflegekinder. Aufgabenreiches und dankenswertes Arbeitsgebiet der Jugendhilfe der NS-Volkswohlfahrt im Gau Tirol-Vorarlberg, in: *Innsbrucker Nachrichten*. Parteiamtliches Organ der NSDAP. Gau Tirol-Vorarlberg 87/140, Samstag, 15.6.1940, 7.

395 Vgl. Postert, *Die Hitlerjugend*, 16–17.

396 Vgl. Pantelmann, *Die Fabrikation der deutschen Frau*, 107. Anders aber Postert, *Die Hitlerjugend*, 10–11: Ein Auslandskorrespondent aus Straßburg, der 1936 Deutschland besuchte, berichtete, dass Baldur von Schirach von den „untersten Reihen“ der HJ als „eitler Bonze“ gesehen worden sei, „bloß auf Einkommen und Stellung bedacht“. Kinder und Jugendliche würden seinen Reden in der Mehrheit „ganz ohne Begeisterung und Regung lauschen“.

397 Vgl. Pantelmann, *Die Fabrikation der deutschen Frau*, 187.

398 Vgl. Gerstenbauer, *Die Rolle der Frau*, 18.

399 Vgl. Gehmacher, Biografie, Geschlecht und Organisation, in: Reese (Hg.), *Die BDM Generation*, 182.

[400] Vgl. ebd., 166.

[401] Vgl. Postert, *Die Hitlerjugend*, 15.

[402] Vgl. ebd., 18.

[403] Vgl. Gehmacher, Bund deutscher Mädel, in: *Loseblatt-Sammelreihe „Österreich 1938–1945"*, Blatt 1.

[404] Vgl. Gamper, „Du hast die Pflicht gesund zu sein", in: Arias (Hg.), *Im Dienste der Volksgesundheit*, 18.

[405] Vgl. Postert, *Die Hitlerjugend*, 114.

[406] Zit. Pantelmann, *Die Fabrikation der deutschen Frau*, 109.

[407] Vgl. Gehmacher, Biografie, Geschlecht und Organisation, in: Reese (Hg.), *Die BDM Generation*, 184.

[408] Vgl. Pantelmann, *Die Fabrikation der deutschen Frau*, 64. Siehe Oliver Rathkolb, *Schirach. Eine Generation zwischen Goethe und Hitler*, Wien–Graz: Molden 2020, 89: Diese Selektion endete „im Genozid an den Juden und Jüdinnen und in der Verfolgung und Vernichtung vieler weiterer Opfergruppen".

[409] Vgl. Köhler, *Das Medizinstudium im Nationalsozialismus*, 57.

[410] Vgl. Pantelmann, *Die Fabrikation der deutschen Frau*, 165. Pantelmann zitiert Hans Günter Hockerts, der meint, es sei „strittig, ob es sich dabei tatsächlich um eine politische Religion handelt oder nur um religiös aufgeladene und damit geschickt verpackte Propaganda": Hans Günter Hockerts, War der Nationalsozialismus eine politische Religion? Über Chancen und Grenzen eines Erklärungsmodells, in: Klaus Hildebrand (Hg.), *Zwischen Politik und Religion: Studien zur Entstehung, Existenz und Wirkung des Totalitarismus*, München: Oldenburg 2003, 45–71, 45.

[411] Vgl. Pantelmann, *Die Fabrikation der deutschen Frau*, 165.

[412] Vgl. ebd., 173.

[413] Vgl. ebd., 174.

[414] Vgl. ebd., 165.

[415] Vgl. Tascher, Die politisch und ideologisch ausgerichtete „Gleichschaltung" der ärztlichen Standesorganisationen, in: Krischel/Schmidt/Groß (Hg.), *Medizinische Fachgesellschaften*, 21.

[416] Vgl. Volkstümliche Universitätsvorträge, in: *Innsbrucker Nachrichten*. Parteiamtliches Organ der NSDAP. Gau Tirol-Vorarlberg 86/10, Freitag, 13.1.1939, 7.

[417] Vgl. Scheidung von Tisch und Bett der Ehegatten Prof. Dr. Albin und Dr. Grete Lesky, Geschäftszahl 4 Nc 69/38, Bezirksgericht Innsbruck, Abt. 4, 21.4.1938. TNL Albin Lesky INV. 131.97, Sch 837, K 131.97.01, UAW.

[418] Vgl. Heiratsurkunde Prof. Dr. Albin und Dr. Erna Lesky, F 1. Nr. 502, Standesamt Innsbruck, 11.4.1939. TNL Albin Lesky INV. 131.97, Sch 837, K 131.97.01, UAW.

[419] Siehe Fotoalbum von „Ferien 1939", 19.7.–13.8. TNL Albin Lesky INV. 131.97, Sch 838, K 131.97.04. UAW: Von Innsbruck über Bozen, Padua, Venedig, Treviso, Nötsch, St. Veit, Knittelfeld nach Graz: „Gesamtkilometer 2040".

[420] Auf allen Dokumenten, die in Innsbruck ausgestellt werden, unterzeichnet sie nach ihrer Hochzeit 1939 mit Erna Lesky-Klingenstein.

[421] Gespräch mit Grete Walter-Klingenstein, Wien, 18.3.2015.

[422] Zit. Schreiben von BDM-Führerin des Untergaues 569, an das Dekanat der Med. Fakultät Innsbruck, betreffend Gesuch Dr. Lesky, Innsbruck, 12.9.1939, 2. Med. Fak., Personalangelegenheiten, Akten des Kurators 1938–1945, K 01, UAI.

[423] Siehe dazu Erna Lesky-Klingenstein, Schreiben an die Tiroler Ärztekammer. Betrifft: Endgültige Anerkennung als Facharzt für Kinderkrankheiten, Innsbruck,

Familienarchiv Grete Walter-Klingenstein Graz: 1946 erklärte Erna Lesky-Klingenstein in einem Schreiben an die Ärztekammer für Tirol, sie sei „mangels einer nationalsozialistischen Qualifikation [für eine Fachausbildung] nicht zugelassen" worden.

424 Vgl. Köhler, *Das Medizinstudium im Nationalsozialismus*, 58.

425 Vgl. ebd., 55.

426 Vgl. Tascher, Die politisch und ideologisch ausgerichtete „Gleichschaltung" der ärztlichen Standesorganisationen, in: Krischel/Schmidt/Groß (Hg.), *Medizinische Fachgesellschaften*, 21.

427 Vgl. NSDAP-Karteikarte Albin Lesky. NSDAP-Ortsgruppenkartei, Ortsgruppe: Innsbruck, Gau: Tirol, Series MFOK (1932–1940), Bundesarchiv Berlin ehem. Document Center, BArch, R 9361-II, NSDAP Collection, NSDAP-Mitgliederkartei. Siehe dazu Römer/Schreiner, Dis-kontinuitäten, in: Ash/Nieß/Pils (Hg.), *Geisteswissenschaften im Nationalsozialismus*, 320: Albin Lesky habe, wie im Normalfall „Illegale", eine niedrige Mitgliedsnummer erhalten. Das würde bedeuten, dass er schon vor 1938 für die NSDAP aktiv gewesen ist, was jedoch noch nicht belegt werden kann.

428 Vgl. NSDAP-Karteikarte Erna Lesky geb. Klingenstein, NSDAP-Ortsgruppenkartei, Ortsgruppe: Innsbruck, Gau: Tirol, Series MFOK (1932–1940), Bundesarchiv Berlin ehem. Document Center, BArch, R 9361-II, NSDAP Collection, NSDAP-Mitgliederkartei. Anders aber: Erna Lesky, geb. Klingenstein, Registrierungsblatt zur Verzeichnung der Nationalsozialisten gemäß § 4 des Verbotsgesetzes 1947. StAI. Entnazifizierungsakt Erna Lesky 371/2: Parteianwärter von 15.9.1938 bis 1941. Mitglied der NSDAP von „Sommer 1941 bis Ende".

429 Zit. Schreiben Ludwig Kofler, Pharmakognostisches Universitäts-Institut, an das Rektorat der Universität Innsbruck, betreffend Erlass des Österreichischen Unterrichtsministeriums Z. 16509/II/6, vom 21.5.1938, Innsbruck, 4.6.1938, 1–2, 1. Med. Fak., Personalangelegenheiten, Akten des Kurators 1938–1945, K 01. UAI.

430 Vgl. Schreiben von BDM-Führerin des Untergaues 569, an das Dekanat der Med. Fakultät Innsbruck, betreffend Gesuch Dr. Lesky, Innsbruck, 12.9.1939, 2. Ebd.

431 Vgl. Lichtenberger-Fenz, Österreichs Universitäten 1930 bis 1945, in: Stadler (Hg.), *Kontinuität und Bruch 1938 – 1945 – 1955*, 80.

432 Vgl. Auszug aus dem Wehrpaß Albin Lesky, 5. TNL Albin Lesky INV. 131.97, Sch 837, K 131.97.01, UAW.

433 Vgl. ebd., 4.

434 Vgl. ebd., 3.

435 Vgl. Auszug aus dem Wehrpaß Albin Lesky, 12. TNL Albin Lesky INV. 131.97, Sch 837, K 131.97.01, UAW.

436 Vgl. Albin Lesky, Lebenslauf 1240/54, 8. PA Albin Lesky M 1/5, AÖAW.

437 Vgl. ebd.

438 Vgl. Auszug aus dem Wehrpaß Albin Lesky, 12. TNL Albin Lesky INV. 131.97, Sch 837, K 131.97.01, UAW.

439 Vgl. ebd., 32 und 33. Im Kriege mitgemachte Gefechte, Schlachten, Unternehmungen.

440 Siehe Klaus Schönherr, Ferdinand Schörner. Der idealtypische Nazigeneral, in: Roland Smelser/Enrico Syring (Hg.), *Die Militärelite des Dritten Reiches. 27 biographische Skizzen*, Berlin–Frankfurt am Main: Ullstein 1995, 497–509.

441 Vgl. Albin Lesky, Lebenslauf 1240/54, 8. PA Albin Lesky M 1/5, AÖAW. Siehe Klaus-Volker Gießler, in: *Neue Deutsche Biographie* 23 (2007), 435–436: Johann

Ferdinand Schörner fühlte sich als Soldat „dem nationalsozialistischen Deutschland ebenso verpflichtet wie zuvor dem Kaiserreich und der Weimarer Republik". Er habe „keine Skrupel" gehabt, „mit NS-Propaganda den Kampfgeist zu stärken und äußerste Einsatzbereitschaft zu verlangen". Seine Persönlichkeit werde divergierend bewertet, doch er habe „in beiden Weltkriegen herausragende militärische Leistungen" erbracht.

442 Vgl. Urkunde für die Verleihung des Eisernen Kreuzes 2. Klasse, im Felde, 22.5.1940. TNL Albin Lesky INV. 131.97, Sch 837, K 131.97.01, UAW.

443 Siehe Gerstenbauer, *Die Rolle der Frau*, 14: Die NSDAP kontrollierte die „Medienlandschaft in Tirol" durch eine Gleichschaltung aller Zeitungen und der Vereinnahmung des Rundfunks und nutzten besonders die *Innsbrucker Nachrichten* für ihre Propaganda.

444 Vgl. Mit dem Eisernen Kreuz ausgezeichnet, in: *Innsbrucker Nachrichten*. Parteiamtliches Organ der NSDAP. Gau Tirol-Vorarlberg 87/132, Donnerstag, 6.6.1940, 6.

445 Vgl. Köhler, *Das Medizinstudium im Nationalsozialismus*, 133. Siehe ebd.: In den „Wegweisern zum Medizinstudium aus 1923, 1930 und 1936" scheint keine Vorlesung in Geschichte der Medizin auf.

446 Vgl. Hubenstorf, Kontinuität und Bruch in der Medizingeschichte, in: Stadler (Hg.), *Kontinuität und Bruch 1938 – 1945 – 1955*, 303.

447 Vgl. Walter Mentzel, Fritz Lejeune – NS-Mediziner und Leiter des ehemaligen Institutes für Geschichte der Medizin. Sammlung „Fritz Lejeune – NS-Mediziner" an der Zweigbibliothek für Geschichte der Medizin, in: *Van Swieten Blog*. Siehe ebd.: Fritz Lejeune, geboren am 1. Juli 1892 in Köln, studierte Medizin, Zahnheilkunde und Vergleichende Sprachwissenschaften an den Universitäten Bonn und Greifswald. 1922 habilitierte er sich für Geschichte der Medizin und wurde Privatdozent an der Universität Greifswald. 1925 erhielt er einen Lehrauftrag für Geschichte der Medizin an der Universität Köln, 1928 wurde er an dieser Universität zum Außerordentlichen Professor ernannt. Er begründete 1923 die „deutsch-nordische Gesellschaft für Geschichte der Medizin, der Zahnheilkunde und der Naturwissenschaften" und 1925 die „Reichsnotgemeinschaft Deutscher Ärzte" mit. Durch die nationalen und internationalen Netzwerke hatte er großen Einfluss in ärztlichen Standesorganisationen und internationalen medizinhistorischen Organisationen sowie in der „NS-Außenpolitik" und im „Propagandaministerium".

448 Vgl. Jakob Lehne, „Ein deplorabler Zustand"? – Das Wiener Institut für Geschichte der Medizin in der Nachkriegszeit, in: Birgit Nemec/Hans-Georg Hofer/Felicitas Seebacher/Wolfgang Schütz (Hg.), *Medizin in Wien nach 1945. Strukturen, Aushandlungsprozesse, Reflexionen* (650 Jahre Universität Wien – Aufbruch ins neue Jahrhundert 6), Göttingen: V&R unipress, Vienna University Press 2022, 67–82, 69.

449 Vgl. Florian Bruns, Die institutionalisierte Geschichte der Medizin und der Nationalsozialismus. Facetten einer engen Zweckbeziehung 1933–1945, in: Krischel/Schmidt/Groß (Hg.), *Medizinische Fachgesellschaften im Nationalsozialismus*, 53–69, 57.

450 Vgl. Hubenstorf, Kontinuität und Bruch in der Medizingeschichte, in: Stadler (Hg.), *Kontinuität und Bruch 1938 – 1945 – 1955*, 303.

451 Vgl. Bruns, Die institutionalisierte Geschichte der Medizin, in: Krischel/Schmidt/Groß (Hg.), *Medizinische Fachgesellschaften im Nationalsozialismus*, 57.

452 Vgl. Köhler, *Das Medizinstudium im Nationalsozialismus*, 133. Siehe Klaus Schmierer, *Medizingeschichte und Politik. Karrieren des Fritz Lejeune in der Weimarer*

Republik und im Nationalsozialismus (Abhandlungen zur Geschichte der Medizin u. der Naturwissenschaften 96), Husum: Matthiesen 2002.

453 Vgl. Hubenstorf, Kontinuität und Bruch in der Medizingeschichte, in: Stadler (Hg.), *Kontinuität und Bruch 1938 – 1945 – 1955*, 303.

454 Vgl. Mentzel, Fritz Lejeune, in: *Van Swieten Blog*. Siehe ebd.: Während des Krieges leitete Lejeune in Wien das Heeresstandortlazarett in Hütteldorf.

455 Vgl. Herwig Czech/Marion Ziegler (Hg.), *Die Wiener Medizinische Fakultät 1938 bis 1945*, Ausstellungskatalog, Wien 2018, 47. Siehe ebd.: Schönbauer habe die „Geschäftsbeziehungen mit dem Antiquariat Wolf" bis in die 1950er-Jahre fortgesetzt. Seit 2007 werden diese Bücherbestände von der Universitätsbibliothek der Medizinischen Universität „systematisch aufgearbeitet" und, wenn möglich, in Form einer Restitution an die Familien der ehemaligen Besitzer zurückgegeben.

456 Vgl. Marcel H. Bickel, Ein biographischer Vergleich von Medizinhistorikern im Zeitraum 1825–1975, in: *N.T.M. Zeitschrift für Geschichte der Wissenschaften, Technik und Medizin*, 8 (2000), 129–148, 133. Siehe Thomas Jaehn, *Der Medizinhistoriker Paul Diepgen (1878–1966). Eine Untersuchung zu methodologischen, historiographischen und zeitgeschichtlichen Problemen und Einflüssen im Werk Paul Diepgens unter besonderer Berücksichtigung seiner persönlichen Rolle in Lehre, Wissenschaftspolitik und Wissenschaftsorganisation während des Dritten Reiches*, phil. Diss., Humboldt-Universität Berlin 1991.

457 Vgl. Bruns, Die institutionalisierte Geschichte der Medizin, in: Krischel/Schmidt/Groß (Hg.), *Medizinische Fachgesellschaften im Nationalsozialismus*, 54.

458 Vgl. ebd., 55.

459 Vgl. Werner Friedrich Kümmel, Paul Diepgen als „Senior" seines Faches nach 1945 / Paul Diepgen as a senior within his field after 1945, in: *Medizinhistorisches Journal*, Themenheft: Medizingeschichte in Deutschland nach 1945, 49 (2014) 1/2, 10–44, 14–15.

460 Heiner Fangerau/Mariacarla Gadebusch Bondio, Spannungen in der jüngeren Geschichte der Medizin: Legitimationsstrategien und Zielkonflikte – ein Beitrag zur Diskussion, in: *N.T.M.* 23 (2015), 33–52, 37.

461 Vgl. Kümmel, Paul Diepgen, in: *Medizinhistorisches Journal* 49 (2014) 1/2, 15.

462 Vgl. ebd., 41.

463 Vgl. ebd., 16.

464 Vgl. ebd., 15.

465 Vgl. ebd., 35. Siehe ebd. 36: Florian Bruns wies Friedrich Kümmel darauf hin, dass Diepgen nach 1945 angegeben habe, die Kartei sei von dem Biologiehistoriker Julius Schuster, einem überzeugten Nationalsozialisten, erstellt worden, der auch im „Einsatzstab Reichsleiter Rosenberg" mitgearbeitet habe.

466 Vgl. Bickel, Ein biographischer Vergleich von Medizinhistorikern, in: *N.T.M. N.S.* 8 (2000), 134.

467 Vgl. Fangerau/Gadebusch Bondio, Spannungen in der jüngeren Geschichte der Medizin, in: *N.T.M.* 23 (2015), 37.

468 Vgl. Kümmel, Paul Diepgen, in: *Medizinhistorisches Journal* 49 (2014) 1/2, 20.

469 Siehe Erna Lesky, Henry Ernest Sigerist, in: *Gnomon* 29 (1957) 8, 638–640.

470 Vgl. Margarete Blank, in: Margarete-Blank-Gedenkstätte.

471 Vgl. ebd.

472 Siehe Kümmel, Paul Diepgen, in: *Medizinhistorisches Journal* 49 (2014) 1/2, 20: Ludwig Edelstein, Diepgens früherer Assistent in Berlin, wünschte aus der Emigration keinen Kontakt mehr zu Diepgen, was ihm dieser nie verziehen habe.

473 Vgl. Bickel, Ein biographischer Vergleich von Medizinhistorikern, in: *N.T.M. N.S.* 8 (2000), 134.

474 Siehe Kümmel, Paul Diepgen, in: *Medizinhistorisches Journal* 49 (2014) 1/2, 24: Bernward Josef Gottlieb trat am 1.5.1933 der NSDAP bei und am 21.9.1933 der SS, 1944 wurde er Sturmbannführer der SS.

475 Zit. Bruns, Die institutionalisierte Geschichte der Medizin, in: Krischel/Schmidt/Groß (Hg.), *Medizinische Fachgesellschaften im Nationalsozialismus*, 57.

476 Vgl. Kümmel, Paul Diepgen, in: *Medizinhistorisches Journal* 49 (2014) 1/2, 25. Siehe Florian Bruns/Andreas Frewer, Fachgeschichte als Politikum: Medizinhistoriker in Berlin und Graz in Diensten des NS-Staates, in: Robert Jütte (Hg.), *Medizin, Gesellschaft und Geschichte* (Jahrbuch des Instituts der Geschichte der Medizin der Robert-Bosch-Stiftung 24), Stuttgart: Franz Steiner 2006, 151–180.

477 Siehe Bernward J. Gottlieb/Alexander Berg, *Das Antlitz des Germanischen Arztes in vier Jahrhunderten*, Berlin 1942, zit. Michael Hubenstorf, Kontinuität und Bruch in der Medizingeschichte. Medizin in Österreich 1938 bis 1955, in: Stadler (Hg.), *Kontinuität und Bruch 1938 – 1945 – 1955*, 299–332, 304.

478 Siehe Kümmel, Paul Diepgen, in: *Medizinhistorisches Journal*, 49 (2014) 1/2, 13: Edith Heischkel-Artelt habilitierte sich bereits 1938 an Diepgens Berliner Institut für Geschichte der Medizin. Siehe weiter ebd. 24: Sie trat mit 1. Jänner 1944 der NSDAP bei, war Mitglied im NS-Dozentenbund und der NSV und 1944 Bannärztin beim BDM. Die ausführliche Korrespondenz von Walter Artelt und Edith Heischkel-Artelt mit Erna Lesky liegt im Handschriftenlesesaal der Bayerischen Staatsbibliothek München, Signatur: Hbh/Q 290 (Walter Artelt) und Hbh/Q 2728 (Edith Heischkel-Artelt) auf und im Deutschen medizinhistorisches Museum Ingolstadt Bayerischen Staatsbibliothek München, Signatur: Hbh/Q 290 (Walter Artelt) und Hbh/Q 2728 (Edith Heischkel-Artelt). Der vorliegende Briefwechsel zwischen Erna Lesky und Edith Heischkel-Artelt beginnt Anfang 1954 und endet im März 1981. Der vorliegende Briefwechsel zwischen Erna Lesky und Walter Artelt beginnt Anfang 1961 und endet im Juni 1973. Im Gegensatz zu den Briefen von Erna Lesky an Edith Heischkel-Artelt, beziehen sich jene an Walter Artelt kaum auf private Themen. Es wäre ein eigenes Forschungsprojekt, den umfangreichen Briefwechsel zu bearbeiten.

IV. Medizin im Auftrag der NSDAP

1. Ärztin „im Dienste der deutschen Volksgemeinschaft“

Nach Robert Proctor[479] orientierte sich die Stellung der Wissenschaft und Medizin in Politik und Gesellschaft an „biomedizinische[n] Wissensordnungen“, die in der nationalsozialistischen Rassenpolitik in die Praxis umgesetzt wurden. Er lässt die Entschuldigung, dass das „durch NS-Politik korrumpierte Wissenschaftssystem“ auf die Vorgaben der Politik reagierte, nicht gelten. Proctor sieht vielmehr die Vertreter der Rassenpolitik als die Gestalter des politischen Programms.[480] Die nationalsozialistische Rassenpolitik arbeitete nach Francis Galtons positiver Eugenik sowohl an einer „Auslese Hochwertiger“ als auch an einer negativen Eugenik, der „Ausmerzung Minderwertiger“.[481] Wer nicht in das NSDAP-Fürsorge- und Gesundheitssystem passte, wer die Förderungskriterien nicht erfüllen konnte, wurde ausgegrenzt. „Erbbiologisch minderwertig diffamierte Behinderte“, „Asoziale“ oder Alkoholiker und Alkoholikerinnen wurden von den Nationalsozialisten und Nationalsozialistinnen als „Ballastexistenzen“ im „gesunden Volk“ gesehen und ab Oktober 1939 in „Euthanasie-Anstalten“[482] ermordet.[483] Menschen mit körperlicher oder geistiger Behinderung, sog. „Erbkranke“, sollten erst gar nicht geboren werden. Die bei Menschen mit „Erbkrankheiten“ durchgeführte Sterilisation sollte verhindern, dass „lebensunwertes Leben“ entstehen konnte.[484] Es passte nicht in das Konzept einer gesundheitsbewussten „deutschen Volksgemeinschaft“. Diese „exklusive und exkludierende Gemeinschaft“ forderte „rassische Reinheit“ für die Realisierung ihrer „verheißungsvollen Vision“.[485]

Um die Rassenhygiene als gesundheitspolitisches Prinzip umzusetzen, wurden zur Legitimierung der Ausgrenzungspolitik der NSDAP neue Gesetze geschaffen und Verordnungen erlassen.[486] In den „Richtlinien für die Beurteilung der Erbgesundheit“ vom 18. Juli 1940 des Reichsministeriums des Inneren mit dem „Gesetz über die Verhütung erbkranken Nachwuchses“ als Basis,[487] wurden einheitliche Richtlinien formuliert, um die „nationalsozialistischen Grundsätze der Erb- und Rassenpflege“ rigoros in die Praxis umsetzen zu können. Sterilisationen konnten nicht nur bei „gesetzlich festgelegten Erbkrankheiten“ durchgeführt werden, sondern auch bei „allen vererbbaren Leiden und Eigenschaften, die den Wert der Betroffenen gegenüber der Volksgemeinschaft beeinträchtigen“. Diese Menschen galten als nicht „unterstützungswürdig“.[488] Ärztliche Ethik wurde aus „Überzeugung, Opportunismus, Karrierestreben oder Anpassung“ neu definiert.[489]

Erna Lesky-Klingenstein erschien als NSDAP-Mitglied und BDM-Ärztin parteiideologisch genügend gefestigt, um im Dienste der „deutschen

Volksgemeinschaft" arbeiten zu dürfen. Im Reichsärzteregister war unter „persönliche Daten" als Konfession katholisch eingetragen und als „Abstammung: deutschblütig".[490] Erna Lesky-Klingenstein schloss ihre Ausbildung an der Medizinischen Fakultät der Leopold-Franzens-Universität Innsbruck zwar nicht, wie von ihr geplant, als Kinderärztin ab, sondern als Allgemeinmedizinerin. Ihrer Wahrnehmung nach fühlte sie sich nach Praxiserfahrungen an der Innsbrucker Kinderklinik aber als Kinderärztin, eine Eigenbenennung, die sie später auch amtlich bei der Ärztekammer für Tirol ohne abgeschlossene Facharztausbildung durchsetzen wollte.[491] Durch die Mitgliedschaft bei der NSDAP konnte ihr Priesel ohne Widerstände der NSDAP die medizinische Leitung in einem Heim des Hilfswerks „Mutter und Kind" der NSV in Igls bei Innsbruck vermitteln.

„Als im Jahr 1940 in engster Bindung an die Univ.-Kinderklinik ein Mutter- und Kindheim in Igls errichtet worden war, wurde ich auf Vorschlag Prof. Priesels zur ärztlichen Betreuung des Heimes bestellt."[492]

Für die Anstellung am 15. Mai, zuerst auf Probe, legte Erna Lesky-Klingenstein 1940 ihre Zeugnisse und Anstellungsnachweise vor. Chronologisch geordnet, führte sie in Dokumenten die Kliniken an, an denen sie ihren Turnus absolviert hatte. Von 11. Jänner bis 30. April 1937 war sie Volontär-Ärztin und von 1. Mai 1937 bis 31. Jänner 1938 Hilfsärztin an der Innsbrucker Kinderklinik bei Priesel, von 1. Februar bis 30. November Hilfsärztin an der Hals-, Nasen- und Ohrenklinik und von 1. Dezember 1938 bis 14. Mai 1940 Hilfsärztin an der Medizinischen Klinik der Leopold-Franzens-Universität Innsbruck bei Rudolf Maria Karl Rittmann (1896–1950).[493] Die Zeugnisse, die Erna Lesky-Klingenstein von den einzelnen Klinikleitern erhielt, lobten das Engagement der Ärztin und ihre Freundlichkeit im Umgang mit Kollegen, Kolleginnen, Patienten und Patientinnen. Rittmann, der Leiter der Medizinischen Klinik, bedauerte, dass Erna Lesky-Klingenstein seine Klinik verließ:

„Frau Dr. Erna Lesky-Klingenstein war in der Zeit von 1.XII.1938 bis 31.V.1940 an der medizinischen Klinik als Hilfsarzt angestellt. Ihr besonderer Fleiss, ihr liebenswürdiges und freundliches Benehmen gegenüber den Kollegen und den Kranken wurde von allen gelobt. In der Zeit von 10.X.1939 bis 10.XII.1939 hat sie eine Männerstation alleine geführt. Dass man sie zu diesem Dienst heranzog, beweist, dass sie durch großen Fleiß und Eifer sich eingehende Kenntnisse im Fach der inneren Medizin verschafft hat. Ich sehe sie

deshalb sehr ungern von der Klinik scheiden und bedauere, dass diese wirklich wertvolle Hilfe nun der Klinik entgeht.“[494]

1940 wurde mit der „Verordnung über die Jugendwohlfahrt in der Ostmark“ die Fürsorgepolitik strukturell und ideologisch an das Deutsche Reich adaptiert,[495] was bedeutete, dass deutsche Ärzte und Ärztinnen nun nicht mehr einzelne Familien, Mütter oder Kinder behandelten. Sie waren gegenüber „der [Deutschen] Nation“ verantwortlich für die „sozialhygienische Korrektur“, damit ein gesunder „Volkskörper“ gebildet werden konnte. Chronisch Kranke sowie Menschen mit Behinderungen hatten kein Recht auf medizinische Fürsorge in NS-Institutionen. „Charitative Fürsorge“ hatte sich von den Vorstellungen der christlichen Nächstenliebe gelöst und bedeutete nun, den Auftrag der Gesunderhaltung des „deutschen Volkes“ zu erfüllen.[496]

Auch „Mutter und Kind“-Heime der NSV waren daher Orte der Selektion von gesunden und „erbkranken“ Kindern. Ärzte und Ärztinnen, Hebammen, Pflegerinnen und Fürsorgerinnen waren in ein Programm eingebunden, das zur „geheimen Reichssache“ erklärt wurde, die „Kinder-Euthanasie“. Sie hatten den Auftrag, Säuglinge und Kinder, die als „erbkrank“ erachtet oder mit Behinderungen geboren wurden, den Gesundheitsämtern zu melden[497] und waren damit an der Umsetzung des NSDAP-Programms beteiligt. Für die Kinder-Euthanasie gab es keine „gesetzliche Grundlage“. Die Tötung fand „im rechtsfreien Raum“ statt.[498] Daher war Kinder-Euthanasie von „freiwilliger Zuarbeit“ abhängig. Ein „dichtes Netzwerk kollegialer Kontakte“ sorgte dafür, „erbkranke“ und Kinder mit Behinderungen in Kinderfachabteilungen zu überwiesen, wo weitere Entscheidungen getroffen wurden. Ohne die Mitbeteiligung von Ärzten und Ärztinnen, Hebammen, Pflegerinnen und Fürsorgerinnen wäre eine Umsetzung des Kindereuthanasieprogramms nicht möglich gewesen. Dabei stelle sich die Frage, so Schmuhl, was die Gründe für den „vorauseilenden Gehorsam“ gewesen sein könnten. „Politischer Druck, ängstliche Anpassung, beruflicher Ehrgeiz, ideologische Indoktrinierung“, könnten eine Rolle gespielt haben, doch allein „entscheidend“ für das Handeln dieser Akteure und Akteurinnen sei es nicht gewesen. Quellen belegten, dass die direkt oder indirekt an der Kinder-Euthanasie beteiligten Ärzte und Ärztinnen fast alle zustimmten und sogar „Begeisterung“ zeigten, „an einem sozial-sanitären Großprojekt von welthistorischer Bedeutung beteiligt zu sein“.[499]

Im September 1940 erhielt Erna Lesky-Klingenstein ihren Dienstvertrag, der ihre „Dienstleistung als Heimärztin“ genau definierte. Zu ihrem

Aufgabenbereich gehörte laut § 2 „die ärztliche Versorgung und Überwachung aller Mütter und Kinder des Heimes einschließlich der Behandlung im Falle der Erkrankungen" sowie die „laufende Überwachung des Personals, um „übertragbare Krankheiten" zu vermeiden. Die „ärztliche Überwachung" betraf die Hygiene im Heim, die Tagesstruktur und die Ernährung. Die „beratende Oberaufsicht über die Säuglinge des Heims" übernahm Priesel, der „in ärztlichen Fragen und bei Erkrankungen" konsultiert werden musste. Das NS-Überwachungssystem forderte, dass Erna Lesky-Klingenstein monatlich an die „NSV-Gesamtleitung, Abteilung Volksgesundheit, einen Bericht über die gesundheitlichen Verhältnisse des Heimes zu erstatten" und gleichzeitig Änderungs- oder „Verbesserungsvorschläge" einzubringen hatte. In § 3 wurde darauf hingewiesen, dass „die Parteigenossin […] zur unbedingten Verschwiegenheit über dienstliche Angelegenheiten Dritten gegenüber verpflichtet" sei.[500] § 4 besagte, dass „ihre Arbeitskraft ganz in [die] Dienste der NS-Volkswohlfahrt zu stellen" sei und sie zu „ehrenamtlicher Tätigkeit" im Heim und außerhalb „verpflichtet" sei. Als Gehalt wurden in § 5 „RM 375 brutto" festgesetzt. Bezahlte „außerdienstliche Nebenarbeiten" erforderten eine schriftliche Genehmigung des Gauamtsleiters. In § 8 wurde der Dienstvertrag „auf unbestimmte Zeit" verlängert, nachdem Erna Lesky-Klingenstein die Probezeit, mit „täglicher Kündigung" von 15. Mai bis 15. August, bestanden hatte. Eine Kündigung vonseiten des Dienstgebers unter Einhaltung der Kündigungsfrist von sechs Wochen und vom Dienstnehmer von vier Wochen wurde trotz unbefristetem Dienstvertrag festgeschrieben. § 9 drohte bei einem „Verstoß gegen die Schweigepflicht", bei bezahlten Nebenbeschäftigungen ohne Erlaubnis, bei unbegründetem „Fernbleiben vom Dienst" oder bei „unwahren Angaben bei Ausfüllung des Aufnahme-Fragebogens", eine „fristlose Entlassung" an.[501] Um die Anstellung als Ärztin in einem NSV-Mutter-und-Kind-Heim nicht zu verlieren, musste sich Erna Lesky-Klingenstein in den strikten Ordnungsrahmen einfügen, der keine freien Entscheidungen zuließ und durch den jede Handlung kontrolliert wurde. Sie erfüllte die Vorgaben, akzeptierte die Überwachung und wurde selbst ein gut funktionierender Teil des NSV-Systems.

Die NSV wurde 1931 gegründet und war ab 1933 als Parteiorganisation der NSDAP zuständig für „Volkspflege", was die „Unterstützung und Förderung" einer gesunden „Volksgemeinschaft" bedeutete.[502] Das pädagogische Konzept wurde an das nationalsozialistische Parteiproramm adaptiert. Nach dem Verständnis führender Funktionäre der NSDAP war die NSV „der Ort, an dem die Partei ihr Programm realisiert und ihre

Weltanschauung in konkrete Politik umsetzt".[503] Durch ihre Gesundheits- und Sozialfürsorgeprogramme leistete die NSV einen wesentlichen Teil zur „propagandistischen Selbstdarstellung des NS-Regimes".[504] Nach der Deutschen Arbeiterfront (DAF) war sie die zweitgrößte Massenorganisation des Deutschen Reichs, mit 17 Millionen Mitgliedern im Jahr 1943. Die NSV erfüllte den Auftrag der „Stärkung der rassisch definierten Volksgemeinschaft". „Weltanschauliche und rassenhygienische Belehrungen" ergänzten die medizinischen Beratungsgespräche.[505] Die NSV unterstützte nur die „wertvollen und gesunden Volksgenossen", deren Einsatz von Vorteil für das „Volksganze" waren.[506] Was für die NSV als Institution der NSDAP, genau wie in allen NSDAP-Organisationen, zählte, war die „Gemeinschaft des Blutes":

„Für alle Zeiten wird die Gemeinschaft des Blutes über allen anderen Bindungen stehen müssen und seine Kraft in der Welt darf höher verpflichten als der Befehl, der für alle Deutschen allein Geltung hat, der Befehl des Führers. Wer dieses nicht anerkennt, hat nicht das Recht, Deutscher und nicht die Fähigkeit Parteigenosse zu sein."[507]

2. „Erbbiologische Klärung" und Ausgrenzungspolitik

Eine weitere Zielgruppe der Selektionspolitik der NSDAP waren „asoziale Personen und Angehörige asozialer Familien", die am äußeren Rand der leistungsbestimmten Gesellschaft nicht in die „deutsche Volksgemeinschaft" passten. „Asoziale" Familien mit mehreren Kindern wurden nicht als „kinderreich" angesehen und galten damit auch als nicht „unterstützungswürdig".[508] Im Dezember 1940 wurden im Gau Tirol-Vorarlberg Vorschriften für die Kooperation zwischen den Kreisjugendämtern und der NSV herausgegeben: „Menschenführung und Menschenbetreuung" lagen in der Verantwortung der NSV, die Fürsorgeämter hatten die „hoheitsrechtlichen Aufgaben des Staates" wie Gerichtsanträge zu übernehmen.[509] Die NSV war verantwortlich für die „totalitäre Erfassung" der „verwahrlosten" Jugend in der „Jugendpflege", wie das strikte Vorgehen vom NS-Regime verharmlosend umschrieben wurde.[510] Gegenüber jungen „Abweichlern", kriminellen und verwahrlosten Jugendlichen gingen die österreichischen Gebietsführungen schärfer vor als die deutschen. Mit 202 Einweisungen in das Jugendschutzlager Moringen bis Februar 1941 waren die „Alpen- und Donaureichsgaue" in dieser Ausgrenzungspolitik führend.[511]

Obwohl August Aichhorn (1878–1949), Lehrer, Psychoanalytiker und Erziehungsberater an einem Wiener städtischen Jugendamt, in der Zwischenkriegszeit versucht hatte, den tradierten psychiatrisch und christlich pastoralen Begriff „verwahrloste Kinder" nicht mehr mit „Mangel, Schuld und (Leibes-)Strafe" in Verbindung zu stellen, setzte er sich mit seiner Vorstellung von gewaltfreier Erziehung und psychotherapeutischen Betreuung dieser Kinder nicht durch.[512] Für sein 1925 erschienenes Buch *Verwahrloste Jugend*[513] schrieb Sigmund Freud (1856–1939) das Geleitwort. Der Begriff „Verwahrloste Jugend" war bei den Nationalsozialisten und Nationalsozialistinnen negativ besetzt und Familien, in deren Milieu die Erziehung der Kinder und Jugendlichen vernachlässigt wurden, standen besonders im Blickfeld der NSDAP.[514] Ein einheitlich aufgebauter Apparat von Akteuren und Akteurinnen der NS-Frauenschaft, der HJ und hier besonders des BDM, steuerte unter der Prämisse „Volkspflege" mit einem systemischen Ansatz die „offene Jugendhilfe und Familienfürsorge".[515] Die HJ war zuständig für die Begutachtung des häuslichen Milieus und für die familiäre Betreuung, die NSV übernahm die „Schutzaufsicht" für die Minderjährigen, die im Elternhaus zu verwahrlosen drohten. Wenn das häusliche Milieu nicht entwicklungsfördernd erschien, wurden die Kinder und Jugendlichen in Heimen der NSV betreut.[516]

Schon 1939 war an der Leopold-Franzens-Universität Innsbruck[517] unter Leitung des Rassenhygienikers und Kriminalpsychiaters Friedrich Stumpfl (1902–1997)[518] ein Institut für Erb- und Rassenbiologie[519] errichtet worden.[520] Stumpfl plante eine Kinderpsychiatrische Beobachtungsstation, wo mit Kindern, die als „asozial" oder „psychopathisch" diagnostiziert wurden, Vergleichsstudien mit „normalen Kindern und Jugendlichen" gemacht werden sollten.[521] Die Kinderpsychiatrische Beobachtungsstation kooperierte eng mit den Kinderheimen der NSV. Ab 3. Dezember 1941 boten Stumpfl und Priesel an der Kinderklinik gemeinsam eine Erziehungsberatung an.[522] Im Ansuchen an den Dekan der Medizinischen Fakultät Innsbruck um Genehmigung der „Erziehungsberatungsstelle unter pädiatrisch-psychiatrischer Leitung" erklärte Stumpfl, dass dadurch Kinder, die nicht „erblich minderwertig", sondern aufgrund ihres sozialen Umfelds oder durch „Erziehungsfehler" verwahrlost seien, wieder in die „Volksgemeinschaft" integriert werden könnten. Die Erziehungsberatung sollte in Zusammenarbeit mit der Kinder- und Jugendfürsorge stattfinden, die Kinder auch in ihrem familiären Umfeld betreute.[523] Auf Empfehlung des Ministeriums für Wissenschaft, Erziehung und Volksbildung kontaktierte die Kinderklinik daher in Fragen der Kinder- und Jugendfürsorge zuerst die NSV,[524] von der die Erziehungsberatungsstelle finanziert wurde.[525] Die NSV erhielt von den Gesundheitsämtern nach den erbbiologischen Erhebungen ein Attest über den „Erbwert“ eines Kindes, Jugendlichen oder Elternteils. Es entschied über „Fürsorgeleistungen“ oder „Fremdunterbringungen von Minderjährigen“.[526] Die Erziehungsberatungsstelle an der Kinderklinik Innsbruck war daher nicht nur eine Beratungsstelle, sondern entschied aufgrund ihres „Erbwerts“ mit über die Zukunft der Kinder und Jugendlichen. In einer Vorstellung, die auf der Optimierung der Gene für den „gesunden Volkskörper“ beruhte, war weder Raum für Menschen mit gesundheitlichen Einschränkungen noch für sozial Benachteiligte, die die gewünschten Anforderungskriterien für den „gesunden Volkskörper“ nicht erfüllen konnten. Kinder, Jugendliche und Erwachsene wurden aus ihren Familien herausgenommen und in Heimen und Pflegeanstalten verwiesen, wenn die Voraussetzungen für die Zugehörigkeit zur „gesunden Volksgemeinschaft“ nicht gegeben waren.[527]

Stumpfl begann in der Erziehungsberatungsstelle mit Reihenuntersuchungen an „Tiroler Heimzöglingen“ und arbeitete dabei intensiv mit „Volkspflegerinnen“ zusammen, wie Sozialarbeiterinnen in der NSV bezeichnet wurden. Kinder, die aus der Familie der Fürsorgeerziehung übergeben wurden, sollten „eingehend fachmännisch“ beurteilt und „entlassene Fürsorgezöglinge“ von der NSV-Erziehungsberatung weiter betreut werden. Die Erziehungsberatung an der Kinderklinik der Universität Innsbruck wurde als „NSV-Gau-Erziehungsberatungsstelle“ geführt.[528] Ihre Aufgabe war, „kriegsbedingte Erziehungsschwierigkeiten“, wie delinquentes Verhalten und Jugendkriminalität, zu vermeiden. Die NSV-Erziehungsberatungsstelle wollte die „Leistungsfähigkeit“ der Jugend fördern und sich dadurch gegenüber den staatlichen Fürsorgeämtern profilieren. Gleichzeitig wollte sie die Jugend durch Vorträge für die Jugendorganisationen der NSDAP gewinnen. Die zentrale Aufgabe der NSV-Erziehungsberatungsstellen aber war die „erbbiologische Klärung“, um festzustellen, was „aufwandwürdige und aufwandunwürdige Fälle“ waren. Nur „wertvolle Volkssubstanz“ war für die „Volksgemeinschaft“ förderungswürdig.[529]

Damit wurde auch erklärt, warum in bestimmten Fällen Zwangssterilisationen durchzuführen waren. Wenn die Voraussetzungen für „Erbgesundheit“ nicht gegeben waren, führte Tassilo Antoine (1895–1980), 1940 bis 1943 Leiter der Frauenklinik der Deutschen Alpenuniversität Innsbruck, ab 1941 Zwangssterilisationen durch. Burghard Breitner (1884–1956)[530] war an der Universitätsklinik für Chirurgie zuständig für „freiwillige Entmannung“, unter anderem von Homosexuellen. Diese Ärzte wurden wie andere an der Medizinischen Fakultät vom Reichsminister des Inneren dazu „ermächtigt“ und trugen auch die Verantwortung für ihre Entscheidungen.[531] Stumpfls Schreiben an den Reichsminister für Wissenschaft, Erziehung und Volksbildung 1942 verdeutlicht, dass die „Volkspflegerinnen“ der NSV dabei entscheidend mitbestimmten, wer zur rassisch „gesunden Volksgemeinschaft“ gehörte und wer nicht:

„Meine gesamte kriminalbiologisch-kinderpsychiatrische Forschung und Praxis im Rahmen der von mir betriebenen Erbpsychologie des Jugendalters und der praktischen Erziehungsberatung und Begutachtertätigkeit, meine Arbeit als Erbforscher und Zwillingsforscher und meine Lehrtätigkeit als Rassenhygieniker und Erbpathologe erfordert die Unterstützung durch eine planmäßige eingesetzte, geprüfte Volkspflegerin.“[532]

Im Juli 1943 erhielt Stumpfl vom Reichsforschungsrat für „kriminalbiologische und erbpsychiatrische Untersuchungen in Tirol und Vorarlberg“ trotz knapper Forschungsressourcen eine Förderung von 2.000 RM für Forschungen an der Erziehungsberatungsstelle sowie an „jugendlichen Kriminellen“, delinquenten Erwachsenen, Psychiatriepatienten und Suizidleichen, die Polizei und Gericht für die Forschung freigaben.[533] Alle Kinder- und Jugendheime der NSV, auch Erna Lesky-Klingensteins Mutter-und-Kind-Heim im Parkhotel, wurden von Erbgesundheits- und Rassenforschern wie Stumpfl als Reservoir für Studien an Kindern und Jugendlichen verstanden. Ärzte und Ärztinnen in NSV-Institutionen trugen daher die Verantwortung mit, wenn Kinder und Jugendliche für Studien zur Verfügung gestellt wurden und jene, die nicht in das Konzept der gesunden „Volksgemeinschaft“ passten, selektiert und in Institutionen überwiesen wurden, die für viele von ihnen den Tod bedeuteten. Weder Erna Lesky-Klingenstein noch Priesel, Stumpfl oder Antoine waren blind gehorchende „Befehlsempfänger“, sondern Menschen, die „körperlich und geistig gesund [und] hart mit sich selbst […] bewusst die Verantwortung übernahmen“ für das, was sie „für notwendig, gerecht und sittlich“ hielten.[534]

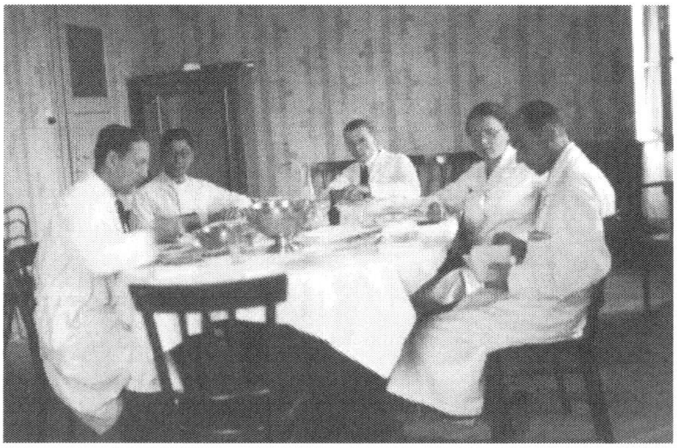

Abb. 23 Erna Lesky bei Besprechung mit Ärzten (TNL Albin Lesky 131.97, Sch 841, K 131.97.10.1, UAW).

3. NSV-Familienpolitik im Mutter-und-Kind-Heim Parkhotel

Nationalsozialistische Familien- und Ehepolitik bewegte sich zwischen den beiden Extremen „Eheförderung“ und „Eheverbot“, ausgerichtet auf Rassenhygiene. Die Ehe wurde zum „Ort leistungsorientierter Arterhaltung“ mit dem Ziel, eine „Gesellschaft leistungsfähiger, (erb)gesunder und (rassen)gleicher Männer und Frauen“ zu schaffen.[535] Das NS-System förderte die Konkurrenz der Mütter um die Anzahl der Kinder und schuf damit ein Problemfeld der Verschiedenwertigkeit von Frauen nach ihrer Gebärfähigkeit. Mutterschaft wurde „in Mütterschulungskursen professionalisiert und rationalisiert“.[536] Medizinstudentinnen, die im Gesundheitsprogramm des BDM eingebunden waren, unterstützten Ärztinnen, die für die NSV arbeiteten als Assistentinnen bei der Familienhilfe oder im Gesundheitsamt sowie bei der „Mütterschulung und Mütterberatung im Hilfswerk „Mutter und Kind“.[537] In einem Artikel der Zeitschrift *Der Student der Ostmark* wurde Medizinstudierenden vermittelt, was die eigentliche Bestimmung der Frau als Ärztin sei:

„Die Pflege und Erhaltung des Gesunden gehört zum natürlichen Aufgabenbereich der Frau. Die Betreuung von Mutter und Kind ist ein Gebiet, in dem die Ärztin mit ihrer Arbeitsweise als Frau besonders am Platz ist.“[538]

Die *Innsbrucker Nachrichten* hoben in einem Bericht hervor, dass der Gau Tirol-Vorarlberg über siebzehn NSV-Heime verfüge, die der „Abteilung Volksgesundheit“ zugeordnet seien, zusätzlich über fünf NSV-Mütterheime und zwei Säuglingsheime, „in denen rund 120 Säuglinge und Kleinkinder Aufnahme finden können“.[539] Auch das ehemalige Kleinkinderheim Maria Hilf wurde während der NS-Zeit als NSV-Säuglingsheim geführt, später als NSV-Nähstube.[540] Für das NSV-Mutter-und-Kind-Heim, in

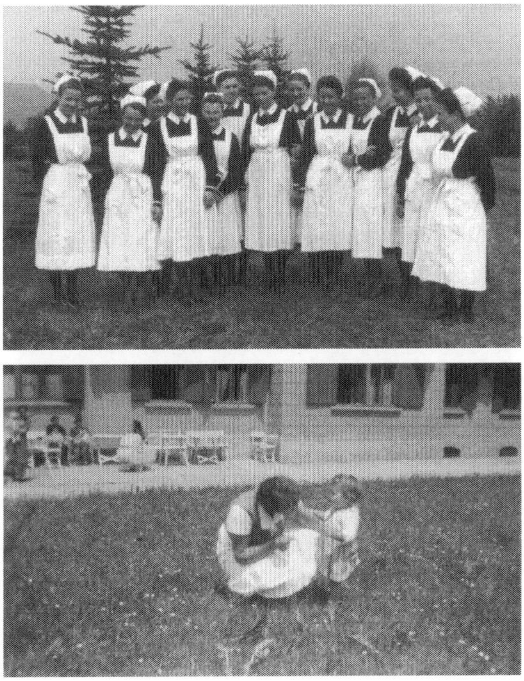

Abb. 24 NSV-Schwestern und Erna Lesky-Klingenstein mit Kleinkind im NSV-Mutter-und-Kind-Heim Parkhotel (TNL Albin Lesky 131.97, Sch 841, K 131.97.10.1, UAW).

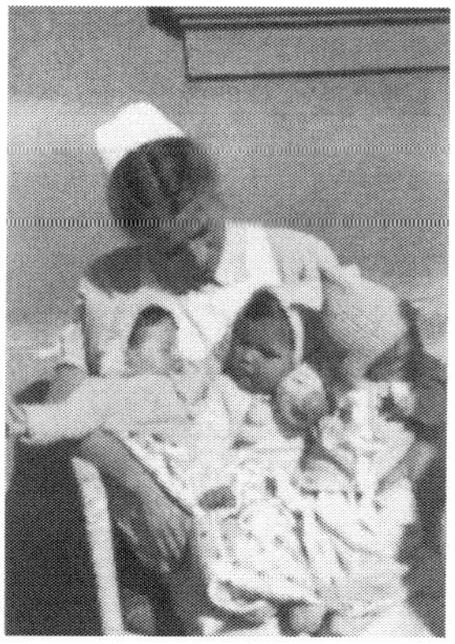
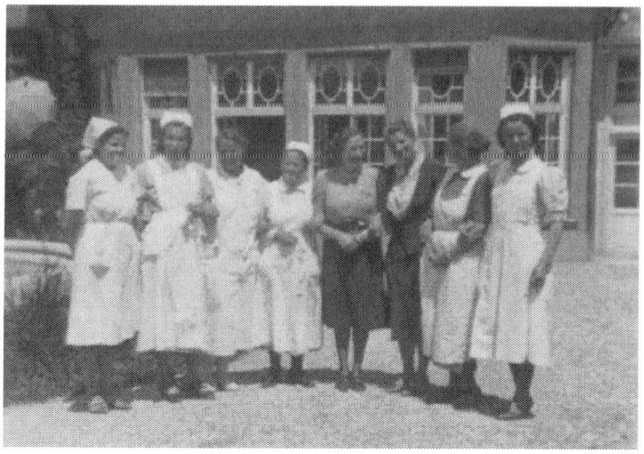

Abb. 25 Erna Lesky-Klingenstein mit NSV-Schwestern und „Mami" im NSV-Mutter-und-Kind-Heim Parkhotel (TNL Albin Lesky 131.97, Sch 841, K 131.97.10.1, UAW).

dem Erna Lesky-Klingenstein als Ärztin angestellt war, wurde das ehemalige, renovierungsbedürftige Park-Hotel in Igls von der NSDAP beschlagnahmt[541] und für Mütter und Säuglinge adaptiert.

Die ersten jungen Frauen, die dort betreut wurden, waren deutschsprachige Südtirolerinnen, die ihre Kinder während der Umsiedlung ins Deutsche Reich geboren und in der „neuen Heimat noch kein eigenes Heim" gefunden hatten. Ihnen wurde versprochen, dass im NSV-Mutter-und-Kind-Heim alles geboten werde, was eine Mutter brauche: „Sorgenfreiheit, Ruhe, sorgfältige Betreuung für sich selbst und aufopfernde Pflege für das Kind". Die Frauen wohnten in Zwei- oder Dreibettzimmern, die Kinder, getrennt von den Müttern, in Säuglingszimmern, den „sonnigsten und hellsten" Räumen des Mütterheims. Idyllisch wurde die Aufgabe der Ärztin geschildert, die nicht nur bei Erkrankungen konsultiert wurde:

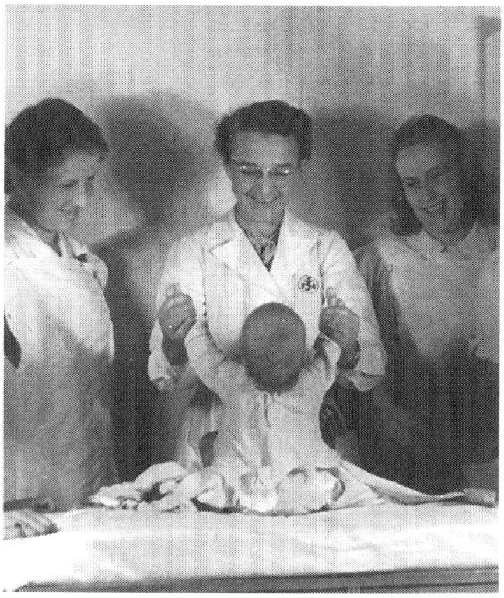

Abb. 26 Erna Lesky-Klingenstein, Ärztin im NSV-Mutter-und-Kind-Heim, Parkhotel Innsbruck (Privatarchiv Prof. Grete Walter-Klingenstein).

> *„Und ist da einmal etwas nicht ganz in Ordnung im Lebenslauf eines der Büblein oder Mägdelein, beugt sich gleich die Ärztin über sein Bett, stellt die Ursache fest und bringt Abhilfe".*[542]

In einem Bericht in den *Innsbrucker Nachrichten* erschien im Juni 1940 ein Bericht über „Südtiroler in der neuen Heimat". Der

Untertitel wies darauf hin, was im Programm der NSDAP bei diesen Umsiedlern zählte: „Tüchtige Arbeitskraft und gesunde Kinder bleiben ihr Reichtum – Die Umsiedler gewöhnen sich in unserem Gau gut ein".[543] In einem weiteren Bericht in den *Innsbrucker Nachrichten* wurde zwei Monate später deutlich formuliert, dass „in erster Linie [...] die Erbgesundheit genauestens geprüft" werde, welche die Basis für jede „NSV-Maßnahme" bilde. Im Juli 1940 lebten 60 Mütter mit ihren Säuglingen im NSV-Mutter-und-Kind-Heim in Igls, „unter Überwachung einer eigenen Ärztin", Erna Lesky-Klingenstein. Auf Hygiene sei besonders geachtet worden.[544]

Für die Jahre von 1943 bis 1945 liegt im Teilnachlass von Erna Lesky-Klingenstein ein Gästebuch des NSV-Mutter-und-Kind-Heims im Parkhotel Innsbruck vor, teilweise in Versform, in dem Erna Lesky-Klingenstein als medizinische Leiterin des Heims heroisiert wird. „Das Lied der Schwestern im Parkhotel" in der Einleitung des Gästebuchs zeigt eine autoritäre, hierarchisch strukturierte NSV-Institution.[545] Ein undatierter Tätigkeitsbericht nimmt Bezug auf den erzwungenen Ausschluss von vier Schwestern aus dem NSV-Heim und berichtet in verharmlosender Sprache über ihr Verhalten. Einzelne Formulierungen enttarnen die Ausgrenzungspolitik des Nationalsozialismus:

„Nachdem 4 Schwestern aus unserem gepflegten und intimen Kreise ausgeschieden, möchten wir Hinterbliebenen es nicht versäumen, die Kraft unseres Urteils ihres vergangenen Wirkens in Aktion treten zu lassen. Nachdem ihnen das große Glück beschieden war, 6 Monate in unserer Mitte weilen zu dürfen, sind sie nun durch unerforschten Ratschluß unseres Gaues gezwungen, die wohlvertraute Stätte zu verlassen."[546]

Die Verlegung der Kleinkinder auf andere Stationen, wie zum Beispiel zur genaueren Diagnostik der Erbgesundheit an die Universitätskinderklinik Priesels, wurde „als Kampf" beschrieben. Durch einen pathetischen Stil wird das exklusive Ziel, in den NSV-Heimen nur für erbgesunden Nachwuchs zu sorgen, verschleiert. Der Bericht über eine NSV-Schwester, die mit Vor- und Zunamen erwähnt wird, schildert, dass ein „[s]ofort eintretender, mit aller Deutlichkeit geführter Kampf bei Verlegung ihrer Schützlinge auf eine andere Station" geführt worden sei. Diese NSV-Schwester, „stets in Kampf mit südländischen Temperamenten, begeistert für alles nordischblonde, macht sich in ihrer Persönlichkeit als etwas zwiespältig bemerkbar. Wir hoffen jedoch, daß der Einfluss unserer Seite nicht ohne Wirkung geblieben ist." Im „Schlusswort" dieses Tätigkeitsberichts wird noch darauf hingewiesen, dass sich die Schwestern bei Beanstandung „ihrer Beurteilung […] an die höhere Instanz Fr. Dr. Lesky“ wenden sollten.[547]

Ein weiteres Problemfeld der NS-Familienpolitik war der Umgang mit unverheirateten Müttern. In den Kinderheimen der NSV wurden nur „arische“ ledige Mütter betreut, denn wer nicht der „deutschen Volksgemeinschaft“ angehörte, hatte keinen staatlichen Förderanspruch. Die Betreuung von ausschließlich „arischen“ Mütter sollte die „nationalistische Bevölkerungspolitik“ der NSDAP fördern.[548] „Arische“ Mütter, „als die ewigen Quellen des Lebens“, und Kinder, die „Träger der nationalen Zukunft“, wurden von der NSV umfassend betreut, denn, so der deutsche SS-Führer und Leiter des Hauptamts für Volkswohlfahrt in der Reichsleitung der NSDAP, Erich Hilgenfeldt,[549] „wenn wir die Ewigkeit des deutschen Volkes wollen, müssen wir auch für die Ewigkeit des deutschen Volkes sorgen“.[550] Mit dem Projekt „Lebensborn e. V.“ strebte Heinrich Himmler (1900–1945) eine Erhöhung der Geburtenrate von „arischem Nachwuchs“ an. Ledige Mütter konnten in den Lebensborn-Heimen anonym entbinden, unter der Voraussetzung, dass alle rassischen, erbgesundheitlichen und weltanschaulichen Voraussetzungen erfüllt wurden.[551] Danach konnten diese Kinder von Familien SS-Angehöriger adoptiert werden, auch wenn es gesetzlich nicht korrekt war.[552]

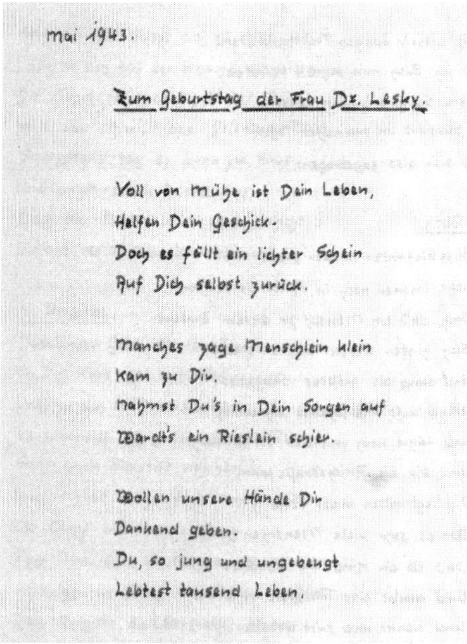
Mai 1943.

Zum Geburtstag der Frau Dr. Lesky.

Voll von Mühe ist Dein Leben,
Helfen Dein Geschick.
Doch es fällt ein lichter Schein
Auf Dich selbst zurück.

Manches zage Menschlein klein
Kam zu Dir.
Nahmst Du's in Dein Sorgen auf
Ward's ein Rieslein schier.

Wollen unsere Hände Dir
Dankend geben.
Du, so jung und ungebeugt
Lebtest tausend Leben.

Abb. 27 „Zum Geburtstag der Frau Dr. Lesky“, Mai 1943. Gästebuch des NSV Mutter-und-Kind-Heims Parkhotel Innsbruck 1943 bis 1945. (TNL Erna Lesky 131.15, Sch 121, M 9, UAW).

Obwohl den Angestellten im Parkhotel bekannt war, dass Erna Lesky-Klingenstein wesentliche Entscheidungen bezüglich erbbiologischer Diagnostik und die anschließende Überweisung an Priesels Kinderklinik mittrug, wurde sie von den NSV-Schwestern im Mutter-und-Kind-Heim in Igls als altruistische Ärztin idealisiert:

„Voll von Mühe ist Dein Leben – Helfen Dein Geschick – Doch es fällt ein lichter Schein – Auf Dich selbst zurück. […] Wollen unsre Hände Dir – Dankend geben. Du, so jung und ungebeugt – Lebtest tausend Leben.“[553]

Im Herbst 1940 fand in der „Kreisstadt Schwaz“ eine Schulungstagung für Leiterinnen von „Mutter und Kind Heimen der

NSV und Leiterinnen der Kindergärten und Horte des gesamten Kreisgebietes" statt, eröffnet mit einem Vortrag von „Pg. Reisinger von der Gauschulungsburg Vomperberg" über „Die Sendung des deutschen Volkes". „Pgn. Dr. Lesky" habe über ihre Erfahrungen in Säuglingspflege gesprochen und „wertvolle Hinweise" gegeben. Der „Kameradschaftsabend" sei vom „HJ-Bann-Orchester" musikalisch begleitet worden.[554]

Am 15. Oktober 1942 hielt Erna Lesky-Klingenstein für das Deutsche Frauenwerk, Abteilung Mütterdienst, im Rahmen eines „Mütterabend [...] für alle ehemaligen Kursteilnehmerinnen" einen Vortrag über „Ernährungsstörungen".[555] Am 18. Oktober berichteten die *Innsbrucker Nachrichten*:

„Frau Dr. Lesky, leitende Ärztin im NSV-Heim ‚Mutter und Kind' in Igls sprach über Ernährungsstörungen beim Säugling und ihre Ursachen. Um sie zu vermeiden, sei das Stillen des Kindes von großer Bedeutung. Das Kind sei nicht allein Eigentum der Mutter, ihr zur beliebigen Behandlung überlassen, die Mutter trage auch die Verantwortung für das Gedeihen des Kindes vor der Volksgemeinschaft."[556]

„Pgn. Diehl", Leiterin der Mütterschule, wies auf die „Sprechstunde für Säuglings- und Erziehungsfragen" hin, die „jeden Mittwoch von 15 bis 16 Uhr" angeboten werde.[557] Im Auftrag der NSDAP agierte Erna Lesky-Klingenstein neben ihrer Funktion als ärztliche Leiterin des NSV-Mutter-und-Kind-Heims als Kontrollinstanz des nationalsozialistischen Volksgesundheitsprogramms. Sie wurde Chefärztin für Kinder- und Jugendfürsorge für den Gau Tirol-Vorarlberg.[558] In dieser Machtposition war Erna Lesky-Klingenstein nicht mehr nur ausführendes Organ der Gesundheits- und Sozialpolitik der NSDAP, sondern sie traf auch biopolitische Entscheidungen, verantwortlich für alle ihre Konsequenzen. 1943 erhielt Erna Lesky-Klingenstein von der NSDAP die „Volkspflegemedaille für die ärztliche Tätigkeit im Säuglingsheim Igls" überreicht.[559] Auch wenn der einzelne Mensch in der deutschen Volksgemeinschaft wenig Wert hatte und alles dem Volkswohl unterzuordnen war, hob die NSDAP doch wieder jene hervor, die sich besonders in der „deutschen Volksgemeinschaft" engagierten. Die Abzeichen, die sie dafür erhielten und an Festtagen wie Orden auf ihrer Kleidung trugen, waren sichtbare „markers of identity" „für die Zugehörigkeit zur Volksgemeinschaft" und den nationalsozialistischen Organisationen.[560]

4. Verpolitisierung des Ideals der „deutschen Mutter“

Das Idealbild der „deutschen Frau und Mutter“, die möglichst viele Kinder gebären sollte, wurde von der NSDAP überhöht gezeichnet. Um die Bedeutung des Mutterseins für einen „gesunden Volkskörper“ zu betonen, fanden regelmäßig Mütterehrungen statt. Das Mutter-Kind-Heim in Igls war ein prädestinierter Ort des Deutschtums für eine solche Feier, die am 19. Mai 1940, vier Tage nach Amtsantritt von Erna Lesky-Klingenstein als ärztliche Leiterin des Heims auf Probe, erstmals organisiert wurde:

„In dem schönen Heim für Südtiroler Mütter, das von der NS-Volkswohlfahrt im Parkhotel in Igls eingerichtet ist, erlebten heuer etwa 60 junge Mütter zum ersten Male den Muttertag in jener Sinngebung, die das deutsche Volk diesen Ehrentag überhaupt schaffen ließ.“[561]

Idyllisch wurde das Umfeld geschildert und der geregelte Tagesablauf, was den Südtirolerinnen „das Erleben des Abschieds von der alten Heimat“ vergessen ließ. Mütter seien zu einem Leben in Gegenwart und Zukunft verpflichtet, um sich ganz ihrem Kind widmen zu können. Die „zuversichtliche, freudige Stimmung“ in diesem neuen „Heim“ erfülle „jedes deutsche Herz“. Auch Frauen aus „dem Haus im Walde, ein Heim für erholungsbedürftige Mütter“, hätten an der Muttertagfeier teilgenommen, von denen zwei „das Goldene Ehrenkreuz der deutschen Mutter“ getragen hätten. Die Feier sei von einer „Schar BDM-Mädel [...] in weißer Bluse und blauem Rock“ gestaltet worden, die von der Leiterin des Heims, Erna Lesky-Klingenstein, „herzlich begrüßt“ worden seien. Mit dieser Muttertagfeier wurde den „jungen Südtiroler Müttern“ vermittelt, dass sie nun „im Großdeutschen Reich, in ihrer neuen Heimat“ vollkommen in die „deutsche „Volksgemeinschaft“ integriert waren.[562] Am 18. Mai 1942 wurde in Igls anlässlich des Muttertags von der Ortsgruppe der NSDAP im „festlich geschmückten Saal des Parkhotels eine Mütterehrung“[563] zelebriert. Drei Frauen erhielten in diesem Rahmen vom Ortsgruppenleiter „das vom Führer verliehene Ehrenkreuz der deutschen Mutter“:

„Nach der Begrüßung durch die Leiterin der Hilfsstelle Mutter und Kind, Pgn. Lesky, leitete der Ortsgruppenleiter Pgn. Peressutti die Feierstunde mit einer Ehrung der in diesem großen Völkerringen für Volk und Heimat gefallenen Helden ein. In seiner Ansprache gedachte er der Frauen und Mütter, die durch ihre aufopfernde Hilfe beitragen zum großen Endsieg des deutschen Volkes.

Jede Frau ist daher auch heute nicht müßig und stellt ihre Arbeitskraft dem deutschen Volke zur Verfügung, denn sie hat sich das Wort eingeprägt: ‚Frauen helfen siegen!'"[564]

Mütter wurden gefeiert, um dem „Führer" selbstlos Kinder zu schenken. Sie sollten es nicht als zu großen Verlust empfinden, wenn ihre Söhne für ihn im Krieg starben. Der „Muttertag" wurde von der NSDAP vereinnahmt, um Müttern für ihren Dienst an der „deutschen Volksgemeinschaft" zu danken. Im Mittelpunkt stand nicht die einzelne Frau, sondern die Frau im Kollektiv der „deutschen Mütter". „Keine Mutter im Gau bleibt ungedankt. Die Partei gestaltet den Muttertag zur Gemeinschaftsfeier",[565] titelten die *Innsbrucker Nachrichten* in einem Bericht über eine Muttertagfeier im NSV-Mutter-und-Kind-Heim in Igls:

„Der Muttertag hat sich im deutschen Volk zu einem Fest entwickelt, das mit seiner Innigkeit und seinen Gemütswerten an das Weihnachtsfest heranreicht. [...] *Wo nun Mütter aus besonderen Gründen diesen Tag nicht im Kreise ihrer Lieben verbringen können, hat die Partei zusätzlich zu den allgemeinen Veranstaltungen durch die NS-Volkswohlfahrt besondere Feiern zu Ehren der Mütter veranstaltet."*[566]

Die „Führerbüste" in der Halle des Parkhotels in Innsbruck war mit Blumen geschmückt und ein hoher Parteifunktionär sprach in seiner Rede vom „lebensbejahenden Dasein der Mütter. Dichterworte zu Ehren der Mütter und Lieder, vorgetragen von den „NS-Schwestern des Heimes" umrahmten die Feier.[567]

„Allen deutschen Müttern ist am Muttertag das Bewusstsein ihrer Zugehörigkeit zur deutschen Volks- und Schicksalsgemeinschaft mit ehrenvollen Dankesbezeichnungen neuerdings vermittelt worden. Damit ist einmal mehr bewiesen worden, daß diese Gemeinschaft trotz grausamer Bedrohung in der Heimat durch Bomben und Terrorflieger auch noch im fünften Kriegsjahr unangetastet ist – und es auch immer bleiben wird. So kann uns also auf der Welt gar nichts zustoßen!"[568]

Bei allen Muttertagfeiern im Gau Tirol-Vorarlberg wurden Mütter auf die Zugehörigkeit zur „deutschen Volksgemeinschaft" eingeschworen, wo ihnen Sicherheit versprochen wurde, auch wenn das Ende des Zweiten Weltkriegs und damit die Auflösung der „deutschen Volksgemeinschaft" schon absehbar waren. An dieser Vorspiegelung einer Illusion wirkte Erna

Lesky-Klingenstein als Mitorganisatorin und Vortragende bei Muttertagfeiern mit. Sie stellte sich damit eindeutig in den Dienst der NSDAP und erfüllte im Mutter-Kind-Heim Parkhotel in Igls nicht nur die Aufgaben einer ärztlichen Leiterin.

Im April 1944 berichteten die *Innsbrucker Nachrichten* aus der Gauhauptstadt, dass im NSV-Mutterheim Igls bereits eintausend Kinder betreut worden seien. Die Adaptierung des Parkhotels als „Heim für Mutter und Kind“ sei am Kriegsanfang schwierig gewesen. Das Heim habe Mütter aus Südtirol aufgenommen, „die nach der Entbindung nicht in häusliche Pflege“ entlassen werden konnten. In den vier Jahren des Bestehens dieser Institution seien Mütter mit ihren Kindern in Pflege und Erziehung der Kinder betreut worden und seien „dann gesund und glücklich wieder nach Hause gegangen“. Es sei der Verdienst von Pgn. Dr. Lesky, dass „tausend Kinder und deren Mütter einem frohen, starken Leben zugeführt wurden.“ Die NSDAP sorge durch die NSV, dass „das Leben der Nation dort gestärkt und gesund erhalten“ werde, wo die „Quelle dieses Lebens“ sei: bei Mutter und Kind.[569] Noch zu Ostern 1945 heroisierten die NSV-Schwestern Erna Lesky-Klingensteins Einsatz für die NSV und ihre positive, motivierende Haltung:

„Alle Tage ein neuer Weg – Und alle Tage kein Ende – Jeder Tag wurde neu und wollend gelebt – Niemals gebundene Hände. Und niemals die Seele umschlossen, umschränkt – Wenn einer traurig, wenn einer gebangt. Du konntest durch Güte bezwingen. Wenn einer manchmal ein lautes Wort – ein murrendes Wort hat gegeben – Du kamst mit Lächeln, Du nahmst es fort – Und es ging weiter im Leben.“[570]

Lesky-Klingenstein war als NSDAP-Mitglied nicht nur in der NSV, sondern auch in weiteren „Gliederungen, angeschl[ossenen] Verbänden, Vereinen“ der NSDAP aktiv. Bereits 1939 war sie Mitglied des NSD-Ärztebunds, des BDM, der NS-Frauenschaft, 1941 des Deutschen Frauenwerks[571] und des Reichsluftschutzbunds.[572] Sie war aktiv im NS-System eingebunden und nicht nur aus „karrierepolitischen Ängsten und Überlegungen“ Mitglied der NSDAP.[573] Wenn beachtet wird, dass nur 11,6 Prozent der Ärztinnen Mitglied in der NS-Frauenschaft waren, bestätigt das ihre enge institutionelle Einbindung in den NS-Parteiapparat umso mehr.[574]

Das Ziel der NS-Frauenschaft, noch in der Weimarer Republik am 1. Oktober 1931[575] als Eliteeinheit der NSDAP gegründet,[576] war, alle bereits bestehenden Vereine und Organisationen für Frauen zusammenzuschließen.

In dem im Oktober 1933 gegründeten Deutschen Frauenwerk, erreichte die NS-Frauenschaft die politische Gleichschaltung aller bürgerlichen Frauenorganisationen. Gertrud Scholtz-Klink (1902–1999)[577] übernahm am 22. Februar 1934 die Leitung des Deutschen Frauenwerks und der NS-Frauenschaft.[578] Im November wurde sie von Hitler zur „Reichsfrauenführerin"[579] ernannt und direkt der Reichsleitung der NSDAP unterstellt. Unter ihrer Aufsicht standen die Frauensektion des Roten Kreuzes, die Generaloberin der NS-Schwesternschaft, die Leiterin der Studierenden in der Reichsstudentenführung oder die Reichsreferentin für weibliche Erziehung im NS-Lehrerbund. Ab Februar 1936 wurden im Deutschen Reich nur mehr jene Frauen in diese Eliteorganisation aufgenommen, die sich durch Mitarbeit im Deutschen Frauenwerk oder durch Führungskompetenz in Organisationen wie dem BDM ausgezeichnet hatten. 1941 waren 12 Millionen Frauen im „Großdeutschen Reich" in der NS-Frauenschaft organisiert.[580] Im Vergleich zur HJ besaß diese Organisation, bestimmt für junge Frauen nach der Zeit als BDM-Mädel, weniger politische Macht.[581] NS-Frauenschaft und Deutsches Frauenwerk blieben während der NS-Zeit die zwei legalen Frauenorganisationen.[582]

1938 übernahm Parteigenosse Franz Nachtmann die Funktion der „Gaufrauenschaftsleiterin"[!][583] für den Gau Tirol-Vorarlberg. In einer Frauenversammlung im Stadtsaal Innsbruck erwähnte er im Juli 1938 ausdrücklich, dass der Mütterdienst eine der Hauptaufgaben der NS-Frauenschaft sei, denn er sorge dafür, dass es einen gesunden, „deutsch-arischen" Nachwuchs gebe.[584] In allen Organisationen der NSDAP sei der „ganze Mensch" gefordert, der sich bedingungslos in die Volksgemeinschaft einzugliedern hatte: „Wer in Deutschland leben will, muß unsere Luft atmen, ob er will oder nicht", betonte Nachtmann.[585] BDM-Mitglieder erhielten vom Reichsluftschutzbund Schulungen über Luftschutz und wurden während des Zweiten Weltkriegs dafür eingesetzt.[586] Frauen wurden gezwungen, diesen Organisationen beizutreten. Manche traten aus Angst vor sozialer Ausgrenzung und vor den Konsequenzen einer Verweigerung freiwillig bei, um ein nützliches „Glied" der „Volksgemeinschaft" zu sein und in diesem totalitären Herrschaftssystem zu überleben.[587] Es war eine „Selbstgleichschaltung" und zugleich „eine freiwillige Unterwerfung", um dem „propagierten Ideal" zu entsprechen.[588] Erna Lesky-Klingenstein, als BDM-Mitglied in den Reichsluftschutzbund eingebunden,[589] trat 1943 noch der Reichsärztekammer Tirol bei.[590]

Anmerkungen

479 Siehe Robert N. Proctor, *Racial hygiene. Medicine under the Nazis*, Cambridge: Harvard University Press 1988 (⁴2000).

480 Vgl. Winfried Süß, Medizin und Nationalsozialismus. Überblicksdarstellungen, Quellensammlungen, bibliographische und biographische Hilfsmittel, in: Jütte/Eckart/Schmuhl/Süß (Hg.), *Medizin und Nationalsozialismus*, 11–23, 12.

481 Vgl. Wolfgang U. Eckart, Frau und Frauenheilkunde im Nationalsozialismus. Anmerkungen zum Themenfeld, offene Fragen, in: Christoph Anthuber/Matthias W. Beckmann/Johannes Dietl/Fritz Dross/Wolfgang Frobenius (Hg.), *Herausforderungen. 100 Jahre Bayerische Gesellschaft für Geburtshilfe und Frauenheilkunde*, Stuttgart–New York: Thieme 2012, 87–94, 90.

482 Siehe zur Dimension der „Euthanasie" in Europa: Jörg Osterloh/Erik Jan/Sybille Steinbacher (Hg.), *„Euthanasie"-Verbrechen im besetzten Europa: zur Dimension des nationalsozialistischen Massenmords*, Göttingen: Wallstein 2022.

483 Vgl. Arnulf Sciba, Die NS-Volkswohlfahrt (NSV), in: *LEMO – Lebendiges Museum Online*, Deutsches Historisches Museum Berlin 2015.

484 Vgl. Bialas, Nationalsozialistische Ethik und Moral, in: Bialas/Fritze (Hg.), *Ideologie und Moral im Nationalsozialismus*, 40.

485 Vgl. Pantelmann, *Die Fabrikation der deutschen Frau*, 65.

486 Vgl. Köhler, *Das Medizinstudium im Nationalsozialismus*, 23.

487 Siehe „Gesetz über die Verhütung erbkranken Nachwuchses (= GVeN = Sterilisationsgesetz) vom 14. Juli 1933 (RGBl. I, 529); Gesetz zum Schutze des deutschen Blutes und der deutschen Ehre (= „Blutschutzgesetz") vom 15. September 1935 (RGBl. I, 1146); Reichsbürgergesetz vom 15. September 1935 (RGBl. I, 1146); Gesetz zum Schutze der Erbgesundheit des deutschen Volkes (= „Ehegesundheitsgesetz") vom 18. Oktober 1935 (RGBl. 1, 1246)", zit. Kreitner, *„Jugendfürsorge" während des Nationalsozialismus*, 14.

488 Vgl. ebd.

489 Vgl. Tascher, Die politisch und ideologisch ausgerichtete „Gleichschaltung" der ärztlichen Standesorganisationen, in: Krischel/Schmidt/Groß (Hg.), *Medizinische Fachgesellschaften*, 20.

490 Vgl. Reichsarztregister, Erna Lesky, geb. Klingenstein, Bundesarchiv Berlin (BArch), R 9347-II (BDC). RÄK.

491 Vgl. Erna Lesky, Ansuchen an die Tiroler Ärztekammer bezüglich der endgültigen Anerkennung als Facharzt für Kinderkrankheiten, Innsbruck, 29.3.1946. Familienarchiv Grete Walter-Klingenstein, Graz.

492 Zit. Erna Lesky, Curriculum Vitae, 1. Erna Lesky, Dr. O. Prof., PA 1338, Habilitationsakt 1955/56. OeSTA/AdR, UWFuK, BMU 236–2/57.

493 Vgl. Erna Lesky-Klingenstein, Gesuch an die Tiroler Ärztekammer um Anerkennung als Fachärztin für Kinderkrankheiten, Innsbruck, 15.5.1944. Familienarchiv Grete Walter-Klingenstein, Graz, und Beurteilungsblatt über Erna Lesky Zl. 68587–2/62 für ao. Professur. Bisher zurückgelegte Dienstzeiten. Dem ökonomisch-administrativen Fachdienst Wien, gezeichnet für den Bundesminister Sektionschef Walter Sturminger. BMU, Zl. 106.864 – 2/62. 2. Wien, 13.11.962. Med. PA 1338 Erna Lesky, OeSTA/AdR, UWFuK, BMU. Beim Beurteilungsblatt ist der 14.5.1940 als Ende ihrer Dienstzeit an den Universitätskliniken angegeben, bei dem Manuskript im Familienarchiv jedoch der 30.5., wo Erna Lesky-Klingenstein bereits im NSV-Mutter-und-Kind-Heim arbeitete.

[494] Zit. Zeugnis von Universitätsprofessor Rudolf Rittmann, Leiter der Medizinischen Universitätsklinik Innsbruck, für Erna Lesky-Klingenstein, Innsbruck, 15.5.1940. Familienarchiv Grete Walter-Klingenstein, Graz.

[495] Vgl. Postert, *Die Hitlerjugend*, 392.

[496] Vgl. Bialas, Nationalsozialistische Ethik und Moral, in: Bialas/Fritze (Hg.), *Ideologie und Moral im Nationalsozialismus*, 40.

[497] Vgl. Ischepp, *Die „Asozialen"*, 45: „Ein streng vertraulicher Runderlass des Reichsinnenministeriums" vom August 1939 verpflichtete Hebammen, Ärzte und Ärztinnen, behinderte Kinder bis zum 3. Lebensjahr dem Gesundheitsamt zu melden. Als Behinderungen galten „Idiotie, Mongolismus, Mikro- und Hydrozephalus und Missbildungen an Extremitäten". Amtsärzte und Amtsärztinnen gaben diese Meldungen an den Reichsausschuss weiter.

[498] Vgl. Höllerl, *Die Kinderklinik Innsbruck und ihre Kinderschutzgruppe*, 21. Siehe dazu Thomas Johannes Hörnig, *Körperbilder – Krankenmorde: die nationalsozialistische T4-Aktion und die Reaktion von Angehörigen*, Stuttgart: W. Kohlhammer 2023.

[499] Vgl. Schmuhl, Kinderheilkunde in der NS-Zeit, in: *Deutsches Ärzteblatt* 107 (2010) 45, A 2228.

[500] Vgl. Dienstvertrag zwischen der Nationalsozialistischen Volkswohlfahrt e. V., Gauverwaltung Tirol-Vorarlberg und Dr. Erna Lesky, gezeichnet Gauamtskassenverwalter Loranzi, Innsbruck, 16.9.1940, 1–3, 1. Familienarchiv Grete Walter-Klingenstein, Graz.

[501] Vgl. ebd., 2.

[502] Vgl. Michaela Ralser/Nora Bischoff/Flavia Guerrini/Christine Jost/Ulrich Leitner/Martina Reiterer, *Das System der Fürsorgeerziehung. Zur Genese, Praxis und Transformation der Jugendfürsorge und der Landeserziehungsheime in Tirol und Vorarlberg*. Forschungsbericht erstellt im Auftrag der Länder Tirol und Vorarlberg, Innsbruck 2015, 100. Siehe weiter Peter Hammerschmidt, *Die Wohlfahrtsverbände im NS-Staat. Die NSV und die konfessionellen Verbände Caritas und Innere Mission im Gefüge der Wohlfahrtspflege des Nationalsozialismus*, Wiesbaden: Springer 1999; Wolf Gruner, Öffentliche Wohlfahrt und Judenverfolgung: Wechselwirkungen lokaler und zentraler Politik im NS-Staat (1933–1942) (Studien zur Zeitgeschichte 62), München: Oldenburg 2002; Eckhard Hansen, *Wohlfahrtspolitik im NS-Staat. Motivationen, Konflikte und Machtstrukturen im „Sozialismus der Tat" des Dritten Reiches* (Beiträge zur Sozialpolitik-Forschung 6), Augsburg: Maro 1991. Einen Einblick in den Umgang mit Kindern in NSV-Heimen bieten noch Erinnerungen von Nachkommen wie zum Beispiel: Valerie Riedesel Freifrau zu Eisenbach, *Geisterkinder: Fünf Geschwister in Himmlers Sippenhaft*, Holzgerlingen: SCM Hänssler 2017.

[503] Zit. Vorländer, NS-Volkswohlfahrt, in: *Vierteljahreshefte für Zeitgeschichte* 34 (1986) 3, 359. Zur Entstehung der NSV und ihrem Aufbau zu einem Machtzentrum der NSDAP siehe ebd., 341.

[504] Vgl. Kreitner, *„Jugendfürsorge" während des Nationalsozialismus*, 13.

[505] Vgl. Sciba, Die NS-Volkswohlfahrt (NSV), in: *LEMO*, Deutsches Historisches Museum Berlin 2015.

[506] Vgl. Kreitner, *„Jugendfürsorge" während des Nationalsozialismus*, 13.

[507] Zit. Nationalsozialistische Haltung gewinnt den Krieg. Der Leiter des Hauptschulungsamtes Pg. Schmidt spricht in Innsbruck – Eine Kundgebung im Großen Stadtsaal, in: *Innsbrucker Nachrichten.* Parteiamtliches Organ der NSDAP. Gau Tirol-Vorarlberg 87/179, Mittwoch, 31.7.1940, 3–4, 4.

[508] Vgl. Kreitner, *„Jugendfürsorge" während des Nationalsozialismus*, 15.

[509] Vgl. Ralser/Bischoff/Guerrini/Jost/Leitner/Reiterer, *Das System der Fürsorgeerziehung*, 106.

[510] Vgl. ebd., 88.

[511] Vgl. Postert, *Die Hitlerjugend*, 393.

[512] Vgl. Sieder, Wissenschaftliche Diskurse, in: *Virus* 17 (2018), 31.

[513] Siehe August Aichhorn, *Verwahrloste Jugend. Die Psychoanalyse in der Fürsorgeerziehung. Zehn Vorträge zur ersten Einführung.* Mit einem Geleitwort von Sigmund Freud, Bern–Stuttgart–Wien: Hans Huber [9]1977 (Leipzig u. a.: Internat. Psychoanalytischer Verl. [1]1925).

[514] Vgl. Ischepp, *Die „Asozialen"*, 45: Die Meldepflicht behinderter Kinder, die zuerst bis drei Jahre vorgeschrieben war, wurde nachträglich auf siebzehn Jahre erhöht, um auch die „verwahrlosten" oder „schwer erziehbaren" Kinder und Jugendlichen miteinbeziehen zu können. Siehe dazu Ina Friedmann, *Abnormalität (de-)konstruiert. Die Heilpädagogische Abteilung der Wiener Universitäts-Kinderklinik und ihre Patient*innen in der ersten Hälfte des 20. Jahrhunderts* (Böhlaus Zeitgeschichtliche Bibliothek 43), Wien–Köln: Böhlau, Vandenhoeck & Ruprecht, Brill 2022.

[515] Vgl. Ralser/Bischoff/Guerrini/Jost/Leitner/Reiterer, *Das System der Fürsorgeerziehung*, 88.

[516] Vgl. Horst Schreiber, Geschlossene Fürsorgeerziehung in Tirol. Heimerziehung in der Nachfolge von Kloster und Zwangsarbeitshaus, in: Horst Schreiber/Elisabeth Gensluckner/Monika Jarosch/Alexandra Weiss (Hg.), *heimatlos. Gaismair-Jahrbuch 2010*, 149–164, 154. Siehe auch Horst Schreiber, *Im Namen der Ordnung. Heimerziehung in Tirol*, Innsbruck–Wien–Bozen: Studien-Verlag 2010.

[517] Siehe Gerhard Oberkofler/Peter Goller, *Die medizinische Fakultät Innsbruck: faschistische Realität (1938) und Kontinuität unter postfaschistischen Bedingungen (1945). Eine Dokumentation*, Innsbruck: Univ.-Archiv 1999.

[518] Siehe Ina Friedmann/Christian Lechner, Medizin, in: Gräser/Rupnow (Hg.), *Österreichische Zeitgeschichte – Zeitgeschichte in Österreich*, 534–553, 546: „Forschungen der vergangenen zwei Jahrzehnte beschäftigten sich immer wieder mit Stumpfl, und zwar unter dem Aspekt der Eugenik und Rassenhygiene, der Universitäts- und Wissenschaftsgeschichte, aber auch in Zusammenhang mit Heim- und Fürsorgegeschichte."

[519] Siehe Christian Lechner, Das Innsbrucker Institut für Erb- und Rassenbiologie, in: Österreichische HochschülerInnenschaft (Hg.), *Österreichische Hochschulen im 20. Jahrhundert. Austrofaschismus, Nationalsozialismus und die Folgen*, Wien: WUV 2013, 190–203. Siehe als weiterführende Literatur auch Thomas Mayer, Eugenische Forschung als „eine politische nationalsozialistische Tätigkeit". Die akademische Verbindung von Eugenik, Anthropologie, Kriminalbiologie und Psychiatrie am Beispiel des Karriereverlaufs von Friedrich Stumpfl (1902–1997), in: *Schriftenreihe der Deutschen Gesellschaft für Geschichte der Nervenheilkunde* 15 (2009), 239–265 oder Marion Amort/Regina Bogner-Unterhofer/Monika Pilgram/Gabi Plasil/Michaela Ralser/Stefanie Stütler/Lisl Strobl, Humanwissenschaften als Säulen der „Vernichtung unwerten Lebens". Biopolitik und Faschismus am Beispiel des Rassenhygieneinstituts in Innsbruck, in: *erziehung heute* (1999) 1, 32–40.

[520] Vgl. Friedrich Stepanek, Die Vor- und Frühgeschichte der Kinderpsychiatrischen Beobachtungsstation in Innsbruck (1941–1954), in: Elisabeth Dietrich-Daum/Michaela Ralser/Dirk Rupnov (Hg.), *Studie betreffend die Kinderbeobachtungsstation*

der Maria Novak-Vogl – interdisziplinäre Zugänge. Schlussbericht des Forschungsprojekts, erstellt im Auftrag des Landes Tirol, der Medizinischen Universität Innsbruck und der Tirol Kliniken, Innsbruck, März 2017, 76–102, 76.

521 Vgl. ebd., 77.

522 Vgl. ebd., 77–78.

523 Vgl. ebd., 78.

524 Vgl. Personalakt Friedrich Stumpfl, Teilakt Erziehungsberatungsstelle, Richtlinien über die Zusammenarbeit zwischen den Landräten-Jugendämtern bzw. Oberbürgermeister Innsbruck Jugendamt einerseits und des NSDAP.-Amts für Volkswohlfahrt andererseits, 30.12.1940. UAI, zit.: Dietrich-Daum/Ralser/Rupnov (Hg.), *Studie betreffend die Kinderbeobachtungsstation der Maria Novak-Vogl*, 79.

525 Vgl. Stepanek, Vor- und Frühgeschichte, in: Dietrich-Daum/Ralser/Rupnov (Hg.), *Studie betreffend die Kinderbeobachtungsstation der Maria Novak-Vogl*, 79.

526 Vgl. Ina Friedmann, *„Man könnte direkt zweifeln, ob der Frager oder die Befragte schwachsinnig ist!" Zwangssterilisierungen und Zwangskastrationen im Gau Tirol/Vorarlberg unter besonderer Berücksichtigung der Beteiligung der Universität Innsbruck.* Endbericht des Forschungsprojekts „Unfruchtbarmachung" und „freiwillige Entmannung". Die Innsbrucker Universitäts-Kliniken und die Erbgesundheitsgerichte des Reichsgaues Tirol und Vorarlberg. Projektleitung: Univ.-Prof. Mag. Dr. Dirk Rupnow, Institut für Zeitgeschichte, Universität Innsbruck, Projektbearbeitung: MMag. Ina Friedmann, Institut für Zeitgeschichte, Universität Innsbruck, Laufzeit: 03/2017–02/2020, Innsbruck 2020, 45.

527 Siehe dazu Oliver Seifert, *Leben und Sterben in der Heil- und Pflegeanstalt Hall in Tirol 1942 bis 1945: zur Geschichte einer psychiatrischen Anstalt im Nationalsozialismus*, Innsbruck: Universitätsverlag Wagner 2016; Markus Rachbauer/Florian Schwanninger (Hg.), *Krieg und Psychiatrie: Lebensbedingungen und Sterblichkeit in österreichischen Heil- und Pflegeanstalten im Ersten und Zweiten Weltkrieg* (Historische Texte des Lern- und Gedenkorts Schloss Hartheim), Wien: Studienverlag 2022.

528 Vgl. Stepanek, Vor- und Frühgeschichte, in: Dietrich-Daum/Ralser/Rupnov (Hg.), *Studie betreffend die Kinderbeobachtungsstation der Maria Novak-Vogl*, 79.

529 Vgl. ebd., 81.

530 Siehe Burghard Breitner, *Geschichte der Medizin in Österreich*, Wien: Verlag der Österreichischen Akademie der Wissenschaften 1951. Zur Biografie siehe Siegfried Hetz, *Zwischen den Welten: Burghard Breitner im Visier*, Salzburg: Verlag Anton Pustet 2021.

531 Vgl. Ina Friedmann, Der Chirurg Burghard Breitner. Zur Rolle der Universität Innsbruck in der Durchsetzung der NS-Gesundheitspolitik, in: *Hidden Histories.* Universität Innsbruck; siehe weiter dies., „Vom Standpunkt der Erbpflege und der Bevölkerungspolitik ist in diesem Fall eine Sterilisierung dringend geboten". Kooperationsformen der Universität Innsbruck mit den Erbgesundheitsgerichten in Tirol und Vorarlberg zwischen 1940 und 1945, in: Margret Friedrich/Dirk Rupnow (Hg.), *Geschichte der Universität Innsbruck 1669–2019.* Band I. *Phasen der Universitätsgeschichte.* Teilband 1: *Von der Gründung bis zum Ende des Ersten Weltkriegs.* Teilband 2: *Die Universität im 20. Jahrhundert.* Band II: Aspekte der Universitätsgeschichte, Innsbruck: innsbruck university press 2019, hier Band II, 717–768.

532 Vgl. Institut für Erb- und Rassenbiologie an den Herrn Reichsminister für Wissenschaft, Erziehung und Volksbildung, 24.6.1942; Personalakt Friedrich Stumpfl, Teilakt Erziehungsberatungsstelle, UAI, zit.: Stepanek, Vor- und Frühgeschichte,

in: Dietrich-Daum/Ralser/Rupnov (Hg.), *Studie betreffend die Kinderbeobachtungsstation der Maria Novak-Vogl*, 81. Siehe dazu Friedmann, *„Man könnte direkt zweifeln, ob der Frager oder die Befragte schwachsinnig ist!"*, 5: Zu Friedrich Stumpfl sind bis jetzt nur wenige Studien verfasst worden, die ihn als Gutachter für gerichtliche Entscheidungen bei Fragen zur Erbgesundheit beschrieben. So zum Beispiel Horst Schreiber, „Angesichts des erheblichen Schwachsinns und der (...) psychopathischen Minderwertigkeit ist Sterilisation zu fordern," in: Monika Jarosch/Lisa Gensluckner/Horst Schreiber/Alexandra Weiss (Hg.), *Überwältigungen. Gaismair-Jahrbuch* 2009, 99–106.

533 Vgl. Friedmann, *„Man könnte direkt zweifeln, ob der Frager oder die Befragte schwachsinnig ist!"*, 40.

534 Zit. Bialas, Nationalsozialistische Ethik und Moral, in: Bialas/Fritze (Hg.), *Ideologie und Moral im Nationalsozialismus*, 27.

535 Zit. Pantelmann, *Die Fabrikation der deutschen Frau*, 38.

536 Vgl. ebd., 178.

537 Vgl. Gamper, „Du hast die Pflicht gesund zu sein", in: Arias (Hg.), *Im Dienste der Volksgesundheit*, 28.

538 Zit. J. Richter, Die Arbeit der Medizinstudierenden, in: *Der Student der Ostmark* (Wien 1938), 86, zit. ebd.

539 Vgl. Im Kampf gegen Tuberkulose und Diphtherie. Die NSV im Dienste der Volksgesundheit – Röntgenuntersuchung sämtlicher Tiroler Umsiedler, in: *Innsbrucker Nachrichten.* Parteiamtliches Organ der NSDAP. Gau Tirol-Vorarlberg 87/174, Donnerstag, 25.7.1940, 4–5, 4.

540 Vgl. Städtisches Kinderheim Mariahilf, in: Regime der Fürsorge. Geschichte der Heimerziehung in Tirol und Vorarlberg (1945-1990), Heimgeschichteforschung, Institut für Erziehungswissenschaft der Universität Innsbruck: 1889 eröffnete der Innsbrucker Frauenverein mit Marie von Rokitansky im Spielmannschlössl im Innsbrucker Stadtteil Höttinger Au die Elisabeth-Krippe. 1923 wurde das Gebäude von der Stadt Innsbruck erworben, um es als Kleinkinderheim weiterzuführen. Nach dem „Anschluss" an das Deutsche Reich wurde es von der NSV vereinnahmt. Nach Ende des Zweiten Weltkriegs wurde das Haus kurz von amerikanischen und französischen Soldaten besetzt. Im Herbst 1945 übernahm wieder die Stadt Innsbruck das Kinderheim, in dem heute, als Kinderzentrum Maria Hilf, Kinder von drei bis zwölf Jahren betreut werden.

541 Die Beschlagnahmung von Hotels für NSV-Mütterheime wurde auch in anderen Reichsgauen des Landes Österreich durchgeführt. Siehe zu Liegenschaften, Lager, Heime im Einzelnen, zum Beispiel die Mütterheime in St. Wolfgang, Reichsgau Oberdonau: Hotel Eden, Hotel Peter oder Hotel Cortisen, in: Oberösterreichisches Landesarchiv Schoißengeier, Nationalsozialistische Volkswohlfahrt 1938–1949, Linz 1969, Sch 32, 11. Die NSV-Akten wurden 1951 von der Abteilung Vermögenssicherung des Amtes der Oberösterreichischen Landesregierung (Zl. 733/36) dem Oberösterreichischen Landesarchiv in Linz übergeben. Zur Problematik von Archivbeständen zu Südtiroler Umsiedlern siehe Alexander Lutt, *Südtiroler Option – Archivbestände und ihre gestörte Überlieferung. Mit spezifischer Berücksichtigung des Bestandes der Amtlichen Deutschen Ein- und Rückwandererstelle im Staatsarchiv Bozen*, Masterarbeit, Universität Wien 2016.

542 Zit. Ein Hotel wurde NSV.-Mütterheim. Das neue Heim für junge Südtiroler Mütter in Igls – Mütter erholen sich, Säuglinge gedeihen, in: *Innsbrucker Nachrichten.*

Parteiamtliches Organ der NSDAP. Gau Tirol-Vorarlberg 87/122, Samstag, 29.5.1940, 6.

543 Zit. Südtiroler in der neuen Heimat, in: *Innsbrucker Nachrichten.* Parteiamtliches Organ der NSDAP. Gau Tirol-Vorarlberg 87/140, Samstag, 15.6.1940, 8. Zur besonderen Betreuung von Kindern und ihren Familien aus Südtirol für die Eingliederung in die „deutsche Volksgemeinschaft" siehe auch: Kinder fahren zum Erholungsaufenthalt. Kinder-Landverschickung der NS-Volkswohlfahrt auch im Kriege – Südtiroler Kinder fürsorglich betreut, in: *Innsbrucker Nachrichten.* Parteiamtliches Organ der NSDAP. Gau Tirol-Vorarlberg 87/128, Samstag, 1.6.1940, 6; Ein Tiroler Heimatabend in Innsbruck. Gauleiter Hofer bei einer Veranstaltung der Südtiroler Rückwanderer – Vier Stunden in denen die Stimme des Blutes sprach, in: *Innsbrucker Nachrichten.* Parteiamtliches Organ der NSDAP. Gau Tirol-Vorarlberg 87/129, Montag, 3.6.1940, 5.

544 Vgl. Im Kampf gegen Tuberkulose und Diphtherie, in: *Innsbrucker Nachrichten.* Parteiamtliches Organ der NSDAP. Gau Tirol-Vorarlberg 87/174, Donnerstag, 25.7.1940, 5.

545 Vgl. „Das Lied der Schwestern im Parkhotel", 31.12.1943, in: Gästebuch des NSV Mutter- und Kind-Heims Parkhotel Innsbruck 1943 bis 1945, 1–48, 3. TNL Erna Lesky 131.15, Sch 121, M 9, UAW.

546 Zit. Tätigkeitsbericht, o. D., in: ebd., 12–14, 12.

547 Vgl. ebd., 14.

548 Vgl. Eckart, Frau und Frauenheilkunde im Nationalsozialismus, in: Anthuber/Beckmann/Dietl/Dross/Frobenius (Hg.), *Herausforderungen*, 91.

549 Siehe Klaus Weber, Erich Hilgenfeldt 1897–1945, in: *LEMO – Lebendiges Museum Online*, Deutsches Historisches Museum Berlin 2014.

550 Vgl. Vorländer, *NS-Volkswohlfahrt*, 377.

551 Vgl. Pantelmann, *Die Fabrikation der deutschen Frau*, 177.

552 Vgl. Eckart, Frau und Frauenheilkunde im Nationalsozialismus, in: Anthuber/Beckmann/Dietl/Dross, Frobenius (Hg.), *Herausforderungen*, 91.

553 Zit. Zum Geburtstag der Frau Dr. Lesky, Mai 1943, in: Gästebuch des NSV Mutter- und Kind-Heims Parkhotel, 15. TNL Erna Lesky 131.15, Sch 121, M 9, UAW.

554 Vgl. Berichte aus dem Gau, in: *Innsbrucker Nachrichten.* Parteiamtliches Organ der NSDAP. Gau Tirol-Vorarlberg 87/281, Mittwoch, 27.11.1940, 6.

555 Vgl. Parteiamtliche Mitteilung der NSDAP. Deutsches Frauenwerk, Abteilung Mütterdienst, in: *Innsbrucker Nachrichten.* Parteiamtliches Organ der NSDAP. Gau Tirol-Vorarlberg 89/242, Mittwoch, 14.10.1942, 3.

556 Zit. Aus unserer Mütterschule, in: *Innsbrucker Nachrichten.* Parteiamtliches Organ der NSDAP. Gau Tirol-Vorarlberg 89/246, Montag, 19.10.1942, 4.

557 Vgl. ebd.

558 Vgl. NSDAP-Karteikarte Erna Lesky, geb. Klingenstein, NSDAP-Ortsgruppenkartei, Ortsgruppe: Innsbruck, Gau: Tirol, Series MFOK (1932–1940), Bundesarchiv Berlin ehem. Document Center, BArch, R 9361-II, NSDAP Collection, NSDAP-Mitgliederkartei.

559 Vgl. Meldeblatt zur Registrierung der Nationalsozialisten im Sinne des Art. II des Verfassungsgesetzes, Innsbruck, 3.4.1946. Entnazifizierungsakt Erna Lesky 371/2, StAI.

560 Vgl. Pantelmann, *Die Fabrikation der deutschen Frau*, 176.

561 Zit. Die Jugend gestaltet den Tag der Mutter. Im Heim für Südtiroler Mütter in Igls, in: *Innsbrucker Nachrichten.* Parteiamtliches Organ der NSDAP. Gau Tirol-Vorarlberg 87/117, Montag, 20.5.1940, 5.

[562] Vgl. ebd.

[563] Siehe dazu Irmgard Weyrather, *Muttertag und Mutterkreuz: Der Kult um die „deutsche Mutter" im Nationalsozialismus*, Frankfurt am Main: S. Fischer 2015.

[564] Zit. Aus der Gauhauptstadt. Mütterehrung in Igls, in: *Innsbrucker Nachrichten.* Parteiamtliches Organ der NSDAP. Gau Tirol-Vorarlberg 89/116, Dienstag, 19.5.1942, 3.

[565] Zit. Keine Mutter im Gau bleibt ungedankt. Die Partei gestaltet den Muttertag zur Gemeinschaftsfeier, in: *Innsbrucker Nachrichten.* Parteiamtliches Organ der NSDAP. Gau Tirol-Vorarlberg 91/121, Mittwoch, 24.5.1944, 3.

[566] Zit. ebd.

[567] Vgl. ebd.

[568] Zit. ebd.

[569] Vgl. Tausend Kinder! Im NSV.-Mutterheim Igls betreut, in: *Innsbrucker Nachrichten.* Parteiamtliches Organ der NSDAP. Gau Tirol-Vorarlberg 91/89, Samstag, 15.4.1944, 3.

[570] Zit. Frau Dr. Lesky zum Osterfest. Ostern 1945, in: Gästebuch des NSV Mutter- und Kind-Heims Parkhotel Innsbruck 1943 bis 1945, 41. TNL Erna Lesky, Sch 121, M 9, UAW.

[571] Vgl. Erna Lesky, Handschriftliches Manuskript. o. O., o. D. TNL Erna Lesky, Sch 131, M 71, UAW.

[572] Vgl. Parteistatistische Erhebung Erna Lesky 4903, 1.7.1939. Verbände und Parteien – NSDAP, TLA.

[573] Vgl. Bauer, Erna Lesky, in: Korotin/Stumpf-Fischer (Hg.), *Bibliothekarinnen in und aus Österreich*, 641.

[574] Vgl. Herwig Czech, Die Entnazifizierung der Wiener Medizinischen Fakultät im Kontext der österreichischen Medizin – zwischen personellen Kontinuitäten, konservativer Elitenrestauration und demokratischem Neubeginn, in: Nemec/Hofer/Seebacher/Schütz (Hg.), *Medizin in Wien nach 1945*, 47–66, 49.

[575] Vgl. Pantelmann, *Die Fabrikation der deutschen Frau*, 103.

[576] Vgl. Gerstenbauer, *Die Rolle der Frau*, 24.

[577] Siehe die Autobiografie: Gertrud Scholtz-Klink, *Die Frau im Dritten Reich – Eine Dokumentation,* Tübingen: Grabert 1978.

[578] Vgl. Pantelmann, *Die Fabrikation der deutschen Frau*, 103.

[579] Siehe Christiane Berger, *Die „Reichsfrauenführerin" Gertrud Scholtz-Klink. Zur Wirkung einer nationalsozialistischen Karriere in Verlauf, Retrospektive und Gegenwart*, Dissertation, Universität Hamburg 2005.

[580] Vgl. ebd., 104.

[581] Vgl. Gehmacher, Bund deutscher Mädel, in: *Loseblatt-Sammelreihe*, Blatt 2.

[582] Vgl. Gerstenbauer, *Die Rolle der Frau*, 24.

[583] Die NSDAP Gauleitung 1939 Tirol-Vorarlberg. NSD.-Studentenbund. NS.-Frauenschaft – Deutsches Frauenwerk.

[584] Vgl. Gerstenbauer, *Die Rolle der Frau*, 25.

[585] Zit. Pantelmann, *Die Fabrikation der deutschen Frau*, 162.

[586] Vgl. ebd., 111.

[587] Vgl. ebd., 162.

[588] Vgl. ebd., 163.

[589] Vgl. Parteistatistische Erhebung Erna Lesky 4903, 1.7.1939. Verbände und Parteien – NSDAP, TLA.

590 Vgl. NSDAP-Karteikarte Erna Lesky geb. Klingenstein, NSDAP-Ortsgruppenkartei, Ortsgruppe: Innsbruck, Gau: Tirol, Series MFOK (1932–1940), BArch, R 9361- R 9361-II, NSDAP Collection, NSDAP-Mitgliederkartei. Siehe Herbert Posch, E-Mail vom 22.6.2020: „Sonst sind nur wenige Rubriken ausgefüllt, nur der Eintrag in der letzten Zeile rechts unten. Ich lese das als ‚R.Ä. Tirol, 2.43/18' – eventuell ein Hinweis auf die Reichärztekammer Tirol und einen Eintrag/Eintritt im Februar 1943."

V. Politische Besetzung der Wissenschaft

1. „Wissenschaft im Dienste des deutschen Volkes"

Wissenschaft" und „Politik" als „getrennten Größen" zu sehen, ist für Ash „für eine ernsthafte Entwicklung der beiden Bereiche im Verhältnis zueinander im 20. Jahrhundert" empirisch nicht sinnvoll. Die „Verhältnisse von Wissenschaft und Politik im Kontext der Regimewechsel" müssten vielmehr „nach jedem Umbruch neu verhandelt" werden. Sie seien „moving targets".[591] Für Ash ist „Politik" nicht nur „eine Gesinnung oder Ideologie, sondern auch staatliches Handeln". Er versteht „Wissenschaft" „nicht nur [als] abstrakte Theorie, sondern auch [als] konkrete Forschungspraktik". Neuere Forschungen zeigten, dass sich Wissenschaftler und Wissenschaftlerinnen „irgendwelchen Diktaten" von Staat und Politik nicht so sehr „widerwillig untergeordnet hätten", sondern dass sie oft selbst die „Initiative" für eine Zusammenarbeit mit der Politik ergriffen. Sie können also „Ressourcen aus der politischen Sphäre für ihre Zwecke mobilisieren", im selben Maße, wie „Politiker die Wissenschaftler und ihre Ressourcen für ihre Zwecke zu benutzen versuchen".[592] Karrieren in der Wissenschaft sind daher immer davon abhängig, in welchem Beziehungsverhältnis Wissenschaftler und Wissenschaftlerinnen zu dem bestehenden politischen System stehen. Je stärker sie ihre Forschung von einem Parteiprogramm vereinnahmen lassen, desto enger werden sie in das politische Beziehungsgeflecht des politischen Systems eingebunden.

Albin Lesky entschied sich für den weiteren Aufstieg in der Academia für eine NSDAP-Mitgliedschaft. Seine Netzwerke,[593] verstanden als soziale und politische Verbindungen zur Förderung der Karriere und Positionierung in der Academia, hatte er seit seinem Studienabschluss aufgebaut und erweitert. Der Klassische Philologe, 1942 Prorektor der Deutschen Alpenuniversität Innsbruck,[594] wurde am 20. Juli dieses Jahres zum korrespondierenden Mitglied der philosophisch-historischen Klasse der Akademie der Wissenschaften in Wien gewählt.[595] Herbert Matis und Arnold Suppan weisen darauf hin, dass zwischen 1938 und 1945 „vor allem Parteiangehörige zu neuen Mitgliedern gewählt wurden, [...] aber auch einige, die dem Regime eher distanziert gegenüberstanden."[596] Nach der Satzung der Akademie der Wissenschaften in Wien von 22. Juli 1938 setzte sich die Gelehrtengesellschaft laut § 6 aus „höchstens 66" ordentlichen Mitgliedern zusammen, die „Reichsbürger"[597] sein mussten, mit Wohnsitz in Österreich. 33 von ihnen gehörten der mathematisch-naturwissenschaftlichen Klasse der Akademie an, 33 der philosophisch-historischen Klasse. Von den 160 korrespondierenden Mitgliedern der Akademie gehörten je

80 einer der beiden Klassen an, wovon mindestens 55 „Reichsbürger" sein mussten. Die dritte Einheit der Akademiemitglieder bildeten die Ehrenmitglieder, „und zwar höchstens 8 der Gesamtakademie und höchstens je 10 der beiden Klassen".[598] Die Akademie der Wissenschaften in Wien sah sich als Gelehrtengesellschaft, als „ein Forum für interdisziplinären Austausch und inspirierende Begegnung". Mitglied der Akademie der Wissenschaften in Wien zu sein, bedeutete eine „hohe Anerkennung [der] wissenschaftlichen Leistungen".[599] In der Kurzbiografie, die Albin Lesky für die Wahl vorlegte, wurde sein voller Einsatz im Ersten Weltkrieg von 1915 bis 1918 hervorgehoben, um die lange Studienzeit zu begründen. Im Feldzug gegen Frankreich habe er als Artillerieoffizier das Eiserne Kreuz erworben.[600] Für die Wahl waren, dem politischen Konsens des Nationalsozialismus entsprechend, auch militärische Auszeichnungen entscheidend. Albin Lesky erfüllte sowohl als „Reichsbürger", als auch durch sein wissenschaftliches Profil als Klassischer Philologe alle Voraussetzungen für diese Wahl. Sein ehemaliger Lehrer Meister hatte ihn für die Wahl vorgeschlagen und begleitete seinen weiteren Aufstieg an der Akademie der Wissenschaften in Wien.

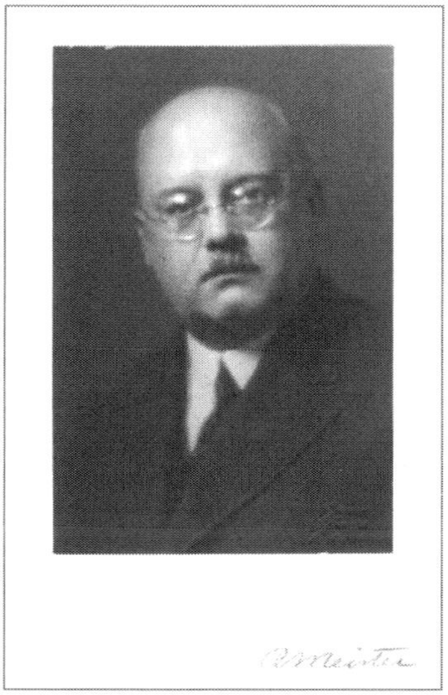

Abb. 28 Richard Meister vor 1950, Foto Fayer, Wien (Signatur: 106.I.1018, UAW).

„Die nationalsozialistische Machtübernahme" hatte an der Akademie der Wissenschaften in Wien eine „tiefgreifende Zäsur" gebildet. Nachdem der Staat Österreich durch das „Gesetz über die Wiedervereinigung Österreichs mit dem Deutschen Reich vom 13. März 1938" aufgelöst und dem Deutschen Reich eingegliedert worden war, wurden an der Akademie, wie an allen staatlichen Institutionen, die Leitungsfunktionen mit NSDAP-Mitgliedern besetzt.[601] Der 80 Jahre alte Akademiepräsident Oswald Redlich (1858–1944), in dieser Funktion seit 1919, trat in der ersten Gesamtsitzung am 18. März 1938 zurück und der 77 Jahre alte Anatomieprofessor Ferdinand Hochstetter (1861–1954) übernahm provisorisch das Amt.[602] Akademiewahlen und Feierliche Sitzung wurden auf Herbst verschoben. Srbik, 59 Jahre alt, wurde als neuer Akademiepräsident vorgeschlagen und da ein Gegenkandidat fehlte,[603] stimmten die Mitglieder in einer außerordentlichen Akademiesitzung am 1. April 1938 ab. 43 von 44 stimmten für Srbik. Am 26. September erhielt er die Ernennungsurkunde.[604] Srbik übernahm nun, wie viele andere Mitglieder im Deutschen Klub, für die Wissenschaft als

Akademiepräsident eine der Spitzenpositionen im „Deutschen Reich". Er nützte die „Seilschaften", die „nach dem Machtwechsel berufliche Aufstiege ganz nach oben ermöglichten".[605]

1919 zum korrespondierenden Mitglied der Akademie der Wissenschaften in Wien gewählt, 1933 Sekretär der philosophisch-historischen Klasse der Akademie und 1937 wiedergewählt,[606] war Srbik für die NSDAP ein willkommener „Vertrauensmann"[607] für das Amt des neuen Präsidenten. Laut § 8 der Satzung vom 22. Juli 1938 stand der Präsident „an der Spitze der Akademie, [...] vertreten und unterstützt durch einen Vizepräsidenten und zwei Sekretäre", ernannt vom Reichsminister für Wissenschaft, Erziehung und Volksbildung, vorgeschlagen durch die Mitglieder der Akademie.[608]

Mit seinen Publikationen *Wallensteins Ende*, *Metternich*[609] und besonders *Die deutsche Einheit*[610] hatte sich Srbik als „Wahrer der Tradition gesamtdeutscher Geschichtsschreibung" präsentiert[611] und damit als Ideologe eines „völkischen" Europas. Mit seinen Geschichtsrekonstruktionen versuchte Srbik, den Führungsanspruch der deutschen Geisteswissenschaften in Europa zu legitimieren. 1935 wurde Srbik Ehrenmitglied im „Reichsinstitut für Geschichte des neuen Deutschlands".[612] Am 1. Mai 1938 trat Srbik in Wien der NSDAP bei.[613] Eine Ablehnung der Mitgliedschaft hätte seine Aufgaben an der Akademie „zweifellos außerordentlich erschwert, wenn nicht unmöglich gemacht", erklärte er 1945 in einem „Rechtfertigungsschreiben".[614]

An der Universität Wien trat Ernst Späth (1886–1946), Professor für Chemie und „der letzte austrofaschistische Rektor der Universität Wien",[615] am 15. März 1938 zurück. Politisch war es als Mitglied der „Vaterländischen Front" nach dem „Anschluss" nicht mehr tragbar. Das NSDAP-Parteimitglied Knoll erhielt als kommissarischer Rektor von der Landesleitung der NSDAP in der Ostmark schon einen Tag danach den Auftrag, „die Interessen der Universität" als „Führer" zu wahren. Diesen Auftrag übernahm er auch an der Akademie der Wissenschaften,[616] bis Srbik an der Akademie selbst „die Interessen der NSDAP" vertrat.[617] Das bedeutete, dass sowohl Universitäten als auch die Akademie der Wissenschaften in Wien nach dem „Führerprinzip" organisiert wurden und ein „Führergefolgsschaftsverhältnis" zwischen allen Hierarchieebenen an Universitäten und Akademien der Wissenschaften im Deutschen Reich verpflichtend war. Das bedeutete ferner, dass an Universitäten der Dekan „Führer" seiner Fakultät war, aber dem Rektor gegenüber zu unbedingtem Gehorsam verpflichtet war.[618] An der Akademie der Wissenschaften in Wien war der Präsident „Führer" aller Mitglieder. Universitäten und Akademien im Deutschen Reich wurden „gleichgeschaltet".[619] Alle Akademiemitglieder hatten einen Eid auf Treue und Gehorsam dem „Führer" Hitler gegenüber zu leisten, was bedeutete, dass ein von der NSDAP unabhängiges Entscheiden und Handeln für kein Mitglied möglich war.[620] Albin Lesky habe am Institut für Klassische Philologie der Universität Wien gegenüber Studenten und Studentinnen später wiederholt den Münchener Gräzisten Kurt von Fritz (1900–1985) lobend erwähnt, weil er „als einziger von uns (!) den Eid auf Hitler verweigert hat".[621]

Am 23. November 1938 legte Srbik anlässlich der feierlichen Gesamtsitzung sein wissenschaftspolitisches Programm für die nächsten Jahre vor. Im historischen Rückblick machte der Präsident in der Festrede bei der feierlichen Sitzung bewusst, dass die Akademie immer den Auftrag einer nationalen Identitätsbildung zu erfüllen habe. Seit ihrer Gründung als Kaiserliche Akademie der Wissenschaften sah sie Srbik als „deutsches Kulturinstitut", das die kulturelle Größe der Deutschen Nation mit Sendungsbewusstsein anderen Ethnien Europas und der Welt bewusst gemacht habe:

„Immer war diese Akademie, auch seit sie – nach 1866 – nicht mehr zum politischen deutschen Körper gehörte, in ihrem Kern ein deutsches Kulturinstitut. [...] Immer aber war sie sich in ihrer langen und stolzen Geschichte ihrer Pflicht voll bewußt, für das deutsche Volk geistig zu arbeiten."[622]

Srbik hoffte, nach Ende des Zweiten Weltkriegs „im Rahmen des großdeutschen Volksstaates ein[en] neue[n] Volkesfrühling" zu erleben.[623] „Ich denke [...] großdeutsch und mitteleuropäisch", gab Srbik schon 1926 deutlich zu verstehen.[624] Er erwartete, wie es Jay Y. Gonen formuliert,: „Under the umbrella of the Volksgemeinschaft, the folk community, everything was supposed to cohere naturally in pleasant harmony."[625] In seinen Reden bezog sich Srbik wiederholt auf die „Vorläufige Satzung der Akademie der Wissenschaften in Wien vom 22. Juli 1938",[626] wo § 1 besagte, dass „die Wissenschaft im Dienste des deutschen Volkes" zu stehen habe, und auf § 2, der die Akademie als „Körperschaft des öffentlichen Rechts [...] unter dem besonderen Schutz des Reiches" stellte.[627]

2. Visionen eines „Neuen Europas"

Erfüllt von der Mission, „die Wissenschaft im Dienste des deutschen Volkes" zu fördern, stellte Akademiepräsident Srbik allen Akademiemitgliedern die Aufgabe, „durch Förderung internationaler wissenschaftlicher Gemeinschaftsarbeiten zur Ehre des deutschen Namens in der Welt" beizutragen.[628] 1940 kündigte Srbik in seiner Akademierede bei der feierlichen Sitzung im Mai an, dass die „deutsche Wissenschaft“ nach dem Krieg zu einer Neuordnung Europas einen wesentlichen Beitrag leisten werde.[629] Bei der Eröffnungsansprache der feierlichen Sitzung 1941 wiederholte er seine Illusion des neuen Europas:

„Das neue Europa wird nicht nur die deutsche Kraft, sondern auch der deutsche Geist zu bestimmen haben. Der Tag der deutschen Wissenschaft, die mit ganzer Seele im Krieg und im Frieden bei ihrem Volk ist, wird im vollen Sonnenlicht erstrahlen und in einem langen Frieden wird sie dem Volk und Reich ihre beste Kraft widmen.“[630]

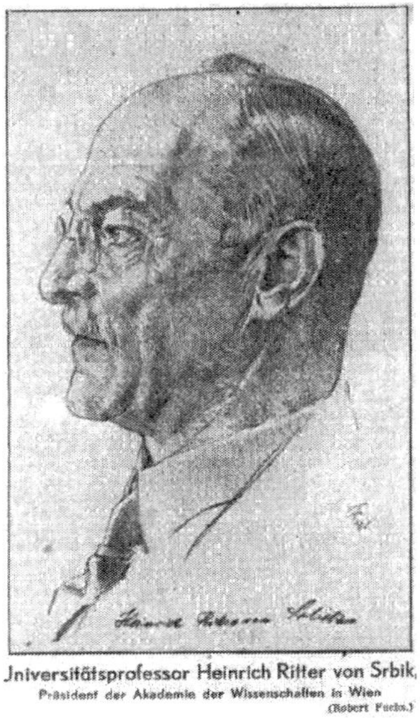

Abb. 29 Heinrich von Srbik, Präsident der Österreichischen Akademie der Wissenschaften, Zeichnung Robert Fuchs, 1941 (Signatur 106.I.1891, UAW).

Das Konzept einer Verbindung aller Deutschen in Europa und die Eingliederung der anderen Völker unter deutscher Führung wurde von der Politik auf die Wissenschaft und von der Wissenschaft auf die Politik übertragen. Das zeigt sich für Martina Pesditschek darin, dass der „deutsche[...] Super-Nationalist“ Srbik seine Vision, „Heute führen wir Mitteleuropa, und morgen die ganze Welt“, allein dem deutschen Volk zugestand.[631]

Albin Lesky passte sich den Forschungszielen an, die Präsident Srbik bei jeder Festrede in den Feierlichen Sitzungen der Akademie hervorhob. Srbik erwartete von allen Akademiemitgliedern

„deutsche Geistesarbeit für das eigene Volk zu leisten und zugleich befruchtend deutschen Geist in den nichtdeutschen Völkerbereich Ostmitteleuropas, Europas, ja der ganzen Welt auszustrahlen und so einer Missionsidee des deutschen Volkes zu dienen.“[632]

Die beiden Akademiemitglieder Raimund von Klebelsberg zu Thumburg (1886–1967) und Albin Lesky gestalteten an der Deutschen Alpenuniversität Innsbruck die Planung des „Neuen Europas“ mit. Klebelsberg, seit 1925 Leiter des Instituts für Geologie und Paläontologie an der Deutschen Alpenuniversität Innsbruck, NSDAP-Mitglied und von 1942 bis 1945 Rektor dieser Universität,[633] sah in Albin Lesky „den eleganten, geschmeidigen, diplomatischen ‚Wiener‘ (wennschon nicht der Geburt nach)“, den „besten Vertreter“ für die Außenrepräsentanz der Deutschen Alpenuniversität

Innsbruck, eine Aufgabe, die Rektor Klebelsberg selbst nur „in unvermeidbaren Fällen" erfüllt habe.[634] Ende 1942 habe sich Albin Lesky entschlossen, das Prorektorat der Deutschen Alpenuniversität Innsbruck zu übernehmen, weil Rektor Klebelsberg während seiner Amtsführung „die Universität so weit als möglich aus der Einflußsphäre der Partei herausführen" und ihr sachliche, ruhige wissenschaftliche Arbeit sichern wollte. Klebelsberg habe „dieses Programm auch konsequent durchgeführt", schrieb Albin Lesky später in seinem Lebenslauf.[635] Im Widerspruch dazu stand Albin Leskys Unterstützung des „Studierverbots" der Mitglieder der „Weißen Rose", einer Widerstandsbewegung gegen das NS-Regime. Es war nicht der einzige Widerspruch in seinen Egodokumenten.[636]

Mit Klebelsberg war Albin Lesky an dem Plan der NSDAP beteiligt, nach dem Zweiten Weltkrieg Europa durch die Geisteswissenschaften neu zu ordnen. Europa, worunter Albin Lesky als Klassischer Philologe und Humanist das „Abendland"[637] verstand, sei sein „höchster Kulturwert" gewesen.[638] Die Vorstellung von Europa als Kulturraum verband Albin Lesky wie Srbik mit der Vorstellung, dass Europa der Herrschaftsraum der Deutschen werden müsse. Die Idee, Europa, konkret Mitteleuropa,[639] unter Führung der „deutschen Nation" neu zu gestalten, wurde bereits im Nationenstreit des 19. Jahrhunderts diskutiert. Im Ersten Weltkrieg wurde es als Lösung für „die Verbesserung der Stellung des Reiches gegen seine Feinde" gesehen und in der Zwischenkriegszeit als Möglichkeit der Wiedereingliederung der Deutschen, auch jenen in Österreich, in die Großmächte.[640] Das Konzept einer „Neuordnung Mitteleuropas nach dem Krieg", mit Vormachtstellung der deutschen Nation, wurde schon zu Beginn des Ersten Weltkriegs im Deutschen Klub diskutiert. Es sollte der Sicherung des „deutschen Charakters der westlichen Hälfte der Monarchie" dienen, verstärkt durch das Weiterbestehen der für den Krieg geschlossenen „Allianz mit Deutschland". Die anderen Nationalitäten der Monarchie würden in ihren nationalen Rechten radikal eingeschränkt, Kronländer wie Galizien oder Dalmatien erhielten den Status autonomer Teilstaaten. Die „deutschen" Alpen- und Sudetenländer bekämen die politische Macht, wodurch eine „forcierte Germanisierungspolitik" gegenüber den Tschechen und Slowenen vertretbar werde.[641] Die „Träume einer Hegemonie" der Deutschen der Habsburgermonarchie mit dem Deutschen Reich Wilhelms II. in einem neuen Mitteleuropa zerbrachen mit der Niederlage im Ersten Weltkrieg 1918.[642]

Klebelsberg setzte sich mit der Idee des „neuen Europas" erstmals im Sommersemester 1923 intensiver auseinander. Dekan August Haffner

(1869–1941)[643] hatte eine Vortragswoche zum Thema „Das neue Europa“ organisiert, eine „glänzende Veranstaltung“ mit ausgewählten Rednern aus Deutschland zu Themen der Natur- und Geisteswissenschaften, unter ihnen Prälat Georg Schreiber (1882–1963) aus Münster. Die Vortragswoche war bestimmt von „einem großen Bekenntnis zur Gemeinschaft der deutschen Kultur und Wissenschaft“ unter katholischer Führung. Nicht nur die „Großdeutschen“, sondern auch die anderen großen Parteien Österreichs hätten eine „Anschlusspolitik“ angestrebt und nur auf einen geeigneten parteipolitisch günstigen Zeitpunkt gewartet. Das Rahmenprogramm bildeten Ausflüge und „Abendgesellschaften mit den Damen“, an denen Klebelsberg mit seiner Frau „lebhaften Anteil“ genommen habe. Im Herbst 1924 tagte die „Gesellschaft deutscher Naturforscher und Ärzte“ in Innsbruck, die größte wissenschaftliche Tagung, die Klebelsberg in Innsbruck erlebt habe. Er gehörte dem „Geschäftsführenden Ausschuß“ der Tagung an und wurde anschließend zum Vorsitzenden des „Veranstaltungsausschusses“ ernannt. Die Tagung wurde unter Bundespräsident Michael Hainisch (1858–1940) feierlich eröffnet.[644] 1927/28 wurde Klebelsberg in den wissenschaftlichen Ausschuss der Gesellschaft Deutscher Naturforscher und Ärzte gewählt, 1929 bis 1933 in den Vorstand.[645] Wissenschaftliche Netzwerke zwischen Deutschland und Österreich, wie die Gesellschaft Deutscher Naturforscher und Ärzte, dienten dazu, trotz Anschlussverbot nach den Friedensverträgen von Saint Germain 1919 grenzüberschreitend für eine „deutsche“ Wissenschaft in einem gemeinsamen Kulturraum zu forschen.

Die Strukturen der in der Zwischenkriegszeit entworfenen Europakonzepte ließen sich „problemlos in den ideologischen Rahmen des Nationalsozialismus integrieren, [was] die Anpassungsfähigkeit solcher Denkkategorien an geänderte politische Verhältnisse“ zeige.[646] Der Anschluss Österreichs an das Deutsche Reich und der erwartete Sieg im Zweiten Weltkrieg schienen die Konkretisierung der Pläne für ein „neues Europa“ zu ermöglichen. Die Vorstellung, Europa auf Basis „germanischer“ Leitprinzipien neu zu ordnen, war für Deutsche und Österreicher, ab 1938 auch Deutsche, die sich mit der in historischer Tradition des 19. und beginnenden 20. Jahrhunderts ideologisch begonnenen „Neuordnung Europas“ schon länger befasst hatten, erstrebenswert. Nach Jürgen Elvert war die Mitgestaltung des neuen, „germanischen Europas [...] im Kontext des nationalsozialistischen Herrschaftsspektrums“ eine Chance, eigene Ideen einzubringen, da noch keine konkreten Pläne für das neue Europa vorlagen.[647]

Für die Verwirklichung dieser Vision wurde die „Aktion Ritterbusch“ gegründet, eine interdisziplinäre „Wissenschaftsgemeinschaft“, die vielen

Geisteswissenschaftlern die Chance bot, die „gesellschaftspolitische" Bedeutung ihres Faches in Kriegszeiten zu betonen.[648] Sie sollte die generelle Meinung widerlegen, dass Geisteswissenschaften „im Kriege, im rauen Waffenhandwerk keine Bedeutung" hätten.[649] Dieser „Kriegseinsatz der Geisteswissenschaften", als ein großes wissenschaftliches Projekt der NS-Kriegspropaganda, wurde von Paul Ritterbusch (1900–1945), parteitreuer Nationalsozialist und von 1937 bis 1941 Rektor der Christian-Albrechts-Universität in Kiel,[650] koordiniert, die Leitung einzelner Fachgruppen wurde verschiedenen Instituten der Geisteswissenschaften übertragen.[651]

Von 27. bis 28. April 1940 fand in Kiel die erste „Arbeitstagung zum Kriegseinsatz der deutschen Geisteswissenschaften" statt. Vertreter verschiedener geisteswissenschaftlicher Disziplinen erstellten ein „Gesamtprogramm", in das die Forschungsziele der einzelnen fachspezifischen Arbeitskreise eingegliedert wurden.[652] Sie erhielten den Auftrag, die theoretischen Grundlagen für ein „völkisches Europa" zu erarbeiten. Das Konzept für ein „neues Europa" orientierte sich an einer „völkisch-rassischen Neuordnung" unter deutscher Führung und Ausschluss sowie Vernichtung aller, die nicht in dieses Konzept passten.[653] Das Reichsministerium für Wissenschaft, Erziehung und Volksbildung sowie die Deutsche Forschungsgemeinschaft förderten das Projekt mit dem Forschungsauftrag, „die Idee einer neuen Europäischen Ordnung [...] in einer wissenschaftlich unanfechtbaren Weise herauszuarbeiten und als Wahrheit und Wirklichkeit des Lebens der europäischen Völker zu erweisen."[654]

Die Institution „SS-Ahnenerbe", eine konkurrierende Institution, mit der sich die „Aktion Ritterbusch" im „Kriegseinsatz der Geisteswissenschaften" auseinandersetzen musste,[655] übernahm in der Umsetzung der völkischen Europa-Ideologie eine weitere „wesentliche Rolle". Rektor Steinacker plante, die „Innsbrucker geisteswissenschaftliche ‚Kameradschaft'", die er mit dem Althistoriker und Klassischen Archäologen Franz Miltner (1901–1959) und Albin Lesky gegründet hatte, an das „Reichsinstitut für Geschichte des neuen Deutschlands" anzuschließen, dem auch Akademiepräsident Srbik angehörte.[656] Miltners Frau und ehemalige Studienkollegin Helene Miltner (1904–1999) hatte mit ihm gemeinsam 1930/31 Ausgrabungen in Alt-Smyrna/Izmir durchgeführt und die Forschungsergebnisse gemeinsam publiziert. Franz Miltner war „illegales NSDAP-Mitglied", ob seine Frau Mitglied war, sei „unbekannt", doch die Wahl ihrer Forschungsthemen weise darauf hin, „dass beide Partner fest in der nationalsozialistischen Ideologie verwurzelt" gewesen seien, betonen Sandra Klos, Doris A. Corradini und Brigitte Mazohl. Helene Miltner war von 1938 bis 1940

Grabungsleiterin in Vill bei Innsbruck, wo „im Dienst der nationalsozialistischen Frühgermanenforschung" rätische Gebäudereste konserviert wurden, „die letzte größere archäologische Maßnahme zur Zeit des Dritten Reichs in der Ostmark/Österreich".[657]

Diese Wissenschaftler und Wissenschaftlerinnen waren Akteure und Akteurinnen für die Planung eines völkischen Europas unter Führung Hitlers. Sie hatten sich alle in das nationalsozialistische Herrschaftssystem eingegliedert, identifizierten sich teilweise damit oder begeisterten sich sogar dafür.[658] Die NSDAP-gesteuerten Medien, wie die *Innsbrucker Nachrichten*, trugen zur Manifestierung der Idee des „neuen Europas" wesentlich bei:

„Wir glauben an eine deutsche Sendung *in Europa. Die Geschichte lehrt uns, daß nur solche Völker Geschichte machen, die das Bewußtsein haben, zu einer Sendung berufen zu sein.* [...] *Im germanischen Raum steht das Reich der Deutschen als größte und mächtigste Einheit. Wer dies heute noch als Phantasie bezeichnet, der denke daran, daß vor 15 Jahren, als der Führer zum zweiten Mal seinen Kampf aufnahm, auch alles als Phantasie bezeichnet und verlacht wurde, was heute längst selbstverständliche Wirklichkeit geworden ist. So haben wir heute das Glück, einer Generation anzugehören, die den Auftrag hat, die deutsche Geschichte auf ein Jahrtausend zu bestimmen. Wir werden diesen Krieg gewinnen und in Frieden das Reich der Deutschen vollenden. Für uns als Glaubensträger eines neuen deutschen Mythos steht am Ende dieses Kampfes das Deutsche Reich germanischer Nation."*[659]

Für den Herrschaftsanspruch wurde der Topos „Weltruhm" oder „Weltgeltung deutscher Wissenschaft" herangezogen. Er diente als Legitimation für den „künftigen „macht- und weltpolitischen Wiederaufstieg des Deutschen Reichs" nach dem „Endsieg".[660] Ash weist darauf hin, dass „Wissens- und Machtgeschichte miteinander – zuweilen fast zur gegenseitigen Unkenntlichkeit – verschränkt werden und diskursive Strategien der Wissensgewinnung und (Wissens)Machterhaltung an Universitäten eine wichtige Rolle spielen."[661]

3. Hellenistische Klassik, Vorbild für den „Neuen Menschen"

Von 2. bis 3. April 1941 fand in Berlin eine Tagung zum Thema „Altertumskunde im Rahmen des Kriegseinsatzes der Geisteswissenschaften" statt und 1942 erschien „Das neue Bild der Antike"[662] in zwei Bänden.[663] Albin Lesky behandelte diese neuen Forschungsfelder im Juli 1942 an der Deutschen Alpenuniversität Innsbruck im Rahmen der „Aulavorträge" im

Vortrag „Hellenistische Klassik in deutscher Gegenwart“, organisiert von Klebelsberg. Seine Erklärung für die Parallelen zwischen Deutschen und Griechen war so formuliert, dass sie sich in das NS-Parteiprogramm einfügte. Die „rassische Verwandtschaft [zwinge] den deutschen Menschen immer wieder in den Bann der griechischen Kultur [und lasse] in ihren Werken nach Antwort auf die letzten Fragen des Lebens suchen“, berichtete eine Journalistin in den *Innsbrucker Nachrichten* nach Albin Leskys Vortrag. Professor Lesky lehre das Drama der Griechen „als Ausdruck der normenstrengen Grundhaltung eines Edelvolkes verstehen“ und ziehe daraus Erkenntnisse für die „Größe des Ringens unserer Tage, da ein neues Europa erkämpft und mit neuem Sinn erfüllt [werde] ein Aufbruch des deutschen Geistes zu neuen Höhen“.[664] Durch die populärwissenschaftliche Aufbereitung seine Forschungen zur Kultur der Griechen erreichte er in den Aulavorträgen ein breites Zielpublikum, dem neben dem Wissen über eine Hochkultur zugleich völkische Visionen vermittelt wurden.

In der Kurzbiografie für die Wahl Albin Leskys zum korrespondierenden Mitglied der philosophisch-historischen Klasse der Akademie der Wissenschaften in Wien 1942 formulierte er die Nähe des griechischen „Edelvolkes“ zu den Deutschen diskreter. Er hob hervor, dass er den „Bau der euripideischen Tragödie klar analysiert, ihrem motivischen Gehalt nachgeht [und] als Quelle Volkslieder [sieht], deren Verwandtschaft noch heute lebt“.[665] Die 1938 erschienene Publikation *Die griechische Tragödie*[666] sei eine Einführung in „den modernen Stand der Forschung und die heute gewonnene Auffassung vom Wesen der antiken tragischen Dichtung“.[667] Sein Ziel sei gewesen, „die griechische Literatur nicht nur philologisch, textkritisch zu bearbeiten“, sondern die „Erkenntnisse auch für Interessierte verständlich darzustellen“.[668]

Albin Lesky legte mit der griechischen Kultur als Vorbild eine Basis für das Menschenbild des deutschen „Edelvolkes“, das noch weiter zu formen und dessen Ziel der deutsche „Neue Mensch“ sei.[669] Der „Neue Mensch“ war der „rassebewußte, ideologisch überzeugte und informierte Weltanschauungskrieger“, nicht nur auf dem Schlachtfeld, sondern auch in Berufen, in denen die diesem Menschenbild entsprechende biopolitische Selektion von „höher- und minderwertigem Leben“ stattfand.[670] Nationalsozialisten und Nationalsozialistinnen waren überzeugt von dem utopischen Konstrukt des „Neuen Menschen“, in dem der „arische Körper“ für unversehrt, unzerstörbar und mächtig gehalten wurde. In der übertriebenen Ästhetisierung bildete er im rassistischen Körperdiskurs den Gegenpart zum kranken und versehrten Körper.[671] „Der vollkommene ‚arische‘ Körper“ nach dem

Vorbild des griechischen Körperideals der Antike oder des blonden und blauäugigen Jünglings entsprechend dem Mythos der Germanen, war das Symbol für „Schönheit, Gesundheit und Reinheit [und] die Voraussetzung für einen gesunden Geist und starken Charakter".[672] Das Vorbild, die antike griechische „Körperkultur", erhielt besonders nach den Olympischen Spielen einen hohen Stellenwert,[673] was in der Folge jene Disziplinen an den Universitäten aufwertete, die sich mit Themen der Antike auseinandersetzten und auch die pseudowissenschaftliche Basis für die Ideologien des Nationalsozialismus boten. Bereits 1928 hatte Albin Lesky, damals noch Privatdozent, in einer Publikation Parallelen und Gegensätze zwischen „Deutschtum und Antike" aufgezeigt. Die Zeitschrift *Alpenland*, in der auf die Publikation Leskys hingewiesen wurde, war das Publikationsorgan der Großdeutschen Volkspartei in Tirol.[674] Der Klassische Philologe beschrieb sich gegenüber Studierenden als „sentimentaler Deutscher", was für ihn im „Gegensatz zum „rationalen (o. ä. und daher ‚kühlen') Franzosen" stand. Er habe das „im Zusammenhang mit einer divergierenden Interpretation einer Stelle aus einer der Dichtungen Hesiods" erwähnt.[675] Diese Beschreibung verdeutlicht Albin Leskys kulturelle Differenzierung zwischen dem Romanischen und dem Griechischen als Vorbild für die deutsche Kultur.

Im Mai 1942 hielt der Klassische Archäologe Camillo Praschniker (1884–1949) in Klagenfurt in der Gesellschaft der Freunde des Humanistischen Gymnasiums einen Vortrag über „Olympia und die olympischen Spiele":

„[...] *so vieles von dem, was heute Grundsatz nationalsozialistischer Leibeserziehung geworden ist, uraltes Gut, identisch mit jenem olympischen Gedanken, der einst die Seele der besten Griechen erfüllt hat.* [...] *Im dritten Reich hat wie bei den alten Griechen der Staat nicht nur die geistige, sondern auch die leibliche Ertüchtigung zur eigenen Sache gemacht, um den besten Staatsbürger zu formen; und das, weil das deutsche Volk den olympischen Gedanken am tiefsten begriffen und wiederbelebt hat.*"[676]

Die hohe Stellung des Sports bei den Griechen und „im Dritten Reich" sollte die Parallelen zwischen den „antiken Griechen" und „modernen Germanen" in derselben „arischen Rasse" sichtbar machen.[677] Für die Formung des deutschen „Neuen Menschen" als Führungspersönlichkeit im „neuen Europa" wurden an Universitäten vergleichende Studien durchgeführt. Bestimmte Forschungsprojekte der Deutschen Alpenuniversität wurden in die „Aktion Ritterbusch" eingegliedert, mit der Intention, „nazistische

Europa-Ideologien“ für die Umsetzung in die Praxis vorzubereiten.[678] In verschiedensten Institutionen und Vereinen wurde in Vorträgen das Ideal des deutschen „neuen Menschen“ propagiert und das griechische Bildungsideal als Vorbild herangezogen. Klassische Philologie war, wie alle Altertumswissenschaften, „eng mit dem humanistischen Bildungsideal verbunden“. Für die NS-Propaganda ließ es Albin Lesky zu, dass die humanistische Werteorientierung von der NSDAP ideologisch besetzt und das humanistische Bildungsideal für die deutsche „Volksbildung“ instrumentalisiert wurde.[679]

Am 23. Februar 1943 wurde Albin Lesky vom Wehrbezirkskommando Innsbruck vorgeladen,[680] im März 1943 wieder einberufen[681] und im April 1943 als Hauptmann der Reserve zum Wehrdienst eingezogen.[682] Bis 1. August führte er in Hall in Tirol eine Ersatzbatterie.[683] Durch Intervention von Rektor Klebelsberg stellte ihn die Militärbehörde frei und entließ den „Hauptm. d.R.a.D.“ am 9. Mai 1944 aus dem „Reserveoffizierkorps des Heeres“ mit dem „Recht zum Tragen der Uniform der Reserveoffiziere“.[684] Klebelsberg erreichte die Freistellung vom Militärdienst „unter Zustimmung vieler vertraulich Befragter“ zugleich mit dem Chirurgen Breitner, indem er beide als Senatoren in „kriegswichtige“ Funktionen einsetzte.[685] Als Begründung für die Freistellung führte Klebelsberg an, dass Albin Lesky wie auch Breitner, der „männliche ‚Engel Sibiriens‘“ für die Kriegsgefangenen im Ersten Weltkrieg,[686] „fachlich hoch in Rang und Ansehen“ stünden, „zu den besten Rednern der Universität“ gehörten, „typische Österreicher guten Sinnes“ seien und schon vor 1938 an der Leopold-Franzens-Universität Innsbruck eine Ordentliche Professur hatten, was von „Kontinuität“ zeuge. Klebelsberg sah die Ämtervergabe zugleich als „eine Art Wiedergutmachung“, da beide „1938 beim Anschluss schlecht behandelt worden“ seien. Albin Lesky sei „ohne anzuerkennende Gründe als Dekan der gemeinsamen Philosophisch-Naturwissenschaftlichen Fakultät abgesetzt worden“, bei Breitner sei der „Stammbaum bemängelt“ worden.[687]

Als „kriegswichtig“ vom Wehrdienst befreit, war es Albin Lesky möglich, im Rahmen von „Truppenbetreuungsfahrten“ Vorträge zu halten. Die Vortragsreise nach St. Nazaire vom 27. Februar bis 3. März 1943 musste zwar „infolge Bombenschadens vorzeitig abgebrochen“ werden,[688] doch Albin Lesky war auch in anderen Bereichen als Wissenschaftler für die NSDAP verfügbar. Er hielt populärwissenschaftliche Vorträge für das Reichsgautheater oder für NSDAP-Organisationen wie „Die deutsche Arbeitsfront“. Am 22. Mai 1944 gab die „Arbeitsgruppe der Freunde des humanistischen Gymnasiums“ bekannt, dass sie im Rahmen der

„Aula-Vorträge" der Deutschen Alpenuniversität Innsbruck in „die unvergängliche Welt Homers" einführen wolle. Auf Einladung von Siegfried Süßenguth (1905–1977), Direktor des Reichsgautheaters Innsbruck, hielt Albin Lesky den Einführungsvortrag. Das Reichsgautheater habe in den letzten Jahren „an einer Reihe von Abenden hellenistische Tragödien durch künstlerisch gestaltete Lesungen" einem interessierten Publikum vorgestellt.[689] Der Aulavortrag sei „einer der hervorragend gelungenen altklassischen Abende Leskys" gewesen, ergänzt „mit Rezitationen aus griechischen Meistern" durch Schauspieler.[690] Der Schauspieldirektor las persönlich aus der Odyssee. Der „schöpferische Geist" Homers habe „über Jahrtausende hinweg den deutschen Geist immer wieder zur innersten Teilnahme bewegt", schrieben die *Innsbrucker Nachrichten*.[691] Für Albin Lesky boten die Aula-Abende im Gegensatz zu der in der Kriegszeit nur unter erschwerten Bedingungen möglichen wissenschaftlichen Forschung und Lehre eine „reiche Befriedigung". Sie vermittelten ihm das Gefühl, er könne „in einer der Katastrophe zueilenden Welt zur Sicherung kultureller Werte beitragen". Er habe dem interessierten Publikum Lesungen aus großen Werken der Antike geboten, die er vorbereitet und eingeleitet habe.[692] Damit setzte er die Vermittlung der kulturellen Werte der Antike, die er als junger Lehrer mit Laienschauspiel begonnen hatte, auf einer anderen Bühne fort.

Ab September 1944 trat Albin Lesky als gefragter Redner in der Umgebung von Innsbruck auf, in Kitzbühel ebenso wie in Dörfern wie Häring.[693] Die Vortragsabende wurden von der NSDAP gestaltet und schilderten in einem „volkstümliche[n]" Lichtbildvortrag eine Reise durch Griechenland.[694] Am 6. November 1944 hielt er für die „Volksbildungsstätte Innsbruck" in der Alten Universitätsbibliothek den „volkstüm[lichen] Universitätsvortrag" „Die Entdeckung der Erdkugel".[695] Der „Volkssturm" habe die Vortragsreihen außerhalb Innsbrucks beendet.[696] Anlässlich des Innsbrucker Universitätstages 1944 gab Prorektor Albin Lesky

„eine Uebersicht über die wichtigsten Ereignisse, gedachte der Toten des Jahres, des Ehrenmitgliedes Hans Hörtnagel und der Lektorin Kammersängerin Marie Berg-Brandmayr, erwähnte die beiden erfolgreichen Front-Hochschultagungen und die Vortragsreihe in Linz a. d. D., ferner die von den Professoren Dr. Breitner und Dr. Kofler durchgeführte Betreuung der kriegsgefangenen Mediziner und Pharmazeuten."[697]

Albin Lesky hielt an der Vision eines „Neuen Europas" und den Fantasien der Größe „deutscher" Wissenschaft fest, bis sie der verlorene Zweite Weltkrieg zerstörte. Die völkischen und rassistischen Ideologien hatten ihn aber so stark geprägt, dass sie weiter in gewissen Bereichen sein wissenschaftspolitisches Handeln, sein Verhalten und Auftreten in der Academia beeinflussten.

4. Ende der „gesamtdeutschen" Illusion

Srbiks Stellung zum Nationalsozialismus ist rückblickend differenzierter zu betrachten, auch wenn er wie Albin Lesky die Mitgliedschaft in der NSDAP beruflich zu nützen verstand. Beide ließen es nicht zu, wenn ihre politische Haltung und ihre wissenschaftlichen Arbeiten im „Dienste des deutschen Volkes" infrage gestellt wurden. Im November 1942 trat Srbik nach vierundvierzig Jahren aus der Burschenschaft „Gothia" aus. Der Historiker hatte einen Artikel über Georg Ritter von Schönerer (1842–1921), den Führer der „Alldeutschen Bewegung" veröffentlicht, in dem er „gelinde Kritik an seiner außenpolitischen Blindheit" äußerte. Angriffe des Vereins „Die letzten Schönerianer" durch Franko Stein (1869–1943)[698] folgten und zusätzlich kritisierte ihn noch sein „alter B[undesbruder] Pichl als ‚Führer' des Altherrenverbands" der „Gothia". Er war der Überzeugung, die „Gothia" sei eine „schönerianische Bursch[enschaft], daher unbedingt Habsburg-gegnerisch und ‚gottgläubig'". Dieser „Farbenblindheit" wollte sich Srbik nicht fügen, machte einen „Strich durch zwei Drittel [s]eines bisherigen Lebens" und verließ den Männerbund.[699] Die „Wiener Schönerianer" werteten ihn in „ihrem Blättchen" als „k. k. Hofhistoriographen" ab und „denunzierten [ihn] bei der Reichsparteileitung", wodurch er in „extremen Parteikreisen den Ruf eines Klerikalen und Legitimisten erwarb".[700] Eduard Pichls (1872–1955) Biografie über Schönerer[701] war vom Reichsinstitut für Geschichte des neuen Deutschlands gefördert worden. Als Ehrenmitglied betrachtete Srbik das als zusätzlichen Affront gegenüber seiner wissenschaftlichen Arbeit.[702] Srbik ging in seinem „Rechtfertigungsschreiben" nochmals auf seine „großdeutsche Gesinnung"[703] ein. Michael Derndarsky erkennt bei Srbik jedoch eine große „Sympathie für die faschistisch-totalitäre Bewegung", auch wenn er „ihre Auswüchse nicht gebilligt" habe.[704] Einen Monat bevor Srbik aus der „Gothia" austrat, verlieh ihm der „Führer" das „Treuedienstehrenzeichen" als „Anerkennung für 40jährige treue Dienste". Srbik hatte selbst darum angesucht. Dass Srbik in seinem akademischen Umfeld nicht direkt als Nationalsozialist eingeordnet wurde, erklärte Reichsdozentenbundführer Arthur Marchet (1892–1980) mit Srbiks verzögerter „Eliminierung jüdischer Akademiemitglieder". Er glaubte daraus zu erkennen, dass Srbik „nicht bis in die letzte Konsequenz Nationalsozialist" gewesen sei.[705]

Im April 1944 dankte Srbik Ministerialdirektor Wilhelm Haegert (1907–1994), Reichsministerium für Propaganda und Volksaufklärung, für sein „verständnisvolles Eintreten für die Wissenschaft". Durch ihn sei „die beinahe vollständig lahmgelegte Tätigkeit der mathematisch-naturwissenschaftlichen Klasse" aufgehoben worden.[706] Denkschriften und Sitzungsberichte könnten nun wieder gedruckt werden, da der Springer-Verlag die Verlagsrechte übernommen hatte. Haegert habe persönlich die „Zuweisung" veranlasst.[707] Die Publikationen der Akademie waren zu einem großen Teil eingestellt worden, weil „deren Kriegswichtigkeit nicht ohne weiteres erkennbar" sei. Es gab keine „Papierbewilligung".[708] Im November 1944 war Srbik in „bedrückendster Stimmung". Sein Haus in Cottage, das er mit seinen „Ersparnissen von Jahrzehnten" erworben hatte und wo er seinen Ruhestand verbringen wollte, wurde am 5. November durch eine Brandbombe bei einem „Terrorangriff auf Wien" völlig ausgebrannt. „Möbel, Bilder, Bücher, Glas, Porzellan", was er für seine Tochter Walburga von Berlin bringen ließ, um sie in Wien sicher zu verwahren, waren „vernichtet". Das private Fiasko glich dem beruflichen: Srbik hielt seine Übungen mit Studierenden zuerst in einem fensterlosen Seminarraum ab und dann im Luftschutzkeller.[709]

Im Februar 1945 resignierte Srbik. Er fühlte sich am „Ende [s]einer Kraft". Dem Historiker Wilhelm Bauer (1877–1953) gab er zu verstehen, dass er „ohne Wasser, Licht, Gas, Straßen und Stadtbahn nicht mehr leben und arbeiten" könne. Er fühle sich „gesundheitlich elend" und brauche schnellstens „etwas Erholung". Es sei keine „Fahnenflucht", wenn er mit einem Bekannten im Lastauto nach Ehrwald fahren werde. Er wollte aber „so bald wie möglich nach Wien" zurückkommen. Da die Zukunft nicht planbar sei, habe er „das Nötigste" veranlasst. In der Akademie sollte Rektor Pernkopf im Namen der Gesamtakademie „die Obsorge über die Akademie" übernehmen. Die Vorlesungen an der Universität Wien wollte er „wegen Erkrankung" unterbrechen, bevorstehende Prüfungen übertrug er Kollegen.[710] „Schweren Herzens" nahm er Abschied von Wien und hoffte, dass es „nur für kurze Zeit" sei.[711]

Für Herbert Matis war Srbik während der nationalsozialistischen Ära „die dominierende Persönlichkeit in der Akademie".[712] Es gelang Srbik zwar, die Publikationen der Akademie der Wissenschaften in Wien nicht der Zensur der NSDAP zu unterwerfen, die Kollegialverfassung der Akademie nicht durch politische Einflüsse verändern zu lassen oder „die Reihen-Titel ‚Archiv für österreichische Geschichte' sowie ‚*Fontes rerum Austriacarum*' gegen Widerstände" beizubehalten.[713] Das mache ihn aber nicht zum Verteidiger der akademischen Freiheit, betont Franz Graf-Stuhlhofer. Srbik habe „aufgrund seiner starken Sympathie für ein deutsches Großreich – nicht zu einer wirklich distanzierten Haltung gegenüber dem Nationalsozialismus" gefunden.[714]

1945 wurde an der Akademie der Wissenschaften in Wien wegen Papierknappheit ein Teil der Zeitschriften beider Klassen eingestellt, der Almanach und die jährlichen Anzeiger sowie Denkschriften und Sitzungsberichte beider Klassen wurden reduziert herausgegeben.[715] In den letzten Kriegsjahren wurde das Akademiegebäude teilweise von Bomben zerstört. Durch Einberufung von Mitarbeitern und Mitgliedern zur Wehrmacht kam es zu einem Personalmangel. Nach dem Prinzip der „verbrannten Erde" forderten die nationalsozialistischen „Machthaber" noch im letzten Kriegsjahr die Vernichtung der Akademiebibliothek. Der Aktuar konnte gerade noch verhindern, dass sie am Westbahnhof, wo die Bücher bereits zum Versand bereitgestellt worden waren, verbrannt wurden. Er sorgte dafür, dass sie in die Akademie zurückgebracht wurden.[716] Am 23. April 1945 gab Knoll die Order heraus, dass „die nationalsozialistische Literatur keineswegs vernichtet werden darf, sondern sofort zu sichern sei".[717]

Anmerkungen

591 Vgl. Mitchell Ash, Wissenschaftswandlungen und politische Umbrüche im 20. Jahrhundert – Was hatten sie miteinander zu tun? in: Rüdiger vom Bruch/Ute Gerhardt/Aleksandra Pawliczek (Hg.), *Kontinuitäten und Diskontinuitäten in der Wissenschaftsgeschichte des 20. Jahrhunderts* (Wissenschaft, Politik und Gesellschaft 1), Stuttgart: Franz Steiner Verlag 2006, 19–37, 23. Siehe auch ders., „Scientific Chances in Germany 1933, 1945 and 1990: Towards a Comparison", in: *Minerva* 37 (1999) 329–354 und ders., Wissenschaftswandlungen in Umbruchzeiten – 1933, 1945 und 1990 im Vergleich: in: *Acta Historica Leopoldina* 39 (2004), 75–95.

592 Vgl. Mitchell Ash, Wissenschaft und Politik als Ressourcen füreinander, in: Rüdiger vom Bruch/Brigitte Kaderas (Hg.), *Wissenschaften und Wissenschaftspolitik – Bestandaufnahmen zu Formationen, Brüchen und Kontinuitäten im Deutschland des 20. Jahrhunderts*, Stuttgart: Franz Steiner-Verlag 2002, 32–51, 32–33.

593 Zu Netzwerken in der Wissenschaft siehe die grundlegende Arbeit: Heiner Fangerau/Thorsten Halling (Hg.), *Netzwerke. Allgemeine Theorie oder Universalmetapher in den Wissenschaften?* Ein transdisziplinärer Überblick, Bielefeld: Transcript 2009.

594 Vgl. Fengler, Biogramme, Albin Lesky, in: Feichtinger/Matis/Sienell/Uhl (Hg.), *Die Akademie der Wissenschaften in Wien 1938 bis 1945*, 230.

595 Vgl. Albin Lesky, Lebenslauf 1240/54, 10. PA Albin Lesky M 1/5, AÖAW. Siehe Verzeichnis der korrespondierenden Mitglieder der philosophisch-historischen Klasse, in: *Akademie der Wissenschaften in Wien (Sozietät der Reichsakademie). Almanach* für das Jahr 1943, 93 (1943) 39–44, 41. Als Wohnadresse gibt Albin Lesky „Igls bei Innsbruck, Parkhotel" an.

596 Vgl. Matis/Suppan, *Sapere Aude*, 96.

597 Siehe Johannes Feichtinger/Katja Geiger/Stefan Sienell, Die Akademie der Wissenschaften in Wien im Nationalsozialismus und im Kontext der Akademien im „Altreich", in: Johannes Feichtinger/Brigitte Mazohl (Hg.), *Die Österreichische Akademie der Wissenschaften 1847–2022, Eine neue Akademiegeschichte*, 3 Bände, hier Band 2, Wien: Verlag der Österreichischen Akademie der Wissenschaften 2022, 11– 141, 123: Wiener Satzung vom 22. Juli 1938: „Zu den ordentlichen Mitgliedern können nur Reichsbürger gewählt werden. Die Wahl aller Mitglieder der Akademie unterliegt meiner Bestätigung. Die Bestätigung ist widerruflich."

598 Vgl. Satzung der Akademie der Wissenschaften in Wien (Genehmigt mit Erlaß des Reichsministers für Wissenschaft, Erziehung und Volksbildung vom 22. Juli 1938, W N 1966) in: Richard Meister, *Geschichte der Akademie der Wissenschaften in Wien 1847–1947*, Wien: Verlag der Österreichischen Akademie der Wissenschaften 1947, 240–242, 240. Siehe Ludmilla Krestan, maschinschriftliches Schreiben an Albin Lesky bezüglich der Unterlagen für den Antrag für die Verleihung der Medaille „*Bene merito*", Wien, 19.2.1974. PA Albin Lesky M 5/5, AÖAW. Angeführte Publikationen: „I. Geschichte der Akademie: Vorbereitung und Mitarbeit an der Publikation von R. Meister, selbständige Abfassung von Teil 3 (Seite 255 bis 365: Mitglieder, Einrichtungen und Unternehmungen). Fortsetzung der Sammlungen des Materials durch 25 Jahre. Ergebnis: ‚Dokumentation' ‚', Band 3: Die Mitglieder und Institutionen der Akademie, als Ergänzung zur ‚Geschichte der Akademie' v. Meister." Die Mitarbeit Albin Leskys an Meisters Akademiegeschichte 1947 erscheint erstaunlich, da er zu dieser Zeit wegen der NS-Belastung kein Akademiemitglied war. Meister erwähnt Albin Lesky in seiner *Geschichte der Akademie der Wissenschaften in Wien* nicht als Mitarbeiter.

599 Vgl. Hedwig Kopetz, *Die Österreichische Akademie der Wissenschaften: Aufgaben, Rechtsstellung, Organisation* (Studien zur Politik und Verwaltung 88), Wien–Köln–Graz, Böhlau: 2006, 23.

600 Vgl. Kurzbiografie Albin Leskys für die Wahl zum korrespondierenden Mitglied der philosophisch-historischen Klasse der Akademie der Wissenschaften in Wien, Eingangsstempel 6.5.1942, 1–2, 1. PA Albin Lesky M 1/5, AÖAW.

601 Siehe Feichtinger/Geiger/Sienell, Die Akademie der Wissenschaften in Wien im Nationalsozialismus, in: Feichtinger/Mazohl (Hg.), *Die Österreichische Akademie der Wissenschaften 1847–2022*, Bd. 2, 12. Siehe auch Felicitas Seebacher, „Die Leistungen der deutschen Wissenschaft mit allen Kräften steigern". Das nationalsozialistische Projekt der Reichsakademie der deutschen Wissenschaft, in: *Die Akademie der Wissenschaften in Wien 1938 bis 1945*, 147–156. Dies., „Increase the achievements of German science by all available means". The National Socialist Project of the Reich Academy of German Sciences, in: Feichtinger/Matis/Sienell/Uhl (ed.), *The Academy of Sciences in Vienna 1938 to 1945*, 141–148.

602 Vgl. Feichtinger/Geiger/Sienell, Die Akademie der Wissenschaften in Wien im Nationalsozialismus, in: Feichtinger/Mazohl (Hg.), *Die Österreichische Akademie der Wissenschaften 1847–2022*, Bd. 2, 14.

603 Vgl. ebd., 15.

604 Vgl. ebd., 16.

605 Vgl. Huber/Erker/Taschwer, *Der Deutsche Klub,* 16.

606 Vgl. Mitglieder der philosophisch-historischen Klasse. Ordentliche Mitglieder, in: *Almanach der Akademie der Wissenschaften* für das Jahr 1938, 88 (1939), 31–34, 34.

607 Siehe Karen Schönwälder, Heinrich von Srbik. „Gesamtdeutscher" Historiker und „Vertrauensmann" des nationalsozialistischen Deutschlands, in: Doris Kaufmann (Hg.), *Geschichte der Kaiser-Wilhelm-Gesellschaft im Nationalsozialismus. Bestandsaufnahme und Perspektiven der Forschung* 2, Göttingen: Wallstein 2000, 528–544.

608 Vgl. Satzung der Akademie der Wissenschaften in Wien vom 22. Juli 1938, in: Meister, *Geschichte der Akademie der Wissenschaften in Wien 1847–1947*, 241.

609 Siehe Heinrich von Srbik, *Metternich, der Staatsmann und der Mensch*, Bd. 1 und 2, München: Bruckmann 1925; ders., *Metternich: der Staatsmann und der Mensch* 3: Quellenveröffentlichungen und Literatur: eine Auswahlübersicht von 1925 – 1952. Vorwort von Taras von Borodajkewycz, München: Bruckmann 1954.

610 Siehe Heinrich von Srbik, *Deutsche Einheit. Idee und Wirklichkeit vom Heiligen Reich bis Königgrätz*, Bd. 1 und 2, München: Bruckmann 1935; ders., *Deutsche Einheit. Idee und Wirklichkeit von Villafranca bis Königgrätz*, München: Bruckmann 1942.

611 Vgl. Srbik Feier an der Universität, in: *Wiener Neueste Nachrichten*, 10.11.1938. AÖAW, Nachlass Fritz Knoll Sch 2 M 7, Zeitungsausschnitte, zit. Felicitas Seebacher, Building a New Europe on the Back of „German" Science: Völkisch Ideologies and Imperialistic Visions at the Academy of Sciences in Vienna, in: Johannes Dafinger/Dieter Pohl (ed.), *A New Nationalist Europe Under Hitler. Concepts of Europe and Transnational Networks in the National Socialist Sphere of Influence*, 1933–1945, London–New York: Routledge 2019, 205–221, 206. Die folgende Erörterung zu Heinrich von Srbik und zu den Ideen eines „Neuen Europas" im nächsten Kapitel wurde in adaptierter Form in diesem Aufsatz publiziert.

612 Vgl. Heinrich Srbik, Brief an Hermann Oncken, Wien, 22.11.1935, in: Jürgen Kämmerer (Hg.), *Heinrich Ritter von Srbik. Die wissenschaftliche Korrespondenz des*

Historikers 1912–1945 (Deutsche Geschichtsquellen des 19. und 20. Jahrhunderts 55, hg. Historische Kommission bei der Bayerischen Akademie der Wissenschaften), Boppard am Rhein: Boldt 1988, 427–428, 428.

613 Vgl. Heinrich von Srbik, Rechtfertigungsschreiben an das Staatsamt für Unterricht in Wien, Ehrwald, Tirol, 3.9.1945, in: Michael Derndarsky, *Österreich und die „Deutsche Einheit". Studien zu Heinrich von Srbik und seiner gesamtdeutschen Geschichtsauffassung*, ungedruckte Habilitationsschrift, Universität Klagenfurt 1989, 494.

614 Zit. ebd., 495.

615 Vgl. Erker, *Die Universität Wien im Austrofaschismus*, 238.

616 Vgl. Marlene Wahlmüller, *Die Akademie der Wissenschaften in Wien. Kontinuitäten und Diskontinuitäten 1938-1945*, Diplomarbeit, Universität Wien 2010, 29.

617 Vgl. Heinrich von Srbik, Schreiben an seine Magnifizenz, das ordentliche Mitglied Herrn Professor Dr. Fritz Knoll, Wien, 16.3.1939. Nachlass Fritz Knoll, 1/1, Personalia, 1939, AÖAW.

618 Vgl. Wahlmüller, *Die Akademie der Wissenschaften in Wien,* 30.

619 Vgl. ebd., 32.

620 Vgl. ebd., 42.

621 E-Mail von Kurt Smolak, Wien, 18.1.2023, erhalten nach dem persönlichen Gespräch an der Universität Wien am 18.1.2023. Das Gesprächsprotokoll befindet sich bei der Autorin.

622 Zit. Heinrich Ritter von Srbik, Die deutsche Wissenschaft und die Wiener Akademie im Großdeutschen Reich. Vortrag, gehalten in der satzungsmäßigen Jahressitzung der Akademie am 23. November 1938, in: *Almanach der Akademie der Wissenschaften* für das Jahr 1938, 88 (1939), 163–178, 168. Siehe auch Felicitas Seebacher, „Die nationale Würde" der deutschen Akademien. Die Akademie der Wissenschaften in Wien im Kontext nationaler und internationaler Wissenschaftskooperationen, in: Feichtinger/Matis/Sienell/Uhl (Hg.), *Die Akademie der Wissenschaften in Wien 1938 bis 1945*, 137–146; dies., „The national honor" of German Academies. The Vienna Academy caught between national and international academic cooperations, in: Feichtinger/Matis/Sienell/Uhl (ed.), *The Academy of Sciences in Vienna 1938 to 1945*, 133–140.

623 Vgl. Heinrich Ritter von Srbik, Brief an Oswald Redlich, Graz, 16.3.1919, zit. in: Kämmerer (Hg.), *Heinrich Ritter von Srbik. Die wissenschaftliche Korrespondenz*, 121–122, 121.

624 Vgl. Heinrich Ritter von Srbik, Brief an Johann Loserth, Wien, 5.6.1926, zit. ebd., 285.

625 Zit. Jay Y. Gonen, *The Roots of Nazi Psychology. Hitler's Utopian Barbarism*, Lexington: University Press of Kentucky 2000, 139.

626 Siehe Vorläufige Satzung der Akademie der Wissenschaften in Wien (Genehmigt mit Erlaß des Reichsministers für Wissenschaft, Erziehung und Volksbildung vom 22. Juli 1938, WN 1966), in: *Almanach der Akademie der Wissenschaften in Wien* für das Jahr 1938, 88 (1939), 3–16.

627 Vgl. Bericht von Heinrich von Srbik bezüglich „Stand, Aufgaben und Bedeutung der Akademie der Wissenschaften in Wien", Wien, 6.10.1944, 1–4, 1. Allgemeine Akten 145/1944, AÖAW.

628 Vgl. Srbik, Die deutsche Wissenschaft und die Wiener Akademie im Großdeutschen Reich, in: *Almanach der Akademie der Wissenschaften in Wien* für das Jahr 1938, 88 (1939), 167.

[629] Vgl. Heinrich von Srbik, Eröffnungsansprache des Präsidenten der Akademie der Wissenschaften, in: *Almanach der Akademie der Wissenschaften in Wien* für das Jahr 1940, 90 (1941), 155–156, 156.

[630] Zit. Heinrich von Srbik, Eröffnungsansprache des Präsidenten der Akademie der Wissenschaften, in: *Almanach der Akademie der Wissenschaften in Wien* für das Jahr 1941, 91 (1942), 167–169, 167.

[631] Vgl. Martina Pesditschek, Heinrich (Ritter von) Srbik (1878–1951). „Meine Liebe gehört bis zu meinem Tod meiner Familie, dem deutschen Volk, meiner österreichischen Heimat und meinen Schülern", in: Karel Hruza (Hg.), *Österreichische Historiker. Lebensläufe und Karrieren 1900–1945*, Bd. 2, Wien–Köln–Weimar: Böhlau 2012, 263–328, 286.

[632] Zit. Srbik, Die deutsche Wissenschaft und die Wiener Akademie im Großdeutschen Reich, in: *Almanach der Akademie der Wissenschaften* für das Jahr 1938, 88 (1939), 167–168.

[633] Vgl. Fengler, Biogramme, Raimund Klebelsberg, in: Feichtinger/Matis/Sienell/Uhl (Hg.), *Die Akademie der Wissenschaften in Wien 1938 bis 1945*, 226.

[634] Vgl. Raimund von Klebelsberg, *Innsbrucker Erinnerungen 1902–1952* (Schlern-Schriften 100), Innsbruck: Universitätsverlag Wagner 1953, 170.

[635] Vgl. Albin Lesky, Lebenslauf 1240/54, 9. PA Albin Lesky M 1/5, AÖAW.

[636] Siehe dazu genauer Römer/Schreiner, Dis-kontinuitäten. Die Klassische Philologie im Nationalsozialismus, in: Ash/Nieß/Pils (Hg.), *Geisteswissenschaften im Nationalsozialismus*, 317–342, 339–340.

[637] Die „Abendland"-Ideologie wurde in Süddeutschland und in Österreich noch in den 1950er Jahren vertreten. Siehe dazu zum Beispiel Axel Schildt, *Zwischen Abendland und Amerika. Studien zur westdeutschen Ideenlandschaft der 50er Jahre*, München: Oldenburg 1999.

[638] Vgl. Herter, Albin Lesky. Nachruf, in: *Gnomon* 53 (1981) 5, 510.

[639] Siehe Jürgen Elvert, *Mitteleuropa! Deutsche Pläne zur europäischen Neuordnung (1918–1945)* (Historische Mitteilungen, Beiheft 35), Stuttgart: Franz Steiner 1999, 9: „Der Begriff ‚Mitteleuropa' ist hier nicht geografisch genau zu verstehen, sondern er dient hier ‚als Bezeichnung für den Teil Europas, über den das Deutsche Reich nach Ansicht einer Mehrheit der deutschen politischen, wissenschaftlichen und publizistischen Elite der Zwischenkriegszeit einen direkten oder wenigstens indirekten Herrschaftsanspruch besaß'."

[640] Vgl. ebd., 14.

[641] Vgl. Huber/Erker/Taschwer, *Der Deutsche Klub*, 42.

[642] Vgl. ebd., 44.

[643] Siehe Peter Goller, August Haffner (1869–1941): Professor der Semitischen Sprachen in Innsbruck und Funktionär des politischen Universitätskatholizismus, in: Universitätsarchiv Innsbruck.

[644] Vgl. Klebelsberg, *Innsbrucker Erinnerungen*, 37.

[645] Vgl. ebd., 40.

[646] Vgl. Elvert, *Mitteleuropa*, 13. Siehe dazu John Conelly/Michael Grüttner (Hg.), *Zwischen Autonomie und Anpassung: Universitäten in den Diktaturen des 20. Jahrhunderts*, Paderborn: Schönigh 2003.

[647] Vgl. Elvert, *Mitteleuropa*, 328.

[648] Vgl. Korotin, *„... eine neue geistige Ordnung Europas"*, 10.

[649] Vgl. Paul Ritterbusch, *Wissenschaft im Kampf um Reich und Lebensraum*, Stuttgart–Berlin: W. Kohlhammer 1942, 11, zit. ebd., 12.

650 Vgl. Korotin, *„... eine neue geistige Ordnung Europas"*, 28.

651 Vgl. Wlach, Klassische Archäologie in politischen Umbruchzeiten. Wien 1938–1945, in: Ash/Nieß/Pils (Hg.), *Geisteswissenschaften im Nationalsozialismus*, 367.

652 Vgl. Korotin, *„... eine neue geistige Ordnung Europas"*, 30.

653 Vgl. ebd., 11. Siehe dazu Götz Aly/Susanne Heim, *Vordenker der Vernichtung. Auschwitz und die deutschen Pläne für eine neue europäische Ordnung*, Frankfurt am Main: Fischer 2013. Das Buch von Götz Aly und Susanne Heim beschreibt, wie „Tausende Professoren, Nachwuchswissenschaftler und Technokraten" von 1933 bis 1945 am „Gemeinschaftsprojekt Großdeutschland" arbeiteten, um Europa, für sie ein „überbevölkerter, weithin rückständiger Kontinent", zu modernisieren und ein „neues Europa", von Deutschen regiert, vorzubereiten. Eine „Entjudung" und Deportation von Slawen sollte durch die „Neuordnung" Europas für die Deutschen mehr Lebensraum und „bessere Lebensverhältnisse" schaffen. Siehe auch ders., *Europa gegen die Juden: 1880–1945*, Frankfurt am Main: Fischer 2017; ders., *Warum die Deutschen? Warum die Juden?: Gleichheit, Neid und Rassenhass – 1800 bis 1933*, Frankfurt am Main: Fischer 2011; ders., (Hg.), *Volkes Stimme: Skepsis und Führervertrauen im Nationalsozialismus*, Frankfurt am Main: Fischer 2014.

654 Vgl. H. H. Dietze, Bericht über die Arbeitstagung zum Kriegseinsatz der deutschen Geisteswissenschaften am 27. und 28.4.1940 in Kiel, in: *Kieler Blätter* (1940) 1/2, hg. von der Gemeinschaft Kieler Professoren. Veröffentlichung der Wissenschaftlichen Akademie des NSD.-Dozentenbundes der Christian-Albrechts-Universität, 397, zit. Korotin, *„... eine neue geistige Ordnung Europas"*, 10.

655 Vgl. ebd., 36.

656 Vgl. NS-Forschungsprogramme 1938–1945 – Illusionen von einer „deutschen Grenzland-Universität Süd". Akten des Kurators 1940–1945, K 12, UAI.

657 Vgl. Sandra Klos/Doris A. Corradini/Brigitte Mazohl, Störfall Gender. Weibliche Mitglieder – wissenschaftliche Mitarbeiterinnen – Förderpolitik – Forschungsperspektiven, in: Feichtinger/Mazohl (Hg.), *Die Österreichische Akademie der Wissenschaften 1847–2022*, Bd. 3, 63–175, 73.

658 Vgl. Wolfgang Neugebauer/Peter Schwarz, *Der Wille zum aufrechten Gang. Offenlegung der Rolle des BSA bei der gesellschaftlichen Reintegration ehemaliger Nationalsozialisten*, hg. v. Bund sozialdemokratischer AkademikerInnen, Intellektueller und KünstlerInnen, Wien: Czernin 2005, 50.

659 Zit. Nationalsozialistische Haltung gewinnt den Krieg, in: *Innsbrucker Nachrichten*. Parteiamtliches Organ der NSDAP. Gau Tirol-Vorarlberg 87/179, Mittwoch, 31.7.1940, 4.

660 Vgl. Sylvia Paletschek, Was heißt „Weltgeltung deutscher Wissenschaft?" Modernisierungsleistungen und -defizite der Universitäten im Kaiserreich, in: Michael Grüttner/Rüdiger Hachtmann/Konrad H. Jarausch/Jürgen John/Matthias Middell (Hg.), *Gebrochene Wissenschaftskulturen. Universität und Politik im 20. Jahrhundert*, Göttingen: Vandenhoeck & Ruprecht 2010, 29–54, 44.

661 Zit. Mitchell Ash/Joseph Ehmer, Universität – Politik – Gesellschaft. Allgemeine Einleitung, in: Ash/Ehmer (Hg.) *Universität – Politik – Gesellschaft*, 11–23, 13.

662 Siehe Helmut Berve (Hg.), *Das neue Bild der Antike*. 1. Bd.: Hellas, 2. Bd.: Rom, Leipzig: Koehler & Amelang 1942.

663 Vgl. Wlach, Klassische Archäologie in politischen Umbruchzeiten, in: Ash/Nieß/Pils (Hg.), *Geisteswissenschaften im Nationalsozialismus*, 367.

664 Vgl. Marie Randolf, Kultur und Bildung, in: *Innsbrucker Nachrichten*. Parteiamtliches Organ der NSDAP. Gau Tirol-Vorarlberg 89/281, Samstag, 11.7.1942, 5.

[665] Zit. Kurzbiografie Albin Leskys für die Wahl zum korrespondierenden Mitglied der philosophisch-historischen Klasse der Akademie der Wissenschaften in Wien, 6.5.1942, 1. PA Albin Lesky M 1/5, AÖAW.

[666] Siehe Albin Lesky, *Die griechische Tragödie*, Stuttgart: Kröner 1938.

[667] Zit. Kurzbiografie Albin Leskys für die Wahl zum korrespondierenden Mitglied der philosophisch-historischen Klasse der Akademie der Wissenschaften in Wien, 6.5.1942, 2. PA Albin Lesky M 1/5, AÖAW.

[668] Vgl. Römer/Schreiner/Bannert, Klassische Philologen im Spannungsfeld von Bildung und Gesellschaft, in: Fröschl/Müller/Olechowski/Schmidt-Lauber (Hg.), *Reflexive Innensichten aus der Universität Wien*, 569.

[669] Vgl. NS-Forschungsprogramme 1938–1945 – Illusionen von einer „deutschen Grenzland-Universität Süd". UAI, Akten des Kurators 1940–1945, K 12. Siehe Birgit Nemec, Die Anatomie des Neuen Menschen, in: Werner Michael Schwarz/ Ingo Zechner (Hg.) *Die helle und die dunkle Seite der Moderne*. Festschrift zum 60. Geburtstag von Siegfried Mattl, Wien: Turia+Kant 2014, 136–145, 137: Birgit Nemec verweist auf die zahlreichen Publikationen „zum *Neuen Menschen* als sozialistische Utopie des frühen 20. Jahrhunderts" und besonders auf das Forschungsnetzwerk BTWH „Der Neue Mensch/The New Man".

[670] Vgl. Bialas, Nationalsozialistische Ethik und Moral, in: Bialas/Fritze (Hg.), *Ideologie und Moral im Nationalsozialismus*, 27.

[671] Vgl. Reichardt, Gewalt, Körper, Politik, in: Hardtwig (Hg.), *Politische Kulturgeschichte der Zwischenkriegszeit*, 216.

[672] Zit. Graf/Schiefeneder, Propaganda für einen „gesunden Volkskörper" im Nationalsozialismus, in: Reifegerste/Sammer (Hg.), *Gesundheitskommunikation und Geschichte*, 2.

[673] Vgl. Wlach, Klassische Archäologie in politischen Umbruchzeiten, in: Ash/Nieß/ Pils (Hg.), *Geisteswissenschaften im Nationalsozialismus,* 366.

[674] Vgl. Bücher. *Alpenländische Monatshefte*, Familienzeitschrift des Deutschen Schulvereines Südmark, Heft 2 vom Nebelmond (November) 1928, in: *Alpenland*, Wochenschrift der Großdeutschen Volkspartei für Tirol, 9. Jahrgang, Folge 48, Innsbruck, Freitag des 30. Nebelmonds (November) 1928, 3. TNL Albin Lesky, Sch 841, K. 131.97.10.11. Siehe auch Literatur. Alpenländische Monatshefte, Jahrgang 1928/29, in: *Innsbrucker Nachrichten*, 75/265, Samstag, 17.11.1928, 6.

[675] Vgl. E-Mail von Kurt Smolak, Wien, 18.1.2023.

[676] Zit. Wlach, Klassische Archäologie in politischen Umbruchzeiten, in: Ash/Nieß/ Pils (Hg.), *Geisteswissenschaften im Nationalsozialismus,* 366. Gudrun Wlach meint es sei „nicht gesichert", ob der Vortragende diesen Text selbst geschrieben habe.

[677] Vgl. ebd.

[678] Vgl. NS-Forschungsprogramme 1938–1945 – Illusionen von einer „deutschen Grenzland-Universität Süd". Akten des Kurators 1940–1945, K 12, UAI.

[679] Vgl. Wlach, Klassische Archäologie in politischen Umbruchzeiten, in: Ash/Nieß/ Pils (Hg.), *Geisteswissenschaften im Nationalsozialismus,* 365.

[680] Vgl. Wehrpaß Albin Lesky, 5. TNL Albin Lesky INV. 131.97, Sch 837, K 131.97.01, UAW.

[681] Vgl. Albin Lesky, Lebenslauf 1240/54, 9. PA Albin Lesky M 1/5, AÖAW.

[682] Vgl. Albin Lesky. Auszug aus dem Reserveoffizierkorps des Heeres, Wehrbezirkskommando Innsbruck, Abt. II A/1, Az.: 21c, 8.6.1944. Führerhauptquartier, den 9. Mai 1944. Oberkommando des Heeres J. A. gez. Schmundt, Generalleutnant

und Chef des Heeres-Personalamts. TNL Albin Lesky INV. 131.97, Sch 837, K 131.97.01, UAW.

683 Vgl. Albin Lesky, Lebenslauf 1240/54, 9. PA Albin Lesky M 1/5, AÖAW.

684 Vgl. Albin Lesky. Auszug aus dem Reserveoffizierkorps des Heeres. TNL Albin Lesky INV. 131.97, Sch 837, K 131.97.01, UAW.

685 Vgl. Klebelsberg, *Innsbrucker Erinnerungen*, 169.

686 Siehe dazu Friedmann, *„Man könnte direkt zweifeln, ob der Frager oder die Befragte schwachsinnig ist!"*, 25: Burghard Breitners Beiname „Engel von Sibirien" sei wahrscheinlich von ihm selbst propagiert worden. Die Erzählung, er habe das Kriegsgefangenenlager in Sibirien „erst verlassen, als auch der letzte österreichische Soldat in die Heimat zurückkehren konnte", dürfte eher eine „Übertreibung" gewesen sein. Breitner sei auf keiner Liste der „Freilassungen im Sinn eines Kriegsgefangenenaustauschs" aufgeschienen. Er habe daher gar „keine Möglichkeit gehabt, eher nach Österreich zurückzukehren, auch wenn er es gewollt hätte". Zu Burghard Breitners NSDAP-Mitgliedschaft und Entnazifizierung siehe auch ebd., 26–27.

687 Vgl. Klebelsberg, *Innsbrucker Erinnerungen*, 170.

688 Vgl. Schreiben an Gaudozentenführer Prof. Machek, Verzeichnis der von den Angehörigen der philos. Fakultät im Jahre 1943 durchgeführten Truppenbetreuungsfahrten, Innsbruck, 22.11.1943, unterzeichnet vom Dekan der Philosophischen Fakultät der Universität Innsbruck, in: NS-Forschungsprogramme 1938–1945 – Illusionen von einer „deutschen Grenzland-Universität Süd". Akten des Kurators 1940–1945, K 12, UAI.

689 Vgl. Aus der Gauhauptstadt. Schauspieldirektor Süßenguth liest Homer in der Aula der Universität, in: *Innsbrucker Nachrichten*. Parteiamtliches Organ der NSDAP. Gau Tirol-Vorarlberg 91/119, Montag, 22.5.1944, 3.

690 Vgl. Klebelsberg, *Innsbrucker Erinnerungen*, 181.

691 Vgl. Kultur und Bildung. Ewiger Homer. Siegfried Süßenguth las in der Aula aus der Odyssee, in: *Innsbrucker Nachrichten*. Parteiamtliches Organ der NSDAP. Gau Tirol-Vorarlberg 91/123, Freitag, 26.5.1944, 4.

692 Vgl. Albin Lesky, Lebenslauf 1240/54, 9. PA Albin Lesky M 1/5, AÖAW.

693 Vgl. Klebelsberg, *Innsbrucker Erinnerungen*, 203.

694 Vgl. Berichte aus dem Gau. Häring. Fahrt durch Griechenland, in: *Innsbrucker Nachrichten*. Parteiamtliches Organ der NSDAP. Gau Tirol-Vorarlberg 91/220, Montag, 18.9.1944, 3.

695 Vgl. Die deutsche Arbeitsfront. Volksbildungsstätte Innsbruck, in: *Innsbrucker Nachrichten*. Parteiamtliches Organ der NSDAP. Gau Tirol-Vorarlberg 91/260, Freitag, 3.11.1944, 4.

696 Vgl. Klebelsberg, *Innsbrucker Erinnerungen*, 203.

697 Zit. Der Innsbrucker Universitätstag 1944. Voller Lehrbetrieb in allen Fakultäten – Neue Ehrenmitglieder, in: *Innsbrucker Nachrichten*. Parteiamtliches Organ der NSDAP. Gau Tirol-Vorarlberg 91/292, Montag, 11.12.1944, 3.

698 Siehe Heinrich von Srbik, Brief an Ferdinand Bilger, Wien, 14.11.1942, zit. Kämmerer (Hg.), *Heinrich Ritter von Srbik. Die wissenschaftliche Korrespondenz*, 536–537, 537, Anmerkungen: Franko Stein war „Arbeiterführer der Schönerianer und ehemaliger Reichstagsabgeordneter für Böhmen".

699 Vgl., ebd.

700 Srbik, Rechtfertigungsschreiben, zit. in: Derndarsky, *Österreich und die „Deutsche Einheit"*, 498.

[701] Siehe Eduard Pichl, *Georg von Schönerer und die Entwicklung des Alldeutschtums in der Ostmark, ein Lebensbild.* 4 Bde., Wien: Selbstverlag des Verfassers 1921–1923.

[702] Vgl. Derndarsky, *Österreich und die „Deutsche Einheit"*, 175.

[703] Siehe Srbik, Rechtfertigungsschreiben, zit. ebd., 496: „Meine großdeutsche Gesinnung ist stets mit einer entschiedenen Gegenstellung gegen die im Altreich und im österreichischen Schönerertum vorherrschende borussisch-kleindeutsche Gesinnung und mit einer tiefen und reinen Liebe für mein Heimatland Österreich verbunden gewesen. Gegenteilige Behauptungen, die heute verbreitet werden, weise ich als perfide Verleumdung mit der gebührenden Verachtung zurück."

[704] Vgl. ebd., 480.

[705] Vgl. ebd., 176.

[706] Vgl. Heinrich Ritter von Srbik, Schreiben an Ministerialrat Haegert in Berlin betreffend der Papierbeschaffung für die Druckschriften der Akademie, Wien, 29. April 1944. Allgemeine Akten 284/1942, AÖAW.

[707] Vgl. Wilhelm Haegert, Schreiben an Heinrich Ritter von Srbik betreffend der Papierbeschaffung für die Druckschriften der Akademie, Berlin, 19. April 1944. Ebd.

[708] Vgl. Reichsforschungsrat, Fachgliederung „Landbauwissenschaft und allgemeine Biologie", Schreiben an Heinrich Ritter von Srbik, Berlin, Dahlem, 7. März 1944. Ebd.

[709] Vgl. Heinrich Ritter von Srbik, Brief an Ferdinand Bilger, Wien, 8. November 1944, in: Kämmerer (Hg.), *Heinrich Ritter von Srbik. Die wissenschaftliche Korrespondenz*, 561.

[710] Vgl. Heinrich Ritter von Srbik, Brief an Wilhelm Bauer, Wien, 25. Februar 1945, in: ebd., 562–563, 562.

[711] Vgl. ebd., 563. Siehe Anmerkungen: Srbik kehrte wie sein Freund Wilhelm Bauer, der sich nach Linz zurückgezogen hatte, nicht mehr an die Universität Wien zurück.

[712] Vgl. Herbert Matis, *Zwischen Anpassung und Widerstand. Die Akademie der Wissenschaften 1938–1945*, Wien: Verlag der Österreichischen Akademie der Wissenschaften 1997, 16.

[713] Vgl. Franz Graf-Stuhlhofer, Die Akademie der Wissenschaften in Wien im Dritten Reich, in: Seidler (Hg.), *Die Elite der Nation im Dritten Reich*, 133–157, 142.

[714] Vgl. ebd., 144.

[715] Vgl. Matis, *Zwischen Anpassung und Widerstand*, 50.

[716] Vgl. ebd., 51–52.

[717] Vgl. Schreiben des Kurators der wissenschaftlichen Hochschulen an die Akademie der Wissenschaften in Wien bezüglich nationalsozialistischer Literatur, Wien, 23. April 1945. Allgemeine Akten, 144/1944, AÖAW.

VI. Entnazifizierung ohne Einsicht

1. Verdrängte NS-Vergangenheit

Nach Ende des Zweiten Weltkriegs formierte sich die österreichische „Parteienlandschaft“ in einer Zweiten Republik neu. Die Österreichische Volkspartei versuchte sich zwar von den Christlichsozialen der Ersten Republik zu distanzieren, doch „wesentliche organisatorische und personelle Kontinuitäten blieben gewahrt. Wenninger betont, dass „alle ÖVP-Bundeskanzler bis 1966 hochrangige Funktionäre des Austrofaschismus“ waren.[718] In der ersten Regierungserklärung vom 28. April 1945 stimmte die „Provisorische Staatsregierung“ für eine genaue Überprüfung und für eine Verurteilung von NS-Verbrechen. Sie deutete aber zugleich für „Mitläufer“ Ausnahmen an.[719] Staatskanzler Karl Renner (1870–1950), der ab 27. April 1945 die Provisorische Staatsregierung leitete,[720] trat mit Adolf Schärf (1890–1965) für „eine möglichst milde Vorgangsweise gegenüber ehemaligen NSDAP-Mitgliedern“ ein.[721] Sie setzten auf die „Opferdoktrin“, weil eine differenzierte Opfer-Täter-Doktrin nach 1945 „nicht als gesellschaftlicher Mainstream akzeptiert wurde“.[722] Mit Begründungen wie „ideologische Indoktrinierung“ und einer Abhängigkeit von „Verantwortungs- und Entscheidungshierarchien“ suchten sich „Ehemalige“, also NSDAP-Mitglieder und Parteianwärter, aus der Affäre zu ziehen. Durch „politische Indifferenz und Naivität“ sei es ihnen unmöglich gewesen, die wahren Ziele der NSDAP zu erkennen. Sie hätten nur ihre Pflicht erfüllt.[723]

Je nach individuellem oder gruppenspezifischem Erleben wurde die NS-Vergangenheit selektiv wahrgenommen. Es gab „die Konjunkturritter des Umbruchs, die sich als neue (alte) Funktionseliten den neuen Machthabern [...] zur Verfügung stellten“, und jene, die sich als Opfer des Regimes, aber nicht als Täter und Täterinnen[724] oder Mittäter und Mittäterinnen sahen. sahen. In ihrer Wahrnehmung hatten sie ihrem Berufsethos entsprechend „korrekt und menschlich anständig“ gehandelt.[725]

Doch nach dem Verbotsgesetz (VBG) vom 8. Mai 1945 waren auch jene gezwungen, sich als Nationalsozialisten und Nationalsozialistinnen zu registrieren, die angaben, nicht am NS-System beteiligt gewesen zu sein. Voraussetzung war, dass sie zwischen 1. Juli 1933 und 27. April 1945 einen ordentlichen Wohnsitz in Österreich hatten und „der NSDAP oder einem ihrer Wehrverbände (SS, SA, NSKK, NSFK)“ angehörten, selbst wenn es sich nur um eine „zeitweise“ Mitgliedschaft oder um Parteianwärter und Parteianwärterinnen handelte. Diese Personen mussten sich selbst registrieren lassen, bei „Unterlassung“ wurden Strafen verhängt. Den Unterschied im Strafausmaß zwischen „Illegalen“, also jenen, die bereits zwischen Juni 1933 und dem „Anschluss" 1938 NSDAP Mitglieder wurden, und den „Mitläufern" war auffallend.[726] Während „Illegalen" für ihre Verbrechen fünf bis zehn Jahre Kerker drohte, konnten „Mitläufer" gemäß § 7 des VBG-Einspruchs gegen eine angeblich ungerechte Registrierung erheben. Es genügte nachzuweisen, die NSDAP-Parteimitgliedschaft „niemals mißbraucht" zu haben und „noch vor der Befreiung Österreichs [...] eine positive Einstellung zur unabhängigen Republik Österreich" versichern zu können.[727]

Gesetzeslücken im ersten Verbotsgesetz wurden geschickt genützt. 85 bis 90 Prozent der ungefähr 536.000 registrierten Nationalsozialisten und Nationalsozialistinnen nützten diese Möglichkeit und erklärten in ihrem Entnazifizierungsverfahren,[728] die NSDAP-Parteimitgliedschaft „niemals mißbraucht" zu haben und gegenüber der Republik Österreich immer loyal gewesen zu sein. Unbescholtene Zeugen und Zeuginnen bescheinigten in Schreiben an die Behörden (sogenannte „Persilscheine") die Aussagen der „Ehemaligen".[729] Für die Entnazifizierungsverfahren entstanden sogenannte „‚Persilschein'-Netzwerke", die den „Zusammenhalt der NS-Eliten in der unmittelbaren Nachkriegszeit" aufzeigten[730] und unterstützend mitwirkten, damit die Strafen für ihr Handeln während der NS-Zeit so gering als möglich ausfielen.

Für die politische Überprüfung von öffentlich Bediensteten wurden mit der Verbotsgesetznovelle vom 15. August 1945 an Universitäten eigene Sonderkommissionen geschaffen.[731] Sie sollten über jene Professoren entscheiden, die „nach ihrer bisherigen Betätigung keine Gewähr dafür bieten, daß sie jederzeit rückhaltlos für die unabhängige Republik Österreich eintreten werden".[732] Als die Provisorische Staatsregierung mit 20. Oktober 1945 als Österreichische Regierung legitimiert wurde, forderten vor allem die Alliierten eine gründliche Entnazifizierung, also „eine Ausschaltung des Nationalsozialismus aus allen Gesellschaftsbereichen sowie die Ahndung von NS-Verbrechen".[733]

Albin Lesky bemühte sich im Herbst 1945 um Nachweise seiner politischen Haltung in der NS-Zeit und stilisierte sich als Opfer, dem wegen seiner „österreich-katholische[n] und nichtsozialistische[n] Gesinnung" eine Ordentliche Professur an der Universität Graz 1939 verwehrt worden sei. Joseph Mesk (1869–1946), Professor für Klassische Philologie an der Universität Graz, wies auf Albin Leskys Wunsch hin durch eine „ausdrückliche schriftliche Bestätigung" nach, dass er bei den Besetzungsvorschlägen für ein Ordinariat für Klassische Philologie an der Universität Graz 1939 übergangen worden sei. Mesk und seine Kollegen hätten es begrüßt, einen einstigen Lehrer der Universität, der „schon so wertvolle Leistungen aufzuweisen hatte“, für die Universität Graz zu gewinnen. Doch „ein politischer Grund, der vom Dozentenvertreter gegen [ihn] geltend gemacht“ worden sei, habe diese Absicht zunichte gemacht.[734] Das habe eine „schwere Schädigung [s]einer Laufbahn bedeutet“, da diese Position ein entscheidender Karriereschritt „auf dem Weg an die Wiener Universität“ gewesen sei. Albin Lesky bestärkte nochmals, dass seine „Lehrtätigkeit demokratisch-menschlichen Idealen“ gedient habe, was er durch einen Brief eines Schülers bezeugen ließ.[735]

Albin Lesky, der seine Position als Leiter des Instituts für Klassische Philologie an der nun wieder als Leopold-Franzens bezeichneten Universität Innsbruck gefährdet sah, versuchte überzeugend zu vermitteln, nur aus Loyalität gegenüber dem nationalsozialistischen Universitätssystem NSDAP-Mitglied geworden zu sein und entzog sich damit der politischen Verantwortung. Nach einer kurzfristigen Entlassung erhielt Albin Lesky mit universitärem Rückhalt seine Ordentliche Professur für Klassische Philologie an der Leopold-Franzens-Universität Innsbruck im Februar 1946 zurück. In einem Bescheid von Richard Pokorny (1909–1993), Verwaltungsdirektor der Universität Innsbruck, wurde ihm mitgeteilt, dass der Überprüfungsausschuss folgenden Beschluss gefasst habe: „Das Verfahren gegen Prof. Dr. Lesky ist einzustellen.“[736] Die Begründung, beruhend auf Albin Leskys persönlicher, notariell beglaubigter Abschrift von November 1945, lautete:

„Prof. Dr. Lesky wurde im März 1938 wegen seiner österreichischen Gesinnung seines Amtes als Dekan enthoben. 1939 wurde er aus dem gleichen Grunde und auch wegen seiner konfessionellen (katholischen) Einstellung vom Dozentenbunde in Graz als Professor daselbst abgelehnt. Unter dem Rektorat Dr. Klebelsbergs, unter dem auf der Universität eine merkliche Abkehr von nat. soz. Radikalismus einsetzte, wurde er Prorektor. Er förderte vielfach ausgesprochen nicht nat. soz. Studierende. Politisch ist er nie hervorgetreten.“[737]

Für Albin Lesky und Pokorny schien das politische Verfahren damit beendet.

2. „Politische Säuberung“ mit Widerstand

Für die französische Militärregierung war das eine der „mild nachsichtigen“ Entscheidungen des universitätsinternen „Überprüfungsausschusses zur Säuberung von politisch unzuverlässigen Bediensteten“, eingerichtet im Oktober 1945.[738] Sie erhob sowohl im Februar[739] als auch im März 1946 dagegen Einspruch, da für ihn „ein Überprüfungsverfahren anhängig“ sei.[740] „Auf Lesky habe man es jetzt scharf“, schrieb der ehemalige Rektor

Klebelsberg in seinen „Innsbrucker Erinnerungen". Ein Grund dafür sei eine Rede beim „Semesterappell 1943" gewesen, die im Radio in London wiedergegeben wurde.[741] Die Rede, die im Inland als „Verbeugung vor den Russen" nach der Schlacht von Stalingrad gesehen worden sei, habe er selbst gehalten. Sie sei Prorektor Lesky „angelastet" worden, obwohl er nicht involviert gewesen sei.[742]

Trotz Versuchen, Albin Lesky zu entlasten, anerkannte der General-Administrator und Chef der Militärregierung in Österreich den Beschluss der Säuberungsaktion, das Verfahren gegen Albin Lesky einzustellen, nicht. Er habe für die Verantwortung, die er in der Führung der „Amtsgeschäfte des Pro-Rektors der Universität während der Zeit der Nazi-Besetzung" übernahm, „eine Strafe" verdient. Sie müsse sich „zumindest auf das Verbot für Professor Lesky erstrecken [...], in Hinkunft jegliches Ehrenamt sowie jegliche ehrende Funktion auszuüben." Es stehe daher der „Säuberungskommission" zu, den „Fall Professor Lesky" genau zu überprüfen.[743]

Mit gleichem Wortlaut wie in dem Dokument, das Pokorny als persönliche Erklärung für Albin Leskys „Widerstand" gegen die Vorgaben des nationalsozialistischen Regimes an der Deutschen Alpenuniversität Innsbruck vorgelegt hatte, versuchte nun Albin Lesky, sich als nationalsozialistisch Unbeteiligter und sogar als Mann des Widerstands darzustellen:

„[Als Prorektor] *konnte ich so leichter Hilfe und Unterstützung für Träger des Widerstandes leisten, die vom Ueberprüfungsausschusse der Universität anerkannt wurde. Der Kurs, durch dessen ausdrückliche Verheissung mich Prof. v. Klebelsberg zur Uebernahme des Prorektorats bewogen hatte, wurde in der Folgezeit auch vollkommen durchgehalten. Innsbruck dürfte die einzige Universität gewesen sein, deren Feiern ohne Absingen eines nationalsoz. Liedes liefen und deren Rektor kein politisches Wort gebrauchte. Es ist auch bekannt, dass die Gauleitung sehr bald in schärfsten Gegensatz zur Universität trat, der sowohl vom Rektor wie von mir als ausgezeichnete Anerkennung unserer Absichten empfunden wurde.* [Ich] *suchte* [...] *nach Kräften österreichisch-akademischen und nicht nationalsozialistischen Aufgaben in derselben Gesinnung zu dienen, um derentwillen ich 1938 vom Dekanat und 1939 von der Berufung der Grazer Lehrkanzel ausgeschlossen wurde.*"[744]

Die „politische[n] Brüche 1938 und 1945" führten dazu, dass Menschen, die vor 1938 keine illegalen Parteimitglieder waren, nach dem „Anschluss" versuchten, ein „Naheverhältnis zur NSDAP" nachzuweisen. Nach 1945 bemühten sie sich ebenso intensiv, „ein solches zu verneinen oder zu relativieren". Friedmann macht darauf aufmerksam, dass „insbesondere Egodokumente [...] in diesem Kontext" kritisch infrage gestellt werden sollten.[745] In einem Vernehmungsprotokoll sagte der Jurist und Nationalratsabgeordnete Franz Gschnitzer (1899–1968), ein Kollege Albin Leskys an der Leopold-Franzens-Universität Innsbruck, aus, dass Rektor Klebelsberg und Prorektor Lesky gemeinsam ein „Übergangskabinett" gebildet hätten, in dem „betonte Nationalsozialisten [...] ausgebootet" und Männer gemäßigter nationalsozialistischer Gesinnung hereingenommen worden seien. Sie seien zwar Mitglieder der NSDAP gewesen, hätten sich der Partei gegenüber jedoch „feindlich" verhalten. Die „Gegner" des Nationalsozialismus „begrüßten [...] das Rektorat Klebelsberg" und seien „in ihren Erwartungen nicht enttäuscht" worden. Der Zeuge stufte Albin Lesky in seiner politischen Haltung als „Nichtnationalsozialist" ein. Er habe das Prorektorat seiner Überzeugung nach nur übernommen, um „im Sinne" des Humanismus „geistigen Widerstand" zu leisten.[746]

Entnazifizierungsverfahren waren daher nicht nur von bürokratischen Entscheidungen österreichischer Behörden abhängig, sondern auch davon, welche Rolle die „an dem Prozess beteiligten Akteure und Institutionen – die vier Besatzungsmächte [...] die politischen Parteien und Organisationen, die Standesvertretung bis hin zu involvierten informellen Netzwerken" einnahmen.[747] Aus der Perspektive der Alliierten war die Entnazifizierung vor allem eine „militärische Frage". Sie beabsichtigten jede noch mögliche Form von Einfluss der ehemaligen NS-Mitglieder zu verhindern und die Strukturen des NS-Systems zu zerstören, um den Besatzungsmächten „Sicherheit" zu gewähren.[748]

Auf Druck der Alliierten legten die politischen Parteien ÖVP, SPÖ und KPÖ am 30. März 1946 „Grundsätze der Entnazifizierung" vor, welche die Basis für den Entwurf eines Bundesgesetzes zur „Behandlung der Nationalsozialisten" bildete. Darin wurde zwischen Kriegsverbrechern, Illegalen und „sühnepflichtigen Personen" unterschieden, die wiederum in „Belastete" und „Unbelastete" unterteilt wurden. Letztere Gruppe sollte möglichst schnell in die Gesellschaft reintegriert werden. Als eine Sühnemaßnahme war zum Beispiel ein Berufsverbot für bestimmte Berufe im öffentlichen Dienst vorgesehen.[749] Am 3. April 1946 ließ sich Albin Lesky „vorschriftsmäßig registrieren" und gab im Registrierungsblatt „Parteianwärter der NSDAP von 15. September 1938 bis zum Zusammenbruch" an. Im Jänner 1939 sei er „zur Anmeldung aufgefordert" worden, worauf die „Rückdatierung als Anwärter" auf 15. September 1938 durchgeführt worden sei. Im Sommer 1941 habe er eine „vorläufige Mitgliedskarte", aber „kein Parteibuch“ erhalten und es sei „keine Vereidigung“ erfolgt.[750] Doch ein Schreiben der Österreichischen Demokratischen Freiheitsbewegung an den Staatskommissär für unmittelbare Bundesangelegenheiten in Innsbruck widerlegte Albin Leskys Parteianwärterschaft. Es bestätigte, dass Albin Lesky mit 15. Dezember 1938 laut Parteikartei der NSDAP beitrat und Mitglied im NS-Dozentenbund, im NS-Reichskriegerbund (NSRKB) und der NSV war. Sonst sei „in politischer Hinsicht nichts verzeichnet“, wurde vermerkt.[751]

Am 11. Juni 1946 richtete die Bundespolizeidirektion Innsbruck ein Schreiben mit dem Vermerk „streng vertraulich“ an das Staatskommissariat in Innsbruck, in dem Albin Lesky wiederum nur als Parteianwärter beschrieben wurde. Die widersprüchlichen Aussagen zeugen von dem Versuch verschiedener Behörden, Albin Lesky einerseits Verantwortung für seine politische Haltung im Nationalsozialismus zu übertragen und ihm andererseits möglichst schnell wieder seine Ordentliche Professur an der Leopold-Franzens-Universität Innsbruck zurückzugeben. Daher wurde in diesem Dokument nur erwähnt, dass er mit 15. Dezember 1938 zur Anmeldung als Mitglied der NSDAP vorgemerkt gewesen sei. Auf die Mitgliedschaft im NSDStBd, der NSV und des NSRKB wurde hingewiesen. Albin Lesky habe das am 14. Juli 1939 „durch seine persönliche Unterschrift bestätigt“. Die Abschrift des „Informationsberichtes des damaligen SD v. 17.10.38, gerichtet an den SD-Führer des SS-Oberabschnittes Donau in Wien, welche eine Beurteilung des Obgenannten enthält“ sei beigefügt.[752]

Am 24. Juli 1946 wurde im Nationalrat das neue Nationalistengesetz als Verfassungsgesetz beschlossen. Der Alliierte Rat verlangte im August fünfzig Änderungen, die sich vor allem auf „die Erweiterung des Personenkreises der Registrierungspflichtigen“ bezogen.[753] Die politische „Säuberung“ des Beamtentums war zuerst auf sechs Monate anberaumt, wurde aber mit der Einrichtung der Sonderkommissionen bis 30. Juni 1946 verlängert. Obwohl der Alliierte Rat auf eine Frist bis 17. April 1946 gedrängt hatte, kam es immer wieder zu Verzögerungen, verbunden mit „Kritik der Alliierten.“[754]

Im Oktober 1946 wurde von Pokorny verlangt, das Bundesministerium für Unterricht über die Entscheidungen des Innsbrucker Überprüfungsausschusses in Bezug auf die Entnazifizierungsverfahren und die „personell politische Erneuerung“ der Leopold-Franzens-Universität Innsbruck genauer zu informieren.[755] In diesem ausführlichen Bericht erklärte Pokorny einführend, dass „über den Auftrag des Staatskommissärs für die unmittelbaren Bundesangelegenheiten im Lande Tirol an der Universität keine Sonderkommissionen eingerichtet [wurden], sondern der bereits bestehende Überprüfungsausschuss mit der Säuberung weiter beauftragt [wurde]".[756] Das bedeutete für die Leopold-Franzens-Universität Innsbruck weniger Kontrolle von außen und bot ihr die Möglichkeit, am Beginn der Entnazifizierungsverfahren gewisse Entscheidungen zu manipulieren.

Das auf Anregung von Bundeskanzler Leopold Figl (1902–1965) von der Bundesregierung für höhere öffentliche Beamte an Universitäten oder in der Wirtschaft bereits im Februar 1946 gegründete Ministerkomitee zur Entnazifizierung, das sogenannte „Figlkomitee", trat dagegen ein und ließ die Sonderkommissionen, in Innsbruck den Überprüfungsausschuss, nur mehr entscheiden, ob die nationalsozialistisch belasteten Personen mit oder ohne Pension in den Ruhestand versetzt werden sollten. In Form von Tabellen mussten die Entscheidungen der einzelnen Dienstbehörden über die bestimmten Personen an das Ministerkomitee weitergeleitet werden.[757]

Für die Leopold-Franzens-Universität Innsbruck listete Pokorny die Ergebnisse des Untersuchungsausschusses über die Entnazifizierung der Ordentlichen und Außerordentlichen Professoren nach Fakultäten gegliedert auf. Von 19 Professoren der Philosophischen Fakultät der Leopold-Franzens-Universität Innsbruck wurde bei drei das Verfahren „eingestellt", sieben wurden entlassen, unter ihnen die als „belastet" eingestuften Professoren Steinacker, Miltner[758] und Albin Lesky, weitere fünf „entlassen nach § 8/3 Büg.", vier wurden „pensioniert", zwei vom „Ministerkom[itee] enthoben", davon einer für das Wintersemester 1946/47 zugelassen, für einen wurde die „Rückversetzung in den Archivdienst" beschlossen und einer war inzwischen „verstorben". Nur zwei wurden als „unbelastet" eingestuft, wovon der Germanist Kurt Herbert Halbach (1902–1979) trotzdem „nach § 8/3 Büg." entlassen wurde. Ebenso wurde Klebelsberg von der Naturwissenschaftlichen Fakultät als „belastet" eingestuft und vom „Ministerkom[itee] enthoben".[759] Obwohl Albin Lesky nun als „belastet" eingestuft war, wurde wieder der Vermerk „Einstellung des Verfahrens" hinzugefügt.[760] Die französische Militärregierung erhob mit dem Kommentar „verhandelt, aber nicht bestätigt" nochmals Einspruch gegen die Entscheidung.[761] Von der Medizinischen Fakultät wurde Priesel als „unbelastet" eingestuft,[762] Stumpfl hingegen als „belastet" und vom „Ministerkom[itee] enthoben".[763] Er konnte jedoch durch Umbenennung seines Instituts für Erb- und Rassenbiologie in Institut für Anthropologie und Erbforschung bis 1946 an seinem Institut verbleiben.[764] Erst im Juli 1947 wurde ihm „auf Druck der französischen Besatzungsmacht" die Professur entzogen.[765]

3. Rehabilitierung eines „österreichtreuen" Katholiken

Das adaptierte Nationalistengesetz wurde erst am 6. Februar 1947 im Nationalrat unter „heftigen Debatten" beschlossen. Mit 17. Februar trat das Gesetz in Kraft.[766] Aufgrund von Verzögerungen des Regierungsbeschlusses wurde die Funktionsperiode der Sonderkommissionen nochmals bis 30. Juli 1947 verlängert.[767] Mit der „Minderbelastetenamnestie" vom April 1948 wurde diese Gruppe ehemaliger Nationalsozialisten und Nationalsozialistinnen von den „Sühnefolgen" befreit.[768] Im Fall von Albin Leskys Rehabilitierung versuchte der Stadtmagistrat Innsbruck in einem Schreiben zu belegen, dass „seine innere Ablehnung des Nationalsozialismus bereits durch den Überprüfungsausschuss der Universität Innsbruck festgestellt" worden sei:[769]

„*Prof. Dr. Lesky hat sich nicht aus innerlich empfundener Notwendigkeit, sondern nur dem auf Beamte ausgeübten Druck nachgebend, zur Partei gemeldet.* [...] *Als Prorektor der Universität unter dem Rektorat des Prof. Dr.* [Raimund von] *Klebelsberg (1943–1945) hat er dazu beigetragen, daß ein neuer, geradezu antinationalistischer Kurs eingeschlagen wurde. Die Universitätsführung stand damals in offener Opposition zur Gauleitung der NSDAP. Bezeichnend für die Einstellung der Professoren Klebelsberg und Dr. Lesky war der Umstand, dass bei keiner einzigen Universitätsfeier die damals vorgeschriebenen Lieder der Nation gesungen wurden. Auch in der politischen Beurteilung des Gaupersonalamts wurde auf die christliche Weltanschauung Prof. Dr. Leskys hingewiesen. Wegen seiner österreichtreuen und katholischen Einstellung wurde Prof. Dr. Lesky unmittelbar nach der Machtübernahme durch den Nationalsozialismus in Österreich seiner Funktion als Dekan der Philosophischen Fakultät der Leopold-Franzens-Universität Innsbruck enthoben. Dadurch erwuchsen ihm infolge des Entganges der Dekanatsgebühren empfindliche finanzielle Schäden.*"[770]

Auch hier wurde als Erklärung wieder jene Textvorlage verwendet, die Albin Lesky schon im April 1946 vorgelegt hatte.[771] Der „antinationalistische Kurs", der das Rektorat Klebelsberg geprägt haben soll, war zwar wenig glaubwürdig, denn Klebelsberg war, wie Lesky als ehemaliges NSDAP-Mitglied 1945 registrierungspflichtig und wurde 1946 von der Ordentlichen Professur mit „Lehrverbot" enthoben. Aber auch er wurde 1949 rehabilitiert und erhielt seine Ordentliche Professur zurück.[772]

Alle Entnazifizierungsverfahren in Österreich wurden von Sektionschef Skrbensky, ein „Alter Herr" des CVs,[773] im Staatsamt und späteren Unterrichtsministerium mit dem Ziel geleitet, mit Beginn der Zweiten Republik an den einzelnen Fakultäten wieder „eine katholisch-konservative Restauration" durchzusetzen.[774] Stadler erkennt darin Kontinuitäten „deutschnationaler und klerikal-konservativer Ideologie", die sich kognitiv in verschiedenen Disziplinen wie der „Philosophie, Germanistik, Volkskunde, Völkerkunde, Kunstgeschichte, Theaterwissenschaft [und] Medizin" personell belegen lassen.[775] Skrbensky, während der Ära des Austrofaschismus Regierungskommissär im Unterrichtsministerium, wollte nun, am Beginn der Zweiten Republik, mit seiner katholischen „Weltanschauung" den Universitäten ein neues Profil verleihen.[776] Während der NS-Zeit war er in den Ruhestand versetzt worden.[777]

Skrbensky, der nach 1934 für die politische Säuberung der sozialdemokratischen und nationalsozialistischen Professoren verantwortlich war, leitete nun 1945 die Entnazifizierung von Universitätsprofessoren. Am 1. September 1945 wurde Skrbensky „Sektionschef der Sektion III [...] Staatsamt für Volksaufklärung, für Unterricht und Erziehung und für Kultusangelegenheiten".[778] Seine antisemitische und antisozialistische Personalpolitik verhinderte oder erschwerte die Rückkehr der durch den Nationalsozialismus zur Emigration gezwungenen österreichischen Wissenschaftler und Wissenschaftlerinnen, die in den USA oder in Großbritannien wissenschaftlich etabliert waren und an Österreichs Universitäten nach 1945 mit Sicherheit einen Innovationsschub ausgelöst hätten. Skrbensky negierte die Liste der Austrian American League mit „262 rückkehrwilligen" Österreicher und Österreicherinnen und entschied sich stattdessen für eine österreichische Lösung mit „Provinzialisierung" der Universitäten, ohne das jüdische intellektuelle Kapital, aber stattdessen mit katholischen Reaktionären.[779]

Im Dokumentationszentrum des Österreichischen Widerstands ist eine Liste aus dem Jahr 1958 mit „335 WissenschaftlerInnen aus den USA" archiviert, die nach Österreich remigrieren wollten,[780] obwohl den „Rückkehrwilligen" bewusst gewesen sein musste, dass sie „bombengeschädigte Städte", zerstörte oder geplünderte Arztpraxen, eine „Infrastruktur, [die] schlecht oder manchmal gar nicht funktionierte" oder einen Versorgungsengpass an Medikamenten vorfinden würden. Nach Mai 1945 wurden auch sie durch Bilder und Filme der Alliierten über die schrecklichen Konsequenzen des „NS-Terrors" und des Zweiten Weltkriegs aufgeklärt, wenn sie diese Schrecken nicht bereits aus persönlichem Erleben kannten.[781] Um den Ärzte- und Wissenschaftlermangel nach dem Krieg zu beheben, fehlte nicht nur eine „aktive Rückkehrpolitik", es wurde bewusst zugunsten der ehemaligen nationalsozialistischen Wissenschaftler und Wissenschaftlerinnen gegengesteuert. Anstatt denen, die emigrieren mussten, lukrative Angebote für eine Rückkehr nach Österreich zu machen, wurden die Entnazifizierungsverfahren nach bestimmten Kriterien von der Regierung gemildert, um ehemalige Nationalsozialisten und Nationalsozialistinnen wieder in ihre ehemaligen Positionen oder in akademische Führungspositionen hieven zu können.[782]

Roman und Hans Pfefferle sehen Skrbensky als die „Schlüsselfigur der Entnazifizierung"[783] jener Professoren, die sich als katholisch-konservativ und österreichtreu deklarierten und denen man die Mitgliedschaft in der NSDAP eher als „Schwäche zugestand, der Verlockung des Nationalsozialismus erlegen zu sein".[784] Darum war es im Rechtsfertigungsschreiben des Stadtmagistrats Innsbruck für Albin Leskys Entnazifizierung entscheidend, seine „stets österreichtreue Einstellung" zu betonen. Für seine finanziellen Verluste durch die Absetzung als Dekan der Philosophisch-Naturwissenschaftlichen Fakultät der Leopold-Franzens-Universität Innsbruck 1938 machte Albin Lesky die NS-Regierung verantwortlich.[785]

Durch weitere „entlastende Aussagen" von Zeugen erreichte Albin Lesky, dass die Registrierungsbehörde in Innsbruck am 28. August 1947 „wegen der allgemein bekannten österreichisch-katholischen Einstellung"[786] durch einen Bescheid seine „Nichtverzeichnung in der Registrierungsliste" bestätigte.[787] Noch einmal wurde in dem Bescheid betont, dass Albin Lesky durch den Verlust des Dekanats „empfindliche finanzielle Schäden" in Kauf nehmen musste und durch die vom Dozentenbund verhinderte Berufung an die Universität Graz „eine ideelle Schädigung [erlitten habe], die gerade bei einem Hochschullehrer, für den die Berufung die einzige Art seiner Beförderung darstellt, besonders hoch angerechnet werden muß".[788] Nach einer „Quarantänephase"[789] von einem weiteren Jahr konnte Albin Lesky die Leitung des Instituts für Klassische Philologie an der Leopold-Franzens-Universität Innsbruck am 7. Juli 1948 wieder übernehmen.[790] Als Experte seines Faches Klassische Philologie verfügte Albin Lesky wie viele der ehemaligen NS-Mitglieder unter den Professoren über genügend „gesellschaftliches Prestige" und über Netzwerke, die hilfreich waren, um die gegen ihn gerichteten behördlichen Schritte abzuschwächen oder sogar zu verhindern.[791]

In seiner Selbstwahrnehmung waren für Albin Lesky „die Erfahrungen der unmittelbaren Nachkriegsjahre [...] die bittersten". Er sei tief enttäuscht über die Undankbarkeit jener Menschen gewesen, die er „in schwerster Zeit" beruflich gefördert habe.[792] „Das Schlimmste" sei für ihn gewesen, die Veränderungen „einer so hervorragenden und traditionsreichen Stätte wissenschaftlicher Arbeit“, die für ihn die Leopold-Franzens-Universität Innsbruck gewesen sei, in Richtung „geistige Dürftigkeit“ beobachten zu müssen. Der wissenschaftliche Qualitätsverlust und die Enttäuschungen in den letzten Jahren seien für ihn mitentscheidend gewesen, sich für eine Ordentliche Professur an der Universität Wien zu bewerben.[793]

Für den Innsbrucker Rechtshistoriker Nikolaus Grass ist Albin Leskys Darstellung seiner Beziehung zur NSDAP nicht mehr als eine „beweihräuchernde Selbsteinschätzung“. Er sei ein Repräsentant jener österreichischen Wissenschaftler und Wissenschaftlerinnen, die ihre nationale Identität nach dem herrschenden politischen System richteten und einmal nationale Deutsche und dann wieder katholische Österreicher und Österreicherinnen waren. Wie viele andere Intellektuelle dienten auch Albin Lesky und Erna Lesky-Klingenstein „den herrschenden bürgerlichen Interessen“, die von 1933 bis 1945 von austrofaschistischen und nationalsozialistischen Zielsetzungen und ab 1945 wieder von demokratischen bestimmt waren.[794] 1959 hielt Albin Lesky an der Universität Wien als überzeugter Österreicher „Zum Tag der Österreichischen Fahne“ den Festvortrag, in dem er Österreich lobte, aber doch durch bestimmte Codes durchklingen ließ, dass er sich eigentlich noch dem Deutschtum verbunden fühlte.[795]

4. Entnazifizierung eines Hitlerjungen

Albin Leskys Feststellung, sein Sohn Peter sei vor seinem 18. Geburtstag gegen seinen Willen als NSDAP-Parteianwärter aufgenommen worden, ist genauso kritisch zu hinterfragen. Peter Lesky erklärte das in einem von drei Zeugen unterschiebenen Dokument am 28. März 1946 genauer:

„Ich wurde am 20. März 1944 im Alter von 17 Jahren aus der HJ als Anwärter zur Partei (Ortsgruppe Eggenberg bei Graz) überstellt. Auf Wunsch meines Vaters, des Professors an der Universität Innsbruck Albin Lesky, übersiedelte ich vier Monate später dauernd zu ihm nach Innsbruck, nachdem ich vorher bei meiner Mutter in Graz gelebt hatte. Ich habe mich in Innsbruck bei der Partei nicht mehr gemeldet und mich auf diesem Wege jeder Beziehung zu ihr entzogen.“[796]

Peter Lesky verschwieg jedoch, dass er bei seiner Immatrikulation an der Deutschen Alpenuniversität Innsbruck auf dem Standesblatt persönlich „Jungzugführer in der DJ“ – die „Deutsche Jugend“ war Vorfeldorganisation der NSDAP – eingetragen hatte.[797] Von 20. April 1944 bis 1. August 1944 ist Peter Lesky im Meldeblatt für die Registrierungspflicht 1946 als „Parteianwärter“ eingetragen. „Funktionen in der N.S.D.A.P.“ habe er „keine“ übernommen. Peter Lesky unterschrieb das Meldeblatt unter der Prämisse, „die vorstehenden Angaben vollständig und wahrheitsgemäß gemacht zu haben“. Er wisse, „daß unvollständige und unrichtige Angaben als Verbrechen des Betruges bestraft werden“.[798] In der „eidesstattlichen Erklärung“ vom 30. März erklärte Peter Lesky zusätzlich, dass er „in Hinkunft keine antidemokratische und antirepublikanische Haltung einnehme[n] oder fernhin weder eine nationalsozialistische Gesinnung pflege[n] noch [s]ich nationalsozialistisch betätigen werde“. Er werde „die österreichischen Gesetze, insbesondere diejenigen, welche dem Wiederaufbau von Staat, Wirtschaft und Sozialordnung dienen, getreu befolgen“.[799]

Der Wiederaufbau Österreichs, der nach 1945 propagiert wurde, bezog sich nach Johann Dvořak nicht nur auf Bauten, Infrastruktur, Wirtschaft und eine demokratische Regierung, sondern auch auf „das systematische Verdrängen“ der Vergangenheit“.[800] Somit wurde der Begriff „Wiederaufbau“ in den Entnazifizierungsakten ganz dem politischen Mainstream entsprechend verwendet. Der Innsbrucker Rechtsanwalt Ernst Ganahl (1907–2003), der sowohl Erna Lesky-Klingenstein als auch Albin Lesky im Entnazifizierungsverfahren vertrat, suchte bei der Registrierungsstelle des Stadtmagistrats Innsbruck auch für Peter Lesky um eine „Feststellung des Nichtbestehens der Registrierungspflicht“ an.[801] Peter Lesky übertrug Ganahl eine Generalvollmacht, die ihm Einsicht in alle Dokumente der „Gerichts-, Verwaltungs- und Finanzbehörden“ ermöglichte.[802]

Ganahls Darstellung war wesentlich detaillierter als die Angaben in Peter Leskys Protokoll. Peter Lesky sei im Gymnasium gezwungen worden, der DJ beizutreten. 1944, in der Maturaklasse, sei ihm und den Kollegen der Geburtsjahrgänge 1925 und 1926 in einer Ortsgruppenversammlung in Graz mitgeteilt worden, dass alle DJ- und HJ-Mitglieder am 20. April 1944, Hitlers Geburtstag, „zur NSDAP überstellt würden“. Um der „zwangsweisen Überstellung“ zu entgehen, sei er im August 1944, also ungefähr vier Monate nach der „Überstellung“ in die NSDAP, zu seinem Vater nach Innsbruck übersiedelt und habe an der Deutschen Alpenuniversität Innsbruck inskribiert. Er habe es „sorgfältig vermieden“, sich weder bei der DJ noch bei der HJ noch bei der NSDAP „zu zeigen und zu melden“. Dadurch habe er sich der „Überwachung der Parteistellen“ entzogen. Außer der Mitteilung über die „Überstellung“ von ihm und seinen Jahrgangskollegen in der Ortsgruppe habe er „nie mehr etwas über [s]einen ‚Parteieintritt‘ gehört“. Er habe „niemals eine schriftliche Verständigung bekommen [und] niemals einen Parteibeitrag bezahlt“.[803]

Die wissenschaftliche Literatur widerlegt, dass jemand ohne seine Zustimmung als Parteianwärter in die NSDAP aufgenommen wurde, denn die Vorgaben der Partei seien „zu akkurat, penibel und eindeutig“ gewesen und „ein Eintritt in die NSDAP ohne Unterschrift“ und persönliche Entscheidung sei auszuschließen. Viele ehemalige Mitglieder der Hitlerjugend, die in die NSDAP eintraten, Postert nennt hier das Beispiel eines jungen Mannes aus Salzburg, versuchten nach dem Zweiten Weltkrieg, „die braune Vergangenheit abzustreifen und zu verleugnen“. Sie wollten nicht als „scheinbar verirrte Nationalsozialisten diffamiert“ werden.[804]

Auch Peter Lesky und besonders sein Vater, der für ihn eine Universitätslaufbahn plante, wollten nicht damit belastet werden. Daher bekräftigte Peter Lesky im Entnazifizierungsverfahren, dass er, wie seine Eltern, „gegen die nationalsozialistischen Ideen eingenommen“ gewesen sei.[805] Wie widersprüchlich die durch den Rechtanwalt konstruierte Darstellung war, zeigte sich auch darin, dass die Familie Lesky 1944 jeden Tag im NSV-Mutter-und-Kind Heim in Innsbruck ein Mittag- und Abendessen erhielt,[806] und Peter bekannt gewesen sein musste, dass er in einer Institution der NSDAP zu Gast war. Der nächste Widerspruch liegt in der Angabe, Peter Lesky habe sich nach dem „Zusammenbruch“ des Großdeutschen Reichs mit Erscheinen der Registrierungsverordnung „ordnungsgemäß registriert“, weil er der Ansicht gewesen sei, „durch die automatische Überstellung gegen [s]einen Willen auch registrierungspflichtig geworden“ zu sein. Erst nachträglich habe er erfahren, dass „die Aufnahme in die NSDAP erst „rechtswirksam“ gewesen sei, nachdem die Reichsleitung „den aufgenommenen Volksgenossen“ ihre Mitgliedskarten übergeben habe.[807] Sowohl Albin als auch Erna Lesky-Klingenstein besaßen als NDSAP-Mitglieder eine Mitgliedskarte und es erscheint unglaubwürdig, dass Peter Lesky über diese Formalismen keine Kenntnis gehabt habe. 1947 gab Peter Lesky an, er sei „nie Mitglied der NSDAP“ geworden, noch „Parteianwärter“, weil das nach 1940 „gar nicht mehr möglich“ gewesen sei, wie eine „oberstgerichtliche Entscheidung“ inzwischen festgestellt habe. „Im Hinblick auf die Bestimmungen des Verbotsgesetzes in der Fassung des NS-Gesetzes vom 17.2.1947 § 4(2)“ sei er „daher nicht als Angehöriger der NSDAP anzusehen“ und damit nicht mehr registrierungspflichtig. Er stelle daher „durch [s]einen mit Vollmacht erwiesenen Vertreter“ am 30. April 1947 den Antrag,

„die in den Registrierungslisten enthaltenen Eintragungen, die meine Person betreffen, gemäß dem I. Hauptstück, Absatz II (Übergangsbestimmungen) Pkt. 1, des NS-Gesetzes 1947 zu streichen und festzustellen, dass ich nicht registrierungspflichtig bin.“[808]

Am 27. Juli 1947 wurde dem Dokument handschriftlich noch ein Amtsvermerk hinzugefügt. Albin Lesky, „der Vater des Antragstellers", habe bestätigt, dass sein Sohn nie eine „vorläufige Bestätigung oder Mitgliedskarte der NSDAP erhalten" habe. Die „Ausführungen" seines Sohnes entsprächen „der vollen Wahrheit".[809] Dem Antrag lagen drei Schreiben von Zeugen bei. Das Dekanat der Naturwissenschaftlichen Fakultät bestätigte, dass Peter Lesky „ein begabter und sehr eifriger Student" sei, über den „in politischer Hinsicht [...] nichts Nachteiliges" bekannt sei.[810] Auch für Arthur March (1891–1957), Professor am Institut für Mathematik an der Naturwissenschaftlichen Fakultät der Leopold-Franzens-Universität Innsbruck, war Peter Lesky „ein außerordentlich fleissiger und begabter Student". Er würde bedauern, wenn „die Fortsetzung seiner Studien nicht mehr gestattet werden sollte", denn er habe nie etwas festgestellt, „was auf eine nationalsozialistische Haltung hätte schließen lassen".[811]

In einem weiteren Schreiben erklärte Alois Heuserer, römisch-katholischer Pfarrer in Graz-Eggenberg, dass ihm Peter Lesky während der NS-Zeit „als Junge bekannt [gewesen sei], der sich in keiner Weise der geistigen Verführung durch die nazistische Ideologie hingab". Er habe regelmäßig an „religiösen Übungen" teilgenommen. Seine Familie sei „bester österreichischer Gesinnung" und er sei „in diesem Geiste erzogen" worden. Vor seinem 18. Geburtstag sei er „zwangsweise zur Partei überstellt" worden, aber „jede weitere Berührung mit der Partei" sei durch die Übersiedlung nach Innsbruck verhindert worden.[812] Durch die Mitgliedschaft in der DJ konnte sich Peter Lesky nicht der NSDAP-Nähe entziehen. Ob er gezwungen wurde, in die NSDAP einzutreten, oder ob nicht doch auch jugendlicher Idealismus mitschwang, als die Geburtsjahrgänge 1925 und 1926 in die NSDAP überstellt wurden, bleibt offen.

Aufgrund der bestehenden Unklarheit fragte die Abteilung I der Registrierungsbehörde bei der Bundespolizeidirektion, staatspolitische Abteilung, in Bezug auf Peter Leskys Ansuchen um die „Streichung aus der Liste der Nationalsozialisten" nach, ob er tatsächlich „in Graz vor Erreichung des 18. Lebensjahres ohne sein Dazutun automatisch in die NSDAP überstellt worden sei". Im Bericht der Registrierungsbehörde stehe, dass er sich in Innsbruck am 30. März 1946 als Parteianwärter vom 20. April bis 1. August 1944 registrieren ließ. Bei der Sicherheitsbehörde sei Peter Lesky „als Angehöriger der NSDAP seit Mai 1944 vorgemerkt". Die staatspolitische Abteilung der Bundespolizeidirektion wurde um „Erhebung und Feststellung" ersucht, ob sich Peter Lesky in Graz „für den Nationalsozialismus betätigt" habe, wie er in seiner „charakterlichen und politischen

Grundhaltung" den Unterlagen nach zu beurteilen sei und ob seine „Ausführungen [...] glaubhaft zu erachten" seien.[813] Das Antwortschreiben der Polizeidirektion Graz bescheinigte, dass Peter Lesky „in der politischen Kartei in politischer Hinsicht bis jetzt nicht als belastet aufscheint" und sein Name auch im Strafregisteramt in Graz nicht eingetragen sei.[814]

Am 7. August unterzeichnete Peter Lesky, den Bescheid der Registrierungsbehörde des Stadtmagistrats Innsbruck bezüglich der Nichtverzeichnung in der Registrierungsliste erhalten zu haben.[815] Nach „§ 19 Abs. (3) der Durchführungsverordnung zum Verbotsgesetz 1947" wurde festgestellt, dass Peter Lesky weder „gemäß § 4 Abs. (1) noch gemäß § 13 des Verbotsgesetzes 1947 der Registrierungspflicht unterliegt". Als Begründung wurde angegeben, dass Peter Lesky in den politischen Karteien der Sicherheitsbehörde „als Angehöriger der NSDAP seit Mai 1944 bzw. 20.4.1944" vorgemerkt war, was „ohne sein Dazutun" geschehen sei. Da er weder „eine vorläufige Bestätigungskarte noch eine Mitgliedskarte erhalten" habe und keine Mitgliedsbeiträge bezahlte, konnte er nach der Übersiedlung nach Innsbruck „seine Bindung zur NSDAP" lösen. Die Aussagen Peter Leskys seien durch seinen Vater bestätigt worden. Wie im Entnazifizierungsverfahren von Albin Lesky wurde auch bei ihm betont, dass er „stets österreichisch eingestellt war und den Nationalsozialismus seit jeher abgelehnt" habe. Als Beweis wurden wieder die Zeugenaussagen des Dekans der Naturwissenschaftlichen Fakultät der Universität Innsbruck und eines katholischen Pfarrers angeführt. Da die NSDAP-Parteimitgliedschaft „nur durch ein persönlich gestelltes Aufnahmebegehren oder durch Aushändigung einer Anwärter- bzw. Mitgliedskarte rechtswirksam" sei, müsse „in Ermangelung dieser grundlegenden Voraussetzung" Peter Lesky aus der „Liste der Nationalsozialisten" gestrichen werden.[816] Im Meldeblatt für die Registrierungspflicht wurde Peter Lesky von „20.4.1944 bis Ende" als Parteianwärter geführt und als „minderbelastet" eingestuft. Nachträglich wurde mit 6. August 1947 unter „Anmerkungen" eingetragen: „Dem Begehren auf Streichung wurde Folge gegeben."[817] Rechtsanwalt Ganahl war professionell genug, um die Entnazifizierungsverfahren der Familie Lesky in Innsbruck nachhaltig günstig zu beeinflussen.

5. Konstruierte Opferthese

Erna Lesky-Klingenstein leitete das NSV-Mutter-und-Kind-Heim Parkhotel in Innsbruck nach Aufzeichnung ihrer Dienstzeiten bis 30. September 1945.[818] Die NSV-Heime wurden erst mit 10. Oktober durch den Alliierten Kontrollrat geschlossen und die NS-Organisation verboten.[819] Ein weiterer Grund dafür war, dass österreichische Behörden wegen des

Ärztemangels nach dem Zweiten Weltkrieg noch im Oktober 1945 die Alliierten ersuchten, mit der Entnazifizierung der Ärzteschaft „vorläufig [...] noch abzuwarten".[820]

Ärzte und Ärztinnen in Österreich gingen in dieser Haltung mit ihren „potenziell belasteten" Kollegen und Kolleginnen in Deutschland konform, die schon am Beginn der Entnazifizierungsverfahren zu erklären versuchten, „dass die Zugehörigkeit zur NSDAP keineswegs bedeutete, dass man Nationalsozialist gewesen sei". Im allgemeinen Konsens gehörte es zur „Verteidigungsstrategie", die Mitgliedschaft in der NSDAP nur akzeptiert zu haben, um als Systemgegner Nachteile zu vermeiden. In Gesellschaften und Vereinen von Ärzten und Ärztinnen setzte sich nach der NS-Ära das Narrativ durch, dass „nur wenige Ärzte" an der menschenverachtenden Umsetzung der Ziele des NS-Systems beteiligt waren. Somit wurde auch die Frage „Wer war ein Nazi?", die von „US-amerikanischen Besatzungsbehörden" 1947 in einer Broschüre zur NSDAP-Mitgliedschaft gestellt wurde, bedenkenlos mit „fast niemand" beantwortet.[821]

Erna Lesky-Klingenstein, die sich ihre „weltanschauliche Zuverlässigkeit" 1939 für eine Assistentenstelle an der Kinderklinik der Deutschen Alpenuniversität Innsbruck noch von einer Untergauführerin des BDM bescheinigen ließ,[822] verleugnete 1946 in dem Bericht für die Entnazifizierung ihre Mitarbeit in der NSDAP und die Mitgliedschaft in ihren Organisationen. Nun eine bekennende Österreicherin, distanzierte sie sich vom Nationalsozialismus. Das „Bekenntnis zu Österreich" trug zur nationalen „Identitätsstiftung" vieler Österreicher und Österreicherinnen in der Nachkriegszeit bei.[823] „Je stärker die österreichische Identität" betont wurde, desto einfacher schien es, sich von einer belasteten Vergangenheit zu lösen.[824] Auch Erna Lesky-Klingensteins „Bekenntnis zu Österreich" ist hier zu verorten. Durch den „kollektiven Opferstatus", der das „kollektive Gedächtnis" der Österreicher und Österreicherinnen nach 1945 prägte,[825] fragte kaum jemand nach den Akteuren und Akteurinnen des NS-Systems und nach der Wahrheit ihrer Erzählungen.[826] Erna Lesky-Klingenstein konstruierte sich wie Albin Lesky daher als Opfer, das zum Wohle ihrer Mitmenschen gehandelt und an der Kinderklinik keine Assistentenstelle erhalten habe, da sie keine „nationalsozialistische Qualifikation" gehabt habe:[827]

„Nach der Besetzung Österreichs im Jahr 1938 war es mir trotz ausgezeichneter Zeugnisse, die ich als Hilfsärztin an Innsbrucker Universitätskliniken erworben hatte, unmöglich eine Assistentenstelle zu erlangen, da mir jede nationalsozialistische Qualifikation abgesprochen wurde und mir auch in der Tat fehlte.

Über Rat und Vermittlung des Vorstands der Universitäts-Kinderklinik Prof. Dr. Richard Priesel wandte ich mich der Säuglingsfürsorge zu. Ich habe in dieser Tätigkeit bewußt und erfolgreich österreichische und zum Nationalsozialismus gegnerisch eingestellte Kräfte gefördert. Unter diesen hebe ich besonders die Nichte des weiland Tiroler Landeshauptmann Stumpf, Schwester Käthe Kleissl, hervor, der ich trotz ihrer betont gegnerischen Einstellung die Arbeitsmöglichkeit in der Säuglingsfürsorge gegen schwere Widerstände sichern konnte. Mein unbedingtes Bekenntnis zu Österreich war unter Gleichgesinnten bekannt.“[828]

Die verharmlosende Angabe, Erna Lesky-Klingenstein sei „1940–1945 für Säuglings- und Kinderfürsorge in Tirol tätig“ gewesen, ohne die Institution zu nennen, für die sie gearbeitet hatte, wurde fortgeschrieben, sowohl in Dokumenten und Literatur als auch in Zeitschriften.[829] Erna Lesky-Klingenstein widersprach sich in ihrer biografischen Erzählung jedoch nicht nur bezüglich ihrer NSDAP-Mitgliedschaft und Mitarbeit in der NSV, sondern auch in ihrer beruflichen Qualifikation. Priesel hatte 1944 versucht, Erna Lesky-Klingensteins medizinische Leitung des NSV-Mutter-und-Kind-Heims als Fachausbildung in Kinderheilkunde anerkennen zu lassen, doch sie wurde nicht akzeptiert. Im Ansuchen an die Reichsärztekammer schrieb Erna Lesky-Klingensteins Mentor, dass sie das NSV-Heim „mit dem allerbesten Erfolg“ geleitet habe. Ihre Erfahrungen seien gleichzusetzen mit einer Fachausbildung in Kinderheilkunde:[830]

„*Frau Dr. Lesky, die ihre Ausbildung in der Paediatrie zunächst bei Prof. Reuss in Wien und daran anschliessend unter meiner Leitung in der Universitätskinderklinik in Innsbruck genossen hat, leitet über meinen Vorschlag seit 15.V.1940, dem Eröffnungstag, das NSV-Mutter-Kind-Heim Igls selbständig mit dem allerbesten Erfolg. Erst kürzlich hielt der tausendste Säugling mit seiner Mutter in dem NSV-Heim seinen Einzug. Die Tätigkeit von Frau Dr. Lesky als Heimleiterin entspricht, was Verantwortung und Selbständigkeit betrifft, mindestens der eines klinischen Assistenten, sodass die Voraussetzung für den Erwerb des Titels eines Facharztes für Kinderheilkunde durch Frau Dr. Lesky voll gegeben ist.*“[831]

Die Reichsärztekammer bestätigte „vorläufig“ die fachärztliche Ausbildung, ohne ihr jedoch „auf Grund einer Sperre für Facharztanerkennungen“ den Facharzttitel zu verleihen.[832] Im März 1946 suchte Erna Lesky-Klingenstein bei der Ärztekammer für Tirol nochmals um die „endgültige Anerkennung als Facharzt für Kinderheilkunde“ an, denn ihre „Tätigkeit im ehemaligen

Mutter- und Kindheim Igls [sei] eine rein ärztliche" gewesen.[833] Das Ansuchen wurde im April wieder abgelehnt, mit der Begründung, sie besitze „keine erforderliche 3-jährige Fachausbildung an einer Kinderklinik. [...] Das NSV-Heim ‚Mutter und Kind' in Igls kann niemals mit einer Klinik gleichgestellt werden."[834]

Das Verbotsgesetz von 1945 und das Entnazifizierungsgesetz von 1947, verbunden mit den entsprechenden juridischen Konsequenzen, wurden von ehemaligen NSDAP-Mitgliedern und ihren Familien als „Unrechts- und reine Rachegesetze" gesehen. Durch Ausschluss vom Wahlrecht oder Berufsverbot empfanden sie sich als politisch Ausgegrenzte, die nicht in die Republik Österreich integriert werden sollten.[835] Erna Lesky-Klingenstein erklärte sich im „Meldeblatt zur Registrierung der Nationalsozialisten" gemäß § 4 des Verbotsgesetzes 1947 mit persönlicher Unterschrift „bis Zusammenbruch" als Parteianwärter, was unter „Allfälligen Bemerkungen" genauer erklärt wurde:

„Jänner 1939 zur Anmeldung aufgefordert, Rückdatierung als Anwärter auf 15. Sept. 1938, vorläuf. Mitgliedskarte Sommer 1941, kein Parteibuch, keine Vereidigung. Funktion in der N.S.D.A.P. keine."[836]

Ihre Angaben waren ident mit jenen von Albin Lesky. Als Erna Lesky-Klingenstein im August 1940 nach Igls ins Parkhotel übersiedelte, habe sie sich dort nicht angemeldet. Bis Kriegsende sei sie „außer jeder Berührung sowohl mit der Ortsgruppe Wilten-West wie mit der Ortsgruppe Igls" geblieben. Zugleich aber führte Erna Lesky-Klingenstein als Zeuge für Wilten-West den „Bäckermeister Valier, Maximilianstraße 27" an, dem sie die Mitgliedsbeiträge für die NSDAP bezahlt habe. Für Igls gab sie Hans Hundegger aus dem „oppositionellen Lager" als Zeuge an.[837] Die Widersprüche, die sich zwischen „kein Kontakt zur NSDAP in Igls" und der Bezahlung von NSDAP-Mitgliedsbeiträgen in der Darstellung von Erna Lesky-Klingenstein offensichtlich ergeben, weisen nach, wie automatisiert NSDAP-Registrierungen abliefen. Jeder und jede, die sich von diesem Stigma befreien wollte, wusste genau, wie er oder sie zu argumentieren hatte. Dass die Argumente nicht immer logisch nachvollziehbar waren und auch nicht der Lebensrealität der einzelnen Personen entsprachen, wird am Beispiel Erna Lesky-Klingenstein deutlich.

Im Juli 1947 versuchte Priesel nochmals, Erna Lesky-Klingenstein als Fachärztin für Kinderheilkunde anerkennen zu lassen. Dieses Mal hob er, zum neuen politischen Stil nach 1945 passend, ihre „österreichische Gesinnung" hervor:[838]

„Frau Dr. Erna Lesky-Klingenstein trat im Jänner 1937 als Volontärärztin in die Univ. Kinderklinik ein. Ich hatte Gelegenheit während dieser Zeit ihre österreichische Gesinnung kennenzulernen. Nach dem Umbruch im Jahr 1938 wurde ihr die an der Klinik freiwerdende Assistentenstelle mangels nationalsozialistischer Qualifikation nicht zuerkannt. So hat sie auf meine Vermittlung und auf meinen Rat hin die ärztliche Betreuung des ehemaligen Mutter- und Kindheim in Igls übernommen und bis zum Zusammenbruch nach rein fachlichen Gesichtspunkten durchgeführt. Ihre unverändert österreichische Haltung während dieser Zeit kann ich aus zahlreichen Gesprächen bestätigen.“[839]

Um zu erreichen, dass Erna Lesky-Klingenstein endlich einen Facharzttitel erhielt, verschwieg Priesel ihre NSDAP-Mitgliedschaft, erwähnte nicht, dass dieses Kinderheim ein NSV-Heim war, und hob sie auf das Podest der „guten“ Österreicher und Österreicherinnen. Damit ordnete auch er sie jener großen Gruppe von ehemaligen Nationalsozialisten und Nationalsozialistinnen zu, die durch ihr „Bekenntnis zu Österreich“ ihr Bekenntnis zur „deutschen Volksgemeinschaft“ korrigieren wollten. Wie Erna Lesky-Klingenstein waren auch andere Frauen, die wie sie Mitglied im BDM waren, nach dem Krieg nicht bereit, „ihre eigene politische Sozialisation und ihre Mitgliedschaft in nationalsozialistischen Organisationen“ kritisch zu hinterfragen. Sie hielten am Opfermythos Österreichs[840] fest, durch den eine interdisziplinäre wissenschaftliche Analyse der Ära des Nationalsozialismus viele Jahre nicht für nötig befunden oder verhindert wurde.[841]

Die Ärztin Edith Lauda zum Beispiel, wie Erna Lesky-Klingenstein 1911 geboren und 1930 bis 1936 Medizinstudentin an der Universität Wien, gab in einem Fragebogen der Reichstatthalterei für ihren Personalakt an, ab Februar 1937 „Obergauärztin des BDM Wien“ gewesen zu sein, was ihr Registrierungsakt der NSDAP bestätigt. 1933 wurde sie illegales Parteimitglied, 1936 promovierte sie an der Universität Wien in Medizin und absolvierte ihren Turnus an einer Wiener Klinik. 1937 wurde sie Mitglied im NS-Ärztebund. 1940 erhielt sie eine Anstellung als Oberärztin in der Wiener Lupusheilanstalt und wurde Leiterin des Referats der Ärzte und Ärztinnen der Reichsärztekammer Wien. Nach dem Zweiten Weltkrieg verleugnete sie alle Funktionen in der NSDAP.[842] Viele ehemalige BDM-Mitglieder sahen sich in Selbstdarstellungen nicht „als verführte und betrogene Opfer des Nationalsozialismus, sondern als Opfer der Entnazifizierung“.[843] Sie ordneten ihren Einsatz für den Nationalsozialismus der „Harmlosigkeit und Bedeutungslosigkeit“ zu. Es fehlte ihnen die Distanz zu den im BDM indoktrinierten „Wahrnehmungs-, Denk- und

Handlungsmustern".[844] Dabei ist hervorzuheben, dass gerade dieser soziale Einsatz für die NSDAP einen „Transfer" von nationalsozialistischem Gedankengut in die Gesellschaft ermöglichte.[845] Nur wenige von ehemaligen BDM-Mitgliedern mussten sich wegen ihrer „NS-Vergangenheit" vor Institutionen verantworten und viel seltener als Männer ihrer Altersgruppen einem „Entnazifizierungsverfahren" stellen, denn im Gegensatz zu den ehemaligen HJ-Mitgliedern nahmen nur einige BDM-Mitglieder in der NSDAP höhere Positionen ein. Wesentlich aber blieb, dass die Denk- und Handlungsmuster des BDM und der HJ-Jugend an die nächste Generation tradiert wurden und ihre Persönlichkeitsbildung beeinflusste.[846]

Anmerkungen

718 Wenninger, Austrofaschismus, in: Gräser/Rupnow (Hg.), *Österreichische Zeitgeschichte – Zeitgeschichte in Österreich,* 71. Siehe auch Florian Wenninger, Austrian Missions – Das Problem der politischen Äquidistanz der Forschung am Beispiel Austrofaschismus, in: Ilse Reiter-Zatloukal/Christiane Rothländer/Pia Schölnberger (Hg.), *Österreich 1933–1938. Interdisziplinäre Annäherungen an das Dollfuß/Schuschnigg-Regime,* Wien–Köln–Weimar: Böhlau 2012, 257–272.

719 Vgl. Roman Pfefferle/Hans Pfefferle, *Glimpflich entnazifiziert. Die Professorenschaft der Universität Wien von 1944 in den Nachkriegsjahren,* Göttingen: V&R unipress 2014, 31.

720 Vgl. Oliver Rathkolb, *Die paradoxe Republik. Österreich 1945 bis 2010,* Wien: Haymon [7]2017, 113.

721 Vgl. ebd., 118.

722 Vgl. Oliver Rathkolb, *Fiktion „Opfer". Österreich und der lange Schatten des Nationalsozialismus und der Dollfuß-Diktatur* (Österreich – Zweite Republik. Befund, Kritik, Perspektive 21), Innsbruck–Wien–Bozen: Studien-Verlag 2017, 41.

723 Vgl. Bialas, Nationalsozialistische Ethik und Moral, in: Bialas/Fritze (Hg.), *Ideologie und Moral im Nationalsozialismus,* 58.

724 Siehe dazu Philipp Rauh/Marion Voggenreiter/Susanne Ude-Koeller/Karl-Heinz Leven (Hg.), *Medizintäter: Ärzte und Ärztinnen im Spiegel der NS-Täterforschung.* Tagung Medizintäter: Ärzte und Ärztinnen im Spiegel der NS-Täterforschung Erlangen 2019, Köln–Wien: Böhlau 2022.

725 Vgl. Robert Kriechbaumer, Der lange Weg in die Moderne, in: ders. (Hg.), *Österreichische Nationalgeschichte nach 1945,* 17–48, 23.

726 Vgl. Verfassungsgesetz vom 8.5.1945 über das Verbot der NSDP (Verbotsgesetz), Staatsgesetzblatt (StGBL) 1945/13 (VBG), zit. Pfefferle/Pfefferle, *Glimpflich entnazifiziert,* 32.

727 Vgl. ebd., 33.

728 Vgl. ebd., 31. Siehe ebd., 16: Roman und Hans Pfefferle definieren „Entnazifizierung" als jenen Prozess, der das Ziel setzt, „die politische Tätigkeit ehemaliger Nationalsozialisten (Parteianwärter oder -mitglieder) durch unterschiedliche Maßnahmen zu überprüfen und gegebenenfalls zu ahnden". Als entnazifizierte Personen galten jene, „die auf NS-Belastung hin überprüft und bei Zutreffen belangt wurden." Siehe ebd., 24: Die Autoren erwähnen, dass die ersten größeren Publikationen zur Entnazifizierung 1981 und 1986 erschienen: Dieter Stiefel, *Entnazifizierung in Österreich,* Wien: Europaverlag 1981; Sebastian Meissel/Klaus-Dieter Mulley/Oliver Rathkolb (Hg.), *Verdrängte Schuld – verfehlte Sühne. Entnazifizierung in Österreich 1945 – 1955,* Wien: Verlag für Geschichte und Politik 1986.

729 Vgl. Pfefferle/Pfefferle, *Glimpflich entnazifiziert,* 33.

730 Vgl. Korotin, *„... eine neue geistige Ordnung Europas",* 24.

731 Vgl. Pfefferle/Pfefferle, *Glimpflich entnazifiziert,* 39.

732 Verordnung der Staatskanzlei im Einvernehmen mit den beteiligten Staatsämtern vom 22. August 1945 zur Durchführung des Verbotsgesetzes und der Verbotsgesetznovelle (3. Durchführungsverordnung zum Verbotsgesetz), StGBl. 1945/131, zit. ebd., 40.

733 Vgl. ebd., 31.

734 Vgl. Joseph Mesk, Persönliches Schreiben an Albin Lesky, Graz, 5.11.1945, bestätigt von Notar Kurt Höppberger mit dem Vermerk: „Diese Abschrift stimmt mit

der mir vorliegenden Urschrift vollkommen überein. Innsbruck, 11.4.1946. Entnazifizierungsunterlagen Albin Lesky 3/1. Albin Lesky, Dr. O. Prof., Phil. PA 266/45, OeSTA/AdR, UWFuK, BMU.

735 Vgl. Albin Lesky, Persönliche Darstellung. Entnazifizierungsunterlagen Albin Lesky 3/1. Albin Lesky, Dr. O. Prof., Phil. PA 266/45, OeSTA/AdR, UWFuK, BMU.

736 Zit. Richard Pokorny, Verwaltungsdirektor der Universität Innsbruck, Schreiben an Albin Lesky, betrifft politische Überprüfung, Zl. 503/46, PA. Lesky, Innsbruck, 20.2.1946. Entnazifizierungsakt Albin Lesky 370, StAI.

737 Zit. ebd.

738 Vgl. Politische Dokumente aus dem Universitätsarchiv, Dokument 9 „Entnazifizierung". Einleitung. Oktober–Dezember 1945/November 1946, UAI.

739 Vgl. L' Administrateur Général, Chef du Gouvernement Militaire en Autriche à Monsieur le Presidént de la Commission d' Epuration de l' Université d' Innsbruck, 19.2.946. Entnazifizierungsunterlagen Albin Lesky 3/1. Albin Lesky, Dr. O. Prof., Phil. PA 266/45, OeSTA/AdR, UWFuK, BMU.

740 Vgl. Staatskommissariat für alle unmittelbaren Bundesangelegenheiten in Tirol, Schreiben an die Bundespolizeidirektion, Stapo, Innsbruck. Betrifft: Prof. Lesky Albin, – Einspruch der Militärregierung, Innsbruck, 4.3.1946. Ebd.

741 Zit. Klebelsberg, *Innsbrucker Erinnerungen*, 248.

742 Vgl. ebd., 176. Siehe den Ausschnitt aus der Rede, ebd.: „Umso höher wächst die deutsche Leistung im Osten. 1000 km landein haben sie der russischen Front stattgehalten, auf russischem Boden, in russischem Klima, Sumpf, Kälte, Steppe, Dürre, trotz der Opfer von Stalingrad haben sie am Ende eines zweiten russischen Winters das Opfer vollbracht, aus katastrophalem Rückzug heraus zum Gegenangriff überzugehen und die Front im ganzen wieder zu halten… was da der deutsche Soldat vollbracht, gibt den moralischen Imperativ für jeden von uns, nach seinen Kräften, in seinem Wirkungsbereich, zu tun, was er kann!"

743 Vgl. Militärregierung von Oesterreich, Sektion für Unterricht und Kunst, Nr. 1054 GM/3. Schreiben des General-Administrators, Chef der Militärregierung in Österreich an den Herrn Präsidenten der Säuberungskommission der Universität Innsbruck. Über den Landeshauptmann von Tirol durch Vermittlung des Herrn Militärgouverneurs von Tirol. Prof. Lesky Albin, – Einspruch der Militärregierung, Innsbruck, 19.2.1946. Entnazifizierungsunterlagen Albin Lesky 3/1. Albin Lesky, Dr. O. Prof., Phil. PA 266/45, OeSTA/AdR, UWFuK, BMU.

744 Zit. Albin Lesky, Persönliche Darstellung seines Verhaltens als Prorektor an der Universität Innsbruck. Innsbruck, 18.4.1946. Ebd.

745 Vgl. Friedmann, *„Man könnte direkt zweifeln, ob der Frager oder die Befragte schwachsinnig ist!"*, 26–27.

746 Vgl. Staatskommissär der unmittelbaren Bundesangelegenheiten im Lande Tirol, Zl. 226/45: Vernehmungsprotokoll von Univ.-Prof. Nationalrat Dr. Franz Gschnitzer, Innsbruck, 7.5.1946. Entnazifizierungsunterlagen Albin Lesky 3/1. Albin Lesky, Dr. O. Prof., Phil. PA 266/45, OeSTA/AdR, UWFuK, BMU.

747 Vgl. Czech, Die Entnazifizierung der Wiener Medizinischen Fakultät, in: Nemec/Hofer/Seebacher/Schütz (Hg.), *Medizin in Wien nach 1945*, 48. Herwig Czech weist darauf hin, dass Forschungen dazu in Medizin noch „überschaubar" seien.

748 Vgl. ebd., 50.

749 Vgl. Pfefferle/Pfefferle, *Glimpflich entnazifiziert*, 34.

[750] Vgl. Albin Lesky. Meldeblatt zur Registrierung der Nationalsozialisten im Sinne des Art. II des Verfassungsgesetzes, Innsbruck, 3.4.1946. Entnazifizierungsakt Albin Lesky 370, StAI.

[751] Vgl. Österreichische demokratische Freiheitsbewegung, Schreiben an den Staatskommissär für unmittelbare Bundesangelegenheiten in Innsbruck. Betrifft: Politische Beurteilung Albin Lesky, Innsbruck, 15.3.1946. Entnazifizierungsunterlagen Albin Lesky 3/1. Albin Lesky, Dr. O. Prof., Phil. PA 266/45, OeSTA/AdR, UWFuK, BMU.

[752] Vgl. Bundespolizeidirektion Innsbruck, Schreiben an das Staatskommissariat für die unmittelbaren Bundesangelegenheiten im Lande Tirol in Innsbruck, Innsbruck, 11.6.1946. Entnazifizierungsunterlagen Albin Lesky 3/1. Albin Lesky, Dr. O. Prof., Phil. PA 266/45, OeSTA/AdR, UWFuK, BMU.

[753] Vgl. Pfefferle/Pfefferle, *Glimpflich entnazifiziert*, 35.

[754] Vgl. ebd., 40.

[755] Vgl. Politische Dokumente aus dem Universitätsarchiv, Dokument 9 Entnazifizierung. Einleitung. UAI. Siehe dazu Gerhard Oberkofler/Peter Goller, *Universität Innsbruck. Entnazifizierung und Rehabilitation von Nazikadern 1945–1950*, Angerberg: Bader 2003; Peter Goller, Die politische Lage an der Universität Innsbruck 1933/34–1938–1945/46, in: Johannes Koll (Hg.), *„Säuberungen" an österreichischen Hochschulen 1934–1945. Voraussetzungen, Prozesse, Folgen*, Wien: Böhlau 2017, 365–403; Peter Goller, *„...natürlich immer auf wissenschaftlicher Ebene!" Mystifikationen. Die geisteswissenschaftlichen Fächer an der Universität Innsbruck im Übergang von Nazifaschismus zu demokratischer Republik nach 1945*, Innsbruck: Univ.-Archiv 1999.

[756] Zit. Richard Pokorny, Verwaltungsdirektor der Universität Innsbruck, Schreiben an das Bundesministerium für Unterricht Zl. 2783 – U 6 – Innsbruck, 14.11.1946. Betrifft: Entnazifizierung des Professorenkollegiums der österreichischen Hochschulen, Zl. 38845/III–8/46 vom 29.10.1946. Politische Dokumente aus dem Universitätsarchiv, Dok.-09_003, UAI.

[757] Vgl. Pfefferle/Pfefferle, *Glimpflich entnazifiziert*, 41.

[758] Siehe Wlach, Klassische Archäologie in politischen Umbruchzeiten, in: Ash/Nieß/Pils (Hg.), *Geisteswissenschaften im Nationalsozialismus*, 370: Franz Miltner verlor 1945 seine Ordentliche Professur, wurde aber 1954 wieder am Österreichischen Archäologischen Institut angestellt und mit der Grabungsleitung in Ephesos beauftragt.

[759] Vgl. Richard Pokorny, Verwaltungsdirektor der Universität Innsbruck, Schreiben an das BMU Zl. 2783 – U 6 – Innsbruck, 14.11.1946. Anlage 1: Betrifft: Verzeichnis über die Entnazifizierung des Professorenkollegiums der österreichischen Hochschulen, Zl. 38845/III–8/46 vom 29.10.1946, 1. Politische Dokumente aus dem Universitätsarchiv, Dok-09_004a, UAI.

[760] Vgl. ebd., Dok-09_004b, UAI.

[761] Vgl. ebd., Dok-09_005e, UAI.

[762] Vgl. ebd., Dok-09_004a, UAI.

[763] Vgl. ebd., Dok-09_004b, UAI.

[764] Vgl. E-Mail von Ina Friedmann, Innsbruck, 13.12.2021. Die Autorin dankt Ina Friedmann für diesen Hinweis.

[765] Vgl. Czech, Die Entnazifizierung der Wiener Medizinischen Fakultät, in: Nemec/Hofer/Seebacher/Schütz (Hg.), *Medizin in Wien nach 1945*, 59.

[766] Vgl. Pfefferle/Pfefferle, *Glimpflich entnazifiziert*, 35.

[767] Vgl. ebd., 42.

768 Vgl. ebd., 44.

769 Vgl. Bescheid über Nichtverzeichnung in der Registrierungsliste, Stadtmagistrat Innsbruck. Registrierungsbehörde, Zl I/EE 9533/1947, Innsbruck, 28.8.1947, 1–3, 2. Entnazifizierungsakt Albin Lesky 370, StAI. Siehe auch Bescheid über Nichtverzeichnung in der Registrierungsliste, Stadtmagistrat Innsbruck, Registrierungsbehörde, Zl. I/EE 9533/1947, Innsbruck, 28.8.1947, folios 005–007, folio 005. Phil. PA Albin Lesky 2456, UAW.

770 Zit. Bescheid des Stadtmagistrats Innsbruck. Registrierungsbehörde, Zl I/EE 9533/1947, Innsbruck, 28.8.1947, 2. Entnazifizierungsakt Albin Lesky 370, StAI.

771 Siehe Albin Lesky, Persönliche Darstellung seines Verhaltens als Prorektor an der Universität Innsbruck. Innsbruck, 18.4.1946, in: Entnazifizierungsunterlagen Albin Lesky 3/1. Albin Lesky, Dr. O. Prof., Phil. PA 266/45, OeSTA/AdR, UWFuK, BMU.

772 Vgl. Fengler, Biogramme, Raimund Klebelsberg, in: Feichtinger/Matis/Sienell/Uhl (Hg.), *Die Akademie der Wissenschaften in Wien 1938 bis 1945*, 226.

773 Vgl. Pfefferle/Pfefferle, *Glimpflich entnazifiziert*, 55.

774 Vgl. ebd., 64.

775 Vgl. Stadler (Hg.), Emigration in der Wissenschaft – Wissenschaft von der Emigration. Ein ungeschriebenes Kapitel österreichischer Zeitgeschichte, in: ders (Hg.), *Vertriebene Vernunft I*, 13.

776 Vgl. Pfefferle/Pfefferle, *Glimpflich entnazifiziert*, 45.

777 Vgl. Erker, *Die Universität Wien im Austrofaschismus*, 236.

778 Vgl. Pfefferle/Pfefferle, *Glimpflich entnazifiziert*, 49.

779 Vgl. Erker, *Die Universität Wien im Austrofaschismus*, 237.

780 Siehe Liste von Gelehrten österreichischen Ursprungs in den Vereinigten Staaten, 1958, DÖW 6217, zit. ebd.

781 Vgl. Barbara Sauer/Ilse Reiter-Zatloukal, Remigration nach Österreich ab Mai 1945 – Rahmenbedingungen und Karriereverläufe, in: Nemec/Hofer/Seebacher/Schütz (Hg.), *Medizin in Wien nach 1945*, 25–46, 37.

782 Vgl. ebd., 32.

783 Vgl. Pfefferle/Pfefferle, *Glimpflich entnazifiziert*, 44.

784 Vgl. Hans Pfefferle/Roman Pfefferle, Die Entnazifizierung der Professorenschaft an der Universität Wien, in: *650 plus – Geschichte der Universität Wien.*

785 Vgl. Bescheid des Stadtmagistrats Innsbruck. Registrierungsbehörde, Zl I/EE 9533/1947, Innsbruck, 29.8.1947, 1-3, 2. Entnazifizierungsakt Albin Lesky 370, StAI.

786 Vgl. Albin Lesky, vertreten durch Rechtsanwalt Dr. Ernst Ganahl, an die Registrierungsstelle beim StMI. Gesuch um Feststellung des Nichtbestehens der Registrierungspflicht gemäß § 4 Ziff. (3) c. Verb. Ges. 1947. Innsbruck, 5.7.1947. Ebd.

787 Vgl. Bescheid des Stadtmagistrats Innsbruck über Nichtverzeichnung in der Registrierungsliste. Registrierungsbehörde, Zl I/EE 9533/1947, Innsbruck, 28.8.1947, 2. Ebd.

788 Vgl. Römer, „Cum ira et studio“, in: Grandner/Heiss/Rathkolb (Hg.), *Zukunft mit Altlasten*, 229.

789 Vgl. Walter Manoschek, Vorwort, in: Pfefferle/Pfefferle, *Glimpflich entnazifiziert*, 9–11, 9.

790 Vgl. Schreiben des Bundesministeriums für Unterricht an den Ordentlichen Universitäts-Professor für klassische Philologie Herrn Albin Lesky, Zl. 42. 111, Wien, 20.7.1948. TNL Albin Lesky INV. 131.97, Sch 837, K 131.97.01, UAW.

[791] Vgl. Czech, Die Entnazifizierung der Wiener Medizinischen Fakultät, in: Nemec/Hofer/Seebacher/Schütz (Hg.), *Medizin in Wien nach 1945*, 49.

[792] Vgl. Albin Lesky, Lebenslauf 1240/54, 9. PA Albin Lesky M 1/5, AÖAW.

[793] Vgl. ebd., 10.

[794] Vgl. Peter Goller/Georg Tidl, *„Jubel ohne Ende...!" Die Universität Innsbruck im März 1938. Zur Nazifizierung der Tiroler Landesuniversität*, Wien: Löcker 2012, 191.

[795] Siehe Zum Tag der Österreichischen Fahne 1959. Festvortrag, verfasst und gehalten von Albin Lesky, folio 081. Phil. PA, 2456 Albin Lesky, Sch 141, Habilitationsakt Erna Lesky 1956/57, UAW.

[796] Zit. Peter Lesky, Eidesstattliche Erklärung mit Unterschrift von drei Zeugen, 28.3.1946. Entnazifizierungsakt Peter Lesky 372, StAI. Siehe dazu das maschinschriftliche Manuskript gleichen Inhalts mit persönlicher Unterschrift von Peter Lesky und Unterschrift der Zeugen und Zeuginnen, z. B. von Marianne Haslauer, Innsbruck, Maria-Theresien-Straße 3, in: ebd.

[797] Vgl. Peter Lesky, Ansuchen um Feststellung des Nichtbestehens der Registrierungspflicht, in Vertretung von Rechtsanwalt Ernst Ganahl, Innsbruck, 7.5.1947. Beilage: Amtliche Bestätigung des Rektorats der Universität Innsbruck, Innsbruck, 31.5.1947. Ebd.

[798] Vgl. Meldeblatt Peter Lesky, Innsbruck, 30.3.1946. StAI. Ebd.

[799] Vgl. Eidesstattliche Erklärung, Innsbruck, 30.3.1946. StAI. Ebd.

[800] Vgl. Johann Dvořak, Thesen zur soziokulturellen Entwicklung in Österreich 1933 bis 1955, in: Stadler (Hg.), *Kontinuität und Bruch 1938 – 1945 – 1955*, 27–50, 31.

[801] Vgl. Peter Lesky, Deckblatt. Ansuchen um Feststellung des Nichbestehens der Registrierungspflicht, in Vertretung von Rechtsanwalt Ernst Ganahl. Entnazifizierungsakt Peter Lesky 372, StAI.

[802] Vgl. Vollmacht für Peter Leskys Ansuchen um Feststellung des Nichbestehens der Registrierungspflicht in Vertretung von Rechtsanwalt Ernst Ganahl, Innsbruck, 28.4.1947. Ebd.

[803] Vgl. Peter Lesky, Ansuchen um Feststellung des Nichbestehens der Registrierungspflicht, in Vertretung von Rechtsanwalt Ernst Ganahl, Innsbruck, 7.5.1947. Ebd.

[804] Vgl. Postert, *Die Hitlerjugend*, 394.

[805] Vgl. Peter Lesky, Ansuchen um Feststellung des Nichbestehens der Registrierungspflicht, in Vertretung von Rechtsanwalt Ernst Ganahl, Innsbruck, 7.5.1947. Entnazifizierungsakt Peter Lesky 372, StAI.

[806] Vgl. Albin Lesky, maschinschriftliches Schreiben an Sektionschef Otto Skrbensky, Bundesministerium für Unterricht, Innsbruck, 15.6.1949, 1–3, 1. TNL Albin Lesky INV. 131.97, Sch 843, K 131.97.22, UAW.

[807] Vgl. Peter Lesky, Ansuchen um Feststellung des Nichtbestehens der Registrierungspflicht, in Vertretung von Rechtsanwalt Ernst Ganahl, Innsbruck, 7.5.1947. Entnazifizierungsakt Peter Lesky 372, StAI.

[808] Zit. ebd.

[809] Vgl. ebd.

[810] Vgl. Peter Lesky, Ansuchen um Feststellung des Nichtbestehens der Registrierungspflicht, in Vertretung von Rechtsanwalt Ernst Ganahl, Innsbruck, 7.5.1947. Beilage 1: Schreiben des Naturwissenschaftlichen Dekanats der Universität Innsbruck, Innsbruck, 28.4.1947. Entnazifizierungsakt Peter Lesky 372, StAI.

[811] Vgl. ebd., Beilage 2: Arthur March, Schreiben bezüglich Peter Lesky als Student an der Universität Innsbruck, Innsbruck, 25.4.1947.

812 Vgl. ebd., Beilage 3: Schreiben von Alois Heuserer, röm.-kath. Pfarrer in Graz-Eggenberg, Graz, 7.2.1947.

813 Vgl. Dr. Czernohaus im Auftrag des Abteilungsleiters, Schreiben der Abteilung I der Registrierungsbehörde an die Bundespolizeidirektion, staatspolitische Abteilung, in Graz. I/EE/4382/1947, Peter Lesky: Ansuchen um Streichung aus der Liste der Nationalsozialisten, Innsbruck, 6.6.1947, eingelangt am 9.6.1947. Ebd.

814 Vgl. Schreiben der Bundespolizeidirektion Graz, Abteilung I (Staatspolizeiliches Büro) an das Stadtmagistrat Abt. I (Registrierungsbehörde) in Innsbruck, Graz, 9.7.1947. Ebd.

815 Vgl. Postbestätigung mit eigenhändiger Unterschrift über den Bescheid der Registrierungsbehörde des Stadtmagistrats Innsbruck, Innsbruck, 7.8.1947. Ebd.

816 Vgl. Bescheid der Registrierungsbehörde des Stadtmagistrats Innsbruck, Zl. I/EE/4383/1947, im Auftrag von Dr. Czernohaus. Betr.: Peter Lesky, Nichtverzeichnung in der Registrierungsliste, Innsbruck, 6.8.1947. Ebd.

817 Vgl. Meldeblatt Peter Lesky, Innsbruck, 6.6.1946, bestätigt 30.6.1946. Ebd.

818 Vgl. Erna Lesky. Bisher zurückgelegte Dienstzeiten. Dekanat der Medizinischen Fakultät der Universität Wien an das Bundesministerium für Unterricht in Wien, Zl. 45832. Betreff: Hebung der Geschichte der Medizin. Gezeichnet Prof. Dr. Hubert Kunz. Wien, 8.2.1965. PA 1338 Erna Lesky, OeSTA/AdR, UWFuK, BMU.

819 Vgl. Rathkolb, *Die paradoxe Republik*, 118.

820 Vgl. Czech, Die Entnazifizierung der Wiener Medizinischen Fakultät, in: Nemec/Hofer/Seebacher/Schütz (Hg.), *Medizin in Wien nach 1945*, 51.

821 Vgl. Heiner Fangerau/Michael Martin/Axel Karenberg, Neurologen und Neurowissenschaftler: Wer war ein Nazi? Zum Umgang mit der NS-Belastung in der Geschichte der deutschen Medizin. Neurologists and neuroscientists: who was a Nazi? Changing perspectives on NS incrimination in the history of German medicine, in: *Der Nervenarzt* 91 (2020), 3–12. Die Autoren weisen in ihrem Aufsatz darauf hin, dass sich aktuell viele medizinische Vereinigungen die Frage nach „einer NS-Belastung" ihrer „zum Teil hoch dekorierten und prominenten Mitglieder sowie Vorsitzenden und Ehrenvorsitzenden stellen". Siehe Heiner Fangerau, Hans Asperger und der Nationalsozialismus: zwischen historischer Rekonstruktion und persönlicher Erinnerung, in: *Monatsschrift Kinderheilkunde*, 168 (2020), Supplement 3, 5223–5262, 5223: Zur Frage, welche Person als nationalsozialistisch eingestuft werden könne, zitiert Heiner Fangerau „Steuwer und Leßau". Es sind alle, „die zur nationalsozialistischen Herrschaft in welcher Form auch immer beigetragen" haben.

822 Zit. Steiner, BDM-Ringführerin, betreffend Gesuch Dr. Lesky, Innsbruck, 12.9.1939. Med. Fak., Akten des Kurators 1938–1945, K 1, UAI.

823 Vgl. Rathkolb, *Fiktion „Opfer"*, 30.

824 Vgl. ebd., 41.

825 Vgl. ebd., 40.

826 Vgl. Kriechbaumer, Der lange Weg in die Moderne, in: ders. (Hg.), *Österreichische Nationalgeschichte nach 1945*, 23.

827 Vgl. Erna Lesky-Klingenstein, Persönliche Darstellung, Innsbruck, 28.3.1946. Entnazifizierungsakt Erna Lesky 371/2, StAI.

828 Zit. ebd.

829 Siehe Erna Lesky, in: Korotin (Hg.), *biografiA*, 1968: Ilse Korotin schreibt in ihrer Kurzbiografie über Lesky, dass sie von 1940 bis 1949 eine „Tätigkeit in der Säuglings- und Kinderfürsorge in Tirol" ausgeübt habe und bezieht damit auch

ihre Anstellung im Kinderheim der Barmherzigen Schwestern mit ein. Siehe auch Pia Maria Pichl, Wissenschaft in Weiß, Gold und Rosenholz. Erna Lesky, Professor für Geschichte der Medizin, ist zu feiern, in: *Die Presse*, Beilage Die Dame, 22./23.5.1971, VI. TNL Erna Lesky 131.15, Sch 126, M 30, UAW: In dem Presseartikel zu Erna Leskys Curriculum Vitae, anlässlich ihres 60. Geburtstags, wird eine „intensive Beschäftigung mit der Kinderheilkunde" erwähnt und die „Arbeit in der Tiroler Säuglings- und Kinderfürsorge". Genauere Details dazu werden auch noch 1971 nicht hinterfragt oder aus Rücksichtnahme ausgeblendet.

830 Vgl. Richard Priesel, Bestätigung über Erna Lesky-Klingensteins Ausbildung zur Kinderärztin für die Reichsärztekammer, Innsbruck, 15.5.1944. Familienarchiv Grete Walter-Klingenstein, Graz.

831 Zit. ebd.

832 Vgl. Reichsärztekammer, Ärztekammer Tirol-Vorarlberg i. V. Dr. Köllensperger, Vorläufige Bestätigung über fachärztliche Ausbildung an Erna Lesky-Klingenstein, Innsbruck, 14.9.1944. Ebd.

833 Vgl. Erna Lesky, Ansuchen an die Ärztekammer für Tirol, Innsbruck, 29.3.1946. Ebd.

834 Vgl. Schreiben von Dr. Stricker, Präsident der Ärztekammer für Tirol an Erna Lesky bezüglich der Anerkennung des Facharzttitels Kinderärztin, Innsbruck, 12.4.1946. Archiv der Ärztekammer für Tirol (AÄKT). Diese Quellen der Ärztekammer für Tirol wurden freundlicherweise von Kammeramtsdirektor Günter Atzl mit E-Mail zur Verfügung gestellt.

835 Vgl. Kriechbaumer, Der lange Weg in die Moderne, in: ders. (Hg.), *Österreichische Nationalgeschichte nach 1945*, 23.

836 Zit. Meldeblatt zur Registrierung der Nationalsozialisten gemäß § 4 des Verbotsgesetzes 1947. Entnazifizierungsakt Erna Lesky 371/2, StAI.

837 Vgl. Erna Lesky-Klingenstein, maschinschriftliches Manuskript, o. O., o. D. TNL Erna Lesky 131.15, Sch 131, M 131.15.5.1, UAW.

838 Vgl. Schreiben von Richard Priesel, Vorstand der Universitätskinderklinik, an die Ärztekammer für Tirol, Innsbruck, 28.7.1947. Familienarchiv Grete Walter-Klingenstein, Graz. Dieses Dokument ließ sich Erna Lesky am 7.6.1956 nochmals vom Bezirksgericht Innere Stadt in Wien beglaubigen, was bedeutet, dass sie für ihre Habilitation nochmals nachweisen wollte, dass sie in Innsbruck im NSV-Heim als „Kinderärztin" gearbeitet habe.

839 Zit. ebd.

840 Siehe Martin, Broer, *Täter, Opfer, Widerstand. Die Erosion des Opfermythos in der Zweiten Republik*, Masterarbeit, Johannes-Kepler Universität Linz 2022.

841 Vgl. Gehmacher, Biografie, Geschlecht und Organisation, in: Reese (Hg.), *Die BDM Generation*, 211.

842 Vgl. Gamper, „Du hast die Pflicht gesund zu sein", in: Arias (Hg.), *Im Dienste der Volksgesundheit*, 19.

843 Vgl. Horst Schreiber, Vorwort, in: Rauchegger-Fischer, *„Sind wir eigentlich schuldig geworden?"*, 7.

844 Vgl. Gehmacher, Biografie, Geschlecht und Organisation, in: Reese (Hg.), *Die BDM Generation*, 211–212.

845 Vgl. Berger, *Die „Reichsfrauenführerin" Gertrud Scholtz-Klink*, 8.

846 Vgl. Gehmacher, Biografie, Geschlecht und Organisation, in: Reese (Hg.), *Die BDM Generation*, 211–212.

VII. Abwehrmechanismen

1. Verschweigen und Verleugnen

Die Entnazifizierungsverfahren von Albin, Peter und Erna Lesky-Klingenstein glichen denen von anderen mehr oder minder im NS-System involvierten Personen. Sie glichen auch jenen von akademischen Institutionen, die versuchten, sich der Verantwortung für ihr Mitwirken an den politischen Zielen der NSDAP zu entziehen. Jeder und jede Beteiligte versuchte, das, was geschehen war, zu verschweigen und zu verleugnen, sowohl an den Universitäten Innsbruck und Wien als auch an der Akademie der Wissenschaften in Wien. Am 23. Mai 1945 teilte das Staatsamt für Volksaufklärung, für Unterricht und Erziehung und für Kultusangelegenheiten dem Präsidium der Akademie mit, dass bis zur Wiederwahl eines Präsidiums Späth die „vorläufige Führung der Geschäfte der Akademie und deren interimistische Leitung" übernehme und Meister die Stellvertretung. Die Bestimmungen der NSDAP ab 13. März 1938 wurden außer Kraft gesetzt. Das Bundesgesetz vom 14. Oktober 1921 für die Akademie der Wissenschaften in Wien war wieder rechtskräftig.[847]

Späth und Meister wurden beauftragt, in der ersten Gesamtsitzung nach Ende des Zweiten Weltkriegs am 22. Juni 1945 die politische Überprüfung der Mitglieder vorzubereiten.[848] Zuvor hatte Späth am 1. Juni 1945 an alle Akademiemitglieder in Wien ein Formblatt gesandt, in dem Details zur Zugehörigkeit zur NSDAP wie Eintritt in die Partei, Funktion, Angehöriger der SS, SA, NSKK, NSFK oder illegale Mitgliedschaft während der Verbotszeit „ehrenwörtlich" angegeben werden sollten. Für den „politischen Wiederaufbau in Österreich" hatte auch die Akademie „Rechenschaft über die Stellung ihrer Mitglieder zur ehemaligen NSDAP zu geben".[849] Am 30. Oktober 1945 wählte die Akademie der Wissenschaften in Wien Späth zum Präsidenten und Meister zum Vizepräsidenten.[850] Meister, bis 1951 Vizepräsident und von 1951 bis 1963 Präsident der Österreichischen Akademie der Wissenschaften,[851] war „der Garant" für Verständnis in Entnazifizierungsverfahren und er war gegen einen Ausschluss[852] aller ehemaligen NSDAP-Mitglieder. Meister fand es besser, ihre Mitgliedschaften „ruhend" zu stellen.[853] Dadurch, dass Meister im Studienjahr 1950/51 auch Rektor der Universität Wien war, verfügte er über eine Machtfülle, mit der er die Wissenschaftspolitik der Nachkriegszeit steuern konnte.

Die Entnazifizierung von Albin Lesky an der Akademie der Wissenschaften in Wien, seit 1942 wie Klebelsberg korrespondierendes Mitglied der philosophisch-historischen Klasse,[854] war ein anderer Prozess als an der Leopold-Franzens-Universität Innsbruck. Die Akademie stellte Albin

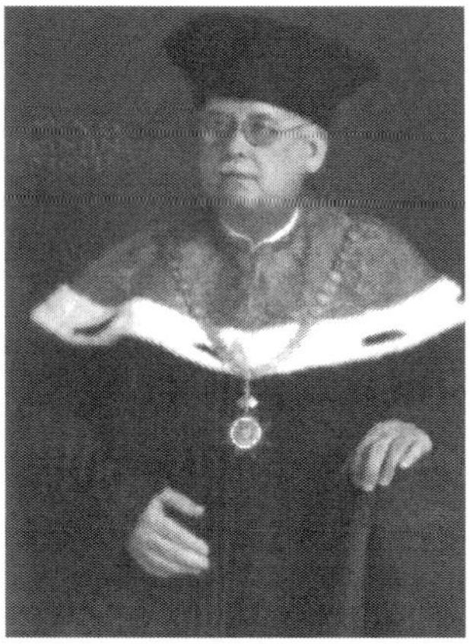

Abb. 30a Richard Meister, Rektor der Universität Wien im Studienjahr 1950/51, Marie Tschiedel, Wien VII, 1950 (Signatur: 106.I.1165, UAW).

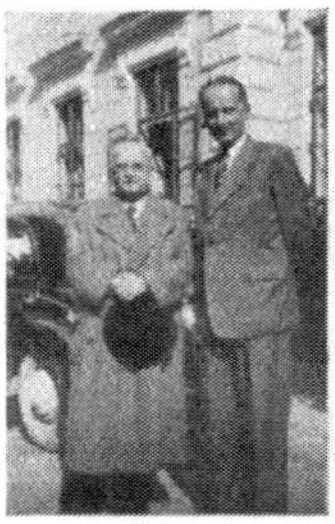

Professor Dr. Meister, the President of the Academy of Sciences, Vienna, with Professor Plöchl

Abb. 30b Richard Meister, Präsident der Österreichischen Akademie der Wissenschaften, Marie Tschiedel, Wien VII, 1950 (Signatur: 106.I.1165, UAW).

Leskys Mitgliedschaft für drei Jahre ruhend.[855] Im Almanach[856] von 1945, wird er noch als korrespondierendes Mitglied der philosophisch-historischen Klasse angeführt.[857] Im Almanach von 1946 werden nur die „Veränderungen im Stand der Mitglieder während des Jahres 1946" dokumentiert, die sich auf die neugewählten Mitglieder und die Todesfälle beziehen.[858] Im Almanach von 1947 werden ebenso keine genauen Mitgliederverzeichnisse angeführt, sondern wieder nur „Veränderungen im Stand der Mitglieder während des Jahres 1947".[859] Wessen Mitgliedschaft ruhend gestellt war, wurde im Almanach nicht erwähnt, und durch das Fehlen der Mitgliederverzeichnisse entzog sich die Akademie deren Offenlegung.

Erst 1947 deklarierte sich die Akademie der Wissenschaften in Wien als Österreichische Akademie der Wissenschaften. Die Umbenennung wurde zwei Tage vor dem Einhundert-Jahre-Jubiläum der Akademie durchgeführt und so konnte sie sich im Rahmen der Feierlichkeiten als Österreichische Akademie der Wissenschaften, eine „leistungsstarke Wissenschaftsakademie mit ruhmreicher Geschichte", präsentieren,[860] als akademische Institution der „reinen" Wissenschaft, die von der Politik des Nationalsozialismus „nicht kontaminiert worden sei". Damit versuchte sich die Akademie „neu zu legitimieren".[861] Nach außen eine Distanzierung von der Zeit des Nationalsozialismus, nach innen eine zögerliche Neuorientierung. Für Heidemarie Uhl hat die Umbenennung als deutlicher Bruch mit der NS-Vergangenheit „Signalwirkung". Im Bundesgesetz vom 9. Mai 1947 „betreffend die Akademie der Wissenschaften in Wien" wurde die Änderung verlautbart. Sie stand ganz in der Wiederfindungsphase der österreichischen Identität. Um ein neues „Österreichbewusstsein" zu schaffen, sollte sich Österreich mit seinen „Leistungen in Kunst und Wissenschaft" wieder als „Kulturgroßmacht" international und „besonders gegenüber den Besatzungsmächten" neu positionieren[862] und die Akademie dazu ihren Beitrag leisten. Mit der Schwerpunktsetzung „Österreich-Forschung" habe sich die Österreichische Akademie der Wissenschaften vom „Deutschtum" distanziert und wesentlich zu „wissenschaftlichen Grundlegung eines österreichischen Nationalbewusstseins" beigetragen.[863] Zugleich begann

1947 ein kontinuierlicher Aufbau eines wissenschafts- und forschungspolitischen Netzwerkes. Durch die Wiederaufnahme von Kooperationen mit west- und ostdeutschen Akademien der Wissenschaften wurde sichtbar, dass in der Nachkriegszeit ein deutlicher „Reformbedarf" vorhanden war und die Akademie neue Strukturen benötigte, um eine Forschungsakademie zu werden.[864]

Voraussetzung dafür war eine Reaktivierung der Gelehrtengesellschaft mit ihren besten Köpfen, auch wenn die Mitgliedschaft von mehr als der Hälfte von ihnen nach 1945 ruhend gestellt worden war. In einem Bericht von Meister über den aktuellen Stand der politischen Überprüfung der Akademiemitglieder vom 9. Jänner 1948 wurde Albin Lesky nun unter „entregistriert" angeführt.[865] Am 22. März wurde er wieder als korrespondierendes Mitglied der philosophisch-historischen Klasse in die Österreichische Akademie der Wissenschaften aufgenommen.[866]

„Die Österreichische Akademie der Wissenschaften beehrt sich, Ihnen mitzuteilen, daß Ihre Mitgliedschaft als korrespondierendes Mitglied der Akademie im Sinne des Gesetzes als ohne Unterbrechung zu Recht bestehend zu gelten hat. Das Präsidium der Akademie freut sich, Ihnen diese Mitteilung machen zu können."[867]

Durch das Amnestiegesetz vom April 1948 wurde die „Reaktivierung" von Albin Leskys Mitgliedschaft[868] ermöglicht, genau wie von weiteren „nahezu fünf Dutzend Mitgliedern".[869] Klebelsberg wurde weiterhin als „minderbelastet" eingestuft und Steinacker als „unbestimmt".[870] Im Almanach von 1948 wurden im „Personalstand der Akademie der Wissenschaften vom 31. Dezember 1948" wieder alle Mitglieder angeführt. Neben Albin Lesky[871] waren das sogar die 1945 ausgeschlossenen wirklichen Mitglieder Knoll, der 1957 Sekretär der mathematisch-naturwissenschaftlichen Klasse und 1959 bis 1964 Generalsekretär der Akademie wurde, und der ehemalige Rektor der Universität Wien in der NS-Zeit, Pernkopf.[872]

Von den 119 wirklichen und korrespondierenden Mitgliedern der Österreichischen Akademie der Wissenschaften waren 64 wie Albin Lesky als „belastet" eingestuft und ihre Mitgliedschaft „ruhend" gestellt worden. Nur bei vier Mitgliedern wurde die Mitgliedschaft als „erloschen" erklärt.[873] „Mehr als ein Drittel" dieser Akademiemitglieder, deren Ruhestellung der Mitgliedschaften 1948 aufgehoben wurde, bestimmten nun wieder als aktive Mitglieder nicht nur über die „Zuwahl neuer Mitglieder", sondern auch die Wissenschaftspolitik der Akademie.[874] Johannes Feichtinger und Katja

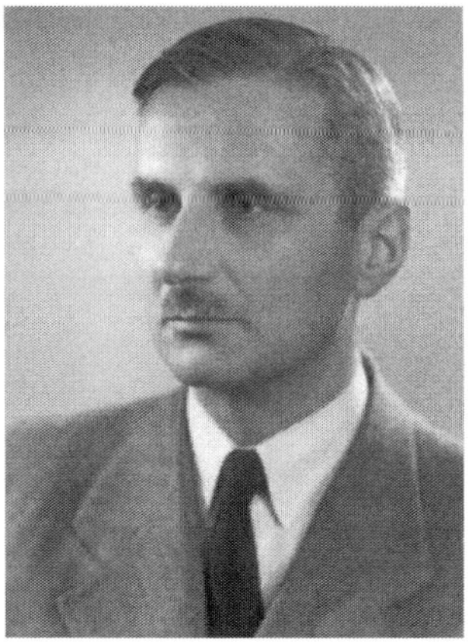

Abb. 31 Erich Schmid, 1955, Fotograf Albin Kobe, Wien I. (Sig. 106.I.1129, UAW).

Geiger unterscheiden in der Wahl der neuen Mitglieder nach 1945 drei Phasen: die erste Phase „demonstrativer Wiedergutmachung (1945–1948)", die zweite Phase „gespaltener Erneuerung (1949–1955)" und die dritte Phase „einer auffallend starken (Re-)Integration ehemaliger Nationalsozialisten [...] (ab 1955)".[875] Die Österreichische Akademie wählte in der ersten Phase zwar Wissenschaftler, die 1938 emigrieren mussten, zu neuen Mitgliedern, zögerte aber in der zweiten und dritten Phase nicht, ehemalige Nationalsozialisten in ihre Gelehrtengesellschaft aufzunehmen.[876] Nach 1945 fehlte eine „personelle[...] Zäsur", was sich auf die „Selbstfindung der Akademie als einer nationalen Akademie" negativ auswirkte. Der Physiker Erich Schmid (1896–1983), 1963 bis 1969 und 1970 bis 1973 Präsident der Österreichischen Akademie der Wissenschaften,[877] beschrieb das in der Feierlichen Sitzung 1964 als eine der Ursachen für den fehlenden „Weltstandard" nach „den dunklen Jahren des Nationalsozialismus und zwei Jahrzehnten Selbstprovinzialisierung".[878]

2. Korrigierte Biografien

Im Wahljahr 1950 wählte die Österreichische Akademie der Wissenschaften „erstmals" zwei ehemalige NSDAP-Mitglieder zu wirklichen Mitgliedern.[879] Am 23. Mai 1950 wurde Albin Lesky zum wirklichen Mitglied der philosophisch-historischen Klasse der Österreichischen Akademie der Wissenschaften gewählt,[880] zugleich mit dem ehemaligen Rektor der Deutschen Alpenuniversität Innsbruck, Klebelsberg,[881] der in die mathematisch- naturwissenschaftliche Klasse gewählt wurde. Albin Lesky hatte noch vor wenigen Jahren mit ihm an der Idee eines „Neuen Europas" unter Hitlers Führung gearbeitet. Die Wahl zum wirklichen Mitglied habe ihm „tiefe Freude" bereitet, schrieb Albin Lesky in seinem Lebenslauf.[882] Im Schreiben für den Wahlvorschlag, eingereicht unter anderen von „Radermacher, Mras, Keil, Wilhelm, Hunger, Kralik, Kretschmer, Mayer" (die Unterschrift von Srbik wurde durchgestrichen), wurde nur Bezug auf seine wissenschaftliche Qualifikation genommen. Er sei „in Fachkreisen" ein „bekannter und anerkannter Gelehrter, der philologisches mit archäologischem Wissen" verbinde, und er sei „ein trefflicher Sprecher". Seine 1946 publizierte Broschüre *Humanismus als Erbe und Aufgabe*[883] zeige, dass er auch zu aktuellen Fragen Position beziehe.[884]

Im Lebenslauf von 1954 beschrieb sich Albin Lesky als naturverbundener, volksnaher Wissenschaftler, der den Kontakt zur ländlichen Bevölkerung suche.[885] Der starke und heimatverbundene Mensch sei für Albin Lesky der in den Alpen lebende Mensch gewesen.[886] Für das Akademiemitglied Schachermeyr war Albin Lesky „Zeit seines Lebens in seiner Naturverbundenheit ein echter Sproß seiner steiermärkischen Heimat."[887] Sein Engagement für den Verein „Südmark", das Albin Lesky[888] im Lebenslauf erwähnte, war ein Hinweis für jene Akademiemitglieder, die wie er im deutsch-völkischen Milieu sozialisiert worden waren und für die der Begriff „Heimat" politisch konnotiert war. Für den Historiker Schachermeyr gehörte Albin Lesky einer Generation an, die in der Jugend

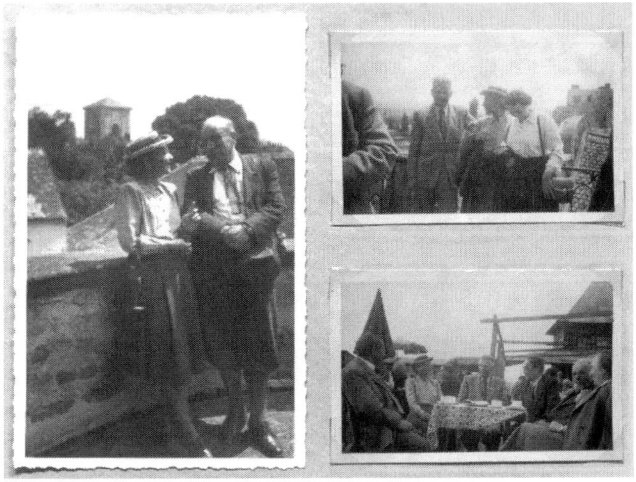

Abb. 32 Akademieausflug ins Burgenland (Anfang der 50er-Jahre). Erna Lesky mit Heinrich von Ficker, im Bild links, rechts im Bild mit Albin Lesky (TNL Albin Lesky 131.97, Sch 840, K 131.97.06, UAW).

„noch den Segen der alten Monarchie erleben durfte, die sich im Stahlbad des Ersten Weltkrieges härtete, sich in der Austerity der Ersten Republik mühsam emporringen mußte, um, nach den Enttäuschungen der Fremdherrschaft, berufen zu sein, ein neues Österreich und auch eine neue österreichische Wissenschaft aufzubauen."[889]

Diese Beschreibung zeichnet das Bild von Kriegshelden und Kämpfern, verdeutlicht das Stillschweigen über die „Fremdherrschaft" und erklärt, wozu das Konstrukt der „österreichischen" Wissenschaft benötigt wurde. Überhöhend zählte Schachermeyr Albin Lesky rückblickend „zu den Pionieren des neuen Österreichs".[890] Albin Lesky hatte das in seinem Lebenslauf mit der Erklärung formuliert, nach Kriegsende gerne bereit gewesen zu sein, „nach all der Verirrung am Wiederaufbau der österreichischen Heimat nach Kräften mitzuarbeiten."[891] Damit versuchte er sich als guter Österreicher auch in seinem Lebenslauf für die Wahl zum wirklichen Mitglied der Österreichischen Akademie der Wissenschaften von seiner NS-Vergangenheit zu lösen.

Die Österreichische Akademie der Wissenschaften sei zu einem „Refugium“ für jene Professoren geworden, die zuvor Mitglieder der NSDAP waren. Linda Erker erklärt das damit, dass sich die Österreichische Akademie der Wissenschaften „lange vor 1938 politisch radikalisiert“ habe, autonomer als Universitäten entscheiden konnte und den Ausschluss der „Ehemaligen“ auch deshalb nicht so dringlich empfand, weil sie, im Gegensatz zu Universitäten, „keine Jugend erziehen würde“, wie Heinrich Ficker, geborener Heinrich Ritter Ficker von Feldhaus (1881–1957), Akademiepräsident von 1946 bis 1951, erklärt habe.[892] Srbik, von 1938 bis 1945 Präsident der Akademie der Wissenschaften in Wien und Abgeordneter des Großdeutschen Reichstags, wurde rehabilitiert.[893] Meister trat dafür ein, dass „Ehemalige“ nun wieder vollkommen in die Akademie eingebunden waren. Zu einem geplanten Vortrag von Srbik, der von Präsident Ficker infrage gestellt wurde, antwortete Meister:

„Sollten sich in der Akademie Leute finden, die an einem Vortrag Srbiks Anstoß nehmen, so wird man dies eben hinnehmen müssen. Einmal muß auch mit diesen Dingen Rest gemacht werden.“[894]

Meisters Freund Skrbensky kritisierte zwar im Unterrichtsministerium nach Anweisung der Alliierten die Ruhestellung der „Ehemaligen“, doch mit geringem Erfolg.[895] Meister blieb am Beginn der Zweiten Republik die zentrale Figur am politischen Parkett und bewegte sich souverän zwischen Universität Wien, Österreichischer Akademie der Wissenschaften, CV, ÖVP und Unterrichtsministerium. Er blieb ein geschickter Mediator, ein zentraler Akteur der Bildungspolitik und einflussreicher Berater seines Schülers Drimmel.[896] „Wie kein anderer“ habe Meister „die österreichische Universitäts- Wissenschafts- und Schullandschaft im 20. Jahrhundert“ beeinflusst.[897]

Drimmel, in der Zeit des Austrofaschismus führende Studentenpolitiker mit guten Beziehungen zu Nationalsozialisten und Nationalsozialistinnen, wurde 1954 ÖVP-Unterrichtsminister.[898] Er prägte bis 1964 das konservative Milieu an Universitäten, das sich auch darin zeigte, dass 1965 von 1.350 habilitierten Wissenschaftlern und Wissenschaftlerinnen nur 30 Sozialisten oder Sozialistinnen waren. Von den Studierenden wählten bei den Hochschulwahlen zwei Drittel die ÖVP.[899] Der Soziologe Christian Fleck diagnostiziert, dass durch die katholisch-konservative Linie, die Unterrichtsminister Drimmel vorgab, Universität und Wissenschaftspolitik in eine „autochthone Provinzialisierung“ versanken.[900] 1960 wurde Drimmel zum korrespondierenden Mitglied der philosophisch-historischen Klasse der Österreichischen Akademie der Wissenschaften gewählt, 1962 zum wirklichen Mitglied.[901]

„Der gesellschaftliche und wissenschaftliche Paradigmenwechsel von einer Opfer- hin zu einer Täterperspektive", der in Österreich erst Mitte der 1980er-Jahre begann, verzögerte sich an der Österreichischen Akademie der Wissenschaften und an den Universitäten noch länger. Hans und Roman Pfefferle erklären das mit dem „reaktionäre[n] akademische[n] Korpsgeist", der eine kritische wissenschaftliche Untersuchung der Wiedereingliederung von Professoren, die sich in den Netzwerken der „Ehemaligen" bewegten, ablehnte.[902] Eine nachhaltige und interne Auseinandersetzung mit der Ära des Nationalsozialismus begann an der Österreichischen Akademie der Wissenschaften, wie Matis betont, erst etwas mehr als 50 Jahre nach Ende des Zweiten Weltkriegs. Das 150-Jahr-Jubiläum der Akademie war für ihn als Akademiemitglied die Motivation, sich mit der Entnazifizierung der Akademie auseinanderzusetzen.[903] Matis interpretiert die Akademie in der NS-Zeit, wie auch Meister in seiner nach 1945 erschienenen *Geschichte der Akademie der Wissenschaften in Wien*, noch als „weitgehend autonome wissenschaftliche Institution".[904] Er stellt jedoch für die Zeit von 1938 bis 1945 an der Akademie der Wissenschaften in Wien „unmissverständlich eine deutliche „Zäsur" fest.[905] In einer weiteren Publikation im selben Jahr verschärft er diese Feststellung, indem er betont, dass die Wissenschaft „in den Dienst eines menschenverachtenden, verbrecherischen Regimes" gestellt worden sei.[906] Matis ist in dieser Thematik vor allem wichtig, dass weder etwas „beschönigt" werde, noch eine „Schuldzuweisung" erfolge.[907]

An den Universitäten verliefen die Neuorientierung und Wiedereinstellung von ehemaligen NSDAP-Mitgliedern unter den Professoren ähnlich wie an der Österreichischen Akademie der Wissenschaften. Trotz einem hohen Anteil von „Ehemaligen" schien das die Wiederaufnahme einer geregelten Lehre und Forschung nach 1945 nicht sonderlich zu belasten. An der Philosophischen Fakultät der Universität Wien betrug der Anteil der früheren „NSDAP-Anwärter und -Mitglieder in der Professorenschaft" 77 Prozent, an der Medizinischen Fakultät waren es 83 Prozent. Nach dem Ende des Deutschen Reichs leugneten Universitätsprofessoren ihre Mitgliedschaft, „interpretierten sie um, marginalisierten sie" oder bauten sich in „eitler, elitärer akademischer Diktion" ein Lügenkonstrukt, um unbehelligt wieder die Leitungspositionen an ihren Universitäten zu erhalten.[908] Sie konnten sich nach Hans und Roman Pfefferle auf die „akademische Kameraderie [im] universitären Männerclub" verlassen.[909]

Die Entnazifizierung von Schönbauer, Leiter der Ersten Chirurgischen Klinik am Allgemeinen Krankenhaus und ab 1945 provisorischer Leiter des Instituts für Geschichte der Medizin der Medizinischen Fakultät der Universität Wien, fiel in die Kategorie „politisch begünstigt". Für Czech ist Schönbauer die Personifizierung der „Kontinuitäten zwischen der NS-Zeit und der Zweiten Republik." 1939 wurde er Vizedekan der Wiener Medizinischen Fakultät, 1940 trat er der NSDAP bei. An seiner Chirurgischen Klinik wurden Zwangssterilisierungen durchgeführt. Im April 1945 verhandelte Schönbauer als Direktor des AKHs mit den „Kriegsparteien", wodurch ihm der Verdienst „Retter des AKHs" zugeschrieben wurde.[910] Der Rektor der Universität Wien, Ludwig Adamovich (1890–1955),[911] setzte sich schon im Juni 1945 für Schönbauers Rehabilitierung ein und bescheinigte ihm ein „besonderes Engagement für Patienten als auch Mitarbeiter, die als ‚Mischlinge' im Nationalsozialismus verfolgt worden waren". Er versuchte ihm damit einen dieser dubiosen „Persilscheine" auszustellen, der ihn vor einem Entnazifizierungsverfahren schützen sollte.[912]

Eine politische Intervention von Vizekanzler Schärf beschleunigte Schönbauers Entnazifizierung.[913] Am 15. November 1945 teilte Schärf Paul Grüneis (1908–1972), Betriebsratsobmann des Allgemeinen Krankenhauses in Wien, in einem Brief mit, dass anlässlich der „dritten Länderkonferenz [...] vom politischen Kabinettsrat zehn Entnazifizierungen beschlossen [worden seien]. Es [seien] die ersten zehn überhaupt gewesen; unter diesen [jene von] Prof. Schönbauer." Am Nachmittag desselben Tages war geplant, dass die Kabinettsmitglieder ihre Unterschrift unter den Antrag setzten. Staatssekretär Figl habe sich jedoch geweigert, „auch nur eine einzige Unterschrift zu einer einzigen Entnazifizierung abzugeben". Schärf war überzeugt, dass der Vorstand der Österreichischen Volkspartei dafür verantwortlich war. Empört habe der Vizekanzler diese Entscheidung am 28. Dezember 1945 dem Dekan der Medizinischen Fakultät der Universität Wien, Leopold Arzt (1883–1955),[914] mitgeteilt. Schärf machte ihn aufmerksam, dass er im Kabinettsrat „bei der Schaffung des Verbotsgesetzes" der NSDAP auf „Widerstandshandlung[en]" von Ärzten und Ärztinnen in der „Endphase der NS-Herrschaft" hingewiesen habe, was er als Milderungsgrund im Entnazifizierungsverfahren interpretierte. Der „Ausnahmeparagraph des Verbotsgesetzes", welchen Schärf vorschlug, habe in den weiteren Verhandlungen den Namen „Schönbauer-Paragraph" erhalten. Auch wenn die Interventionsversuche Schärfs kein direktes Ergebnis erzielen konnten, seien „die betroffenen Ärzte [...] im Rahmen des Entnazifizierungsprozesses" doch begünstigt behandelt worden.[915]

Diese Sonderregelung, die als „Lex Schönbauer" bekannt wurde, ermöglichte eine schnellere Entnazifizierung. Nach 1945 konnte Schönbauer seine Arbeit an der Universität und an der Klinik weiterführen und wurde 1948 wieder Ordentlicher Professor. 1953/54 wurde er Rektor der Universität Wien, von 1959 bis 1962 war er Nationalratsabgeordneter der ÖVP.[916] 1944 war Schönbauer als Chirurg noch Mitinitiator für die Errichtung des Theodor-Billroth-Denkmals[917] im ersten Hof des Alten Allgemeinen Krankenhauses gewesen,[918] ein Denkmal, das heute von Zeithistorikern und Zeithistorikerinnen als Symbolisierung des „deutschen" Mediziners kritisch infrage gestellt wird.[919]

3. Zurückweisen der Verantwortung

Ein weiteres prägnantes Beispiel für einen begünstigten Entnazifizierungsprozess eines Mediziners ist der Gynäkologe Antoine.[920] Er war „Mitglied des NS-Ärztebundes",[921] ab 1942 Parteianwärter und Mitglied der NSDAP.[922] Von 1940 bis 1943 war Antoine Ordinarius und Leiter der Frauenklinik an der Deutschen Alpenuniversität Innsbruck, wo er nicht nur mit Priesel und Stumpfl Kontakt hatte, sondern auch mit Albin Lesky und Erna Lesky-Klingenstein, die später für ihre Berufung an das Institut für Geschichte der Medizin der Universität Wien diese Beziehungen zu nützen verstand. Denn von 1943 bis 1967 war Antoine Vorstand der I. Frauenklinik an der Universität Wien.[923]

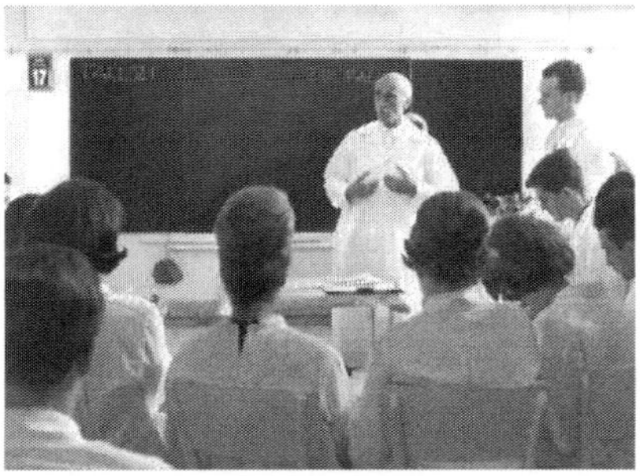

Abb. 33 Tassilo Antoine, Professor für Gynäkologie, Medizinische Fakultät der Universität Wien 1963. Foto Votava, Wien II. (Sig. 106.I.1448, UAW).

Obwohl Antoine ab 1941 Zwangssterilisationen durchgeführt hatte,[924] wurde er nach Beurteilung der Sonderkommission als „tragbar" für eine Position an der Universität eingestuft. Für das Narrativ, das Skrbensky für ihn erfand, verwendeten Hans und Roman Pfefferle die Umschreibung „Heiligenlegende":

„Für die Operation der Frau eines Konzentrationslagerhäftlings lehnte [Antoine] *jedes Honorar mit dem Bemerken ab, seine Handlungsweise möge als bescheidener Beitrag zur Linderung der seelischen und materiellen Not eines Kämpfers für die Freiheit und Selbständigkeit Österreichs gewertet werden."*[925]

Antoine konnte seinen Beruf nach der NS-Zeit genauso ungehindert fortsetzen wie Schönbauer.[926] Die ehemalige NSDAP-Mitgliedschaft hinderte nicht daran, hohe Ämter an der Universität, in der Wissenschaftspolitik und in medizinischen Gesellschaften zu erhalten. 1955/56 wurde Antoine zum Dekan der Medizinischen Fakultät gewählt, 1959/60 zum Rektor der Universität Wien. 1961 wurde er zum Mitglied der Österreichischen Akademie der Wissenschaften gewählt und war Präsident und Ehrenpräsident der Gesellschaft der Ärzte in Wien. Zahlreiche Auszeichnungen zeigten, dass die belastende Vergangenheit an akademischen Institutionen ad acta gelegt worden war.[927]

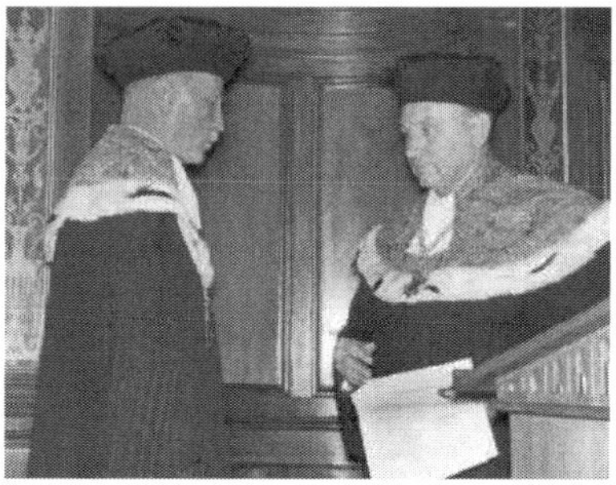

Abb. 34 Feierliche Inauguration des Rektors Tassilo Antoine mit Prorektor Erwin Schneider am 25.11.1959, Foto Kobe Wien I. (Sig. 106.I.2303, UAW).

Durch das „Nationalsozialistengesetz" vom 6. Februar 1947 wurden in der zweiten Stufe der Entnazifizierung die Registrierungspflichten in „Belastete" und „Minderbelastete" unterteilt. „Sühnepflichtig" waren sie jedoch alle.[928] Mit der „Minderbelastetenamnestie 1948" wurde für zwei Drittel der NS-belasteten Professoren der Universität Wien eine „Re-Intergration" ermöglicht. Ihre Entnazifizierung sehen Hans und Roman Pfefferle daher nicht als „Bruch", sondern als temporären „Einbruch" in ihren Karrieren.[929]

Mit der Schließung aller NSV-Institutionen am Ende der NS-Ära wurde auch Stumpfls Institut für Anthropologie und Erbforschung an der Leopold-Franzens-Universität Innsbruck geschlossen.[930] Stumpfl erklärte seine „wissenschaftlich-erbbiologische[n] und praktisch-rassenhygienische[n] Untersuchungen" in einem Schreiben an die Sonderkommission damit, dass er nur „die brutalen Maßnahmen der NSV gegenüber Kindern und Eltern (Entführung der Kinder etc.) nach Möglichkeit" verhindern wollte. Er erwähnte nicht, dass die von ihm und Priesel geführte Erziehungsberatungsstelle an der Deutschen Alpenuniversität Innsbruck die „offizielle NSV-Erziehungsberatungsstelle des Gaus Tirol-Vorarlberg" war. Sein Narrativ, „zum Wohle der Kinder" gehandelt zu haben,[931] entschuldigt die Tatsache nicht, dass er über Vermittlung von „Volkspflegerinnen" Kinder als „Forschungsmaterial" verwendete.[932] 1946 bis 1947 arbeitete Stumpfl an der Neurologisch-Psychiatrischen Klinik der Leopold-Franzens-Universität Innsbruck, leitete die „Ambulanz der Nervenklinik" und war mitbeteiligt an der Gründung einer „Kinderpsychiatrischen Station", die auf die Initiative der Psychiaterin Adele Juda (1888–1949) zurückzuführen war, auch wenn er die Idee für sich beanspruchte.[933]

Im Oktober 1947 eröffnete Stumpfl in Salzburg an Friedrich Schneiders Privatinstitut für Vergleichende Erziehungswissenschaften eine Erziehungsberatungsstelle und eine „jugendpsychiatrische Beobachtungsstation" im Kloster St. Josef, geleitet von der Kongregation der Schwestern vom Guten Hirten, ein Heim für Mädchen und Frauen aus verwahrlostem Milieu. 1949 eröffnete Stumpfl in Wien eine „nervenärztliche Praxis" und wurde unter anderem vom Landesgericht Wien als beeideter psychiatrischer Sachverständiger[934] konsultiert. 1951 bis 1952 leitete er nach eigenen Angaben die „kinderpsychiatrische Ambulanz an der Wiener Nervenklinik" von Hans Hoff (1897–1969)[935]. 1953 erhielt Stumpfl die Venia Legendi für Psychiatrie an der Leopold-Franzens-Universität Innsbruck zurück, mit einer Habilitationsschrift, die er schon 1935 in München vorgelegt hatte.[936] Ab dem Wintersemester 1953/54 war er wieder Dozent an der Medizinischen Fakultät und mit der Ernennung zum Außerordentlichen Professor im Oktober 1959 war Stumpfl vollständig rehabilitiert.[937] Noch 1989 versuchte Stumpfl in einer Diskussion des „Club 2" des ORF ein Bild von seiner „persönlichen Integrität während der NS-Zeit" zu zeichnen. Er habe Menschen nie als „minderwertig" bezeichnet. Der Medizinhistoriker Hubenstorf widerlegte „Stumpfls Narrativ" durch Nachweise aus archivalischen Quellen.[938]

Eine umfassende Entnazifizierung scheiterte in Österreich, weil sie ebenso wenig erwünscht war, wie die Remigration der in der NS-Ära an Universitäten vertriebenen Juden und Jüdinnen. Das „kulturelle Vakuum", das dadurch und durch den Genozid der Juden und Jüdinnen entstanden war, prägte die „intellektuelle Landschaft bis in die sechziger Jahre" des 20. Jahrhunderts. Das Verdrängen des politischen Geschehens von 1938 bis 1955 und die Flucht in die Opferrolle hemmte besonders in Österreich lange eine „historisch-kritische Aufarbeitung".[939] Die Opferrolle wurde offiziell propagiert und wies in kollektiven und individuellen Biografien von Österreichern und Österreicherinnen die Verantwortung für die Gräuel des Nationalsozialismus von sich. Verdrängung und Verleugnung als Abwehrmechanismen verschleierten den kritischen Blick in die Vergangenheit.[940]

Die Entnazifizierung von Mitarbeitern und Mitarbeiterinnen an Medizinischen Fakultäten von Universitäten in Deutschland verlief meist ebenso nachsichtig wie in Österreich. Wenn die NS-Belastung zu groß war, wurde das Ordinariat zu einem Extraordinariat abgestuft. Wer das menschenverachtende Programm der NSDAP mitgetragen und in seinem Fach vertreten hatte, aber kein NSDAP-Mitglied war, konnte selbst nach der Emeritierung seine Arbeit fortsetzen. Rigorose Konsequenzen waren die Ausnahme.

1945 wurde Diepgen am Institut für Geschichte der Medizin und Naturwissenschaften in Berlin, das er neu gegründet hatte, emeritiert. Als

Nachfolger wurde Gottlieb im Frühjahr durch Intervention Himmlers mit 34 Jahren an den Berliner Lehrstuhl für Geschichte der Medizin und Naturwissenschaften berufen. Nach dem Zusammenbruch des NS-Regimes wurde ihm wegen seiner NS-Belastung das Ordinariat entzogen, er blieb aber Extraordinarius.[941] Diepgen, kein Mitglied der NSDAP, blieb weiterhin in geschäftsführender Funktion im Amt,[942] bis 1947 die Besetzung des Berliner Lehrstuhls für Geschichte der Medizin und Naturwissenschaften neu verhandelt wurde. Für die Nachfolge waren in der Berufungsliste das ehemalige NSDAP-Mitglied Walter Artelt (1909–1976)[943] und seine Frau Edith Heischkel-Artelt, ebenfalls ein NSDAP-Mitglied, zweitgereiht,[944] Gottlieb und Johannes Steudl (1901–1973) *ex aequo loco* drittgereiht.[945] Der Erstgereihte, Henry E. Sigerist, sagte ab.

Diepgen versuchte sein internationales Prestige als Medizinhistoriker zurückzugewinnen, übernahm 1947 eine Gastprofessur an der Universität Mainz und baute hier, gemeinsam mit seiner Schülerin Heischkel-Artelt,[946] die dort für das Wintersemester 1946/47 einen Lehrauftrag erhalten hatte,[947] ein Institut für Geschichte der Medizin auf. Aus dieser Funktion heraus wollte er sich international wieder „als Repräsentant des Faches in Deutschland" positionieren, was unweigerlich „die Verwerfungen" des NS-Regimes miteinbezog.[948] Daher wies Diepgen stets darauf hin, dass er unter dem NS-Regime viel „ausstehen" musste, weil er sich bemüht habe, „seine jüdischen Mitarbeiter zu schützen".[949] „Selbstkritik" an seiner Rolle als Medizinhistoriker im Nationalsozialismus war, wie Florian Bruns betont, nicht Teil von Diepgens „Strategie". Wie andere Medizinhistoriker und Medizinhistorikerinnen, die im Auftrag des NS-Regimes geforscht hatten, konnte er „das enge Verhältnis seines Faches zum Nationalsozialismus" nicht reflektieren.[950] Bis 1950 schien er im Personal- und Vorlesungsverzeichnis als Mitglied des Kollegiums der Medizinischen Fakultät der Humboldt-Universität Berlin auf, mit der Bemerkung „zurzeit als Gastprofessor in Mainz".[951] 1949 wurde Diepgens Gastprofessur in Mainz in eine Ordentliche Professur umgewidmet. Er sei, „allerdings auf das westliche Deutschland beschränkt, bis in die frühen 1960er Jahre weiterhin die bestimmende Figur in seinem Fach" geblieben.[952] Diepgens Lehrstuhl in Berlin blieb bis zur Berufung des Psychiaters Alexander Mette (1896–1985) 1959 vakant.[953]

Diepgen hatte kein Problem, ehemalige Mitglieder der NSDAP zu fördern. Gegenüber dem emigrierten amerikanischen Medizinhistoriker Richard Harrison Shryock (1893–1972)[954] begründete er dies 1950 damit, „dass wir die Lücken ausfüllen, die der Nationalsozialismus geschlagen hat und später die Entnazifizierung". Für Diepgen war „der ganze

Entnazifizierungsrummel [...] zur reinen Farce [...] und zu einer beschämenden Blamage für Deutschland" geworden.[955] Lehne stuft Diepgen daher politisch „zumindest als nationalkonservativ" ein.[956]

4. Bruch mit der NS-Vergangenheit

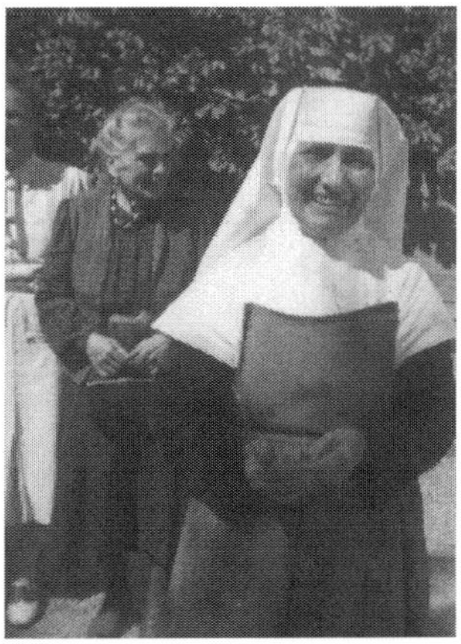

Abb. 35 Besuch von „Mami" im Margarethinum, Sommer 1945 (TNL Erna Lesky 131.15, SCH 132, M 70.3, UAW).

Erna Lesky-Klingenstein übernahm, nach Angabe in ihrem Curriculum Vitae für den Habilitationsakt 1955/56, am 1. Oktober 1945 die „ärztliche Leitung eines Kinderheims der Barmherzigen (Zamser-) Schwestern in Innsbruck", des Margarethinums.[957] Wahrscheinlich arbeitete sie bereits im Sommer 1945 dort oder hatte zumindest gute Kontakte zu dem Orden, was die Beschriftung auf der Rückseite eines Fotos nachweist.

Das Haus hatte eine wechselvolle Geschichte. Um 1850 gründete der „Elisabethen-Verein" das Mädchenerziehungsheim „Marien-Anstalt", wo verwaiste Mädchen aus Innsbruck zu Dienstboten ausgebildet wurden. Im Juni 1858 übernahm Erzherzogin Margaretha, die Frau von Erzherzog Karl Ludwig, Statthalter von Tirol, das Protektorat des Mädchenerziehungsheims in Hötting und daher erhielt das Heim den Namen „Margarethinum unter dem Schutze Mariens". 1859 übernahmen die Barmherzigen Schwestern die Leitung.[958] Zur Zeit des Austrofaschismus war das Margarethinum eine Erziehungsanstalt, verbunden mit einer Haushaltungsschule und einem Dienstbotenasyl. Die Adresse lautete: „Margarethinum, Erziehungsanstalt und Haushaltungsschule; Hötting, Riedgasse 9 und Dienstbotenasyl, Hötting, Riedgasse 11".[959] Während der NS-Zeit wurde das Margarethinum zur „Heimstätte für schwangere Frauen aus Südtirol", also zu einem weiteren Mutter- und Kindheim der NSV in Innsbruck, umgebaut.[960] Nach Ende des Zweiten Weltkriegs übernahmen wieder die Barmherzigen Schwestern in Innsbruck die Leitung des Kinderheims. Es stand wie alle Kinder- und Jugendheime christlicher Orden noch stark unter Einfluss des Gesundheits- und Sozialsystems des NS-Regimes und war auch nach 1945 ein „pädagogischer Sonderort".[961]

Das restriktive Milieu der konfessionellen Kinder- und Jugendfürsorgeheime nach 1945 ist aus der historischen Entwicklung heraus besser zu verstehen. Besonders gut erforscht ist das sozialpolitische System der konfessionellen Fürsorgeerziehung in Tirol.[962] Kinder- und Jugendheime von christlichen Vereinen und Orden, die von den nationalsozialistischen Organisatoren ab 1938 nach dem Prinzip der „nationalsozialistischen

Volkspflege“ mit Zwang unter ihre Führung gestellt worden waren, wurden nach 1945, mit Unterstützung der einzelnen Bundesländer, als „konfessionelle Großheime der Fürsorgeerziehung“ von Ordensschwestern weitergeführt. Wie alle diese Anstalten waren sie ein nur von der katholischen Kirche kontrollierbarer Raum für eine heilpädagogische Intervention „mit all ihren sie kennzeichnenden Machtquellen und strukturellen Gewaltbedingungen“.[963] Die strenge Heimordnung und strikte Zeiteinteilung, die Erziehungsmethoden, die vorgegebenen Regeln und die Bestrafung bei Nichteinhaltung wurden von öffentlichen Institutionen kaum infrage gestellt.[964] Die autoritären Organisationsstrukturen veränderten sich nach dem Zweiten Weltkrieg nur geringfügig, weil es personelle und ideologische Kontinuitäten gab, die kaum durchbrochen werden konnten.[965] Vertreter der katholischen Kirche, die im Nationalsozialismus „ein konkurrierendes, autoritäres und totalitäres System“ gesehen hatten, verloren den Blick auf die eigene Geschichte ihrer Institutionen.[966]

Heime für geschlossene Fürsorgeerziehung hatten sich mentalitätsgeschichtlich aus dem mittelalterlichen Kloster entwickelt. Die eigene Individualität wurde durch Fremdbestimmung und die Einforderung von Demut und absolutem Gehorsam gebrochen. Die Klostermauern schlossen die Klosterinsassen von der Umwelt ab, ein „typisches Einschliessungsmilieu“, das sie in der architektonischen Gestaltung der Innenräume und der „Zelle“ auch innen voneinander absonderte. Alle diese Kriterien, welche die „totale Institution“ des Klosters bestimmen, wurden in den von Orden geführten Fürsorgeheimen in Tirol „bis in die späten 1970er-Jahre“ fortgesetzt. Kinder, Jugendliche und junge Erwachsene aus verwahrlostem Milieu wurden in diesen autoritär geführten, kirchlichen Institutionen noch immer als „potenzielle Kriminelle, Minderwertige“ angesehen.[967] Neben dem Landeserziehungsheim in St. Martin führten die Barmherzigen Schwestern die Mädchenerziehungsanstalt Kramsach-Mariatal.[968] Die nationalsozialistische Führungselite vertrieb die Barmherzigen Schwestern, beschlagnahmte das Kloster im Juli 1941 und benützten es als „Gauerziehungsheim für Mädchen“.[969] 1950 erwarb das Land Tirol die Institution als Landeserziehungsheim, verbunden mit einer Sondererziehungsschule für Mädchen.[970]

Erna Lesky-Klingenstein wurde 1945 bei den Barmherzigen Schwestern als Ärztin im Mädchenheim in Hötting angestellt, obwohl ihr die Approbation entzogen worden war.[971] In ihrem Identitätsausweis führte sie 1946 als Beruf „Hausfrau“ an.[972] Im Adressbuch von Innsbruck aus dem Jahr 1947 ist bei Albin Lesky als Beruf Universitätsprofessor angegeben, bei Erna Lesky-Klingenstein „Haushalt“.[973]

Am 27. Juli 1947 suchte Erna Lesky-Klingenstein beim Bundesministerium für soziale Verwaltung um „die Zuerkennung der Berechtigung zur Ausübung des ärztlichen Berufes" an.[974] Mit 30. September wurde Erna Lesky-Klingenstein laut Registrierungsbescheid als „minderbelastet" eingestuft.[975] Die adaptierte Nationalsozialistengesetzgebung vom 17. Februar 1947 besagte zwar ein Berufsverbot für „minderbelastete" Ärzte und Ärztinnen bis 30. April 1950. Eine dafür zuständige Kommission gestattete jedoch Ausnahmen.[976] Das bedeutete, dass mit einer geschickten Argumentation eines Rechtsanwaltes und durch Unterstützung eines für diese Situation passenden Netzwerkes diese Regelung außer Kraft trat. Am 6. Oktober 1947 erhielt Erna Lesky-Klingenstein vom Bundesministerium für soziale Verwaltung eine „vorläufige Bescheinigung" für die Zulassung zur „Ausübung des ärztlichen Berufes",[977] die auf folgender „Erkenntnis" beruhte:

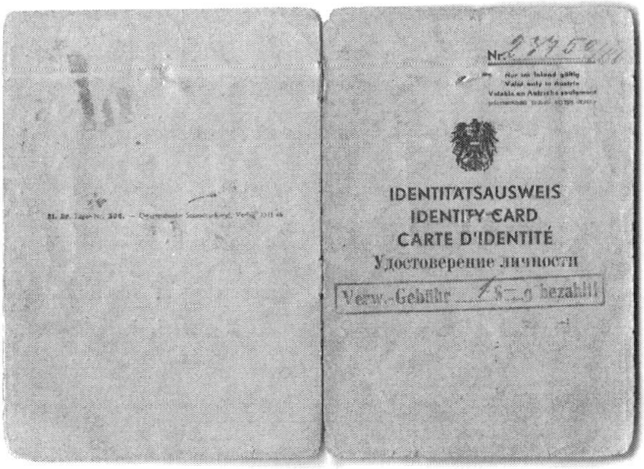

Abb. 36a Identitätsausweis Erna Lesky geb. Klingenstein, ausgestellt Innsbruck, 30.7.1946, 1 (Privatarchiv Grete Walter-Klingenstein, Graz).

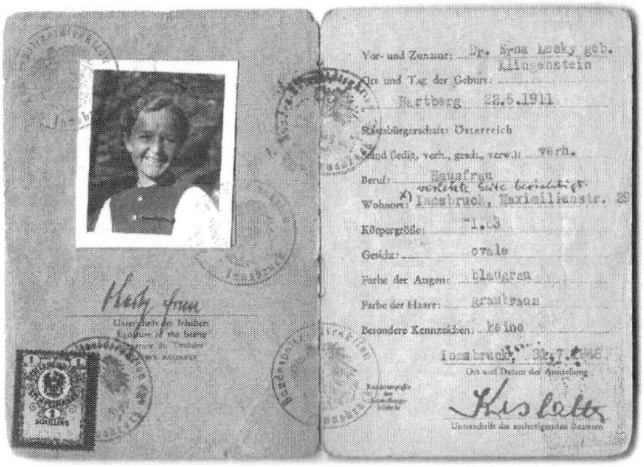

Abb. 36b Identitätsausweis Erna Lesky geb. Klingenstein, ausgestellt Innsbruck, 30.7.1946, 2 (Privatarchiv Grete Walter-Klingenstein, Graz).

„Frau Dr. Erna Lesky-Klingenstein, Ärztin [...], [darf] *trotz Verzeichnung in den besonderen Listen der Nationalsozialisten gemäß § 1 dieses Bundesverfassungsgesetzes in Zusammenhalte mit § 19, Abs. (2), des Verbotsgesetzes 1947, ihren Beruf als Arzt weiter ausüben.* [...] *Die Genannte ist den Erhebungen zufolge politisch in keiner Weise hervorgetreten."*[978]

Durch den „Mythos des ‚unpolitischen', nur seiner Arbeit ergebenen Arztes", so Peter Malina und Wolfgang Neugebauer, wurden Ärzte und Ärztinnen des NS-Regimes von politischer Verantwortung freigesprochen. Leugnen,

Verharmlosen oder Verdrängen wurden zu erfolgreichen „Strategien“ der Vergangenheitsbewältigung. Über „Nationalsozialismus als Teil der eigenen Lebensbiografie“ konnten sie nicht sprechen[979] oder sie verherrlichten diese Zeit.[980] Es darf aber nicht außer Acht gelassen werden, betont Oliver Rathkolb, dass dieser Teil ihrer Biografie „das konkrete Nachkriegsverhalten“ mitbestimmte.[981] So erwähnte Erna Lesky später ihren Mitarbeitern und Mitarbeiterinnen gegenüber nie ihre NS-Vergangenheit, und niemand habe danach gefragt, erinnert sich ihr ehemaliger Assistent Karl Sablik.[982] Sie erwähnte jedoch immer, dass sie früher in Innsbruck als „Kinderärztin“ gearbeitet habe.[983]

Im Online-Begleittext zur Stele von Erna Lesky, die 2022 in der Aula der Österreichischen Akademie der Wissenschaften aufgestellt wurde, wird dieses Bild zumindest teilweise entmystifiziert, auch wenn manches in der Beschreibung verkürzt und teilweise nicht ganz den Quellen entsprechend dargestellt wird. Erna Klingenstein wurde nicht an der Universität Wien in Pädiatrie ausgebildet, sondern begann nach der Promotion ihren Turnus an der Leopold-Franzens-Universität Innsbruck. Sie sei „1937 Volontärärztin an der Universitätskinderklinik in Innsbruck“ gewesen und habe 1938, in diesem Jahr „Hilfsärztin an der medizinischen Klinik der Universität Innsbruck [...]“, „mangels nationalsozialistischer Qualifikation“ keine „Assistentenstelle“ erhalten. Erna Lesky-Klingensteins Anstellung im NSV-Mutter-und-Kind-Heim von 1940 bis 1945 wird erwähnt. 1946 sei ihre „Anerkennung als Fachärztin für Kinderheilkunde durch die Ärztekammer für Tirol aufgrund fehlender Fachausbildung an einer Kinderklinik“ abgelehnt worden. Die Anstellung im Kinderheim der Barmherzigen Schwestern ist zwar nicht gelistet, doch die „Zulassung zur Ausübung des Arztberufes durch die gemäß Verbotsgesetz 1947 gebildete Kommission“ ist dokumentiert.[984] Die genaueren Informationen zu Erna Lesky als Ärztin während der NS-Zeit wurden im Dezember 2023 im Rahmen der Ausstellung „Frauen in der Wissenschaft“ in der Aula der ÖAW durch eine rote Zusatztafel ergänzt[985] und ihre Biografie, interaktiv abrufbar, auf den aktuellen Forschungsstand korrigiert.

Am 21. April 1948 wurde mit Zustimmung des Alliierten Rates ein Bundesverfassungsgesetz beschlossen, das „die vorzeitige Beendigung der im NSG vorgesehenen Sühnefolgen“ gestattete und damit alle „Minderbelasteten“ von ihren „Sühnepflichten“ entlastete. 90 Prozent der registrierten ehemaligen Nationalsozialisten und Nationalsozialistinnen waren als „minderbelastet“ eingestuft worden und nun wieder den anderen Staatsbürgern und Staatsbürgerinnen rechtlich gleichgestellt.[986] Auch Erna Lesky-Klingenstein erhielt damit ihre Staatsbürgerrechte zurück und arbeitete noch bis 30. September 1949 als Ärztin im Kinderheim Margarethinum der Barmherzigen Schwestern in Innsbruck.[987] Das Archiv der Barmherzigen Schwestern im Mutterhaus in Zams teilt nach mehrmaliger Nachfrage mit, dass über die Anstellung von Erna Lesky-Klingenstein im „Innsbrucker Kinderheim" keine Unterlagen mehr vorhanden seien.[988]

Erst am 14. Juni 1949 ließ sich Erna Lesky-Klingenstein bei der Ärztekammer für Tirol „freiwillig als außerordentlicher Kammerangehöriger eintragen". Sie bestätigte mit „ja", dass „von der Berechtigung zur Berufsausübung kein Gebrauch gemacht wird". Das Feld „Facharzt für" war nur mit einem Strich versehen, also nicht ausgefüllt, beim Feld „Praktischer Arzt" stand ebenso „nein" wie beim Feld „Amtsarzt".[989] Am 1. Juni 1955 meldete die Ärztekammer für Tirol der Österreichischen Ärztekammer, dass Erna Lesky, „freiwilliges Mitglied [...], ausgeschieden 1954, nach Wien verzogen" sei. Die Weitergabe der Personalakten sei „hier abgelehnt" worden.[990] Es liegt keine Begründung vor, warum Erna Lesky 1949 noch freiwilliges Mitglied der Ärztekammer für Tirol wurde und die Daten aus dem Personalakt Erna Leskys nicht an die Österreichische Ärztekammer weitergeleitet wurden. Der Personalakt sei nach Aussage einer Kollegin, die im Archiv der Ärztekammer für Tirol und anderen Archiven in Innsbruck recherchierte, nicht mehr vorhanden.[991] Dadurch eröffnen sich weitere neue Fragestellungen zu Erna Lesky-Klingensteins Tätigkeitsfeldern als Ärztin in Innsbruck. Erna Lesky-Klingenstein vollzog einen Schnitt mit der doch sehr belastenden Vergangenheit als Ärztin und begann noch während der ärztlichen Leitung des Margarethinums mit Forschungen zur Medizin der Antike.

Albin Lesky führte sie in die Methoden der Klassischen Philologie ein. Der Klassische Philologe war in der Transkription von Quellen und in der Literaturrecherche ihr Lehrer und Mentor.[992] Erna Lesky-Klingenstein besuchte seine Vorlesungen an der Leopold-Franzens-Universität Innsbruck und nahm an Übungen teil:

„Während dieser ganzen Jahre beschäftigte ich mich bereits intensiv mit der Geschichte der Medizin. Für den philologischen Teil [...] *in diesem Fach waren die Vorlesungen und Uebungen*[!] *meines Mannes* [...] *sehr wertvoll."*[993]

Erna Lesky-Klingenstein habe Albin Lesky, den „Inbegriff des akademischen Lehrers klassischer Philologie", als ihr „großes Vorbild" bewundert. Das Ehepaar habe „gemeinsam Hippokrates im Original" gelesen.[994] Albin Lesky unterstützte seine Frau in den Kontakten zur Scientific Community Österreichs, Deutschlands und der Schweiz. Für ihre ersten Publikationen fand Erna Lesky-Klingenstein Mentoren wie Diepgen, „der noch immer gut im wissenschaftspolitischen Netzwerk von ehemaligen „hochrangigen NS-Medizinern“ integriert war.[995] Diepgen bot Erna Lesky-Klingenstein 1949 an, Aufsätze zur Geschichte der Medizin in der „demnächst in Kopenhagen erscheinenden Zeitschrift *Centaurus* zu publizieren“, deren Redakteur er war.[996]

Mit Beginn der Zweiten Republik Österreich hatte am Institut für Geschichte der Medizin der Universität Wien ein Leitungswechsel stattgefunden. Mit 10. Mai 1945 wurde das NSDAP-Mitglied Lejeune als Professor für Geschichte der Medizin von der Medizinischen Fakultät der Universität Wien suspendiert, auch wenn er dagegen Widerstand geleistet hatte. Er wurde davon durch einen persönlichen Brief von seinem Nachfolger Schönbauer in Kenntnis gesetzt, der nun die provisorische Leitung des Instituts für Geschichte der Medizin erhielt. Lehne schließt aus der mit der Umbesetzung verbundenen Institutskorrespondenz von Schönbauer mit Lejeune, dass die beiden weder politisch noch beruflich Kontrahenten gewesen seien.[997]

Erna Lesky-Klingenstein sah in der provisorischen Besetzung der Leitung des Instituts für Geschichte der Medizin eine Chance auf eine spätere Neuausschreibung einer Ordentlichen Professur am Institut für Geschichte der Medizin in Wien. Professuren an der Universität Wien waren sowohl für Erna Lesky-Klingenstein als auch für Albin Lesky das Karriereziel.

Anmerkungen

[847] Vgl. Schreiben des Staatsamts für Volksaufklärung, für Unterricht und Erziehung und für Kultusangelegenheiten an das Präsidium der Akademie der Wissenschaften in Wien, Wien, 23.5.1945. Allgemeine Akten, 52/1945, AÖAW.

[848] Vgl. Johannes Feichtinger/Dieter J. Hecht, Die Entnazifizierung an der Akademie der Wissenschaften, in: Feichtinger/Matis/Sienell/Uhl (Hg.), *Die Akademie der Wissenschaften in Wien 1938 bis 1945*, 171–187, 171.

[849] Vgl. Schreiben von Ernst Späth, interimistischer Leiter der Akademie der Wissenschaften in Wien, an die Mitglieder der Akademie der Wissenschaften in Wien mit der Bitte um Beantwortung eines Formblattes bezüglich der Parteizugehörigkeit, Wien, 1.6.1945. Allgemeine Akten, 90/1945, AÖAW.

[850] Vgl. Johannes Feichtinger/Katja Geiger, 1945. Die Neuordnung der Akademie, in: Feichtinger/Mazohl (Hg.), *Die Österreichische Akademie der Wissenschaften 1847–2022*, Bd. 2, 143–160, 158.

[851] Vgl. Erker, *Die Universität Wien im Austrofaschismus*, 251.

[852] Vgl. ebd., 238.

[853] Vgl. ebd., 239.

[854] Siehe Dekret für Wahl zum korrespondierenden Mitglied der philosophisch-historischen Klasse der Akademie der Wissenschaften in Wien in der Gesamtsitzung am 2.6.1942, unterschrieben von Präsident Srbik. TNL Albin Lesky INV. 131.97, Sch 843, K 131.97.22, UAW.

[855] Vgl. Katharina Kniefacz/Thomas Maisel, Albin Lesky, in: *650 plus – Geschichte der Universität Wien.*

[856] Siehe Kopetz, *Die Österreichische Akademie der Wissenschaften,* 58: Der Almanach der Akademie der Wissenschaften ist ein „unverzichtbares Nachschlagewerk über die Tätigkeit der Akademie [in der] Funktion eines Jahrbuchs und Mitgliederverzeichnisses sowie einer Auflistung aller Forschungseinrichtungen der Akademie".

[857] Vgl. *Almanach der Akademie der Wissenschaften in Wien* für das Jahr 1945, 95 (1947), 35.

[858] Vgl. *Almanach der Akademie der Wissenschaften in Wien* für das Jahr 1946, 96 (1948), 16–17.

[859] Vgl. *Almanach der Österreichischen Akademie der Wissenschaften* für das Jahr 1947, 97 (1948), 45–47.

[860] Vgl. Johannes Mattes/Heidemarie Uhl, Die Akademie zieht Zwischenbilanz. Akademiejubiläen als Momente der Selbstreflexion, in: Feichtinger/Mazohl (Hg.), *Die Österreichische Akademie der Wissenschaften 1847–2022*, Bd. 1, 437–468, 455.

[861] Vgl. Heidemarie Uhl, Hundertjahrfeier der Akademie der Wissenschaften 1947. Österreich-Identität – Neuverortung in der internationalen scientific community – Ausblendung der NS-Zeit, in: Feichtinger/Matis/Sienell/Uhl (Hg.), *Die Akademie der Wissenschaften in Wien 1938 bis 1945*, 199–208, 199.

[862] Vgl. ebd., 200.

[863] Vgl. Johannes Feichtinger/Katja Geiger, Die Selbstfindung der Akademie in der nationalen und internationalen Forschungslandschaft (1945–1970), in: Feichtinger/Mazohl (Hg.), *Die Österreichische Akademie der Wissenschaften 1847–2022*, Bd. 2, 275–316, 279.

[864] Vgl. ebd., 277.

[865] Vgl. Sandra Klos/Johannes Feichtinger, Die Praxis der Entnazifizierung an der Akademie (1945–1948), in: Feichtinger/Mazohl (Hg.), *Die Österreichische Akademie der Wissenschaften 1847–2022*, Bd. 2, 163–199, 181.

[866] Vgl. Schreiben der Österreichischen Akademie der Wissenschaften an Albin Lesky, unterzeichnet Vizepräsident R. Meister und Generalsekretär J. Keil, Zl. 369/48, Wien, 22.3.1948. Ebd. TNL Erna Lesky, Sch 131, M 71, UAW.

[867] Zit. ebd.

[868] Vgl. Fengler, Biogramme, Albin Lesky, in: Feichtinger/Matis/Sienell/Uhl (Hg.), *Die Akademie der Wissenschaften in Wien 1938 bis 1945*, 230.

[869] Vgl. Matis/Suppan, *Sapere Aude*, 131.

[870] Vgl. Sandra Klos/Johannes Feichtinger, Die Praxis der Entnazifizierung an der Akademie (1945–1948), in: Feichtinger/Mazohl (Hg.), *Die Österreichische Akademie der Wissenschaften 1847–2022*, Bd. 2, 163–199, 181.

[871] Vgl. Personalstand der Akademie der Wissenschaften vom 31. Dezember 1948, in: *Almanach der Österreichischen Akademie der Wissenschaften* für das Jahr 1948, 98 (1949), 11–42, 36.

[872] Vgl. Klos/Feichtinger, Die Praxis der Entnazifizierung, in: Feichtinger/Mazohl (Hg.), *Die Österreichische Akademie der Wissenschaften 1847–2022*, Bd. 2, 187–188.

[873] Vgl. Erker, *Die Universität Wien im Austrofaschismus*, 249.

[874] Vgl. Feichtinger/Hecht, Die Entnazifizierung an der Akademie der Wissenschaften, in: Feichtinger/Matis/Sienell/Uhl (Hg.), *Die Akademie der Wissenschaften in Wien 1938 bis 1945*, 187.

[875] Vgl. Feichtinger/Geiger, Die Selbstfindung der Akademie, in: Feichtinger/Mazohl (Hg.), *Die Österreichische Akademie der Wissenschaften 1847–2022*, Bd. 2, 282.

[876] Vgl. ebd., 277.

[877] Vgl. ebd., 276.

[878] Vgl. ebd., 292.

[879] Vgl. ebd., 287.

[880] Vgl. *Almanach der Österreichischen Akademie der Wissenschaften* für das Jahr 1950, 100 (1951), 61. Erwähnt sind die Daten zur Wahl des korrespondierenden und wirklichen Mitglieds, die Zeit der Ruhestellung der Mitgliedschaft von 1946 bis 1948 wird ausgeblendet.

[881] Vgl. Fengler, Biogramme, Raimund Klebelsberg, in: Feichtinger/Matis/Sienell/Uhl (Hg.), *Die Akademie der Wissenschaften in Wien 1938 bis 1945*, 226.

[882] Vgl. Albin Lesky, Lebenslauf 1240/54, 10. PA Albin Lesky M 1/5, AÖAW.

[883] Siehe Albin Lesky, *Humanismus als Erbe und Aufgabe*, Innsbruck: Rauch 1946.

[884] Vgl. Kurzbiografie Albin Leskys für die Wahl zum wirklichen Mitglied der philosophisch-historischen Klasse der Akademie der Wissenschaften in Wien, Eingangsstempel 29.3.1950, 1. PA Albin Lesky M 1/5, AÖAW.

[885] Vgl. Albin Lesky, Lebenslauf 1240/54, 4. Ebd.

[886] Gespräch mit Kurt Smolak, Wien, 18.1.2023.

[887] Zit. Schachermeyr, Albin Lesky zum Gedenken, o. O., o. J., 1. PA Albin Lesky M 1/5, AÖAW.

[888] Vgl. Albin Lesky, Lebenslauf 1240/54, 4. PA Albin Lesky M 1/5, AÖAW.

[889] Zit. Schachermeyr, Albin Lesky zum Gedenken, 1. PA Albin Lesky M 1/5, AÖAW.

[890] Vgl. ebd.

[891] Zit. Albin Lesky, Lebenslauf 1240/54, 9. PA Albin Lesky M 1/5, AÖAW.

[892] Vgl. Erker, *Die Universität Wien im Austrofaschismus*, 249.

893 Vgl. Klos/Feichtinger, Die Praxis der Entnazifizierung, in: Feichtinger/Mazohl (Hg.), *Die Österreichische Akademie der Wissenschaften 1847–2022*, Bd. 2, 188.

894 Zit. ebd., 195. Siehe dazu auch Erker, *Die Universität Wien im Austrofaschismus*, 249.

895 Vgl. ebd., 239.

896 Vgl. ebd., 252.

897 Vgl. Feichtinger, Ein dienstbarer Hochschulprofessor in vier politischen Regimen, in: Ash/Ehmer (Hg.), *Universität – Politik – Gesellschaft*, 312.

898 Vgl. Erker, *Die Universität Wien im Austrofaschismus*, 251.

899 Vgl. Taschwer, Ehre, wem Ehre nicht unbedingt gebührt, in: Pinwinkler/Koll (Hg.), *Zuviel der Ehre*, 321.

900 Vgl. Christian Fleck, Autochthone Provinzialisierung. Universität und Wissenschaftspolitik nach dem Ende der nationalsozialistischen Herrschaft in Österreich, in: *Österreichische Zeitschrift für Geschichtswissenschaft* 7 (1996), 67–92, zit. ebd.

901 Vgl. Erker, *Die Universität Wien im Austrofaschismus*, 253.

902 Vgl. Pfefferle/Pfefferle, *Glimpflich entnazifiziert*, 9.

903 Vgl. Klos/Feichtinger, Die Praxis der Entnazifizierung, in: Feichtinger/Mazohl (Hg.), *Die Österreichische Akademie der Wissenschaften 1847–2022,* Bd. 2, 164.

904 Vgl. Wahlmüller, *Die Akademie der Wissenschaften in Wien*, 40.

905 Vgl. Herbert Matis, Die Akademie der Wissenschaften 1938 bis 1945, in: Otto Hittmair/Herbert Hunger (Hg.), *Akademie der Wissenschaften. Entwicklung einer österreichischen Forschungsinstitution* (Österreichische Akademie der Wissenschaften, Denkschriften der Gesamtakademie 15), Wien: Verlag der Österreichischen Akademie der Wissenschaften 1997, 21–34, 21.

906 Vgl. Matis, *Zwischen Anpassung und Widerstand*, 7.

907 Vgl. ebd., 10. Siehe dazu Wahlmüller, *Die Akademie der Wissenschaften in Wien,* 39: Für Marlene Wahlmüller zeigen zeitgenössische Publikationen zur Akademiegeschichte über die Zeit von 1938 bis 1945, die bis 1997 erschienen sind, zuerst eine „stark parteiische und positivistische Sicht".

908 Vgl. Pfefferle/Pfefferle, *Glimpflich entnazifiziert,* 9.

909 Vgl. ebd., 9–10.

910 Vgl. Czech/Ziegler (Hg.), *Die Wiener Medizinische Fakultät 1938 bis 1945*, 44.

911 Siehe Andreas Huber, Ludwig Adamovich, in: *650 plus – Geschichte der Universität Wien.*

912 Vgl. Erker, *Die Universität Wien im Austrofaschismus*, 242. Siehe dazu dies., Die Rückkehr der „Ehemaligen". Berufliche Reintegration von früheren Nationalsozialisten im akademischen Milieu in Wien nach 1945 und 1955, in: *Zeitgeschichte* 44 (2017) 3, 175–192. Siehe weiter dies., Ein Herr Karl im Ärztekittel. Der Chirurg Leopold Schönbauer und das Nachwirken des Nationalsozialismus, in: Nemec/Hofer/Seebacher/Schütz (Hg.), *Medizin in Wien nach 1945*, 83–104.

913 Vgl. Adolf Schärf, Brief an den Dekan der Medizinischen Fakultät der Universität Wien, 28.12.1945 (Akademischer Senat, Sonderreihe Zl 141, 1945/46, UAW), zit.: Neugebauer/Schwarz, *Der Wille zum aufrechten Gang*, 50.

914 Siehe Andreas Huber, Leopold Arzt, in: *650 plus – Geschichte der Universität Wien.*

915 Vgl. Neugebauer/Schwarz, *Der Wille zum aufrechten Gang*, 50–51.

916 Vgl. Czech/Ziegler (Hg.), *Die Wiener Medizinische Fakultät 1938 bis 1945*, 44.

917 Siehe dazu ebd., 26: Am 6. Februar 1944 fand im Billroth-Haus der Gesellschaft der Ärzte in Wien zum 50. Todestag eine Billroth-Feier statt. Wegen seiner antisemitischen Haltung wurde er für die Nationalsozialisten und Nationalsozialistinnen

zur „Galionsfigur". Schönbauer hielt die Gedenkrede und überreichte im Rahmen von Ehrungen die nur für Deutsche kreierte „Billroth-Plakette". Im Hof 1 des AKH wurde die Billroth-Statue enthüllt.

918 Vgl. Lehne, „Ein deplorabler Zustand", in: Nemec/Hofer/Seebacher/Schütz (Hg.), *Medizin in Wien nach 1945*, 71.

919 Siehe Oliver Rathkolb/Herbert Posch, Denkmal Billroth, in: Herbert Posch u. a. (Hg.), *Vom AKH zum Uni-Campus*, Wien: LIT 2015, 64–67, zit. Lehne, „Ein deplorabler Zustand", in: Nemec/Hofer/Seebacher/Schütz (Hg.), *Medizin in Wien nach 1945*, 71.

920 Vgl. Pfefferle/Pfefferle, Die Entnazifizierung der Professorenschaft an der Universität Wien, in: *650 plus – Geschichte der Universität Wien.*

921 Vgl. Herbert Posch, Tassilo Antoine, in: *650 plus – Geschichte der Universität Wien.*

922 Vgl. Pfefferle/Pfefferle, Die Entnazifizierung der Professorenschaft an der Universität Wien, in: *650 plus – Geschichte der Universität Wien.*

923 Vgl. Friedmann, *„Man könnte direkt zweifeln, ob der Frager oder die Befragte schwachsinnig ist!"*, 118.

924 Vgl. Posch, Antoine, in: *650 plus – Geschichte der Universität Wien.*

925 Vgl. Pfefferle/Pfefferle, Die Entnazifizierung der Professorenschaft an der Universität Wien, in: *650 plus – Geschichte der Universität Wien.*

926 Zit. ebd.

927 Vgl. Posch, Tassilo Antoine, in: *650 plus – Geschichte der Universität Wien.*

928 Vgl. Erker, *Die Universität Wien im Austrofaschismus*, 241.

929 Vgl. Pfefferle/Pfefferle, Die Entnazifizierung der Professorenschaft an der Universität Wien, in: *650 plus – Geschichte der Universität Wien.* Siehe dazu Ernst Klee, *Deutsche Medizin im Dritten Reich: Karrieren vor und nach 1945*, Frankfurt am Main: S. Fischer 2001. Ernst Klee beschreibt, wie „Medizinverbrechen in der NS-Zeit" ermöglicht wurden, um sie nach 1945 wieder zu verschweigen. Die daran beteiligten Ärzte und Ärztinnen konnten fast alle ihre Karrieren nach 1945 „unbehindert" fortsetzen.

930 Vgl. Stepanek, Die Vor- und Frühgeschichte der Kinderpsychiatrischen Beobachtungsstation in Innsbruck, in: Dietrich-Daum/Ralser/Rupnov (Hg.), *Studie betreffend die Kinderbeobachtungsstation der Maria Novak-Vogl*, 85.

931 Vgl. ebd., 80.

932 Vgl. ebd., 81.

933 Vgl. ebd., 85.

934 Siehe Friedmann/Lechner, Medizin, in: Gräser/Rupnow (Hg.), *Österreichische Zeitgeschichte – Zeitgeschichte in Österreich*, 547: Die Gutachten, die Stumpfl in der Nachkriegszeit als Gutachter erstellte, sind noch nicht erforscht. Sie könnten die „Kontinuitäten oder auch Brüche in der allgemein weiterbestehenden eugenischen Beurteilung von Menschen" aufzeigen.

935 Siehe Katharina Kniefacz, Hans Hoff, in: *650 plus – Geschichte der Universität Wien.* Hans Hoff, ab 1932 Dozent für Psychiatrie und Neurologie, wurde am 22. April 1938 aus „rassischen Gründen" von der Universität Wien vertrieben. Er emigrierte nach Bagdad und erhielt dort an der Royal Medical School eine Professur. 1942 wurde er wissenschaftlicher Mitarbeiter an der Columbia University in New York, nach einem Einsatz für die US-Armee in Bagdad wurde er 1947 Assistent Professor am Goldwater Memorial Hospital. 1949, zurück in Österreich, übernahm er das Primariat der Nervenanstalt Rosenhügel. 1950 wurde er an die Psychiatrisch-Neurologische

Klinik der Universität Wien berufen. Hoff förderte die Psychoanalyse und verschiedene sozialpsychiatrische Projekte, aber auch „heute als inhuman abgelehnte Methoden wie Elektroschocks oder Neurochirurgie (Lobotomie). Die „Malariatherapie" seines Lehrers Julius Wagner-Jauregg, wo Patienten und Patientinnen „mit schweren psychiatrischen Erkrankungen Malariaerreger" übertragen wurden und mit den dadurch ausgelösten „Fieberschübe[n] eine Besserung" erwartet wurde, war an Hoffs Klinik noch um 1960 bei Kindern und Jugendlichen eine Therapieform. Sie entsprach schon lange nicht mehr den modernen Standards psychiatrischer Therapien. Zum Therapieverständnis von Hans Hoff siehe: Hans Hoff, *Therapeutische Fortschritte in der Neurologie und Psychiatrie*, Wien: Urban & Schwarzenberg 1960.

936 Vgl. Stepanek, Die Vor- und Frühgeschichte der Kinderpsychiatrischen Beobachtungsstation in Innsbruck, in: Dietrich-Daum/Ralser/Rupnov (Hg.), *Studie betreffend die Kinderbeobachtungsstation der Maria Novak-Vogl*, 93.

937 Vgl. ebd., 93–94.

938 Vgl. Friedmann/Lechner, Medizin, in: Gräser/Rupnow (Hg.), *Österreichische Zeitgeschichte – Zeitgeschichte in Österreich*, 546.

939 Vgl. Friedrich Stadler, Kontinuität und/oder Bruch? Anmerkungen zur österreichischen Wissenschaftsgeschichte 1938 bis 1955, in: ders. (Hg.), *Kontinuität und Bruch 1938 – 1945 – 1955*, 9–23, 11.

940 Vgl. Kriechbaumer, Der lange Weg in die Moderne, in: ders. (Hg.), *Österreichische Nationalgeschichte nach 1945*, 23.

941 Vgl. Kümmel, Paul Diepgen, in: *Medizinhistorisches Journal* 49 (2014) 1/2, 25: Im Sommer 1948 wurde Gottlieb entnazifiziert, was sein Kollege Walter von Brunn, Professor für Geschichte der Medizin an der Universität Leipzig, für seine Universität für „undenkbar" gehalten habe.

942 Vgl. Florian Bruns, Zwischen Verflechtung und Abgrenzung: Das Fach Medizingeschichte im geteilten Deutschland (1945–1959). Between interdependence and separation: the history of medicine as an academic discipline in divided Germany (1945-1959), in: *Medizinhistorisches Journal* 49 (2014) 1/2, 77–117, 82.

943 Siehe ebd., 91–92: Walter Artelt wurde 1942 NSDAP-Mitglied und galt deshalb als „formal belastet". Er bemühte sich ab 1946 um ein positives Entnazifizierungsverfahren, damit er seine Leitungsposition am Senckenbergischen Institut für Geschichte der Medizin in Frankfurt am Main zurückerhalte. Da Artelt von der „Frankfurter Spruchkammer" in einem Wiederaufnahmeverfahren zum „Mitläufer" erklärt wurde, verwehrte ihm die amerikanische Militärregierung bis 1948 eine Anstellung. Erst 1949 erhielt er nach seiner „Entnazifizierung" die Leitung des Senckenbergischen Institut für Geschichte der Medizin in Frankfurt am Main zurück.

944 Vgl. ebd., 81.

945 Vgl. ebd., 91. Siehe dazu Florian Bruns, Eine kurze Geschichte des Instituts für Medizingeschichte der Charité Berlin.

946 Siehe Livia Prüll, Als Frau in der Universitätsmedizin – Edith Heischkel-Artelt (1906–1987), in: Christian George/Sabine Lauderbach/Livia Prüll (Hg.), *Frauen an der Johannes Gutenberg-Universität Mainz (1946–2022). Historische, biographische und hochschulpolitische Perspektiven* (Beiträge zur Geschichte der Universität Mainz. Neue Folgeband 19) Göttingen: V&R unipress 2023, 85–110.

947 Vgl. Bruns, Zwischen Verflechtung und Abgrenzung, in: *Medizinhistorisches Journal* 49 (2014) 1/2, 88.

948 Vgl. Kümmel, Paul Diepgen, in: *Medizinhistorisches Journal* 49 (2014) 1/2, 11.

949 Vgl. ebd., 18. Siehe weiterführend Rainer Nabielek, Anmerkungen zu Paul Diepgens Selbsteinschätzung seiner Tätigkeit an der Berliner Universität während des NS-Regimes, in: *Zeitschrift der gesamten Hygiene* 31 (1985), 309–314.

950 Vgl. Bruns, Die institutionalisierte Geschichte der Medizin, in: Krischel/Schmidt/Groß (Hg.), *Medizinische Fachgesellschaften im Nationalsozialismus*, 54.

951 Vgl. ebd., 89. Zu den Gründen, warum Diepgen die Humboldt-Universität zu Berlin verlassen hatte, und welchen Stellenwert das Fach Medizingeschichte in der DDR hatte, siehe ausführlich ebd., 81–92.

952 Kümmel, Paul Diepgen, in: *Medizinhistorisches Journal*, 49 (2014) 1/2, 11.

953 Vgl. ebd., 27.

954 Siehe Whitfield J. Bell Jr., Richard H. Shryock: Life and Work of a Historian, in: *Journal of the History of Medicine and Allied Sciences* 29 (1974) 1, 15–31.

955 Zit. Kümmel, Paul Diepgen, in: *Medizinhistorisches Journal* 49 (2014) 1/2, 17.

956 Vgl. Lehne, „Ein deplorabler Zustand“, in: Nemec/Hofer/Seebacher/Schütz (Hg.), *Medizin in Wien nach 1945*, 77.

957 Vgl. Erna Lesky, Curriculum Vitae, 1. Erna Lesky, Dr. O. Prof., PA 1338, Habilitationsakt 1955/56. OeSTA/AdR, UWFuK, BMU 236–2/57.

958 Vgl. Hanna Fritz, Das Margarethinum in Hötting, in: *Innsbruck erinnert sich*. Stadtarchiv/Stadtmuseum Innsbruck 2020.

959 Vgl. Alphabetisches Verzeichnis der Behörden und Ämter sowie der Einrichtungen der Vaterländischen Front und der berufsständischen Körperschaften, 10. Fürsorgeämter, Organisationen, Anstalten, Internate und Stifte, D) Stifte, 26–27, 27.

960 Joachim Bürgschwentner, Herberge, Kaserne, Ruine. Innsbruck erinnert sich Stadtarchiv/Stadtmuseum Innsbruck 6.11.2020. Siehe Dokumentationsarchiv des österreichischen Widerstandes (Hg.), Widerstand und Verfolgung in Tirol 1934–1945: eine Dokumentation. Bearbeitung: Peter Eppel/Brigitte Galanda/Siegwald Ganglmair/Elisabeth Klamper/Wolfgang Neugebauer, 2 Bände, 2. Band, Wien: Österreichischer Bundesverlag 1984, 30: In der NS-Zeit wurde das Margarethinum, „hauswirtschaftliche Anstalt und Mädchenheim“, beschlagnahmt.

961 Vgl. Schreiber, *Geschlossene Fürsorgeerziehung in Tirol*, 149.

962 Siehe Elisabeth Dietrich-Daum/Michaela Ralser/Dirk Rupnow (Hg.), *Psychiatrisierte Kindheiten. Die Innsbrucker Kinderbeobachtungsstation von Maria Nowak-Vogl*, Innsbruck, Wien: Studien-Verlag 2020.

963 Vgl. Ralser/Bischoff/Guerrini/Jost/Leitner/Reiterer, *Das System der Fürsorgeerziehung*, 15.

964 Vgl. Schreiber, *Geschlossene Fürsorgeerziehung in Tirol*, 149.

965 Vgl. Ralser/Bischoff/Guerrini/Jost/Leitner/Reiterer, *Das System der Fürsorgeerziehung*, 15.

966 Vgl. Dvořak, Thesen zur soziokulturellen Entwicklung in Österreich, in: Stadler (Hg.), *Kontinuität und Bruch 1938 – 1945 – 1955*, 29.

967 Vgl. Schreiber, *Geschlossene Fürsorgeerziehung in Tirol*, 149.

968 Vgl. ebd., 153.

969 Vgl. Ralser/Bischoff/Guerrini/Jost/Leitner/Reiterer, *Das System der Fürsorgeerziehung*, 633.

970 Vgl. ebd., 620.

971 Vgl. Registrierungsbescheid Erna Lesky: Minderbelastet gemäß § 17 Absatz (3), Vg. 1947, rechtskräftig seit 30.9.1947. Entnazifizierungsakt Erna Lesky 371/2, StAI.

972 Vgl. Identitätsausweis Erna Lesky geb. Klingenstein, ausgestellt Innsbruck, 30.7.1946. Familienarchiv Grete Walter-Klingenstein, Graz.

973 Innsbrucker*innen. Adressbücher aus dem 19. und 20. Jahrhundert. Buch 1947, 487. Ein Projekt im StAI.

974 Vgl. Erna Lesky, Schreiben an das Bundesministerium für soziale Verwaltung, Innsbruck, 27.7.1947. TNL Erna Lesky 131.15, Sch 131, M 71, UAW.

975 Vgl. Registrierungsbescheid Erna Lesky: Minderbelastet gemäß § 17 Absatz (3), Vg. 1947, rechtskräftig seit 30.9.1947. Entnazifizierungsakt Erna Lesky 371/2, StAI.

976 Vgl. Czech, Die Entnazifizierung der Wiener Medizinischen Fakultät, in: Nemec/Hofer/Seebacher/Schütz (Hg.), *Medizin in Wien nach 1945*, 51.

977 Vgl. Schreiben des Bundesministeriums für soziale Verwaltung, Vorsitzender des Senats für das Bundesland Tirol, Innsbruck, 6.10.1947. Familienarchiv Grete Walther-Klingenstein, Graz.

978 Zit. Erkenntnis des Bundesministeriums für soziale Verwaltung, K-A 1778/47/7, Kommission gemäß § 19, Abs. (3), des Verbotsgesetzes 1947, bzw. § 2, lit. c) des Bundesverfassungsgesetzes BGBl Nr. 113/47. Innsbruck, 6.10.1947. Ebd.

979 Vgl. Malina/Neugebauer, *NS-Gesundheitswesen und Medizin*, 24.

980 Vgl. Schreiber, Vorwort, in: Rauchegger-Fischer, *„Sind wir eigentlich schuldig geworden?“*, 7.

981 Vgl. Rathkolb, *Fiktion „Opfer“*, 87.

982 Gespräch mit Karl Sablik, Wien, 1.9.2020.

983 Telefonat mit Karl Sablik am 14.12.2021.

984 Online-Begleittext zur Stele Erna Lesky, in: ÖAW. Wir entdecken Zukunft seit 175 Jahren. Die Quellen zu dieser Kurzbiografie bis 1947 stammen aus dem Familienarchiv von Grete Walter-Klingenstein, die Grete Walter-Klingenstein großzügigerweise auch der Autorin zur Verfügung stellte. Die Forschungsergebnisse des Aufsatzes von Seebacher, *„‚Mit dem Geist redlichen Dienens.‘ Die akademische Karriere der NSV-Ärztin und Medizinhistorikerin Erna Lesky“* konnten in der Kurzbiografie zur Stele 2022 noch nicht berücksichtigt werden.

985 Vgl. Frauen in der Wissenschaft: ÖAW präsentiert Sonderausstellung „Forscherinnen entdecken“.

986 Vgl. Pfefferle/Pfefferle, *Glimpflich entnazifiziert*, 37.

987 Vgl. Bundesministerium für Unterricht, Antrag für Erna Lesky auf Ernennung zum Ordentlichen Universitätsprofessor für Geschichte der Medizin, G Zl. 55.712 – I/2. Habilitationsakt 1955/56 . Med. PA Erna Lesky, Dr. O. Prof. 1338, OeSTA/AdR, BMU Zl. 236–2/57. Zl. 236–2/57

988 Vgl. E-Mail von Sr. M. Gertraud Egg, Zams, 30.4.2020.

989 Ärztekammer für Tirol, Anmeldung gemäß § 59, Absatz 1, des Ärztegesetzes vom 30. März 1949, BGBl Nr. 92 behufs Eintragung in die Ärzteliste: Erna Lesky, geb. Klingenstein, Innsbruck, 14.6.1949. AÄKT.

990 Meldung der Ärztekammer für Tirol an die Österreichische Ärztekammer, Innsbruck, 1.6.1955. Ebd.

991 Die Autorin dankt Barbara Sauer für die Information.

992 Gespräch mit Grete Walter-Klingenstein, Wien, 18.3.2015.

993 Zit. Erna Lesky, Curriculum Vitae, 2. Erna Lesky, Dr. O. Prof., PA 1338, Habilitationsakt 1955/56. OeSTA/AdR, UWFuK, BMU 236–2/57.

994 Vgl. Pichl, Wissenschaft in Weiß, Gold und Rosenholz, in: *Die Presse*, Beilage Die Dame 22./23.5. 1971, VI. TNL Erna Lesky 131.15, Sch 126, M 30, UAW.

995 Vgl. Bruns, Die institutionalisierte Geschichte der Medizin, in: Krischel/Schmidt/Groß (Hg.), *Medizinische Fachgesellschaften im Nationalsozialismus*, 54.

996 Vgl. Paul Diepgen, Brief an Erna Lesky, Mainz, 8.11.1949. Nachlass Erna Lesky 4.700/21, Handschriftensammlung, Josephinum.

997 Vgl. Lehne, „Ein deplorabler Zustand“, in: Nemec/Hofer/Seebacher/Schütz (Hg.), *Medizin in Wien nach 1945*, 73.

VIII. Akademische Laufbahnstrategien

1. Berufungsverfahren am Wiener Institut für Klassische Philologie

1946 wurde Johannes Mewaldts (1880–1964)[998] Lehrstuhl für Klassische Philologie an der Universität Wien vakant. Mewaldt war nach dem „Anschluss" an dieser Universität der „einzige Professor für Klassische Philologie", der seine Anstellung behalten konnte.[999] Walther Kraus (1902–1997) zum Beispiel, durfte „wegen seiner halbjüdischen Herkunft" während der NS-Zeit „sein Institut nicht betreten",[1000] und emigrierte wegen „rassistischer Verfolgung" nach Italien.[1001] Kraus kehrte 1945 nach Wien zurück und habilitierte sich mit seiner bereits „1937 approbierten Habilitationsschrift über die Strophengestaltung in der griechischen Tragödie". Rudolf Hanslik (1907–1982) kehrte 1946 aus der amerikanischen Gefangenschaft zurück. Er habilitierte sich 1947 mit den Prolegomena zu Cassidors *Historia Ecclesiastica Tripartita,* nachdem seine „fast abgeschlossene" Habilitationsschrift nach seiner Kriegsteilnahme nicht mehr auffindbar war. Hanslik „vollendete" für die Habilitation die Arbeit eines gefallenen Kriegskameraden.[1002]

Die Nachbesetzung von Mewaldts Lehrstuhls verlief problematisch, wie die Korrespondenz von Albin Lesky mit Meister und Skribensky nachweist. Albin Lesky, der diese Professur unbedingt erhalten wollte, konnte sich 1946 noch nicht für die Nachfolge bewerben, weil er als „belastet" galt[1003] und sich erst im April 1946 registrieren ließ.[1004] Seine Reaktionen auf diese Ablehnung zwischen anfänglicher Unsicherheit und späterer Einforderung seiner ihm zustehenden Rechte, sein mangelndes Verständnis, warum die Berufung verzögert wurde, zeigen deutlich seine Karrierestrategien. Der folgende Briefwechsel belegt seinen Umgang mit Konkurrenz im Wechsel von zuerst unterstützenden, dann anklagenden und schließlich scheinbar mitfühlenden Verhalten gegenüber dem Konkurrenten. Albin Lesky wollte, wie die Quellen nachweisen, durch geschickte Netzwerktaktik und unter den von ihm vorgegebenen Bedingungen die Professur für Klassische Philologie an der Universität Wien erhalten. Sein Karriereverhalten stellt seine wissenschaftlichen Qualifikationen für diese akademische Position nicht infrage.

Im Juli 1946 wurde Hans Oellacher (1889–1949) *primo loco* für das „vakante Extraordinariat" vorgeschlagen, ab Oktober übernahm er die Außerordentliche Professur.[1005] Im Juni 1947 erhielt Albin Lesky einen Brief von Radermacher, der ihm beruhigend in Aussicht stellte, dass die Wiederbesetzung des Ordinariats von Mewaldt um ein weiteres Jahr verschoben werde, damit die Besetzung für ihn ermöglicht werden könne. Dem Brief, den Albin Lesky an ihn geschrieben habe, sei zu entnehmen, dass seine

„Sache anders stehe, als ihm berichtet“ worden sei. Bezüglich seiner Anfrage zur „Mitarbeit in deutschen Unternehmungen“ sei kein Verbot bekannt. „Das alte Kartell mit den deutschen Akademien“ werde aufgelöst und er wüsste nicht, warum es verboten sein sollte, weiterhin mit deutschen Wissenschaftlern zusammenzuarbeiten oder in deutschen wissenschaftlichen Zeitschriften zu publizieren. „Die Welt muß sich ja doch auch eines Tages wieder einrenken und irgendwie zusammenfinden. Es wäre wohl gut, wenn es bis dahin nicht zu lange dauert“, schrieb Radermacher an Albin Lesky.[1006]

Am 28. August 1947 wurde Albin Lesky „wegen der allgemein bekannten österreichisch-katholischen Einstellung“[1007] seine „Nichtverzeichnung in der Registrierungsliste“ bestätigt.[1008] Er empfand es als gerechtfertigt, denn er gehöre „in keiner Weise [...] zu den politisch irgendwie Belasteten“. Als Sektionschef Skrbensky in Innsbruck „die Kommissionierung der politisch Belasteten abgehalten“ habe, sei sein „Fall“ durch die Streichung aus der Registrierungsliste „sofort als vollkommen erledigt zur Seite gelegt“ worden. Albin Lesky wies darauf hin, dass er bereits am 14. Juli 1946 von Karl Mras (1877–1962), bis 1938 Professor für Klassische Philologie an der Universität Wien, einen Brief erhalten habe, aus dem er für seinen Freund einen „Passus“ wiedergebe. Meister und Mras seien der Meinung gewesen, dass er „in erster Linie“ für den Lehrstuhl für Klassische Philologie in Wien „in Betracht“ käme. Sie wüssten aber, was Albin Lesky „vorläufig überschattet“. Darum wollten sie bis zu seiner Berufung „Zeit verstreichen lassen“.[1009]

Unter dem „Siegel der Vertraulichkeit“ sprach Albin Lesky in diesem Brief an den Freund noch einen Konflikt an, der für ihn „zu den bittersten menschlichen Erfahrungen“ gehöre. Er habe „zweifellos ins Schwarze getroffen“, wenn er Oellacher seinen „Gegner“ nenne. Er habe ihn habilitiert, obwohl ihm „schon damals manche Brüchigkeit an seinem vom Alkohol stark beeinflussten Wesen bekannt“ gewesen sei. Er habe Oellacher „von der wissenschaftlichen Heerstraße aufgelesen“, allein aus dem Motiv, ihm zu helfen. Nun wolle Oellacher auf sein „politisches Märtyrertum“ bestehen und ihm „mit ausserwissenschaftlichen Dingen [s]eine Existenz aus der Welt streichen“. Er intrigiere gegen ihn so stark, dass sogar Skrbensky in Innsbruck mit seinem Assistenten darüber gesprochen habe.[1010] Albin Lesky versuchte auf verschiedenen Ebenen, privat wie beruflich, sich als Opfer einer Intrige darzustellen und zeigte keine Einsicht über die Konsequenzen seines Mitwirkens in der NS- Wissenschaftspolitik.

Im Jänner 1948 wurde Albin Lesky wegen der verzögerten Berufung nach Wien ungeduldig und schrieb an Meister:

„Ich mag nicht leugnen, dass die Tatsache, dass Oellacher mir vorangestellt wurde, für mich keine kleine innere Belastung bildet, mag das Ministerium vorgehen wie immer. Ich habe 1937 selbst bereits Ordinarius Oellacher in Innsbruck habilitiert, als man sich in Wien noch zuwartend verhielt. [...] *Verfolgungen wegen politischer Gesinnung sind unmoralisch und ein Verbrechen, gleich unter welchen Vorzeichen sie erfolgen. Was Oellacher angetan wurde, kann nicht genug verurteilt werden.*[1011] *Andererseits habe ich durch meine Lehrer und gewiss nicht zum letzten durch Sie, eine Auffassung von Wissenschaft und akademischen Leben erhalten, die einer Verquickung mit politischen Gesichtspunkten unzugänglich blieb und bleibt. Persönlich glaube ich, dass die Zukunft der österreichischen Wissenschaft überhaupt von dem Maße abhängt, in dem die Lösung von solchen Bindungen gelingt.*"[1012]

Albin Lesky war sich jedoch der „Verpflichtung bewusst", dass er bei einer Berufung an die Universität Wien „diese Dinge als erledigt gelten" lasse und „im Interesse der Sache loyal mit Oellacher zusammenarbeiten" werde.[1013] Meister informierte Albin Lesky über die weiteren Möglichkeiten, wie und unter welchen Bedingungen er eine Professur an der Universität Wien erhalten könne. Oellacher, der für Meister zu „den schwerstgeschädigsten akademischen Lehrern" gehöre und „trotz der für ihn sehr bedrückenden Verhältnisse durch seine Papyruspublikation und die Leistungen am Thesaurus" in einer Berufung für ein Ordinariat berücksichtigt werden müsse, dürfe nicht „Extraordinarius" bleiben. Er habe Mewaldts Ordinariat nach seiner Pensionierung für drei Semester suppliert.[1014] In der Fakultätssitzung am 24. Jänner 1948 wurden mit dem Dekan der Philosophischen Fakultät der Universität Wien drei Anträge beschlossen: „1. *unico loco* Vorschlag für Oellinger auf die Lehrkanzel von Mewaldt. 2. *unico loco* Vorschlag für [Albin Lesky] auf die Lehrkanzel Mras mit Beginn des Wintersemesters 1948/49. 3. Bestellung von Professor Mras als Honorarprofessor". Meister hoffte, dass Albin Lesky „mit dieser Lösung zufrieden" sei, auch wenn er sein Ordinariat ein halbes Jahr später als Oellacher erhalte.[1015]

Am 19. Mai 1948 wurde Oellacher zum Ordinarius für Klassische Philologie an der Universität Wien ernannt[1016] und am 7. Juli erhielt Albin Lesky nach einer einjährigen „Quarantänephase"[1017] die Professur für Klassische Philologie an der Leopold-Franzens-Universität Innsbruck zurück.[1018] Meister intervenierte erneut für Albin Leskys Berufung nach Wien im Unterrichtsministerium und an der Philosophischen Fakultät der Universität Wien und beruhigte ihn zugleich:

„Ich glaube nicht, daß es nötig ist, daß Sie an die Fakultät schreiben. Die Angelegenheit erscheint mir jetzt bis auf weiteres geklärt. Die Fakultät wird bis Ende des Studienjahres zuwarten, auch insofern, als ein Besetzungsvorschlag für das Extraordinariat nicht erstattet werden wird. Am Ende des Sommersemesters wird die Fakultät allerdings neuerlich vor die Frage gestellt sein, wie die Besetzungsfrage endgültig geregelt werden soll. Selbstverständlich wird sie vorher dann mit Ihnen Fühlung aufnehmen.“[1019]

Mit guten Beziehungen zu Sektionschef Skrbensky konnte Albin Lesky im Unterrichtsministerium den Prozess der Berufung beschleunigen. Im April 1949 fragte Skrbensky bei Albin Lesky nach, ob er „bereit“ sei, die ihm „an der Universität Wien angebotene Lehrkanzel zu übernehmen“.[1020] Am 5. Mai 1949 beging Oellacher Suizid.[1021] Einen Tag später machte Meister Albin Lesky „die traurige Mitteilung, dass Professor Oellacher gestern früh verstorben“ sei. Dadurch seien alle „ihre sorgsamen Erwägungen ausgestrichen“. Meister sah für Albin Lesky „keine andere Möglichkeit, als die Professur für Klassische Philologie an der Universität Wien im Wintersemester 1949 zu übernehmen.[1022] Er solle der Fakultät bis 21. Mai „seine Entschlüsse“ bekannt geben, denn an diesem Tag sei Fakultätssitzung und die Kommission für die Wiederbesetzung des Ordinariats müsse gewählt werden.[1023]

Wenige Tage später verfasste Albin Lesky wieder ein Schreiben an Hofrat Skrbensky. „Mit tiefer Erschütterung habe [er] die Nachricht von der Katastrophe des armen Oellacher erhalten.“ Albin Lesky fand es „versöhnlich“, dass er noch „sein Ziel“, ein Ordinariat, erreichen konnte und erwähnte zugleich, dass er „ihm einst in einer entscheidenden Etappe hatte helfen können“. Im selben Schreiben erwähnte Albin Lesky, dass er sich bereits „auf die Übernahme der Wiener Lehrkanzel eingestellt habe [und] die Angelegenheiten der Wiener Klassischen Philologie als die [s]einen“ betrachte. Er könne sich daher „nicht dem Druck der so entstandenen Lage entziehen“. Er habe geplant, die Professur in Wien erst im Sommersemester 1950 anzutreten, weil er zuvor eine Publikation fertigstellen wolle. „Schweren Herzens“ würde er „diese Bitte in den Hintergrund“ stellen, wenn sie nicht erfüllt werden könne. Albin Lesky sicherte Skrbensky zu, „die Wiener Lehrkanzel zu übernehmen“, allerdings nur unter der Bedingung, dass „das Ministerium in bindender Weise wenigstens einen Teil der wirtschaftlichen Einbusse“ übernehme. „Diese Zusage und die damit verbundene Bedingung stellen ein unteilbares Ganzes dar“, machte Albin Lesky unmissverständlich klar.[1024] Seine Forderung sei nicht der „Ausgangspunkt“

für die Gehaltsverhandlungen mit dem Unterrichtsministerium, sondern das „wohlüberlegte und für [ihn] nicht weiter diskutierbare Minimum". Sollten die Philosophische Fakultät und das Unterrichtsministerium nicht bereit sein, seine Gehaltsforderungen zu erfüllen, werde er seine „Berufung mit dem bitteren Gefühle als gescheitert betrachten". Albin Lesky versuchte Druck zu erzeugen, indem er auf „die um ein vielfaches [!] höheren Kosten einer Berufung von außen" hinwies.[1025]

Um die Basis „einer guten und erfolgreichen Zusammenarbeit zu sichern", verlangte Albin Lesky Mitsprache in der Berufung des „Extraordinarius". Es biete sich „die Gelegenheit, [...] die Wiener Philologie völlig neu und in einer Weise aufzubauen, die ihre Geltung innerhalb der europäischen Altertumswissenschaften auch für die Zukunft sicherstellt". Er werde in der Zusammensetzung des Kollegiums am Institut für Klassische Philologie, die nun vom Ministerium und der Fakultät entschieden werde, „so Gott will, 18 Jahre zu arbeiten haben". Daher müsse er Einfluss auf die Auswahl der Mitarbeiter und Mitarbeiterinnen haben.[1026] Die Forderungen, die von Albin Lesky in diesem Schreiben gestellt wurden, erhöhte er in einem weiteren Schreiben selbstbewusst und ohne Skrupel. In den Gehaltsverhandlungen mit Skrbensky führte Albin Lesky unter anderem an, dass seine Familie im Margarethinum in Hötting volle Verpflegung erhielt, was in Wien nicht geboten werde.

„Ich muß meine Zusage an ein finanzielles Ersuchen knüpfen, dessen Erfüllung für mich in keiner Weise einen wirtschaftlichen Progress bedeutet; vielmehr liegen die Dinge so, daß nach den gegebenen Umständen die Übertragung meiner Tätigkeit und meiner Familie nach Wien unter allen Umständen mit schwersten wirtschaftlichen Opfern verbunden bleibt. Die Begründung lege ich im Einzelnen vor: 1.) Als Direktor der Bundesanstalt für Leibeserziehungen in Innsbruck beziehe ich monatlich 150.- S. 2.) Meine Frau, die Kinderärztin [!] *ist, betreut seit Jahren das Kinderheim der Barmh. Schwestern im Margarethinum Innsbruck. Das bedeutet für uns Drei die Versorgung des Mittags- und Abendtisches, also einen außerordentlich bedeutenden Posten im Monatsbudget. 3.) Von Friedenszeiten her wohnen wir mietergeschützt für eine Monatsmiete von 46 S 67 g. Ich darf es jedem Kenner des Wiener Wohnungsmarktes überlassen, diese Zahl mit der auch bei bescheidensten Anforderungen für Wien zu erwartenden zu konfrontieren."*[1027]

Albin Lesky verstand es sehr gut, die für ihn passenden Rahmenbedingungen für die Ordentliche Professur in Wien zu schaffen. Mit 10. November

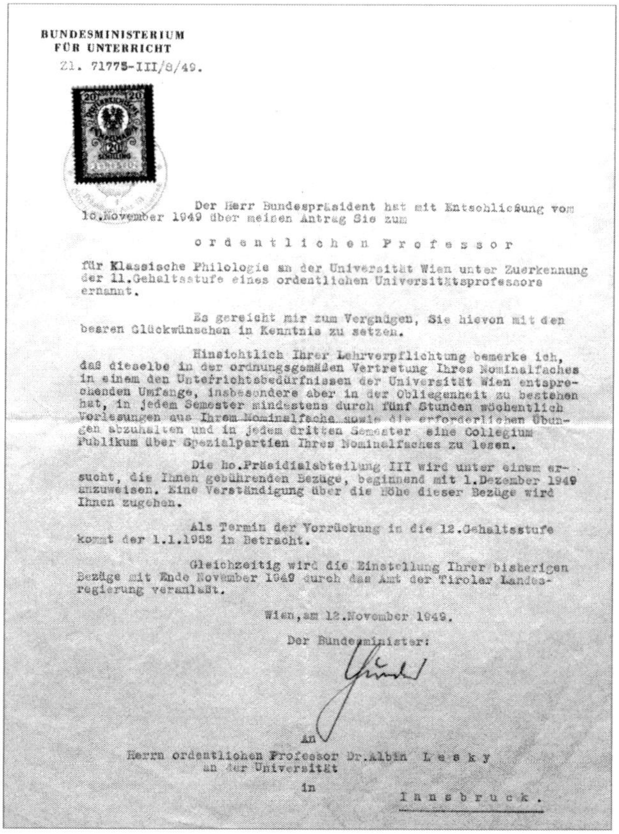

BUNDESMINISTERIUM
FÜR UNTERRICHT
Zl. 71775-III/8/49.

Der Herr Bundespräsident hat mit Entschließung vom 10.November 1949 über meinen Antrag Sie zum

o r d e n t l i c h e n P r o f e s s o r

für Klassische Philologie an der Universität Wien unter Zuerkennung der 11.Gehaltsstufe eines ordentlichen Universitätsprofessors ernannt.

Es gereicht mir zum Vergnügen, Sie hievon mit den besten Glückwünschen in Kenntnis zu setzen.

Hinsichtlich Ihrer Lehrverpflichtung bemerke ich, daß dieselbe in der ordnungsgemäßen Vertretung Ihres Nominalfaches in einem den Unterrichtsbedürfnissen der Universität Wien entsprechenden Umfange, insbesondere aber in der Obliegenheit zu bestehen hat, in jedem Semester mindestens durch fünf Stunden wöchentlich Vorlesungen aus Ihrem Nominalfache sowie die erforderlichen Übungen abzuhalten und in jedem dritten Semester eine Collegium Publikum über Spezialpartien Ihres Nominalfaches zu lesen.

Die ho.Präsidialabteilung III wird unter einem ersucht, die Ihnen gebührenden Bezüge, beginnend mit 1.Dezember 1949 anzuweisen. Eine Verständigung über die Höhe dieser Bezüge wird Ihnen zugehen.

Als Termin der Vorrückung in die 12.Gehaltsstufe kommt der 1.1.1952 in Betracht.

Gleichzeitig wird die Einstellung Ihrer bisherigen Bezüge mit Ende November 1949 durch das Amt der Tiroler Landesregierung veranlaßt.

Wien, am 12.November 1949.

Der Bundesminister:

An
Herrn ordentlichen Professor Dr.Albin L e s k y
an der Universität
in
I n n s b r u c k.

Abb. 37 Österreichisches Bundesministerium für Unterricht. Ernennung zum Ordentlichen Professor für Klassische Philologie an der Universität Wien 1949 (TNL Albin Lesky 131.97, Sch 837, K 131.97.01, UAW).

1949 wurde Albin Lesky vom Bundespräsidenten als Ordinarius für Klassische Philologie an der Universität Wien berufen.[1028] „Es gereicht mir zum Vergnügen, sie hiervon mit den besten Glückwünschen in Kenntnis zu setzen", gratulierte ihm der Unterrichtsminister.[1029]

Es sei Albin Lesky „nicht leicht" gefallen, Innsbruck und Tirol, „die [er] beide gleich liebe, zu verlassen", schrieb er in einem 1954 verfassten Lebenslauf für die Österreichische Akademie der Wissenschaften. Ab dem Wintersemester 1949/50 hielt Albin Lesky Vorlesungen und Seminare am Institut für Klassische Philologie. Er habe die Wahl, an der Universität Wien zu lehren und zu forschen, „nicht bereut".[1030] Die NS-Vergangenheit hatte keinen weiteren Einfluss auf „seine beeindruckende Nachkriegslaufbahn", betont Taschwer.[1031]

1951 wurden Kraus und Hanslik außerordentliche Professoren am Institut für Klassische Philologie. Mit der „Trias Lesky – Kraus – Hanslik [...] unter der Dominanz Leskys" habe am Institut für Klassische Philologie „eine neue Ära des Aufschwungs" begonnen.[1032] 1955 wurde Kraus Ordinarius, Hanslik erst 1960.[1033] Mit dem Schwerpunkt Latinistik widmete sich Hanslik ausführlich „der lateinischen christlichen Literatur der Spätantike". An der Österreichischen Akademie der Wissenschaften leitete er die Kirchenväterkommission. Kurz vor seiner Emeritierung setzte Hanslik die Erweiterung seiner *Venia Legendi* auf „Klassische Philologie, Spät- und Mittellatein" durch und passte dadurch die Wiener Latinistik den internationalen Standards in Forschung und Lehre an.[1034]

In Albin Lesky, Kraus und Hanslik erkennt Römer für „Jahrzehnte" die „Leitfiguren der Wiener Klassischen Philologie".[1035] Die Literatur der Antike wurde von ihnen als Ganzheit verstanden und interpretiert. In ihren Forschungsthemen untersuchten sie ihren Einfluss auf andere historische Perioden. Die positive Entwicklung am Institut für Klassische Philologie steht für Römer „wenig bis nicht" im Kontext der „politischen Veränderungen und Umbrüche der Zeit". „Erlittene Diskriminierungen oder überlebter Kriegsdienst" hätten weder persönliche noch wissenschaftliche „Neuorientierungen" bewirkt. Jene Klassischen Philologen, die „unter Verdacht der NS-Mitgliedschaft oder Kollaboration" gestanden seien, erhielten „ihre politische Integrität durch namhafte Zeugen" amtlich bestätigt. Die Auswahl der Forschungsthemen der „Betroffenen" und ihre „wissenschaftliche Methodik" seien unbeeinflusst von ihrer politischen Vergangenheit geblieben.[1036]

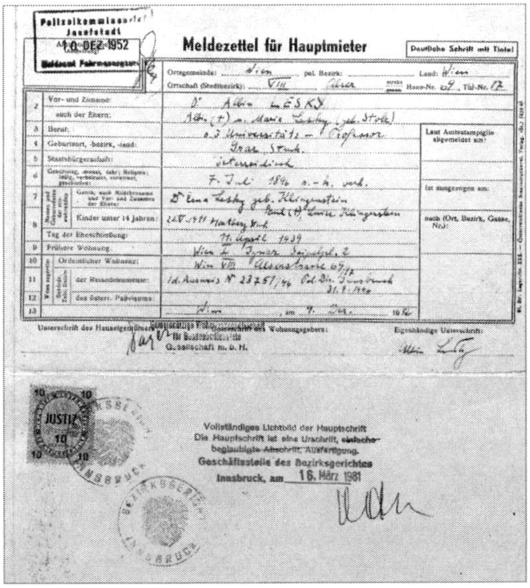
Polizeikommissariat Josefstadt
10. DEZ. 1952
Meldeamt
Meldezettel für Hauptmieter
Deutliche Schrift mit Tinte!
Ortsgemeinde: Wien pol. Bezirk: Land: Wien
Ortschaft (Stadtbezirk): VIII Alser str. Haus-Nr. 69 Tür-Nr. 17
Vor- und Zuname: Dr. Albin LESKY
Beruf: o. ö. Universitäts-Professor
Geburtsort, -bezirk, -land: Graz, Stmk.
Staatsbürgerschaft: österreichisch
Tag der Eheschließung: 11. April 1939
Frühere Wohnung: Wien I. Ignaz Seipelpl. 2
Ordentlicher Wohnsitz: Wien VIII Alserstraße 69/17
Wien, am 9. Dez. 1952
Unterschrift des Hauseigentümers
Unterschrift des Wohnungsgebers:
Gesellschaft m. b. H.
Eigenhändige Unterschrift:
Albin Lesky
JUSTIZ
Vollständiges Lichtbild der Hauptschrift
Die Hauptschrift ist eine Urschrift, ~~einfache beglaubigte Abschrift, Ausfertigung.~~
Geschäftsstelle des Bezirksgerichtes
Innsbruck, am 16. März 1981

Abb. 38 Meldezettel Wien Albin und Erna 1952 (TNL Albin Lesky 131.97, Sch 837, K 131.97.01, UAW).

Im Herbst 1949 zog das Ehepaar nach Wien und Erna Lesky-Klingenstein war „nicht mehr ärztlich tätig".[1037] Ihre erste Wohnadresse in Wien war im ersten Bezirk, Dr. Ignaz-Seipel-Platz 2, was bedeutete, dass sie zuerst im Gebäude der Österreichischen Akademie der Wissenschaften wohnten. Erst im Dezember 1952 übersiedelten sie in die Alserstraße 69, Tür 17, im achten Wiener Gemeindebezirk.[1038] Mit der

Übersiedlung nach Wien und der Neuanmeldung beim Magistrat der Stadt Wien verwendete Erna Lesky ihren Doppelnamen „Lesky-Klingenstein" in amtlichen Dokumenten nicht mehr.

Das Leben in der Großstadt habe „nur schwer oder gar nicht" seinem Naturell als Naturmensch und Bergfreund entsprochen, schrieb Albin Lesky im Lebenslauf, doch „die Atmosphäre der Wiener Universität, die Liebenswürdigkeit [s]einer Kollegen und die Arbeitsbereitschaft der Studenten" habe ihn „zutiefst dankbar" werden lassen.[1039]

2. Karriereorientierte Entwicklungslinien

1948, noch in Innsbruck, hatte Erna Lesky in einer Festschrift für Max Neuburger (1868–1955) einen Artikel über *Die Samentheorien in der hippokratischen Schriftensammlung*[1040] publiziert.[1041] Das Manuskript *Die Zeugungs- und Vererbungslehre der Antike*, ebenfalls noch in Innsbruck geschrieben, wollte Erna Lesky nun am Institut für Geschichte der Medizin der Universität Wien als Habilitationsschrift einreichen. Schönbauer lehnte ab. Er vertrat die Meinung, dass die Habilitationsschrift von Albin Lesky verfasst worden sei.[1042] Diepgen legte Erna Lesky nahe, sich nicht darüber zu „ärgern": „Gediegene wissenschaftliche Arbeit gewährt auch ohne Dozentur tiefe Befriedigung, wenn sie wissenschaftlich so produktiv ist wie ihre". Von der wissenschaftlichen Qualität der Publikationen von Schönbauers Assistentin Marlene Jantsch hingegen war Diepgen nicht überzeugt. „Streng vertraulich" teilte er Erna Lesky in diesem Brief mit, dass Schönbauer ihm eine „Arbeit von Jantsch" zugesandt habe, um sie im Sudhoffs Archiv publizieren zu lassen. Er habe abgelehnt, weil sie „nichts Neues" gebracht habe und ihre Forschungsergebnisse schon in der „ausländischen Literatur" publiziert seien, die Jantsch „offenbar" nicht bekannt seien. Er habe das Schönbauer „offen geschrieben", aber wahrscheinlich werde er seine Antwort nicht akzeptieren.[1043]

Lehne meint, „ihre damaligen Forschungsinteressen" seien ein Grund für die „schleppend voranschreitende Karriere" von Erna Lesky gewesen. Schönbauer habe die „philologische Zugangsweise" zur Geschichte der Medizin als Begründung verwendet, um Erna Leskys Anstellung am Institut für Geschichte der Medizin zu verhindern.[1044] Doch der Konflikt zwischen Erna Lesky und Schönbauers Assistentin Marlene Jantsch, der sich bereits hier abzeichnete, war eigentlich ein Machtkonflikt zwischen Diepgen und Schönbauer. Diepgen empfahl Erna Lesky, die „Wartezeit" bis zur Habilitation zu nützen, um auch populärwissenschaftliche Arbeiten zu verfassen. Dadurch werde Geschichte der Medizin in Ärztekreisen mehr bekannt.

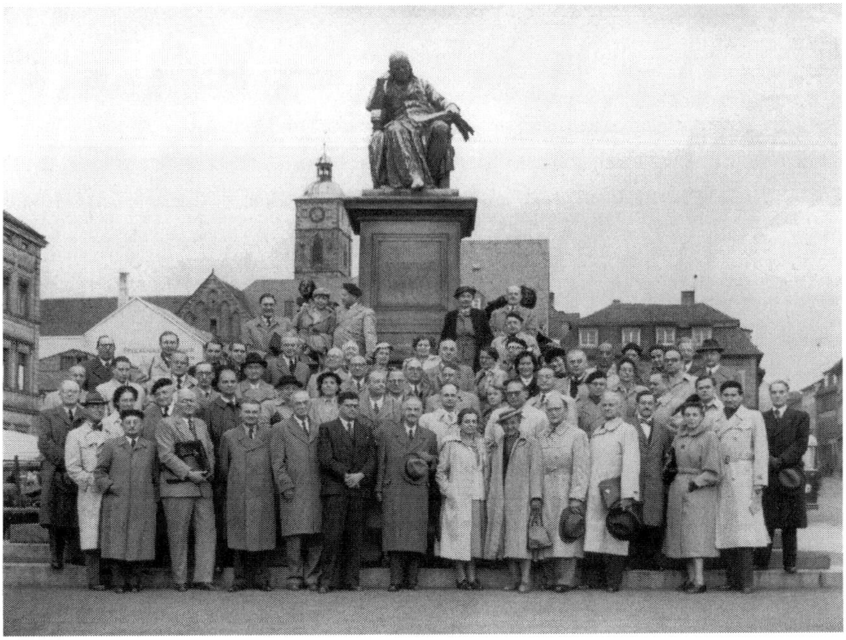

Abb. 39 Tagung Deutsche Gesellschaft für Geschichte der Medizin, Naturwissenschaft und Technik, Schweinfurt, September 1952: Erna Lesky erste Reihe, dritte von rechts, neben Edith Heischkel-Artelt, zweiter von links Paul Diepgen (TNL Albin Lesky 131.97, Sch 840, K 131.97.06, UAW).

„Wir müssen uns ja immer darüber klar sein", fügte Diepgen erklärend hinzu, „daß wir vor der Öffentlichkeit ein bißchen primitiv reden müssen, wenn wir für die Geschichte der Medizin bei unseren ärztlichen Kollegen werben wollen".[1045] Über Diepgen erhielt Erna Lesky Kontakte zur „Deutschen Gesellschaft Geschichte der Medizin, Naturwissenschaft und Technik" und nahm regelmäßig an ihren Tagungen teil. Dadurch war es ihr möglich, Netzwerke mit Medizinhistorikern und Medizinhistorikerinnen des deutschen Sprachraums aufzubauen.[1046]

Bei der Tagung der Deutschen Gesellschaft für Geschichte der Medizin, Naturwissenschaften und Technik, im September 1952 in Schweinfurt, traf Erna Lesky Walter Artelt und gewann „den Eindruck einer Persönlichkeit von hohem Forscherethos und großer Spannweite seiner wissenschaftlichen und allgemein kulturellen Interessen".[1047] Er verfüge über „ein reiches und äußerst solides Wissen", über „frische Aufgeschlossenheit und gewinnende Verbindlichkeit". Artelt sei ein guter Vortragender und verbinde in seinen Vorträgen „wohltuende[...] Klarheit und Prägnanz [mit] strengster Wissenschaftlichkeit" und etwas Humor.[1048]

1951 publizierte Erna Lesky *Die Zeugungs- und Vererbungslehren der Antike*,[1049] ihre erste größere Publikation, die Huldrych M. Koelbing (1923–2007)[1050] als „masterful presentation of the fascinating subject of ancient genetics and its long-lasting influence on scientific as well as popular thought"[1051] sah. Eine kritische Rezension von Temkin macht darauf aufmerksam, dass es Erna Lesky gelungen sei, in ihrer Darstellung der *Zeugungs- und Vererbungslehren der Antike* „ein kompliziertes und weitschichtiges Material" einzufügen. Er weist aber darauf hin, dass sie den Wissenschaftsbegriff zu weit gefasst habe, denn „Rationalisierung" sei noch keine Wissenschaft. In jenen Abschnitten der Publikation, wo Erna Lesky einen Gelehrten der Antike zusammenhängend interpretiert habe, wie zum Beispiel Aristoteles, fand Temkin ihre Arbeit „am klarsten und gelungensten". Wenn sie jedoch versucht habe, Interdependenzen und Verbindungen herzustellen, fehle eine klare Argumentationslinie.[1052]

Erna Lesky war wie Albin Lesky überzeugt, dass die Medizingeschichte der Antike und humanistische Bildung die Persönlichkeit zukünftiger Ärzte und Ärztinnen forme und ihr Bewusstsein für ethische Fragestellungen in der Medizin stärke. Darum setzten sich beide für Latein und Griechisch als Unterrichtsfächer in Gymnasien ein. Die Debatte, ob das für zukünftige Ärzte wichtig sei, wurde bereits im 19. Jahrhundert geführt. Schon Ernst Wilhelm Ritter von Brücke (1819–1892), 1879 erster protestantischer Rektor der Universität Wien, war sicher, „dass es einst Aerzte geben wird", die über viel bessere medizinische Kenntnisse verfügen und „weder Griechisch noch Lateinisch verstehen" würden.[1053] Doch er trat für eine humanistische Bildung mit Griechisch- und Lateinunterricht für zukünftige Ärzte ein, weil das die Grundlage für „eine reinere und vollkommenere ethische Ausbildung" sei:

„Kann man denn auf die Kenntniss der alten Sprachen verzichten ohne manches Andere mit zu entbehren, was das Leben des Menschen veredelt und verschönert? Diese Frage ist zu oft erörtert worden, als dass ich hier näher auf dieselbe eingehen sollte. Es ist auch hinreichend bekannt, wie enge unsere Kenntniss der alten Sprachen zusammenhängt mit unserer lebendigen Kenntniss des classischen Alterthums und dadurch mit unserer Kenntniss davon, wie die Menschheit das geworden, was sie ist, und wie sie sich aus den Zeiten wilder Barbarei, in denen die Reste antiker Bildung und antiker Weisheit in den Frieden der Klöster geflüchtet werden mussten, mit Hülfe eben jenes classischen Alterthums wieder emporarbeitete zu rascher und wunderbarer Entfaltung ihrer geistigen Kräfte. Es führt uns dies auf die ethischen Früchte, welche in so reicher Fülle

vom Baume der classischen Bildung gebrochen worden sind. Und für welchen Stand sollten wir eine reinere und vollkommenere ethische Ausbildung anstreben, als für den Stand der Aerzte, eine ethische Ausbildung, die stark und sicher macht in allen Lagen des Lebens auf dem richtigen Wege zu beharren, nicht wegen der Hoffnungen, welche sich daran knüpfen, oder wegen der Befürchtungen, welche von einer Abweichung zurückschrecken, sondern deshalb, weil es der richtige Weg ist."[1054]

Medizinhistorische Quellen seien, so Erna Lesky, nur „durch die Auseinandersetzung mit dem Worte verständlich" und zwar „viele Jahrhunderte hindurch [in] der griechischen und lateinischen Sprache". Ihr „lieber Mann [...] der gestrengste und gütigste Lehrer", habe sie gelehrt, „Ehrfurcht vor dem Worte als dem Vermittler wissenschaftlicher Erkenntnis zu haben".[1055]

Mit der Unterzeichnung des Staatsvertrags am 15. Mai 1955, das „*Annus mirabilis*" der Zweiten Republik,[1056] wurde ein politischer Neubeginn gesetzt. Die Entscheidung zur „immerwährenden Neutralität" am 26. Oktober sollte das Österreichbewusstsein stärken. Der „Fortschritt in Richtung Moderne", verbunden mit Wirtschaftswachstum und der Ausbildung eines Mittelstands mit erhöhten Lebenschancen wurde zum „klassen- und parteiübergreifenden Paradigma".[1057] Erna Lesky nutzte diese Aufbruchsstimmung und nationale Konsolidierung und änderte ihren Forschungsschwerpunkt, angepasst an die politischen Veränderungen. Die Entwicklungslinien, die hier beobachtet werden können, führen von der Medizin der Antike[1058] und ihrem Einfluss auf die moderne Medizin, direkt zu österreichspezifischen Themen wie die Geschichte der Medizin des 18. Jahrhunderts, mit Betonung der großen Leistungen der Ersten Wiener Medizinischen Schule. Mit Forschungsthemen, die dem Mainstream der Politik dienten, war der Erfolg der Forschungen und die Finanzierung der Publikationen besser gesichert. Erna Lesky trug mit den österreichspezifischen Themen zur Stärkung des Österreichbewusstseins an der Universität Wien bei, das nach 1945 erst aufgebaut werden musste. Aufsätze wie „Matthias Marenzellers Kampf für die Homöopathie in Österreich"[1059], „Johann Peter Frank als Organisator des medizinischen Unterrichts"[1060] oder „Die josephinische Reform der Seuchengesetzgebung"[1061] signalisierten, dass nun die Erste Wiener Medizinische Schule ihr neues Forschungsfeld war. Am 7. Februar 1956 wurde Erna Lesky an der Universität Wien in Geschichte promoviert.[1062]

In einem Vortrag dankte sie später „ihren Führern auf dem Wege zur Geschichtswissenschaft", besonders Leo Santifaller (1890–1974), ihrem Lehrer in den historischen Hilfswissenschaften und Alphons Lhotsky

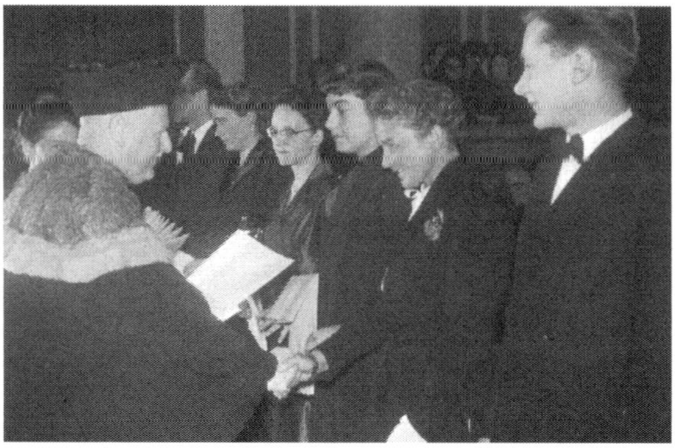

Abb. 40 Erna Leskys Promotion Dr. phil., Universität Wien, 1956. Albin Lesky überreicht die Promotionsurkunde (TNL Albin Lesky 131.97, Sch 841. 131.97.10.2, UAW).

(1903–1968), ihrem „Dissertationsvater".[1063] Ihre Dissertation *Staat und Heilkunde im Zeitalter des aufgeklärten Absolutismus in Österreich*[1064] wurde 1959 unter dem Titel *Österreichisches Gesundheitswesen im Zeitalter des aufgeklärten Absolutismus*[1065] publiziert. Die Rezension schrieb Robert Rosenthal (1933–2024) im *Bulletin of the History of Medizin.* Erna Lesky habe eine sehr informative Geschichte der Entwicklung von „public health" in der Habsburgermonarchie geschrieben, bezogen auf die Zeit des aufgeklärten Absolutismus unter der Regentschaft von Maria Theresia und Joseph II. Obwohl viele Dokumente dieser Periode im Brand des Justizpalastes 1927 vernichtet und 1945 Archive zerstört worden seien, sei es der Autorin gelungen, „an amazing amount of source materials" zu bearbeiten. Durch gründliche Recherchen habe sie nicht nur einen wichtigen Beitrag für Österreichs Geschichte von Public Health geleistet, sondern auch für „the narrative of world health".[1066] Rosenthal habe zwar ein umfangreicheres Register erwartet, doch die Publikation sei für ihn in der Ganzheit eine „highly informative and scholarly presentation", mit den Biografien von drei Entscheidungsträgern für das österreichische Gesundheitswesen: Gerard van Swieten (1700–1772), Anton Freiherr von Störck (1731–1803) und Andreas Joseph von Stifft (1760–1836).[1067]

3. Positionierungen am Institut für Geschichte der Medizin

Erna Leskys zweite Karriere als Medizinhistorikerin begann, als Albin Lesky bereits 60 Jahre alt war. Zu seinem Geburtstag am 7. Juli 1956 erhielt Albin Lesky ein Glückwunschschreiben der Österreichischen Akademie der Wissenschaften, verfasst von Präsident Meister, seinem langjährigen Mentor. Er habe Albin Leskys „wissenschaftliche Entwicklung von den frühesten Anfängen verfolgen" können. Als Student habe dieser „mit großer Begabung" mit seinem Fach Klassische Altertumswissenschaften „schönste Erfolge" erzielt, sich durch „unermüdliches Streben" in Klassischer Philologie habilitiert und eine „akademische Laufbahn" begonnen.[1068] Anerkennend schrieb Meister an Albin Lesky:

„Sie haben nicht nur Ihrer Wissenschaft viele bedeutende Früchte Ihres Forschens dargebracht, sondern Sie dürfen sich auch an einem so frühen Termin, wie es wenigen akademischen Lehrern und wissenschaftlichen Forschern gegönnt ist, sagen, daß Sie eine allseits gesicherte Überschau und eine feste Stellung in Ihrer Wissenschaft besitzen. [...] Der 60. Geburtstag ist einer der erfreulichsten Marksteine im Leben eines Gelehrten, denn er hat da noch Kraft und Pläne vor sich und kann doch auch schon auf ein sich rundendes Lebenswerk zurückblicken. Beides ist bei Ihnen im besonderen Maße der Fall."[1069]

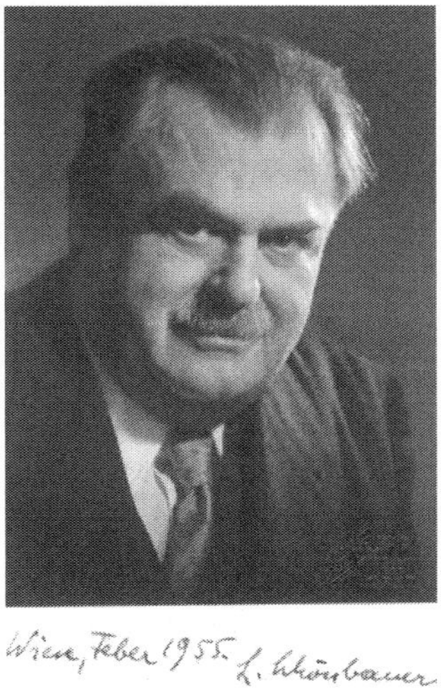

Abb. 41a Leopold Schönbauer, mit eigenhändiger Unterschrift und Datierung, Foto Fayer, Wien, Februar 1955 (Sig. 106.I.1130, UAW).

Albin Lesky nützte die „feste Stellung in der Wissenschaft" für das Erreichen von wissenschaftspolitischen Funktionen und für das Mentoring seiner Frau. Am 18. Juni 1956, 4 Monate nach der Promotion, reichte Erna Lesky das zweite Mal das Habilitationsansuchen ein.[1070] Ein entscheidender Grund, warum Schönbauer Erna Leskys erste Einreichung der Habilitationsschrift verhindert hatte, war nicht nur ihre medizinhistorische Methodik, sondern auch ihr dominantes Auftreten. Mit dem Rückhalt von Albin Lesky präsentierte sie sich selbstbewusst als anerkannte Medizinhistorikerin. Marlene Jantsch, geborene Ratzersdorfer, die ab 1942 nach einem halben Jahr als Hilfsärztin mit Schönbauer an seiner Klinik mit Schönbauer medizinhistorisch arbeitete, negierte sie. Erna Lesky fand sich als Frau eines international renommierten Universitätsprofessors in einer gesellschaftlich höheren Position, ohne zu wissen, aus welchen gutbürgerlichen, intellektuellen Kreisen ihre Kontrahentin kam. Marlene Jantsch trat ruhig und zurückhaltend auf. „Wir wissen, wer wir sind, wir müssen uns nicht vordrängen", gehörte zum Verhaltenskodex ihrer Familie, berichtet ihre Tochter.[1071]

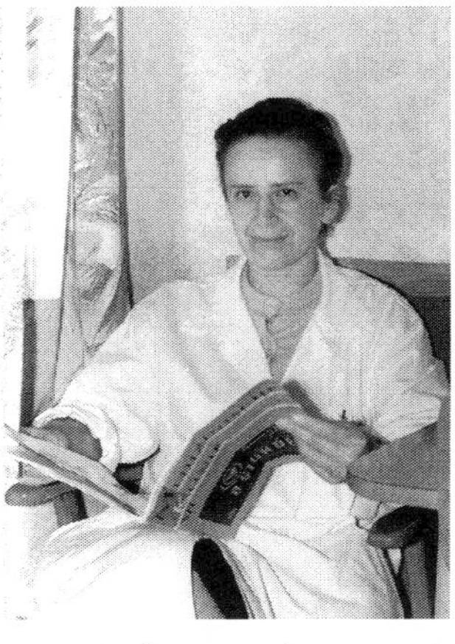

Abb. 41b Ärztin Marlene Jantsch (Familienarchiv Hans Jantsch).

Schönbauer wurde schon während ihres Medizinstudiums auf Marlene Ratzersdorfer aufmerksam. Er habe „ihre Begabungen für Formulierungen und Recherche erkannt" und sie mit dem „Verfassen diverser Artikel und Buchbeiträge" beauftragt.[1072] Er wusste über ihre jüdische Herkunft Bescheid und verlangte daher keinen „Ariernachweis",[1073] als er sie als „Privatassistentin" für das „Verfassen diverser Artikel und Buchbeiträge" beauftragte.[1074] Schönbauer verstand es, die Kompetenzen der Tochter einer „Verlegerfamilie" für seine Publikationen zu nützen.[1075] Lehne findet Schönbauers Verhalten „aus wissenschaftlicher Perspektive und vor dem politischen Hintergrund zumindest euphemistisch".[1076]

Am 10. Mai 1945 übernahm Schönbauer die provisorische Leitung des Instituts für Geschichte der Medizin, am 1. Jänner 1946 wurde Marlene Jantsch offiziell als wissenschaftliche Assistentin angestellt. Eine ihrer ersten Aufgaben sei die Behebung der kriegsbedingten Schäden am Institut gewesen. Die während des Krieges ausgelagerten Bücher mussten wieder in die Bibliothek eingeordnet werden. Die Objekte im Museum wurden neu angeordnet. Da der Bibliothekskatalog nur aus einer Autorendatei bestand, wurde er „mit Hilfe einer Bibliothekarin und zwei Sekretärinnen" neugestaltet, wodurch „die wissenschaftliche Arbeit außerordentlich erleichtert wurde". Marlene Jantsch war dafür verantwortlich, eine 1956 schon „2520 Nummern umfassende Handschriftensammlung [und] eine 8400 Nummern zählende Bildersammlung" für Forscher und Forscherinnen zugänglich zu machen. Nachlässe von Ärzten wie Julius Tandler (1869–1936) und umfangreiche Schenkungen, zum Beispiel der Gesellschaft der Ärzte in Wien oder eine „großzügige amerikanische Bücherspende" von 1948, mussten in die Handschriftensammlung und die Bibliothek aufgenommen werden,[1077] eine enorme Leistung, die Erna Lesky später fortsetzte, aber generell als ihre Eigenleistung beschrieb.[1078]

Nach Marlene Jantsch habe Schönbauer 1948 die vollständige „Eingliederung der Sammlung" in das Institut erreicht.[1079] Sonia Horn und Gabriele Dorffner betonen, dass dieser „Verdienst im Wiederaufbau" des Instituts für Geschichte der Medizin nach dem Zweiten Weltkrieg Marlene Jantsch zugeschrieben werden müsse.[1080] Lehne konnte in der Institutskorrespondenz nachweisen, dass Marlene Jantsch mit Schönbauer bereits Tausende von Karteikarten bestellte, um die umfangreichen Bestände der Bibliothek des Josephinums und die vielen Objekte des Museums für die Forschung zugänglich zu machen.[1081] Die Sammlungen seien ab ungefähr 1950 teilweise für die Öffentlichkeit zugänglich gewesen, in regelmäßigen Führungen seien die Wachsmodelle gezeigt worden und das Museum sei fast immer geöffnet gewesen.[1082] Marlene Jantsch weist in ihrem CV darauf hin, dass das Institut für Geschichte der Medizin „wieder internationale Geltung" hatte, wie eine „weitverbreitete Korrespondenz" belege.[1083]

Für medizinhistorische Arbeiten traf sich Marlene Jantsch mit Schönbauer und ihrem Mann Hans Jantsch wöchentlich zu einem „Jour fixe", um Publikationen wie *Die Bedeutung der österreichischen Chirurgie*[1084] zu besprechen[1085] oder wissenschaftliche Aufsätze wie eine Serie zu Medizingeschichte im *Völkischen Boten.*[1086] Alle Publikationen erschienen mit Schönbauer als Alleinautor.[1087] Schönbauers 1944 publiziertes Buch *Das medizinische Wien*[1088] wurde vom Ehepaar Jantsch geschrieben.[1089] Schönbauer beauftragte seine Assistentin, jeden Montag zwanzig Seiten des Manuskripts vorzulegen. Er werde dafür ihre jüdische Herkunft geheim halten.[1090] In einem Interview mit Lehne berichtete Christine Nowotny, dass ihre Mutter „um ihr Leben geschrieben" habe.[1091] Ein von Schönbauer persönlich signiertes Dokument von 1957 bestätigt seinen Auftrag:

„Frau Dr. Marlene Jantsch, geborene Ratzersdorfer, wurde von mir, nachdem ich sie aus rassischen Gründen an der Klinik nicht mehr beschäftigen durfte, von März 1942 an als Privatassistentin mit wissenschaftlichen Arbeiten, die vorwiegend das Gebiet der Geschichte der Medizin betrafen, betraut. Diese Arbeit bedeutete eine Vollbeschäftigung und wurde auch als solche honoriert."[1092]

Hubenstorf ordnet *Das medizinische Wien* in der zweiten Auflage den „zeittypischen" Publikationen zu: „ein spezifischer Wiener Regionalismus, der nach 1945 als gesinnungsmäßiger Widerstand ausgegeben werden konnte und dies subjektiv wahrscheinlich auch wirklich war."[1093] In *Das medizinische Wien*, 1947, werde im Rückblick auf die Geschichte der Medizin im Nationalsozialismus erwähnt, dass das NS-Regime „die Wiener Medizinische Tradition" verachtet habe. Hubenstorf hätte sich als Medizinhistoriker mit dem Forschungsschwerpunkt Zeitgeschichte der Medizin in der zweiten Auflage eine Distanzierung von der NS-Zeit erwartet,[1094] was jedoch 1947 noch überhaupt nicht im gesellschaftlichen Bewusstsein verankert war. Er erwartete zwei Jahre nach Ende der NS-Zeit wahrscheinlich einen kritischen Blick auf den Brain drain der Medizinischen Fakultät der Universität Wien durch die erzwungene Emigration von Juden und Jüdinnen, ein Brain-Drain, durch den sie nachhaltig im internationalen wissenschaftlichen Ranking abgestuft wurde.

Auch in der zweiten Auflage *Das Medizinische Wien* gab sich Schönbauer als Alleinautor aus. Erst ab 1948 erschienen Publikationen zur Geschichte der Medizin mit Marlene Jantsch als Alleinautorin.[1095] Mit Schönbauer gab Marlene Jantsch 1950 die *Lebenserinnerungen* von Julius Wagner-Jauregg[1096] heraus. Dieses Mal wurden beide als Herausgeber und Herausgeberin genannt.[1097] 1954 erschien das populärwissenschaftliche Buch *Gesünder leben – länger leben*[1098] unter Mitarbeit von Hans und Marlene Jantsch, wieder mit Schönbauer als Erstautor.[1099] Hubenstorf ist trotzdem der

Meinung, dass bis 1960 Medizinhistoriografie in Österreich vorwiegend von Schönbauer und Marlene Jantsch, Hans Jantsch wird hier nicht erwähnt, geprägt worden sei.[1100] Marlene Jantsch habe in zahlreichen Beiträgen im *Biographischen Lexikon* „präzise Grundlagen für spätere Arbeiten" geschaffen und Kritik in Biografien ehemaliger Ärzte mit NSDAP-Nähe oder Mitgliedschaft, wie zum Beispiel Hans Eppinger, nicht ausgeklammert. Hubenstorf zeichnet das Bild einer „stillen und aufrechten, konservativen Wissenschaftlerin", der die weitere medizinhistorische Forschung „zu Dank verpflichtet" sein müsse.[1101]

Erna Lesky hingegen trat am Institut für Geschichte der Medizin sehr selbstbewusst auf. Zu Beginn ihres Geschichtestudiums an der Universität Wien machte Erna Lesky ohne Terminvereinbarung einen „Antrittsbesuch" bei Marlene Jantsch im Sekretariat des Instituts für Geschichte der Medizin. Er verlief anders, als sie erwartet hatte. Erst am Ende ihres Geschichtestudiums und vor Einreichung des Habilitationsansuchens erwähnte Erna Lesky den Besuch gegenüber Schönbauer in einem Brief. Seine Assistentin habe ihr „keinen Sitz angewiesen", sondern sie „zwischen Tür und Angel kurz abgefertigt".[1102] Schönbauer antwortete, dass sich seine Assistentin nicht mehr genau erinnere, wie dieser „Antrittsbesuch" vor Jahren verlaufen sei. Erna Lesky sei „zufällig in das Zimmer der Sekretärinnen" gekommen und habe sich mit Frau Wieser unterhalten. Marlene Jantsch habe nicht gewusst, dass der „Besuch" für sie bestimmt gewesen sei. Erna Lesky habe gegenüber Marlene Jantsch nie „Wünsche" geäußert, obwohl sie ihr gerne „behilflich" gewesen sei.[1103] Sowohl auf Marlene als auch auf Hans Jantsch habe das Benehmen von Erna Lesky befremdend gewirkt.[1104]

Erna Lesky respektierte Marlene Jantsch nicht als Medizinhistorikerin. Ihr Verhalten gegenüber Schönbauer und seiner Assistentin führte zu einem Spannungsverhältnis und endete in einem Habilitationskonflikt. Erna Lesky nahm in ihrem Handeln weder Rücksicht auf die im Konflikt involvierten Akteure und Akteurinnen noch auf vorgegebene Strukturen am Institut für Geschichte der Medizin. Auslöser des Konflikts war die Bibliotheksordnung des Instituts für Geschichte der Medizin, die Erna Lesky während des Verfassens ihrer Dissertation infrage stellte. Für die Literaturrecherchen besorgte sie sich von verschiedenen Bibliotheken eine unbeschränkte Anzahl von Büchern. Die Bibliothek des Instituts für Geschichte der Medizin limitierte die Anzahl der Bücher, die entliehen werden konnten. Am 8. Oktober 1955 teilte Schönbauer Erna Lesky schriftlich mit, dass sie im Moment „nicht weniger als 18 Bücher" vom Institut ausgeliehen habe. Er hielt es „für nötig, eine Einschränkung [...] vorzunehmen". Außerdem finde die Entlehnung in Zukunft von 8 bis 9 Uhr vormittags statt, weil „das knappe und größtenteils von [ihm] bezahlte Personal des Instituts nicht zu sehr belastet werden" dürfe.[1105]

Erna Lesky kritisierte die kurzen Öffnungszeiten. Die Öffnungszeit der Bibliothek von 8 bis 9 Uhr sei „für jemand, der auch hausfrauliche Pflichten zu erfüllen hat, eine außerordentlich schwierige Entlehnzeit". Um das gesellschaftlich erwartete Rollenbild einer Frau in den 1950er-Jahren mit ihren ehrgeizigen Ambitionen zu verbinden, versuchte Erna Lesky eine Balance zwischen Hausfrau und Wissenschaftlerin zu finden. Sie erwartete Verständnis dafür. Seit Beginn ihrer medizinhistorischen Recherchen habe sie festgestellt, dass die Arbeitsbedingungen am Institut für Geschichte der Medizin „von Anfang an andere" als in weiteren Bibliotheken und Instituten Wiens gewesen seien. Es sei ihr nicht gestattet worden, „selbständig die Bücherkartei des medizinhistorischen Instituts" zu benützen, „obwohl eigenes Suchen in einer Bibliothekskartei bekanntlich zu den wichtigsten Voraussetzungen selbständiger Arbeit gehört". Sie habe das Institut daher oft wochen- und monatelang nicht benützt. Die Universitätsbibliothek Wien habe ihr ohne Weiteres gestattet, 77 Werke zu entleihen.[1106]

Erna Lesky forderte den ihr als Frau eines berühmten Wissenschaftlers angeblich zustehenden Respekt ein. Beim nächsten Bibliotheksbesuch sei sie herablassend aufgetreten und habe auf Fragen eine „barsche Antwort" gegeben. Auf Anweisung von Schönbauer verfasste die Bibliothekarin Leopoldine Übelöhr ein Gedächtnisprotokoll über Erna Leskys Auftreten in der Bibliothek. Übelöhr hatte die Mitnahme eines weiteren Reihenwerks abgelehnt, was Erna Lesky nicht akzeptierte: „Ich bin die Frau von Universitätsprofessor Dr. Lesky, ich bin eine vom Ausland anerkannte Wissenschaftlerin, ich werde mich beim Dekan beschweren."[1107] Erna Lesky verstand es gut, ihren gesellschaftlichen Status gegenüber Menschen, denen sie sich überlegen fühlte, zu nützen und im geeigneten Moment die subjektiv empfundene mangelnde Anerkennung zu thematisieren. Am 27. Oktober 1955 kam sie mit Albin Lesky in die Bibliothek. Er stellte die Wissenschaftlichkeit des Instituts für Geschichte der Medizin infrage. Die Bibliotheksordnung könne für seine Frau, „eine vom Ausland anerkannte Wissenschaftlerin", nicht gelten.[1108] Nach dem Gespräch ersuchte Erna Lesky schriftlich um einen Arbeitsplatz am Institut,[1109] um ihre Präsenz am Institut für Geschichte der Medizin zu demonstrieren. Schönbauer versprach eine Lösung zu finden, wenn sie keine hohen Ansprüche stelle.[1110]

4. Subjektive Habilitationsgutachten

An der Medizinischen Fakultät der Universität Wien war Erna Lesky wissenschaftlich etabliert und gut vernetzt. Im Dezember 1955 forderte Franz Theodor Brücke (1908–1970), Leiter des Instituts für Pharmakologie und 1953/54 sowie 1954/55 Dekan der Medizinischen Fakultät der Universität Wien, Gutachten zu Erna Leskys Habilitationsschrift an, zwei Monate bevor sie in Geschichte promovierte und ein halbes Jahr bevor sie ihr Habilitationsansuchen einreichte. Für ein Gutachten wurde Ackerknecht ersucht, Erna Leskys medizinhistorische Qualifikationen zu beurteilen. „Ich konnte ihm ganz ehrlich eines ganze Menge gute Dinge ueber Sie schreiben", teilte Ackerknecht Erna Lesky mit, was die Objektivität des Gutachtens vermissen lässt.[1111] Ein weiteres Gutachten verfasste Leibbrand, Universitätsinstitut für Geschichte der Medizin in München, in dem er verdeutlichte, dass Erna Leskys Habilitation „außer Zweifel" stehe, Marlene Jantsch hingegen in „der Deutschen Vereinigung für Geschichte der Medizin" als Medizinhistorikerin unbekannt sei:

„Frau Dr. Lesky ist mir als Medizinhistorikerin von Rang bekannt. […] *In der Deutschen Vereinigung für Geschichte der Medizin hat sie manchen interessanten Beitrag* […] *geliefert.* […] *Dass Frau Dr. Lesky habilitiert wird, steht für mich außer Zweifel. Sie wird der Geschichte der Medizin noch manches zu geben haben.* […] *Frau Dr. Marlene Jantsch ist mir bisher unbekannt geblieben. Ich müßte also ergebenst bitten, mir ihre bisherigen Arbeiten bekannt zu geben, damit ich sie einsehen kann. Die Tatsache, dass ihr Name auch in der Deutschen Vereinigung von mir nicht gefunden wurde, ist natürlich keinerlei Argument gegen sie.*"[1112]

Sigerist teilte Brücke auf die Anfrage für ein weiteres Gutachten in einem Schreiben vom 7. Dezember 1955 mit, dass Erna Lesky ihm seit 1950 alle ihre Arbeiten zusandte und er so „einen ausgezeichneten Eindruck von ihrer Persönlichkeit bekommen" habe. Ihre *Zeugungs- und Vererbungslehren der Antike* sollten „eigentlich für eine Habilitationsschrift genügen". Sigerist bewertete die Schrift als „ganz hervorragend", sie belege Erna Leskys „echt[…] philosophische[s] Verständnis und [die] gründliche[…] Beherrschung der antiken klassischen Sprachen".[1113] Verschiedene Reviews und Gutachten zeigen, dass Erna Lesky für ihre wissenschaftliche Reputation zielbewusst internationale Netzwerke einsetzte. Walter Artelt vom Senckenbergischen Institut für Geschichte der Medizin in Frankfurt am Main schrieb in seinem Gutachten an Brücke, dass Erna Lesky „in die Reihe der bestqualifiziertesten Vertreter unseres Faches" gehöre. Sie habe sich „als eine ausgezeichnete Forscherin qualifiziert". Im Vergleich dazu seien die ihm „bekannten Arbeiten von Frau Dr. Marlene Jantsch [...] von einer etwas erschreckenden Dürftigkeit". Sie gäben „eine recht naive, lückenhafte und vielfach schiefe Schilderung der Tatsachen, die zumeist aus zweiter Hand geschöpft" seien. Walter Artelt bedauerte, „hier eine positive Bewertung nicht geben zu können".[1114] Am 18. Juni reichte Erna Lesky ein zweites Mal ihr Habilitationsansuchen an der Medizinischen Fakultät der Universität Wien ein.[1115] Diepgen hatte Erna Lesky schon 1949 darauf hingewiesen, „daß man bei Habilitationsansuchen [...] ohne Schüler eines unmittelbaren Fachmannes zu sein, Schwierigkeiten" haben werde.[1116] Es war daher zu erwarten, dass sich Schönbauer gegenüber Erna Lesky distanziert verhalten werde, als ihm Antoine, 1955/56 Dekan der Medizinischen Fakultät,[1117] am 10. Juli 1956 das Habilitationsansuchen von Erna Lesky übermittelte und um eine Stellungnahme in Form eines Referats und eines Kurzreferats ersuchte.[1118] Antoines Nachfolger, Richard Bieling (1888–1967),[1119] 1956/57 Dekan der Medizinischen Fakultät, ersuchte Schönbauer nochmals um eine Stellungnahme, um die Ansuchen von Erna Lesky und Marlene Jantsch „in der Sitzung des ständigen Ausschusses am 14. November 1956" vorlegen zu können.[1120] Mit Antoine und Bieling erhielt Erna Lesky im Habilitationsverfahren Unterstützung aus dem Netzwerk der „Ehemaligen".

Am 3. November reichte Schönbauer das Kurzreferat über Erna Lesky[1121] und das ausführliche Referat mit zwei Begleitschreiben von Sigerist und Schuhmacher ein. Das Referat über Marlene Jantsch habe er bereits am 29. September 1956 an das Dekanat gesandt.[1122] Ihre Habilitationsschrift beziehe sich auf „einen Abschnitt aus der Geschichte des Josephinums". Es sei für Marlene Jantsch von Bedeutung, „erneut darauf hinzuweisen, dass sich hier trotz Mängeln und Widerständen die Entwicklung der Chirurgie vom Handwerk zur Wissenschaft vollzog".[1123] Erna Leskys Habilitationsschrift *Die Zeugungs- und Vererbungslehren der Antike und ihr Nachwirken* beurteilte Schönbauer als eine „Broschüre von 210 Seiten".[1124] Mehrere beiliegende Rezensionen aus internationalen renommierten Fachjournalen wie *Bulletin of the History of Medicine* bestätigten aber die wissenschaftliche Qualität der Habilitationsschrift:

"The representation of the complicated development of the ancient doctrines is detailed, critical, and thorough. The present treatise is really a deep-searching

history of the Greek doctrines and therefore most welcome as an important reference work for the historians of medicine and philosophy."[1125]

Auch eine weitere Rezension bewertete Erna Leskys Habilitationsschrift positiv:

„Ich erblicke daher in dem Werk nicht bloss eine Arbeit von ungewöhnlichem Gelehrtenfleiss und Forscherethos, sondern sehe darin auch einen zeitwichtigen Beitrag zu Fragen der Weltbildvergleichung. [...] *Von diesem Gesichtspunkt ist das Buch nicht bloss für Naturwissenschaftler und Mediziner, sondern auch für den Philosophen und Theologen von besonderem Interesse.* [...] *Wofern nicht überhaupt neue Quellen entdeckt wurden, dürfte das Buch nach dieser Seite hin die im Wesen erschöpfende und gültig bleibende Darstellung sein."*[1126]

In der Publikationsliste, die Erna Lesky für die Habilitation einreichte, führte sie siebzehn gedruckte wissenschaftliche Arbeiten an, eine weitere, die sich noch in Druck befand, sowie sieben, in Form von Manuskripten vorliegende Arbeiten, darunter drei Lexika-Artikel.[1127] Dekan Bieling reichte „drei weitere wissenschaftliche Abhandlungen" von Erna Lesky nach.[1128] Diepgen, Medizinhistorisches Institut der Johannes Gutenberg-Universität in Mainz, verlangte, dass Medizingeschichte an Universitäten durch „qualifizierte Fachvertreter" und nicht von „Dilettanten" gelehrt und erforscht werde.[1129] Institute für Geschichte der Medizin seien mit „professionelle[n] Fachvertretern" zu besetzen.[1130] Diepgen empfahl Dekan Bieling, Erna Lesky in Geschichte der Medizin zu habilitieren, denn „echte, d. h. wirklich fachkundige Medizinhistoriker [würden] an allen Ecken und Enden" fehlen:[1131]

„Die Nachwuchsfrage macht uns große Sorgen. Medizinhistorische Dilettanten gibt es freilich in Mengen. Es ist die Tragik unseres Faches, dass diese Dilettanten ihren Dilettantismus mit Wissenschaft verwechseln, weil sie die methodischen Grundlagen nicht kennen und daher nicht wissen, was ihnen zur echten medizinhistorischen Forschung fehlt."[1132]

Schönbauer stellte in seiner Begutachtung dessen ungeachtet fest, dass in Erna Leskys wissenschaftlichen Arbeiten „die philologischen, historischen und auch philosophischen Belange gegenüber denen der reinen Medikohistorik etwas in den Vordergrund treten". Erna Lesky habe keine Ausbildung an einem „medikohistorischen Institut" erhalten, „sondern [sei] als

Außenseiterin zur Geschichte der Medizin" gekommen. Für ihn war Erna Leskys „Vorbildung [...] eher für eine Dozentur im Rahmen der philosophischen Fakultät" geeignet, obwohl er „einige ihrer Arbeiten ganz ausgezeichnet" fand und ihren Vortragsstil lobte. Erna Lesky sei eine „philologische Historikerin", aber keine Medizinhistorikerin.[1133] In der längeren Version des Begutachtungsschreiben konnte es Schönbauer nicht unterlassen zu erwähnen, dass er in Erna Leskys Publikationen die Arbeit eines renommierten Klassischen Philologen erkannte:

„[Erna Lesky] *befasste* [...] *sich mit medikohistorischen Studien, wobei Fragen aus der griechischen Medizin bearbeitet wurden. Durch ihren Gatten, Professor Dr. Albin Lesky,* [...] *dürfte sie eine entsprechende Einführung in die Altertumswissenschaften erfahren haben.*"[1134]

Albin Lesky war nicht nur ihr wissenschaftlicher Berater, er motivierte Erna Lesky in der Zeit bis zur Habilitation: „Mein liebes hochberühmtes [...]! Muss Dir gleich schreiben und noch dazu einen Eilbrief, weil ich mit der rapide wachsenden Berühmtheit gar nicht mehr mitkomme," schrieb er von einem Kongress und empfahl ihr, sofort das Manuskript für ihre nächste Publikation einzureichen. Er werde den Kontakt zum Verlag organisieren.[1135]

Im November 1956 übermittelte Dekan Bieling Schönbauer weitere Gutachten „auswärtiger Medizinhistoriker". Daraus sollte hervorgehen, „warum Frau Dr. Lesky innerhalb der medizinischen Fakultät habilitiert werden sollte".[1136] Sigerist hielt Erna Lesky „für die bedeutendere der beiden Kandidatinnen". Sie sei „die ältere und reifere und [...] mit den historischen und philologischen Methoden durchaus vertraut". In Deutschland werde erwartet, dass „ein Medizinhistoriker außer dem Medizinstudium noch ein anderes Studium, sei es in Geschichte oder Philologie, abgeschlossen habe". Als er Erna Lesky 1954 beim Internationalen Kongress für Geschichte der Medizin in Rom und Salerno kennengelernt habe, habe er „einen ausgezeichneten Eindruck von Ihrer Persönlichkeit" gewonnen. Ihr Vortagsstil sei „glänzend" und ihre Habilitationsschrift „eine großartige Leistung".[1137] Erna Lesky „beherrsch[e] das weite Feld der Geschichte der Medizin und [habe] Bedeutendes geleistet". Marlene Jantsch habe sich vor allem um die „Lokalgeschichte Wiens verdient gemacht, was Weltgeschichte der Medizin bedeutet". Sigerist bedauerte, dass Marlene Jantsch die neueste amerikanische Literatur in Geschichte der Medizin nicht kenne, was aber wegen der schwierigeren Literaturrecherche in den Nachkriegsjahren zu entschuldigen sei. Er verstehe, warum Schönbauer seine „langjährige

Assistentin" habilitieren wolle.[1138] Sigerist stellte fest, dass „die beiden Damen sich aufs Glücklichste ergänzen" und er empfehle, „die beiden zur Privatdozentur zuzulassen".[1139] Sigerist stand in persönlichem Kontakt mit Erna Lesky und war damit als Gutachter eigentlich auch befangen, selbst wenn er in seiner Stellungnahme zu beiden Habilitationsgutachten diplomatisch reagierte.

Um eine weitere Expertise einzuholen, ließ Schönbauer die Habilitationsunterlagen von Erna Lesky und Marlene Jantsch von Joseph Schumacher (1902–1966), Vorstand des medizinhistorischen Instituts in Freiburg im Breisgau, begutachten. Für Schuhmacher gehe Marlene Jantsch in ihren Veröffentlichungen „nach echt geschichtsphilosophischen Gesichtspunkten" vor, klammere die „materialistische Geschichtsauffassung" aus und verstehe die Analyse von Quellen hervorragend. In ihren Arbeiten lasse sich „die langjährige spezielle Schulung durch ihren vorzüglichen Lehrer und der Geist der Forschung des unvergesslichen Medizinhistorikers M. Neuburger erkennen". Marlene Jantsch besitze umfassende Kenntnisse der neuesten Literatur, auch der englischen, französischen und italienischen. Die Medizinische Fakultät Wien sollte sich „diese so fachlich geschulte Kraft nicht entgehen lassen". Bei Erna Lesky erkannte Schumacher „außergewöhnliche philologische Fähigkeiten und Kenntnisse", die sie durch eine „beneidenswerte Schulung ihres Gatten" erhalten habe. Sie sei aber „bezüglich ihrer Laufbahn schlecht beraten worden". Sie sollte ihre Fähigkeiten in Philologie einsetzen, denn es gebe „keine Philologen mit ihren Fähigkeiten", aber „genügend Medizinhistoriker". Schumacher riet Erna Lesky „dringend", sich in Philologie zu habilitieren. Sie werde „für diesen Rat später einmal dankbar sein".[1140]

5. „Habilitationskrieg"

Als Schönbauer der Habilitationskommission seine Gutachten vorlegte, ersuchte er, über „die persönlichen Eigenschaften von Frau Dr. Lesky mündlich" berichten zu dürfen.[1141] Mit dem Gedächtnisprotokoll der Bibliothekarin Übelöhr[1142] wollte er das insistierende Verhalten von Albin und Erna Lesky am Institut für Geschichte der Medizin belegen. Erna Lesky wurde danach eingeladen, mit Dekan Bieling in Anwesenheit der Professoren Hoff, Leiter der Klinik für Psychiatrie und Neurologie, und Josef Böck (1901–1985), Leiter der II. Klinik für Augenheilkunde, ein Gespräch im Dekanatszimmer zu führen. Erna Lesky bedauerte dort mögliche Missverständnisse und erklärte, „sich in Zukunft der Instituts- und Bibliotheksordnung am Institut für Geschichte der Medizin voll und ganz zu fügen".[1143]

Am selben Tag richtete Albin Lesky ein Schreiben an Dekan Bieling, wo er seine Sicht vom Besuch seiner Frau in der Bibliothek des Instituts für Geschichte der Medizin am 27. Oktober 1855 darstellte. Es liege ihm fern, sich „in die Angelegenheiten des medizinhistorischen Instituts" einzumischen, aber seine Frau habe sich deshalb an den Vorstand des Instituts für Geschichte der Medizin gewandt, weil sie durch „die Beschränkung der zu entlehnenden Bücher [...] mitten in einer größeren Arbeit in eine schwierige Lage versetzt" worden sei. Auf ihr Schreiben vom 11. Oktober 1955 „mit der Bitte um einen Arbeitsplatz" habe sie keine Antwort erhalten, daher habe er sich „mit kollegialer Bitte an Herrn Prof. Schönbauer" gewandt.[1144] Der Diskurs um die Bibliotheksordnung sei von Missverständnissen und mangelnder Wertschätzung seiner Frau gegenüber bestimmt gewesen. Albin Lesky stellte fest, dass

„[s]*eine Frau, die in der ganzen Angelegenheit nur Bitten geäußert hat,* [...] *die von Herrn Professor Schönbauer getroffenen Anordnungen voll respektiert, das med. hist. Institut nur in äußerst seltenen Grenzfällen (beim Auslassen der anderen Bibliotheken) benützt und niemals auch nur die geringste Störung des dortigen Betriebs verursacht oder sonst wie eine Unzukömmlichkeit geschaffen* [habe]".[1145]

Er ersuchte den Dekan, die Habilitation seiner Frau mit „Wohlwollen" zu unterstützen, denn eine Intervention am medizinhistorischen Institut zum Vorteil seiner Frau liege ihm „vollkommen fern".[1146] Erna Lesky wiederholte in einem weiteren Schreiben diese Erklärung.[1147] Zwei Tage später versicherten beide nochmals, jetzt und in Zukunft „jede Loyalität gegenüber dem Institut des Herrn Prof. Schönbauer zu wahren".[1148] Albin Lesky beherrschte die diplomatische Argumentation. Er kannte alle Entscheidungsträger an der Universität Wien, an der Österreichischen Akademie der Wissenschaften und im Unterrichtsministerium persönlich. Er habe genau gewusst, wie er zu handeln habe.[1149]

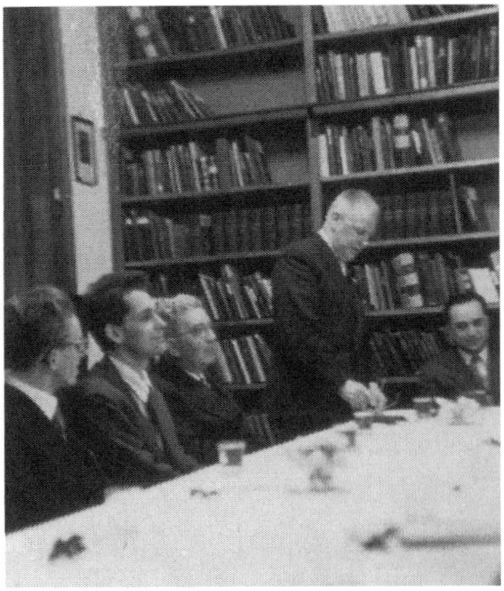

Abb. 42a Albin Leskys Rede bei Eröffnung des renovierten Instituts für Klassische Philologie der Universität Wien 1955 (TNL Albin Lesky 131.97, Sch 840, K 131.97.09, UAW).

Zugleich machte der Dermatologe Albert Wiedmann (1901–1970) Dekan Bieling auf-

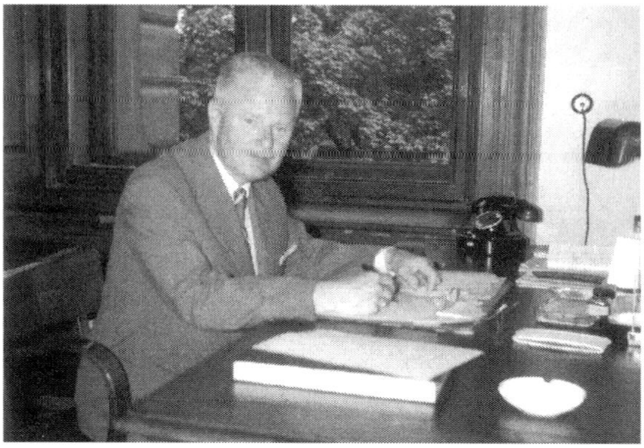

Abb. 42b Albin Lesky als Ordinarius am Schreibtisch des Instituts für Klassische Philologie der Universität Wien 1956 (TNL Albin Lesky 131.97, Sch 840, K 131.97.09, UAW).

merksam, dass in der Sache „Habilitation Lesky-Marlene Jantsch [...] ein Teil des Ansehens der Wiener Fakultät auf dem Spiel steht". Schuhmacher,[1150] den Schönbauer als Gutachter für Erna Leskys Habilitationsantrag gewählt habe, sei fachlich nicht kompetent genug, um Erna Leskys Arbeiten zu beurteilen. Wiedmann bestätigte, dass es unter den deutschen Medizinhistorikern „2 Cliquen" gebe. Für ihn gehörten der einen Clique alle „namhaften" Medizinhistoriker an und der anderen Schumacher und Schönbauer. Die Wiener Medizinische Fakultät müsse entscheiden, welcher Clique sie sich anschließen wolle.[1151] Ackerknecht, 1957 für eine Professur in Geschichte der Medizin an die Universität Zürich vorgeschlagen, fand es „traurig", dass der „Habilitationskrieg", Erna Lesky „am Arbeiten gehindert" habe.[1152]

Der „Habilitationskrieg" wurde trotzdem von Erna und Albin Lesky durch überzeugende Argumentation und mit Unterstützung ihrer internationalen Netzwerke und jenen aus dem Kreis der „Ehemaligen" „gewonnen". Am 4. Jänner 1957 wurde Erna Lesky von Dekan Bieling zum Habilitationskolloquium eingeladen,[1153] ungefähr einen Monat später wurde sie über den Termin für die „Probevorlesung" und über das gewählte Thema „Wiener medizinische Fakultät und Staatliche Gesundheitsbehörde" informiert. Die Probevorlesung werde am 18. März im Hörsaal von Schönbauers I. Chirurgischer Klinik stattfinden, schrieb Antoine in Vertretung von Dekan Bieling an Erna Lesky.[1154] Am 20. März fand die Probevorlesung von Marlene Jantsch zum Thema „Zur Geschichte der Anschauungen über die Epilepsie" statt.[1155] Am 26. März wurde nach Vorlage des „Schlussberichts des Habilitationsausschusses [und] einer zusammenfassenden Beurteilung aller vier Abschnitte des Habilitationsverfahrens" beschlossen, Erna Lesky mit 26 „ja"-Stimmen, einer „nein"-Stimme und keiner Stimmenthaltung zur „Lehrtätigkeit als Hochschuldozent" zuzulassen. Das Abstimmungsergebnis für Marlene Jantsch lautete: 23 „ja"-Stimmen, 3 „nein"-Stimmen und eine Stimmenthaltung.[1156] Mit Beschluss des Bundesministeriums für Unterricht vom 11.

April 1957 wurde Erna Lesky sowie Marlene Jantsch die „Lehrbefugnis für Geschichte der Medizin" von Unterrichtsminister Drimmel verliehen.[1157]

Schönbauer verbot Erna Lesky nach ihrer Habilitation, Vorlesungen am Institut für Geschichte der Medizin der Universität Wien zu halten. Deshalb bot Bieling Erna Lesky an, die Vorlesungen ab 1957 an seinem Institut für Hygiene an der Medizinischen Fakultät zu halten.[1158] Erna Lesky erhielt den persönlichen Teil der Habilitationsunterlagen zurück. Am Bestätigungsformular sind die vier Turnuszeugnisse angeführt, ausgestellt von „Prof. Reuss,[1159] Prof. Priesel, Prof. Krainz und Prof. Rittmann".[1160] Erna Lesky hatte weder Nachweise für ihre Anstellung als Ärztin im Mutter-Kind-Heim der NSV beigefügt, noch für ihre Anstellung im Kinderheim der Barmherzigen Schwestern in Innsbruck. Schönbauer und dem Dekanat war angeblich nur bekannt, dass sie in Innsbruck Kinderärztin[1161] gewesen sei.

Während Marlene Jantsch bis 1960 weiterhin als Schönbauers Assistentin und als Ärztin arbeitete, baute Erna Lesky ihre Kontakte zur internationalen medizinhistorischen Community auf. Mit Heischkel-Artelt pflegte sie einen regen Briefverkehr, in dem sich die beiden Medizinhistorikerinnen nicht nur fachlich austauschten. Im Sommer 1959 sandte Erna Lesky Edith Heischkel-Artelt ihre Arbeit zu Leopold Auenbrugger[1162] zu, die ihre Methodik der Medizinhistoriographie innovativ fand:

„Was Sie schreiben, ist völlig überzeugend und gibt ein ganz neues Bild von Auenbrugger und der Medizin in Wien zu seiner Zeit. Ich möchte meinen, dass die Auenbrugger-Story nicht zum Mindesten begünstigt durch die stark biographisch orientierte Medizinhistoriographie so lange unangetastet weitergegeben wurde. Ihre Arbeit zeigt, wie man durch sorgfältige Quellenstudien zu neuen Ergebnissen in Epochen kommt, die bereits aufgehellt zu sein scheinen."[1163]

Erna Lesky war gut integriert in der Scientific Community männlicher Ordnung, in die sich auch Edith Heischkel-Artelt eingeordnet hatte. Ihre Korrespondenz mit Medizinhistorikern in Europa und den USA zeigt, dass sie Networking in der Wissenschaft gut beherrschte. Laura Marie Wingeneder und Hans-Georg Wolff erklären Networking als Verhaltensmuster zur Anbahnung „informeller beruflicher Beziehungen", ihrer Förderung und Nutzung, um dadurch „berufliche Ressourcen" zu gewinnen. Es sei eine entscheidende „Komponente des Karriereselbstmanagements, [dessen] individuelle und strukturelle Faktoren [den] objektiven und subjektiven Karriereerfolg" bestimmen.[1164] Die Organisation von Macht durch intensives

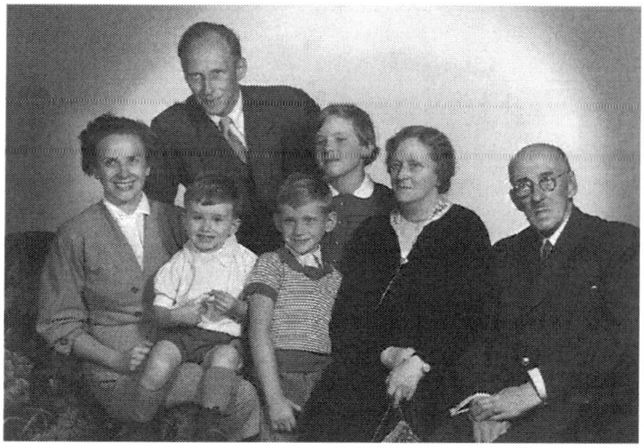

Abb. 43 Familienfoto Hans und Marlene Jantsch aus dem Jahr 1953 (Familienarchiv Hans Jantsch). Tochter Christine vor Sohn Wolfgang, Sohn Hans sitzend, auf dem Schoss der Mutter. Rechts daneben Großmutter Hedwig Jantsch, geb. Prade, und Großvater Gustav Jantsch (Ordinarius für analytische Chemie an der Technischen Hochschule in Graz und dort mehrfacher Dekan und Rektor). Tochter Katharina wurde erst 1958 geboren.

soziales Networking wurde ein Schlüsselelement in Erna Leskys Wissenschaftsmanagement.

Der Vergleich der beiden akademischen Laufbahnen von Marlene Jantsch und Erna Lesky verdeutlicht die Bedeutung von persönlichen und beruflichen Netzwerken. Die beiden Medizinhistorikerinnen unterscheiden sich nicht nur in der Präsentation ihrer wissenschaftlichen Arbeiten grundlegend, sondern auch in ihrer politischen Meinung und ihrem Bestreben, internationale Netzwerke aufzubauen. Die Netzwerke der ehemaligen NSDAP-Mitglieder, die in Österreich lange nachwirkten, nutzte Erna Lesky zu ihrem Vorteil. Ärztinnen an der Medizinischen Fakultät der Universität Wien erhielten bis 1966 keine Professur. Viele von ihnen wurden wissenschaftlichen Hilfsdiensten zugeordnet und arbeiteten an Publikationen, die unter dem Namen des Professors veröffentlicht wurden. Wissenschaftliche Kompetenz von Frauen wurde genützt, den Erfolg beanspruchten die Professoren für sich. Marlene Jantsch war nur eine der vielen Frauen, die in ihrem akademischen Aufstieg nicht gefördert wurden. Ihre jüdische Herkunft verhinderte ihn auch nach 1956.

Anmerkungen

998 Siehe Römer/Schreiner, Dis-kontinuitäten, in: Ash/Nieß/Pils (Hg.), *Geisteswissenschaften im Nationalsozialismus*, 320: Johannes Mewaldt hatte in seiner „preisgekrönten Berliner Dissertation“ zur Geschichte der Medizin, insbesondere zu Galen, gearbeitet.

999 Vgl. Römer, „Cum ira et studio“, in: Grandner/Heiss/Rathkolb (Hg.), *Zukunft mit Altlasten,* 225.

1000 Vgl. Römer/Schreiner/Bannert, Klassische Philologen im Spannungsfeld von Bildung und Gesellschaft, in: Fröschl/Müller/Olechowski/Schmidt-Lauber (Hg.), *Reflexive Innensichten aus der Universität Wien,* 570.

1001 Vgl. Römer, „Cum ira et studio“, in: Grandner/Heiss/Rathkolb (Hg.), *Zukunft mit Altlasten,* 224.

1002 Vgl. ebd., 226.

1003 Vgl. Richard Pokorny, Verwaltungsdirektor der Universität Innsbruck, Schreiben an das BMU Zl. 2783 – U 6 – Innsbruck, 14.11.1946. Anlage 1: Betrifft: Verzeichnis über die Entnazifizierung des Professorenkollegiums der österreichischen Hochschulen, Zl. 38845/III–8/46 vom 29.10.1946, 1. Politische Dokumente aus dem Universitätsarchiv, Dok-09_004a, UAI.

1004 Vgl. Albin Lesky. Meldeblatt zur Registrierung der Nationalsozialisten im Sinne des Art. II des Verfassungsgesetzes, Innsbruck, 3.4.1946. Entnazifizierungsakt Albin Lesky 370, StAI.

1005 Vgl. Römer, „Cum ira et studio“, in: Grandner/Heiss/Rathkolb (Hg.), *Zukunft mit Altlasten,* 277.

1006 Vgl. Ludwig Radermacher, maschinschriftlicher Brief an Albin Lesky, 12.6.1947, 1–2, 1. TNL Albin Lesky INV. 131.97, Sch 843, K 131.97.22, UAW.

1007 Vgl. Albin Lesky, vertreten durch Rechtsanwalt Dr. Ernst Ganahl, an die Registrierungsstelle beim StMI. Gesuch um Feststellung des Nichtbestehens der Registrierungspflicht gemäß § 4 Ziff. (3) c. Verb. Ges. 1947. Innsbruck, 5.7.1947. Entnazifizierungsakt Albin Lesky 370, StAI.

1008 Vgl. Bescheid des Stadtmagistrats Innsbruck über Nichtverzeichnung in der Registrierungsliste. Registrierungsbehörde, Zl I/EE 9533/1947, Innsbruck, 28.8.1947, 2. Ebd.

1009 Vgl. Albin Lesky, maschinschriftlicher Brief an einen Freund, Innsbruck, 21.9.1947, 1–3, 2. TNL Albin Lesky INV. 131.97, Sch 843, K 131.97.22, UAW.

1010 Vgl. ebd., 3.

1011 Zit. Albin Lesky, Schreiben an Richard Meister, Innsbruck, 7.1.1948, 1–2, 1. TNL Albin Lesky INV. 131.97, Sch 843, K 131.97.22, UAW.

1012 Zit. ebd., 2.

1013 Vgl. ebd.

1014 Vgl. Richard Meister, Schreiben an Albin Lesky, Wien, 30.1.1948, 1–2, 1. TNL Albin Lesky INV. 131.97, Sch 843, K 131.97.22, UAW.

1015 Vgl. ebd., 2.

1016 Vgl. Römer, „Cum ira et studio“, in: Grandner/Heiss/Rathkolb (Hg.), *Zukunft mit Altlasten,* 227.

1017 Vgl. Manoschek, Vorwort, in: Pfefferle/Pfefferle, *Glimpflich entnazifiziert,* 9.

1018 Vgl. Schreiben des Bundesministeriums für Unterricht an den Ordentlichen Universitäts-Professor für klassische Philologie Herrn Albin Lesky, Zl. 42. 111, Wien, 20.7.1948. TNL Albin Lesky INV. 131.97, Sch 837, K 131.97.01, UAW.

1019 Zit. Richard Meister, Schreiben an Albin Lesky, Wien, 7.12.1948, 1. TNL Albin Lesky INV. 131.97, Sch 843, K 131.97.22, UAW.

1020 Vgl. Otto Skrbensky, Schreiben an Albin Lesky, Wien, 28.4.1949, 1. Ebd.

1021 Vgl. Römer, „Cum ira et studio“, in: Grandner/Heiss/Rathkolb (Hg.), *Zukunft mit Altlasten*, 227.

1022 Vgl. Richard Meister, Schreiben an Albin Lesky, Wien, 6.5.1949, 1–2, 1. TNL Albin Lesky INV. 131.97, Sch 843, K 131.97.22, UAW.

1023 Vgl. ebd., 2.

1024 Vgl. Albin Lesky, maschinschriftlicher Entwurf eines Schreibens an Hofrat Otto Skrbensky mit handschriftlichen Korrekturen, Innsbruck, 11.5.1949, 1–4, 1. Ebd.

1025 Vgl. ebd., 2.

1026 Vgl. ebd., 3.

1027 Zit. Albin Lesky, maschinschriftliches Schreiben an Sektionschef Otto Skrbensky, Bundesministerium für Unterricht, Innsbruck, 15.6.1949, 1–3, 1. TNL Albin Lesky INV. 131.97, Sch 843, K 131.97.22, UAW.

1028 Vgl. Österreichisches Ministerium für Unterricht, Brief an den Dekan der Philosophischen Fakultät der Universität Innsbruck, betreffend Albin Leskys Berufung an den Lehrstuhl für Klassische Philologie an der Universität Wien, Zl. 71775–III/8/49, Wien, 12.11.1949, folio 009. Phil. PA 2456 Albin Lesky, Sch 141, UAW.

1029 Vgl. Schreiben des Bundesministeriums für Unterricht an den Ordentlichen Universitäts-Professor für klassische Philologie Herrn Albin Lesky, Zl.: 71775–III/8/49, Wien, 12.11.1949. TNL Albin Lesky INV. 131.97, Sch 837, K 131.97.01, UAW.

1030 Vgl. Albin Lesky, Lebenslauf 1240/54, 10. PA Albin Lesky M 1/5, AÖAW.

1031 Vgl. Taschwer, Ehre, wem Ehre nicht unbedingt gebührt, in: Pinwinkler/Koll (Hg.), *Zuviel der Ehre*, 330.

1032 Vgl. Römer, „Cum ira et studio“, in: Grandner/Heiss/Rathkolb (Hg.), *Zukunft mit Altlasten*, 231.

1033 Vgl. ebd., 232.

1034 Vgl. Römer/Schreiner/Bannert, Klassische Philologen im Spannungsfeld von Bildung und Gesellschaft, in: Fröschl/Müller/Olechowski/Schmidt-Lauber (Hg.), *Reflexive Innensichten aus der Universität Wien*, 572–573.

1035 Vgl. Römer, „Cum ira et studio“, in: Grandner/Heiss/Rathkolb (Hg.), *Zukunft mit Altlasten*, 226.

1036 Vgl. ebd., 234.

1037 Vgl. Schönbauer, Stellungnahme zu dem Ansuchen um Verleihung der Venia Legendi für das Fach Geschichte der Medizin von Frau DDr. Ernestine Lesky, Wien, 27.9.1956, folio 041. Med PA, 855 Erna Lesky, Sch 104, Habilitationsakt 1955/56, UAW.

1038 Vgl. Meldezettel Albin und Erna Lesky, Wien, 9.12.1952. Polizeikommissariat Josefstadt, 10.12.1952. TNL Albin Lesky INV. 131.97, Sch 837, K 131.97.01, UAW.

1039 Vgl. Albin Lesky, Lebenslauf 1240/54, 10. PA Albin Lesky M 1/5, AÖAW.

1040 Siehe Erna Lesky, Die Samentheorien in der hippokratischen Schriftensammlung, in: Emanuel Berghoff, (Hg.), *Festschrift zum 80. Geburtstag Max Neuburgers: mit 91 internationalen medicohistorischen Beiträgen* (Wiener Beiträge zur Geschichte der Medizin 2), Wien: Maudrich 1948, 302–307.

1041 Vgl., Lehne, „Ein deplorabler Zustand“, in: Nemec/Hofer/Seebacher/Schütz (Hg.), *Medizin in Wien nach 1945*, 77.

[1042] Zit. Erna Lesky, Kopie des maschinschriftlichen Briefes an L. Breitenegger, Dekan der Medizinischen Fakultät der Universität Wien, Wien, 28.10.1964, 1–2, 1. TNL Erna Lesky 131.15, Sch 125, M 19, UAW.

[1043] Vgl. Paul Diepgen, Brief an Erna Lesky, Mainz, 17.12.1953. Nachlass Erna Lesky 4.700/21/16, Handschriftensammlung, Josephinum.

[1044] Vgl. Lehne, „Ein deplorabler Zustand", in: Nemec/Hofer/Seebacher/Schütz (Hg.), *Medizin in Wien nach 1945*, 77. Von 2019 bis 2022 war das Archiv des Josephinums für Wissenschaftler und Wissenschaftlerinnen, die nicht zu den Mitarbeitern und Mitarbeiterinnen des Josephinums zählten, offiziell „geschlossen". Jakob Lehne als Mitarbeiter hatte Zugang zu den Quellen. Seine Recherchen zu Mitarbeitern, Mitarbeiterinnen, Leiter und Leiterinnen des ehemaligen Instituts für Geschichte der Medizin der Universität Wien konnten daher neue Perspektiven auf die Geschichte dieses Instituts eröffnen.

[1045] Zit. Paul Diepgen, Brief an Erna Lesky, Mainz, 22.11.1951. Nachlass Erna Lesky 4.700/21, Handschriftensammlung, Josephinum. Dieser Brief wurde, wie fast alle aus der Handschriftensammlung des Josephinums, vor 2019 eingesehen und in Publikationen zu Erna Lesky zitiert. Danach war es für die Autorin schwierig, Zugang zu den Quellen am Josephinum zu erhalten.

[1046] Siehe Florian Mildenberger, Gutachten und Seilschaften. Die „Diepgen-Schule" in der westdeutschen Medizinhistoriographie zwischen Dominanzanspruch und Selbstzerschlagung, in: *Volkskunde in Rheinland-Pfalz* 29 (2014), 104–122.

[1047] Vgl. Erna Lesky, Brief an einen Professor (wahrscheinlich Paul Diepgen), Wien, 16.2.1953, 1–2, 2. Nachlass Erna Lesky 4.700/21, 15/2, Handschriftensammlung, Josephinum.

[1048] Vgl. ebd., 1. Siehe Gesellschaft für Geschichte der Wissenschaften, der Medizin und der Technik. „https://www. Geschichte - GWMT": „Die Gesellschaft für die Geschichte der Medizin, Naturwissenschaft und Technik e.V. (DGGMNT) wurde am 25. September 1901 unter dem Namen Deutsche Gesellschaft für Geschichte der Medizin und der Naturwissenschaften von Karl Sudhoff unter Beteiligung von Friedrich Helfreich gegründet. Sie versteht sich damit als die älteste wissenschaftshistorische Fachgesellschaft der Welt."

[1049] Siehe Erna Lesky, *Die Zeugungs- und Vererbungslehren der Antike und ihr Nachwirken* (Abhandlungen der der Akademie der Wissenschaften und der Literatur. Geistes- und sozialwissenschaftliche Klasse 19), Mainz 1950, Wiesbaden: Verlag der Wissenschaften und der Literatur in Mainz (in Kommission bei Franz Steiner Verlag) 1951.

[1050] Siehe E-Mail von Gudrun Kling, Archiv für Medizingeschichte, IBME, Universität Zürich, Zürich, 24.8.2023: „Ackerknecht, Koelbing und Lesky unterhielten eine lange kollegiale und freundschaftliche Verbindung. [...] Die Korrespondenz von Lesky mit Ackerknecht und Koelbing umfasst deshalb eine große Menge an Briefen und Karten aus den Jahren 1957-1972, resp. 1976-1981. Leider ist diese Briefsammlung bisher nicht digitalisiert und Kopien sind aus Kapazitätsgründen leider nicht möglich." Die Autorin dankt Gudrun Kling für diese wichtige Information für weitere Arbeiten.

[1051] Zit. Koelbing, Correspondence and Reports, in: *Bulletin of the History of Medicine* 61 (1987) 3, 442. Siehe Huldrych M. Koelbing, *Arzt und Patient in der antiken Welt* (Die Bibliothek der alten Welt) Zürich–München: Artemis 1977; Erna Lesky, Buchbesprechung. Huldrych M. Koelbing, *Arzt und Patient in der antiken Welt*. Reihe: Die

Bibliothek der alten Welt. Artemis Verlag, Zürich und München 1977, in: *Gesnerus* 35 (1978) 1–2, 149–151. Huldrych M. Koelbing und Erna Lesky rezensierten gegenseitig ihre Publikationen. Siehe weiter Huldrych M. Koelbing, *Die ärztliche Therapie. Grundzüge ihrer Geschichte*, Darmstadt: Wissenschaftliche Buchgesellschaft 1985. Siehe weiter Veröffentlichungen von Prof. Dr med. Huldrych M. Koelbing, Brill com. „ges-article-p132_12.pdf".

1052 Vgl. Owsei Temkin, Review of Die Zeugungs- und Vererbungslehren der Antike und ihr Nachwirken, by E. Lesky, in: *Gnomon* 27 (1955) 2, 115–119, 119.

1053 Vgl. Ernst Brücke, *Ueber die Nothwendigkeit der Gymnasialbildung für die Ärzte.* Inaugurations-Rede, gehalten am 11. Oktober 1879, Wien: In Kommission bei Wilhelm Braumüller 1879, 3–4. Zit. auch Felicitas Seebacher, *„Freiheit der Naturforschung!" Carl Freiherr von Rokitansky und die Wiener Medizinische Schule: Wissenschaft und Politik im Konflikt.* Mit einem Vorwort von Helmut Denk und einer Einführung von Günther Hödl. Bildteil: Karl Sablik (Österreichische Akademie der Wissenschaften, mathematisch-naturwissenschaftliche Klasse. Veröffentlichungen der Kommission für Geschichte der Naturwissenschaften, Mathematik und Medizin 56), Wien: Verlag der Österreichischen Akademie der Wissenschaften 2006, 44.

1054 Zit. Brücke, *Ueber die Nothwendigkeit der Gymnasialbildung*, 4–5, zit. ebd.

1055 Vgl. Erna Lesky, Probleme medizinischen Unterrichts in der Zeit Billroths, maschinschriftliches Vortragsmanuskript, o. O., o. D., 1–7, 2. TNL Erna Lesky 131.15, Sch 132, M 40/4, UAW.

1056 Vgl. Kriechbaumer, Der lange Weg in die Moderne, in: ders. (Hg.), *Österreichische Nationalgeschichte nach 1945*, 30.

1057 Vgl. ebd., 31.

1058 Siehe Erna Lesky, Alkmaion bei Aetios und Censorin, in: *Hermes* 80 (1952) 2, 249–255; dies., Giorgio Baglivi und die Entwicklung der Konstitutionslehre, in: *Sudhoffs Archiv für Geschichte der Medizin und der Naturwissenschaften* 37 (1953) 3/4, 289–294; dies., Harvey und Aristoteles, in: *Sudhoffs Archiv für Geschichte der Medizin und der Naturwissenschaften* 41 (1957) 4, 289–316.

1059 Siehe Erna Lesky, Matthias Marenzellers Kampf für die Homöopathie in Österreich, in: *Sudhoffs Archiv für Geschichte der Medizin und der Naturwissenschaften* 38 (1954) 2, 110–128.

1060 Siehe Erna Lesky, Johann Peter Frank als Organisator des medizinischen Unterrichts, in: *Sudhoffs Archiv für Geschichte der Medizin und der Naturwissenschaften* 39 (1955) 1, 1–29.

1061 Siehe Erna Lesky, Die josephinische Reform der Seuchengesetzgebung, in: *Sudhoffs Archiv für Geschichte der Medizin und der Naturwissenschaften* 40 (1956) 1, 78–88.

1062 Vgl. Erna Lesky, Ansuchen um Verleihung der Venia Legendi, folio 002. Erna Lesky, Med. PA. 855, Sch 104, UAW.

1063 Vgl. Lesky, Probleme medizinischen Unterrichts in der Zeit Billroths, 2. TNL Erna Lesky 131.15, Sch 123, M 17 c, UAW.

1064 Siehe Erna Lesky, *Staat und Heilkunde im Zeitalter des aufgeklärten Absolutismus in Österreich*, Dissertation, Universität Wien 1956.

1065 Siehe Erna Lesky, *Österreichisches Gesundheitswesen im Zeitalter des aufgeklärten Absolutismus*, (Archiv für Österreichische Geschichte 122/1), Wien: In Kommission bei Rudolf M. Rohrer 1959.

1066 Vgl. Robert Rosenthal, Review of „Österreichisches Gesundheitswesen im Zeitalter des aufgeklärten Absolutismus." (Archiv für Österreichische Geschichte 122/1),

Wien: In Kommission bei Rudolf M. Rohrer, by Erna Lesky, in: *Bulletin of the History of Medicine* 36 (1962) 5, 481–482, 481.

1067 Vgl. ebd., 482.

1068 Vgl. Meister, Glückwunschschreiben zu Albin Lesky zu seinem 60. Geburtstag, Wien, 23.6.1956, 1. PA Albin Lesky M 1/5, AÖAW.

1069 Zit. ebd.

1070 Vgl. Erna Lesky, Ansuchen um Verleihung der Venia Legendi, folio 002. Erna Lesky, Med. PA. 855, Sch 104, UAW.

1071 Gespräch mit MR Dr. Christine Nowotny, Fachärztin für Innere Medizin, Privatklinik Goldenes Kreuz, Wien. Wien, 27.2.2023.

1072 Vgl. Nowotny, Zur „jüdischen" Herkunft meiner Mutter.

1073 Vgl. Gertraud Diem-Wille, Interview mit Marlene Jantsch, geführt am 18.6.1991. Josephinum – Sammlungen der Medizinischen Universität Wien (JSMUW), Archivaliensammlung, AS-6000-179, 2, zit. Lehne, „Ein deplorabler Zustand", in: Nemec/Hofer/Seebacher/Schütz (Hg.), *Medizin in Wien nach 1945*, 72.

1074 Vgl. Nowotny, Zur „jüdischen" Herkunft meiner Mutter.

1075 Vgl. Diem-Wille, Interview mit Marlene Jantsch, 2, zit. Lehne, „Ein deplorabler Zustand", in: Nemec/Hofer/Seebacher/Schütz (Hg.), *Medizin in Wien nach 1945*, 73.

1076 Vgl. ebd., 72–73.

1077 Vgl. Marlene Jantsch, *Curriculum Vitae*. Eingereicht 1956 für die Habilitation, zur Verfügung gestellt von Christine Nowotny. Siehe auch Personalakt Marlene Jantsch. UAW, zit. Horn/Dorffner, „... männliches Geschlecht ist für die Zulassung zur Habilitation nicht vorgesehen", in: Bolognese-Leuchtenmüller/Horn (Hg.), *Töchter des Hippokrates*, 137.

1078 Siehe Erna Lesky, *Das Wiener Institut für Geschichte der Medizin im Josephinum*, Wien: Institut für Geschichte der Medizin der Universität Wien [1]1969, [2]1979. Siehe ebd., 11: In Erna Leskys Beschreibung der Geschichte des Wiener Instituts für Geschichte der Medizin gibt sie einen Hinweis auf Quellen aus der NS-Zeit, was bei ihren Publikationen kaum zu finden ist. In der Handschriftensammlung finde sich „ein gesonderter Bestand [über] die Situation der deutschen Medizin", wie zum Beispiel „das *curriculum vitae* des durch die Aktion ‚Gnadentod' berüchtigt gewordenen Psychiaters Max de Crinis".

1079 Vgl. Marlene Jantsch, Historische Einleitung, in: Konrad Allmer/Marlene Jantsch, *Katalog der Josephinischen Sammlung anatomischer und geburtshilflicher Wachspräparate im Institut für Geschichte der Medizin der Universität Wien*, Studien zur Geschichte der Universität Wien VII, Graz–Köln: Böhlaus Nachfolger 1965, 9–17, 16.

1080 Vgl. Horn/Dorffner, „... männliches Geschlecht ist für die Zulassung zur Habilitation nicht vorgesehen", in: Bolognese-Leuchtenmüller/Horn (Hg.), *Töchter des Hippokrates*, 137.

1081 Vgl. Lehne, „Ein deplorabler Zustand", in: Nemec/Hofer/Seebacher/Schütz (Hg.), *Medizin in Wien nach 1945*, 74.

1082 Vgl. ebd., 75.

1083 Vgl. Marlene Jantsch, *Curriculum Vitae*.

1084 Siehe Leopold Schönbauer, *Die Bedeutung der österreichischen Chirurgie* (Beiträge zur Geschichte der Medizin 1), ders., *Das österreichische Miltärsanitätswesen*, Wien: Deuticke 1948.

1085 Gespräch mit Christine Nowotny, Wien, 27.2.2023.

[1086] Vgl. Horn/Dorffner, „... männliches Geschlecht ist für die Zulassung zur Habilitation nicht vorgesehen", in: Bolognese-Leuchtenmüller/Horn (Hg.), *Töchter des Hippokrates,* 136.

[1087] Vgl. Lehne, „Ein deplorabler Zustand", in: Nemec/Hofer/Seebacher/Schütz (Hg.), *Medizin in Wien nach 1945*, 74.

[1088] Siehe Leopold Schönbauer, *Das medizinische Wien. Geschichte, Werden, Würdigung*, Berlin–Wien: Urban & Schwarzenberg 1944, ²1947.

[1089] Vgl. Horn/Dorffner, „... männliches Geschlecht ist für die Zulassung zur Habilitation nicht vorgesehen", in: Bolognese-Leuchtenmüller/Horn (Hg.), *Töchter des Hippokrates,* 136–137. Siehe Hubenstorf, Kontinuität und Bruch in der Medizingeschichte, in: Stadler (Hg.), *Kontinuität und Bruch 1938 – 1945 – 1955*, 304: Michael Hubenstorf vermutet, dass „wir [...] nie genau wissen [werden], wieviel von dieser Wiener Medizingeschichte wirklich von Schönbauer bzw. von seiner Mitarbeiterin Marlene Jantsch stammt". Zumindest im Vorwort des Buches dankte Schönbauer Marlene Jantsch: „Es wäre mir nicht möglich gewesen, dieses Buch in den zwei vergangenen Kriegsjahren fertigzustellen, wenn ich nicht Hilfe an Dr. Jantsch gefunden hätte, wofür ich in erster Linie zu danken habe." Zit. Schönbauer, *Das medizinische Wien*, Vorwort, V–VII, VII.

[1090] Persönliche Mitteilung von Johannes Miholic, der in Kontakt mit Dr. Christine Nowotny, Tochter von Marlene Jantsch, steht. Wien, 7.5.2019.

[1091] Vgl. Interview mit Dr. Christine Nowotny, geführt am 12.10.2020, Aufzeichnungen beim Autor, zit. Lehne, „Ein deplorabler Zustand", in: Nemec/Hofer/Seebacher/Schütz (Hg.), *Medizin in Wien nach 1945*, 73.

[1092] Zit. Bestätigung von Leopold Schönbauer, I. Chirurgische Universitätsklinik in Wien, Alserstraße 4, 17.7.1957. Das Dokument befindet sich im Besitz der Familie von Marlene Jantsch. Die Autorin dankt Johannes Miholic für die Kopie dieses Dokuments.

[1093] Vgl. Hubenstorf, Kontinuität und Bruch in der Medizingeschichte, in: Stadler (Hg.), *Kontinuität und Bruch 1938 – 1945 – 1955*, 304. Zur Entstehungsgeschichte von *Das medizinische Wien* siehe genauer Lehne, „Ein deplorabler Zustand", in: Nemec/Hofer/Seebacher/Schütz (Hg.), *Medizin in Wien nach 1945*, 71–73.

[1094] Vgl. Hubenstorf, Kontinuität und Bruch in der Medizingeschichte, in: Stadler (Hg.), *Kontinuität und Bruch 1938 – 1945 – 1955*, 304.

[1095] Vgl. Horn/Dorffner, „... männliches Geschlecht ist für die Zulassung zur Habilitation nicht vorgesehen", in: Bolognese-Leuchtenmüller/Horn (Hg.), *Töchter des Hippokrates*, 137.

[1096] Siehe Julius Wagner-Jauregg, *Lebenserinnerungen*, herausgegeben und ergänzt von L. Schönbauer und M. Jantsch. Mit 46 Textabbildungen, Wien: Springer 1950.

[1097] Vgl. Lehne, „Ein deplorabler Zustand", in: Nemec/Hofer/Seebacher/Schütz (Hg.), *Medizin in Wien nach 1945*, 75.

[1098] Siehe Leopold Schönbauer, *Gesünder leben – länger leben*, Wien–Stuttgart–Zürich: Europa-Verlag 1954.

[1099] Vgl. Lehne, „Ein deplorabler Zustand", in: Nemec/Hofer/Seebacher/Schütz (Hg.), *Medizin in Wien nach 1945*, 73.

[1100] Vgl. Hubenstorf, Kontinuität und Bruch in der Medizingeschichte, in: Stadler (Hg.), *Kontinuität und Bruch 1938 – 1945 – 1955*, 305.

[1101] Vgl. ebd., 320–321.

[1102] Vgl. Erna Lesky, Brief an Schönbauer, Wien, 11.10.1955, Schriftstücke II, folio 084. Med PA, 855 Erna Lesky, Sch 104, Habilitationsakt 1955/56, UAW.

[1103] Vgl. Leopold Schönbauer, Brief an Erna Lesky, Wien, 25.10.1955, Schriftstücke II, folios 086–087, folio 086. Ebd.

[1104] Gespräch mit Christine Nowotny, Wien, 27.2.2023.

[1105] Vgl. Leopold Schönbauer, Brief an Erna Lesky, Wien, 8.10.1955, Schriftstücke II, folios 050–115, folio 083. Med PA, 855 Erna Lesky, Sch 104, Habilitationsakt 1955/56, UAW.

[1106] Vgl. Erna Lesky, Brief an Leopold Schönbauer, Wien, 11.10.1955, Schriftstücke II, folios 084–085, folio 084. Ebd.

[1107] Zit. Leopoldine Übelöhr, Gedächtnisprotokoll, o. O., o. D., folios 089–091, folio 089. Ebd.

[1108] Vgl. ebd., folio 090. Ebd.

[1109] Vgl. Lesky, Brief an Schönbauer, Wien, 11.10.1955, Schriftstücke II, folio 085. Ebd.

[1110] Vgl. Schönbauer, Brief an Erna Lesky, Wien, 25.10.1955, Schriftstücke II, folio 087. Ebd.

[1111] Vgl. Erwin Ackerknecht, Brief an Erna Lesky, University of Wisconsin Medical School, 21.6.1956. Nachlass Erna Lesky 4.700/48, Handschriftensammlung, Josephinum.: Ackerknecht fand es gegenüber Erna Lesky „traurig, dass Sie der Habilitationskrieg am Arbeiten hindert“.

[1112] Zit. Werner Leibbrand, handschriftliches Gutachten an o. N., München, 2.12.1955, folio 103. Med PA, 855 Erna Lesky, Sch 104, Habilitationsakt 1955/56, UAW.

[1113] Vgl. Henry E. Sigerist, Schreiben an F. Brücke, Casa Serena, Pura, Tessin, Schweiz, 7.12.1955, folio 102. Ebd.

[1114] Vgl. Walter Artelt, Gutachten, adressiert an Prof. Brücke, Frankfurt am Main, 10.12.1955, Schriftstücke II, folio 104. Ebd.

[1115] Vgl. Lesky, Ansuchen um Verleihung der Venia Legendi. Ansuchen und Schriftstücke I, folio 002. Ebd.

[1116] Vgl. Paul Diepgen, Brief an Erna Lesky, Mainz, 8.11.1949. Nachlass Erna Lesky 4.700/21, Handschriftensammlung, Josephinum.

[1117] Vgl. Posch, Tassilo Antoine, in: *650 plus – Geschichte der Universität Wien.*

[1118] Vgl. Tassilo Antoine, Schreiben an Leopold Schönbauer, Wien, 10.7.1956. Ansuchen und Schriftstücke I, folio 010. Med PA, 855 Erna Lesky, Sch 104, Habilitationsakt 1955/56, UAW.

[1119] Vgl. Carl-Brilmayer-Gesellschaft e. V., Prof. Dr. Richard Bieling. Richard Bieling war Leiter der Serumabteilung der Behring-Werke Frankfurt am Main sowie Professor an den Universitäten in Marburg und Wien. 1939 bis 1944 war er Oberstabsarzt, Oberstarzt und beratender Hygieniker der Wehrmacht. 1945 war er Leiter des Virus-Labors der Behring-Werke. Bieling war Zeuge der Verteidigung vor den US-Militärgerichten 1947 im Nürnberger Ärzteprozess und 1948 im IG-Farben-Prozess. 1951 wurde er Professor für Hygiene an der Universität Wien, 1959 emeritiert. 1961 wurde das Ermittlungsverfahren gegen Bieling, der Impfstoffe zu Menschenversuchen geliefert haben sollte, durch die Staatsanwaltschaft Limburg/Lahn eingestellt. Ab 1962 lehrte er als Honorarprofessor in Bonn. Siehe Lehne, „Ein deplorabler Zustand“, in: Nemec/Hofer/Seebacher/Schütz (Hg.), Medizin in Wien nach 1945, 77: Bieling war in der NS-Zeit beteiligt an der Fleckfieberforschung, verbunden mit Experimenten am Menschen. Siehe auch Paul Weindling, *Epidemics and Genocide in Eastern Europe, 1890–1945*, Oxford: Oxford University Press 2000, 362; ders., *Victims and Survivors of Nazi Human Experiments: Science and Suffering in the Holocaust*, London: Bloomsbury 2014.

1120 Vgl. Richard Bieling, Schreiben an Leopold Schönbauer, Wien, 30.10.1956. Ansuchen und Schriftstücke I, folio 012. Med PA, 855 Erna Lesky, Sch 104, Habilitationsakt 1955/56, UAW.

1121 Vgl. Leopold Schönbauer, Kurzreferat zu dem Ansuchen um Verleihung der Venia Legendi für das Fach Geschichte der Medizin von Frau DDr. Ernestine Lesky, Wien, 27.9.1956, folios 032–039, folio 034. Ebd.

1122 Vgl. Leopold Schönbauer, Schreiben an das Professorenkollegium der Medizinischen Fakultät, Wien, 3.11.1956. Ansuchen und Schriftstücke I, folio 013. Ebd.

1123 Vgl. Marlene Jantsch, *Curriculum Vitae.*

1124 Vgl. Schönbauer, Kurzreferat, Wien, 27.9.1956, folio 034. Med PA, 855 Erna Lesky, Sch 104, Habilitationsakt 1955/56, UAW.

1125 Zit. Walter Pagel, Reviewed Work: Die Zeugungs- und Vererbungslehren der Antike und ihr Nachwirken, in: *Bulletin of the History of Medicine* 26 (1952) 4, 389–390. Ansuchen und Schriftstücke I, folio 008. Ebd.

1126 Zit. Albert Mitterer, Rezension. Die Zeugungs- und Vererbungslehren der Antike und ihr Nachwirken, in: *Wissenschaft und Weltbild* 6 (1953), 40. Ansuchen und Schriftstücke I, folio 008. Ebd.

1127 Vgl. Publikationsliste Erna Lesky. Ansuchen um Verleihung der Venia Legendi, Ansuchen und Schriftstücke I, folios 006–007. Ebd.

1128 Vgl. Richard Bieling, Schreiben an Leopold Schönbauer, Wien, 1.10.1956, Ansuchen und Schriftstücke I, folio 011. Ebd.

1129 Vgl. Kümmel, Paul Diepgen, in: *Medizinhistorisches Journal* 49 (2014) 1/2, 42.

1130 Vgl. ebd., 30.

1131 Vgl. ebd., 31.

1132 Zit. Paul Diepgen, Schreiben an den Dekan der Medizinischen Fakultät der Universität Wien, Mainz, 12.10.1956, folios 097–098, folio 097. Med PA, 855 Erna Lesky, Sch 104, Habilitationsakt 1955/56, UAW.

1133 Vgl. Schönbauer, Kurzreferat zu dem Ansuchen um Verleihung der Venia Legendi, Wien, 27.9.1956, folio 034. Ebd.

1134 Zit. Leopold Schönbauer, Stellungnahme zu dem Ansuchen um Verleihung der Venia Legendi für das Fach Geschichte der Medizin von Frau DDr. Ernestine Lesky, Wien, 27.9.1956, folios 040–049, folio 041. Ebd.

1135 Vgl. Albin Lesky, maschinschriftlicher Eilbrief an Erna Lesky, Wien, 3.10.1956, 1. TNL Erna Lesky 131.15, Sch 123, M 17 c, UAW.

1136 Vgl. Richard Bieling, Schreiben an Leopold Schönbauer, Wien, 16.11.1956, folio 014. Med PA, 855 Erna Lesky, Sch 104, Habilitationsakt 1955/56, UAW.

1137 Vgl. Henry E. Sigerist, Stellungnahme zu dem Ansuchen um Verleihung der Venia Legendi für das Fach Geschichte der Medizin von Erna Lesky und Marlene Jantsch, Casa Serena, Pura, Tessin, Schweiz, 16.10.1956, Schriftstücke II, folios 050–052, folio 050. Ebd.

1138 Vgl. ebd., folio 051.

1139 Vgl. ebd., folio 052.

1140 Vgl. Joseph Schumacher, Stellungnahme zu dem Ansuchen um Verleihung der Venia Legendi für das Fach Geschichte der Medizin von Erna Lesky und Marlene Jantsch, Freiburg im Breisgau, 21.9.1956, Schriftstücke II, folio 053. Ebd..

1141 Vgl. Schönbauer, Stellungnahme, folio 049. Ebd.

1142 Vgl. Übelöhr, Gedächtnisprotokoll, Schriftstücke II, folios 089–091. Ebd.

1143 Vgl. Protokoll des Professorenkollegiums, Wien, 17.11.1956, Ansuchen und Schriftstücke I, folio 015. Ebd.

1144 Vgl. Albin Lesky, Schreiben an Dekan Richard Bieling, Wien, 17.11.1956, Schriftstücke II, folios 077–078, folio 077. Ebd.

1145 Zit. ebd., folio 078.

1146 Vgl. ebd.

1147 Vgl. Erna Lesky, Schreiben an Dekan Richard Bieling, Wien, 17.11.1956. 1, Schriftstücke II, folio 081: „dass mir jede Störung des Betriebes am Med.-historischen Institut für jetzt und alle Folgezeiten vollkommen fern liegt." Ebd.

1148 Vgl. Aktenvermerk des Dekans der Medizinischen Fakultät der Universität Wien, Wien, 19.11.1956, Ansuchen und Schriftstücke I, folio 017. Ebd.

1149 Gespräch mit Grete Walter-Klingenstein, Wien, 18.5.2015.

1150 Siehe Bruns, Zwischen Verflechtung und Abgrenzung, in: *Medizinhistorisches Journal* 49 (2014) 1/2, 86.

1151 Vgl. A. Wiedmann, Schreiben an den Dekan Richard Bieling, Wien 19.11.1956, Ansuchen und Schriftstücke I, folio 020. Med PA, 855 Erna Lesky, Sch 104, Habilitationsakt 1955/56, UAW.

1152 Vgl. Erwin Ackerknecht, Brief an Erna Lesky, University of Wisconsin Medical School, 6.11.1956. Nachlass Erna Lesky 4.700/52, Handschriftensammlung, Josephinum.

1153 Vgl. Richard Bieling, Schreiben an Erna Lesky, Wien, 4.1.1957, Ansuchen und Schriftstücke I, folio 021. Med PA, 855 Erna Lesky, Sch 104, Habilitationsakt 1956/57, UAW.

1154 Vgl. Tassilo Antoine, Schreiben in Vertretung für den Dekan an Erna Lesky, Wien, 7.2.1957, Ansuchen und Schriftstücke I, folio 023. Ebd.

1155 Vgl. Schreiben des Dekanats der Medizinischen Fakultät der Universität Wien an die Mitglieder des Professorenkollegiums, Wien 25.2.1957, Ansuchen und Schriftstücke I, folio 024. Ebd.

1156 Vgl. Richard Bieling, Schreiben an das Bundesministerium für Unterricht, Wien, 26.3.1957, Ansuchen und Schriftstücke I, folio 027. Ebd.

1157 Vgl. Schreiben des Bundesministeriums für Unterricht, Z.49.236-2/57 an das Dekanat der Medizinischen Fakultät der Universität Wien, Wien, 11.4.1957, Ansuchen und Schriftstücke I, folio 028. Ebd.

1158 Vgl. Sablik, Zum Gang der medizingeschichtlichen Forschung, in: *Mensch. Wissenschaft. Magie. Mitteilungen der Österreichischen Gesellschaft für Wissenschaftsgeschichte* 20 (2000), 54.

1159 Siehe Lischka, Richtungsweisende Ideen in: *Pädiatrie & Pädologie* 55 (2020) (Suppl. 2), 33: Die Gründung der „Wiener Gesellschaft für Kinderheilkunde" 1946 und der „Österreichischen Zeitschrift für Kinderheilkunde und Kinderfürsorge" 1947 sind auf die Initiative von Reuss zurückzuführen. 1949 wurde Reuss an die Universitäts-Kinderklinik des Allgemeinen Krankenhauses berufen.

1160 Vgl. Erna Lesky, Bestätigung der Übernahme der Habilitationsunterlagen, Wien, 29.4.1957, Schriftstücke II, folio 115. Med PA, 855 Erna Lesky, Sch 104, Habilitationsakt 1956/57, UAW.

1161 Siehe dazu Bauer, Erna Lesky, in: Korotin/Stumpf-Fischer (Hg.), *Bibliothekarinnen*, 641: „Ab 1940 arbeitete sie als Kinderärztin in Innsbruck."

1162 Siehe Erna Lesky, Leopold Auenbrugger – Schüler van Swietens. Zum 150. Todestag Auenbruggers am 18. Mai 1959, in: *Deutsche Medizinische Wochenschrift* 84 (1959) 22, 1017–1022.

1163 Zit. Edith Heischkel-Artelt, Brief an Erna Lesky, Medizinhistorisches Institut der Johannes Gutenberg-Universität Mainz, Mainz 7.7.1959, 1–2, 1. Nachlass Erna

Lesky 4200/42, Handschriftensammlung, Josephinum. In der Handschriftensammlung im Josephinum sind nur wenige Briefe von Erna Lesky an Walter Artelt und Edith Heischkel-Artelt archiviert.

1164 Vgl. Laura Marie Wingeneder/Hans-Georg Wolff, Die Rolle von Networking-Verhalten in der beruflichen Entwicklung, in: Simone Kauffeld/Daniel Spurk (Hg.), *Handbuch Karriere und Laufbahnmanagement*, Berlin: Springer 2019, 217–239, 217.

IX. Tradition und Changemanagement

1. „Medicinisch-chirurgische Josephs-Akademie“

Das Institut für Geschichte der Medizin im Josephinum, die ehemalige Josephinische Medizinisch-Chirurgische Akademie[1165], dessen Leitung Erna Lesky anstrebte, hat eine lange Tradition. Kaiser Joseph II. von Österreich (1741–1790) fielen auf seinen Reisen durch die Habsburgermonarchie in Begleitung des Militärchirurgen Giovanni Alessandro Brambilla (1728–1800) arge Missstände im „Militär-Sanitätsdienste“ auf. Um das Militär-Sanitätswesen zu reformieren, beschlossen Joseph II. und Brambilla eine einheitliche Ausbildung aller „Medico-Chirurgen“ mit akademischem Abschluss. In einer Entschließung vom 3. April 1781 gab er bekannt, dass er grundlegende Reformen des Lehrplans wünsche,[1166] damit den Chirurgen nicht

„nur die Oberfläche von einer jeden der angegebenen Wissenschaften beigebracht und sie bloß mit der Kenntnis der Kunstwörter und einer übereilten und seichten Lehre von hier abgefertigt werden. Ich will vielmehr, daß sie ihre Kenntnisse gründlich fassen und mit solchen versehen zu den Regimentern zurückkehren.“[1167]

Der ursprüngliche Plan, die 1775 errichtete Lehranstalt zur Ausbildung der Feldchirurgen in Gumpendorf durch einen Zubau zu erweitern, wurde verworfen, weil das Schulgebäude nicht mehr die Voraussetzungen für einen modernisierten Unterricht erfüllte. Joseph II. und Brambilla entschieden sich für den Bau eines zentral gelegenen Militärspitals in der Nähe des Allgemeinen Krankenhauses und eines Institutes „zur Heranbildung von Militärärzten“, verbunden mit einem Botanischen Garten. Brambilla, 1784 geadelt, wurde erster Direktor der neuen k. k. medizinisch-chirurgischen Militärakademie. Die Eröffnung am 7. November 1785 glich einer pompösen monarchischen Inszenierung. Die Festrede über die Geschichte der Chirurgie hielt Brambilla. „Die Josephinische medizinisch-chirurgische Akademie“, wie die Institution nach kaiserlichem Befehl ab 1786 bezeichnet wurde, erhielt die Genehmigung, mit den „Rechten einer Universität“ „Feldchirurgen“ den akademischen „Grad eines Doktors und Magisters der Chirurgie [zu] verleihen“.[1168]

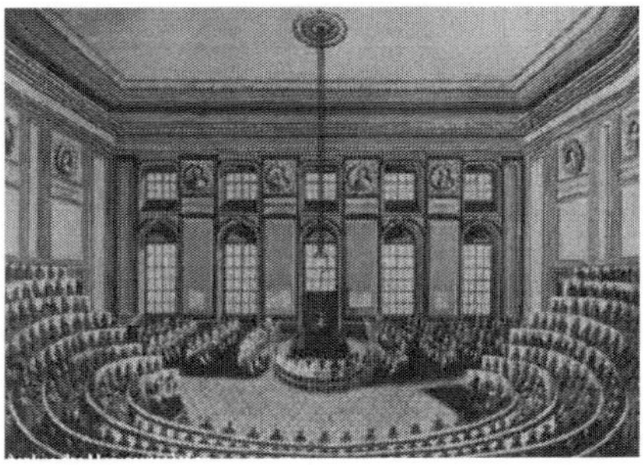

Abb. 44 Einweihung der Josephinischen Medizinisch-Chirurgischen Akademie 1785. Elfriede Hanak-Broneder, 1090, Servitengasse 8 (Signatur 106.I.3455, UAW).

Bereits 1769 besuchte Joseph II. mit Brambilla während seiner ersten Italienreise die Medizinische Fakultät der Universität Bologna, wo ihm im Anatomiemuseum die kunstvollen Wachsmodelle auffielen.[1169] Bei einer weiteren Reise nach Florenz zu seinem Bruder Peter Leopold, Erzherzog von Österreich, Großherzog der Toskana, ab 1790 Kaiser Leopold II. (1747–1792), besuchte Joseph II. das Imperial Regio Museo di Fisica e Stroria Naturale im Palazzo Torrigiani, das La Specola. Es setzte neue Parameter für anatomische Wachsmodelle,[1170] die Felice Fontana (1720–1805) mit Genehmigung von Erzherzog Leopold ab 1771 in einer Werkstatt im La Specola herstellen ließ.[1171] Nach den Prinzipien der Aufklärung war das La Specola einer breiten Öffentlichkeit zugänglich, um den Menschen die „Naturgesetze" zu veranschaulichen und für sie den gesunden Körper des Menschen als Teil des „gesetzhaften Ganzen" der Natur in Form von lebensgroßen, farbigen anatomischen Wachsmodellen abzubilden.[1172]

Nach dem Vorbild der Wachsmodelle in Florenz wollten auch Joseph II. und Brambilla für einen praxisnahen Unterricht der zukünftigen Militärärzte an der Josephs-Akademie in Wien anatomische und geburtshilfliche Wachsmodelle verwenden.[1173] Joseph II. bestellte bei Fontana so viele Objekte, dass er für die Herstellung eine zweite Werkstatt errichten musste, wo unter Beteiligung und Aufsicht von Clemente Susini (1754–1814) und Paolo Mascagni (1752–1815) in ungefähr fünf Jahren 1192 Wachsmodelle hergestellt wurden. Die Fertigstellung der Wachsmodelle war für 1780 geplant, verzögerte sich aber, da Fontana zuerst die Wachsfigurensammlung für das Specola fertigstellen wollte.[1174] In mehreren Reisen, die letzte 1788, wurden die Modelle unter größter Vorsicht von Florenz nach Wien gebracht.[1175] In den Vorlesungen der Josephs-Akademie wurden die Wachsmodelle als Anschauungsobjekte eingesetzt.[1176] Für die Medizinstudierenden sei es bei dem damals nur spärlich verfügbaren „Obduktionsgut [...] ein unerhörter Fortschritt" gewesen, am Beispiel der „farbigen Wachspräparate" in anschaulicher Form Wissen über den Körper oder über die „Lage des Kindes im Mutterleib" zu erwerben.[1177] „Hunderte von Militärärzten" hätten am Beispiel dieser Wachspräparate Vorlesungen in Anatomie gehört.[1178] Die Wachsmodelle waren in mehreren Sälen der Josephs-Akademie ausgestellt.[1179] „Die Pose des Lymphgefäßmannes erinnert an Plastiken Michelangelos", schrieb Erna Lesky später in ihrer Broschüre über das Institut für Geschichte der Medizin. Die „florentinischen Meister" hätten mit „unnachahmlicher Eleganz" die Darstellung eines toten Körpers mit „einer Fülle lebendiger Schönheit" verbunden.[1180] Die Wachsfiguren des Josephinums waren, wie alle Darstellungen des menschlichen Körpers, kulturellen

Unterschieden und historischen Veränderungen unterworfen.[1181] Gerade weil die Modelle wie Kunstobjekte in detaillierter Handarbeit gefertigt wurden, die auf einer „unmittelbaren Beobachtung" und „intellektuellen Durchdringung" der Exponate beruhte, faszinierten sie.[1182] Ein anatomisches Wachsmodell normierte sich im Blick unter die Haut, der eine „anonyme Landschaft bestimmter Organe und Gewebe" darbot.[1183]

Das operative Pendant zu den Wachsmodellen war die Sammlung „*Instrumentarium Chirurgicum Viennense*". Brambilla hatte die Instrumente gesammelt und mit dem Wiener Instrumentenmacher Joseph Maillard weiterentwickelt.[1184] Sie waren in „52 rotledernen Etuis mit vergoldeten Schildern und Schlössern"[1185] nach „Therapieansätzen" geordnet und genau beschrieben.[1186]

Kurz vor seinem Tod 1790 gab Joseph II. einen Abschiedsbefehl an seine Armee:

„Was immer zur Heilung der erkrankten und verwundeten Mannschaft, zu ihrer Erleichterung und Erhaltung ersonnen werden konnte, das habe ich nie außer Acht gelassen und jeder einzelne Mann ist mir schätzbar gewesen."[1187]

1791 trat Brambilla als Direktor der Josephs-Akademie zurück. Bis 1795 leitete er die „Militär-Medizinverwaltung", um sich danach auf sein vom Kaiser verliehenes Lehen Carpiano nach Oberitalien zurückzuziehen.[1188] Das Professorenkollegium wählte nun jährlich aus seinen Mitgliedern einen „akademischen Direktor".[1189] 1797 waren die ersten kleineren Reparaturen an den Wachspräparaten notwendig. 1837 gab Anton Römer (1786–1842), Professor für Anatomie an der Josephs-Akademie, den ersten Katalog[1190] heraus.[1191] Während im La Specola die Wachsmodelle für alle zugänglich waren, ein Bildungsziel der Aufklärung, dass alle Wachsfigurensammlungen in Europa auszeichnete,[1192] wurden die Wachsmodelle in der Josephsakademie in Wien vorerst als Anschauungsobjekte für das Medizinstudium angekauft.[1193] Erst später konnte die Wachsfigurensammlung von der Öffentlichkeit besichtigt werden.

Der Berliner Anatom Karl Asmund Rudolphi (1771–1832) stellte mit Erstaunen fest, dass die Wachsfigurensammlung auch von zahlreichen Frauen besucht wurde:

„Wie groß die Aufklärung in Wien ist, sieht man hier besonders, da eine Menge Frauenzimmer herkommen, um Anatomie zu studieren, und ohne Erröten vor allen Präparaten stehen bleiben."[1194]

Im Neoabsolutismus, nach der Revolution von 1848, durften „Individuen des weiblichen Geschlechts" die Säle mit der Wachsfigurensammlung nicht mehr betreten.[1195] Zwanzig Jahre nach Römer publizierte Heinrich Wallmann (1827–1898) einen Katalog, der jenem von Römer sehr ähnlich war, sich aber nur mehr auf die Wachspräparate spezialisierte. 1858 wurde Demetrio Serantoni mit einer Reinigung und Restaurierung der Wachspräparate beauftragt. Als die Josephinische Medizinisch-Chirurgische Akademie 1874 endgültig aufgelöst wurde, übergab das Reichskriegsministerium alle Sammlungen an das k. u. k. Garnisonsspital Nr. 1. Die „Verwahrungskommission der k. u. k. Militärärztlichen Applikationsschule" war bis 1914 für die Betreuung der Wachspräparate zuständig. Schon 1896 wurde darauf hingewiesen, dass die Sammlung nicht mehr als eine Einheit gestaltet sei und wieder einer Restaurierung bedürfe: „Es macht den Eindruck, als ob sie nur aus Pietätsrücksichten für eine Art Kuriosum vor dem gänzlichen Verfall gehütet werde". Für die Kritiker der Sammlung habe sie „nicht einmal den Wert der Kuriosität" besessen.[1196] Für Johann Habart (1845–1902), Mitglied des Militär-Sanitäts-Komitees, war diese „vielgeschmähte, gelästerte, zum Theil angefeindete, oft absichtlich übersehene Sammlung [...] eine der hervorragendsten Sehenswürdigkeiten von Wien".[1197]

2. Gründung des Instituts für Geschichte der Medizin

Der Gründer des Instituts für Geschichte der Medizin in der ehemaligen Josephs-Akademie, Max Neuburger, befasste sich 1921 ausführlich mit der Geschichte des Hauses. Sie war für ihn nicht nur die Geschichte eines medizinhistorischen Museums, sie war Teil seiner Biografie. Neuburger, am 10. Juni 1893 promoviert in Medizin und am 12. März 1898 habilitiert für Geschichte der Medizin, wurde 1904 Außerordentlicher Professor, 1912 Titular-Ordentlicher Professor und 1917 erster Ordinarius am neugegründeten Institut für Geschichte der Medizin an der Universität Wien.[1198] Obwohl Geschichte der Medizin in Wien seit mehr als einem Jahrhundert gelehrt und seit siebzig Jahren „durch eine eigene Professur vertreten" war, seien erst 1906 „die ersten Spatenstiche zur Gründung eines der Lehre und Forschung dienenden Institutes, verbunden mit der Anlage eines Museums der Wiener medizinischen Schule" gesetzt worden. 1907 stellte das Dekanat der Medizinischen Fakultät Neuburger einen Raum zur „provisorischen Unterbringung" des „durch Spenden zusammengebrachten medikohistorischen Materials" zur Verfügung und 1913 die I. Medizinische Klinik einen weiteren.[1199] Hinter dem „amphitheatralisch gebauten Hörsaal [...] unter den Füßen der Medizinstudenten" wurden die medizinhistorischen

Objekte gelagert.[1200] Durch weitere Schenkungen von Büchern und „historisch bedeutsamen Objekten" sei an der Medizinischen Fakultät bald zu wenig Platz für die Sammlung gewesen. Während in anderen Ländern schon länger „Fakultätsmuseen" oder medizinhistorische Institute errichtet worden seien, habe es „Wiens altberühmte Schule" nicht für nötig befunden, passende „Räumlichkeiten" zur Verfügung zu stellen. Erst als nach dem Ersten Weltkrieg die Weiterverwendung der Josephinischen Medizinisch-Chirurgischen Akademie zur Diskussion gestanden sei, habe die Idee, das „medikohistorische Institut neben der dort bestehenden reichen Bibliothek und anatomischen Wachspräparatensammlung" anzusiedeln, Beachtung gefunden.[1201]

Mit Unterstützung der Kliniker Karel Fredrik Wenckebach (1864–1940) und des Chirurgen Julius von Hochenegg (1859–1940) eröffnete Neuburger 1920 die Räumlichkeiten für das Institut für Geschichte der Medizin im Josephinum.[1202] Das Volksgesundheitsamt unter Leitung von Unterstaatssekretär Tandler hatte Neuburger „drei Räumlichkeiten im ersten Stock des Josephinums" zur Verfügung gestellt. „Ende August 1920"[1203] wurde die medizinhistorische Sammlung von der I. Medizinischen Klinik in das Josephinum transferiert. Für Neuburger hatte das Institut für Geschichte der Medizin in Wien gegenüber den Instituten im Ausland den Vorzug,

„an einer Stätte seinen Sitz aufschlagen zu dürfen, welche von echt historischem Geist durchweht ist, an einer Stätte, die mit dem Werden und Wachsen der Wiener medizinischen Schule, mit der Geschichte des ärztlichen Standes innig verknüpft bleibt. […] *Es ist also in der Tat der Genius loci, welcher die dem Institut zugewiesenen Räumlichkeiten zu den geeignetsten macht, die überhaupt gewählt werden konnten."*[1204]

Neuburger gliederte seine medizinhistorischen Sammlungen in die ungeordneten Sammlungen des Josephinums ein.[1205] Für die Erschließung der Sammlungen fehlte die Finanzierung.[1206] Die Zukunft des Instituts sah Neuburger „pessimistisch", so Lehne:

„Ich habe auf die Sache jahrelang Mühe gewendet, Zeit und Geld geopfert, meine Bibliothek geschenkt, nur jetzt, wo mein Ziel einigermaßen erreicht ist, kann ich doch dem ganzen keine rechte Freude abgewinnen."[1207]

Die mangelnde Anerkennung des Faches Geschichte der Medizin zeigte die Medizinische Fakultät auch darin, dass Neuburger die Leitung des

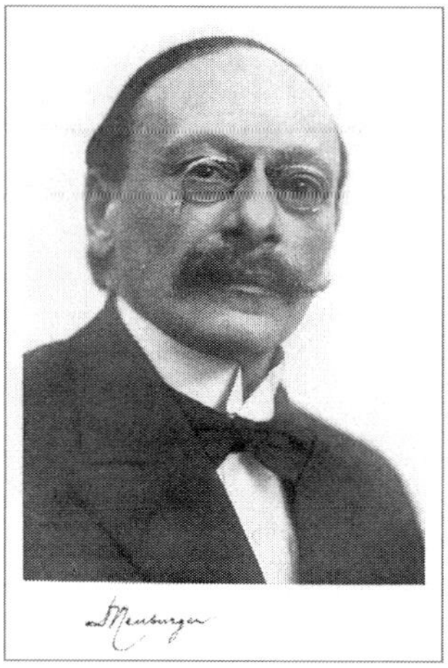

Abb. 45 Max Neuburger, 1930 (Wellcome Collection, Licence: Attribution 4.0 International (CC BY 4.0).

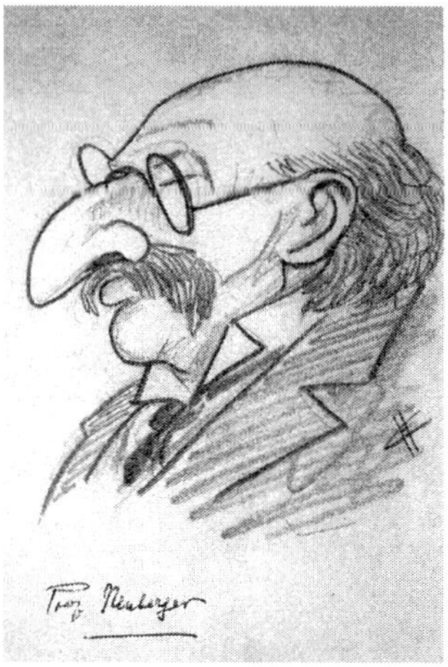

Abb. 46 Antisemitische Karikatur Max Neuburger. C. A. Hoare (Wellcome Collection, Licence: Attribution 4.0 International CC BY 4.0).

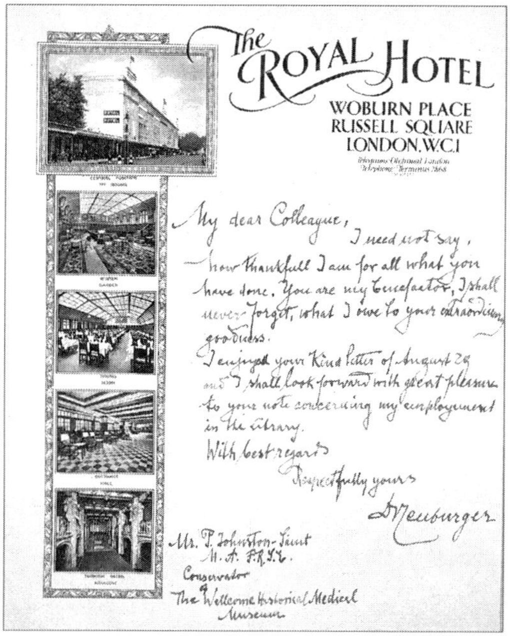

The Royal Hotel
WOBURN PLACE
RUSSELL SQUARE
LONDON, W.C.1

My dear Colleague,
I need not say, how thankfull I am for all what you have done. You are my benefactor, I shall never forget, what I owe to your extraordinary goodness.
I enjoyed your kind letter of August 29 and I shall look forward with great pleasure to your note concerning my employment in the Library.
With best regards
Respectfully yours
M Neuburger

Mr. P. Johnston-Saint
M. A. F.R.S.L.
Conservator
The Wellcome Historical Medical Museum

Abb.47 Max Neuburger, Letter to Mr. Peter Johnston-Saint from Max Neuburger, regarding his appointment in the Wellcome Research Library. Sent from the Royal Hotel, London, 29 August 1939. (Wellcome Collection, Licence: Attribution 4.0 International CC BY 4.0).

Museums erst am 25. Juni 1927 offiziell übergeben wurde.[1208] Ab 1920 hielt er Vorlesungen zu: „Einführung in die Geschichte der Medizin", „Ausgewählte Kapitel der Geschichte der Medizin", „Medizingeschichtliches Seminar" oder „Lektüre und Interpretation medizinischer Klassiker". In den „Wegweisern zum Medizinstudium" wurden Neuburgers Vorlesungen weder 1923 noch 1930 angeführt.[1209]

In der Broschüre *Das Wiener Institut für Geschichte der Medizin* bewunderte Erna Lesky Neuburger dafür, dass er das klassizistische Bauwerk Josephinum zur „Traditionsstätte der Wiener Medizin und des österreichischen Arzttums" aufgebaut hatte.[1210] Über das menschenverachtende Handeln der Regierung gegenüber jüdischen Ärzten und Ärztinnen schrieb sie in keiner ihrer Publikationen. 1934 wurde

Neuburger „auf Grund der austrofaschistischen Sparpolitik emeritiert", 1938 als Jude „aus rassischen Gründen" entlassen. Neuburger emigrierte zuerst nach England.[1211]

Der Nationalsozialist Lejeune erhielt die Ordentliche Professur für Geschichte der Medizin. Während am Wiener Institut für Geschichte der Medizin unter seiner Leitung nicht zur Geschichte der *Wiener Medizin* und ihren internationalen Beziehungen geforscht wurde, publizierten Neuburger wie auch Isidor Fischer (1868–1943)[1212], ein Gynäkologe und weiterer Medizinhistoriker, der emigrieren musste, Aufsätze und Bücher zur *Wiener Medizin* in Englisch.[1213] Neuburgers *British Medicine and the Vienna School: Contacts and Parallels*[1214] öffnete die Forschungen zur Geschichte der Medizin in Wien für weitere Emigranten und Emigrantinnen, besonders aus den USA. Mit seinen medizinhistorischen Publikationen trug Neuburger nicht nur zu einem hohen Bekanntheitsgrad der *Wiener Medizin* bei, er bot damit auch Erna Lesky eine exzellente Basis für ihre weiteren Forschungen zur Wiener Medizinischen Schule. Lejeune wurde von Erna Lesky in ihren Publikationen und Vorträgen mehr oder minder negiert.[1215] Sie erwähnte in einem Vortrag nur, dass Lejeune nach Neuburgers Emigration das Institut für Geschichte „anvertraut" worden sei und mit seinem „Ausscheiden 1945" „die einzige Lehrkanzel für Geschichte der Medizin in Österreich zu bestehen aufgehört" habe.[1216] In ihrer Broschüre über das Institut für Geschichte der Medizin weist Erna Lesky allerdings darauf hin, dass „der reiche balneologische Bildbestand" von Lejeune dem Bildarchiv hinzugefügt wurde.[1217] Lejeune wurde im Mai 1945 suspendiert und musste das Institut für Geschichte der Medizin endgültig verlassen.[1218] Schönbauer übernahm die provisorische Leitung.

Neuburger, 1948 von London nach Buffalo, New York, übersiedelt und dort in engem Kontakt mit anderen Emigranten und Emigrantinnen, entschloss sich 1952, mit 84 Jahren, nochmals nach Wien zurückzukehren. Die Begrüßung in Wien war für ihn überwältigend. Lehne spricht von einer „durchaus geglückten Reintegration". Von seinem ehemaligen Mitarbeiter Emanuel Berghoff (1896–1974)[1219] war Neuburger enttäuscht. Berghoff insistierte darauf, habilitiert zu werden, was Neuburger verweigerte. Er habe „Gründe" gehabt, denn Berghoff arbeitete für ihn wissenschaftlich nicht seriös genug.[1220] Drei Jahre nach seiner Rückkehr nach Wien starb Neuburger am 15. März 1955. Sein internationales Image und sein Name wurden unmittelbar nach seinem Tod für das Prestige des Wiener Instituts für Geschichte der Medizin instrumentalisiert. Wyklicky ließ mit Berghoff eine Österreichische Gesellschaft für Medizingeschichte (Neuburger

Gesellschaft) im Vereinsregister eintragen, deren Statuten jenen unter Neuburgers Leitung des Instituts sehr ähnlich waren. Schönbauer begann mit Marlene Jantsch, den Nachlass von Neuburger am Institut zu bearbeiten. Erna Lesky, die sich wahrscheinlich schon 1955 als Neuburgers Nachfolgerin sah, schrieb auf ihn einen Nachruf in einem internationalen medizinhistorischen Journal.[1221]

3. Revitalisierung eines österreichischen Kulturguts

1960 wurde Schönbauer emeritiert und Erna Lesky erhielt vom Bundesministerium für Unterricht am 17. August die provisorische Leitung des Instituts für Geschichte der Medizin. Ab dem Wintersemester 1960/61 hielt sie wöchentlich Vorlesungen.[1222] In ihrem Personalakt des Unterrichtsministeriums ist in der Auflistung von Erna Leskys Dienstzeiten angeführt, dass sie von 15. Oktober 1960 bis 14. Jänner 1962 als „Lehrbeauftragte (1/3 beschäftigt)" an der Universität Wien angestellt war.[1223] Mit der Publikation *Von den Ursprüngen des therapeutischen Nihilismus*[1224] 1960 präzisierte Erna Lesky ihren Forschungszeitraum auf das 19. Jahrhundert und die Zweite Wiener Medizinische Schule. Mit Erna Leskys Übernahme der provisorischen Leitung des Instituts für Geschichte der Medizin der Universität Wien begann nach Hubenstorf in Österreich eine Verwissenschaftlichung der Medizinhistoriografie, die „international Anerkennung" fand.[1225] Vom 1. Oktober 1960 bis 30. September 1962 leitete Erna Lesky das Institut ohne Gehalt, da dafür keine Planstelle vorgesehen war.[1226] Gegenüber dem Österreichischen Bundesministerium für Wissenschaft und Forschung erklärte Erna Lesky ihre Motivation für die unbezahlte provisorische Leitung des Instituts 1978 folgend:

„Dieser freiwillige Einsatz wurde in der Überzeugung geleistet, daß der im Josephinum repräsentierte österreichische Kulturbesitz unbedingt erhalten und revitalisiert werden müsse."[1227]

In kleineren Publikationen wie *Von den Schätzen und Aufgaben des Instituts für Geschichte der Medizin an der Universität Wien* legte sie dar, dass es in der Generalsanierung des Josephinums um die Rettung eines österreichischen Kulturguts gehe. Das Institut für Geschichte der Medizin in Wien sei „eines der größten Institute dieser Art in Europa" mit über 30 Räumen und Sälen. Die Sammlung von über 1.100 Wachspräparaten und die Josephinische Bibliothek der medizinisch-chirurgischen Akademie stellten die wertvollsten „Schätze" dar. In den Sälen des Josephinums seien die

Sammlungen von Neuburger aufbewahrt. Neben Handschriften, Bildern und Medaillen sicherte Neuburger „das vollständig erhaltene Instrumentarium der medizinisch-chirurgischen Akademie".[1228] Außerdem habe er „das komplette Instrumentarium der Politzerschen Klinik" hinzugefügt, „den Brillenkasten und das Instrumentarium Ferdinand von Arlts, Hörrohre verschiedener Wiener Kliniker aus dem 19. Jahrhundert, die Mikroskope Barths (18. Jh.), Rokitanskys Zystoskope, Oesophagoskope usw. Das Originalstethoskop Laennecs, das von Eduard von Jaeger verwendete Helmholtzsche Ophthalmoskop, sowie das laryngologische Besteck Johann Nepomuk Czermaks" seien im Zweiten Weltkrieg verschwunden. In internationalen medizinhistorischen Publikationen aus den Jahren 1924 und 1933 seien diese Objekte noch abgebildet. Zu den wertvollen Handschriften, die Neuburger archivierte, gehörten „zahlreiche Nachlässe von Wiener Gelehrten", zum Beispiel der Briefwechsel der Ophthalmologen Ferdinand von Arlt (1812–1887) mit Albrecht von Graefe (1828–1870) oder Ernst Fuchs (1851–1930), ein Brief Wagner-Jaureggs an Freud sowie das Manuskript von Carl Freiherr von Rokitansky (1804–1878) zum *Lehrbuch der pathologischen Anatomie*[1229].[1230]

In zwei Sälen befänden sich die Sammlungen der Wiener Medizinischen Schule bis „in die Dreißiger Jahre unseres Jahrhunderts", ein Saal zeige europäische Medizingeschichte „von Hippokrates bis Sauerbruch". Die Objekte belegten die internationalen Beziehungen von „Wiens große[n] Ärzten".[1231] Doch Neuburgers Sammlungen seien weder geordnet noch kaum für die Forschung zugänglich gewesen. Allein, ohne „Helfer" habe er dieses Arbeitspensum nicht erfüllen können,[1232] auch wenn ihm in der Betreuung der Wachsfigurensammlung ein Kustos vom Anatomischen Museums des Anatomischen Instituts der Universität Wien assistiert habe.[1233] Die weitere Aufbauarbeit an den Sammlungen, die Marlene Jantsch unter Schönbauers provisorischer Leitung des Instituts für Geschichte der Medizin leistete, erwähnte Erna Lesky nicht. Marlene Jantsch sah für sich unter dieser Prämisse wenig Perspektiven für ihre Zukunft am Institut für Geschichte der Medizin. 1958 schloss sie, auch zur finanziellen Absicherung, ihre Fachausbildung als Internistin ab. Von ihrem Mentor Schönbauer konnte sie nach einem Schlaganfall nicht mehr viel Unterstützung am Institut für Geschichte der Medizin erwarten.

Erna Lesky versuchte dennoch, schloss Lehne aus einem Briefwechsel zwischen Erna Lesky und Marlene Jantsch im September 1961, Marlene Jantsch in einem Abhängigkeitsverhältnis zum Institut zu halten. Die habilitierte Medizinhistorikerin verwehrte sich nach ihren Erfahrungen mit

Schönbauer, sich als Schachfigur in Erna Leskys „ehrgeizigen Plänen für das Institut" aufstellen zu lassen. Erna Lesky verlängerte den Arbeitsvertrag von Marlene Jantsch zwar jedes Jahr, aber zugleich drohte sie ihr demonstrativ wiederholt mit dem „Ende ihrer Anstellung".[1234] Erna Lesky duldete keine Konkurrenz.

Sie habe das Josephinum mit dem medizinhistorischen Museum, der Bibliothek und seinen Wachsfiguren-Ausstellung in einem „desolaten Zustand" übernommen, betonte Erna Lesky in den Broschüren, die sie als Dokumentation ihrer Leistung für das Josephinum und seiner Sammlungen in verschiedenen Sprachen verfasste. Als sie die provisorische Leitung erhielt, sei „das größte Risiko für die Wachspräparate" ein experimentell arbeitendes medizinisches Institut gewesen, das sich in Sälen über der Wachsfigurensammlung befunden habe. Bei einzelnen Versuchsunfällen sei das überlaufende Wasser in die Decke der Säle der Wachsfigurensammlung eingedrungen, der Verputz sei abgeblättert und die Decke sei beschädigt worden. Die Decke in dem Saal, wo die geburtshilflichen Wachspräparate ausgestellt waren, habe sich gesenkt und das darüberliegende Katalogzimmer der Bibliothek sei „baupolizeilich gesperrt" worden. Im Oktober 1961 habe ein Wassereinbruch aus den Laboratorien nicht nur die Säle mit den Wachspräparaten beschädigt, sondern auch die Räume im Parterre.[1235] Erna Lesky sah die Lösung der baulichen Probleme in einer Generalsanierung des Josephinums, da es 1955 bereits vom Abriss bedroht gewesen sei.[1236] Sie habe versucht,

„das großartige kulturelle Erbe Altösterreichs nicht nur getreu zu verwalten, sondern durch eine umfassende bauliche und innere Reorganisation des Instituts der internationalen medizinhistorischen Forschung zu erschließen."[1237]

Nach dem „Restaurierungsprogramm" werde das Wiener Institut für Geschichte der Medizin „eine lebendige Traditionsstätte österreichischen Arzttums" sein und ein „lebendiges Zentrum europäischer Medizingeschichte".[1238] Zugleich bemühte sich Erna Lesky, bei medizinischen Tagungen und Kongressen im deutschen Sprachraum ihr medizinhistorisches Wissen wirksam zu präsentieren. Über jeden öffentlichen Auftritt wusste das Dekanat der Medizinischen Fakultät und das Österreichische Bundesministerium für Unterricht Bescheid. Sie sind in ihrem Personalakt genau dokumentiert.[1239] Selbstmarketing gehörte zu ihrer Erfolgsstrategie. Bereits 1960 wurde Erna Lesky für ein Ordinariat an der Universität Göttingen empfohlen, 1962 wollte die Freie Universität Berlin das Ordinariat für Geschichte der

Medizin mit Erna Lesky besetzen[1240] und im selben Jahr wurde sie für das Ordinariat an der Universität Hamburg vorgeschlagen.[1241] Zuvor beeindruckte sie am 18. Mai 1960 das Auditorium am Anatomischen Institut der Medizinischen Fakultät der Universität Hamburg mit einem Vortrag über „Achillessehne und Sensibilitätslehre".[1242]

Um die in Deutschland zu Berufungsverfahren eingeladene Medizinhistorikerin an die Medizinische Fakultät der Universität Wien zu binden, setzte sich das Dekanat der Medizinischen Fakultät mit Dekan Hoff beim Bundesministerium für Unterricht dafür ein, die bis dahin unbezahlte Leitungsposition Erna Leskys am Wiener Institut für Geschichte der Medizin zu einer Außerordentlichen Professur zu heben. Am 2. Mai 1962 beschloss die Medizinische Fakultät in einer außerordentlichen Sitzung mit „25 Stimmen Ja und 1 Stimme Nein" an das Bundesministerium für Unterricht den „dringlichen Antrag zu stellen, eine Lehrkanzel für Geschichte der Medizin zu bewilligen und diese als Extraordinariat zu gestalten". Das Bundesministerium wurde darauf hingewiesen, dass im Jubiläumsjahr der Universität Wien 1965 das Institut für Geschichte der Medizin „eine ganz besondere Rolle spielen soll". Der Antrag sei dringend zu bearbeiten, da die „Gefahr" bestehe, dass Erna Lesky „unserer Fakultät verloren" gehe. Wenn keine Möglichkeit dafür bestehe, sei das Dekanat dafür bereit, die Errichtung der Lehrkanzel für Orthopädie „zurückzustellen", aber nicht darauf zu verzichten. Anschließend wurde ausführlich die Bedeutung der Lehrkanzel Geschichte der Medizin für die Medizinische Fakultät dargestellt.[1243] Das vermittelte den Eindruck, dass die Wertigkeit der beiden Lehrkanzeln verschieden bemessen wurde. Das Institut für Geschichte der Medizin schien eher dem Prestige der Medizinischen Fakultät für Außenrepräsentation zu dienen, die Lehrkanzel für Orthopädie zur Erhöhung des wissenschaftlichen und medizinischen Standards.

Mit 26. September 1962 wurde Erna Lesky von Bundespräsident Schärf zum „außerordentlichen Universitätsprofessor" ernannt.[1244] Der Diensteid, den Erna Lesky dafür leisten musste, verpflichtete sie, gegenüber „der österreichischen Republik treu und gehorsam zu sein und deren Gesetze unverbrüchlich zu achten". Sie musste

„*schwören, sich mit voller Kraft und allem Eifer* [i]*hrem Lehramt zu widmen,* [ihre] *Pflichten gewissenhaft und unparteiisch und uneigennützig zu erfüllen, insbesondere jederzeit auf die Wahrung der öffentlichen Interessen bedacht zu sein* [und] *das Beste der Hochschule und ihrer Hörer im Auge zu behalten.*"[1245]

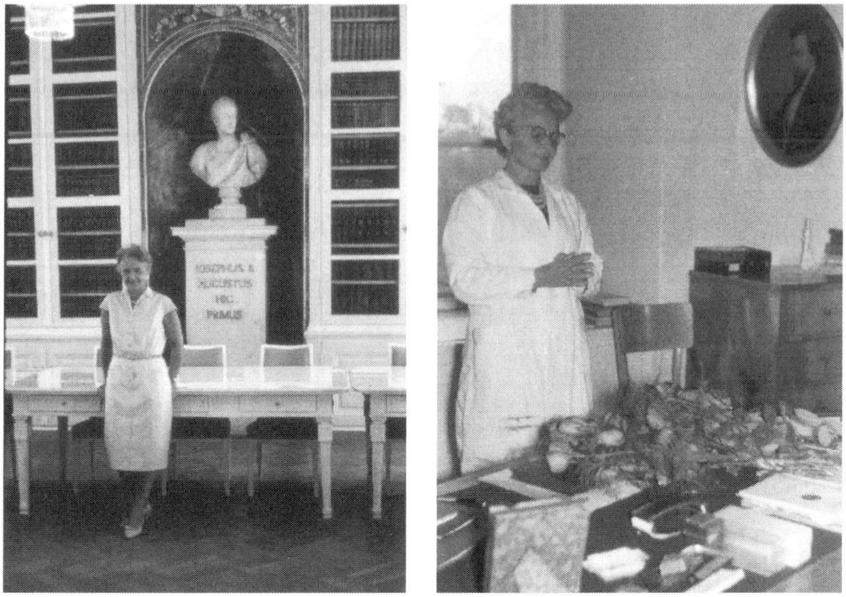

Abb. 48 Erna Lesky im Lesesaal des Instituts für Geschichte der Medizin 1962, nach der Ernennung zur ao. Professorin für Geschichte der Medizin 1962 (TNL Albin Lesky 131.97, Sch 841, M 131.97.10.2, UAW).

Erna Lesky, nun definitiv Leiterin des Instituts für Geschichte der Medizin, konnte jetzt ein Generalsanierungskonzept für das Josephinum entwerfen. Zugleich begann sie mit den medizinhistorischen Forschungen für ihre große Monografie *Die Wiener medizinische Schule im 19. Jahrhundert*[1246], die sie im Rahmen der Neueröffnung des Instituts für Geschichte der Medizin präsentieren wollte. Wie weit Schönbauers *Das medizinische Wien,* publiziert 1944 und eigentlich von Marlene Jantsch und ihrem Ehemann Hans geschrieben, Erna Lesky als Vorlage diente, ist nachzuweisen. Es fällt allein im Vergleich der Inhaltsverzeichnisse auf, dass in beiden Büchern ähnliche Themen gewählt wurden und viele Beschreibungen von Persönlichkeiten im Buch *Das Medizinische Wien* von 1944 sich in Erna Leskys *Die Wiener medizinische Schule im 19. Jahrhundert,* publiziert 1965, wiederfinden. Mit der Fokussierung auf das 19. Jahrhundert konnte Erna Lesky zwar bestimmte Themen vertiefen, setzte neue Akzente und ordnete den Aufbau anders, doch bestimmte Parallelen zur medizinhistorischen Arbeit von Marlene Jantsch sind deutlich erkennbar.

4. Max-Neuburger-Institut: Branding mit jüdischen Communities

Für die internationale medizinhistorische Community war Erna Leskys Ernennung zur Außerordentlichen Professorin für Geschichte der Medizin eine Besetzung am „Max-Neuburger-Institut" und der Lehrstuhl ein „Neuburger Chair for the History of Medicine". Internationale wissenschaftshistorische Journale reagierten rasch auf die Veränderungen am Wiener Institut für Geschichte der Medizin: „Dr. Erna Lesky was appointed director of the Neuburger Institute for the History of Medicine at the University of Vienna on 1 October 1960",[1247] berichtete das renommierte Journal *Isis*. Das Journal *Bulletin of the History of Medicine* schrieb:

"The University of Vienna has re-established the chair for the History of Medicine of which Theodor Puschmann and Max Neuburger were outstanding occupants. Erna Lesky, M. D., Ph.D., has been appointed Ausserordentlicher Professor for the History of Medicine and Director of the Max-Neuburger-Institute, of which she has been in charge since October 1, 1960."[1248]

Und das *Journal of the History of Medicine and Allied Sciences* berichtete:

"It is a pleasure to announce that the Neuburger chair in the history of medicine has been re-established at Vienna and that effective 1 October 1962 Professor Erna Lesky was appointed to it."[1249]

Bis 1965 wurde Erna Leskys Außerordentliche Professur in internationalen medizinhistorischen Journalen nachweislich als „Neuburger Chair for the History of Medicine at the University of Vienna" bezeichnet.[1250] In den USA hatte sich eine Scientific Community von meist aus Österreich, Deutschland und der Schweiz emigrierten Wissenschaftlern und Wissenschaftlerinnen jüdischer Herkunft gebildet, die in New York den „The Max Neuburger Institute Fund. The Institute of the History of Medicine at the University in Vienna" gegründet hatten. Für Erna Lesky erschien es daher angemessen, in der Phase der Neustrukturierung des Wiener Instituts für Geschichte der Medizin das Institut weiterhin als Max-Neuburger-Institut zu führen und für ein Sponsoring der Revitalisierung „The Max Neuburger Institute Fund" in New York zu kontaktieren. Ihre Korrespondenz mit den Mitgliedern des Fonds ist ein prägnantes Beispiel für ein gelungenes Finanzkonzept der Generalsanierung des Wiener Instituts und der Sammlungen des Josephinums. Wie weit Erna Leskys Mentor Diepgen, der mit Neuburger und anderen Exilanten in Kontakt gestanden war und die Kontakte noch weiter pflegte, Erna Lesky in ihrem intensiven Networking unterstützte, ist noch nachzuweisen. Diepgen habe jedoch selten die erforderliche Empathie gegenüber den Menschen, die aus „rassischen" Gründen ihr Land verlassen mussten, gezeigt. Im Gegenteil, der Medizinhistoriker habe gerne „das zeittypische deutsche Selbstmitleid" in der Kommunikation eingesetzt, um sich jeglicher Verantwortung während der NS-Ära an seinem Berliner Institut zu entziehen.[1251] Um glaubwürdig gegenüber den Wissenschaftlern in den USA zu erscheinen, tangierte daher Erna Lesky die Geschichte des Instituts von 1938 bis 1960 unter Leitung der beiden nationalsozialistisch belasteten Neuburger-Nachfolger Lejeune und Schönbauer in ihrer Korrespondenz nicht. Sie schwieg darüber, dass sie selbst in das NS-System involviert gewesen war, welches die Emigration vieler Juden und Jüdinnen erzwungen und den Tod von Millionen zu verantworten hatte.

Im Komitee des „Max Neuburger Institute Fund" in New York waren Paul Klemperer (1887–1964) und Morris Fishbein (1889–1976) „Co-Chairmen". Zu den Mitgliedern zählten unter anderen der Psychoanalytiker Kurt R. Eissler (1908–1999)[1252], Hans Molitor (1895–1970), Richard H. Shryock oder Owsei Temkin.[1253] Mit Temkin stand Erna Lesky bis zur Emeritierung in Kontakt. Am 20. März 1963 erhielt Erna Lesky einen Brief Eisslers, der nach der Annexion Österreichs 1938 mit seiner Frau in die USA emigriert war. Als orthodoxer Vertreter der Psychoanalyse Freuds lehnte er die wissenschaftliche und politische Haltung der Universität Wien gegenüber Freud und der Psychoanalyse ab. Unzufrieden mit dem Zustand der Sammlungen des Max-Neuburger-Instituts in Wien, ersuchte er Gerhart Piers (1908–1979), der aus Wien stammte („dort war sein Name ‚Pisk'"), um finanzielle Unterstützung. Seine Antwort gab Eissler Erna Lesky in Deutsch weiter:

„Was das Max Neuburger Institut und die Bibliothek betrifft, so glaube ich, dass ich hier mit Hilfe der Universität Chicago etwas tun könnte. Könnte ich von Ihnen oder von Frau Dr. Lesky eine kurze, aber umfassende Darstellung darüber erhalten, was jetzt getan wird und was getan werden sollte. Auch möchte ich gerne wissen, warum das Kultusministerium nicht etwas unternimmt, da ja die Österreicher nicht mehr arm sind. Es gibt hier einige kleinere Stiftungen, die besonders an akademischen Bibliotheken interessiert sind. Auch die großen nationalen Stiftungen könnten daran Interesse haben."[1254]

Auf Empfehlung Eisslers schrieb Erna Lesky zuerst an das Austrian Forum Inc. in New York,[1255] das mit der Austrian University League of America, der American-Austrian Society und der American-Austrian Music Society eng kooperierte. International renommierte Wissenschaftler, die ihre akademische Karriere im Exil in den USA aufbauen oder fortsetzen konnten, waren Mitglieder des Austrian Forums. Die Nobelpreisträger Viktor Hess (1883–1964) und Otto Loewi (1873–1961) gehörten unter anderen dem „Advisory Board" an, im „Board of Consultants" waren Vertreter und Vertreterinnen aus Politik, Wissenschaft und Kunst, wie Paul Wittgenstein (1887–1961), Ernest Lowenstein (1911–1997), Richard Singer (1894–1979) oder die Kammersängerin Lotte Lehmann (1888–1976).[1256]

Eissler hatte Erna Lesky wiederholt am Institut für Geschichte der Medizin in Wien besucht. Der Hinweis auf eine frühere „Geldsammlung" in diesem Brief bedeutete, dass Erna Lesky schon vor 1963 mit ihm in Kontakt stand. Um sicherzugehen, dass Erna Lesky den Brief den Statuten gemäß formulierte, sandte ihr Eissler eine Textvorgabe in Deutsch. Die Formulierung Erna Leskys „Unser Werk kommt sowohl Juden als auch Nicht-Juden zugute" wurde von Eissler handschriftlich umformuliert zu „In unserem Institut arbeiten sowohl Juden als auch Nicht-Juden und unsere Arbeit ist interkonfessionell". Als handschriftliche Bemerkung am Rande des Briefes stellte Eissler noch fest, dass „keine der beiden Versionen richtig klingt", das Austrian Forum werde aber „schon ersehen, worauf es ankommt".[1257] Erna Lesky dankte Eissler „aus der Ferne" für „den selbstlosen und unermüdlichen Einsatz" für das Neuburger-Institut.[1258]

Gemäß Eisslers schriftlicher Empfehlung ersuchte Erna Lesky Siegfried Altmann (1887–1963), Präsident des „Executive Board" des Austrian Forum Inc. in New York, sie bei der „Reorganisierung des 1920 von Neuburger gegründeten medizinhistorischen Institutes" zu unterstützen. „Die Erschließung der in diesem Institut von seinem Begründer angesammelten Bestände [käme] allen Nationen zugute", unabhängig von der „Religion". Erna Lesky glaubte, mit dieser Formulierung den „Intentionen [...] der Vereinigung" zu entsprechen.[1259] Für die englische Version des Briefes formulierte Erna Lesky ihr Anliegen folgendermaßen:

"I would ask you please to be good enough to consider a substantial contribution on the part of your organization to the work we are now conducting in Vienna. We are administering this work on a nonsectarian basis to Jews and Nonjews alike. We understand that this is completely within the authorization of your statutes."[1260]

Altmann versuchte, für seine Vermittlungen in der „Reorganisierung" des Wiener Instituts für Geschichte eine geringe Gegenleistung zu erhalten. Er dankte Erna Lesky in einem Brief für ihre „Liebenswürdigkeit" in der Vermittlung eines Studienplatzes für Mikrobiologie an der Universität Wien für seinen Sohn. Nach Absage fragte Altmann wegen Studienmöglichkeiten in Graz und Innsbruck nach und ersuchte um die Nennung weiterer Universitäten in Deutschland und der Schweiz. Anschließend formulierte Altmann für Erna Lesky „den Text eines Briefes, wie [sie] ihn benoetigen". Sie sollte den Text auf Instituts-Briefpapier schreiben und an das Austrian Jewish Aid Committee in New York übermitteln. Obwohl der Brief nur eine „Formsache" sei, müsse er „als Unterlage vorhanden sein".[1261] In einem weiteren Brief dankte Erna Lesky dem Komitee nochmals dafür, die „wertvolle Arbeit" am Institut für Geschichte der Medizin mit einem „fördernden Beitrag" zu unterstützen. Für den Brief an das Austrian Jewish Aid Committee fügte sie zu den von Altmann vorgegebenen Begriffen Religion und Nationalität noch den Begriff „Rasse" hinzu. Der Aufbau des Instituts, „ihr Werk, [werde] auf einer Basis ohne Unterschied der Religion, der Rasse und der Nationalitaet" durchgeführt.[1262] Es zeugte von wenig Sensibilität gegenüber dem Judentum, aus der NS-Rhetorik den Begriff „Rasse" zu verwenden, um Toleranz zu signalisieren. Für Erna Lesky war das kein Fauxpas. Der Begriff „Rasse" wurde in der Alltagssprache und manches Mal auch in wissenschaftlichen Diskussionen weiter verwendet, auch wenn er politisch schon lange inkorrekt war. Erna Lesky dankte Altmann für die „Hilfe und eingehende Fürsorge" und versprach, das Vertrauen, das die „amerikanischen Freunde" in sie und ihre Mitarbeiter und Mitarbeiterinnen in den Aufbau „des von Max Neuburger gegründeten Instituts" setzten, nicht zu enttäuschen. Das Interesse der „amerikanischen Freunde an der Institutsorganisation" sei für sie „ein nicht hoch genug zu bewertender ideeller Ansporn [, um] mit immer neuem Mut [...] ein gigantisches Unternehmen" durchzuführen.[1263]

„Wir entdecken jeden Tag neue Schätze und freuen uns trotz Schmutz und Staub auf die Arbeit. 1965 – so hoffe ich – wird der große Tag kommen, wo wir einmal ganz durch sind und auch die Bauarbeiten ihrem Ende entgegengehen."[1264]

Zum Jahresende 1963 zog Erna Lesky für Eissler ein Resümee:

„Mit diesem Neujahrsgruß möchte ich zugleich auch mitteilen, wie überaus gut sich ihr Rat, sich nochmals an Paul Mellon zu wenden, ausgewirkt hat.

Eben fand ich einen Scheck über S 2000. – vor. Ich brauche nicht zu sagen, daß dies für das Institut bedeutet, zwei Arbeitskräfte durch ein Jahr hin weiter zu halten. Ich kann Ihnen nicht sagen, wie glücklich ich bin. Mit dem Rest des Wellcome grants sehe ich nun doch die Möglichkeit, wenigstens auf dem Bibliotheks-Sektor der 180-jährigen Vergangenheit Herr zu werden. Die Aufnahme der Bildbestände haben wir letzte Woche beendet. Insgesamt kamen 15.000 Abbildungen zur Katalogisierung. Einen kurzen Bericht darüber mit einer im Jubiläumsjahr geplanten Ausstellung und Publikationsreihe habe ich Temkin fürs Bulletin geschickt."[1265]

Erna Lesky fand ihre Sponsoren auch im Wellcome Trust in London, der Neuburger in seinem Exil für neun Jahre im Wellcome Historical Medical Museum eine Anstellung als Medizinhistoriker geboten hatte.[1266] Die bewusst gewählte Verbindung des Wiener Instituts für Geschichte der Medizin mit dem Namen „Max Neuburger" schuf für ihre Sponsoren eine Corporate Identity. Die Wissenschaftsmanagerin Erna Lesky hatte ein Marketingkonzept gewählt, das politisch höchst fragwürdig war.

Anmerkungen

1165 Siehe Helmut Wyklicky, *Das Josephinum. Biographie eines Hauses. Die medicinisch-chirurgische Josephs-Akademie seit 1785. Das Institut für Geschichte der Medizin seit 1920*, Wien: Christian Brandstätter 1985; Sonia Horn, „... eine Akademie in Absicht der Erweiterung der medizinisch – chirurgischen Wissenschaft ...". Hintergründe für die Entstehung der medizinisch-chirurgischen Akademie „Josephinum", in: Renate Zedinger/Wolfgang Schmale/Jean Mondot (Hg.), *Josephinismus – Eine Bilanz/Échecs et réussites du Joséphisme*, Bochum: Dr. Dieter Winkler 2008, 215–244; Sonia Horn/Alexander Ablogin, *Faszination Josephinum. Die anatomischen Wachspräparate und ihr Haus,* Wien: Verlagshaus der Ärzte 2012; Markus Swittalek, *Das Josephinum. Aufklärung. Klassizismus. Zentrum der Medizin*, Dissertation, TU Wien 2011; Barbara Sternthal/Christiane Druml/Moritz Stipsicz (Hg.), *Das Josephinum. 650 Jahre Wiener Geschichte der Medizin. Mythos und Wahrheit*, Wien: Christian Brandstätter 2014; Siehe besonders die umfangreichste Studie: Brigitte Lohff, *Die Josephs-Akademie im Wiener Josephinum. Die medizinisch-chirurgische Militärakademie im Spannungsfeld von Wissenschaft und Politik* 1785–1874, Wien: Böhlau 2019.

1166 Vgl. Max Neuburger, Die Josephinische medizinisch-chirurgische Akademie (1785–1874), in: *Wiener Medizinische Wochenschrift* 85 (1935) 51, 1385–1388 und 85 (1935) 52, 1413–1417, 1385.

1167 Zit. ebd.

1168 Vgl. ebd., 1385–1386. Zum „Lehrkörper" und dem „Studienplan" siehe genauer ebd., 1387. Max Neuburgers quellenorientierte Darstellung der Geschichte des Josephinums formte das öffentliche Bild dieser akademischen Institution mit bewegter Geschichte, bevor Erna Lesky es als ihre Institution besetzte.

1169 Vgl. Martina Markovska, Josephinum and the Anatomical Wax Model Collection, Medical University of Wien, in: *Medicina nei Secoli Arte e Scienza. Journal of History of Medicine and Medical Humanities* 27 (2015) 2, 589–600, 591. Siehe auch Anna Maerker, *Model experts: The production and uses of anatomical models at La Specola, Florence, and the Josephinum, Vienna, 1775–1814*, Cornell University ProQuest Dissertations 2005; Anna Maerker, *Model Experts: Wax Anatomies and Enlightment in Florence and Vienna 1775–1815*, Manchester, Manchester University Press: 2011. Siehe Lucia Dacome, *Malleable Anatomies. Models, Makers and Material Cultures in Eighteen-Century Italy* (Past and Present Book Series) Oxford: Oxford University Press 2017, 4: „Anna Maerker's rich and insightful Model Experts sheds light on how the politics that underpinned changing notions of expertise in state service affected views of public education and the rise of public museums. As Maerker herself notes, however, the anatomical collection of La Specola did not develop in a vacuum."

1170 Vgl. ebd., 3.

1171 Vgl. Alessandro Riva/Gabriele Conti/Paola Solinas/Francesco Loy, The evolution of anatomical illustration and wax modelling in Italy from the 16th to early 19th centuries, in: *Journal of Anatomy* 216 (2010) 2, 209–222.

1172 Vgl. Anna Maerker, „Wunderbare Vorrichtungen" oder „nutzloses Spielzeug?" Debatten über den öffentlichen Nutzen der Visualisierung des Körperinnern, in: Sybilla Nikolow (Hg.): *Erkenne Dich selbst! Strategien der Sichtbarmachung des Körpers im 20. Jahrhundert*, Köln–Weimar–Wien: Böhlau 2015, 133–143, 139. Siehe weiter Markus Oppenauer, "„...Solche Asyle sind die Sammlungen und Museen, welche die Gegenwart der Wissenschaft darstellen, und ihre Zukunft vorbereiten." Soziale Aspekte der Anatomie und ihrer Sammlungen an der Wiener Medizinischen Fakultät, 1790–1840, in: *Sudhoffs Archiv* 98 (2014) 1, 47–75.

1173 Vgl. Martina Markovska, The Josephinum and the Anatomical Wax Model Collection – Historical Context and Methods for Care and Preservation, in: Gabriela Krist (Hg.), *Collection Care/Sammlungspflege*, Wien–Köln–Weimar: Böhlau 2015, 235–245, 237. Siehe auch Manfred Skopec/Helmut Gröger/Alexander Koller, *Anatomie als Kunst. Anatomische Wachsmodelle des 18. Jahrhunderts im Josephinum in Wien*, Wien: Christian Brandstätter Verlag 2002.

1174 Vgl. Markovska, Josephinum and the Anatomical Wax Model Collection, in: *Medicina nei Secoli Arte e Scienza. Journal of History of Medicine and Medical Humanities* 27 (2015) 2, 593.

1175 Siehe Riva/Conti/Solinas/Loy, The evolution of anatomical illustration and wax modelling in Italy, in: *Journal of Anatomy* 216 (2010) 2, 209–222.

1176 Vgl. Lohff, *Die Josephs-Akademie*, 28.

1177 Vgl. Erna Lesky, Gespräch Dr. Rudolf Kalmar, maschinschriftliches Manuskript, Wien, 1965, 1–6, 2. TNL Erna Lesky, Sch 123, M 17 d, UAW.

1178 Vgl. Lesky, *Das Wiener Institut für Geschichte der Medizin*, 4.

1179 Siehe Jantsch, Historische Einleitung, in: Allmer/Jantsch, *Katalog der Josephinischen Sammlung*, 14. Siehe ebd., 5: In Saal V wurden „Bänder und Muskeln" ausgestellt, in Saal VI „Muskeln", in Saal VII „Herz, Blut- und Lymphgefäße, Eingeweide", in Saal VIII „Eingeweide", in Saal IX „Gehirn und Rückenmark", in Saal X „Verschiedene Gewebearten, Sinnesorgane und geburtshilfliche Präparate".

1180 Vgl. Erna Lesky, *Das Wiener Institut für Geschichte der Medizin*, 4.

1181 Vgl. Marita Metz-Becker, Körperkonstruktionen in anatomischen Museen und Sammlungen, in: Anke Abraham/Beatrice Müller, *Körperhandeln und Körpererleben: Multidisziplinäre Perspektiven auf ein brisantes Feld*, Bielefeld: transcript Verlag, 2010, 55–66, 58.

1182 Vgl. Michael Fehr, Im Fluchtpunkt der Mensch. Beobachtungen in Medizinhistorischen Museen, in: Bettina Habsburg-Lothringen (Hg.), *Dauerausstellungen. Schlaglichter auf ein Format*, Bielefeld: transcript 2012, 97–111, 102.

1183 Vgl. Thomas Schnalke, Von der normierten Anatomie zum historischen Patienten. Aus der Geschichte der medizinischen Moulagenkunst, in: Susanne Ude-Koeller/Thomas Fuchs/Ernst Böhme (Hg.), *Wachs – Bild – Körper: Moulagen in der Medizin*. Begleitband zur Ausstellung im Städtischen Museum Göttingen vom 19.9. bis 16.12. 2007, Göttingen: Universitätsverlag Göttingen 2007, 3–23, 7.

1184 Vgl. Fehr, Im Fluchtpunkt der Mensch, in: Habsburg-Lothringen (Hg.), *Dauerausstellungen*, 102.

1185 Vgl. Neuburger, Die Josephinische medizinisch-chirurgische Akademie, in: *Wiener Medizinische Wochenschrift* 85 (1935) 51, 1386.

1186 Vgl. Fehr, Im Fluchtpunkt der Mensch, in: Habsburg-Lothringen (Hg.), *Dauerausstellungen*, 103.

1187 Zit. Schönbauer, *Das medizinische Wien*, 163.

1188 Vgl. ebd., 165. Anders aber Neuburger, Die Josephinische medizinisch-chirurgische Akademie, in: *Wiener Medizinische Wochenschrift* 85 (1935) 51, 1387: Brambilla trat 1795 zurück.

1189 Vgl. Neuburger, Die Josephinische medizinisch-chirurgische Akademie, in: *Wiener Medizinische Wochenschrift* 85 (1935) 51, 1387.

1190 Siehe Anton Römer (Hg.), *Specielles Verzeichnis der anatomisch-physiologischen natürlichen und Wachs-Präparate, welche im Gebäude der k. k. med. chirurg. Josephs-Akademie aufgestellt sind, nebst einer kurzen Beschreibung des in diesem Gebäude noch befindlichen naturhistorischen Cabinettes und der pathologisch-anatomischen Sammlung*, Wien: J. G. Heubner 1837.

1191 Vgl. Jantsch, Historische Einleitung, in: Allmer/Jantsch, *Katalog der Josephinischen Sammlung*, 15.

1192 Vgl. Metz-Becker, Körperkonstruktionen, in: Abraham/Müller, *Körperhandeln und Körpererleben*, 56.

1193 Vgl. Markovska, Josephinum and the Anatomical Wax Model Collection, in: *Medicina nei Secoli Arte e Scienza. Journal of History of Medicine and Medical Humanities* 27 (2015) 2, 589.

1194 Zit. Erna Lesky, Wiener Lehrsammlung von Wachspräparaten, in: *Gesnerus – Vierteljahresschrift für Geschichte der Medizin und Naturwissenschaften* 33 (1976) 1/2, 8–20, 9.

1195 Vgl. ebd., 10.

1196 Vgl. ebd., 16.

1197 Vgl. Lesky, Wiener Lehrsammlung, in: *Gesnerus* 33 (1976) 1/2, 11.

1198 Vgl. Max Neuburger (1868–1955): Vertrieben 1938, in: *Van Swieten Blog – Informationen der Universitätsbibliothek der Med Uni Wien*, Nr. 31643; Max Neuburger, Kurzbiografie, in: Bauer-Merinsky, *Die Auswirkungen der Annexion Österreichs durch das Deutsche Reich auf die medizinische Fakultät der Universität Wien*, 163–165. Zur Persönlichkeit Max Neuburgers siehe zum Beispiel Edwin Rosner, Erinnerungen an Max Neuburger, in: *Medizinhistorisches Journal* 3 (1968) 4, 328–332.

1199 Vgl. Max Neuburger, Das Institut für Geschichte der Medizin an der Universität Wien, in: *Wiener Medizinische Wochenschrift* 71 (1921) 1, 70–71, 70.

1200 Vgl. Erna Lesky, *Neuburger Institute of the History of Medicine in Vienna*, 2. TNL Erna Lesky 131.15, Sch 123, M 17 f, UAW.

1201 Vgl. Neuburger, Das Institut für Geschichte der Medizin an der Universität Wien, in: *Wiener Medizinische Wochenschrift* 71 (1921) 1, 70.

1202 Vgl. Erna Lesky, Neuburger Institute of the History of Medicine in Vienna, 1. TNL Erna Lesky 131.15, Sch 123, M 17 f, UAW. Siehe die Publikation zu Beginn der Institutseröffnung: Max Neuburger, *Die Wiener medizinische Schule im Vormärz*, Wien: Rikola-Verlag 1921.

1203 Siehe Karl Holubar, Die Lehrkanzel für Geschichte der Medizin von 1833 bis 1917 unter den Vorständen Seligmann, Puschmann und Neuburger, in: Manfred Skopec (Hg.), *Institut für Geschichte der Medizin. Gewidmet dem Angedenken an Max Neuburger, Gründer des Instituts für Geschichte der Medizin der Universität Wien. Institute for the History of Medicine, University of Vienna. Dedicated to the memory of Max Neuburger, founder of the Institute for the History of Medicine, University of Vienna*, Wien: Eigenverlag 1999, 9–12, 12: Holubar nennt für das Datum der Eingliederung von Neuburgers medizinhistorischen Sammlungen in das Josephinum das Jahr 1920. Anders aber Jantsch, Historische Einleitung, in: Allmer/Jantsch, *Katalog der Josephinischen Sammlung*, 16, die dafür das Jahr 1918 nennt. Siehe auch Walter Mentzel, Max Neuburger, in: *Lexikon der österreichischen Provenienzforschung*, 226: „Nach langjährigen Bemühungen wurde schließlich 1918/19 das Institut für Geschichte der Medizin am Standort der ehemaligen militärärztlichen Akademie, dem Josephinum […] bezogen.“ Als Eröffnungsjahr des Instituts für Geschichte der Medizin im Josephinum nennt Mentzel in einer E-Mail vom 13.2.2020 das Jahr 1920: „Die Eröffnung fand – wie in der Literatur beschrieben – 1920 statt. Im Personalakt ‚Max Neuburger' habe ich hinsichtlich der Eröffnung des Josephinums keine Hinweise gefunden."

1204 Zit. Neuburger, Das Institut für Geschichte der Medizin an der Universität Wien, in: *Wiener Medizinische Wochenschrift* 71 (1921) 1, 70.

1205 Vgl. ebd.

1206 Vgl. Erna Lesky, *Das Wiener Institut für Geschichte der Medizin*, 6.

1207 Zit. Max Neuburger, Brief an Karl Sudhoff, Wien, 26.9.1920 (Abschrift). JSMUW, AS-2069, 147, zit. Lehne, „Ein deplorabler Zustand", in: Nemec/Hofer/Seebacher/Schütz (Hg.), *Medizin in Wien nach 1945*, 68.

1208 Vgl. Jantsch, Historische Einleitung, in: Allmer/Jantsch, *Katalog der Josephinischen Sammlung*, 16.

1209 Vgl. Köhler, *Das Medizinstudium im Nationalsozialismus*, 133.

1210 Vgl. Erna Lesky, *Das Wiener Institut für Geschichte der Medizin*, 6.

1211 Vgl. Friedmann/Lechner, Medizin, in: Gräser/Rupnow (Hg.), *Österreichische Zeitgeschichte – Zeitgeschichte in Österreich*, 537.

1212 Siehe als Beispiel Isidor Fischer, British Medicine and the old Viennese School, in: *Bulletin of the History of Medicine* 11 (1942) 2, 174– 181, zit. Lehne, „Ein deplorabler Zustand", in: Nemec/Hofer/Seebacher/Schütz (Hg.), *Medizin in Wien nach 1945*, 71.

1213 Vgl. ebd., 71.

1214 Siehe Max Neuburger, *British Medicine and the Vienna School: Contacts and Parallels*, London: William Heinemann 1943.

1215 Vgl. Köhler, *Das Medizinstudium im Nationalsozialismus*, 133.

1216 Vgl. Erna Lesky, Neuburger Institute of the History of Medicine in Vienna, 5. TNL Erna Lesky 131.15, Sch 123, M 17 f, UAW.

1217 Vgl. Erna Lesky, *Das Wiener Institut für Geschichte der Medizin*, 4.

1218 Vgl. Czech, Die Entnazifizierung der Wiener Medizinischen Fakultät, in: Nemec/Hofer/Seebacher/Schütz (Hg.), *Medizin in Wien nach 1945*, 57.

1219 Siehe Emanuel Berghoff, *Max Neuburger, Werden und Wirken eines österreichischen Gelehrten* (Wiener Beiträge zur Geschichte der Medizin 3), Wien: Maudrich 1948 und ders., (Hg.), *Festschrift zum 80. Geburtstag Max Neuburgers: mit 91 internationalen medicohistorischen Beiträgen* (Wiener Beiträge zur Geschichte der Medizin 2), Wien: Maudrich 1948, zit. in: Lehne, „Ein deplorabler Zustand", in: Nemec/Hofer/Seebacher/Schütz (Hg.), *Medizin in Wien nach 1945*, 75.

1220 Vgl. ebd., 78. Zum Konflikt zwischen Neuburger und Berghoff siehe genauer ebd., 78–79. Siehe Paul Diepgen, Brief an Erna Lesky, Mainz, 17.12.1953. Nachlass Erna Lesky 4.700/21/16, Handschriftensammlung, Josephinum: „Wenn Herr Berghoff zur Habilitation kommt, wird er hoffentlich gediegenere Sachen vorlegen als in den meisten seiner bisherigen Arbeiten."

1221 Siehe Erna Lesky, Max Neuburger, in: *Bulletin et Mémoires de la Société Internationale d'Histoire de la Médicine* 2 (1955), 41–46, zit. Lehne, „Ein deplorabler Zustand", in: Nemec/Hofer/Seebacher/Schütz (Hg.), *Medizin in Wien nach 1945*, 79. Lehne wollte „das Vierteljahrhundert zwischen den beiden als blinder Fleck der Wiener Medizingeschichte" durch „eingehende historische Forschung" neu beleuchten. Ihm sei es in seinem Aufsatz zur Institutsgeschichte wichtig gewesen, „diese in der Historiografie bisher geschmähten Jahre" zu revidieren.

1222 Vgl. Schreiben des Bundesministeriums für Unterricht an das Dekanat der Medizinischen Fakultät der Universität Wien, Z.49.236-2/57, Wien, 17.8.1960, folio 003. Med PA, 855 Erna Lesky, Sch 104, Studienjahr 1960/61, UAW.

1223 Vgl. Bundesministerium für Unterricht, Antrag auf Ernennung zum Ordentlichen Universitätsprofessor für Geschichte der Medizin, Erna Lesky, G Zl. 55.712 – I/2/66. Wien, 3.5.1966, o. S. PA 1338 Erna Lesky, OeSTA/AdR, UWFuK, BMU.

1224 Siehe Erna Lesky, Von den Ursprüngen des therapeutischen Nihilismus, in: *Sudhoffs Archiv für Geschichte der Medizin und der Naturwissenschaften* 44 (1960) 1, 1–20.

1225 Vgl. Hubenstorf, Kontinuität und Bruch in der Medizingeschichte, in: Stadler (Hg.), *Kontinuität und Bruch 1938 – 1945 – 1955*, 305.

1226 Vgl. Erna Lesky, Schreiben an das Bundesministerium für Wissenschaft und Forschung, Wien, 23.3.1977, folios 032–033, folio 033. Med PA, 855 Erna Lesky, Sch 104, Studienjahr 1976/77, UAW.

1227 Zit. Erna Lesky, Schreiben an das Bundesministerium für Wissenschaft und Forschung, Wien, 12.10.1978, folio 044. Ebd.

1228 Vgl. Erna Lesky, Von den Schätzen und Aufgaben des Instituts für Geschichte der Medizin an der Universität Wien, in: *Sudhoffs Archiv für Geschichte der Medizin und der Naturwissenschaften* 45 (1961) 2, 179–180, 179.

1229 Siehe Carl Rokitansky, *Lehrbuch der pathologischen Anatomie*, 3., umgearbeitete Auflage, 3 Bde., Wien: Braumüller 1855–1861.

1230 Vgl. Erna Lesky, Neuburger Institute of the History of Medicine in Vienna, 4. TNL Erna Lesky 131.15, Sch 123, M 17 f, UAW.

1231 Vgl. Erna Lesky, Von den Schätzen und Aufgaben des Instituts, in: *Sudhoffs Archiv für Geschichte der Medizin und der Naturwissenschaften* 45 (1961) 2, 179.

1232 Vgl. ebd., 180.

1233 Vgl. Erna Lesky, Zur Revitalisierung des Josephinums und der Sammlung anatomischer und geburtshilflicher Wachspräparate in Wien, in: *Biblioteca della „Rivista di Storia delle Scienze Mediche e Naturali* Vol. XX. Estratto da: „Atti del i Congresso Internationale nella Ceroplastica nella Scienza e nell'Arte, Firenze, 3–7 Giugno 1975, Firenze: Leo S. Olschki Editore 1977, 421–426, 423. Siehe ebd., 426: Das Resümee, „Riassunto", dieses Aufsatzes ist in Italienisch verfasst.

1234 Vgl. Lehne, „Ein deplorabler Zustand", in: Nemec/Hofer/Seebacher/Schütz (Hg.), *Medizin in Wien nach 1945*, 80.

1235 Vgl. Lesky, Zur Revitalisierung des Josephinums, in: *Biblioteca della „Rivista di Storia delle Scienze Mediche e Naturali"*, 421.

1236 Vgl. ebd., 424.

1237 Zit. Erna Lesky, Von den Schätzen und Aufgaben des Instituts, in: *Sudhoffs Archiv für Geschichte der Medizin und der Naturwissenschaften* 45 (1961) 2, 180.

1238 Vgl. ebd.

1239 Vgl. Erna Lesky, Schreiben an das Bundesministerium für Unterricht über das Dekanat der Medizinischen Fakultät der Universität Wien, 3.5.1960. PA 1338 Erna Lesky, OeSTA/AdR, UWFuK, BMU.

1240 Siehe Bruns, Zwischen Verflechtung und Abgrenzung, in: *Medizinhistorisches Journal* 49 (2014) 1/2, 95: Die erste Berufungsliste der Freien Universität Berlin 1962, kurz nach dem Mauerbau, reihte Erna Lesky an erster Stelle.

1241 Vgl. Santifaller, Vorschlag der Mitglieder der phil.-hist. Klasse der ÖAW für die Wahl Erna Leskys zum korrespondierenden Mitglied, Wien, 5.3.1965, 1. TNL Erna Lesky, Sch 125, M 19, UAW. Siehe auch Hubenstorf, Von Erfolg und Tragik einer Medizinhistorikerin, in: Meinel/Renneberg (Hg.), *Geschlechterverhältnisse in Medizin, Naturwissenschaft und Technik*, 102.

1242 Vgl. Erna Lesky, Schreiben an das Bundesministerium für Unterricht über das Dekanat der Medizinischen Fakultät der Universität Wien, 3.5.1960. PA 1338 Erna Lesky, OeSTA/AdR, UWFuK, BMU.

1243 Vgl. Hans Hoff, Dekanat der Medizinischen Fakultät der Universität Wien, Schreiben an das Bundesministerium für Unterricht bezüglich der Ernennung Erna Leskys zum Außerordentlichen Universitätsprofessor für Geschichte der Medizin Wien, 4.5.1962. PA 1338 Erna Lesky, OeSTA/AdR, UWFuK.

1244 Vgl. Ernennungsdekret zum Außerordentlichen Universitätsprofessor für Geschichte der Medizin für Erna Lesky, unterzeichnet von Bundespräsident Dr. Adolf Schärf. Wien, 26.9.1962. Ebd.

1245 Zit. Bundesministerium für Unterricht. Diensteid. Unterschrieben von Erna Lesky, Wien, 17.12.1962. Ebd.

1246 Erna Lesky, *Die Wiener medizinische Schule im 19. Jahrhundert* (Studien zur Geschichte der Universität Wien 6), Graz–Köln: Böhlau 1965.

1247 Zit. News of the Profession, in: *Isis* 52 (1961) 1, 100–105, 101.

1248 Zit. Announcements, in: *Bulletin of the History of Medicine* 36 (1962) 6, 575–577, 577.

1249 Zit. L. R. C. Agnew/Lester S. King, Notes and Events, in: *Journal of the History of Medicine and Allied Sciences* 18 (1963) 1, 75–82, 81.

1250 Vgl. Notes on Contributors, in: *Journal of the History of Medicine and Allied Sciences* 20 (1965) 2, 196. Erna Lesky verwendete die Bezeichnung „Neuburger-Institut" auch in ihren internationalen Publikationen: Erna Lesky, L'istituto „Neuburger" di storia della medicina di Vienna. Estratto dalla Rivista <*Castalia*> Anno XVIII– N. 2 Aprile–Giugno 1962.

1251 Kümmel, Paul Diepgen, in: *Medizinhistorisches Journal* 49 (2014) 1/2, 19.

1252 Siehe Sarah Boxer, Kurt Eissler, 90, Director of Sigmund Freud Archives, in: *The New York Times*, Feb. 20, 1999. Section A, 13.

1253 Vgl. Kurt Eissler, Brief an Erna Lesky, New York, 20.3.1963, 1–2, 1. TNL Erna Lesky 131.15, Sch 125, M 19, UAW. Zu Fragen des neuen kulturellen und politischen Selbstbewusstseins der Juden und Jüdinnen siehe Hannah Arendt, *Wir Juden. Schriften 1932 bis 1966*, zusammengestellt und herausgegeben von Marie Luise Knott und Ursula Ludz, München: Piper 2019.

1254 Zit. Eissler, Brief an Erna Lesky, New York, 20.3.1963, 1. TNL Erna Lesky 131.15, Sch 125, M 19, UAW.

1255 Vgl. Erna Lesky, Kopie des Briefes an Siegfried Altmann, Wien, 8.4.1963. Ebd.

1256 Vgl. Siegfried Altmann, Brief an Erna Lesky, New York, 16.4.1963, 1–2, 1. Ebd. Die Mitglieder des Austrian Forum Inc. in New York sind am Rande des Briefes, geschrieben auf offiziellem Geschäftspapier, angeführt.

1257 Vgl. Kurt Eissler, Brief an Erna Lesky, New York, 27.3.1963, 1–2, 1. Ebd.

1258 Vgl. Erna Lesky, Kopie des Briefes an Kurt Eissler, Wien, 8.4.1963. Ebd.

1259 Vgl. Lesky, Kopie des Briefes an Siegfried Altmann, Wien, 8.4.1963. Ebd.

1260 Zit. Erna Lesky, Brief an Siegfried Altmann, o. O., o. D. Ebd.

1261 Vgl. Altmann, Brief an Erna Lesky, New York, 16.4.1963, 1. Ebd.

1262 Vgl. Erna Lesky, Kopie des Briefs an Austrian Jewish Aid Committee in New York, Wien, April 1963. Ebd.

1263 Vgl. Erna Lesky, Kopie des Briefes an Siegfried Altmann, Wien, 24.4.1963, 1–2, 1. Ebd.

1264 Zit. Erna Lesky, Kopie des Briefes an Kurt Eissler, Wien, 27.12.1963, 1–2, 1. Ebd.

1265 Zit. ebd.

1266 Vgl. Mentzel, Max Neuburger, in: *Lexikon der österreichischen Provenienzforschung*, 226.

X. Kultur- und Machtzentrum Josephinum

1. Lobbying

Mit den politischen Veränderungen in Österreich entstand ein neues politisches Verständnis für die Bedeutung von Wissenschaft und Kunst. 1963 wurde Joseph Klaus als „Vertreter der Reformer" zum Parteiobmann der ÖVP gewählt.[1267] In der „Aktion 20" verband er Wissenschaft und Politik, wodurch die Wissenschaft wieder mehr Förderung von der Politik erwarten konnte.[1268] Für Ash ist die Trennung von Wissenschaft und Politik als prinzipiell getrennte Handlungsbereiche infrage zu stellen, weil sie „genau die Autonomie voraussetzt, deren Möglichkeit oder gar Zustandekommen durch historische Analyse geklärt werden sollte; und [...] weil es empirisch nicht richtig ist, den Wissenschaftsbereich allein als das Reich der (abstrakten oder empirischen) Wahrheit zu definieren, ohne die Machtverhältnisse zur Kenntnis zu nehmen, die auch hier zum Vorschein kommen."[1269] Auf politischer Ebene, was genau verdeutlicht, wie untrennbar Wissenschaft und Politik verbunden sind, erhielt Erna Lesky durch ihre guten politischen Beziehungen für ihr Generalsanierungskonzept zuerst Unterstützung beim Gebäudereferenten der Universität Wien, Hubert Rohracher (1903–1972), und bei Ministerialrat Walter Sturminger (1899–1973) im Unterrichtsministerium. Am 29. November 1962 stimmte der Bundesminister für Handel und Wiederaufbau, Fritz Bock (1911–1993), mit Unterschrift der Generalsanierung zu. Parallel zur Gebäudesanierung wurden die Rosenholzfurniere der 368 goldverzierten Nussholzvitrinen der Wachspräparate restauriert, die durch den Wasserschaden teilweise abgeblättert waren. Die Rosenholzrahmen der kolorierten Zeichnungen der Wachspräparate wurden von Angestellten der Österreichischen Nationalbibliothek restauriert und die Kanten mit Blattgold neugestaltet.[1270] Von 1962 bis 1966 wurden die „gröbsten Schäden" an den Wachspräparaten vom Bildhauer Willibald Kauer behoben.[1271]

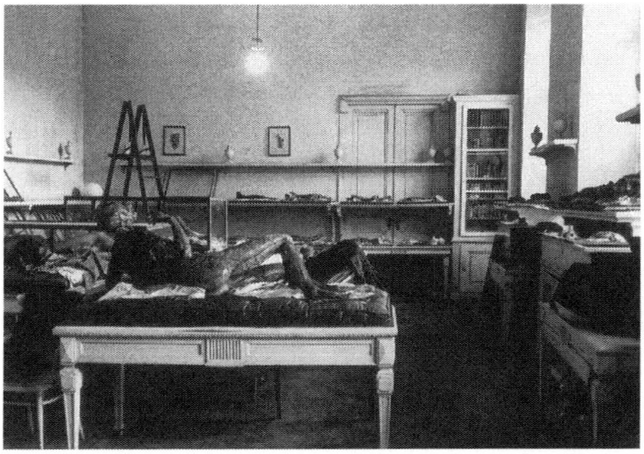

Abb. 49a „Institut für Geschichte der Medizin, Vienna: anatomical wax models from the Josephinum prepared for display. Photograph, 1964. Wellcome Collection. Attribution 4.0 International (CC BY 4.0)." Source: Wellcome Collection 750203i.

Um das Josephinum im „Zeitgeist der Josephinischen Epoche" zu restaurieren, verhandelte Erna Lesky mit „den Behörden und

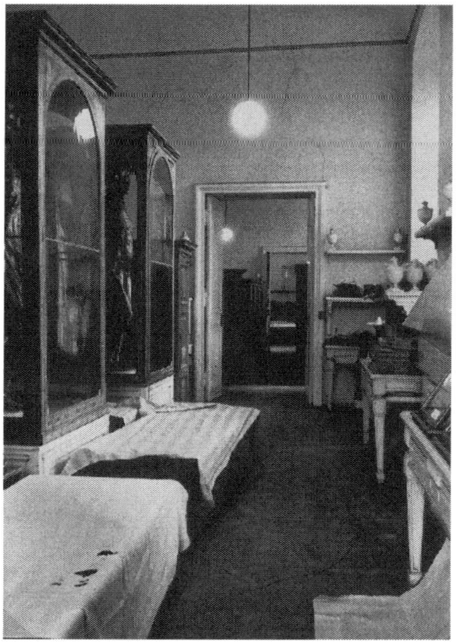

Abb. 49b „Institut für Geschichte der Medizin, Vienna: anatomical wax models, urns, etc. of the Josephinum in storage awaiting completion of the refurbishment. Photograph, 1964. Wellcome Collection. Attribution 4.0 International (CC BY 4.0)." Source: Wellcome Collection Wellcome Collection 750203i.

Verwaltungen der Gebäude der Universität und des Bundes, mit dem Bundesdenkmalamt, mit dem Bundesmobiliendepot und mit der magistratischen Bezirksbehörde".[1272] Sie nützte die Chance, dass viele dieser Entscheidungsträger in politischen Netzwerken eingebunden waren, in denen sich auch Albin Lesky und sie bewegten. Der Historiker Karl Sablik, der 1964 bei Erna Lesky eine Assistentenstelle erhielt, stellte fest, dass sie in den Bundesministerien alle wichtigen Verantwortlichen für Renovierungen von Bundesmobilien persönlich kannte, was für ihn auf ein politisches Netzwerk schließen ließ. Er beobachtete, dass Erna Lesky „unzählige Termine" in Ministerien wahrnahm, um die geplante Renovierung des Josephinums bis zum 600-Jahre-Jubiläum der Universität Wien 1965 abzuschließen. Sablik registrierte, dass Sturminger, Sektionschef im Unterrichtsministerium, obwohl 1964 pensioniert, immer wieder Erna Lesky am Institut für Geschichte der Medizin besuchte, um nachzufragen: „Was wolln's noch Frau Professor?" Mit Sturminger habe Erna Lesky in seinem Büro im Österreichischen Bundesministerium für Unterricht so lange Gespräche geführt, bis er für die Finanzierung der Renovierung des Josephinums ein großzügiges Budget zur Verfügung stellte. Erna Lesky habe ferner Unterrichtsminister Theodor Piffl-Perčević (1911–1994) in das Institut für Geschichte der Medizin eingeladen, um ihn für eine Mitfinanzierung zu gewinnen.[1273] In der konsequenten Umsetzung ihrer Ziele verhielt sich Erna Lesky gegenüber Menschen, die in der hierarchischen Ordnung an Universitäten und in der Regierung höher rangierten als sie, aber ihrem Aufstieg nützen konnten, diplomatisch und charmant, aber beharrend.[1274] Sablik erkennt darin einen ihrer größten Erfolgsfaktoren in der Erreichung ihrer Ziele.[1275]

Mithilfe des Sponsorings des Wellcome Trust in Höhe von 5.000 Pfund[1276] und der Carnegie Mellon Foundation in den USA,[1277] des Austrian Fund in New York[1278] und des Budgets der Österreichischen Bundesministerien konnte Erna Lesky die komplette Generalsanierung des Josephinums

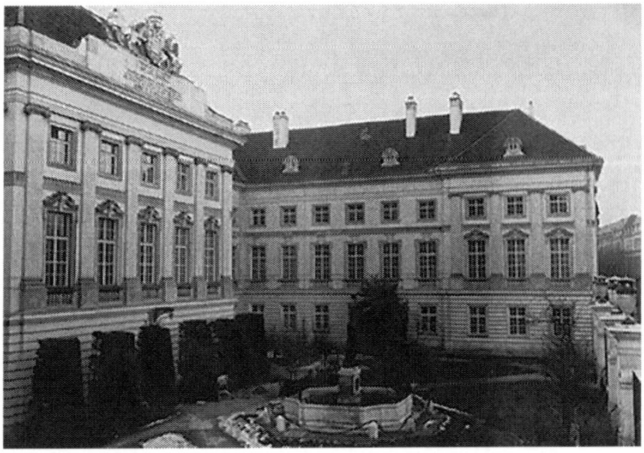

Abb. 50 Institut für Geschichte der Medizin, Vienna: exterior of the Josephinum building. Photograph, 1964. Source: Wellcome Collection Wellcome Collection 750208i.

finanzieren. Die Kosten betrugen insgesamt 13.700.000 Schillinge.[1279]

Die Wissenschaftsmanagerin leitete nicht nur die Bauarbeiten, sie schuf zugleich Organisationsstrukturen für die Sammlungen des Josephinums. Für die Neustrukturierung des Instituts für Geschichte der Medizin wurden die Sammlungen in vier Abteilungen gegliedert: Bibliothek, Bildarchiv, Handschriften-, Medaillen- und Diplome-Sammlung und die Objekte des Museums.[1280] Für jede Abteilung war ein Mitarbeiter oder eine Mitarbeiterin verantwortlich, alles war genau geplant, jeder Arbeitsschritt wurde von Erna Lesky persönlich kontrolliert.[1281] Die Katalogisierung der Josephinischen Bibliothek, dieses „wertvollsten Bestands der Institutsbibliothek", war von 1962 bis 1965 das erste Projekt von Erna Leskys „Reorganisierungsprogramm".[1282] Die Bibliothek verfügte über „reiche Bücherbestände aus dem 16., 17. und 18. Jahrhundert, [nebst] etlichen Inkunabeln und kostbaren Elzevirdrucken".[1283] Sie umfasste 5.000 Dissertationen und mehr als 7.500 Schriften. Das älteste Buch wurde 1478 in Bologna gedruckt und thematisierte die Pest. Ferner umfasste diese Bibliothek „kaiserliche Erlässe, sowie amtliche und militärärztliche Rundschreiben". Einen Schwerpunkt der „*Bibliotheca Josephina*" bildeten Schriften zur Geburtshilfe und Gynäkologie, denn Militärärzte betreuten auch die Familien der Soldaten im Feld. Ferner befanden sich in dieser Bibliothek Bücher über Botanik und Zoologie, zur Veterinärmedizin, im Besonderen zur Pferdeheilkunde, aber auch zu „Meteorologie, Astrologie, Geomantie, Magie und Alchemie".[1284]

Die neuere Literatur wurde systematisch geordnet und durch Karteikarten für die wissenschaftliche Forschung zugänglich gemacht. Für den Aufbau der Bibliothek vermittelte Albin Lesky sogar seine Studierenden für „Hilfsdienste". Anneliese Paul, die 1964 ihr Lehramtstudium in Griechisch und Latein abschloss, berichtete, dass ihr „Prof. Albin Lesky auch eine Zeit lang [ermöglichte] am Institut für Geschichte der Medizin, dessen Vorstand seine Frau war, Hilfsdienste in der Bibliothek zu leisten".[1285]

Am Beginn von Erna Leskys Leitung des Instituts für Geschichte befanden sich im Josephinum neben der Josephinischen Bibliothek 6.000 Bücher aus dem 15. bis 18. Jahrhundert und weitere 5.000 wertvolle Bücher aus den Bibliotheken der Gesellschaft der Ärzte, der II. Medizinischen Universitätsklinik und der Doktorenkollegien.[1286] Von dem Dermatologen Max Wolf (1892–1990), der 1938 mit seiner Frau Margaretha nach New York emigrieren musste, erhielt das Institut für Geschichte der Medizin eine umfangreiche Schenkung medizinhistorischer Bücher zur Dermatologie.[1287] 1966 schenkte die Gesellschaft der Ärzte in Wien dem Josephinum weitere Nachlässe von Ärzten, unter anderem Briefe von Theodor Billroth (1829–1894).[1288] Bis 1974 wurden 10.600 Karteikarten für die Bibliothek und der Katalog der Josephinischen Bibliothek des Instituts für Geschichte der Medizin erstellt.[1289] In einem 1976 erschienenen Aufsatz in der *Wiener Medizinischen Wochenschrift* kündigte Erna Lesky an, die Bibliothek des Instituts für Geschichte der Medizin in Wien „zu einer der größten und wohl erschlossensten medizinhistorischen Bibliotheken der Welt" auszubauen.[1290]

Das Bildarchiv wurde auf Basis der Bildersammlung von Neuburger aufgebaut. Die dort archivierten „Gemälde, Kupferstiche, Zeichnungen, Ärzteporträts, Fotografien, aber auch Karikaturen und Illustrationen, besonders der Zweiten Wiener Medizinischen Schule", bildeten eine Basis für Lehre und medizinhistorische Publikationen.[1291] Erna Lesky war bestrebt, „ein Bilddokumentationszentrum europäischer Medizingeschichte" zu errichten. Ebenso wurde die Instrumentensammlung restauriert und systematisch in Katalogen erfasst. In einem maschinschriftlichen Manuskript formulierte Erna Lesky nochmals ihr Ziel: „Wir möchten hoffen, daß sich unser Wunsch erfüllt", was sie handschriftlich korrigierte auf „daß sich der Wunsch der Wiener medizinischen Fakultät erfüllt, [...] ihre Schatzkammer in der Währingerstraße zum 600. Geburtstag der *Alma mater Vindobonensis* (1965) den Festgästen in neuem Glanze präsentieren zu können".[1292]

Schon vor der Neueröffnung des Wiener Instituts für Geschichte der Medizin seien Wissenschaftler und Wissenschaftlerinnen „aus aller Welt, aus den Vereinigten Staaten, aus Kanada, aus Australien, aus den europäischen Staaten" nach Wien gekommen, um das Institut zu besichtigen und dort zu forschen. Besonders amerikanische Gäste seien „durch diese einzigartige Alt-Wiener Atmosphäre, die sich in den Räumen ausbreitet, in unglaublichem Maße fasziniert" gewesen.[1293] Es habe in Europa nur wenige Institute für Geschichte der Medizin mit einem Medizinhistorischen Museum gegeben. Erna Lesky konzentrierte sich im Museum auf „Wiener

Medizin“ und zeigte die Geschichte der Medizin von der Aufklärung bis zum Vormärz[1294] im Wellcome Room[1295] und im Wenckenbach-Saal die Geschichte der Wiener Medizinischen Schule des 19. und 20. Jahrhunderts.[1296] Sie beabsichtigte mit den medizinhistorischen Objekten im Josephinum,

„den Arzt von heute mit der Leistung und Haltung seines Kollegen von gestern zu konfrontieren und dadurch den Blick für das zeitlos Gültige und Humane seiner Aufgabe lebendig zu erhalten.“[1297]

Im Rahmen der 600-Jahr-Feier der Universität Wien 1965, präsentierte Erna Lesky ihr „zurückerobertes Josephinum“[1298], das neue Prestigeobjekt der Medizinischen Fakultät der Universität Wien, der Scientific Community, den Medien und der Stadt Wien. Bei der Eröffnung des restaurierten Josephinums zeigte sich die Divergenz zwischen Erna Leskys männlich wirkendem Habitus als Managerin der Generalsanierung und dem von der Öffentlichkeit erwarteten weiblich wirkenden Habitus. Frauen mit einer akademischen Karriere waren in ihrem geschlechtsspezifischen Handeln oft mit Problemen konfrontiert, die durch „die Ambivalenz zwischen einer stark ‚weiblich‘ betonten Sozialisation und dem weitgehend ‚männlich‘ bestimmten Berufsbild” ausgelöst wurden. Sie bedingte eine neue Identitätsfindung, da eine Ärztin und Medizinhistorikerin, die sich als Wissenschaftlerin qualifizieren wollte, nicht gut in das von der Öffentlichkeit erwartete weibliche Rollenklischee passte. Wenn sich eine Frau als Wissenschaftlerin durchsetzte, führte dieser soziale Erfolg zu einem gesellschaftlichen Spannungsverhältnis. „Berufsmuster und erwartungen“ in Medizin und Wissenschaft waren 1965 noch immer männlich konnotiert.[1299]

Als die bereits zu einem großen Teil renovierte Wachsfigurensammlung 1965 eröffnet wurde, habe sich Erna Lesky von einem Journalisten „freundlich vor ihren Wachsfiguren“ fotografieren lassen. Er nahm sie als „weiblich, zart, auf Schönheit bedacht“ wahr.[1300] Der Journalist empfahl den Besuch der Ausstellung „200 Jahre Wiener Medizin“, anlässlich des 600-Jahre-Jubiläums der Universität Wien. „Die gelungene Rekonstruktion“ werde von den „desolaten Hörsälen ein paar Häuser weiter“ ablenken, die 10.000 Bücher der „weltberühmten historischen medizinischen Bibliothek“ ließen das Fehlen von „modernen Fachbibliotheken“ vergessen. Das Unterrichts- und Handelsministerium habe „mit über 10 Millionen Schilling alles getan, […] dieser Vergangenheit einen würdigen Rahmen zu geben“.[1301] Ähnlich berichtete das *Wiener Wochenblatt*:

„Die zierliche, grauhaarige Dame strahlt in freudiger Erwartung. Endlich ist es so weit. […] Die prächtig aufgeschlitzten Rümpfe, die allerwunderlichsten Mißgeburten, die aufgeklappten Schädel mit den weit offenen Augen, die abgetrennten Arme und Beine und auch den total abgehäuteten Mann auf der seidenen Fransendecke.“[1302]

Als „ein Wachsfigurenkabinett zum Gruseln lernen“, beschreibt es der Journalist, welches Erna Lesky, „die Herrin über diese Sammlung“, präsentiert habe.[1303] In Presseberichten wurde Erna Lesky als Managerin zwischen „Hausfrau“ und „Herrin“ dargestellt, eine Medizinhistorikerin, die gestalte und die Organisation beherrsche. „Medizin in Rosenholz und Gold“ charakterisierte ein Besucher das Josephinum. Er habe damit die „Atmosphäre des Gebäudes“ beschrieben, und zugleich „das Ambiente, das so harmonisch zu der Wissenschaftlerin Erna Lesky“ gehöre. „Männer der Wissenschaft“, Universitätsprofessorinnen seien „ja immer noch eine Minderheit“, bemerkte die Journalistin Pia Maria Pichl, „sehen das Josephinum in Wien [als] ein internationales anerkanntes Zentrum der medizingeschichtlichen Forschung“. Für Interessierte vermittle das Gebäude eine einzigartige Verbindung von „wissenschaftlicher Sachlichkeit und kultivierter Eleganz barock-österreichischer Prägung“. Vor allem aber sei es seit mehr als zehn Jahren untrennbar mit Erna Lesky verbunden. Auch ein Professor fühle sich mit seinem Institut verbunden, doch würde er die Portraits der „großen Mediziner vergangener Jahrhunderte“ in Rosenholzrahmen mit Goldverzierungen an den Wänden des Stiegenaufgangs des Josephinums aufhängen? Würde er die „wissenschaftlich unschätzbaren Sammlungen“ in Verbindung von Sachlichkeit und Ästhetik ordnen? Unter dem Bild von Erna Lesky in diesem Presseartikel ist folgender Text eingefügt: „Hausfrau im Wiener Josephinum. Eine vielfältige wissenschaftliche Laufbahn, persönlich gestaltet.“[1304] Dadurch wird Erna Lesky, trotz Anerkennung ihrer Leistungen als Wissenschaftsmanagerin und Medizinhistorikerin, wieder auf die Hausfrauenrolle reduziert. Die Loslösung aus dieser Rollenzuschreibung war für Frauen in der Wissenschaft auch Mitte der 1960-er Jahre noch schwierig. In ihrem Selbstbild sah sich Erna Lesky jedoch nicht mehr als Ehefrau eines Universitätsprofessors, sondern in der akademischen Hierarchie Albin Lesky gleichgestellt.

Für die Herausgabe eines Katalogs der Sammlungen im Josephinum, mit detaillierter Beschreibung der einzelnen Objekte, beauftragte Erna Lesky bereits 1960/61 Marlene Jantsch und ihren „Kollegen“ Konrad Allmer.[1305] Den Aufenthalt in den im Winter ungeheizten Räumen für die

„Neuordnung der Präparate, ihre exakte Identifizierung und Beschreibung in der heute gültigen Nomenklatur“[1306] habe Marlene Jantsch als „Strafarbeit“ empfunden. Ihre Tochter Christine half ihr manches Mal und sie erinnert sich, wie sie froren.[1307] Die Sammlung der anatomischen Wachspräparate zeige in ihrer „Pracht“ die „großzügige Förderung“ der Wissenschaften durch Joseph II. Die Intention sei noch heute, interessierten Studierenden, Ärzte und Ärztinnen die „Geschichte des anatomischen Unterrichts“ zu zeigen und eine breite Öffentlichkeit über „den Bau des menschlichen Körpers“ aufzuklären. Modelle, die eine „hochentwickelte Modellierkunst“ zeigten, stellten zum Beispiel Organe originalgetreu dar. Ihre Funktion bleibe aber offen, erklärte Marlene Jantsch in der Einleitung des Katalogs.[1308] Viele Präparate entsprächen noch immer den modernen Anforderungen des Medizinstudiums, andere „nur mehr den Auffassungen der Zeit, in der sie entstanden sind“.[1309]

Medizinhistorische Sammlungen stellen die kollektiven und medizintechnologischen Entwicklungen einer Epoche dar. Mehrere europäische Universitäten besitzen eine medizinhistorische Sammlung, „in der sowohl Wachspräparate als aber auch menschliche anatomische Feucht- und Trockenpräparate aufbewahrt und präsentiert werden“. Die Sammlungen der Präparate begannen meist im 18. Jahrhundert, wurden bis Mitte des 19. Jahrhunderts stark ausgebaut, bis „mit dem medizinisch-technischen Fortschritt des 20. und 21. Jahrhunderts und seinen neuen bildgebenden Verfahren“ das Interesse an diesen Sammlungen, zumindest für die Wissensvermittlung von Medizinstudierenden, Ärzten und Ärztinnen kontinuierlich verloren ging. [1310] 1962 suchte Marlene Jantsch um eine definitive Anstellung am Institut für Geschichte der Medizin an, um sich „aus Leskys Umklammerung zu lösen“. Nachdem diese abgelehnt wurde, verließ sie das Institut 1963, stellte aber den *Katalog der Josephinischen Sammlung* trotzdem fertig.[1311]

Erna Lesky schrieb das Vorwort für den 1965 publizierten *Katalog der Josephinischen Sammlung.* Für sie war dieser Katalog ein Dank an die Institutionen, die eine Restaurierung von „einem der edelsten Bauwerke Wiens, dem Josephinum, und seinem kostbarsten Inhalt, der Sammlung anatomischer Wachspräparate“ ermöglicht hatten. Bei den knappen finanziellen Ressourcen, die der Österreichischen Bundesregierung für Renovierungen von „kulturellem Besitz“ zur Verfügung standen, bedurfte es einer „besonders verständnisvollen und großzügigen Gesinnung“ des Bundesministeriums für Handel und Wiederaufbau und des Bundesministeriums für Unterricht, um dieses Gesamtkonzept durchzuführen.[1312] Ihr Geschenk an die Österreichische Bundesregierung für die Finanzierung der Generalsanierung des Josephinums war die Leistung von Marlene Jantsch.

2. Erste Ordinaria der Medizinischen Fakultät

Für das Studienjahr 1963/64 wurde Albin Lesky zum Rektor der Universität Wien gewählt, was ihm noch mehr wissenschaftspolitische Macht im Lobbying für die Karriere seiner Frau verlieh. 1958/59 war Albin Lesky bereits Dekan der Philosophischen Fakultät der Universität Wien.[1313] Mit großer Überzeugungskraft versuchten Erna und Albin Lesky für die Hebung der Außerordentlichen Professur zur Ordentlichen Professur am Institut für Geschichte der Medizin, Entscheidungsträger der Universitätspolitik zu gewinnen.[1314] Als Medizinhistorikerin mit zwei Doktoraten erwartete sich Erna Lesky große Chancen. In den klinischen Fächern hingegen war eine Ordentliche Professorin auch Mitte des 20. Jahrhunderts noch kaum vorstellbar. 1964 reichte das Dekanat der Medizinischen Fakultät das erste Gesuch ein, auch wenn das Österreichische Bundesministerium für Unterricht eine Ordentliche Professur am Institut für Geschichte der Medizin der Universität Wien ablehnte. Um abzusichern, dass seine Frau zum 600-Jahre-Jubiläum der Universität Wien 1965 zur ersten Ordentlichen Professorin an der Medizinischen Fakultät berufen würde, intervenierte Albin Lesky in seiner Funktion als Rektor der Universität Wien 1963/64 beim Bundesministerium für Unterricht, geleitet von Piffl-Perčević. Er wandte sich zuerst an Sektionschef Sturminger und berichtete, dass ihm Unterrichtsminister Drimmel bei seinem Antrittsbesuch als Rektor in Aussicht gestellt habe, seinen Sohn Peter für die Ordentliche Professur für Mathematik an der Technischen Universität Graz zu berufen, wenn „Schubert aus Halle absagt". Die Nichtberufung seines Sohnes sei „die erste schwere Wunde" gewesen, die ihm „gerade in [s]einem Rektoratsjahr geschlagen" worden sei. Er ersuche daher um „Verständnis", dass die Absage des Unterrichtsministeriums, die Leitung des Instituts für Geschichte der Medizin mit

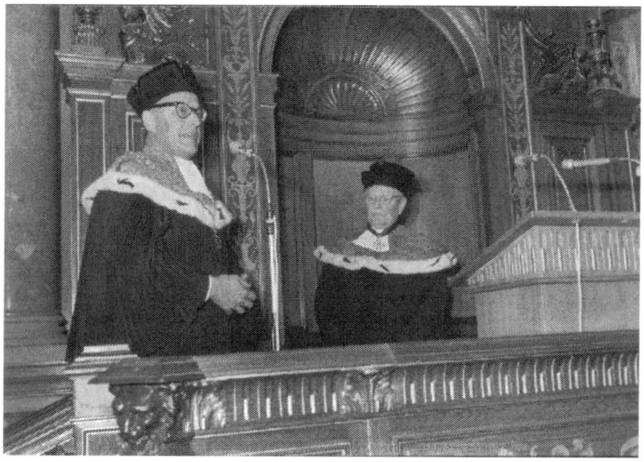

Abb. 51 Inauguration Albin Leskys mit Prorektor Karl Fellinger, Universität Wien 1963 (TNL Albin Lesky 131.97, Sch 840, K 13.97.05.4, UAW).

einer Ordentlichen Professur zu besetzen, „der zweite Schlag" für ihn gewesen sei. Die Medizinische Fakultät habe die Außerordentliche Professur „zur Hebung eingegeben", weil Erna Lesky „das medizinhistorische Institut Wien zu einem Brennpunkt internationaler Forschung" gemacht habe.[1315] Sie habe mit großem Engagement das „größte kontinentale[...] Institut[...] dieser Art" zwei Jahre lang ohne Gehalt aufgebaut. Die Überhöhung der Größe und Bedeutung des Instituts für Geschichte der Medizin der Universität Wien wurde von Albin Lesky gekonnt inszeniert, ohne andere europäische Institute für Geschichte der Medizin zu erwähnen. Albin Lesky vermittelte dem Unterrichtsministerium ein Idealbild seiner Frau, in dem er sie als Koryphäe der Medizingeschichte darstellte. Erna Lesky sei Mitglied ausländischer medizinhistorischer Gesellschaften und wirkliches Mitglied der „International Academy of the History of Medicine". Ihre 650 Seiten umfassende Darstellung der „Wiener Medizin" im 19. Jahrhundert sei „die Krönung" ihrer medizinhistorischen Publikationen. Sie werde „anlässlich des Universitätsjubiläums" 1965 präsentiert werden. Für Albin Lesky erschien es „ein schwerer Widerspruch, [wenn] eine medizinische Schule, die lange schlechtweg der Mittelpunkt der Weltmedizin war, für ihre Geschichte [...] nur eine bescheiden eingestufte Vertretung" erhalte. Er habe sich in vierzig Jahren als Lehrender an Universitäten „stets in vollster Loyalität dem hohen Ministerium gegenüber" für Österreich und „die Geltung seiner Wissenschaft" eingesetzt. Es sei daher unverständlich, dass ihm gerade in seinem Rektorat „zwei solche Schläge" versetzt würden.[1316] Angeblich enttäuscht und gleichzeitig manipulierend, schrieb Albin Lesky an Sektionschef Sturminger:

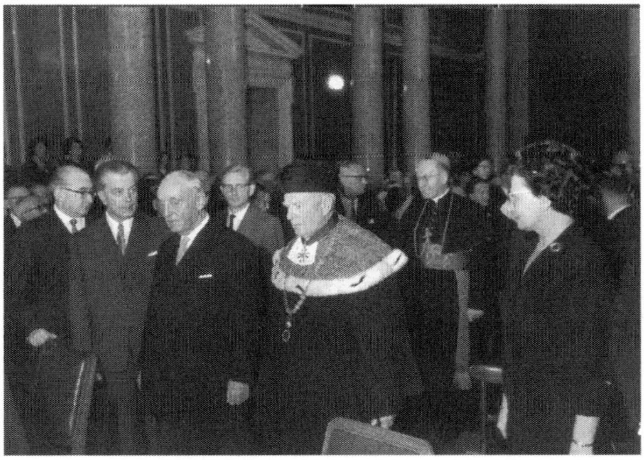

Abb. 52 Rektor Albin Lesky mit Bundespräsident Adolf Schärf, Kardinal König und Erna Lesky, rechts vorne im Saal (TNL Albin Lesky 131.97, Sch 840, K 131.97.05.1, UAW).

„Soll mir wirklich nichts übrigbleiben, als in die Reihe jener Enttäuschten und Verbitterten einzurücken, die den Glauben an eine gerechte Relation zwischen Leistung und Anerkennung endgültig verloren haben?"[1317]

Albin Lesky erhoffte eine „positive Lösung".[1318] Vier Tage nachdem Albin Lesky bei Sturminger interveniert hatte, schrieb Erna Lesky einen Brief an den Dekan der Medizinischen Fakultät. Die Medizinische Fakultät hatte nämlich in Erwägung gezogen, entweder die Außerordentliche Professur von Johann Schedling (1915–1986), Leiter des Instituts für Medizinische Physik,[1319] oder jene von Erna Lesky zu einem Ordinariat zu erheben. Allein die Überlegung, den Wert der beiden Außerordentlichen Professuren für die Medizinische Fakultät zu vergleichen, habe sie „menschlich zutiefst erschüttert", schrieb Erna Lesky an Dekan Breitenegger.[1320] Für sie war die Ablehnung, wie im Habilitationsverfahren, in dem ihre Habilitationsschrift von Schönbauer nicht als eigenständige Arbeit gesehen wurde, verletzend.

„Ich wurde auf das schmerzlichste an die Zeit erinnert, in der Herr Schönbauer meine Habilitation sieben volle Jahre lang aufhielt und herumging, um zu erzählen: ‚Die Arbeiten von Frau Lesky sind ja ganz schön, aber g'schrieben hat sie der Herr Gemahl'!!"[1321]

Erna Lesky wollte nach vier Jahren „schwere[r] Arbeit, die [sie] für den Wiederaufbau des Josephinums und des medizinhistorischen Instituts geleistet hatte, […] in einer Atmosphäre des Vertrauens" an der Medizinischen Fakultät die ihr selbst „auferlegte Arbeit […] zu Ende führen", teilte sie dem Dekan der Medizinischen Fakultät der Universität Wien eindringlich mit. Es liege ihr fern, die Bedeutung ihrer Außerordentlichen Professur vor jene Schedlings zu stellen, aber sie sage „offen", dass sie eine Bevorzugung von Schedling für eine Lehrkanzel als „schwere Kränkung und Diskreditierung [ihrer] Tätigkeit" sehe.[1322] Die Medizinische Fakultät und das Bundesministerium für Unterricht entschieden, 1965 Schedlings Lehrkanzel zu einem Ordinariat zu erheben.[1323] Es stellt sich daher die Frage, ob in dieser Entscheidung, wie Erna Lesky vermutete, das Institut für Medizinische Physik für die Medizinische Fakultät bedeutender erschien als das Institut für Geschichte der Medizin oder ob es andere Gründe dafür gab. Die Soziologin Sandra Beaufays definiert Wissenschaft nach Pierre Bourdieu „als männlich dominiertes ‚Feld'". Es sei kein neutrales Feld und auch die wissenschaftliche Praxis sei nicht als neutral zu verstehen. Vielmehr sei es „ein Spiel, über das Männer sich gegenseitig als Männer hervorbringen und ein Spiel, in dem eine spezifisch akademische Form von ‚Männlichkeit' hergestellt" werde.[1324] Daher intervenierte Albin Lesky nochmals für die Berufung seiner Ehefrau, obwohl es Erna Lesky gut verstand, sich als Frau in der Männerdomäne der Medizinischen Fakultät der Universität Wien durchzusetzen. Bei der Jubiläumsfeier der Universität Krakau 1964 vertrat sie die Medizinische Fakultät der Universität Wien. Bei der 600-Jahr-Jubiläumsfeier der Universität Wien am 12. März 1965 repräsentierte Erna Lesky mit dem Professorenkollegium im Festzug die Medizinische Fakultät der Universität Wien, obwohl sie noch nicht in den illustren Kreis als Ordentliche Professorin aufgenommen worden war.[1325] Für die Jubiläumsfeier übertrug Rektor Karl Fellinger (1904–2000) dem „großen Redner Lesky" die Festrede für das 600-Jahre-Jubiläum der Universität Wien.[1326] Albin Lesky beschrieb die Aufgaben der Universität, verbunden mit einem Appell an die Freiheit der Wissenschaft:

„Eine Universität, der man nicht im reformatorischen Eifer die Fundamente zerschlagen und die Seele ausgetrieben, die man vielmehr aus ihrer Idee heraus sinnvoll weiterentwickelt hat, wird auch die beste Dienerin des Staates sein. Sie wird dies nur in jener Freiheit sein können, die untrennbar zum Wesen wissenschaftlicher Wahrheitssuche gehört."[1327]

Am 24. März 1965 erhielt das Bundesministerium für Finanzen ein Schreiben des Unterrichtsministeriums mit dem Vermerk, dass Erna Leskys Ernennung zur Ordentlichen Professorin „sehr dringend" sei. Auf der rechten Seite des Schreibens wurde unter Punkt vier an das „Präsidium, Abt. 1" die „Bitte um ehestmögliche Vorlage an den Ministerrat und Erwirkung der Entschließung des Bundespräsidenten" gerichtet.[1328] Die Ernennung wurde verzögert. Erst nachdem das Dekanat der Medizinischen Fakultät der Universität Wien am 26. Jänner 1966 erneut die Ernennung Erna Leskys „zum ordentlichen Universitätsprofessor" beantragte, reagierte das Bundesministerium für Unterricht und stimmte der Einreichung des Antrags für ein Ordinariat für Geschichte der Medizin am 30. März zu.[1329] Entscheidend dafür war unter anderem der Hinweis, dass die „Hebung" von Erna Leskys „Lehrkanzel" für 1966 vorgesehen sei und nur „auf Grund des Budgetprovisoriums" noch nicht durchgeführt werden konnte. „Infolge der besonderen Dringlichkeit" werde „vorgeschlagen", den vakanten Lehrstuhl für Anatomie II in diesem Jahr nicht zu besetzen.[1330] Wie weit zugunsten des Faches Geschichte der Medizin entschieden wurde und wie weit die Entscheidung personenbezogen war, wird aus den Akten durch eine Überhöhung der wissenschaftlichen Leistungen von Erna Lesky ersichtlich. Im Antrag des Bundesministeriums für Unterricht für Erna Leskys Ordinariat wurden ihre Verdienste als Wissenschaftsmanagerin und als international anerkannte Gelehrte beschrieben. Erna Lesky habe das Institut für

Geschichte der Medizin seit 1962 „mit außerordentlichem Erfolg" geleitet und an die Spitze „der medizinhistorischen Institute Europas" geführt. „Eine besondere Würdigung" verdiene ihr „anläßlich des Universitätsjubiläums verfaßte[s]" umfangreiches Standardwerk *Die Wiener medizinische Schule im 19. Jahrhundert.* Es habe international „ungeteilte Aufmerksamkeit" gefunden und den Namen Erna Lesky „weit über die Grenzen Österreichs hinaus bekanntgemacht".[1331] Diese Beschreibung verdeutlichte, dass keine andere Medizinhistorikerin oder kein anderer Medizinhistoriker aus dem Ausland für die Leitung des Wiener Instituts für Geschichte der Medizin infrage kam. Im Brief, den Albin Lesky ungefähr eineinhalb Jahre zuvor an Sektionschef Sturminger im Bundesministerium für Unterricht sandte, formulierte er eine ähnliche Würdigung Erna Leskys.[1332] Das lässt den Schluss zu, dass Albin Leskys Brief dem Unterrichtsministerium als Vorlage diente. In einem Schreiben erklärte Erna Lesky nach einer „Unterredung" mit dem Leiter der Sektion 1 des Unterrichtsministeriums, Sektionschef Sturminger,

„daß sie für den Fall ihrer Ernennung zum Ordinarius unbedingt und ständig an der Univ. Wien wirken werde und nicht mehr daran denke, eine Berufung an eine andere Hochschule anzunehmen."[1333]

Durch Erklärungen wie diese verpflichtete das Bundesministerium für Finanzen neu ernannte Professoren und Professorinnen, „nicht vor 3 Jahren eine andere Berufung anzunehmen".[1334] Durch die Hebung der Außerordentlichen Professur zur Ordentlichen Professur entfiel ein Ternavorschlag mit der Reihung „*primo loco, secundo loco, tertio loco*". Die Ordentliche Professur des Instituts für Geschichte der Medizin wurde nicht ausgeschrieben und Erna Lesky hatte sich keinem Berufungsverfahren und keiner Konkurrenz zu stellen. Als Außerordentliche Professorin seit 1. Juli 1965 in Gehaltsstufe 5 eingestuft, stieg sie als „ordentlicher Hochschulprofessor" in Gehaltsstufe 1 auf.[1335]

Mit „Entschließung vom 23. Mai 1966" wurde Erna Lesky vom Bundespräsidenten zum „ordentlichen Universitätsprofessor für Geschichte der Medizin" ernannt.[1336] Sie erhielt ihr Ordinariat nicht nur durch wissenschaftliche Exzellenz, sondern auch durch gute Beziehungen zu Entscheidungsträgern, was in der Berufungspolitik an Universitäten keine Ausnahme war. Erna Lesky war die erste Frau im Kollegium der Medizinischen Fakultät, die erste Ordentliche Professorin an der Medizinischen Fakultät der Universität Wien,[1337] seit der Stiftung der Universität 1365 durch

Rudolf IV., wie sie ihren Angestellten gegenüber wiederholt „eindrucksvoll“ betont habe.[1338] „Her star rose rapidly“, beschrieb Koelbing Erna Leskys internationale Reputation als Medizinhistorikerin: „It soon became obvious, that she was one of the best medical historians, not only in German speaking countries, but in the world“.[1339] Gleichzeitig war Erna Lesky in verschiedenen Gremien der Universität Wien präsent: 1961/62 bis 1965/66 war sie Mitglied des Publikationsausschusses unter Vorsitz von Santifaller, 1965/66 und 1967/68 Vertreterin der Medizinischen Fakultät in der Kommission für volkstümliche Universitätsvorträge, 1970/71 und 1975/76 Mitglied der Kunstkommission, der Archivkommission und weiterhin in der Kommission für volkstümliche Universitätsvorträge.[1340]

In Deutschland erhielt Heischkel-Artelt 1948 an der Johannes-Gutenberg-Universität in Mainz eine Außerplanmäßige außerordentliche Professur[1341] mit dem Titel „apl. Professorin“. Wie ungewohnt es für das Professorenkollegium der Medizinischen Fakultät in der Nachkriegszeit war, dass nun eine Frau zum Inner Circle ihrer Fakultät gehörte, beweist diese Einladung zum „Herrenabend“, die Florian Bruns als demonstratives Beispiel neben den Einleitungstext für den Nachlass von Walter Artelt und Edith Heischkel-Artelt, Deutsches medizinhistorisches Museum Ingolstadt, gesetzt hat:[1342]

„Die Angehörigen der Medizinischen Fakultät treffen sich am Freitag, den 19. Dezember nach dem ärztlichen Seminarabend im Aerzte-Kasino der Universitätskliniken zu einem gemütlichen Beisammensein. Für Getränke ist durch eine Spende gesorgt. (Bitte 1 Glas mitbringen). UAwg. + einschl. der Dozentin Frau Dr. Dr. Edith Heischkel-Artelt.“[1343]

1952 wurde Edith Heischkel-Artelt Extraordinaria, 1957 nach Diepgen Institutsleiterin und 1962 Ordinaria für Geschichte der Medizin an der Johannes-Gutenberg Universität in Mainz.[1344] In der internationalen Community der Medizingeschichte gehörten Erna Lesky mit Edith Heischkel-Artelt,, Cecilia C. Mettler (1909–1943),[1345] die erste Professorin für Medizingeschichte in den USA, und Genevieve Miller (1914–2013),[1346] USA, zu den ersten Medizinhistorikerinnen, die in die elitären internationalen Männerzirkel von Medizinhistorikern aufgenommen wurden. Als Mitglieder internationaler Organisationen für Geschichte der Medizin wurden sie zuerst akzeptiert und später hofiert. Während die American Association for the History of Medicine am Beginn des 20. Jahrhunderts noch eine reine Männerbastion war, waren 1997 von 1.500 Mitgliedern bereits 400 Frauen.[1347]

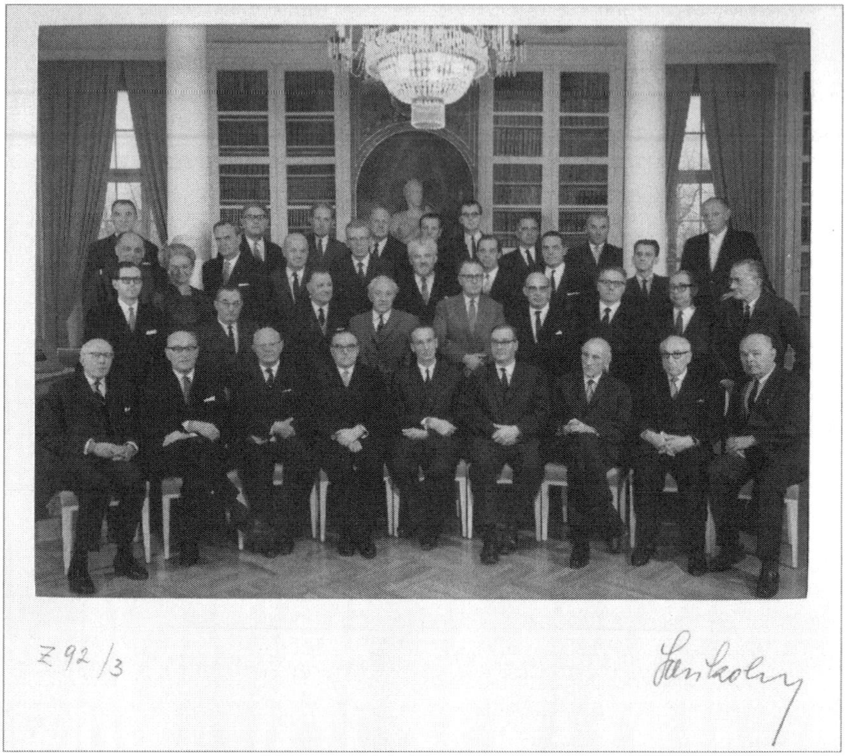

Abb. 53 Erna Lesky mit Professorenkollegium der Wiener Medizinischen Fakultät der Universität Wien (Familienarchiv Grete Walter Klingenstein).

Erna Lesky gewann durch ihre Ordentliche Professur an Prestige im Professorenkollegium der Medizinischen Fakultät der Universität Wien. Es sei „stolz“ auf Erna Lesky gewesen, so Sablik, „zumindest vordergründig“. Manche der Professoren luden Erna Lesky ein, ihre Vorlesung mit einem „historischen Überblick ‚einleiten‘ zu lassen“. „Tassilo Antoine, Leopold Breitenecker, Lorenz Böhler, Hans Hoff, oder Karl Fellinger“ sah Sablik oft in Erna Leskys Büro des Instituts für Geschichte der Medizin.[1348] Diese Professoren gehörten zugleich zu ihrem wissenschaftspolitischen Netzwerk, das ihre Berufung mitentschieden hatte. Die Medizinhistorikerin erhielt von ihren Kollegen die Anerkennung, die sie erwartete, auch international. Risse sah das Institut für Geschichte der Medizin als

“a prominent resource and research center for scholars interested in the medical past and they have flocked from all corners of the globe to study the valuable

materials. Its strategic location between East and West made the Institute especially valuable to scholars from East European countries."[1349]

Brigitte Maurer, die ehemalige Leiterin des Bildarchivs im Josephinum, stellte fest, dass Erna Lesky vom Professorenkollegium der Medizinischen Fakultät der Universität Wien auch deshalb „freundlich aufgenommen" wurde, weil sie keine Konkurrentin für die Leiter der großen Universitätskliniken gewesen sei. Geschichte der Medizin sei bis zu Erna Leskys Emeritierung an der Medizinischen Fakultät als „Orchideenfach" gesehen worden.[1350] Friedmann und Christian Lechner sehen Geschichte der Medizin heute als ein Forschungsfeld, das an Österreichs Universitäten zwar bearbeitet wird, jedoch im Curriculum des Medizinstudiums immer „in einer Randposition stand und auch heute noch steht". Das Fach habe wenig Bedeutung an Medizinische Universitäten Österreichs.[1351]

3. Führungsstil und Rollenbild

Von 1960 bis 1979 stellte Erna Lesky 22 Mitarbeiter und Mitarbeiterinnen am Institut für Geschichte der Medizin ein. Sie strukturierten die Bibliotheken, das Bildarchiv, die Handschriftensammlung und das Museum neu.[1352] Die Medizinhistorikerin führte das Institut wie ein Unternehmen. Grete Walter-Klingenstein erklärte die Management Skills ihrer Tante mit der Sozialisierung in einem leistungsorientierten Unternehmermilieu: „Wir kommen aus einer großen Kaufmannsfamilie, wir verstehen, wie Management funktioniert."[1353] Durch diese Zusatzqualifikation unterschied sich Erna Lesky von anderen Universitätsprofessoren und -professorinnen um 1965.[1354] Sablik verbindet ihre Managementkompetenz mit „organisatorischer Zähigkeit", die den „(Wieder)Aufbau des Institutes und die Renovierung des Josephinums" ermöglicht habe.[1355]

Persönliche Gespräche und schriftliche Interviews mit ehemaligen Angestellten am Wiener Institut für Geschichte der Medizin illustrieren Erna Leskys Mitarbeiterführung. Ihre vier Universitätsassistenten wurden von Erna Lesky nach den Kompetenzen ausgesucht, die sie für ihr Institut benötigte: Helmut Wyklicky, Internist, Manfred Skopec, Anglist, Karl Sablik, Historiker, und Helmut Leitner, Klassischer Philologe.[1356] Albin Lesky war in der Auswahl ihrer Angestellten ihr Berater. Erna Leskys Assistenten bestätigen, dass sie in der Organisation nicht mitentscheiden konnten, sondern zu funktionieren hatten. Wyklicky, zum Beispiel, habe Erna Lesky wie einen Bediensteten behandelt. Er sei „Leskys Schirmträger" gewesen, auch wenn er ihr behandelnder Internist war.[1357] Wenn Erna Lesky, die unter Hypertonie litt,[1358] verärgert gewesen sei, habe sie Wyklicky holen lassen und ihn beauftragt, ihren Blutdruck zu messen.[1359] Manfred Skopec wurde Albin Lesky von Herbert Foltinek (1930–2015), Professor für Anglistik und Amerikanistik an der Universität Wien, empfohlen. Erna Lesky habe ihn für Publikationen und internationale Korrespondenz in Englisch eingesetzt. Skopec redigierte mit Erna Lesky ihr Buch *Die Wiener Medizinische Schule im 19. Jahrhundert.* „Wenn Lesky erfolgreich war, hatten wir Assistenten nicht das Recht, ihr zu gratulieren“, sagte Skopec. „Wir waren nur ihre Hilfskräfte. Als sie mir den Offprint der englischen Übersetzung ihres Buches übergab, stand in der Widmung: „Für meinen Helfer Manfred Skopec.“[1360]

Sablik war als Historiker verantwortlich für Archivrecherchen, die Bestellung der neuesten Fachliteratur für die Bibliothek und für die Sammlungen medizinischer Instrumente.[1361] Erna Lesky habe seine „Archivkenntnisse“ geschätzt, die er durch seine „lokalhistorische“ Dissertation in Archiven in Wien und Niederösterreich erworben habe. Er habe von Erna Lesky den Auftrag erhalten, „immer nur zu den dortigen Chefs“ zu gehen, um für sie Archivmaterial „auszugraben“. Sablik habe das „damals normal“ gefunden, denn ein Assistent habe nun mal die „Chefin“ zu unterstützen. Die Kontakte seien für ihn für weitere Recherchen zu eigenen Forschungsarbeiten von Vorteil gewesen. Mit dem „Zauberwort Lesky“ habe er Zugang zu allen Archiven erhalten. Sein Arbeitstag am Institut für Geschichte der Medizin war in zwei Aufgabenbereiche geteilt: Vormittags habe Sablik für die Bibliothek, Sammlungen, Verwaltung und die Finanzierung gearbeitet, nachmittags für die medizinhistorische Forschung. Obwohl Sablik kein ausgebildeter Bibliothekar gewesen sei, habe ihm Erna Lesky den Ankauf der neuesten Literatur zur Geschichte der Medizin für die Institutsbibliothek als einen Aufgabenbereich übergeben, später mit eigenem „Bücherbudget“. Die „Katalogisierung der Instrumentensammlung“ habe Sablik gerne in seinen Verantwortungsbereich übernommen, weil sein Vater „Werkzeugmacher-Meister“ gewesen sei und er dadurch ein beachtliches Fachwissen besessen habe. Als ein Verlag an das Institut für Geschichte der Medizin die Anfrage stellte, ob jemand ein Buch über historische medizinische Instrumente schreiben könne, sei Sablik fasziniert gewesen. Doch Erna Lesky teilte dem Verlag mit, ohne Sablik vorher zu fragen, dass sie „in Wien niemanden kenne“, der dafür Experte sei. Sablik habe von der Absage aus einem Brief der Institutskorrespondenz erfahren.[1362]

Assistentinnen am Institut für Geschichte der Medizin waren für Erna Lesky Konkurrentinnen, wie ihre Haltung gegenüber Marlene Jantsch demonstrierte. Die Bevorzugung von Assistenten begründete sie damit, dass junge Frauen schwanger werden könnten.[1363] Als sich eine junge Klassische Philologin bei Erna Lesky um eine Stelle bewarb, teilte sie ihr mit, dass sie nicht schwanger werden dürfe. „Sollte es doch geschehen, so wüsste sie eine Adresse."[1364] Für Helga Stellamor, die 1963 in Wien eine Praxis für Augenheilkunde eröffnete,[1365] in internationalen Organisationen wie der Medical Women's International Association und Frauennetzwerken engagiert und ab 1970 am Institut für Geschichte der Medizin als freie wissenschaftliche Mitarbeiterin angestellt war, sei Erna Lesky Vorbild gewesen. Sie fühle sich ihr und der Dermatologin Lore Antoine (1895–1982), die sich aktiv für Frauennetzwerke in Medizin und Wissenschaft einsetzte, „zu immerwährendem Dank verpflichtet".[1366] Für alle Angestellten am Institut für Geschichte der Medizin galt ein strenger Dresscode. Frauen war ausschließlich das Tragen von Röcken gestattet. Hosen waren strengstens verboten,[1367] obwohl sie für Erna Lesky in ihrer Jugend ein Symbol der Emanzipation und Distanzierung von bürgerlichen Klischees waren. Auch Albin Lesky habe bei Studierenden verlangt, dass sie sich an der Universität der „*aura academica*" entsprechend benehmen und kleiden.[1368]

Für Erna Lesky war der autoritäre Führungsstil ein Erfolgsfaktor in der Männerdomäne Medizinische Fakultät der Universität Wien in den 1950er- und 1960er-Jahren, weil er mit dem „patriarchalischen" korrespondiert, der mit einer großen „Machtdistanz und Hierarchie" verbunden ist.[1369] Erna Lesky, die an der Medizinischen Fakultät Wien selbst in patriarchalische Strukturen eingebunden war, baute diese genauso am Institut für Geschichte der Medizin auf. Sie strukturierte es hierarchisch, nach dem Vorbild anderer Institute der Medizinischen Fakultät, die von Männern geleitet wurden. Für ihre Angestellten war der autoritäre Führungsstil nicht fördernd. In der Leitung des Instituts für Geschichte der Medizin war er ein Hemmfaktor. Erna Lesky sei in ihrem Handeln so autoritär gewesen, dass sich ihre früheren Mitarbeiter und Mitarbeiterinnen noch heute an die ihnen zugefügten Demütigungen erinnern. Lesky habe blinden Gehorsam verlangt und keinen Widerspruch geduldet. Manfred Skopec erwähnte in einem persönlichen Interview, dass er sich „wie das kleinste Rädchen in einer riesigen Maschine" gefühlt habe, nicht mehr als ein Sekretär im akademischen Betrieb. Für Skopec war Erna Lesky eine „schwierige, egozentrische Persönlichkeit". Sie sei „ein harter, ein steinharter Charakter" gewesen, der manchmal versuchte, „weiche Züge zu zeigen". Gelegentlich habe sie die Assistenten als „ihre Söhne" bezeichnet. Am Institut für Geschichte der Medizin habe sie nie über ihr Privatleben gesprochen und „niemals ihr Herz“ geöffnet. Skopecs Frage nach einem zusätzlichen Urlaubstag habe sie mit „So was fragt man eine Lesky nicht“ beantwortet.[1370]

Nach Dieter Frey und Lisa Schmalzried integriert eine autoritäre Führungspersönlichkeit ihre Mitarbeiter und Mitarbeiterinnen nicht in Entscheidungsprozesse und nimmt ihre „Meinungen und Vorschläge“ nicht zur Kenntnis. Sie verlangt „widerspruchloses Gehorchen und Funktionieren“. Durch die starke Betonung der hierarchischen Ordnung wird in der Zusammenarbeit eine große „Distanz zwischen Vorgesetzten und Mitarbeitern“ geschaffen. Mitarbeiter und Mitarbeiterinnen werden nicht als mündige Erwachsene behandelt. Autoritäre Führung erniedrigt, schwächt und schränkt den „Handlungsspielraum“ ein. Sie vermittelt das Gefühl, nicht frei atmen zu können, wenn alles kontrolliert wird. Eine autoritäre Führungspersönlichkeit kennt nur eine Wahrheit“, nämlich die eigene. Sie nimmt sich selbst oft wichtiger als die Institution, die sie leitet.[1371] Erna Lesky führte ihr Institut, wie Institutionen im Nationalsozialismus geführt wurden. Sie versuchte Menschen „zu dominieren, [...] zu kontrollieren und zu formieren“. Nationalsozialisten und Nationalsozialistinnen nannten das „Erziehung“. Erna Lesky operierte mit Kontrollmechanismen, die in Organisationen mit autoritärer Führung noch immer präsent sind. Das „top management team“, wie Stewart Clegg nationalsozialistische Führungseliten bezeichnet,[1372] hatte nachhaltige Vorbildwirkung für Erna Lesky. Das erklärt ihren männlichen Habitus, wodurch Erna Lesky von ihren Assistenten auch als „General“[1373] bezeichnet wurde. Für Hilge Landweer und Catherine Newmark ist der Begriff Autorität noch „männlich konnotiert“. Frauen werde selten „Autorität zugeschrieben“.[1374]

Mit „hart, aber zielorientiert“ beschrieb Sablik Erna Leskys Persönlichkeit. Angestellten gegenüber habe sie „eine gewisse Strenge“ gezeigt, sei aber „nicht immer konsequent“ gewesen. Sie habe „niemand entlassen oder sozial benachteiligt“. Kollegen an der Medizinischen Fakultät sei sie mit einem „oberflächlichen Charme“ begegnet und Studierenden mit Liebenswürdigkeit.[1375] Als Vorstand des Instituts für Geschichte der Medizin nahm sie verschiedene Rollen ein: von der autoritären Vorgesetzen bis zur charmanten Kollegin und zuvorkommenden Professorin.

Die Bezeichnung „Vorstand des Instituts für Geschichte der Medizin“, die sich auf die Leitungsfunktion beziehe und nicht zum Ausdruck bringe, ob es sich um „einen männlichen oder weiblichen Wissenschaftler“ handle, mache es der Journalistin, die Erna Lesky für *Die Presse* 1971 interviewte, „ein wenig leichter“ ihren 60. Geburtstag zu erwähnen. Frauen würden aus

Höflichkeit nicht nach ihrem Alter gefragt. Für „die Frau Professor“, wie sie am Institut genannt werde, sei „dererlei Rücksichtsnahme überflüssig“.[1376]

„Wenn es um die Wissenschaft geht – freilich nur dann – wird sogar die eigene Weiblichkeit hintangestellt. Was man sich zweifellos erlauben kann, wenn man in der Ausstrahlung der eigenen Persönlichkeit das gleichrangige Nebeneinander von abstrakter Souveränität und sehr viel Charme jederzeit und von jedem beglaubigt weiß.“[1377]

Von Frauen in Führungspositionen werde zwar erwartet, dass sie „durchsetzungsstark und zielorientiert“ auftreten, zugleich aber sollten sie lächeln und sich emphatisch zeigen. Frauen würden als unsympathisch empfunden, wenn sie nicht imstande seien, „typisch“ männliches Führungsverhalten mit einem „richtigen Maß an femininen Verhalten zu kombinieren“. Die Balance zwischen männlich „konnotierten Verhaltensweisen“ und als „typisch weiblich“ zugeordneten Kompetenzen führe zur Akzeptanz als Führungspersönlichkeit.[1378] Erna Lesky setzte diese Strategien passend zu den jeweils gegebenen Situationen ein.

Wenn ein Assistent von Erna Lesky Führungskompetenz gezeigt habe, sei das nicht ernst genommen worden, so Sablik, der das Institut verließ und die Leitung der Niederösterreichischen Landesakademie übernahm. Er fand, dass „Lesky nur diese Begabungen und Fähigkeiten ihrer Assistenten förderte, die für sie von Vorteil waren“.[1379] Er habe sich „eine intensivere Förderung ihrer Assistenten“ erwartet. Erna Lesky habe auch „immer von einer ‚Schule der Geschichte der Medizin‘ geschwärmt“, die sie nach dem Vorbild von Billroths Chirurgenschule gründen wollte. Sablik meint, dass „die notwendigen Personen vor Ort“ zur Verfügung gestanden seien. Doch Erna Lesky habe die Chance nicht genützt.[1380] Brigitte Maurer, die Leiterin des Bildarchivs, anerkannte Erna Lesky als Autorität:

„Lesky war die erste Professorin der Medizinischen Fakultät Wien und darauf kann sie stolz sein. Sie war eine Pionierin mit allen ihren Fehlern. Wer vorrückt, wird eben beobachtet und kritisiert. Ich bewundere, dass sie sich in einer Männerwelt durchgesetzt hat.“[1381]

Für Maurer war Erna Lesky eine „aufrecht gehende, strenge Medizinhistorikerin, ihrer Bedeutung bewusst“. Maurer sah in ihr „eine starke Frau mit Selbstkontrolle“, die selten lächelte und nie lachte.[1382] Mit Albin Lesky stand Erna Lesky nach Beschreibung ihrer Nichte Grete Walter-Klingenstein in der Wissenschaft in motivierender Konkurrenz.[1383] Dadurch, dass Erna Lesky eine andere Disziplin als Albin Lesky vertrat, konnte sie autonomer arbeiten und war nicht der Diskriminierung anderer „working couples" ausgesetzt. Wenn „working couples" in derselben wissenschaftlichen Disziplin arbeiteten, wurden die Meriten oft dem Partner zugeschrieben und die Frau im Hintergrund, „the woman behind", mit ihren wissenschaftlichen Leistungen oft nicht bemerkt. Margret Rossiter prägte dafür den Begriff „Matilda-Effekt".[1384] In der privaten Korrespondenz bezeichnet Albin Lesky seine Frau als „mein liebster Gegenpol".[1385] Er ermutigte sie zu selbstbewusstem Auftreten in der Scientific Community und in der Öffentlichkeit. Er formte ihre Berufsidentität mit, was am Beispiel der Privatkorrespondenz belegt werden kann. Er vermittelte ihr, dass sie etwas Besonderes sei, eine Frau von Rang und Namen, die „Schlossfrau" des Josephinums. Eine Karte von einer Konferenz in Brüssel adressierte Albin Lesky an „Frau Univ.-Professor DDr. Erna Lesky" und unterschrieb mit: „Respektvoll ergebene Grüße".[1386] Als sie in der Schweiz 1964, noch Außerordentliche Professorin, einen Vortrag hielt, schrieb ihr Albin Lesky: „Sei in Basel nur recht hoheitsvoll, Deinem Range entsprechend!"[1387] Erna Lesky war der Durchbruch durch die gläserne Decke gelungen. Trotz aller Widersprüche war sie ein Role Model für Frauen in der Wissenschaft.

Mit Grete Rehor (1910–1987) erhielt 1966 die erste Frau die Leitung eines Ministeriums in Österreich, was, wie Erna Leskys Ordinariat für Geschichte der Medizin, Symbolwirkung für die sich neu orientierende Frauenemanzipation hatte.[1388] Rehors Ministerium war verantwortlich für „Soziale Verwaltung" und sie führte das Ressort nach den Prinzipien der Soziallehre der katholischen Kirche: soziale Sicherheit und Gerechtigkeit. Rehor sah ihre Nominierung als Ministerin emanzipatorisch zwar als „logischen Schritt", um Frauen in der Politik vertreten zu können, privat vertrat sie jedoch, geprägt vom Ständestaat, das konservative Frauenbild mit der Rolle als Hausfrau und Mutter,[1389] ein diffiziles Spannungsverhältnis, in dem sich auch Erna Lesky teilweise bewegte. Frauen in politischen und akademischen Führungspositionen waren vorstellbar, wenn auch nur unter bestimmten Bedingungen. Politik und Wissenschaft waren von einer männlich dominierten Ordnung geprägt. Nach 1965 begannen Frauen kontinuierlich, sich aus dem „gesellschaftlich determinierten" Rollenbild zu lösen. Diese Emanzipation war abhängig vom Bildungsniveau der Frau. 38 Prozent der Frauen mit höherer Bildung weigerten sich, weiterhin die tradierte Rollenerwartung zu erfüllen, aber nur 14 Prozent der „Durchschnittsbevölkerung".[1390]

Erna Lesky versuchte eine Balance zwischen sozialer Rollenerwartung an eine Frau und ihrem beruflichen Aufstieg zu finden. Vor allem das bürgerliche Ritual des gemeinsamen Mittagessens zu einer festgesetzten Zeit wurde lange beibehalten. Albin Lesky wollte seine Mahlzeiten pünktlich serviert bekommen. Um die Mittagszeit pflegte Erna Lesky zu ihrem Assistenten Skopec im Josephinum zu sagen: „Ich höre schon die Glocken läuten, ich muss zu Bini." Erna Lesky kochte jedoch nicht selbst, sondern sie habe zu Mittag „Essen auf Rädern" bestellt, was von ihrer Umwelt kritisiert wurde. Von einer Ehefrau wurde erwartet, dass sie die Mahlzeiten selbst zubereite. Nach der Mittagspause habe Skopec den Auftrag erhalten, sich bei Erna Lesky aus dem Josephinum telefonisch zu melden. Dadurch wollte Lesky die Anwesenheit ihres Assistenten am Institut für Geschichte der Medizin kontrollieren. Die strenge Kontrolle der Angestellten habe sie von ihrem Mann gelernt, teilte sie Skopec mit.[1391] Das Ehepaar Lesky habe in Wien „in sehr bescheidenen Verhältnissen in einer BUWOG Zweizimmer-Wohnung gewohnt, zuerst in Miete, dann als Eigentumswohnung", bestätigt ihre Nichte. Erst in den 1960er-Jahren kauften sich Albin und Erna Lesky einen Garten in Neuwaldegg, wo sie die Sommermonate verbrachten.[1392]

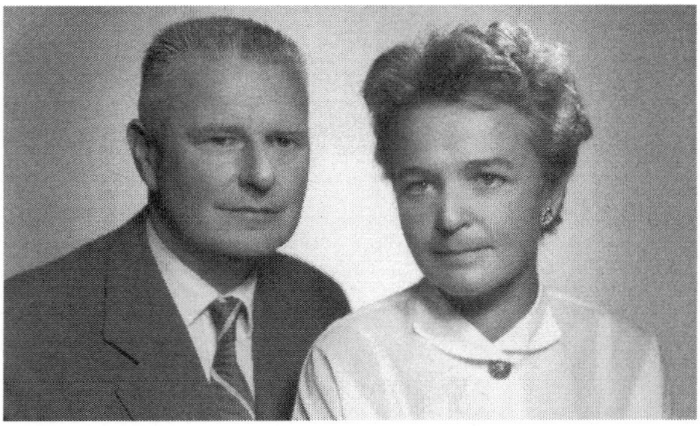

Abb. 54a Albin und Erna Lesky, Familienalbum, undatiert (Teilnachlass Albin Lesky 131.97, Schachtel 839, Kuvert 131.97.04, 7, Archiv der Universität Wien).

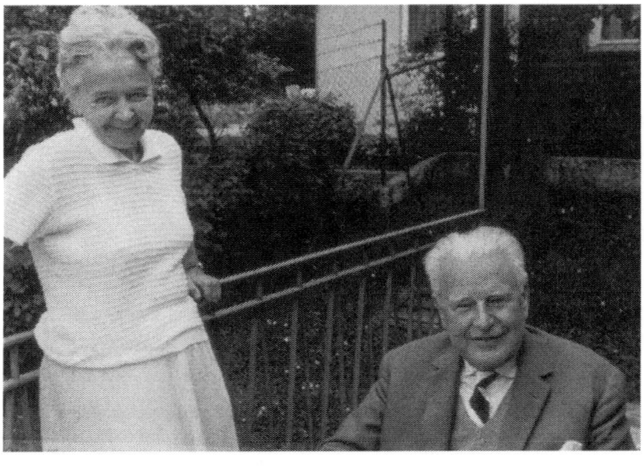

Abb. 54b Albin und Erna Lesky am Balkon ihrer Wohnung in Neuwaldegg, Wien (TNL Albin Lesky 131.97, Sch 839 K 131.97.04, UAW).

Erna Lesky „verehrte und bewunderte Albin grenzenlos", erinnert sich Sablik. „Er wurde uns Assistenten wegen seiner hervorragenden wissenschaftlichen Qualifikationen und blendenden Rhetorik als Vorbild gezeigt". Sablik beeindruckte Erna Leskys „arbeitsintensives Leben". Ihr Buch *Die Wiener Medizinische Schule im 19. Jahrhundert* habe sie „zu

Hause am Küchentisch" in ihrer Wohnung geschrieben, während ihr Mann seine wissenschaftlichen Arbeiten am Schreibtisch in seinem Studierzimmer erledigte.[1393] Grete Walter-Klingenstein erklärte ergänzend, dass Erna Lesky die Küche als Arbeitsplatz gewählt habe, weil der Raum „südseitig gelegen und lichtdurchflutet" gewesen sei. Er sei der hellste Raum der Wohnung gewesen. „Wir sind alle „Sonnen- und Wassermenschen", überzeugte Grete Walter-Klingenstein.[1394]

Anmerkungen

[1267] Vgl. Kriechbaumer, Der lange Weg in die Moderne, in: ders. (Hg.), *Österreichische Nationalgeschichte nach 1945*, 31.

[1268] Vgl. ebd., 34.

[1269] Vgl. Ash, Wissenschaftswandlungen und politische Umbrüche im 20. Jahrhundert, in: Von Bruch/Gerhardt/Pawliczek (Hg.), *Kontinuitäten und Diskontinuitäten,* 19.

[1270] Vgl. Lesky, Zur Revitalisierung des Josephinums, in: *Biblioteca della „Rivista di Storia delle Scienze Mediche e Naturali"*, 424. Siehe ebd., Fußnote 5: „Von den Zeichnungen waren 1962 noch 571 Stück erhalten, von den dazugehörigen Beschreibungen in Deutsch und Italienisch 3324. Die Objekte wurden wie alle Dokumente von Verschmutzungen und Pilzbefall gereinigt.

[1271] Vgl. Lesky, *Das Wiener Institut für Geschichte der Medizin*, 4.

[1272] Vgl. Erna Lesky, Gespräch Dr. Rudolf Kalmar, maschinschriftliches Manuskript, Wien, 1965, 4. TNL Erna Lesky, Sch 123, M 17 d, UAW.

[1273] Vgl. Schriftliche Information von Karl Sablik, Wien, 21.1.2019.

[1274] Vgl. Persönliche Mitteilung von Karl Sablik, Wien, 13.1.2019.

[1275] Vgl. Schriftliche Information von Karl Sablik, Wien, 21.1.2019.

[1276] Vgl. Erna Lesky, Schreiben an das Bundesministerium für Unterricht, Zahl 68.587, eingelangt 29.5.1962. PA 1338 Erna Lesky, OeSTA/AdR, UWFuK, BMU. Der Wellcome Trust stellte Erna Lesky ein Startkapital zur Verfügung: „Der Wellcome Trust in London hat nach persönlicher Fühlungnahme mit mir dem Institut eine Summe von 5000 Pfund als Subvention zur Verfügung gestellt. Umso eher darf ich hoffen, daß von Seiten der österreichischen Behörde dem Institut die notwendige Hilfe zuteil wird."

[1277] Vgl. Bauer, Erna Lesky als Bibliothekarin, in: *Van Swieten Blog.*

[1278] Vgl. Erna Lesky, Gespräch Dr. Rudolf Kalmar, maschinschriftliches Manuskript, Wien, 1965, 4. TNL Erna Lesky, Sch 123, M 17 d, UAW.

[1279] Vgl. Erna Lesky, Das Institut für Geschichte der Medizin der Universität Wien, in: *Wiener Medizinische Wochenschrift* 126 (1976) 23, 335–337, 336.

[1280] Vgl. Erna Lesky, *Das Wiener Institut für Geschichte der Medizin*, 4.

[1281] Vgl. Schriftliche Information von Karl Sablik, Wien, 21.1.2019. Sablik bemerkte, dass der Assistent des Unterrichtsministers, Dr. Kraft, ein Schulfreund von ihm war, eine Beziehung, die Lesky nutzte.

[1282] Vgl. Bruno Bauer, Erna Lesky als Bibliothekarin, Archivarin und Dokumentarin am Institut für Geschichte der Medizin der Universität Wien, in: *Van Swieten Blog.*

[1283] Vgl. Erna Lesky, Neuburger Institute of the History of Medicine in Vienna, 3. TNL Erna Lesky 131.15, Sch 123, M 17 f, UAW.

[1284] Vgl. Sternthal/Druml/Stipsicz (Hg.), *Das Josephinum*, 100.

[1285] Anneliese Paul, Prof. Dr. phil., ehemalige Professorin am Gymnasium Fichtnergasse 15, 1130 Wien, Schriftlicher Bericht über ihre Erinnerungen an Albin Lesky, Wien, 12.1.2023.

[1286] Vgl. Erna Lesky, *Das Wiener Institut für Geschichte der Medizin*, 5.

[1287] Vgl. Sternthal/Druml/Stipsicz (Hg.), *Das Josephinum*, 96.

[1288] Vgl. Bauer, Erna Lesky als Bibliothekarin, in: *Van Swieten Blog.*

[1289] Vgl. Erna Lesky, *Das Wiener Institut für Geschichte der Medizin*, 5.

[1290] Vgl. Bauer, Erna Lesky als Bibliothekarin, in: *Van Swieten Blog.*

[1291] Vgl. Sternthal/Druml/Stipsicz (Hg.), *Das Josephinum*, 100.

1292 Vgl. Erna Lesky, Neuburger Institute of the History of Medicine in Vienna, 4. TNL Erna Lesky 131.15, Sch 123, M 17 f, UAW.

1293 Vgl. Erna Lesky, Gespräch Dr. Rudolf Kalmar, maschinschriftliches Manuskript, Wien, 1965, 5. TNL Erna Lesky, Sch 123, M 17 d, UAW.

1294 Vgl. Erna Lesky, *Das Wiener Institut für Geschichte der Medizin*, 11.

1295 Vgl. ebd.: Der Wellcome Room wurde aus den Mitteln der „Wellcome-Spende“ 1962“ neugestaltet.

1296 Vgl. ebd., 12.

1297 Zit. ebd., 13.

1298 Vgl. Lorenz Böhler, Brief an Erna Lesky, 15.12.1965. Nachlass Erna Lesky 4.700/8, Handschriftensammlung, Josephinum.: „Am 18. Februar 1965 haben Sie mir einen langen liebenswürdigen Brief geschrieben und haben mich zum Schluss eingeladen, Ihr zurückerobertes Institut zu besuchen.“

1299 Vgl. Johanna Geyer-Kordesch, Realisierung und Verlust weiblicher Identität bei erfolgreichen Frauen: Die erste Ärztinnengeneration und ihre Medizinkritik, in: Karin Hausen/Helga Nowotny (Hg.), *Wie männlich ist die Wissenschaft?* Frankfurt am Main: Suhrkamp [4]2016, 213–234, 213–214.

1300 Zit. Lingens, Das Wachsfigurenkabinett der Mme. Lesky, in: *Kurier* vom 7.5.1965, 3, zit. Seebacher, Erna Lesky, „Herrin“ der Sammlungen des Josephinums, in: Seidl/Kästner (Hg.), *Tauschen und Schenken*, 121.

1301 Vgl. ebd.

1302 Zit. Wiener Gruselkabinett. Stolz auf Wachsleichen, in: *Wiener Wochenblatt* 9/19, 8.5.1965, 7, zit. Seebacher, Erna Lesky, „Herrin“ der Sammlungen des Josephinums, in: Seidl/Kästner (Hg.), *Tauschen und Schenken*, 122.

1303 Vgl. ebd.

1304 Vgl. Pichl, Wissenschaft in Weiß, Gold und Rosenholz. in: *Die Presse*, Beilage Die Dame, 22./23.5.1971. TNL Erna Lesky 131.15, Sch 126, M 30, UAW.

1305 Vgl. Erna Lesky, Vorwort, in: Allmer/Jantsch, *Katalog der Josephinischen Sammlung*, 7–8, 7.

1306 Zit. Jantsch, Historische Einleitung, in: ebd., 16.

1307 Gespräch mit Christine Nowotny, Wien, 27.2.2023.

1308 Vgl. Jantsch, Historische Einleitung, in: Allmer/Jantsch, *Katalog der Josephinischen Sammlung*, 9.

1309 Vgl. ebd., 16.

1310 Vgl. Metz-Becker, Körperkonstruktionen in anatomischen Museen und Sammlungen, in: Abraham/Müller, *Körperhandeln und Körpererleben*, 57.

1311 Vgl. Lehne, „Ein deplorabler Zustand“, in: Nemec/Hofer/Seebacher/Schütz (Hg.), *Medizin in Wien nach 1945*, 80.

1312 Vgl. Erna Lesky, Vorwort, in: Allmer/Jantsch, *Katalog der Josephinischen Sammlung*, 7.

1313 Vgl. Fengler, Biogramme, Albin Lesky, in: Feichtinger/Matis/Sienell/Uhl (Hg.), *Die Akademie der Wissenschaften in Wien 1938 bis 1945*, 230.

1314 Vgl. Persönliche Mitteilung von Karl Sablik, Wien, 13.1.2019.

1315 Vgl. Albin Lesky, Kopie des maschinschriftlichen Briefes an Walter Sturminger, Sektionschef im Österreichischen Bundesministerium für Unterricht, Wien, 24.10.1964, 1–3, 1. TNL Erna Lesky 131.15, Sch 125, M 19, UAW.

1316 Vgl. ebd., 2.

1317 Zit. ebd., 3.

[1318] Vgl. ebd.
[1319] Siehe Johann Schedling, in: *Wien Geschichte WIKI.*
[1320] Vgl. Erna Lesky, Kopie des maschinschriftlichen Briefes an L. Breitenegger, Dekan der Medizinischen Fakultät der Universität Wien, Wien, 28.10.1964, 1. TNL Erna Lesky 131.15, Sch 125, M 19, UAW.
[1321] Zit. ebd.
[1322] Vgl. ebd.
[1323] Siehe Johann Schedling, in: *Wien Geschichte WIKI.*
[1324] Vgl. Klos/Corradini/Mazohl, Störfall Gender, in: Feichtinger/Mazohl (Hg.), *Die Österreichische Akademie der Wissenschaften 1847–2022*, Bd. 3, 97.
[1325] Siehe E-Mail von Andreas Huber vom 12.10.2023: „Im Studienjahr 1965/66 scheint sie als Mitglied des Professorenkollegiums aus, zu einem Zeitpunkt, als sie noch ao. Professorin war!" Die Autorin dankt Andreas Huber für den Hinweis.
[1326] Vgl. Römer/Schreiner, Dis-kontinuitäten, in: Ash/Nieß/Pils (Hg.), *Geisteswissenschaften im Nationalsozialismus*, 340.
[1327] Zit. Eckard Lefèvre, Mythos und Tragödie, in: *Frankfurter Allgemeine Zeitung* 9.3.1981, o. S. TNL Albin Lesky INV. 131.97, Sch 837, K 131.97.18, UAW.
[1328] Vgl. Schreiben des Bundesministerium für Unterricht an das Bundesministerium für Finanzen, Betr.: Lesky Dr. med. et Dr. phil. Erna, ao. Univ. Prof., Vorstand des Instituts für Geschichte der Medizin; Ernennung zum Ordentlichen Universitätsprofessor für Geschichte der Medizin, Wien, 24.3.1965. PA 1338 Erna Lesky, OeSTA/AdR, UWFuK, BMU.
[1329] Vgl. Bundesministerium für Unterricht, Antrag auf Ernennung zum Ordentlichen Universitätsprofessor für Geschichte der Medizin für Erna Lesky. Einsichtsbemerkung zu Bundesministerium für Unterricht vom 30.3.1966. G Zl. 55.712 – I/2/66. Ebd.
[1330] Vgl. ebd., Einlaufstück und Vorakten, Wien, 3.5.1966. o. S. Ebd.
[1331] Vgl. ebd., Zusätzliche Bemerkungen [...] über die Bedeutung der Lehrkanzel und des zu berufenden Gelehrten sowie Angaben über größere Publikationen, Wien, 3.5.1966, o. S. Ebd.
[1332] Siehe Albin Lesky, Kopie des maschinschriftlichen Briefes an Walter Sturminger, Sektionschef im Österreichischen Bundesministerium für Unterricht, Wien, 24.10.1964, o. S. TNL Erna Lesky 131.15, Sch 125, M 19, UAW.
[1333] Zit. Schreiben des Bundesministeriums für Unterricht zur Kenntnis der Abteilung I/2, Zahl 77417 – I/2 – 66, Wien, 3.5.1966, o. S. PA 1338 Erna Lesky, OeSTA/AdR, UWFuK, BMU.
[1334] Vgl. ebd.
[1335] Vgl. Bundesministerium für Unterricht, Antrag auf Ernennung zum Ordentlichen Universitätsprofessor für Geschichte der Medizin für Erna Lesky, G Zl. 55.712 – I/2/66, Wien, 3.5.1966, o. S. PA 1338 Erna Lesky, OeSTA/AdR, UWFuK, BMU.
[1336] Vgl. Bundesministerium für Unterricht, Antrag auf Ernennung zum Ordentlichen Universitätsprofessor für Geschichte der Medizin für Erna Lesky, G Zl. 55.712 – I/2/66. Wien, 27.5.1966, o. S. Ebd.
[1337] Siehe dazu Horn/Dorffner, „... männliches Geschlecht ist für die Zulassung zur Habilitation nicht vorgesehen", in: Bolognese-Leuchtenmüller/Horn (Hg.), *Töchter des Hippokrates*, 131: Am 9. April 1965 wurde die Pathologin Carmen Reichsgräfin Coronini-Cronberg mit achtzig Jahren von der Medizinischen Fakultät Wien „wenige Jahre vor ihrem Tod [...] aufgrund ihrer allseits geschätzten wissenschaftlichen

Leistungen am 9. April 1965 zum ordentlichen Professor ernannt." Siehe ebenso Sonia Horn, Carmen Coronini-Kronberg, in: *650 plus – Geschichte der Universität Wien*. Siehe auch Carmen Coronini-Kronberg (1885–1968), Pathologie, in: *650 plus – Geschichte der Universität Wien*: Coronini-Cronberg war 1965 „die erste Frau, die ein Ordinariat an der Medizinischen Fakultät erhielt". Die Berufsbezeichnung „Ordentlicher Professor" ist an die Leitung eines Instituts gebunden, was Carmen Reichsgräfin Coronini-Cronberg mit 80 Jahren nicht mehr übernehmen konnte. Vielmehr war die Verleihung des Titels „Titular-Ordentlicher Professor" eine hohe Anerkennung ihres wissenschaftlichen Lebenswerks. Zu Carmen Reichsgräfin Coronini-Cronberg siehe anders Seebacher, *Das Fremde im „deutschen" Tempel der Wissenschaften*, 397–402.

1338 Vgl. Sablik, Zum Gang der medizingeschichtlichen Forschung, in: *Mensch. Wissenschaft. Magie. Mitteilungen der Österreichischen Gesellschaft für Wissenschaftsgeschichte* 20 (2000), 53.

1339 Zit. Koelbing, Correspondence and Reports, in: *Bulletin of the History of Medicine* 61 (1987) 3, 442.

1340 Vgl. E-Mail von Andreas Huber vom 12.10.2023. Die Autorin dankt Andreas Huber für die Informationen.

1341 Vgl. Kümmel, Paul Diepgen, in: *Medizinhistorisches Journal*, 49 (2014) 1/2, 25.

1342 Vgl. Einladung zum Herrenabend der Medizinischen Fakultät, 9.12.1947. Einschließlich der Dozentin Dr. Dr. Edith Heischkel-Artelt. Prof. Dr. Voit, Dekan der Johannes-Gutenberg-Universität Mainz, in: Florian Bruns, Begleittext zum Nachlass Edith Heischkel-Artelt und Walter Artelt, 2013. Nachlass Edith Heischkel-Artelt, 01/2162. Deutsches medizinhistorisches Museum Ingolstadt DMHMI. Siehe ebd.: Der umfangreiche Nachlass von Edith Heischkel-Artelt und Walter Artelt blieb durch das Engagement der damaligen Direktorin des Medizinhistorischen Museums Ingolstadt, Prof. Christa Habrich, erhalten und wurde dort archiviert. „Er umfasst neben einer umfangreichen Korrespondenz tausende Sonderdrucke, Fotos, Dias sowie Zeitschriften und Dissertationen zur Medizingeschichte. Im Jahr 2005 wurde der Bestand in einem extern finanzierten Projekt durch Florian Mildenberger geordnet und in Findbüchern verzeichnet. Seit 2012 wird der Nachlass durch Florian Bruns weiterbearbeitet und ausgewertet, unterstützt durch die jetzige Museumsdirektorin, Prof. Marion Maria Ruisinger. Der Nachlass stand im Zentrum einer Fachtagung zur Geschichte der Medizinhistoriografie nach 1945, die im April 2013 in Berlin stattfand." Die Autorin dankt Maria Ruisinger und Florian Steger für den wichtigen Hinweis. Der umfangreiche Nachlass von Erna Lesky, im ehemaligen Institut für Geschichte der Medizin der Universität Wien ist bis heute nicht erfasst und nur in geringem Ausmaß im Handschriftenarchiv archiviert.

1343 Zit. ebd.

1344 Siehe Kümmel, Paul Diepgen, in: *Medizinhistorisches Journal*, 49 (2014) 1/2, 25.

1345 Siehe Cecilia C. Mettler, *History of Medicine*, Philadelphia: Blakiston Co. 1947; dies., The Correlative Method of Teaching the History of Medicine, in: *Academic Medicine. Journal of the Association of American Medical Colleges* 15 (1940) 2, 129–131.

1346 Siehe Genevieve Miller (1914–2013), in: *Case Western Reserve University. College of Arts and Sciences. Dittrick Medical History Center.*

1347 Vgl. Bickel, Ein biographischer Vergleich von Medizinhistorikern, in: *N.T.M. N.S.* 8 (2000), 133.

1348 Vgl. Schriftliche Information von Karl Sablik, Wien, 2.11.2019.

1349 Zit. Risse, Erna Lesky, in: *Bulletin of the History of Medicine* 55 (1981) 4, 576.

1350 Vgl. Schriftliches Interview mit Brigitte Maurer, Leiterin des Bildarchivs im Josephinum, Wien, 20.4.2015.

1351 Vgl. Friedmann/Lechner, Medizin, in: Gräser/Rupnow (Hg.), *Österreichische Zeitgeschichte – Zeitgeschichte in Österreich*, 536.

1352 Vgl. Personalstand der Universität Wien für das Studienjahr 1960/61 bis 1979/80, zit.: Bauer, Erna Lesky als Bibliothekarin, in: *Van Swieten Blog*. Bauer führt hier genau alle Mitarbeiter und Mitarbeiterinnen namentlich an.

1353 Gespräch mit Grete Walter-Klingenstein, Wien, 18.3.2015.

1354 Siehe Ilse Reiter-Zatloukal, Restauration – Fortschritt– Wende. Politik und Hochschulrecht, in: Ash/Ehmer (Hg.), *Universität - Politik – Gesellschaft*, 461–462: Erst mit dem Universitätsgesetz (UG) 2002 wurde „die weitgehend autonome und entdemokratisierte ‚Manageruniversität' etabliert".

1355 Vgl. Schriftliche Information von Karl Sablik, Wien, 21.1.2019.

1356 Vgl. Schriftliches Interview mit Brigitte Maurer, Wien, 20.4.2015.

1357 Persönliche Mitteilung von Helmut Wyklicky während eines Besuches in der Bibliothek des Instituts für Geschichte der Medizin der Universität Wien 1995.

1358 Persönliche Mitteilung von Grete Walter-Klingenstein, Wien, 22.10.2020.

1359 Vgl. Schriftliche Information von Karl Sablik, Wien, 21.1.2019.

1360 Vgl. Schriftliches Interview mit Manfred Skopec, Wien, 21.4.2015.

1361 Vgl. Schriftliches Interview mit Karl Sablik, Wien, 25.2.2015.

1362 Vgl. Schriftliche Information von Karl Sablik, Wien, 21.1.2019.

1363 Vgl. Bruno Bauer, Lesky Erna. Bibliothekarin, Archivarin, Dokumentarin und Medizinhistorikerin, in: *biografiA*. Institut für Wissenschaft und Kunst, Wien.

1364 Gespräch mit Kurt Smolak, Wien, 18.1.2023.

1365 Vgl. Helga Stellamor, handschriftliches Schreiben Erna Lesky mit beigefügtem maschinschriftlichem Lebenslauf für die Verleihung des goldenen Ehrenzeichens der Ärztekammer für Wien, 1–3, 1. TNL Erna Lesky 131.15, Sch 129, M 51. Korrespondenz 1985–1986 (2), UAW.

1366 Vgl. ebd., 2.

1367 Vgl. Bauer, Lesky Erna, in: *biografiA*. Institut für Wissenschaft und Kunst, Wien.

1368 Gespräch mit Kurt Smolak, Wien, 18.1.2023.

1369 Vgl. Dieter Frey/Lisa Schmalzried, *Philosophie der Führung, Gute Führung lernen von Kant, Aristoteles, Popper & Co*, Berlin–Heidelberg: Springer 2013, 38.

1370 Vgl. Schriftliches Interview mit Manfred Skopec, Wien, 21.4.2015.

1371 Vgl. Frey/Schmalzried, *Philosophie der Führung*, 38.

1372 Vgl. Pantelmann, *Die Fabrikation der deutschen Frau*, 7. Siehe ebd. 23: Heike Pantelmann weist darauf hin, dass „Strukturen und Verhalten in heutigen Organisationen kulturspezifische historische Entwicklungen" widerspiegeln. Die gegebenen Organisationsstrukturen seien „das Ergebnis von Entscheidungen in der Vergangenheit [...] bewusst oder unbewusst".

1373 Persönliche Mitteilung von Helmut Wyklicky, im Dezember 2002, eine Aussage die Kurt Mühlberger, ehemaliger Leiter des Archivs der Universität Wien, am 14.7.2020 in einem persönlichen Gespräch bestätigte: „Als ich Lesky in ihrem Institut besuchte, saß sie dort wie ein General.".

1374 Vgl. Hilge Landweer/Catherine Newmark, Das Geschlecht der Autorität – Altlasten und feministische Neubestimmungen. Zur Einführung, in: dies., *Wie männlich ist Autorität? Feministische Kritik und Aneignung* (Politik der Geschlechterverhältnisse

60), Frankfurt am Main–New York: Campus 2018, 7–17, 8. Siehe ebd., 9: Die grundlegenden Publikationen zur „theoretischen Bestimmung der Autorität entstanden unter dem Eindruck der totalitären Diktaturen" Mitte des 20. Jahrhunderts; Hannah Arendt, Was ist Autorität?, in: dies., *Zwischen Vergangenheit und Zukunft. Übungen im politischen Denken 1*, München–Zürich: Piper 1994, 159–200; Theodor W. Adorno/Else Frenkel-Brunswik/Daniel J. Levinson/Nevitt R. Sanford, *The Authoritarian Personality*, New York: Harper & Brothers 1950; Bertrand Russell, *Authority and the Individual*, New York: Simon and Schuster 1949.

1375 Vgl. Schriftliche Information von Karl Sablik, Wien, 21.1.2019.

1376 Vgl. Pichl, Wissenschaft in Weiß, Gold und Rosenholz, in: *Die Presse*, Beilage Die Dame 22./23.5. 1971, VI. TNL Erna Lesky 131.15, Sch 126, M 30, UAW.

1377 Zit. ebd.

1378 Vgl. (kri), Chefinnen müssen „weiblich" und „männlich" zugleich wirken, in: *Der Standard*, Forschung spezial vom 30.1.2019, 12.

1379 Vgl. Schriftliches Interview mit Karl Sablik, Wien, 25.2.2015.

1380 Vgl. Schriftliche Information von Karl Sablik, Wien, 21.1.2019.

1381 Zit. Schriftliches Interview mit Brigitte Maurer, Wien, 20.4.2015.

1382 Vgl. ebd.

1383 Gespräch mit Grete Walter-Klingenstein, Wien, 18.3.2015.

1384 Vgl. Klos/Corradini/Mazohl, Störfall Gender, in: Feichtinger/Mazohl (Hg.), *Die Österreichische Akademie der Wissenschaften 1847–2022*, Bd. 3, 71.

1385 Vgl. Albin Lesky, Karte an Erna Lesky, o. O., o. D. TNL Erna Lesky 131.15, Sch 132, M 70/4, UAW.

1386 Vgl. Albin Lesky, Brief an Erna Lesky, Brüssel, 16.6.1964, 1. Ebd.

1387 Vgl. Albin Lesky, Brief an Erna Lesky, Wien, 7.9.1964, 1–2, 2. Ebd.

1388 Vgl. Kriechbaumer, Der lange Weg in die Moderne, in: ders. (Hg.), *Österreichische Nationalgeschichte nach 1945*, 34.

1389 Vgl. Barbara Thosold, 1966: Österreichs erste Bundesministerin: Grete Rehor, in: *Lexikon zur österreichischen Zeitgeschichte*, Haus der Geschichte Österreich.

1390 Vgl. Robert Kriechbaumer, *Die Ära Kreisky: Österreich 1970–1983 in der historischen Analyse, im Urteil der politischen Kontrahenten und in Karikaturen von Ironimus*, Wien–Köln–Weimar: Böhlau 2004, 11–12.

1391 Vgl. Schriftliches Interview mit Manfred Skopec, Wien, 21.4.2015.

1392 Gespräch mit Grete Walter-Klingenstein, Wien, 18.3.2015.

1393 Vgl. Schriftliche Information von Karl Sablik, Wien, 21.1.2019.

1394 Gespräch mit Grete Walter-Klingenstein, Wien, 18.3.2015.

XI. Geschichte der Medizin im Diskurs

1. Medizinhistoriografie im internationalen Kontext

Das Institut für Geschichte der Medizin an der Medizinischen Fakultät der Universität Wien nahm unter Erna Leskys Führung eine Sonderstellung ein. Die Methodik, die sie in Medizinhistoriografie vertrat, orientierte sich nicht an internationalen Entwicklungen in Geschichte der Medizin, sondern blieb lange an die „deutsche" Medizingeschichte gebunden. Um Erna Leskys Methodik besser einordnen zu können, ist ein historischer Rückblick mit Vergleichen anderer medizinhistorischer Institute in Deutschland erforderlich. Ein kurzer Blick auf die Darstellung methodischer Unterschiede in Medizinhistoriografie zwischen Österreich und den USA trägt zum weiteren Verständnis bei.

In ihrer Broschüre *Institut für Geschichte der Medizin der Universität Wien* beschrieb Erna Lesky die historische Entwicklung von Medizingeschichte an der Universität Wien. 1850 erhielt Franz (Abraham) Romeo Seligmann (1808–1892)[1395] an der Medizinischen Fakultät den ersten Lehrstuhl für Geschichte der Medizin.[1396] Seit 1833 Dozent für Medizingeschichte, 1848 Extraordinarius und 1869 Ordinarius,[1397] erhielt er dafür erst ab 1850 „ein jährliches Gehalt".[1398] Warum gerade die Universität Wien als eine der ersten im deutschsprachigen Raum einen Lehrstuhl für Geschichte der Medizin erhielt, führte Erna Lesky darauf zurück, dass Seligmann der Leibarzt von Ottilie von Goethe während ihrer Wienaufenthalte war und mit ihr in regem Briefwechsel stand.[1399] Wesentlich entscheidender für die erste Ordentliche Professur für Geschichte der Medizin an der Universität Wien war jedoch Seligmanns Förderung durch den Orientalisten Josef Freiherr von Hammer-Purgstall (1774–1856). Er wurde durch Seligmanns Dissertation *De re medica persarum* auf ihn aufmerksam und überließ ihm für eine weitere Publikation zwei seiner persischen Handschriften. Hammer-Purgstall wurde sein Mentor und sorgte an der Universität Wien dafür, dass Seligmann Vorlesungen in Geschichte der Medizin halten konnte.[1400] Seligmann, ein universell gebildeter Arzt, der mit „Kulturschaffenden" in engem Kontakt stand, war sich der kulturellen Bedeutung von Medizingeschichte bewusst.[1401] Auch sein Nachfolger, Theodor Puschmann (1844–1899), ein Medizinhistoriker aus Schlesien, 1879 Extraordinarius und 1888 Ordinarius für Geschichte der Medizin, verstand Geschichte der Medizin als Kulturgeschichte:

"The history of medicine – as part of the history of civilization – could play a crucial role in a medical education. It would broaden future physicians,

ennoble their character, prevent them from slipping into 'superficial materialism', and lay a study for professional knowledge."[1402]

Medizingeschichte war im 18. und 19. Jahrhundert „vorwiegend eine Geschichte der großen Ärzte, ihrer Ideen und Entdeckungen". Die Forschungsmethode war biografisch und komparativ.[1403] In Deutschland gab es vor 1900 an einigen Universitäten Lehrstühle für Geschichte der Medizin, doch das blieben Einzelfälle. Mit der Durchsetzung der naturwissenschaftlich orientierten Medizin verlor Geschichte der Medizin an Medizinischen Fakultäten an Bedeutung. Das Curriculum des Medizinstudiums konzentrierte sich auf Vorlesungen mit dem Schwerpunkt naturwissenschaftlich orientierte Medizin. Vorlesungen in Geschichte der Medizin wurden fakultativ angeboten und nur von wenigen Interessierten besucht. Doch die Einordnung der Medizin in die exakten Wissenschaften funktionierte nur teilweise.[1404] Bernhard vom Brocke[1405] vermutet, dass es dadurch um 1900 zu einer „Rückbesinnung [auf] Medizingeschichte als disziplinenübergreifende Klammer" gekommen sei.[1406]

Durch eine „großzügige Stiftung" Puschmanns konnte Karl Sudhoff (1853–1938) 1905 das Leipziger Institut für Geschichte der Medizin aufbauen. Zwischen 1920 und 1930 wurden in Deutschland fünf Institute für Geschichte der Medizin gegründet.[1407] Der dominante Medizinhistoriker Sudhoff setzte in Geschichte der Medizin sein Modell von Institutionen- und Disziplinengeschichte durch. Er sei als Medizinhistoriker das „Pendant" zu Neuburger gewesen. Sigerist, ein Schüler beider Medizinhistoriker, stellte die Unterschiede differenziert in der Festschrift zu Neuburgers 75. Geburtstag in London dar:[1408]

"It was not easy to hold a leading position in medical history in a German-speaking university at the time of Karl Sudhoff. His domineering and aggressive personality tolerated disciples but not competitors."[1409]

Diepgen setzte als Sudhoffs Nachfolger die Methodik der Institutionen- und Disziplinengeschichte in der Medizinhistoriografie fort. Er war einer der wenigen Medizinhistoriker im deutschen Sprachraum, die sowohl in Medizin als auch in Geschichte promoviert wurden.[1410] Medizinhistoriker und Medizinhistorikerinnen im Exil wählten hingegen einen interdisziplinären Zugang zur medizinhistorischen Forschung und vertraten vorwiegend einen kulturwissenschaftlichen Ansatz. Michael Hubenstorf bemerkt, dass die emigrierten Medizinhistoriker aus Deutschland, Österreich und der Schweiz wie ihre Kollegen in den USA auch ein starkes „Engagement [...] für die Sozialmedizin" zeigten, was von der WHO gefördert worden sei.[1411] Für Sigerist als einen Vertreter der politischen Exilanten und Exilantinnen war der Medizinhistoriker oder die Medizinhistorikerin zwar ein Arzt oder eine Ärztin mit Kenntnissen in historischen Methoden, doch er war auch überzeugt, dass „philologists and historians have made valiable contributions to the field [...] by looking at medicine from outside".[1412] Sigerist distanzierte sich von der strikten chronologischen Ordnung in medizinhistorischen Handbüchern und konzentrierte sich in seinem Buch *Man and Medicine: An introduction to medical knowledge*[1413] auf Forschungsthemen wie „Causes of Disease", „Medical Aid", „The Physician" oder „Sick Man".[1414] Shryock, Sigerists Nachfolger an der Johns Hopkins University, war von den ersten international anerkannten fünfundzwanzig Medizinhistoriker und Medizinhistorikerinnen der Erste, der nicht Medizin, sondern Pädagogik und Geschichte studiert hatte.[1415] Interdisziplinarität eröffnete einen neuen Zugang zur Geschichte der Medizin:

"If physicians on the one hand wrote medical history without reference to larger patterns of social and intellectual history, general historians on the other usually omitted medicine entirely, except perhaps to mention such catastrophes as the black death. In this situation it was one of Shryock's aims, as it proved to be one of his achievements, to bring general history into the history of medicine, medical history into general historical narratives, and general historians and physicians together."[1416]

Diepgen sah in der Berufung von Shryock als Nachfolger von Sigerist in Baltimore „eine sehr glückliche Lösung" und erwartete von ihm „Großes", allerdings in der Zusammenarbeit mit Temkin, der Mediziner war.[1417] Doch auch Temkin registrierte bereits vor 1970 eine neue Ausrichtung der Medizingeschichte in Richtung „kultureller, intellektueller und soziologischer Interessen",[1418] was Historiker und Historikerinnen besser beforschen könnten als Ärzte und Ärztinnen. Für ihn gab es keinen „royal way to medical history, no short cut to effective training."[1419] Die Gruppe der Medizinhistoriker und Medizinhistorikerinnen, die nach Hitlers Machtergreifung weiter im deutschen Sprachraum arbeiten konnten und sich dafür in das vom NS-Regime vorgegebene Wissenschaftssystem einfügen mussten oder auch mit Begeisterung wollten, vertraten hingegen wie Sudhoff und Diepgen die Institutionengeschichte, die medizinische Erfolge großer „deutscher" Ärzte in den Mittelpunkt stellte. Für Diepgen, Vertreter der

„deutschen“ Medizinhistoriografie, waren „gründliche Quellenforschung, korrekte Darstellung der Fakten und sorgfältige Nachweise“ die Grundlagen der Medizinhistoriografie.[1420] Er setzte auf Kontinuität und „Tatsachenforschung“. Innovationen in Geschichte der Medizin stand er äußerst kritisch gegenüber.[1421] Nach Diepgen gehörte zur Ausbildung von Medizinhistorikern und Medizinhistorikerinnen nicht nur ein Medizinstudium, sondern auch „ein ebenso langes spezielles Studium philologisch-historischer Art wie zur Erlangung des Facharztes in einem anderen Gebiet“. Zusätzlich forderte er eine fachspezifische Ausbildung an einem Institut für Geschichte der Medizin,[1422] denn

„erforschen kann die Medizingeschichte der geistesgeschichtlich Orientierte, sie so lehren, daß der praktische Arzt sie in ihrer ganzen Tragweite empfindet, kann eigentlich nur der, welcher die Praxis selbst handelnd erlebt hat oder sich wenigstens so hineinzudenken versteht, als ob er sie handelnd selbst erlebt hätte. Das ist freilich nicht leicht.“[1423]

Die medizinhistorische Methodik seines wissenschaftlichen und politischen „Antipoden“ Leibbrand, „Psychiater und Pionier der Sozialpsychiatrie“, lehnte der Repräsentant der „deutschen Medizinhistoriker“ daher ab.[1424] Diepgen sah Leibbrand nicht als Medizinhistoriker, sondern als „philosophierenden Psychiater“.[1425] Leibbrand suchte in seinen medizinhistorischen Publikationen den „großen Überblick“ und war bestrebt, „den geschichtlichen Faden der Vergangenheit in unmittelbare lebendige Gegenwart fortzuspinnen“.[1426] Als sich Leibbrand für ein Ordinariat an der Universität Erlangen bewerben wollte, sprach sich Diepgen in einer Stellungnahme dagegen aus, da diesem „die notwendige systematische Ausbildung in der Geschichtswissenschaft“ fehle.[1427]

Erna Lesky hingegen war für Diepgen die Idealbesetzung für die Leitung des Wiener Instituts für Geschichte der Medizin, denn sie war, wie er im Anforderungsprofil für Medizinhistoriker und Medizinhistorikerinnen vorgab, Ärztin, Historikerin und Klassische Philologin. Methodisch orientierte sich Erna Lesky vor allem an Diepgen.[1428] Das ist bemerkenswert, da sie in internationalen Fachjournalen publizierte und die interdisziplinäre Methode der anderen Aufsätze in diesen Zeitschriften kannte. Neben Erna Lesky förderte Diepgen zum Beispiel noch den Schweizer Heinrich Buess (1911–1984), Hans Schadewaldt (1923–2009), seinen Doktoranten Eduard Rothschuh (1908–1984)[1429] oder Walter Artelt und Edith Heischkel-Artelt. Die Abgrenzung zu externen Einflüssen in der Methodik und der elitäre Anspruch der

„deutschen“ Medizinhistoriografie, nur Ärzte und Ärztinnen könnten Medizingeschichte schreiben, zeigte sich bei allen Diepgen-Mentees. Medizinhistoriker und Medizinhistorikerinnen, die Diepgen gefördert und mit seinem medizinhistorischen Denkstil geprägt hatte, setzten ein Medizinstudium für ihr Fach voraus. Als in der zweiten Hälfte des 20. Jahrhunderts von 1960 bis 1980 an den Universitäten in Deutschland viele neue Professuren für Geschichte der Medizin genehmigt wurden, warnte Diepgens Schülerin Edith Heischkel-Artelt 1966 vor der „Gefahr, dass Außenseiter in das Vakuum einströmen“, was für sie Absolventen und Absolventinnen Philosophischer Fakultäten waren. Sie würden „plötzlich ihr Herz für Medizingeschichte“ entdecken und sich ohne Habilitation für eine Professur in Geschichte der Medizin bewerben.[1430] Wie Diepgen, erklärte Edith Heischkel-Artelt:

„[Nichtärzte] *haben nur selten der Medizingeschichtsforschung neue Wege gewiesen. Geschichte der Heilkunde kann nur der Arzt schreiben, allerdings der Arzt, der historisch gebildet ist, der die historische Methode beherrscht wie ein anderer die operative Technik oder die klinischen Untersuchungsmethoden.*“[1431]

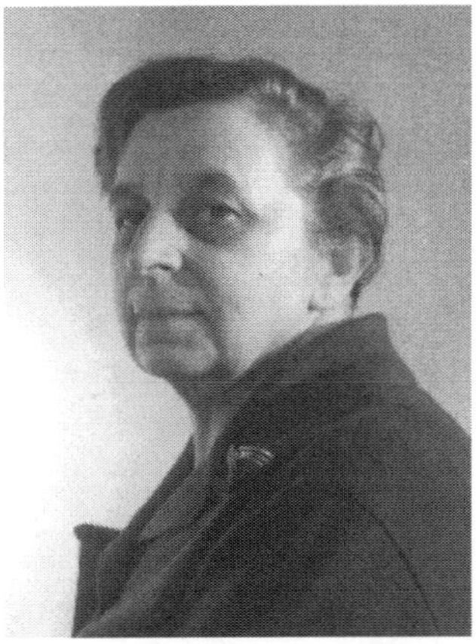
Abb. 55 Edith Heischkel-Artelt (Gutenberg Biographics. Verzeichnis der Professoren und Professorinnen der Universität Mainz 1477–1973. Universitätsarchiv Mainz).

Auch Edith Heischkel-Artelt und Walter Artelt hatten sowohl ein Medizinstudium abgeschlossen als auch ein Doktorat an einer Philosophischen Fakultät erworben. Edith Heischkel-Artelt hatte sich in Deutschland 1938 als erste Frau in Geschichte der Medizin habilitiert, Erna Lesky als eine der ersten Frauen in Österreich 1957, gemeinsam mit Marlene Jantsch, was Diepgen zu verhindern versuchte, weil Marlene Jantsch nur Ärztin war. Eine Promotion an einer Philosophischen Fakultät fehlte für ihn und dadurch die wissenschaftliche Qualifikation für Geschichte der Medizin. Walter Artelt war Zahnarzt und wie Albin Lesky Klassischer Philologe. In gleichem Maße wie Edith Heischkel-Artelt und Walter Artelt in Deutschland nach Diepgen „die Entwicklung und Ausrichtung des Faches“ Geschichte der Medizin mitbestimmten, bestimmte es Erna Lesky für Österreich. Sie wollte die Repräsentantin der Geschichte der Medizin sein.[1432] Alle drei waren Herausgeber und Herausgeberinnen von renommierten medizinhistorischen Journalen und Mitglieder der Nationalen Akademie der Wissenschaften Leopoldina. Beide Forscherehepaare blieben in ihrer Beziehung kinderlos und widmeten sich ganz der Wissenschaft.[1433]

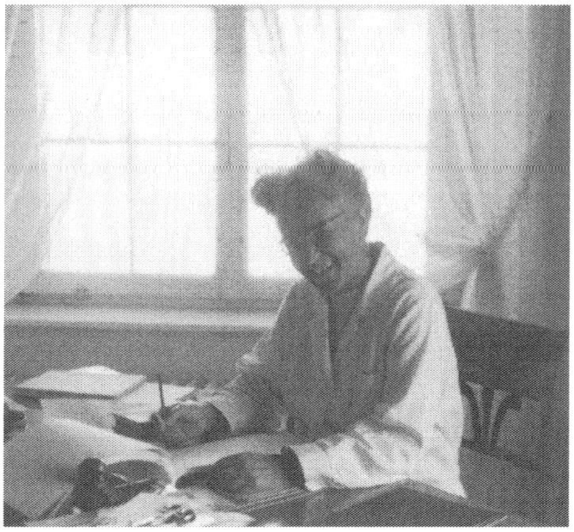

Abb. 56a Erna Lesky im Arbeitszimmer am Institut für Geschichte der Medizin (TNL Albin Lesky 131.97, Sch 841, K 131.97.10.2, UAW).

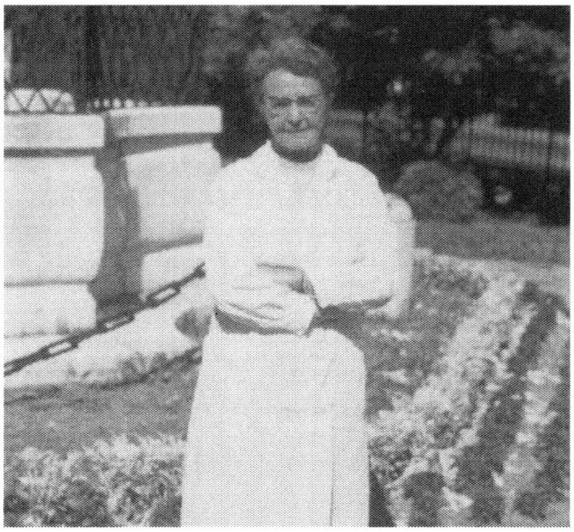

Abb. 56b Erna Lesky im Garten des Josephinums (TNL Albin Lesky 131.97, Sch 841, K 131.97.10.2, UAW).

„To convey her medical background", trug Erna Lesky am Institut für Geschichte der Medizin meist einen weißen Mantel Damit symbolisierte sie nach außen, dass sie als Medizinhistorikerin auch Ärztin war. Zugleich war das Ausdruck der Corporate Identity mit dem Professorenkollegium der Medizinischen Fakultät, dem sie als erste Frau angehörte. Medizinprofessoren trugen weiße Mäntel, wenn sie im Hörsaal oder am Krankenbett erschienen. Erna Lesky wollte als Ärztin und Medizinhistorikerin wahrgenommen werden[1434] und trug auch ihren Angestellten auf, während ihrer Arbeitszeit weiße Mäntel zu tragen, selbst bei offiziellen Anlässen, was Fotos nachweisen. Das Styling der Leiterin und der Mitarbeiter und Mitarbeiterinnen und der mediale Auftritt des Instituts für Geschichte der Medizin war exakt geplant.

2. Konstruierte Helden der Medizin

Was das Forscherehepaar Edith Heischkel-Artelt und Walter Artelt mit dem Forscherehepaar Albin und Erna Lesky eng verband, war der unkritische Umgang mit der „NS-Vergangenheit". Sie versuchten, die NS-Netzwerke in ihrem Fach und in ihren akademischen Funktionen zu nützen, solange es ihnen möglich war.[1435] Da sich Erna Leskys Forschungszeitraum vor allem auf die Erste und Zweite Wiener Medizinische Schule konzentrierte, konnte die Epoche des Nationalsozialismus in der medizinhistorischen Forschung vollständig ausgeblendet werden. Solange sie das Institut für Geschichte der Medizin leitete, gab es keine öffentlichen Diskussionen, noch medizinhistorische Forschung über Medizin im Nationalsozialismus. Geschichte der Medizin widerspiegelte „die politisch-gesellschaftliche Dominanz" einer Generation von Ärzten und Ärztinnen, welche die Parteiprogramme des Austrofaschismus und Nationalsozialismus mitgetragen hatte und kein

Interesse zeigte, die Ära der „Medizin ohne Menschlichkeit“[1436] aufzuarbeiten.[1437] Eine Auseinandersetzung mit den Quellen zur Biopolitik und dem akademischen Antisemitismus des 19. Jahrhunderts hätte eine Entwicklungslinie bis hin zu den NS-Programmen der biopolitischen Selektion und Euthanasie aufzeigen und die „Geschichte ihrer Verdrängung und [der] Erinnerungsverweigerung“ der Generation des Zweiten Weltkriegs erklären können.[1438] Das war Erna Lesky aufgrund der eigenen Verstrickungen im NS-System nicht möglich. Das Stillschweigen und die Flucht in die Opferrolle trugen weiter dazu bei, dass das politische Geschehen in dieser Zeit tabuisiert werden konnte.[1439] „Das absichtsvolle Nichtwissen“ ließ „Mythen“ entstehen,[1440] eine Grundhaltung, die ein Fortschreiben „deutscher“ Heldengeschichte der Medizin begünstigte.

Für Erna Lesky war „die Verehrung“ berühmter „deutscher“ Ärzte noch immer Teil „der Inszenierung der deutschen Medizin“, ein Relikt der nationalsozialistischen Heldenkonstruktion „deutscher“ Medizingeschichte. Die vom Ideal der Deutschen als Kulturnation beeinflusste Medizinhistorikerin umgab „deutsche“ Ärzte mit dem Nimbus germanischer Heroen. Wenn in Erna Leskys unkritischer Heldengeschichte das Image eines ihrer Heroen der Wiener Medizinischen Schule infrage gestellt wurde, versuchte sie Debatten zu verhindern. Sie verschwieg oder verbarg seriöse Quellen und Literatur, die den Heldennimbus von einem der von ihr verehrten Medizinprofessoren in Zweifel ziehen könnte. So war Erna Lesky aus der Literatur und aus Quellen bekannt, dass Chirurgen in Frankreich und Polen bereits vor Billroth Magenresektionen durchführten. Sie vernachlässigte diese Quellen und stellte in ihrem Buch *Die Wiener medizinische Schule im 19. Jahrhundert* Billroths Magenresektion am 29. Jänner 1881 als Pionierleistung dar. Sie sei „die erste, mit Erfolg ausgeführte Magenresektion [gewesen], ein Triumph der modernen Chirurgie“.[1441] In den handschriftlichen Notizen für die Quellenrecherchen zu ihrem Beitrag über Billroth beschrieb Erna Lesky die Magenresektionen, durchgeführt von Jules-Émile Péan (1830–1898)[1442] in Paris am 19. April 1879 und von Ludwik Rydygier (1850–1920)[1443] in Krakau am 16. November 1880.[1444] Billroth selbst waren zumindest die Operationstechniken von Péan bekannt, denn er schrieb an einen Freund, dass ihm „die glänzenden Resultate von Péan [...] ganz wüthend machen. Wir müssen das auch können.“[1445] Für die *Wiener Medizinische Wochenschrift* verfasste Billroth unmittelbar nach seiner ersten Magenresektion ein offenes Schreiben: „[S]eines Wissens [habe sich] sonst kein Chirurg an diese immerhin nicht ganz leichte Operation gewagt.“[1446] Über Rydygiers erste Pylorusresektion dürfte Billroth genauso

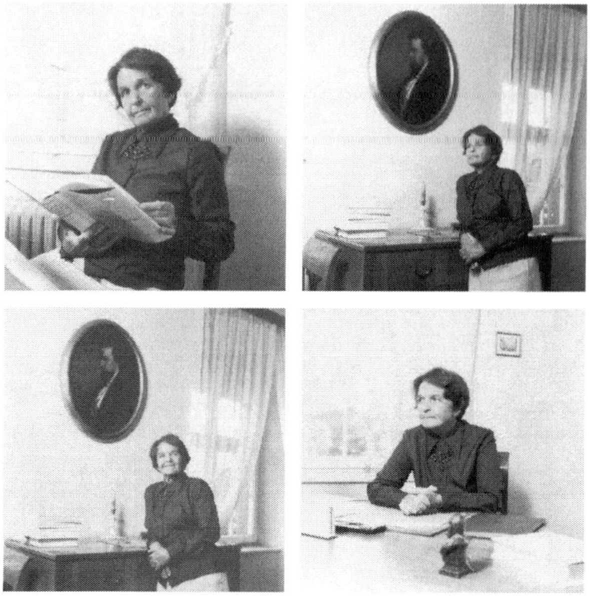

Abb. 57 Erna Lesky im Institut für Geschichte der Medizin vor dem Bild von Theodor Billroth. Collage (TNL Albin Lesky 131.97, Sch 841, K 131.97.10.2, UAW).

Bescheid gewusst haben, denn sie wurde in deutschen Journalen für Chirurgie publiziert.[1447] Rydygier, aus Chelmno in Polen, war „certainly no match for the masterful surgeon from Vienna“, schrieb Robb H. Rutledge. Aufgrund der fünfjährigen Vorstudien, die Billroths Assistenten durchführten, schreibt Rutledge, wie zuvor Erna Lesky, die sensationelle Erstoperation Billroth zu.[1448] In seiner Diplomarbeit zu *Entwicklung der Magenresektion nach Billroth und deren wichtigsten Modifikationen im 19. Jahrhundert* erklärt Ari Omo, dass die Magenresektion zwar heute noch „überwiegend nach Billroth benannt“ sei, jedoch „durch das Mitwirken mehrerer namhafter führender Chirurgen Schritt für Schritt erarbeitet und verbessert“ worden sei.[1449]

Weder Debatten um Billroths angeblich erste sensationelle Magenresektion[1450] noch um seinen verleugneten Antisemitismus wurden von Erna Lesky zugelassen. Durch Geheimhaltung wichtiger Quellen sorgte sie dafür, dass die eigentliche Todesursache Billroths nicht bekannt werden konnte. Nichts sollte den Heroenmythos von Billroth zerstören.[1451] Als Ackerknecht in einem Brief an Erna Lesky ihre subjektive Sicht gegenüber Billroths politischer Haltung gegenüber jüdischen Medizinstudenten in seinem Buch *Lehren und Lernen*[1452] infrage stellte, fand Erna Lesky sofort eine passende Erklärung. Er könne kein Antisemit gewesen sein, denn er habe seinem Privatassistenten Robert Gersuny „seine persönlichste Schöpfung, das Rudolfinerhaus, anvertraut“, der wie „Leopold Dittel, Fleischl von Marxow, Wölfler[1453], alles Juden, zu seinen vertrautesten Freunden und liebsten Schülern“ zählte.[1454]

In der Edition der *Lebenserinnerungen* von Carl Freiherr von Rokitansky,[1455] ein weiterer Mediziner, den Erna Lesky als Galionsfigur der *Wiener Medizin* stilisierte, änderte Erna Lesky Zitate oder ließ Abschnitte weg, die nicht ihrem Idealbild des Pathologischen Anatomen entsprachen oder für sie zu sehr die Privatsphäre berührten. So beschrieb

Rokitansky zum Beispiel in der ursprünglichen Fassung seiner *Lebenserinnerungen* die Beziehung seiner Eltern:

„Wiewohl er nie von Bereisungen oder von einer Tafel kam, ohne für seine Frau irgendein, mitunter kostbares Geschenk mitzubringen, so mochte er, wie auch meine Schwester Theres nach Aeusserungen meiner Mutter, mit der sie länger zusammenlebte als ich, aussagte, kein sonderlich zärtlicher Ehemann gewesen seyn. Ich weiss mich an wiederholte Auftritte bey Tische zu erinnern, bey denen er meine Mutter mit harten Worten anließ, andererseits aber liess er sie bey derselben Gelegenheit Zärtlichkeiten beykommen, die er hätte lassen sollen.“[1456]

In einer Kopie des Originalmanuskripts, das Nachkommen von Carl Rokitansky in Graz Erna Lesky für ihre Forschung zur Verfügung stellten, machte sie am Seitenrand mit Bleistift den Vermerk: „Bleibt weg“.[1457] Diese Auslassungen von Rokitanskys Hinweisen auf sein Privatleben kritisiert Hans-Heinz Euler in seiner Rezension:

„Da ist es nun bedauerlich, daß in einer Wiedergabe einer Autobiographie, die ausdrücklich als Grundlage für eine Pathographie ihres Autors bezeichnet wird, gerade solche Äußerungen ausgelassen worden sind, die Auskunft über das psychologische ‚Klima' im Elternhaus und damit vielleicht den Schlüssel zur Erklärung der Persönlichkeitsentwicklung Rokitanskys geben könnten (vgl. S. 37 und Anm. 3). Es scheint, daß Pietät und Rücksicht auf die Nachkommen hier eine Lücke entstehen ließen, die den ohnehin fragmentarischen Charakter der Autobiographie ohne zwingenden Grund verstärkt.“[1458]

Erna Leskys Publikation zu *Ignaz Semmelweis und die Wiener Medizinische Schule*,[1459] in der sie das universitäre und politische Umfeld und seine Widerstände gegen die Entdeckung des Kindbettfiebers beleuchtete, rezensierte der Medizinhistoriker Rothschuh. In dieser Monografie sei es ihr gelungen, „immer wieder tradierte Irrtümer über den Entdecker der Kindbettfieber-Prophylaxe“ zu widerlegen. Erna Lesky stelle die Entdeckung „in den Rahmen des politischen Geschehens“ an der Wiener Medizinischen Fakultät zwischen 1848 und 1856 und zeige die Differenzen zwischen den Entscheidungsträgern „Universitätsverwaltung und des k. k. Kultusministeriums“ auf. Erna Leskys Publikation sei eine „gut gelungene Synopsis der Geschichte von Universität, Wissenschaft und ärztlicher Kunst, Verwaltung und Innenpolitik“ und daher für die „verschiedenen historischen Disziplinen“ empfehlenswert.[1460]

3. *Wiener Medizin* und ihre Kritik

Anlässlich des 600-Jahre-Jubiläums der Universität Wien präsentierte Erna Lesky ihr „*opus magnum*", *Die Wiener medizinische Schule im 19. Jahrhundert.* Es betonte vor allem die Bedeutung und den weltweiten Einfluss der Zweiten Wiener Medizinischen Schule. Nach Koelbing war es Erna Lesky, „a devoted researcher and most productive writer", wichtig, sich auf die „glorious past of Viennese Medicine" zu konzentrieren, womit sie ihren Patriotismus zeigen wollte. Sie sei überzeugt, so Koelbing, dass „Austria's historical mission, in the future as in the past, would be to mediate between the different nations and cultures of Europe."[1461]

Die lokalen und internationalen Rezensionen zu Erna Leskys penibel recherchierter Publikation waren äußerst positiv. Die Darstellung der *Wiener medizinischen Schule im 19. Jahrhundert* beruhe nicht nur auf einer „in hunderten Fußnoten festgehaltenen Fachliteratur auf Nekrologen und Originalwerken großer Mediziner, sondern auch auf weitgehender Heranziehung archivalischer Quellen der Archive Wiens", schrieb Rudolf Till (1911–1979) in *Wiener Geschichtsblätter.* Während sich der erste Teil mit der Medizin in Wien um 1800 befasse, der zweite mit der Restaurationszeit mit „dem Prinzip des Verharrens" und der „Verhinderung neuer Methoden" in der Medizin, beschreibe Erna Lesky im dritten Teil „den Aufstieg, die Glanzzeit und den durch ihre eminenten Leistungen erworbenen Weltruf". Dieser sei auf „die führenden Persönlichkeiten" wie den Pathologischen Anatomen Rokitansky, den Internisten Joseph Škoda (1805–1881) und den Dermatologen Ferdinand Ritter von Hebra (1816–1880) zurückzuführen. Die von ihnen eingeleitete Spezialisierung auf Fächer wie „Dermatologie, Laryngologie, Otologie und Ophthalmologie" seien das „Spezifikum der 2. Medizinischen Schule" gewesen. Die weitere Spezialisierung in der Medizin auf Fächer wie „Röntgenologie, Urologie, Orthopädie, Hygiene, Gerichtsmedizin, Balneologie, Hydro- und Elektrotherapie" zeige der vierte Abschnitt ihres Buches. Durch neue „Arbeits- und Forschungsmethoden" sei „Wiener Medizin" international „zur großen internationalen Wettbewerbsstätte" aufgestiegen.[1462]

Die Wiener Medizinische Schule sei eine „ecole de perfection par excellence" geworden und Wien zum „Großexporteur von medizinischen Gelehrten".[1463] „Ein gegen zwölfhundert Namen umfassendes Personen- und Ortsregister und ein ausführliches Sachregister" mache „Leskys Werk" zum Handbuch „für Mediziner und medizingeschichtlich interessierte Menschen". Für Historiker und Historikerinnen sei es kultur- und sozialgeschichtlich von Interesse.[1464] Ihr Buch sei „ein gewaltiger und gewichtiger Baustein für die Geschichte der kulturellen Bedeutung eines der ersten Kulturzentren der Welt, für die Kulturgeschichte Wiens", stellte Till euphorisch fest.[1465]

Allan Janik weist darauf hin, dass

"Erna Lesky has given us a comprehensive picture of the state of medical research in Vienna 1900 but really has only scratched the surface, so rich was Vienna's medical science at the turn of the century."[1466]

Für Loris Premuda (1917–2012) war *Die Wiener medizinische Schule im 19. Jahrhundert* „the result of profound research and clever interpretations".[1467] Ralph Frackelton gratulierte Erna Lesky brieflich zu ihrem Buch:

"Finally let me compliment you on your exhausting summary of the Second Wien [!] *Medical School. No greater school has had a better historian to project it for further generations."*[1468]

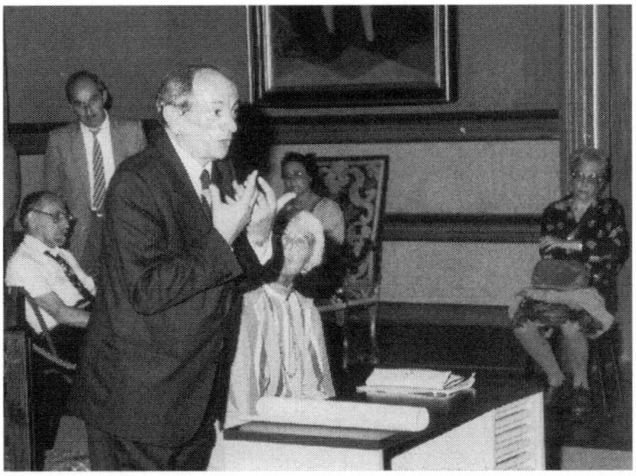

Abb. 58 Loris Premuda mit Erna Lesky bei einem Vortrag (TNL Erna Lesky 131.15, Sch 125, M 27, UAW).

Nach Frank Huisman und John Harley Warner ist eines der wesentlichen Motive für medizinhistorische Forschung, zu zeigen, dass „the past gives important perspective on the present".[1469] Aus Erna Leskys Perspektive sollte die Geschichte der Zweiten Wiener Medizinischen Schule nicht nur für die deutschsprachige, sondern auch für die internationale Scientific Community ein Leitbild für andere Medizinische Fakultäten und Medical Schools werden. 1978 erschien das Buch in zweiter Auflage und 1976 in englischer Sprache,[1470] das von Risse rezensiert wurde:

"Lesky's work has become an indispensable secondary source for historians, physicians, and other interested in the development of Vienna as a prominent world center of medicine. Lesky has written a superb synthesis [that] *focuses largely on*

great men and great achievements within the supportive academic framework of the university medical school – all proudly depicted with understandable local patriotism."[1471]

„Exact in detail, comprehensive in coverage, brilliant in posing comparisons, this book is a masterpiece of medical history", beschreibt William Johnston Erna Leskys Handbuch der *Wiener medizinischen Schule im 19. Jahrhundert*. Der Focus der Publikation liege auf den großen Forschern wie Rokitansky oder Škoda, Hebra oder dem Anatomen Joseph Hyrtl (1810–1894), die neue Disziplinen in der Medizin begründeten. Die Herausbildung von Spezialdisziplinen sei nämlich „the crucial achievement of Viennese medicine".[1472] Johnston diagnostiziert Erna Lesky „a special affinity for Rokitansky" und erkennt in ihrem unermüdlichen Engagement und ihren Visionen Parallelen zu ihm. Sie sei beinahe ein „Rokitansky of medical history", was nur auf wenige Wissenschaftler und Wissenschaftlerinnen zutreffe, unabhängig von ihrer Disziplin.[1473] Das Buch sei ein Modell für präzise Methodik in der Medizinhistoriografie. Fachärzte und -ärztinnen würden in dem nach Disziplinen gegliederten Buch besonders an ihrem Fach interessiert sein, Historiker und Historikerinnen hätten wahrscheinlich einen breiteren kulturhistorischen Rahmen erwartet. Johnston war verwundert, dass Erna Lesky weder auf „Billroth's musical activities" noch auf „Feuchtersleben's literary accomplishments" und auch nicht auf „Ernst Brücke's writings on arts" Bezug nahm.[1474]

Für Temkin, der bereits Erna Leskys Habilitationsschrift *Zeugungs- und Vererbungslehre der Antike* rezensiert hatte, war Leskys Buch

"a magnificent achievement, […] *illustrated richly and well, with pictures that put before our eyes persons, institutions and situations that characterized the time. It is a work of great industry, of intelligent analysis, and of personal dedication."*[1475]

Zugleich machte Temkin wie Johnson darauf aufmerksam, dass einige Kapitel des Buches durch das Miteinbeziehen des politischen, sozialen und kulturellen Kontexts der Wiener Medizinischen Schule gewonnen und zum Verständnis des Handelns der einzelnen Akteure beigetraten hätten. Das Buch erschien ihm vor allem an Ärzte und Ärztinnen gerichtet zu sein:

"No book can be everything for everybody. This book is a superb history of medical men, their work, their relationship, the organization that kept them

together, and some of the tensions that separated them. It is written for physicians or at least for persons capable of understanding the language and the problems of medicine. Such readers, especially those outside of Austria, will miss a clue to the policies which guided the university as a whole and the state whose exponent it was. This is a desideratum especially for sections II and IV. A chapter (or chapters) explaining the Austrian policy towards questions of religion and nationality which beset the old Austro-Hungarian empire, towards democratic-liberal demands on the one hand and conservative ones on the other, might shed light on events within medical school."[1476]

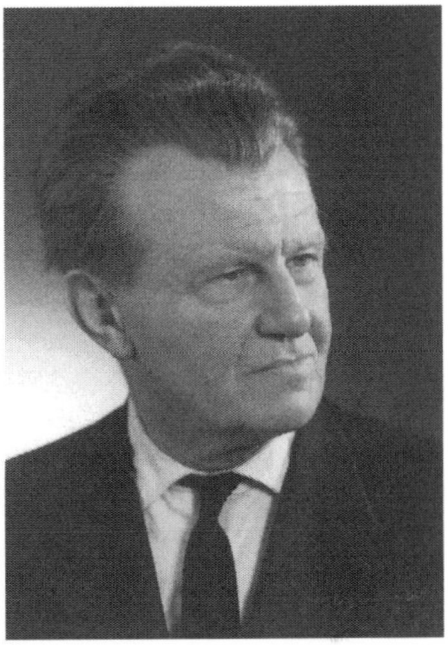
Abb. 59 Erwin Ackerknecht, Porträt. Studioaufnahme. Dezember 1960. Fotograf [Johann] (Universitätsarchiv Zürich).

Ackerknecht, einer der ersten persönlichen Kritiker des Buches, sprach das Fehlen des politischen Kontexts in diesem Buch direkt an. Erna Lesky habe ihn ersucht, ihr Buch *Die Wiener medizinische Schule im 19. Jahrhundert* zu begutachten. Er zolle ihr für das „*opus magnum*" seine „Bewunderung und Hochachtung für [die] Arbeits- und Intelligenzleistung". Er habe „Neues gelernt oder Altes besser verstehen gelernt". Ackerknecht hinterfragte jedoch auch bestimmte Teile des Buches, weil es Erna Lesky „ausdrücklich gewünscht" habe. Billroth sei für ihn „nicht so eine eindeutige Lichtgestalt", seine Biografie sei von ihr zu wenig kritisch beleuchtet worden und nicht so sehr in den historischen Kontext gestellt worden, wie die Mediziner in Kapitel I und II. Ackerknecht vermisste den kritischen Zugang hier besonders, da für ihn dort „die Ansätze für die Tragödien der Wiener Schule im 20. Jahrhundert" lagen. Das Negieren politisch brisanter Themen werde für Ackerknecht auch dadurch illustriert, dass bei berühmten jüdischen Medizinern, deren medizinische Erfolge Erna Lesky noch beschreibe, für „1938–39, plötzlich verstorben'" stehe. Mehr „als ein Dutzend" von denen, die Lesky beschrieben habe, „mussten ins Exil gehen, wo die meisten dann verstarben, ehe sie zurückkehren konnten". Es habe Ackerknecht „etwas befremdet", dass Erna Lesky „diese Tatsache (mit einer Ausnahme, E. Freund, p. 527)" nie erwähne. Sie klammere doch sonst „Selbstmorde und Emigrationen mit Recht" nicht aus. Sie hätte zum Beispiel die Vita von „Neuburger, Marburg, Volk, Hayek, Aschner" erwähnen können.[1477] Ackerknecht wagte es als einer der vielen Rezensenten ihres „*opus magnum*", Erna Leskys Verdrängung von rassistischer Selektion, erzwungener Emigration und Ermordung von Juden und Jüdinnen in Konzentrationslagern anzusprechen:

„Sie haben wahrscheinlich angenommen, dass diese historisch wichtigen Daten allen bekannt sind. Ich bin dessen nicht so sicher. Was die sogenannten ‚Zeitgenossen' betrifft, so haben sie die meisten erfolgreich verdrängt."[1478]

Wenige Tage später nahm Erna Lesky zu Ackerknechts Rezension ihres Buches über *Die Wiener medizinische Schule im 19. Jahrhundert* Stellung. Gewöhnt an viele positive Rezensionen, kam Ackerknechts Kritik unerwartet. Dementsprechend reagierte sie auf seinen Brief mit Zurückweisung seiner kritischen Anmerkungen. Sie nehme „jede Kritik und Anregung gerne an [und] von Kränkung [könne] nicht im Entferntesten die Rede sein". Sie habe nur erwartet, dass ihr Buch als eine „Darstellung des hervorragenden jüdischen Anteils an dem Aufstieg der *Wiener Medizin* im 19. Jahrhundert verstanden" werde und „wirksam und unaufdringlich" eine Form von „Wiedergutmachung" sein könne. Da sich ihr Buch auf den Forschungszeitraum 19. Jahrhundert konzentriere, sei eine „Gesamtwürdigung" zum Beispiel von „Freud, Wagner-Jauregg, Landsteiner" nicht möglich gewesen. Das 20. Jahrhundert habe sie „nur in einigen kurzen Andeutungen" berührt und das „Prinzip eines gewissen ‚Auslaufens' befolgt". So gesehen sei die Kurzbiografie von Ernst Freund (1863–1946) eine „Inkonsequenz" gewesen. Sie habe diese Ausnahme aus „Gerechtigkeitsgefühl" gemacht, um „die Leistung dieses hervorragenden Chemikers" nicht „vollkommen in Vergessenheit geraten" zu lassen. In nächster Zeit plane sie eine Fortsetzung dieses Buches, in dem die erste Hälfte des 20. Jahrhunderts erforscht werde. Sie werde „selbstverständlich [...] mit derselben Treue, mit der [sie] die Leistung großer Juden" dargestellt habe,[1479] „von dem Unrecht sprechen, das einer späteren Generation in einer unheilvollen Zeit widerfahren" sei. Sie nehme Ackerknechts Anregung gerne auf und könne in der zu erwartenden englischen Ausgabe ihres Buches „die Verlängerungen in das 20. Jahrhundert" ergänzen.[1480] Die Fortsetzung des Buches mit Bezug auf das 20. Jahrhundert wurde von Erna Lesky nie geschrieben und die Ergänzungen in der englischsprachigen Version wurden nicht hinzugefügt. Erna Lesky war durch ihre persönliche Beteiligung als NSV-Ärztin zu befangen, um über die Wiener Medizinische Fakultät in der Ära des Nationalsozialismus schreiben zu können. Darüber, so Sablik, sei im Wiener Institut für Geschichte der Medizin „nie gesprochen" worden.[1481]

Die Wiener medizinische Schule im 19. Jahrhundert wird bis heute als das Standardwerk zur *Wiener Medizin* gesehen, trotz Kritik an Objektivität, fehlender Reflexion und Etikettierung als Institutionengeschichte. Sablik hebt in diesem Standardwerk vor allem Erna Leskys „hohes Wissenschaftsverständnis“ heraus. Da sie nur das 19. Jahrhundert als Forschungszeitraum gewählt hatte, habe sie „zu Recht bedauert“, nicht auch eine umfassende Arbeit über die Erste Wiener Medizinische Schule im 18. Jahrhundert publiziert zu haben, die „bis heute“ fehle.[1482]

Als einen Beitrag zur Ersten Wiener Medizinischen Schule gab Erna Lesky 1969 die Selbstbiografie des Reformers Johann Peter Frank (1745–1821)[1483] heraus. Die Selbstbiografie biete einen „konkreten Einblick in die ärztlichen, sozialpolitischen und weltanschaulichen Probleme des ausgehenden 18. Jahrhunderts“. Erna Lesky habe als Expertin der „Aufklärungsmedizin“ die Zusammenhänge „sehr plastisch“ vermittelt und durch die ausführlichen Erläuterungen und Literaturhinweise „diesen Lebensbericht auch zu einem lebendigen Stück Medizingeschichte“ gemacht, schrieb Hans Lauer in seiner Rezension.[1484] Frank sei der führende Repräsentant in Public Health und Sozialmedizin im späten 18. und frühen 19. Jahrhundert, schreibt George Rosen in seiner Review zu Erna Leskys Edition von Franks *Selbstbiographie.* Er habe sich mit diesen Themen nicht nur wissenschaftlich befasst, sondern sie in der Leitung des Allgemeinen Krankenhauses und in der Entwicklung des Curriculums der Medizinischen Fakultät in die Praxis umgesetzt. Frank habe darauf hingewiesen, den Studenten so früh als möglich die Beziehungen zwischen vorklinischen und klinischen Fächern bewusst zu machen. Die Lehre am Krankenbett sei Voraussetzung für klinische Erfahrungen. Frank war gegen die strikte Trennung von Chirurgie und klinischer Medizin und bestand darauf, Medizin als Einheit zu verstehen. In der informativen Einführung zu Franks *Selbstbiographie* habe Erna Lesky, „an authority on Frank, his milieu and his achievements“, bestimmte Kapitel aus Franks *System einer vollständigen medicinischen Polizey*[1485] gut gewählt. Rosen fand, „a volume of representative selections from Frank's work in English is most welcome“.[1486]

4. Medizingeschichte als *studium generale*

Die unkritische Historisierung der *Wiener Medizin* in Erna Leskys Publikationen und Vorträgen wurde von der nächsten Ärztegeneration teilweise unreflektiert übernommen. Die Monopolstellung von Erna Leskys Institut für Geschichte der Medizin bot keine Vergleichsmöglichkeiten innerhalb Österreichs. Selbst an der Medizinischen Fakultät der Universität Graz wurden die Vorlesungen in Geschichte der Medizin von Erna Leskys Assistenten Wyklicky gehalten. In Innsbruck forschte ein Zahnarzt privat zur Geschichte der Medizin, besonders zur Biografie Hyrtls.[1487] International wurde die exklusive, auf ein Institut und eine Wissenschaftlerin bezogene Position der Geschichte der Medizin in Österreich mit Verwunderung festgestellt:

"Like several other small European countries, Austria has one center of excellence for the history of medicine, but relatively little else. This center, the Institut für Geschichte der Medizin of the University of Vienna, is directed by Professor Erna Lesky. Its rich museum resources include its famous collections of wax anatomical figures. Its library possesses, among other holdings, important resources for studies of eighteenth and nineteenth century Austrian and German medicine. [...] *the institute provides an outstanding milieu for both teaching and research. Dr. Lesky's medical history seminar, which is open to all of the academic community as well as to medical history students, is at present almost the only locale in Austria for the regular interchange or discussion of scholarly work in the field."*[1488]

Ihre exklusive Position, in Österreich allein Professorin für Geschichte der Medizin zu sein, verlieh ihr zugleich das Image der wahren Expertin, die nicht infrage zu stellen war. Das vermittelte sie bei internationalen Konferenzen, in der Betreuung von Studierenden und bei Ärzten, Ärztinnen, Wissenschaftlern und Wissenschaftlerinnen aus anderen Ländern, die für ihre Forschung zu Quellen und Literatur im Archiv, der Handschriftensammlung, und in der Bibliothek des Wiener Instituts für Geschichte der Medizin recherchierten. Allerdings kontrollierte sie selbst bei internationalen Forschern und Forscherinnen genau, welche archivalischen Quellen sie zur Einsicht anforderten und welche Literatur sie benützten.[1489] Als der amerikanische Medizinhistoriker Risse 1968 für seine Dissertation am Institut für Geschichte der Medizin in Wien Unterlagen benötigte, erhielt er von Erna Lesky wertvolle Unterstützung. Sie sandte ihm Mikrofilme von Arbeiten zu, die in den USA nicht erhältlich waren.[1490] Beeindruckt schrieb Risse:

"Her constant encouragement coupled with a willingness to publish some of my work in Clio Medica while I was still a student will always be deeply appreciated. When I first met her personally at the 1968 international symposium on medical education [...] *at U.C.L.A., Lesky was supportive and genuinely*

interested in my research. Who else would mail an unknown graduate student across the Atlantic their own working copy of Frank's Selbstbiographie and later critically read and comment on chapters of his dissertation?"[1491]

Studierenden der Medizinischen Fakultät der Universität Wien gegenüber sei Erna Lesky „ausgesprochen freundlich und entgegenkommend" gewesen und sei ihnen bei Prüfungen „fast mütterlich freundlich" begegnet, erinnert sich Sablik. Ihre Vorlesungen, „Freitag, spät abends", waren rhetorisch gut aufgebaut, manchmal jedoch zu „emotional", besonders wenn Erna Lesky über die berühmten Ärzte der Wiener Medizinischen Schule sprach. Ihre Seminare, an denen vor allem Mitarbeiter und Mitarbeiterinnen des Instituts „und natürlich die Assistenten" teilnahmen, fand Sablik „toll, wissenschaftlich fundiert und kommunikativ". Die Themen waren für ihn interessant, „manchmal Besprechungen neuer Bücher bzw. aktueller medizinischer Themen", die „historisch aufgearbeitet" wurden. In Diskussionen war es möglich, „die wissenschaftliche Meinung frei" zu äußern, vorausgesetzt, die Argumentation war wissenschaftlich fundiert.[1492] Die Vorlesungen und Seminare in Geschichte der Medizin wurden fakultativ angeboten und deshalb nur von wenigen Studierenden besucht. Helmut Denk berichtete in Sitzungen der AG Geschichte der Medizin, Kommission für Geschichte und Philosophie der Wissenschaften der Österreichischen Akademie der Wissenschaften, wiederholt, dass er Freitag am Abend oft „der einzige Hörer in Erna Leskys Vorlesungen" war.[1493]

Anders als in Österreich, drängte in Deutschland der Wissenschaftsrat schon 1960 darauf, an allen Universitäten Ordinariate und Extraordinariate für Geschichte der Medizin zu errichten.[1494]

„Ein Lehrstuhl für dieses Fach muss in jeder Fakultät bestehen. Die Besetzung wird jedoch angesichts der Nachwuchslage großen Schwierigkeiten begegnen. Empfohlen wird daher, zunächst die Institute der Universitäten Bonn, Frankfurt und Mainz so zu fördern, dass, in ihnen Nachwuchskräfte herangebildet werden können."[1495]

Zwischen 1960 und 1980 wurden in Deutschland „an fast allen Universitäten Lehrstühle und Institute" für Geschichte der Medizin errichtet. Medizinhistorische Inhalte waren prüfungsrelevant und medizinische Terminologie als „didaktische Aufgabe von MedizinhistorikerInnen" wurde in das Curriculum des Medizinstudiums aufgenommen.[1496] Im *Bulletin of the History of Medicine* wurde diese Entwicklung positiv gesehen:

"The Federal Republic of Germany has given the history of medicine an academic status which is unique. On the foundations of its traditional devotion to learning, West Germany has, since World War II, encouraged its medical schools to establish full departments or institutes of the history of medicine. This has resulted specifically from 1961 recommendations of the West German Academy of Sciences. By 1967, all medical faculties except Saarbrücken and Würzburg had started medical history institutes. These institutes obviously are not all equal in staff, facilities, or programs. Many, however, are of high quality and emphasize both teaching and research. […] The courses offered sometimes range from those for pre-clinical and clinical students to research seminars for faculty members and public evening panel discussions and lectures."[1497]

1978 wurde in Deutschland Geschichte der Medizin explizit im „Ersten Abschnitt der Ärztlichen Prüfung im Rahmen der Ärztlichen Approbationsordnung" wieder ein Prüfungsfach,[1498] nachdem es, wie in Österreich, nach 1945 nur fakultativ angeboten worden war. Erna Lesky bemühte sich, Geschichte der Medizin an der Medizinischen Fakultät Wien als „Pflichtfach" in das Curriculum des Medizinstudiums aufzunehmen, doch es wurde nicht genehmigt. „In schmerzlicher Weise" stellte sie den Unterschied zur Schweiz fest, wo es „eine blühende Medizingeschichte" gab, die von „international anerkannten Fachhistorikern als obligates Lehr- und Prüfungsfach vorgetragen" wurde. Die Bedeutung ihrer Arbeiten über die „großen Arztpersönlichkeiten" der „Weltmedizin" werde kontinuierlich durch „ausgezeichnete Schweizer medizinhistorische Publikationen" in international anerkannten Journalen hervorgehoben. In Österreich jedoch, das „ein lebendiges österreichisches Staatsgefühl" fordere, ließe man es zu, dass die „großartigsten Leistungen" wie jene der Wiener Medizinischen Schule in „Vergessenheit" geraten und nur in „Jubiläums- und Kongreßansprachen" erwähnt werden.[1499]

Für die Medizinhistorikerin gab es „keinen besseren Weg, [um] den komplizierten Bau der modernen Medizin einigermaßen verstehen und durchschauen" zu können als Medizingeschichte. Medizinhistorisches Wissen mache „bessere Ärzte", weil sie „den Gefahren einer weit vorgetriebenen Spezialisierung wirksam […] begegnen könnten.[1500] Mit dem Blick auf die „Einheit der Medizin" könne der zunehmenden Spezialisierung und der Fokussierung der Ärzte und Ärztinnen auf ihr eigenes Fach entgegengesteuert werden. Medizingeschichte präsentiere „die Heilkunde als Ganzes".[1501] Die „humane Bedeutung der Medizingeschichte" bestehe darin, die Studierenden von der „heutigen Verapparatisierung und Technisierung" hin auf „die ewig humanen Aufgaben" der Medizin zu lenken.[1502]

Erna Leskys beschrieb ihre Erfahrung aus dem „jahrelangen medizinhistorischen Unterricht“:

„Wenn wir unseren jungen Medizinern diese echt hippokratische Haltung [‚primum non nocere‘] an den großen Arztgestalten der Vergangenheit aufzeigen, sie ihnen an einem Gerard van Swieten, an Billroth oder Nothnagel zum ärztlich-ethischen Erlebnis werden lassen, [werden wir] *die künftigen Ärzte für die Gefahren und Grenzen einer technisch-apparativen beherrschten Medizin besser gerüstet entlassen.* [Medizingeschichte] *wird dem exakt und teilnahmslos die Diagnose errechnenden Computer den Hippokratischen Arzt aller Zeiten gegenüberstellen, der aus dem Wissen um die humane Verpflichtung seines Berufes dem Kranken gegenübertritt und in ihm nicht einen Fall, sondern einen kranken Menschen in seiner leib-seelischen Ganzheit sieht.“*[1503]

Auch wenn in den 1970er- und 1980er-Jahren der Begriff Hightech-Medizin noch nicht verwendet wurde, warnte Erna Lesky bereits vor der Technologisierung der Medizin und dem damit verbundenen Verlust des ganzheitlichen Blickes auf Patienten und Patientinnen. Im Erkennen der sich durch die Technik verändernden Arzt-Patienten-Beziehung war Erna Lesky visionär. Um bei Medizinstudierenden bei jedem Patienten und jeder Patientin den Blick auf die „Ganzheit“ von Körper und Seele zu lenken, motivierte sie Erna Lesky, medizinhistorische Themen in Dissertationen zu vertiefen.[1504] Medizingeschichte sei „das *studium generale* des künftigen Arztes“.[1505]

Damit das Bundesministerium für Wissenschaft und Forschung auf die Nachwuchsförderung von Medizinstudierenden unter ihrer Institutsführung aufmerksam wurde, sandte Erna Lesky 1973 eine Liste aller Dissertationen, die an ihrem Institut für Geschichte der Medizin verfasst wurden, an das Ministerium.

„Um ein Bild von einer der Richtungen zu geben, in denen sich die Reichweite des Wiener Institutes für Geschichte der Medizin entfaltet, erlaubt sich die Unterzeichnete die Liste der medizinischen Dissertationen zu überreichen.“[1506]

Die erste Dissertation bei Erna Lesky wurde 1963 von einem Medizinstudenten der Universität Kiel zum Thema „Untersuchungen zur Geschichte der Hirnnerven-Anatomie“ verfasst. Beinahe alle weiteren Dissertanten und Dissertantinnen kamen von Universitäten aus Deutschland, viele von der Medizinischen Fakultät der Universität Erlangen. Ab 1965 forschten sie meist zu Themen der Geschichte der Wiener Medizinischen Fakultät.[1507]

Als Erna Lesky die Liste der von ihr betreuten Dissertationen beim Bundesministerium für Wissenschaft und Forschung einreichte, lagen nur zwei Dissertationen von Studierenden der Medizinischen Fakultät der Universität Wien seit 1966 vor.[1508] Seit 1972/73 waren es drei weitere mit den Themen „Pseudo-Apuleus", „Medizinische Presse in Wien im 19. Jahrhundert" und „Italiener in Wien 1815 – 1848".[1509] Von 1960 bis 1979 betreute Erna Lesky mehr als sechzig Dissertationen in Kooperation mit medizinhistorischen Instituten in der Bundesrepublik Deutschland.[1510]

Anmerkungen

1395 Siehe Thomas Maisel, Franz Romeo Seligmann, o. Univ.-Prof. Dr., in: *650 plus – Geschichte der Universität Wien.* Franz Romeo (Abraham) Seligmann, geboren in Nikolsburg in Mähren, begann 1825 sein Studium in Medizin und Philologie an der Universität Wien. Er lernte Persisch, um die in der Hofbibliothek archivierte Handschrift der Arzneimittellehre des Abu Mansur für seine Dissertation 1830 von Persisch in Latein übersetzen zu können. Nach zweijährigem Einsatz als Choleraarzt in Brünn und Nikolsburg kehrte er nach Wien zurück und widmete sich der Geschichte der Medizin.

1396 Vgl. Erna Lesky, *Das Wiener Institut für Geschichte der Medizin*, 3.

1397 Vgl. Friedmann/Lechner, Medizin, in: Gräser/Rupnow (Hg.), *Österreichische Zeitgeschichte – Zeitgeschichte in Österreich*, 536.

1398 Vgl. Maisel, Franz Romeo Seligmann, in: *650 plus – Geschichte der Universität Wien.*

1399 Vgl. Erna Lesky, Gespräch Dr. Rudolf Kalmar, maschinschriftliches Manuskript, Wien, 1965, 3. UAW, TNL Erna Lesky, Sch 123, M 17 d.

1400 Vgl. Maisel, Franz Romeo Seligmann, in: *650 plus – Geschichte der Universität Wien.* Siehe ebd.: Am Campus der Universität Wien wurde 1998 eines der „Tore der Erinnerung" nach ihm benannt: „Seligmann Tor, Durchgang von Hof 2 zu Hof 3".

1401 Vgl. Erna Lesky, Gespräch Dr. Rudolf Kalmar, maschinschriftliches Manuskript, Wien, 1965, 3. UAW, TNL Erna Lesky, Sch 123, M 17 d.

1402 Zit. Frank Huisman/John Harley Warner, Medical Histories, in: dies. (ed.), *Locating Medical History. The Stories and Their Meanings*. Baltimore, Maryland: The Johns Hopkins University Press 2004, 1–30, 10–11.

1403 Vgl. Bickel, Ein biographischer Vergleich von Medizinhistorikern im Zeitraum 1825–1975, in: *N.T.M. N.S.* 8 (2000), 130.

1404 Vgl. Fangerau/Gadebusch Bondio, Spannungen in der jüngeren Geschichte der Medizin, in: *N.T.M.* 23 (2015), 35.

1405 Siehe Bernhard vom Brocke, Medizinhistoriographie im Kontext der Universitäts- und Wissenschaftsgeschichte, in: Andreas Frewer/Volker Roelke (Hg.), *Die Institutionalisierung der Medizinhistoriographie. Entwicklungslinien vom 19. ins 20. Jahrhundert*, Stuttgart: Franz Steiner 2001, 187–212, 190. Siehe auch Andreas Frewer/Josef N. Neumann (Hg.), *Medizingeschichte und Medizinethik: Kontroversen und Begründungsansätze 1900–1950*, Frankfurt am Main [u. a.]: Campus 2001.

1406 Vgl. Fangerau/Gadebusch Bondio, Spannungen in der jüngeren Geschichte der Medizin, in: *N.T.M.* 23 (2015), 37.

1407 Vgl. Erna Lesky, Neuburger Institute of the History of Medicine in Vienna, 2. UAW, TNL Erna Lesky 131.15, Sch 123, M 17 f.

1408 Vgl. Holubar, Die Lehrkanzel für Geschichte der Medizin, in: Skopec (Hg.), *Institut für Geschichte der Medizin*, 11.

1409 Zit. Huisman/Warner, Medical Histories, in: dies. (ed.), *Locating Medical History*, 14. Siehe dazu Bruns, Die institutionalisierte Geschichte der Medizin, in: Krischel/Schmidt/Groß (Hg.), *Medizinische Fachgesellschaften im Nationalsozialismus*, 55: Mit fast 80 Jahren war Sudhoff noch der NSDAP beigetreten, was Kollegen als „sehr peinlich" sahen und als „Eitelkeit" interpretierten. Sein Nachfolger Diepgen war der Meinung, Sudhoff habe sich „rückhaltlos zum neuen Reich bekannt". Er bezeichnete den „herrisch auftretenden" Medizinhistoriker posthum als „Herrenmenschen".

1410 Vgl. Bickel, Ein biographischer Vergleich von Medizinhistorikern, in: *N.T.M. N.S.* 8 (2000), 134.

1411 Vgl. Hubenstorf, Kontinuität und Bruch in der Medizingeschichte, in: Stadler (Hg.), *Kontinuität und Bruch 1938 – 1945 – 1955*, 303.

1412 Zit. Bickel, Ein biographischer Vergleich von Medizinhistorikern, in: *N.T.M. N.S.* 8 (2000), 134.

1413 Siehe Henry E. Sigerist, *Man and Medicine: An introduction to medical knowledge.* Translated by Margaret Galt Boise. Introduction by Dr William H. Welch, New York: W.W. Norton & company, inc. 1932.

1414 Vgl. Huisman/Warner, Medical Histories, in: dies. (ed.), *Locating Medical History*, 17.

1415 Vgl. Bickel, Ein biographischer Vergleich von Medizinhistorikern, in: *N.T.M. N.S.* 8 (2000), 135.

1416 Vgl. Bell, Richard H. Shryock, in: *Journal of the History of Medicine and Allied Sciences* 29 (1974), 16–17, zit. Bickel, Ein biographischer Vergleich von Medizinhistorikern, in: *N.T.M. N.S.* 8 (2000), 135.

1417 Vgl. Kümmel, Paul Diepgen, in: *Medizinhistorisches Journal* 49 (2014) 1/2, 31–32.

1418 Siehe Owsei Temkin, *The Double Face of Janus*. Baltimore: The Johns Hopkins University Press ^{8}1977.

1419 Vgl. Bickel, Ein biographischer Vergleich von Medizinhistorikern, in: *N.T.M. N.S.* 8 (2000), 134.

1420 Vgl. Kümmel, Paul Diepgen, in: *Medizinhistorisches Journal* 49 (2014) 1/2, 35.

1421 Vgl. ebd., 40.

1422 Vgl. ebd., 31.

1423 Zit. ebd.

1424 Vgl. ebd., 35. Siehe ebd.: Werner Leibbrand engagierte sich im „Verein sozialistischer Ärzte", der deutschen Sektion der „Liga für Menschenrechte", war Pazifist und Gegner des Nationalsozialismus, ein „Künstlertyp", interessiert an Musik, Literatur, Theater und Philosophie.

1425 Vgl. ebd., 38.

1426 Vgl. ebd., 35.

1427 Vgl. ebd., 37. Siehe ebd., 36: Leibbrand wurde nach dem Zweiten Weltkrieg von der amerikanischen Militärregierung die Leitung der Erlanger Heil- und Pflegeanstalt übertragen, er wurde 1947 zum ‚Außerordentlichen Professor für Geschichte der Medizin ernannt und nahm auf Wunsch der amerikanischen Militärregierung 1946/47 „als einziger deutscher Gutachter am Nürnberger Ärzteprozess" teil. Siehe dazu Paul Weindling, *Nazi Medicine and the Nuremberg Trials: From Medical War Crimes to Informed Consent,* Basingstoke: Palgrave-Macmillan 2004.

1428 Vgl. Bruns, Die institutionalisierte Geschichte der Medizin, in: Krischel/Schmidt/Groß (Hg.), *Medizinische Fachgesellschaften im Nationalsozialismus*, 55.

1429 Vgl. Kümmel, Paul Diepgen, in: *Medizinhistorisches Journal* 49 (2014) 1/2, 32.

1430 Vgl. ebd., 34.

1431 Zit. Bickel, Ein biographischer Vergleich von Medizinhistorikern, in: *N.T.M. N.S.* 8 (2000), 134.

1432 Siehe Michael Hubenstorf, Eine „Wiener Schule" der Medizingeschichte? – Max Neuburger und die vergessene deutschsprachige Medizingeschichte, in: ders. (Hg.), *Medizingeschichte und Gesellschaftskritik.* Festschrift für Gerhard Baader, Husum: Matthiesen 1997, 246–289.

1433 Vgl. Bruns, Begleittext zum Nachlass Edith Heischkel-Artelt und Walter Artelt, 2013. Nachlass Edith Heischkel-Artelt, 01/2162. Deutsches medizinhistorisches Museum Ingolstadt DMHMI.

1434 Anmerkung eines Gutachers oder einer Gutachterin des Manuskripts „Die Leskys": „Erna Lesky was a medical historian who wore a white coat to convey her medical background. Was she unique in this?" Did Neuburger?" Erna Leskys Nachfolger, Helmut Wyklicky setzte die Tradition des Tragens eines weißen Mantels am Wiener Institut für Geschichte der Medizin fort. Der nächste Leiter des Wiener Instituts für Geschichte der Medizin, Karl Holubar, wie Erna Lesky und Helmut Wyklicky ein Arzt, trug meist keinen weißen Mantel mehr. Sein Nachfolger, Michael Hubenstorf, Arzt und Historiker, war salopp gekleidet. Die Medizinhistorikerin Brigitte Lohff berichtete in einer E-Mail vom 20.9.2023, sie erinnere sich, dass auch Medizinhistoriker in Deutschland in ihren Instituten weiße Mäntel trugen: „Ich habe es in meinen Anfängen in der Medizingeschichte in den 1970er Jahren sehr irritierend gefunden, dass mehrere in weißen Kittel erschienen, wie z.B. Rothschuh."

1435 Vgl. Bruns, Begleittext zum Nachlass Edith Heischkel-Artelt und Walter Artelt, 2013. Nachlass Edith Heischkel-Artelt, 01/2162. Deutsches medizinhistorisches Museum Ingolstadt DMHMI.

1436 Siehe Alexander Mitscherlich/Fred Mielke (Hg.), *Medizin ohne Menschlichkeit. Dokumente des Nürnberger Ärzteprozesses*, University of Michigan 1948, Heidelberg: Schneider [1]1949. Mit einem neuen Vorwort zum Nachdruck 1977 von Alexander Mitscherlich, Frankfurt a. M. [16]2004. Siehe dazu Friedmann/Lechner, Medizin, in: Gräser/Rupnow (Hg.), *Österreichische Zeitgeschichte – Zeitgeschichte in Österreich*, 539: „Medizin ohne Menschlichkeit" ist das erste und noch immer grundlegende Buch zur Medizin in der NS-Ära. Alexander Mitscherlich, Arzt, Psychoanalytiker und als Vertreter der Ärztekommission der Westdeutschen Ärztekammern Beobachter des Nürnberger Ärzteprozesses, sowie sein Mitherausgeber Fred Mielke, Medizinstudent und Mitscherlichs Mitarbeiter, gaben das Buch 1948 zuerst mit dem Titel „Wissenschaft ohne Menschlichkeit" heraus.

1437 Vgl. Malina/Neugebauer, *NS-Gesundheitswesen und Medizin*, 1.

1438 Vgl. Malina/Neugebauer, *NS-Gesundheitswesen und Medizin*, 3.

1439 Vgl. Stadler, Kontinuität und/oder Bruch? in: ders. (Hg.), *Kontinuität und Bruch 1938 – 1945 – 1955*, 11.

1440 Vgl. Hubenstorf, Kontinuität und Bruch in der Medizingeschichte, in: Stadler (Hg.), *Kontinuität und Bruch 1938 – 1945 – 1955*, 299.

1441 Vgl. Lesky, *Die Wiener medizinische Schule im 19. Jahrhundert*, 441. Siehe genauer Seebacher, *Das Fremde im „deutschen" Tempel der Wissenschaften*, 131–138.

1442 Siehe Jules-Émile *Péan, De l'ablation des tumeurs de l'estomac par la gastrectomie, in: Gazette des Hospiteaux* 60 (1879), 473–475.

1443 Siehe Ludwik Rydygier, Wyciecie raka odzwiernika zoladkowego, smierc w 12 godzinach Przegl, in: *Przeglad lekarski* 19 (1880), 637–640.

1444 Vgl. Erna Lesky, Billroth. Handschriftliche Notizen für die Vorarbeiten zu „Die Wiener medizinischen Schule im 19. Jahrhundert", 1–6, 6. TNL Erna Lesky, Sch 122, M 15, UAW.

1445 Zit. Theodor Billroth, Brief an Volkmann in Halle, Wien, 31. Oktober 1875, in: ders., *Briefe*, ed. Georg Fischer, 1. Auflage, Hannover–Leipzig: Hahnsche Buchhandlung 1895, 149.

[1446] Vgl. Theodor Billroth, Offenes Schreiben an Herrn Dr. Leopold Wittelshöfer, in: *Wiener Medizinische Wochenschrift* 31 (1881) 6, 161–165, 163.

[1447] Vgl. Seebacher, *Das Fremde im „deutschen" Tempel der Wissenschaften*, 136–137.

[1448] Vgl. Robb H. Rutledge, Theodor Billroth: A century later, in: *Surgery* 118 (1995) 1, 36–43, 39–40.

[1449] Vgl. Ari Omo, *Entwicklung der Magenresektion nach Billroth und deren wichtigsten Modifikationen im 19. Jahrhundert,* Diplomarbeit zur Erlangung des akademischen Grades Doktor der gesamten Heilkunde, Medizinische Universität Wien 2022, 3. Siehe weiterführend Waldemar Kozuschek/Christoph Hülsmann (Hg.), *Die Pioniere der Magenchirurgie im 19. Jahrhundert, Interdisziplinäre Onkologie*, Berlin–Heidelberg: Springer, 1985.

[1450] Siehe dazu Omo, *Entwicklung der Magenresektion*, 31: Billroth habe zum Zeitpunkt seiner ersten Magenresektion, die er in einem offenen Brief an Leopold Wittelshöfer, dem Herausgeber der Wiener Medizinischen Wochenschrift, beschrieb, „keine Kenntnis über Rydygiers gescheiterten Versuch" einer Magenresektion gehabt. Er habe die Information erst nachträglich erhalten. Er sei in dem „Glauben" gewesen, dass es sich bei seinem „Eingriff um den ersten dieser Art im deutschsprachigen Raum" handle.

[1451] Siehe dazu genauer Seebacher, *Das Fremde im „deutschen" Tempel der Wissenschaften*, 320–327.

[1452] Siehe Theodor Billroth, *Über das Lehren und Lernen der medicinischen Wissenschaften an den Universitäten der deutschen Nation nebst allgemeinen Bemerkungen über Universitäten. Eine culturhistorische Studie*, Berlin 1875, Wien: Carl Gerold's Sohn 1876, 148–154.

[1453] Siehe Felicitas Seebacher, „Aber die krumme Nase!" Die akademische Karriere des Chirurgen Anton Wölfler im deutschnationalen und antisemitischen Milieu der Reichsmetropole Wien, in: Ingrid Kästner/Jürgen Kiefer (Hg.), *Von Maimonides bis Einstein. Jüdische Gelehrte und Wissenschaftler in Europa* (Europäische Wissenschaftsbeziehungen 9), Aachen: Shaker 2015, 203–224.

[1454] Zit. Erna Lesky, Brief an Erwin Ackerknecht, Wien, 27.4.1965, 1–2, 2. TNL Erna Lesky, Sch 125, M 25, UAW.

[1455] Siehe Erna Lesky (Hg.), *Carl von Rokitansky: Selbstbiographie und Antrittsrede*. Eingeleitet und mit Erläuterungen versehen (Beiträge zur Geschichte der Universität Wien 3, Veröffentlichungen der Kommission für Geschichte der Erziehung und des Unterrichts, H. 4 = Sitzungsberichte d. Österreichischen Akademie der Wissenschaften, philosophisch-historische Klasse. Sitzungsberichte Bd. 234, Abh. 3), Wien: Böhlau 1960.

[1456] Vgl. Lebenserinnerungen Karl Rokitansky's. Maschinschriftliches Manuskript. Getreu nach dem Originale, kopiert von Deinem aufrichtigen Bruder Hans, o. O. 1880, 5–6. Ein Originalmanuskript befindet sich im Familienarchiv von Alexander und Ursula Rokitansky. Rokitanskys ältester Sohn, der Hofopernsänger Hans Rokitansky, kopierte das Original der Autobiografie und gab die Kopien an seine Brüder weiter. Zit. Seebacher, *„Freiheit der Naturforschung!"*, 20.

[1457] Vgl. Lebenserinnerungen Karl Rokitansky's, 6. Erna Lesky war mit Carl Freiherr von Rokitanskys Nachkommen in Graz befreundet und erhielt von ihnen Zugang zu vielen unveröffentlichten Quellen. Sie wurden nach Aussagen von Ottokar Rokitansky, dem Urenkel von Carl von Rokitansky, nicht an die Familie zurückgegeben und sind in der Handschriftensammlung des Josephinums archiviert. Seine Schwiegertochter, Ursula Rokitansky, die ein privates Familienarchiv aus dem umfangreichen Nachlass von Carl Freiherr von Rokitansky aufbaute, erreichte zumindest, dass die im Josephinum aufliegenden Quellen als „Leihgabe der Familie" definiert wurden, die für die Forschung zugänglich sein soll.

1458 Zit. Hans-Heinz Eulner, Reviewed Work: Erna Lesky (Hg.), Carl von Rokitansky, Selbstbiographie und Antrittsrede (Veröffentlichungen der Kommission für Geschichte der Erziehung und des Unterrichts, Heft 4, Beiträge zur Geschichte der Universität Wien III), in: *Sudhoffs Archiv für Geschichte der Medizin und der Naturwissenschaften* 45 (1961) 2, 187–188, 187–188.

1459 Siehe Erna Lesky, *Ignaz Semmelweis und die Wiener Medizinische Schule*, Wien: Böhlau 1965.

1460 Vgl. Karl Eduard Rothschuh, Rezension. Erna Lesky, Ignaz Semmelweis und die Wiener Medizinische Schule, Wien: Böhlau 1965, in: *Historische Zeitschrift* 203 (1966) 1, Anzeigen und Nachrichten. Allgemeines, 211–219, 213–214.

1461 Zit. Koelbing, Correspondence and Reports, in: *Bulletin of the History of Medicine* 61 (1987) 3, 443.

1462 Vgl. Rudolf Till, Neuerscheinungen zur Wiener Geschichte und Heimatkunde: Erna Lesky, Die Wiener Medizinische Schule im 19. Jahrhundert, in: *Wiener Geschichtsblätter*, herausgegeben vom Verein für Geschichte der Stadt Wien, 20 (80) (1965) 2, 442–444, 443.

1463 Vgl. ebd., 444.

1464 Vgl. ebd., 443.

1465 Vgl. ebd., 444.

1466 Zit. Allan Janik, Vienna 1900 Revisited: Paradigms and Problems, in: *Miteilungen aus dem Brenner Archiv* 15 (1996), 20–44, 41.

1467 Vgl. Loris Premuda, Erna Lesky, in: *Clio Medica. Acta Academiae Internationalis Historiae Medicinae.* 21 (1987–1988) 1/4, 209–210, 210.

1468 Zit. Ralph Frackelton, Brief an Erna Lesky, 20.9.1969. Nachlass Erna Lesky 4.700/32, Handschriftensammlung Josephinum.

1469 Zit. Huisman/Warner, Medical Histories, in: dies. (ed.), *Locating Medical History*, 1.

1470 Siehe Erna Lesky, *The Vienna Medical School of the 19th Century*, Baltimore, Md.: Johns Hopkins University Press 1976.

1471 Zit. Guenter B. Risse, Reviewed Work: The Vienna Medical School of the 19th Century by Erna Lesky, in: *American Scientist* 66 (March-April 1978) 2, 255.

1472 Vgl. William M. Johnston, Reviewed Work: The Vienna Medical School of the 19th Century by Erna Lesky, in: *The American Historical Review* 83 (1978) 1, 200–201, 200.

1473 Vgl. ebd., 201.

1474 Vgl. ebd., 200.

1475 Zit. Owsei Temkin, Reviewed Work: Erna Lesky, Die Wiener medizinische Schule im 19. Jahrhundert (Studien zur Geschichte der Universität Wien, Band VI), in: *Bulletin of the History of Medicine* 39 (1965) 6, 587–589, 589.

1476 Zit. ebd., 588.

1477 Vgl. Erwin Ackerknecht, Brief an Erna Lesky, Zürich, 22.4.1965, 1–2, 1. TNL Erna Lesky, Sch 125, M 25, UAW.

1478 Zit. ebd. Siehe dazu Anke Jobmann/Christoph Mörgeli, Erwin H. Ackerknecht und die Affäre Berg/Rath von 1964. Zur Vergangenheitsbewältigung deutscher Medizinhistoriker, in: *Medizin, Geschichte, Gesellschaft* 16 (1997), 63–124.

1479 Vgl. Erna Lesky, Brief an Erwin Ackerknecht, Wien, 27.4.1965, 1–2, 1. TNL Erna Lesky, Sch 125, M 25, UAW. Siehe ebd., 2: Erna Lesky zählte in alphabetischer

Reihenfolge alle Namen der ihr bekannten jüdischen Mediziner auf, deren Leistungen sie in ihrem Buch *Die Wiener medizinische Schule im 19. Jahrhundert* beschrieben habe: „Moriz Benedikt, Josef Breuer, Leopold Dittel, Fleischl-Marxow, Ernst u. Leopold Freund, Gustav Gärtner, Josef Gruber, Heitzmann, Karl Koller, Leidesdorf, Landsteiner, Ludwig Mauthner, Politzer, Max und Adam Schnabel, Schnitzler, Winternitz, Zsigmondy, Zuckerkandl."

1480 Vgl. ebd.

1481 Telefonische Information von Karl Sablik, 14.12.2021. Als die Autorin 2021 den Aufsatz „‚Mit dem Geist redlichen Dienens.' Die akademische Karriere der NSV-Ärztin und Medizinhistorikerin Erna Lesky" publizierte, zeigte sich Karl Sablik sehr erstaunt: „Wir haben das alle nicht gewusst. Darüber wurde im Institut nie gesprochen."

1482 Vgl. Schriftliche Information von Karl Sablik, Wien, 21.1.2019.

1483 Siehe Johann Peter Frank: *Seine Selbstbiographie*. Herausgegeben, eingeleitet und mit Erläuterungen versehen von Professor Erna Lesky (Hubers Klassiker der Medizin und der Naturwissenschaften 12), Bern–Stuttgart: Hans Huber 1969.

1484 Vgl. Hans H. Lauer, Reviewed Work: Johann Peter Frank: Seine Selbstbiographie. Herausgegeben, eingeleitet und mit Erläuterungen versehen von Professor Erna Lesky (Hubers Klassiker der Medizin und der Naturwissenschaften, Bd. 12), Bern–Stuttgart: Hans Huber 1969, in: *Sudhoffs Archiv* 54 (1970) 3, 332.

1485 Siehe Johann Peter Frank, *System einer vollständigen medicinischen Polizey*. 4 Bde., Mannheim: Schwan und Götz 1779–1788.

1486 Vgl. George Rosen, Reviewed Work: A System of Complete Medical Police: Selections from Johann Peter Frank by Erna Lesky, in: *American Scientist* 65 (May-June 1977) 3, 381.

1487 Vgl. Schriftliche Information von Karl Sablik, Wien, 21.1.2019.

1488 Zit. Cassedy, History of Medicine and Related Sciences in Europe, in: *Bulletin of the History of Medicine* 43 (1969) 3, 271.

1489 Information eines Gutachters oder einer Gutachterin des Manuskripts „Die Leskys": Erna Lesky „was very controlling regarding who had the privilege of library use, and one needed to be inspected by her."

1490 Vgl. Risse, Erna Lesky, in: *Bulletin of the History of Medicine* 55 (1981) 4, 578.

1491 Zit. ebd., 578–579.

1492 Vgl. Schriftliche Information von Karl Sablik, Wien, 21.1.2019.

1493 Persönliche Information von Helmut Denk, 2009 bis 2013 Präsident der Österreichischen Akademie der Wissenschaften, ehemaliger Vorstand des Instituts für Pathologie der Medizinischen Universität Graz.

1494 Vgl. Wissenschaftsrat 1960. Empfehlungen des Wissenschaftsrates zum Ausbau der wissenschaftlichen Einrichtungen. Teil 1: Wissenschaftliche Hochschulen. Tübingen: Mohr 1960, zit: Fangerau/Gadebusch Bondio, Spannungen in der jüngeren Geschichte der Medizin, in: *N.T.M.* 23 (2015), 37.

1495 Zit. Kümmel, Paul Diepgen, in: *Medizinhistorisches Journal* 49 (2014) 1/2, 32.

1496 Vgl. Fangerau/Gadebusch Bondio, Spannungen in der jüngeren Geschichte der Medizin, in: *N.T.M.* 23 (2015), 37. Siehe auch Michael Lukas Eckerl, *Nötig oder nützlich? Legitimierungsstrategien der deutschsprachigen Medizingeschichte im 20. und 21. Jahrhundert,* Dissertation zur Erlangung des Doktorgrades der Medizin der Medizinischen Fakultät der Universität Ulm 2014.

1497 Zit. Cassedy, History of Medicine and Related Sciences in Europe, in: *Bulletin of the History of Medicine* 43 (1969) 3, 271.

1498 Vgl. Fangerau/Gadebusch Bondio, Spannungen in der jüngeren Geschichte der Medizin, in: *N.T.M.* 23 (2015), 37.

1499 Vgl. Erna Lesky, Das Institut für Geschichte der Medizin im Josephinum, maschinschriftliches Manuskript, o. O., o. D., 1–5, 4. TNL Erna Lesky 131.15, Sch 121, M 17 d, UAW.

1500 Vgl. ebd., 2.

1501 Vgl. Erna Lesky, Gespräch Dr. Rudolf Kalmar, maschinschriftliches Manuskript, Wien, 1965, 5. TNL Erna Lesky 131.15, Sch 121, M 17 d, UAW.

1502 Vgl. ebd., 6.

1503 Zit. Erna Lesky, Das Institut für Geschichte der Medizin im Josephinum, o. O., o. D., 3. TNL Erna Lesky 131.15, Sch 121, M 17 d, UAW..

1504 Vgl. Risse, Erna Lesky, in: *Bulletin of the History of Medicine* 55 (1981) 4, 578.

1505 Vgl. Erna Lesky, Neuburger Institute of the History of Medicine in Vienna, 5. TNL Erna Lesky 131.15, Sch 123, M 17 f, UAW.

1506 Zit. Erna Lesky, Schreiben an das Bundesministerium für Wissenschaft und Forschung, Wien, 18.1.1973. PA 1338 Erna Lesky, OeSTA/AdR, UWFuK, BMU.

1507 Vgl. ebd., Beigefügte Liste der Dissertationen, „gearbeitet am Institut für Geschichte der Medizin der Universität Wien", Wien, 18.1.1973, 1–3, 1.

1508 Vgl. ebd., 2.

1509 Vgl. ebd., 3.

1510 Erna Lesky, Schwerpunkte medizingeschichtlicher Forschung. Das Josephinum in Wien als unersetzliches Zentrum, in: *Die Presse*, Beilage Wissenschaft, 9./10.11.1985. TNL Erna Lesky 131.15, Sch 126, M 30, UAW.

XII. Universität als politischer Repräsentationsraum

1. Demokratisierungs- und Reformprozesse

Der politische und gesellschaftliche Wandel um 1970 bedeutete für Erna und Albin Lesky eine große Herausforderung. Der Regierungswechsel von ÖVP zu SPÖ und die damit verbundene Neuorganisation der Universitäten brachen die Machtpositionen von Universitätsprofessoren und -professorinnen an ihren Instituten. Albin und Erna Leskys Verständnis von Universitätsorganisation mit hierarchischer Ordnung und autoritärer Führung entsprach nicht mehr dem Zeitgeist. Universitäts- und Wissenschaftspolitik waren untrennbar mit dem Umschwung in allen gesellschaftlichen Bereichen verbunden. Die „durch einen konservativen Modernisierungsduktus geprägten ‚langen' fünfziger Jahre", die eigentlich bis Mitte der Sechzigerjahre reichten, ließen aus einer Nachkriegsgesellschaft eine „Konsumgesellschaft" mit neuen gesellschaftlichen Bedürfnissen entstehen. In einer „aufstiegsorientierten angestellten Mittelschichtgesellschaft", die über mehr materielle Ressourcen, zunehmende Mobilität und höhere Bildung verfügte, verband sich die Erwartung von mehr politischer Partizipation mit der Aussicht auf Chancen für eine individuelle Lebensplanung.[1511]

Österreich kannte in seiner sozialpolitischen Grundstruktur bis dahin keine „civil society", eine bürgerliche Gesellschaft mit mündigen Bürgern und Bürgerinnen und aktiven „communities", die ihre Rechte einfordern und den Staat, wenn nötig, durch zivilen Ungehorsam herausfordern. In langer Tradition wurden Menschen unter Einfluss der katholischen Kirche und wechselnder Polit-Systeme erzogen, Autoritäten zu respektieren und nicht infrage zu stellen. Einen Ausgleich und Ersatz für die „civil society" bildeten die Sozialpartner, die zumindest als „organisierte" Bürger und Bürgerinnen dem Staat „Gehorsam" verweigern konnten.[1512]

1967 wählte die SPÖ in Österreich ihren „charismatischen Parteiobmann" Bruno Kreisky.[1513] Auch wenn Kreisky und sein Vorgänger, der ÖVP-Politiker Klaus, ganz verschiedene Zugänge zur Politik hatten, bildete die „Ära Klaus – Kreisky [...] von der Mitte der sechziger bis Mitte der siebziger" Jahre eine Einheit als außergewöhnliche Reformperiode.[1514] Die „Ära Kreisky"[1515] von 1970 bis 1983, mit Kreisky als Bundeskanzler der Republik Österreich, bestimmte politische Veränderungen in allen „Bereichen des öffentlichen Lebens.[1516]

1974 wurde von Gesundheitsministerin Ingrid Leodolter (1919–1986) der Mutter-Kind-Pass eingeführt, da die Säuglingssterblichkeit in Österreich unter dem europäischen Durchschnitt lag. Vorbild waren andere Länder mit erfolgreichen Vorsorgeprogrammen. Durch den Mutter-Kind-Pass sank

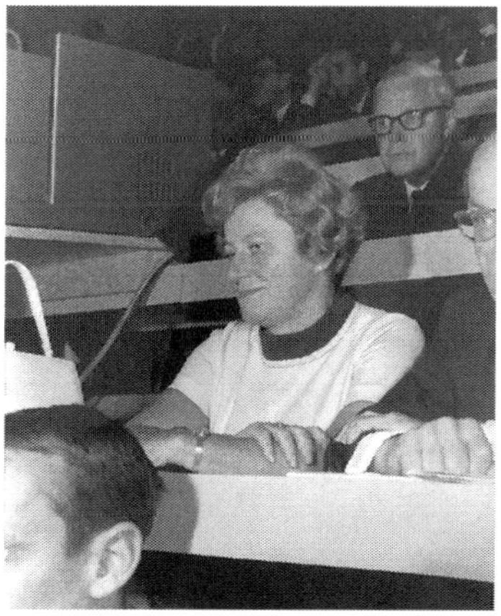

Abb. 60a Ingrid Leodolter im Hörsaal (zur Verfügung gestellt von Sepp Leodolter, Sohn von Ingrid Leodolter).

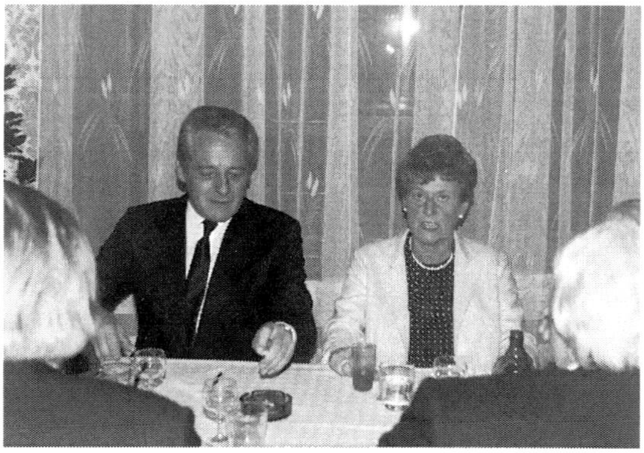

Abb. 60b Ingrid Leodolter mit Wiens Bürgermeister Leopold Graz, September 1981 (zur Verfügung gestellt von Sepp Leodolter).[1513]

die Rate der Säuglingssterblichkeit. Eine Erweiterung der Untersuchung von Kindern und Jugendlichen bis 18 Jahre wurde zwar später diskutiert, aber in Österreich, im Gegensatz zu anderen Ländern, nicht umgesetzt. Seit 2018 arbeitet eine Kommission erneut an einem Modell für einen Mutter-Kind-Jugendpass.[1517]

Kreisky übernahm von der ÖVP die „Aktion 20“ in das Konzept der „1.400 Experten“, propagierte die „Demokratisierung aller Lebensbereiche“ und gewann dadurch besonders Sympathien aus den Kreisen der linksliberalen Intellektuellen, Künstler und Künstlerinnen und politisch aktiver Studierender.[1519] Besonders begünstigt in dieser „Ära des sozialliberalen Konsenses“ waren Kinder aus einkommensschwächeren Familien. Kreiskys Bildungsoffensive bot ihnen durch Schulfreifahrten und Gratisschulbücher einen Gymnasiumabschluss und durch die Aufhebung der Studiengebühren 1972[1520] den Zugang zu Universitäten.[1521]

In Österreich war die studentische 68er-Generation bereit, mit dem „liberalen Bruno Kreisky“ zum „Marsch durch die Institutionen“ aufzubrechen, um in der Politik ihre Vorstellungen von Reformen durchzusetzen.[1522] Sie hob die sozialen Schranken zwischen Arm und Reich auf und schuf eine „utopisch-politische Protestkultur“. Jugendliche aus bürgerlichem Milieu zeigten ihre Solidarität mit „der ausgebeuteten Arbeiterschaft und den Entrechteten der ganzen Welt“, indem sie zum Beispiel den äußeren Habitus durch Jeans und Parka vereinheitlichten und so auch den Generationenkonflikt in der bürgerlichen Gesellschaft, die noch auf standesgemäßes Verhalten und Aussehen Wert legte, verschärften.[1523] Mit einer „radikal emanzipatorischen und totalitären Utopie“ trat die studentische Jugend gegen die Werte und „Normen der Vätergesellschaft“ auf.[1524]

Unter Einfluss von Herbert Marcuse (1898–1979) und dem Neomarxismus der Frankfurter Schule, forderten Studierende aus Deutschland vehement politische Partizipation ein. Sie wollten „Revolution", keine halbherzigen Reformen, um „den Muff aus den Talaren klopfen" zu können.[1525] Es war eine Autoritätskritik in Form einer politischen Bewegung, die „respektlos Kritik an den bis dahin unangefochtenen rechtlichen Autoritäten" übte. Viele von diesen Autoritäten hatten noch das „Unrechtssystem des Nationalsozialismus" unterstützt"[1526] und waren nicht gewohnt, dass ihre Autorität infrage gestellt und Mitbestimmung gefordert wurde. Wegen diesem Autoritätsdruck fand die „68er Revolution", die eine „engagierte Generation" im Aufbegehren gegen bestehende Verhältnisse propagierte, in Österreich in sehr gemäßigter Form statt.[1527]

Nach Sablik habe Erna Lesky auf den Ruf nach universitätspolitischer Partizipation geschickt reagiert. 1968 besuchte ein Student aus Bonn Erna Leskys Vorlesungen. Sie habe ihn „wie ihren Sohn behandelt", wodurch er revolutionäre Ideen und das Motto der Studenten „Unter den Talaren der Muff von tausend Jahren", die er gegenüber anderen propagierte, bei Erna Lesky vermieden habe, meint Sablik.[1528] Wenn sich Albin und Erna Lesky auch mit Kreiskys Reformmotto „Leistung, Aufstieg, Sicherheit" identifizieren konnten und mit dem „Humanprogramm [zur] Gesundheitspolitik und Umwelthygiene" von Hertha Firnberg (1909–1994), Bundesministerin für Wissenschaft und Forschung, einverstanden waren,[1529] war das Universitätsorganisationsgesetz (UOG) von 1975 für Erna Lesky und Albin Lesky eine Belastung. Mit dem UOG, das unter Firnberg in Kraft trat, setzte eine Demokratisierung universitärer Entscheidungsprozesse ein, aber auch eine „Verpolitisierung und Bürokratisierung der Universitäten".[1530] Rückblickend auf diese Phase einer grundlegenden Veränderung der Universitätsorganisation, äußerte sich Erna Lesky gegenüber einem ehemaligen Studienkollegen resignierend:

„Den Verfall, den unsere österreichischen Universitäten und insbesondere die medizinischen Fakultäten durch das UOG der Frau Firnberg genommen haben, beklage ich tief. Inzwischen haben sich die Verhältnisse, im besonderen[!] *die Arbeitsmoral auch so sehr verändert, dass selbst eine neue, gut meinende Regierung an den eingetretenen Usancen kaum mehr viel wird verändern können. Ich habe ja den Beginn des Verfalls in meinem eigenen Institut in den 70er Jahren noch miterlebt. Er hat es mir leichter gemacht, von der mit soviel*[!] *Liebe und Elan in den 60er Jahren geschaffenen Arbeitsstätte Abschied zu nehmen."*[1531]

Die Arbeit an dem neuen Hochschulorganisationsrecht begann 1971 und führte mit dem HOG 1972 fakultativ Kommissionen ein, in denen nun auch Vertreter des akademischen Mittelbaus und der Studierenden Organisationsfragen mitentscheiden konnten, die zuvor die Professorenkollegien der einzelnen Fakultäten allein bestimmten. Obwohl sich damit erst eine „sehr bescheidene Partizipationsmöglichkeit" bot, war der Widerstand konservativer Professoren und Professorinnen groß. Partizipation bedeutete die Öffnung der Universität und damit das Ende der langen Ära der Ordinarienuniversität. Die SPÖ sah daher den 1973 der Regierung vorgelegten Gesetzesentwurf für das neue UOG als starkes Symbol für den Durchbruch der Demokratisierung im tertiären Bildungsbereich.[1532] Wie Manfried Welan feststellt, versuchte „der Zeitgeist [immer], der Universität seinen Stempel aufzudrücken".[1533]

Trotz der beträchtlichen Anzahl von Professoren und Professorinnen, die Mitbestimmung als Bedrohung erlebten und den Gesetzesentwurf ablehnten, wurde das „UOG 75" durch die Mehrheit der SPÖ-Abgeordneten im Nationalrat beschlossen. Die „Gruppenuniversität", die in einer „pluralistischen Gesellschaft [...] auf Kompromissen von Gruppen aufbaut", ersetzte die Ordinarienuniversität, das „Mitbestimmungsrecht von Mittelbau und Studierenden" das „Alleinentscheidungsrecht der Professoren und Professorinnen". Die Universitäten erhielten den Auftrag, „verantwortlich zur Lösung der Probleme der Gesellschaft sowie zu deren gedeihlicher Weiterentwicklung beizutragen". Sie sollten also lösungsorientiert gesellschaftliche Entwicklungen mitgestalten. Die Universität war nicht mehr der „akademische Elfenbeinturm", wie er von außen gesehen wurde und wie sie manche Universitätsprofessoren und -professorinnen noch immer verstehen wollten.[1534] Mit der Einführung der Drittelparität im Universitätsorganisationsgesetz von 1975 sollten sich Entscheidungsgremien an Universitäten nun zu je einem Drittel aus Professoren und Professorinnen, dem „akademischen Mittelbau" und den Studierenden zusammensetzen, um die Entscheidungen transparenter zu machen. Das wurde auf den beiden Ebenen Studienkommissionen und Institutskonferenzen auch umgesetzt. Im Fakultätskollegium und seinen Kommissionen wurden Entscheidungen dann doch von einer Viertelparität getroffen: Ordentliche und Außerordentliche Professoren und Professorinnen, Mittelbau und Studierende im „Verhältnis 2:1:1". Das Fakultätskollegium wählte nun den Dekan, die Lehrkanzel wurde durch das Institut ersetzt, die Institutskonferenz wählte den Institutsvorstand.[1535]

Michael Hubenstorf, 1975 noch Medizinstudent, gewann in Gesprächen mit Erna Lesky den Eindruck, dass die Medizinhistorikerin nicht bereit war, die Mitbestimmung von Studierenden in der Universitätspolitik zu akzeptieren. Partizipation sei ihr fremd gewesen.[1536] Bei den nun vorgeschriebenen Institutskonferenzen, so hingegen Sablik, sei Erna Lesky gegenüber der Hochschülerschaft sehr tolerant gewesen. Da das Institut für Geschichte der Medizin nur wenige Studentenvertreter entsenden konnte, habe die Hochschülerschaft eine Vertretung entsandt. Diese habe aber weder das Institut für Geschichte der Medizin noch Erna Lesky persönlich gekannt. Die Universitätsprofessorin habe den Studentenvertretern das Institut „fast streichelnd" vorgestellt, so Sablik, wodurch Beschlüsse „natürlich einstimmig gefasst worden" seien.[1537] Die Ambivalenz zwischen diplomatischem Auftreten und internem Machterhalt war selbst im differenzierten Umgang mit internen Mitarbeitern und Mitarbeiterinnen, externen Studenten und Studentinnen sowie internationalen Forschern und Forscherinnen evident.

Obwohl niemand wagte, Erna Lesky als die Doyenne der Medizingeschichte infrage zu stellen, versuchte sie trotz zunehmender Demokratisierungsprozesse an Universitäten bis zur Emeritierung zumindest intern die Machtposition zu halten und Konkurrenz zu verhindern. Die Habilitationsversuche von Skopec und Sablik sind ein Beispiel dafür. Als sich Sablik mit einer Habilitationsschrift zu Julius Tandler[1538] in Geschichte der Medizin habilitieren wollte, war Erna Lesky vehement gegen die Habilitation des Historikers. Sie hatte Sablik zwar als jungem Assistenten versprochen, dass er sich habilitieren könne, aber als ihr Nachfolger käme er nicht infrage, da er nicht Medizin studiert habe. Anfangs habe er das auch akzeptiert, erklärte Sablik in einem Interview. Von 1964, als Sablik bei Erna Lesky die Assistentenstelle erhielt, bis ungefähr 1970 habe sie seine Arbeit geschätzt. Ein Exemplar ihres Buches *Die Wiener Medizinische Schule im 19. Jahrhundert* widmete sie „Meinem lieben Sablik, herzlich, Erna Lesky". Als er jedoch versucht habe, eine Kooperation zwischen dem Institut für Sozialgeschichte an der Philosophischen Fakultät der Universität Wien und dem Institut für Geschichte der Medizin an der Medizinischen Fakultät aufzubauen, habe Erna Lesky begonnen, seine Habilitation zu boykottieren. Gemeinsam mit Skopec, der sich als Anglist ebenso in Geschichte der Medizin habilitieren wollte, habe Sablik beim Dekanatsdirektor um Einsicht in ihre Personalakte an der Medizinischen Fakultät der Universität Wien ersucht. „Zögernd" habe er die Akte vorgelegt. Die Dokumente bestätigten, dass Erna Lesky als erste ihre Unterschrift auf die Liste jener Professoren gesetzt hatte, die gegen ihre Habilitation Einspruch erhoben hatten. Zuvor habe sie beiden Assistenten, „mit Tränen in den Augen" mitgeteilt, dass sie um die Genehmigung ihres Habilitationsansuchens „gekämpft" habe. Erna Lesky hatte nicht bemerkt, dass mit den Universitätsreformen Habilitationsverfahren transparenter zu verlaufen hatten und Universitätsangestellte „Einsicht in den Verwaltungsakt nehmen konnten“.[1539] Erna Lesky verabsäumte die Nachwuchsförderung, was sie erst in der Nachbesetzung ihres Lehrstuhls realisierte und was dann für sie zum großen Problem wurde. Sowohl Sablik als auch Skopec[1540] habilitierten sich nach Erna Leskys Emeritierung in Geschichte der Medizin.

2. Sozialistisches Bildungssystem versus humanistische Bildung

Ein „linker Zeitgeist“, der die politische Stimmung in der Ära Kreisky prägte, führte zu weiteren politischen, gesellschaftlichen und universitären Umbrüchen.[1541] Für viele Universitätsprofessoren und -professorinnen, die im autokratischen Universitätssystem ihre akademischen Laufbahnen begonnen hatten, war es schwierig, die grundlegenden Veränderungen der Universitätsstrukturen und der Herausforderung einer demokratischen Führung zu akzeptieren. Sowohl für Erna als auch für Albin Lesky barg das Reformprogramm der SPÖ ein Bedrohungspotenzial für ihr bürgerliches Wertesystem und für ihren privilegierten sozialen Status in der Gesellschaft. Albin Lesky setzte sich mit den bildungspolitischen Veränderungen an Schule und Universität durch „die Neue Linke“ in Form von selbst gezeichneten Karikaturen auseinander, erklärt mit kurzen, teilweise polemischen Kommentaren. Sie beziehen sich auf das Bundesministerium für Wissenschaft und Forschung, die Universitäts- und Studienreform, die neue Unterrichtsdidaktik und die Reaktionen in den Medien:

„[Die Neue Linke] *lenkt das Ministerium, nach Osten geht es linksherum.*“[1542]

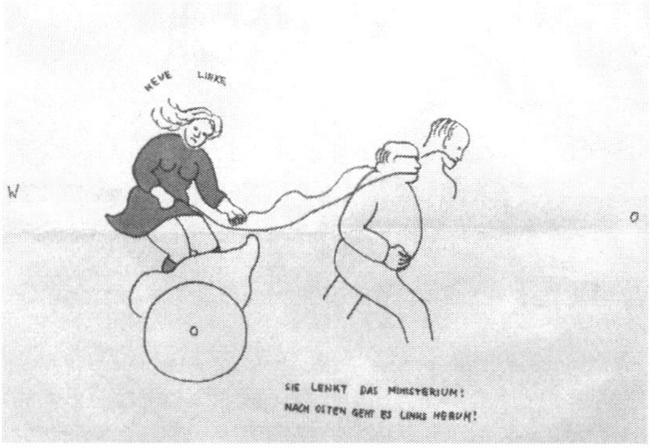

Abb. 61a Karikatur Albin Lesky: Die Neue Linke und das Ministerium (TNL Albin Lesky 131.97, Sch 844, K 131.97.23, UAW).

„*Gedanken, die den Geist vergiften, Reformen, die nur Unheil stiften, Entwürfe kriechen in das Haus, mit Geistesfreiheit ist es aus.*“[1543]

„*Die Stopfgans ist ihr Lieblingstier, gehackte Theorie gibt's hier! Gehorsam frißt das arme Vieh! Urteilen, denken, lernt sie nie! Und selbst der tiefen Weisheit Buch, so verfüttert wird's zum Fluch!*“[1544]

„*Stets hat sie alles brav gefressen! Nur den Zusammenhang vergessen! Nie hat sie sich ein Bild gemacht! Ganz sicher niemals was gedacht! Die Neue Linke liebt dies Tier! Didaktisch fördert sie es hier!“*[1545]

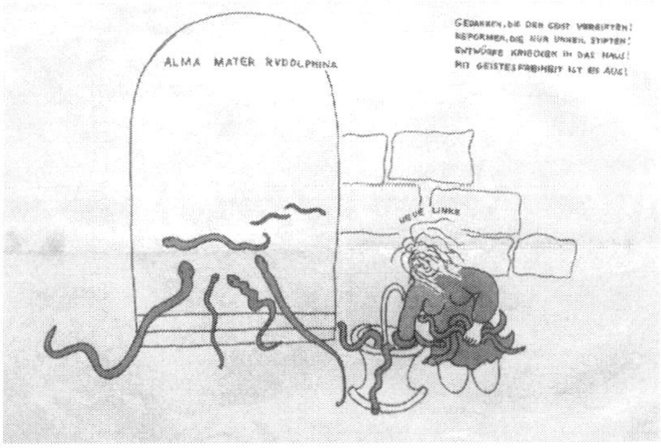

Abb. 61b Karikatur Albin Lesky: Die Neue Linke und Verlust der Geistesfreiheit (TNL Albin Lesky 131.97, Sch 844, K 131.97.23, UAW).

Albin Lesky kritisierte in seinen Karikaturen auch die geplante Gesamtschule und den damit verbundenen Verlust der Individualität des Kindes.

„Eltern dürfen nicht entscheiden! Freiheit will sie stets vermeiden! Kinder werden umgeformt! Abgestempelt und genormt! Freie Menschen soll's nicht geben! Der totale Staat soll leben!“[1546]

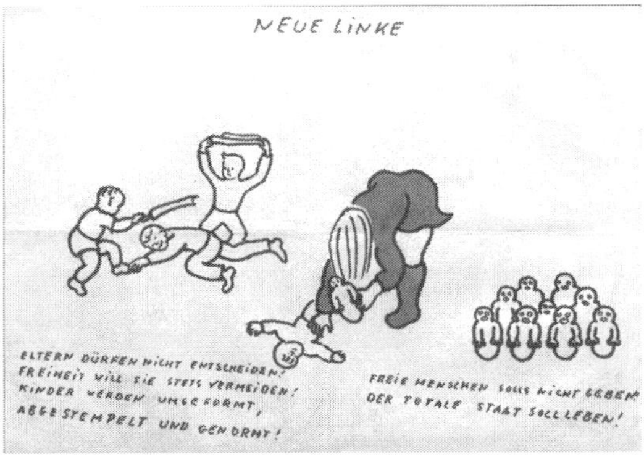

Abb. 61c Karikatur Albin Lesky: Die Neue Linke und „der totale Staat“ (TNL Albin Lesky 131.97, Sch 844, K 131.97.23, UAW).

Damit schuf er ein Zukunftsszenario eines ihm totalitär erscheinenden Herrschaftssystems im linken Parteispektrum. Dazu gehörte für ihn auch die Zerstörung von Kulturdenkmälern und historischen Bauwerken durch den U-Bahn-Bau und der „kollektive Wohnbaublock“ im Hochhausstil.[1547]

Albin Lesky, der die radikalen Veränderungen der nationalsozialistischen Kultur- und Bildungspolitik mittrug, sah die Veränderungen durch die sozialdemokratische Kultur- und Bildungspolitik als Bedrohung für die Gesellschaft. Durch den Einfluss der SPÖ auf die Universitäten durch das UOG von 1975 und die Neuordnung der Curricula an den Fakultäten wurde für Albin Lesky das konservative Modell der Ordinarienuniversität zerstört.

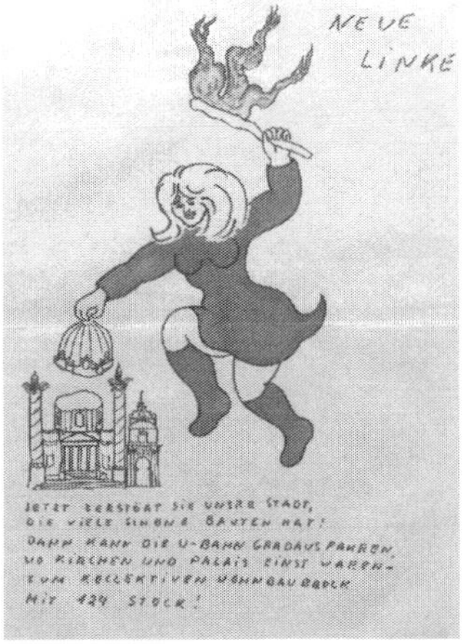

Abb. 61d Karikatur Albin Lesky: Die Neue Linke und die Zerstörung der Kultur (TNL Albin Lesky 131.97, Sch 844, K 131.97.23, UAW).

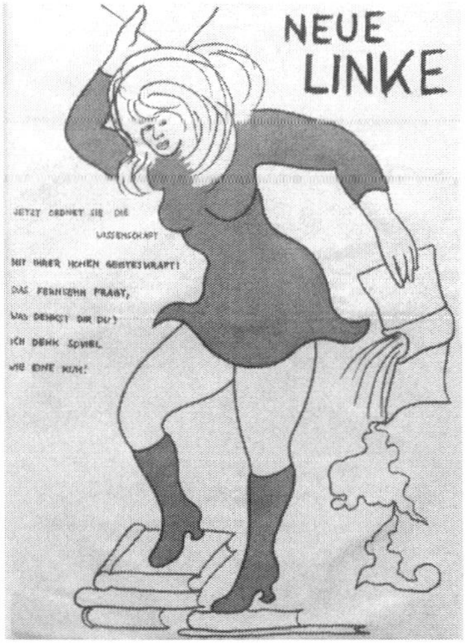

Abb. 61e Karikatur Albin Lesky: Die Neue Linke und die Universität (TNL Albin Lesky 131.97, Sch 844, K 131.97.23, UAW).

„Jetzt ordnet sie die Wissenschaft mit ihrer hohen Geisteskraft! Das Fernsehen fragt was denkst Dir Du! Ich denk so viel wie eine Kuh!"[1548]

Albin Lesky sei „die Zukunft der österreichischen Universitäten" düster erschienen. Für Schachermeyr bestand kein Zweifel, dass er „diese Gefahren, welche unser Geistesleben bedrohten, ganz richtig eingeschätzt" habe.[1549] Er bestätigte zehn Jahre später, dass Albin Lesky die Zeichen der Zeit zu deuten wusste:

„Wir leben in einer Ära, die unter dem Einfluß der beiden Weltkriege zu einem super-pluralistischen Zerfall unserer geistigen Interessen in vielerlei Einzelsparten neigt, ein Vorgang, der zum Schwinden derjenigen Ganzheitlichkeit führt, die allem Lebendigen eigentlich von Natur aus eingegeben sein sollte."[1550]

Albin Lesky war für Schachermeyr ein „Repräsentant[...] eines mehr ganzheitlichen Geistesdaseins".[1551] Um der ihm bedrohlich erscheinenden Bildungs- und Unterrichtsreform entgegenzusteuern, mit der an Gymnasien in Österreich neue Schwerpunkte in den Lehrplänen gesetzt werden sollten, hielt Albin Lesky in Wien verstärkt Vorträge für den „Verein der Freunde des humanistischen Gymnasiums".[1552] Sein Engagement für das humanistische Gymnasium, das er an der Leopold-Franzens-Universität Innsbruck mit Aulavorträgen begonnen hatte, setzte er an der Wiener Universität fort. Er bezeichnete es als „kulturelle[...] Arbeit", wenn er sich für „die erzieherischen Werte des österreichischen Gymnasiums" einsetzte und „große Werke antiker Dichtung in künstlerischer Form" vortrug.[1553] Wie Albin Lesky in Innsbruck Schauspieler und Schauspielerinnen des Landestheaters zu den Aulavorträgen an der Universität einlud, so stellte er in Wien einen guten Kontakt der Universität mit Künstlern und Künstlerinnen des Burgtheaters her, mit denen er antike Dramen aufführen ließ.[1554]

Albin Lesky versuchte zu überzeugen, dass sowohl Latein als auch Griechisch an Gymnasien unterrichtet werden müsse, um die Werte der klassischen Antike verstehen zu können. Die „dürftige Handwerksmäßigkeit des ‚Nurlateiners'" sah er als „einen der schlimmsten Gefahrenherde" für humanistische Bildung,[1555] ein Bildungsverfall, vor dem er schon 1946 gewarnt hatte.[1556] In einem Vortrag am Billroth-Gymnasium in Wien machte Albin Lesky auf die Bedeutung der humanistischen Bildung für die „geistige Leistung" junger Menschen aufmerksam und warnte vor einer frühen beruflichen Spezialisierung. Er erklärte, dass die Wirtschaft nicht auf ein „Spezialistenideal" setzen sollte,[1557] sondern

„auf einen entwicklungsfähigen Menschen von allgemeiner Bildung, der sich in jedes Gebiet einarbeiten kann. [...] *Das aber was wir brauchen, auf den höchsten Stufen, sind Herzensbildung, Verantwortungsgefühl und breite Bildungsgrundlage. Das muß der Mann (!) der aufsteigen will, den wir brauchen, mitbringen."*[1558]

Meister bedankte sich bei Albin Lesky als Präsident der Österreichischen Akademie der Wissenschaften schon 1956 anlässlich Leskys 60. Geburtstags für das „mutige und gesinnungstreue Eintreten für das [Ihnen] beiden teure humanistische Bildungsideal, [weil] es das Ganze des geistigen Seins und die Formung der Persönlichkeit in ihrer höchsten Gestalt umfaßt". Albin Lesky habe in Bezug auf den Humanismus und den Verein der Freunde des humanistischen Gymnasiums große Verdienste erworben.[1559] Kraus verfasste anlässlich des 70. Geburtstags von Albin Lesky einen kurzen Artikel, in dem er dessen Verständnis von humanistischer Bildung treffend erklärt:

„Ihm geht es um die Sache, und er arbeitet für alle, die nach dem antiken Erbe Verlangen tragen, die bereit und befähigt sind, die Wurzelsäfte europäischen Geistes durch den breiten Stamm in alle äußersten Zweige und Blätter eines lebendig wachsenden Baumes zu leiten. Deshalb ist ihm auch die Erhaltung und Förderung des humanistischen Unterrichts an der Schule, als einer Bildungsmöglichkeit neben anderen ein so wichtiges Anliegen, dem er viel Zeit und Arbeit gewidmet hat."[1560]

Piffl-Perčević erinnerte sich, dass Albin Lesky in der ersten Konversation, die er als Unterrichtsminister 1964 mit ihm im Rektorat der Universität Wien führte, für den Griechisch-Unterricht und damit die humanistische Bildung eintrat, für die Anstellung von „genügend tüchtigen Pädagogen" und für eine „Verstärkung der Bildungsbemühungen in allen Bezirken". Er setzte als eine der ersten „konkreten Regierungshandlungen" bei Finanzminister Wolfgang Schmitz (1923–2008) einen „Griechischerlaß" durch, der besagte, dass auch in neusprachlichen Gymnasien ab fünf Interessenten und Interessentinnen ein Griechisch-Unterricht angeboten werden müsse. Das war entscheidend für das Weiterbestehen humanistischer Gymnasien, denn das humanistische Bildungsideal wurde „in den siebziger Jahren mit ihrem hastigen Tasten nach neuen Organisations- und Lehrplanmodellen" laut Piffl-Perčević nicht mehr als zeitgemäß empfunden.[1561]

3. Internationales Wissenschaftsmanagement

Die Positionierung des Instituts für Geschichte der Medizin als Bastion kultureller und universitärer Tradition passte in das konservative Bildungskonzept von Albin Lesky, „the distinguished classicist" und Erna Lesky, „the distinguished historian of medicine".[1562] Sie informierte das Bundesministerium für Unterricht ausführlich über ihre Arbeit am Josephinum, glorifiziert als das kulturelle Erbe der Wiener Medizinischen Fakultät, leitete ihre Korrespondenz, Auszeichnungen und Publikationen in internationalen medizinhistorischen Zeitschriften an das Ministerium weiter und dokumentierte jeden Schritt.

Beim Symposium *The History of Medical Education* in Los Angeles hielt Erna Lesky am 7. Februar 1968 den Vortrag „The Development of Bedside-Teaching at the Vienna Medical School" und am 13. Februar die „Kate Hurd Mead Lecture, Section on Medical History of the College of Physicians of Philadelphia and the Woman's Medical College of Pennsylvania" zu dem Thema „The History of Vienna General Hospital".[1563] Über beide Vorträge wusste das Bundesministerium für Unterricht Bescheid, bevor sie in die USA reiste.[1564] Die Reisen zu internationalen Kongressen wurden von Erna Lesky genau geplant. Sie habe ihren Assistenten „gepredigt", wie der Ablauf einer Konferenzteilnahme zu sein habe: „Flug und/oder Eisenbahn, gerade noch Hotel, Taxi, Vortrag, retour zum Hotel mit Taxi, Flug und/oder Eisenbahn nach Wien."[1565] Erna Lesky organisierte alles nach einem straffen Terminplan.

Am 5. Dezember 1968 feierte die Medizinische Fakultät der Universität Wien und das Institut für Geschichte der Medizin den 100. Geburtstag von Neuburger. Erna Lesky würdigte seine Verdienste für das Institut für Geschichte der Medizin in einen Bericht in der *Wiener klinischen Wochenschrift*.[1566] Das *Journal of the History of Medicine and Allied Sciences* betonte, wie andere internationale Fachjournale, wie wirksam ihre Bemühungen waren, „to forward the work and enhance the position of this famous institute which was founded by Max Neuburger".[1567] Das internationale Symposium *Gerard van Swieten und seine Zeit*[1568] vom 8. bis 10. Mai 1972 im Josephinum konzentrierte sich auf die Geschichte der Ersten Wiener Medizinischen Schule. Die Proceedings gab Erna Lesky mit dem Historiker Adam

Wandruszka (1914–1997)[1569] heraus. Alle Mitarbeiter und Mitarbeiterinnen Erna Leskys waren in die Organisation eingebunden, Skopec, Ausstellungskurator, trug die Verantwortung.[1570] Nach dem Bericht von Sablik in *Wiener Geschichtsblätter* trugen „Wissenschaftler des In- und Auslandes" durch ihre Vorträge zu einem „neuen Van-Swieten-Bild in der Geschichtsschreibung" bei. Das Symposium wurde im großen Festsaal der Universität Wien unter Ehrenschutz von Bundespräsident Franz Jonas (1899–1974) eröffnet. Erna Lesky hielt den Festvortrag „Gerard van Swieten: Auftrag und Erfüllung". „In prägnanten Worten" stellte sie die Biografie und die wissenschaftliche Arbeit des „großen Reformators" dar, beruhend auf intensivem Quellenstudium in österreichischen Archiven. „Die würdige Feier", an der Firnberg, Ministerium für Wissenschaft und Forschung, und Leodolter, Ministerium für Gesundheit und Umweltschutz, teilnahmen, wurde durch klassische Musik umrahmt und durch eine Kranzniederlegung am Van-Swieten-Denkmal im Arkadenhof der Universität Wien beendet.[1571]

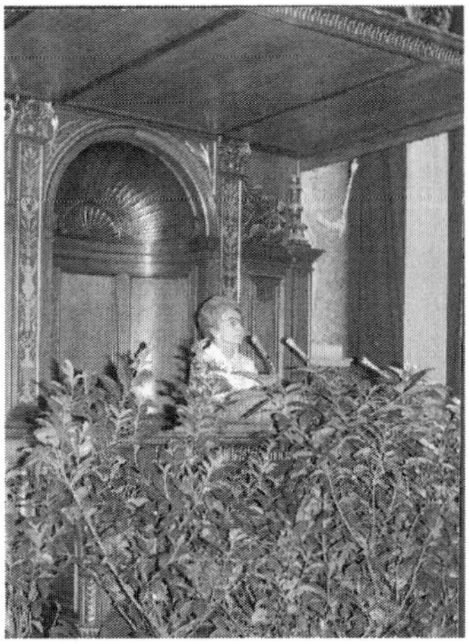

Abb. 62a Erna Lesky am Vortragspult. «Wien Uni 72». S/w Abzug 7 x 10 cm. Fotograf unbekannt (Signatur: PSf_Lesky 03, Universitätsarchiv Zürich).

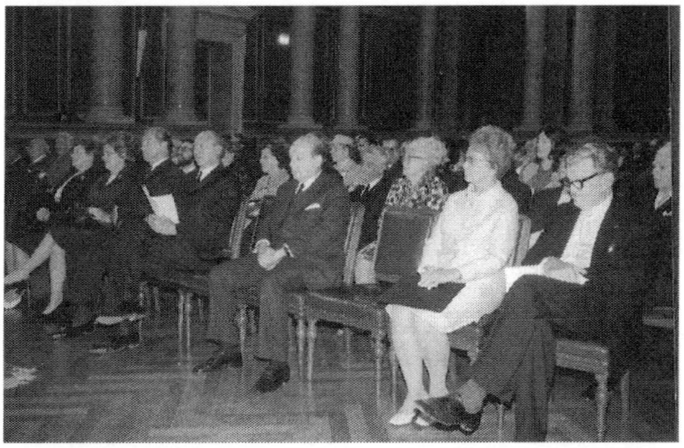

Abb. 62b Erna Lesky und Erwin Ackerknecht im Auditorium bei Veranstaltung an der Universität Wien. «Wien Mai 72». S/w Abzug 7 x 10 cm. Fotograf unbekannt (Signatur: PSf_Lesky 04, Universitätsarchiv Zürich).

Nachmittags wurde das Symposium im Lesesaal des Josephinums eröffnet. Das Rahmenprogramm bildete ein Empfang am Institut für Geschichte der Medizin, im Rektorat der Universität Wien und eine Einladung des Wiener Bürgermeisters zu einem Abendessen im Rathauskeller. Das Institut für Geschichte der Medizin lud zu einem Empfang mit Führung durch das Institut für Geschichte der Medizin mit seinen „medizinhistorischen Schätzen" ein und zum Besuch der Ausstellung „200 Jahre Wiener Medizin". Das Van-Swieten-Symposium wurde als „großer Erfolg angesehen" und sollte mit der Publikation der Vorträge eine „wissenschaftlich interessierte Öffentlichkeit" erreichen.[1572] Erna Lesky hatte ein wissenschaftliches Symposium als Event organisiert.

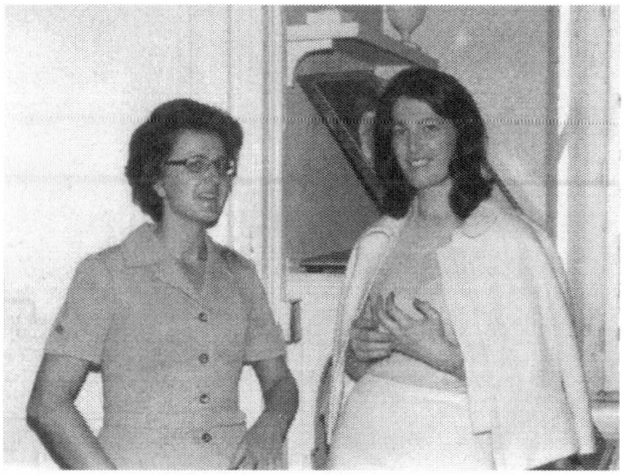

Abb. 63 Van Swieten Symposium im Institut für Geschichte der Medizin, Universität Wien, 10.5.1972, Erna Lesky mit Eva Rohl (TNL Albin Lesky 131.97, Sch 841, K 131.97.10.6, UAW).

Ihre Assistentin Eva Rohl, die mit Erna Lesky noch eine gemeinsame Publikation zu Gerard van Swieten verfasst hatte, [1573] verließ das Institut für Geschichte der Medizin nach vier Jahren und wurde 1973 in den Diplomatischen Dienst aufgenommen, wo ihre internationale Laufbahn begann.[1574]

Horn stellt die Verherrlichung von Gerard van Swieten und seine Darstellung als einen der „großen Männer" seiner Epoche in der Publikation zu diesem Symposium infrage. Sie kritisiert, dass Erna Lesky ihn als „Wissenschaftsorganisator", genialen Reformator des Bildungswesens und „sanitären Organisator der habsburgischen Monarchie" sieht. Für Erna Lesky löste der Gründer der „Ersten Wiener Schule" nicht nur in Wien einen „Innovationsschub" in der Medizin aus, sondern er beeinflusse auch die „Weltmedizin".[1575] Nach Horn konstruierte Erna Lesky einen „Mythos van Swieten", indem sie Eduard Winters Verständnis von „Josephinismus" rezipierte. Sein Konstrukt von den „Großen in Wien" spiegele sich bei Erna Lesky in der Wahl der Überschrift des Kapitels „Der Große aus Wien".[1576] Für ihre „verklärende Geschichte" interpretiere Erna Lesky „selektiv" Quellen, eine Medizinhistoriografie, die noch in der Tradition ihrer Wiener Vorgänger im 19. Jahrhundert stehe.[1577]

T. C. W. Blanning, für den Gerard van Swieten „perhaps the most important of all ‚Josephists'" ist, nimmt Bezug auf die Inhalte der Proceedings. Er findet die Beiträge von Ernst Wangerman über das „Bildungsideal", von Grete Klingenstein über Zensur, von Kálmán Beda über die Bildungsreform in Ungarn und Leskys Einleitung von besonderem Interesse.[1578] William J. McGill hebt hervor, dass Klingenstein Van Swieten „more distinctly as a man of enlightment than as a Catholic Leidener", vor allem aber als Reformer mit einer Vision sieht. McGill merkt jedoch an, dass vier der elf Aufsätze in den Proceedings sich nicht direkt auf Van Swieten beziehen, sondern nur auf seine Zeit, ein Aufsatz auf seinen Sohn Gottfried van Swieten (1733–1803). Nach seinem Verständnis dienen die Proceedings des Van-Swieten-Symposiums

"best to underline and clarify aspects of our understanding of Van Swieten rather than to provide us with striking new insights or a balanced introduction to his life and times."[1579]

Bereits 1964, bei der Tagung der International Academy of the History of Medicine in Basel, wurde Erna Lesky zum „assistant editor“ der International Academy gewählt. Von 1966 bis 1973 war sie Herausgeberin ihres Publikationsorgans *Clio Medica*,[1580]

"the only periodical aiming specifically at an international audience [...] *founded* [...] *at a time of optimism about cross-national fertilization of ideas and approaches in the development of the field."*[1581]

Alle Entscheidungen in Bezug auf die Publikationen in *Clio Medica* traf Erna Lesky auch in dieser Funktion ohne Absprache mit anderen Mitgliedern der International Academy:

"In the early years Erna Lesky was Clio Medica, singlehandedly making all decisions. She carried out all the correspondence by her own, decided on book reviews and provided authors with editorial assistance."[1582]

Erna Lesky entschied, was in *Clio Medica* publiziert werden sollte. Sie übernahm ein immenses Arbeitspensum und erhielt dafür allein die Meriten:

"Clio Medica's *first official editors were the presidents of the International Academy, but to Erna Lesky, the Assistant Editor and Director of the Institute for the History of Medicine of the University of Vienna, must go the credit for getting the journal well established and recognized during eight years of devoted and unpaid service. She became the actual editor in 1970. Her editorship was marked by the publication of substantive papers by a number of leading scholars that are often overlooked in recent historiography."*[1583]

Bei der Tagung der International Academy of the History of Medicine in Liege, im November 1967, wurde Erna Lesky zum „Honorary Vice-President“ ernannt.[1584] 1970 berichtete Erna Lesky dem Bundesministerium für Wissenschaft und Forschung über eine ihrer Institutsbroschüren in Englisch, die das Bundesministerium für Auswärtige Angelegenheiten von der Österreichischen Botschaft in New Delhi „auf direktem Wege“ an das Wiener Institut für Geschichte der Medizin gesendet habe. Sie dankte dem Bundesministerium für Auswärtige Angelegenheiten jedoch nicht selbst, sondern ersuchte das Bundesministerium für Wissenschaft und Forschung, „dafür ihren Dank zu übermitteln“. „Gleichzeitig“ bat sie, „die Österreichische Botschaft in New Delhi aufmerksam zu machen, daß sie bereits im

Oktober 1969 einen Bericht über das Institut für Geschichte der Medizin verfasst habe. Er werde „in der von ihr redigierten Zeitschrift der International Academy of the History of Medicine, *Clio Medica,* [...] demnächst erscheinen".[1585] Erna Lesky involvierte alle Institutionen, die über ihre internationalen Erfolge und Leistungen informiert sein sollten. Sie wusste, wie Public Relations professionell funktionieren.

Das Format von *Clio Medica* bestimmte die Medizinhistorikerin, solange sie Herausgeberin dieses medizinhistorischen Journals der International Academy of the History of Medicine war. 1970 wurde Erna Lesky der „Esculape d'or" verliehen, die höchste Auszeichnung, welche die International Academy of the History of Medicine vergeben konnte. Von 1971 bis 1973 war sie ihr „Secretary General".[1586] Für September 1973 organisierte Erna Lesky in dieser Funktion im Josephinum das Symposium *Wien und die Weltmedizin.* Präsident Frederick Noël Lawrence Poynter (1908–1979), 1964 bis 1973 Leiter des Wellcome Institute of the History of Medicine, wies in seinem Referat auf Neuburger als Gründer des Instituts hin und auf den Einfluss „der klassischen medizinischen Schule Wiens" auf ganz Europa.[1587] Er bestärkte damit Erna Lesky, die in dieser Konferenz über den Einfluss der Wiener Medizin auf die Entwicklung westlicher medizinischer Konzepte und Praktiken sprach.[1588] Erst nach der Tagung der International Academy of the History of Medicine in Wien legte Erna Lesky die Herausgabe von *Clio Medica* zurück.[1589]

Während sich Erna Lesky in *Die Wiener medizinische Schule im 19. Jahrhundert* primär auf Biografien von berühmten Medizinern und die Geschichte ihrer Institute konzentrierte, entschied sie sich in der Publikation des Symposiums *Wien und die Weltmedizin*[1590] für das Label „Wiener Medizin ist Weltmedizin". Sie kreierte damit eine Marke, die sie öffentlichkeitswirksam präsentierte. Sie kannte die Bedeutung von strategischem Marketing, auch im Bereich des Wissenschaftsmanagements.

„Erlauben Sie, daß ich Ihnen mit beiliegender Ablichtung vor Augen führe, welche mannigfaltige Wirkung unser Institut und die Wachspräparate ausüben. Wir hatten vorige Woche gleich zweimal das Deutsche Fernsehen in unserem Institut. [...] So suchen wir auf jede Weise die Aufgabe unseres Institutes als eines kulturellen Botschafters von Österreich zu erfüllen",[1591]

schrieb Erna Lesky an das Bundesministerium für Wissenschaft und Forschung. Für Koelbing war sie die „Botschafterin österreichischer Kultur".[1592] Diese Funktion repräsentierte sie nicht nur in Geschichte der Medizin, sondern auch in Geschichte der Pharmazie. Beim *International Congress of the History of Pharmacy* in Innsbruck hielt Erna Lesky die Eröffnungsvorlesung „Clinical drug research in the 18th century".[1593] Sie war präsent, wenn medizinhistorische oder wissenschaftshistorische Themen bei Tagungen und Kongressen erörtert wurden.

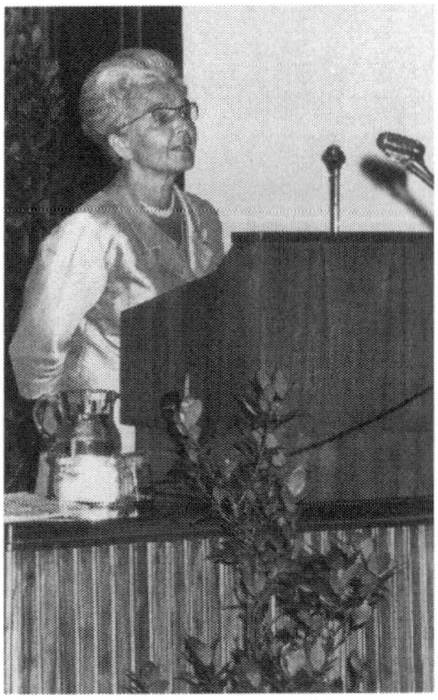

Abb. 64 Erna Leskys Vortrag bei einem Fortbildungskurs der Oberösterreichischen Ärztekammer 1967 (TNL Albin Lesky 131.97, Sch 840, K 131.97.06, UAW).

Die Teilnahme an der Sitzung des Organisationskomitees der Ersten Konferenz für Medizingeschichte der Donauländer am 15. Juni 1972 in Budapest eröffnete weitere Perspektiven für die „Botschafterin österreichischer Kultur". „Österreich", berichtete Erna Lesky dem Ministerium für Wissenschaft und Forschung in Wien, sei in Geschichte der Medizin „naturgemäß [...] ein besonderer Platz gesichert". Sie verstand auch diese Konferenz als „ein Stück österreichische Kulturpropaganda". Die Konferenz fand im Semmelweis-Museum unter Vorsitz von Direktor Emil Schultheisz (1923–2014) und in Anwesenheit von Vizedirektor József Antall (1932–1993), sowie Vertretern der Tschechoslowakei und von Jugoslawien statt. Der Präsident der Rumänischen Gesellschaft für Medizingeschichte ließ sich entschuldigen, vermittelte aber „telegraphisch sein lebhaftes Interesse an dem Zustandekommen der Konferenz".[1594] Das Ziel der Konferenz war die Darstellung der „gemeinsamen bildungs- und gesundheitspolitischen Probleme" der Donauländer. Als Vortragsthemen sollten die „wechselseitigen Beziehungen zwischen den medizinischen Zentren des Donauraums" gewählt werden und für den Donauraum „eigentümliche Krankheitsformen (*morbus Hungaricus, Skerlievo*)". Die erste Konferenz für Medizingeschichte des Donauraums war für Mai 1975 in Belgrad geplant und sollte mit einem Festvortrag von Erna Lesky eröffnet werden.[1595] Wissenschaftliche Beziehungen zwischen westeuropäischen Ländern mit demokratischer Regierung und den osteuropäischen mit kommunistischer Regierung waren 1975 politisch noch problematisch. Erna Lesky versuchte trotzdem mit Vertretern europäischer medizinhistorischer Gesellschaften, mit dem „Donauraum" als gemeinsamer Klammer, ein Netzwerk für medizinhistorische Forschung zu bilden. Da in Österreich keine Gesellschaft für Geschichte der Medizin gegründet worden war – es gab nur das Wiener Institut für Geschichte der Medizin –, nahm Erna Lesky allein den Auftrag wahr, „ein Stück österreichische Kulturpropaganda" im Donauraum zu verankern.

Nach der Tagung in Budapest traf Erna Lesky in Wien regelmäßig Antall, 1990 bis 1993 Ministerpräsident von Ungarn, Bibliothekar, Leiter des Semmelweis-Museums für Geschichte der Heilkunde in Budapest und Medizinhistoriker.[1596] Schultheisz, 1974 bis 1984 Gesundheitsminister der Ungarischen Regierung, besuchte Erna Lesky oft im Wiener Institut für Geschichte der Medizin. Sablik bezeichnet Erna Leskys internationale Verbindungen als „großartig". Sie korrespondierte mit allen Leitern der Institute für Geschichte der Medizin in Deutschland, empfing sie in ihrem Institut in Wien oder lud sie zu Vorträgen ein. Ferner hatte Erna Lesky gute Kontakte zu Instituten für Geschichte der Medizin in der Türkei und in Italien.[1597] Erna Lesky demonstrierte im Aufbau der Netzwerke internationaler Beziehungen, dass sie dafür verantwortlich war und als Organisatorin im Ranking internationaler Medizinhistoriker und Medizinhistorikerinnen ganz oben stand.

4. Akademische Statussymbole

Mitgliedschaften und Leitungspositionen in internationalen medizinhistorischen Organisationen waren für Albin und Erna Lesky nicht nur ein Beweis ihrer wissenschaftlichen Reputation, sondern auch Statussymbole wissenschaftlicher Exzellenz. 1964 wurde Erna Lesky zum wirklichen Mitglied der Académie international d'histoire de la médicine gewählt.[1598] Am 24. November 1965 wurde sie „in Anerkennung hervorragender wissenschaftlicher Leistungen" zum korrespondierenden Mitglied der Deutschen Akademie der Naturforscher, Leopoldina, ernannt.[1599] Die Leopoldina-Sektion „Geschichte der Naturwissenschaften und Medizin" verstand sich nach dem Zweiten Weltkrieg als „gesamtdeutsches und zugleich international ausgerichtetes Forum", auch wenn bis 1989 kein Medizinhistoriker und keine Medizinhistorikerin aus der DDR zum Mitglied gewählt wurden.[1600] Als Nationale Akademie der Wissenschaften Leopoldina, 1965 wieder bestimmt von Weltoffenheit und Toleranz, leitete sie die Ernennungsurkunde für Erna Lesky mit einer Erklärung über den Wert der Naturwissenschaften und der Heilkunde für „das Wohlergehen der Menschen [und] des Friedens zwischen den Völkern" ein:

„Das Bewußtsein der Ohnmacht des einzelnen gegenüber dem ungeheuren Forschungsgebiet der Naturwissenschaften und der Heilkunde, die Erkenntnis der Kraft, die dem einmütigen Zusammenwirken einer Gemeinschaft geistig tätiger Personen verliehen ist, die Überzeugung, daß ernste wissenschaftliche Arbeit den einzelnen veredelt und hebt, das Wohlergehen der Menschen fördert und

ein Band des Friedens zwischen den Völkern knüpft, vereinigten die Stifter der Akademie zu einem festen Bunde. Stolz auf die ausgezeichneten Namen, die in ihrer Matrikel geführt werden [...] und nicht minder stolz auf ihre hervorragenden lebenden Mitglieder begrüßt die Akademie Sie in der Sicherheit, daß Sie im Sinne ihrer Gründer weiterhin mit voller Schaffensfreude und aller Ihrer Kraft mitwirken werden.“[1601]

Das Motto auf Erna Leskys von der Leopoldina verliehenen Urkunde lautete „Die Natur zu erforschen zum Segen der Menschheit“.[1602] 1970 wählte sie die Nationale Akademie der Wissenschaften Leopoldina als „erste weibliche Adjunktin oder Senatorin, also Repräsentantin ihrer Region“.[1603] Erna Lesky war Mitglied der Schwedischen Gesellschaft der Ärzte und der Spanischen Gesellschaft für Geschichte der Medizin. 1967 wurde sie in Paris zum Mitglied der Internationale d'Histoire des Sciences gewählt.[1604] Im selben Jahr wurde die Medizinhistorikerin Ehrenmitglied der Griechischen Gesellschaft für Geschichte der Medizin.[1605] Am 11. November 1968 wurde sie in Budapest bei der Eröffnungssitzung der Semmelweis-Gedenkwoche zum Ehrenmitglied des Verbandes medizinischer Gesellschaften in Ungarn ernannt und erhielt zugleich das Diplom für die Ehrenmitgliedschaft der Ungarischen Gesellschaft für Geschichte der Medizin. Nur fünf Tage später wurde Erna Lesky bei der Eröffnungssitzung des Boerhaave-Jubiläums in Leiden von der Universität Leiden die Boerhaave-Medaille verliehen.[1606] 1972 wurde Erna Lesky Ehrenmitglied der Jugoslawischen Gesellschaft für Geschichte der Medizin und erhielt die große Goldene Medaille der Stadt Wien verliehen.[1607] Der Komponist Robert Stolz bedankte sich für die Ehrung seiner Nichte bei „Vizebürgermeister“ Gertrude Fröhlich-Sandner (1926–2008):

„Es ist mir ein Herzensbedürfnis, Ihnen nochmals für die einmalige, faszinierende Art, in der sie die Ehrungen der für besondere Dienste seitens der Stadt Wien mit der großen goldenen Medaille ausgezeichneten Persönlichkeiten gestern vorgenommen haben, zu danken. Sie wissen, dass darunter auch unsere Nichte, Frau Prof. Dr. Erna Lesky, die das Josephinum: das einzige Institut der Geschichte der Medizin in Europa (wenn nicht der Welt), ins Leben gerufen hat, war. Voll Bewunderung, Rührung und Dankbarkeit lauschten wir ergriffen Ihrer Laudatio, die Sie mit so viel Herz und so viel Charme mit einer persönlichen, unnachahmlichen, echt fraulichen Note hielten.“[1608]

Der Mythos von Größe und Berühmtheit des Wiener Instituts für Geschichte der Medizin, den Erna Lesky geschaffen hatte, beeindruckte die Familie.

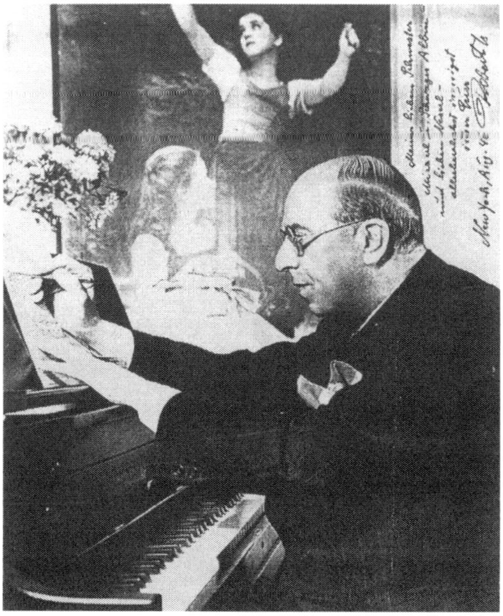

Abb. 65 Robert Stolz, mit Widmung an die Eltern von Albin Lesky, New York 1946 (TNL Erna Lesky 131.15, SCH 132, M 70/3).

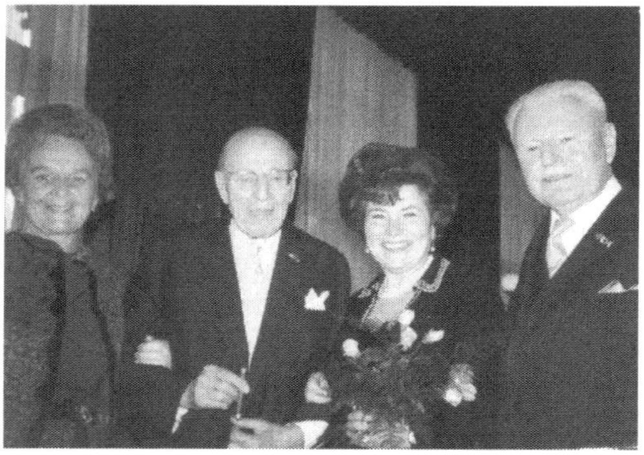

Abb. 66 Albin und Erna Lesky mit Robert und Einzi (Yvonne Louise) Stolz, (TNL Albin Lesky 131.97, Sch 839, K 13.97.04, 7 UAW).

So nahm es Stolz[1609] als das „einzige Institut der Geschichte der Medizin in Europa (wenn nicht der Welt)“ wahr.[1610]

An Erna Lesky schrieb er in einem Brief, dass er und seine Frau Einzi (Yvonne Louise) „richtig stolz“ auf sie seien, denn sie sei „die erste Frau, die die höchste Spitze des Erfolges in ihrem Bereich erklommen“ habe. Er unterzeichnete den Brief mit „in tiefster Bewunderung“.[1611]

Am 24. Mai 1976 wurde Erna Lesky vom Präsidenten der Deutschen Gesellschaft für Geschichte der Medizin, Naturwissenschaft und Technik, Gunter Mann, die Karl-Sudhoff-Plakette verliehen. Die Auszeichnung, die 1923 zum 70. Geburtstag von Sudhoff erstmals verliehen wurde, erhielten alle fünf Jahre berühmte Medizinhistoriker und Medizinhistorikerinnen „for outstanding achivements in the field of history of medicine“. Die Sudhoff-Medaille repräsentiere „the highest German distinction for medical historians“, so Thomas R. Forbes.[1612] Am 25. Mai 1977 überreichte der Bundesverband der Ärzte des Öffentlichen Gesundheitsdienstes der Bundesrepublik Deutschland Erna Lesky die Johann-Peter-Frank-Medaille.[1613]

1978 erhielt Erna Lesky als erste Frau von der Universität Zürich ein Ehrendoktorat „als Anerkennung für ihre wissenschaftlichen Verdienste“. Davor erhielten Frauen das Ehrendoktorat für „humanitäres und soziales Wirken“.[1614] Seit 1970 war sie Ehrenmitglied der Schweizer Gesellschaft für Geschichte der Medizin.[1615] Die Medizinische Fakultät der Universität Zürich verlieh

„die Würde eines Doktors der Medizin ehrenhalber Frau Prof. Dr. phil. Dr. med. Erna Lesky […] *der vorbildlichen Medizinhistorikerin, die die Geschichte*

der Heilkunde als Teilerscheinung der geistigen und sozialen Entwicklung Europas mit großer wissenschaftlicher Sorgfalt erforscht und in vollendeter Form und Sprache darstellt. Mit unserem Land in tiefer Sympathie verbunden, hat sie uns auch das Wirken bedeutender Schweizer Aerzte [!] *besser verstehen gelehrt.*"[1616]

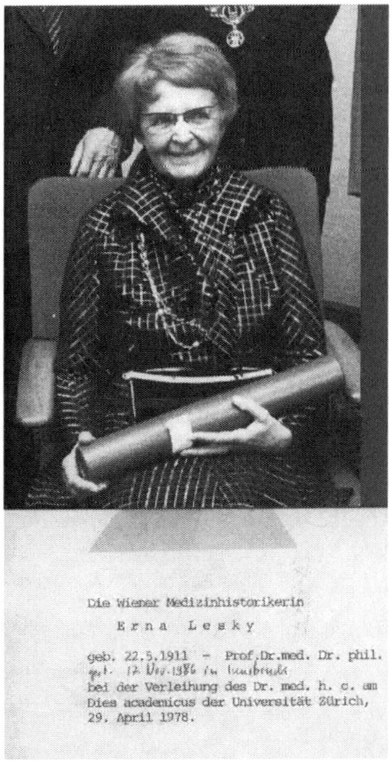

Abb. 67 Erna Lesky. Porträt. Verleihung der Ehrendoktorwürde der Universität Zürich am *Dies academicus* 29.4.1978. S/w Abzug 10,5 x 14,5 cm. Medienfotograf (Signatur: PSf_Lesky 01 und 02, Universitätsarchiv Zürich). Publiziert in: NZZ 02.05.1978 Nr. 100, Seite 45. Uni Mitteilungsblatt des Rektorats 78. Zürich Juni 1978.

Erna Lesky führte den akademischen Titel Dr. med. hc. erst in ihren amtlichen Dokumenten an, nachdem ihr das Bundesministerium für Wissenschaft und Forschung bestätigt hatte, den akademischen Titel offiziell zu führen. Sie hatte dafür um Erlaubnis angesucht.[1617]

Die zahlreichen akademischen Ehrungen und Auszeichnungen dienten sowohl Erna als auch Albin Lesky zur Einordnung im hierarchischen Ranking der Scientific Community.

Die Verleihung von Auszeichnungen und Ehrungen wurde in einem längeren Prozess von verschiedenen Akteuren entschieden. Als Erna und Albin Lesky Institute an der Universität Wien leiteten, waren in den Entscheidungsgremien kaum Frauen zu finden. Männer verliehen Wissenschaftlern und Wissenschaftlerinnen durch akademische Würden Prestige und Macht. Die in verschiedenen Sitzungen getroffenen Entscheidungen waren nach außen sichtbar protokolliert, wurden aber intern von verschiedenen Netzwerken gesteuert.[1618] „Gesellschaftliche Aushandlungsprozesse" in Gremien, die mit Männern besetzt waren, entschieden, wer auszeichnungs- und „gedenkwürdig" ist.[1619]

5. Lehre und Forschung eines „Hellenen"

Auch Albin Lesky verstand es, sich selbst zu inszenieren: als Gelehrter, als Wissenschaftspolitiker, als begabter Redner sowie als sportlicher Lehrer. Der Byzantinist Hunger erinnerte sich aus seiner Studienzeit „an den sportlichen jungen Universitätslehrer, der in zwei elastischen Sprüngen die damals noch viel höhere Kathedra im Hörsaal 34 der Universität emporeilte".[1620] Ernst Gegenschatz erwähnte, dass Albin Lesky fast jeden Alpenpass mit dem Fahrrad mit seiner Frau überquert habe und besonders den Bergen in der Schweiz „in einer fast romantisch anmutenden Zuneigung verbunden" gewesen sei.[1621] Albin Lesky habe sein Umfeld durch seine Persönlichkeit beeindruckt. Seine Vorlesungen an der Universität Wien wurden um 8 Uhr morgens „um des rhetorischen Ereignisses willen" besucht.[1622] Anneliese Paul, ehemalige Professorin für Griechisch und Latein an einem Wiener Gymnasium, hat ihre „Studienzeit" am Institut für Klassische Philologie an der Universität Wien in sehr positiver Erinnerung:

„Mein ‚Dissertationsvater' 1964 war Prof. Walther Kraus, Prof. Lesky war der zweite Begutachter. An Prof. Lesky bewunderte ich bei seinen Vorlesungen seine beeindruckende und mitreißende Rhetorik und Lebendigkeit im Vortrag, die für mich später während meiner Lehrtätigkeit am Gymnasium (Fichtnergasse 15, 1130 Wien) und als Lektor beim Vorbereitungskurs für Ergänzungsprüfungen ‚Einführung in das Griechische' an der Universität Wien Vorbild wurde, wobei mir wesentlich war, durch meine Begeisterung zu infizieren."[1623]

In der Nachwuchsförderung unterschied sich Albin Lesky wesentlich von Erna Lesky. Er habe manche Assistenten in ihrer Karriere bei Berufungen oder in der Neugründung von Instituten unterstützt, wie zum Beispiel das Institut für Byzantinistik der Universität Wien, geleitet von Hunger.[1624] An der Österreichischen Akademie der Wissenschaften war Albin Lesky wegen „seinem didaktischen Geschick [...] und seiner souveränen Rhetorik" beliebt. Durch seine „glänzenden Akademiereden" erhielt er einen Nimbus fachlicher Unantastbarkeit.[1625] Albin Lesky sei kein „trockener Stubengelehrter" gewesen, denn er habe sich auch der Musik, Kunst und Literatur gewidmet. Mit seinen Schilderungen über Erlebnisse in Theatern, Museen, Konzertsälen oder in der Natur habe er sein Auditorium begeistert, „weil alles was er zu berichten wusste, in eine Welt von Heiterkeit und Humor versetzt schien".[1626] Diese positive Grundhaltung Albin Leskys bestimmte auch sein Privatleben. Er war Mitglied der „Schlaraffia",[1627] einer „weltweite[n] Vereinigung von Männern, die der Pflege von Kunst, Freundschaft und Humor verpflichtet sind." „*In arte voluptas*", in der Kunst liegt das Vergnügen, ist das Leitmotiv dieser Vereinigung.[1628]

Am 7. Juli 1966 feierte Albin Lesky seinen 70. Geburtstag oder genauer, er ließ sich feiern. Kraus gab zu diesem Jubiläum seine *Gesammelten Schriften. Aufsätze und Reden zu antiker und deutscher Dichtung und Kultur*[1629] heraus. Im Vorwort erklärt Kraus, warum sich „Freunde und Schüler Albin Leskys" entschieden, „dem verehrten Mann zu seinem siebzigsten Geburtstag ein dauerndes Zeugnis ihrer dankbaren Verbundenheit darzubringen":

„Es ist schon oft ausgesprochen worden, daß die sinnvollste Feier des Jubiläums eines bedeutenden Gelehrten darin besteht, seine kleineren Arbeiten zu sammeln und in einer einheitlichen Publikation der Öffentlichkeit aufs neue [!] *vorzulegen. Das hat nicht nur den praktischen Vorteil, daß Aufsätze, die mitunter an entlegenen Orten, auch außerhalb der speziellen Fachliteratur, erschienen sind, leichter zugänglich werden; es bringt den wesentlicheren Gewinn, daß Einheit und Umfang einer sich über mehrere Jahrzehnte erstreckenden wissenschaftlichen Produktion mit einem Blick überschaut werden können, die leitenden Gedanken und Grundanschauungen hervortreten, daß gerade aus vielen Arbeiten über verschiedene Gegenstände die Persönlichkeit des Forschers deutlich wird und der Platz, den er in der Geschichte der Wissenschaft einnimmt.“*[1630]

Frederick M. Combellak stellt in seiner Rezension zu dieser Festschrift fest: „The book is elegant throughout and should please not only Lesky's admirers but also Lesky himself." Das Buch sei „a rich harvest from a great scholar's learned life“.[1631] Das Buch *Thalatta. Der Weg der Griechen zum Meer*[1632] sieht Hunger als „das schönste und liebenswürdigste Zeugnis“ des „Hellenen Lesky“.[1633] In zahlreichen Publikationen eröffne Albin Lesky „einer breiten Öffentlichkeit unermüdlich“ den Zugang zum „hellenistischen Erbe“ und dessen Einfluss auf die Kultur des Abendlandes. Jede Generation müsse sich ihr eigenes Bild der Antike erarbeiten, da es „die Antike an sich“ für uns nicht gebe. „Der griechische Mythos“ sei Albin Leskys Forschungsschwerpunkt, doch „seine größte Liebe“ sei die griechische Tragödie gewesen. Er fühlte „sich einer Humanität verbunden, die eine besondere Ausprägung der Achtung vor allem Lebendigen darstellt“.[1634]

Sein Hauptwerk, *Geschichte der griechischen Literatur,*[1635] sei zu einem „unentbehrlichen Handbuch“ geworden. Es sei „mehrmals neu bearbeitet“ und in verschiedene Sprachen übersetzt worden, unter anderen ins Japanische.[1636] Die erste Ausgabe erschien im April 1957 „in mehreren Lieferungen“, 1971 erschien es in dritter und letzter, überarbeiteter Auflage. Das Handbuch *Geschichte der griechischen Literatur* ist auch als Taschenbuch erhältlich.[1637] Für Römer gehört *Geschichte der griechischen Literatur* „zur wissenschaftlichen Weltliteratur“,[1638] für Hunger ist es „die Krönung des Lebenswerkes“, ein „Meisterwerk“, inhaltlich und formal. Für ihn war Albin Lesky „einer der größten klassischen Philologen“ des 20. Jahrhunderts. Er sei ein „Meister in der Einzelinterpretation“ und der „Synthese“ gewesen. Er habe den Humanismus „in einem großen Bogen“ gezeichnet, von der Antike über Goethe bis zur Gegenwart. Albin Lesky sei kein „rezeptiver“

sondern ein „schöpferischer Forscher“ gewesen.[1639] Wenn ein Kollege versuchte, das Versmaß in griechischen Epen methodisch zu erfassen und genauer zu analysieren, habe er das abgelehnt. Griechische Literatur habe Albin Lesky als das Produkt „schöpferischen Geistes“ gesehen.[1640] Albin Leskys Publikationen beeindruckten sowohl Studierende als auch Wissenschaftler und Wissenschaftlerinnen aus ganz Europa. Allein der Name Albin Lesky ermöglichte einer ehemaligen Studentin in Griechenland Kontakte zu einem griechischen Wissenschaftler:

„Unter Prof. Leskys Publikationen stach seine ‚Geschichte der Griechischen Literatur‘ besonders hervor, die unter anderem auch ins Neugriechische übersetzt wurde. In Griechenland war Prof. Lesky sehr bekannt und geschätzt und war Ehrendoktor der Universität Athen und Thessaloniki. Es war sehr hilfreich, sich in Griechenland als seine Schülerin auszugeben, wenn man mit griechischen Wissenschaftlern in Kontakt kommen wollte, so ich mit Prof. Marinatos auf Santorin.“[1641]

Ein weiters seiner wichtigsten Werke, *Die tragische Dichtung der Hellenen,*[1642] das 1956 erschien, lag 1971 in dritter, neu bearbeiteter Auflage vor und wurde in mehrere Sprachen übersetzt.[1643] Es seien, so Römer, „meisterhafte Werkanalysen“, die einen „souveränen Überblick über die Forschung“ geben. Albin Lesky behandelte große Forschungsthemen wie die „Frage nach Sinn und Wesen des Tragischen“ oder die „Probleme[...] der Entwicklung des griechischen Dramas“.[1644] Sein Werk zeige das „Bemühen“, nicht nur der „Fachwelt“ Wissen zu vermitteln, sondern auch einer „interessierten Öffentlichkeit“.[1645]

Anmerkungen

1511 Vgl. Kriechbaumer, *Die Ära Kreisky*, 1–2.

1512 Vgl. Manfred Prieschnig, Im Land der Ambivalenzen – Mentalitäten zwischen Möglichkeit und Wirklichkeit, in: Kriechbaumer (Hg.), *Österreichische Nationalgeschichte nach 1945*, 639–676, 653.

1513 Vgl. Kriechbaumer, Der lange Weg in die Moderne, in: ebd., 35.

1514 Vgl. Kriechbaumer, *Die Ära Kreisky*, 5.

1515 Siehe dazu auch Oliver Rathkolb, Die Kreisky-Ära 1970–1983, in: Rolf Steininger/Michael Gehler (Hg.), *Österreich im 20. Jahrhundert*, Bd. 2: *Vom Zweiten Weltkrieg bis zur Gegenwart*, Wien–Köln Weimar: Böhlau 1997, 305–355.

1516 Vgl. Thomas Rehor, „Gegen das Sterben vor der Zeit" – Die Gesundheitspolitik in der Ära Kreisky, in: Nemec/Hofer/Seebacher/Schütz (Hg.), *Medizin in Wien nach 1945*, 403–423, 404. Siehe dazu Margaretha Kopeinig, *Das Kreisky-Prinzip: im Mittelpunkt der Mensch*, Wien: Czernin 2009.

1517 Vgl. Reinhold Kerbel, Der österreichische Mutterkindpass, in: *Mitteilungen der ÖGKJ, Monatsschrift Kinderheilkunde* 169 (2021), 87–88, 87–88.

1518 Die Autorin dankt em. Univ.-Prof. Dr. Sepp Leodolter, ehemaliger Leiter der Klinischen Abteilung für Allgemeine Gynäkologie und gynäkologische Onkologie an der Universitätsklinik für Frauenheilkunde der Medizinischen Universität Wien, dass er die Fotos für dieses Buch zur Verfügung stellte.

1519 Vgl. Kriechbaumer, Der lange Weg in die Moderne, in: ders. (Hg.), *Österreichische Nationalgeschichte nach 1945*, 35.

1520 Vgl. ebd., 38.

1521 Vgl. Kriechbaumer, *Die Ära Kreisky*, 13.

1522 Vgl. ebd., 24.

1523 Vgl. Kriechbaumer, Der lange Weg in die Moderne, in: ders. (Hg.), *Österreichische Nationalgeschichte nach 1945*, 35.

1524 Vgl. Kriechbaumer, *Die Ära Kreisky*, 2.

1525 Vgl. ebd., 15.

1526 Vgl. Landweer/Newmark, Das Geschlecht der Autorität, in: Landweer/Newmark, *Wie männlich ist Autorität*, 7.

1527 Vgl. Prischnig, Im Land der Ambivalenzen, in: Kriechbaumer (Hg.), *Österreichische Nationalgeschichte nach 1945*, 660.

1528 Vgl. Schriftliche Information von Karl Sablik, Wien, 21.1.2019.

1529 Vgl. Rathkolb, *Die paradoxe Republik*, 138–139.

1530 Vgl. Kriechbaumer, Der lange Weg in die Moderne, in: ders. (Hg.), *Österreichische Nationalgeschichte nach 1945*, 38.

1531 Zit. Erna Lesky, maschinschriftlicher Brief an Karl Hruby, Innsbruck, 30.9.1986. TNL Erna Lesky 131.15, Sch 129, M 55, Korrespondenz 1985– 1986 (1), UAW.

1532 Vgl. Reiter-Zatloukal, Restauration – Fortschritt – Wende, in: Ash/Ehmer (Hg.), *Universität – Politik – Gesellschaft*, 474.

1533 Vgl. Manfried Welan, Die neue Universitätsorganisation oder Die dritte Organisationsform seit 1945, in: Ada Pellert/Manfried Welan (Hg.), *Die formierte Anarchie. Die Herausforderung der Universitätsorganisation*, Wien: WUV 1995, 113–145, 117, zit. ebd., 462.

1534 Vgl. ebd., 474.

1535 Vgl. ebd., 475.

1536 Vgl. Hubenstorf, Von Erfolg und Tragik einer Medizinhistorikerin, in: Meinel/Renneberg (Hg.), *Geschlechterverhältnisse in Medizin, Naturwissenschaft und Technik*, 104. Durch die persönliche Auseinandersetzung des Medizinstudenten Hubenstorf mit Erna Lesky ist anzunehmen, dass dieser Aufsatz über ihren „Erfolg" und ihre „Tragik" durch die fehlende Distanz auch etwas subjektiv gefärbt sein kann.

1537 Vgl. Schriftliche Information von Karl Sablik, Wien, 21.1.2019.

1538 Siehe Karl Sablik, *Julius Tandler. Mediziner und Sozialreformer*. Eine Biographie. Geleitwort von Univ.-Prof. Dr. Alois Stacher, Wien: A. Schendl 1983.

1539 Vgl. Schriftliche Information von Karl Sablik, Wien, 21.1.2019.

1540 Siehe schriftliches Interview mit Manfred Skopec, Wien, 21.4.2015: Für Erna Lesky zählten „nur Mediziner". Historiker wie Sablik oder Anglisten wie er, seien für Erna Lesky an ihrem Institut „Hilfskräfte" für ihre medizinhistorische Forschung gewesen. Sie habe sie von Habilitationen und damit von Professuren und Leitungspositionen am Institut für Geschichte ausgeschlossen.

1541 Vgl. Kriechbaumer, *Die Ära Kreisky*, 2.

1542 Zit. Albin Lesky, Karikaturen Die „Neue Linke" und das Ministerium, o. D., o. O. TNL Albin Lesky INV. 131.97, Sch 844. K 131.97.23, UAW. In der Karikatur dazu wird die „Neue Linke" als junge Frau mit rotem Minikleid, wallenden langen Haaren und roten Stiefeln dargestellt. Sie lenkt einen Streitwagen Richtung Osten und hält das Ministerium, dargestellt durch zwei Männer, am Zügel.

1543 Zit. ebd. Die „Neue Linke" und Verlust der Geistesfreiheit. In der Karikatur dazu werden die „Entwürfe" durch Schlangen symbolisiert, welche die „Neue Linke" in ein Gefäß gibt und von dort in die „Alma Mater Rudolphina" kriechen lässt.

1544 Zit. ebd. „Die Neue Linke" betreibt Hochschuldidaktik: Die Karikatur dazu stellt die „Neue Linke" dar, die das Bildungssystem in Form einer Gans stopft.

1545 Zit. ebd. Die Karikatur dazu zeigt die „Neue Linke", die Bücher in eine Presse wirft, aus der ein „Einheitsbrei" fließt, den das Bildungssystem, „die Gans", frisst.

1546 Zit. ebd. Die „Neue Linke" und der totale Staat. In der Karikatur dazu formt die „Neue Linke" aus verschieden aussehenden, spielenden Kindern Figuren, die, aneinandergereiht, alle gleich aussehen. Siehe E-Mail von Kurt Smolak, Wien, 18.1.2023: Im Rahmen der 600-Jahr-Feier der Universität Wien stellte Albin Lesky die vier klassischen Fakultäten vor und rezitierte zur „alten Philosophischen Fakultät" ein Gedicht „in freien Rhythmen und großteils ungereimt": „Und da [o. ä.] aus lichten Birken ein Hain, sind herrliche Frauen darin; es werden wohl Musen sein: Sie singen vom ewigen Schönen". Albin Leskys Gedichte in diesem eher naiven Stil finden sich nicht nur in seinem Nachlass.

1547 Vgl. Albin Lesky, Karikaturen Die „Neue Linke" und die Zerstörung der Kultur, o. O., o. D. TNL Albin Lesky INV. 131.97, Sch 844. K 131.97.23, UAW.

1548 Zit. ebd. Die „Neue Linke und die Universität". In der Karikatur dazu hält die „Neue Linke" ein Buch in der Hand, aus dem eine Flüssigkeit fließt. Sie steht mit ihren roten Stiefeln auf Bücherstapeln.

1549 Vgl. Schachermeyr, Albin Lesky zum Gedenken, 4. PA Albin Lesky M 1/5, AÖAW.

1550 Zit. ebd., 4.

1551 Vgl. ebd., 5.

1552 Vgl. Herter, Albin Lesky. Nachruf, in: *Gnomon* 53 (1981) 5, 505. Siehe Kurt Smolak, Albin Lesky. Curriculum Vitae. Manuskript für die Österreichische Akademie der Wissenschaften. Der Verein „Gesellschaft der Freunde des Humanistischen Gymnasiums" wurde mit Fachkollegen von Albin Lesky als Obmann gegründet. 1957 wurde die Wiener Humanistische Gesellschaft gegründet. Ihr Mitglied Kurt Smolak hat diesen CV von Albin Lesky für die Österreichische Akademie der Wissenschaften verfasst und der Autorin dankenswerterweise zur Verfügung gestellt.

1553 Vgl. Albin Lesky, Lebenslauf 1240/54, 10. PA Albin Lesky M 1/5, AÖAW.

1554 Vgl. Schachermeyr, Albin Lesky zum Gedenken, 2. Ebd.

1555 Vgl. Albin Lesky, Lebenslauf 1240/54, 10. Ebd.

1556 Siehe Albin Lesky, *Erziehung: Verfall und Aufbau der Schule*, Innsbruck: Tyrolia 1946.

1557 Vgl. Albin Lesky, maschinschriftliches Manuskript mit handschriftlichen Notizen für einen Vortrag über „Die Bedeutung humanistischer Bildung" am Billroth-Gymnasium in Wien, o. O., o. D., 1–4, 1. TNL Erna Lesky 131.15, SCH 131, M 66, UAW.

1558 Zit. ebd., 2.

1559 Zit. Richard Meister, Glückwunschschreiben an Albin Lesky zu seinem 60. Geburtstag, Wien, 23.6.1956. 1–2, 2. PA Albin Lesky M 1/5, AÖAW.

1560 Walther Kraus, Ihm geht es um die Sache. Zum 70. Geburtstag des Wiener Altphilologen Albin Lesky am 7. Juli 1966. Dieser Artikel wurde freundlicherweise von Anneliese Paul zur Verfügung gestellt, ohne Angabe der Zeitschrift, in der dieser Artikel erschien.

1561 Vgl. Theodor Piffl-Perčević, Das Vermächtnis Albin Lesky, in: *Grazer Süd-Ost Tagespost*, 6.3.1981, o. S. TNL Albin Lesky INV. 131.97, Sch 837, K 131.97.18, UAW.

1562 Vgl. Festschrift für Albin Lesky, in: *Wiener Studien* 79 (1966), zit. Thomas R. Forbes/W.J.B./Jr./L.G.S./Edwin S. Clarke/Saul Jarcho, Notes and Events, in: *Journal of the History of Medicine and Allied Sciences* 22 (1967) 3, 318–331, 325.

1563 Vgl. Medico-Historical News and Activities. Announcements, in: *Bulletin of the History of Medicine* 42 (1968) 2, 186–188, 186.

1564 Vgl. Erna Lesky, Schreiben an das Bundesministerium für Unterricht über das Dekanat der medizinischen Fakultät, Wien, 25.1.1968, 1, BMU-Zahl 57942/13.2.1968. PA 1338 Erna Lesky, OeSTA/AdR, UWFuK, BMU.

1565 Vgl. Schriftliche Information von Karl Sablik, Wien, 21.1.2019.

1566 Vgl. Fred B. Rogers, Notes and Events, in: *Journal of the History of Medicine and Allied Sciences* 24 (1969) 3, 336–345, 340.

1567 Vgl. Paul F. Cranefield, Notes and Events, in: *Journal of the History of Medicine and Allied Sciences* 25 (1970) 1, 77–89, 84.

1568 Siehe Erna Lesky/Adam Wandruszka (Hg.), *Gerard van Swieten und seine Zeit.* Internationales Symposium, veranstaltet von der Universität Wien im Institut für Geschichte der Medizin, 8.–10.5.1972, Wien–Köln–Graz: Böhlaus Nachf. 1973.

1569 Siehe Wenninger, Austrofaschismus, in: Gräser/Rupnow (Hg.), *Österreichische Zeitgeschichte – Zeitgeschichte in Österreich,* 83: Der „nationale" Adam Wandruszka sei „Zeit seines Lebens der FPÖ eng verbunden" gewesen.

1570 Vgl. Schriftliche Information von Karl Sablik, Wien, 21.1.2019.

1571 Vgl. Karl Sablik, Berichte: Van-Swieten-Symposium in Wien (8.–10. März 1972), in: *Wiener Geschichtsblätter* 21(81) (1966) 2, 405–406, 405.

1572 Vgl. ebd., 406. Zum genauen Programm des Symposiums siehe ebd.

1573 Siehe Erna Lesky/Eva Rohl, *Schrifttum zu Leben und Werk Gerard van Swietens*, Wien–Graz: Böhlau in Komm. 1973.

1574 Siehe Eva Nowotny, Dr., in: *650 plus – Geschichte der Universität Wien.*

1575 Vgl. Horn, Auftrag und Erfüllung, in: Fillafer/Wallnig (Hg.), *Josephinismus zwischen den Regimen*, 199.

1576 Vgl. ebd., 211.

[1577] Vgl. ebd., 212.

[1578] Vgl. T. C. W. Blanning, Reviewed Work: Gerard Van Swieten und seine Zeit by Erna Lesky, Adam Wandruszka, in: *History* 59 (1974) 197, 479.

[1579] Zit. William J. McGill, Review of Gerard van Swieten und seine Zeit: Internationales Symposium veranstaltet von der Universität Wien im Institut für Geschichte der der Medizin, 8.–10. Mai 1972, by Erna Lesky and Adam Wandruszka, in: *The American Historical Review* 79 (1974) 4, 1208–1209, 1209.

[1580] Vgl. Risse, Erna Lesky, in: *Bulletin of the History of Medicine* 55 (1981) 4, 578.

[1581] Zit. Caroline Hannaway, Review of Clio Medica: Acta Academiae Internationalis Historiae Medicinae, by A. M. Luyendijk-Elshout, in: *Isis* 82 (1991) 2, 286–287, 286–287. Siehe ebd., 287: *Clio Medica* „was founded in 1965 under the auspices of the International Academy of the History of Medicine, itself established in 1962."

[1582] Zit. Risse, Erna Lesky, in: *Bulletin of the History of Medicine* 55 (1981) 4, 578.

[1583] Zit. Hannaway, Review of *Clio Medica*, in: *Isis* 82 (1991) 2, 287.

[1584] Vgl. Risse, Erna Lesky, in: *Bulletin of the History of Medicine* 55 (1981) 4, 579.

[1585] Vgl. Erna Lesky, Schreiben an das Bundesministerium für Wissenschaft und Forschung, Zahl 167558/1972, Wien, 18.6.1972, 1–2, 1. PA 1338 Erna Lesky, OeSTA/AdR, UWFuK, BMU.

[1586] Vgl. Risse, Erna Lesky, in: *Bulletin of the History of Medicine* 55 (1981) 4, 578–579.

[1587] Vgl. Respekt vor Wiener Medizin. Internationales Akademie-Symposion im Josephinum, in: *Die Presse* vom 18.9.1973, 4.

[1588] Vgl. Risse, Erna Lesky, in: *Bulletin of the History of Medicine* 55 (1981) 4, 578.

[1589] Vgl. Announcements, in: *Bulletin of the History of Medicine* 48 (1974) 1, 147–151, 147.

[1590] Siehe Erna Lesky (Hg.), *Wien und die Weltmedizin*. 4. Symposium der Internationalen Akademie für Geschichte der Medizin, veranstaltet im Institut für Geschichte der Medizin der Universität Wien vom 17.–19. September 1973, Wien–Köln–Graz: Böhlau 1974.

[1591] Zit. Erna Lesky, Schreiben an Ministerialrat Wilhelm Drößler, Bundesministerium für Wissenschaft und Forschung, Wien, 19.3.1973. PA 1338 Erna Lesky, OeSTA/AdR, UWFuK, BMU.

[1592] Vgl. Huldrych M. Koelbing, Zur Erinnerung an Erna Lesky (22.5.1911 – 17.11.1986), in: *Gesnerus* 44 (1987), 3–5, 4–5.

[1593] Vgl. International Congress of the History of Pharmacy, 7–11 June 1977, in: *Pharmacy in History* 20 (1978) 1, 26–29, 26.

[1594] Vgl. Erna Lesky, Schreiben an das Bundesministerium für Wissenschaft und Forschung, Zahl 167558/1972, Wien, 18.6.1972, 1–2, 1. PA 1338 Erna Lesky. OeSTA/AdR, UWFuK, BMU.

[1595] Vgl. ebd., 2.

[1596] Vgl. Bauer, Erna Lesky als Bibliothekarin, in: *Van Swieten Blog*.

[1597] Vgl. Schriftliche Information von Karl Sablik, Wien, 21.1.2019.

[1598] Vgl. Erna Lesky, Schreiben an das Bundesministerium für Unterricht. Ernennung zum wirklichen Mitglied der *Académie international d'histoire de la médicine*, Wien, 2.1.1964. PA 1338 Erna Lesky, OeSTA/AdR, UWFuK, BMU.

[1599] Vgl. Erna Lesky, Schreiben an das Bundesministerium für Unterricht, Bekanntgabe der Ernennung zum korrespondierenden Mitglied der Deutschen Akademie der Naturforscher, 13.12.1965. PA 1338 Erna Lesky, OeSTA/AdR, UWFuK, BMU. Siehe Leopoldina, Mitgliederverzeichnis: Erna Lesky.

1600 Vgl. Bruns, Zwischen Verflechtung und Abgrenzung, in: *Medizinhistorisches Journal* 49 (2014) 1/2, 104. Siehe ebd., 103: Der NSDAP-affine Diepgen war seit 1936 Mitglied, Sigerist wurde hingegen 1937 „aus der Mitgliederliste gestrichen", weil er Gegner des „nationalsozialistischen Deutschlands" war. Erst 1945 wurde er wieder Mitglied.

1601 Zit. Urkunde zur Ernennung von Erna Lesky zum korrespondierenden Mitglied der Nationalen Akademie der Wissenschaften Leopoldina, 24.11.1965. Urkundensammlung 107.265 Erna Lesky, UAW.

1602 Vgl. ebd.

1603 Vgl. Hubenstorf, Von Erfolg und Tragik einer Medizinhistorikerin, in: Meinel/Renneberg (Hg.), *Geschlechterverhältnisse in Medizin, Naturwissenschaft und Technik*, 104.

1604 Vgl. Erna Lesky, Liste der Mitgliedschaften, Ehrungen und wissenschaftlichen Leistungen für den Wahlvorschlag zum wirklichen Mitglied der philosophisch-historischen Klasse der ÖAW, Wien, 4.2.1969, 2. TNL Erna Lesky 131.15, Sch 125, M 19, UAW.

1605 Vgl. May G. Hardy/Joseph I. Waring/J. Bell Whitfield/W. Shippen/Joseph Harrison/Donald G. Bates, Notes and Events. Awards and Honors, in: *Journal of the History of Medicine and Allied Sciences* 23 (1968) 1, 106–115, 111.

1606 Vgl. Erna Lesky, Schreiben an das Bundesministerium für Wissenschaft über das Dekanat der medizinischen Fakultät, Wien, 18.11.1968, 1, BMU-Zahl 147210/1968. PA 1338 Erna Lesky, OeSTA/AdR, UWFuK, BMU.

1607 Vgl. Announcements, in: *Bulletin of the History of Medicine* 46 (1972) 6, 598–601, 601.

1608 Zit. Robert Stolz, Brief an Vizebürgermeister Gertrude Fröhlich-Sandner, Wien, 30.11.1972, 1. TNL Erna Lesky 131.15, Sch 132, M 70/3, UAW.

1609 Siehe dazu den Ahnenpaß von Albin Lesky, 2: Albin Johann Lesky, geboren am 7.7.1896 in Graz als Kind des Albin Josef Lesky und der Maria Lesky, geb. Stolz, Tauftag 23.7.1896. TNL Albin Lesky INV. 131.97, Sch 837, K 131.97.01, UAW.

1610 Vgl. Robert Stolz, Brief an Vizebürgermeister Gertrude Fröhlich-Sandner, Wien, 30.11.1972, 1. TNL Erna Lesky 131.15, Sch 132, M 70/4, UAW.

1611 Vgl. Robert Stolz, Brief an Erna Lesky, Wien, 30.11.1972, 1. Ebd.

1612 Vgl. Thomas R. Forbes, Notes and Events, in: *Journal of the History of Medicine and Allied Sciences* 31 (1976) 4, 461–468, 466. Siehe auch Universitätsprofessor DDr. Erna Lesky erhielt die Karl-Sudhoff-Plakette, in: *Österreichische Ärztezeitung* 31 (1976) 11, 731.

1613 Vgl. Fred B. Rogers/Elizabeth H. Thomson, Notes and Events. Award, in: *Journal of the History of Medicine and Allied Sciences* 32 (1977) 4, 423–432, 429.

1614 Vgl. Koelbing, Zur Erinnerung an Erna Lesky, in: *Gesnerus* 44 (1987), 4.

1615 Vgl. Cranefield, Notes and Events, in: *Journal of the History of Medicine and Allied Sciences* 25 (1970) 1, 84.

1616 Zit. Urkunde zur Verleihung des Ehrendoktorats der Universität Zürich, unterzeichnet Peter G. Waser, Rektor der Universität, und Walter Siegenthaler, Dekan der Medizinischen Fakultät, Zürich, 29.4.1978. PA 1338 Erna Lesky, OeSTA/AdR, UWFuK, BMU.

1617 Vgl. Erna Lesky, Schreiben an das Bundesministerium für Wissenschaft und Forschung, Wien, 14.7.1978, folio 040. Erna Lesky, Med PA 855, Sch 104, Dekanat der Medizinischen Fakultät der Universität Wien, UAW.

1618 Vgl. Johannes Koll/Alexander Pinwinkler, Einleitung. Akademische Ehrungen, in: Pinwinkler/Koll (Hg.), *Zuviel der Ehre*, 13.

1619 Vgl. ebd., 16.

[1620] Vgl. Hunger, Nachruf auf Albin Lesky, gehalten in der Sitzung der phil.-hist. Klasse am 4.3.1981, 1. PA Albin Lesky M 1/5, AÖAW.

[1621] Vgl. Gegenschatz, Albin Lesky zum Gedenken, in: *Neue Zürcher Zeitung*, o. D., o. S. TNL Albin Lesky INV. 131.97, Sch 837, K 131.97.18, UAW. Siehe Gespräch mit Grete Walter-Klingenstein, Wien, 18.3.2015: Albin und Erna Lesky überquerten in den Ferien alle Alpenpässe mit dem Fahrrad. Erst als Albin nach einem Herzinfarkt 1969 nicht mehr so belastbar war, verbrachten sie die Sommer an der Côte d'Azur und in der Schweiz. Siehe dazu Erna und Albin Lesky. Aufzeichnungen der Radtouren 1951–1954. TNL Albin Lesky 131.97, Sch 838 M 131.97.04.

[1622] Vgl. Römer, „Cum ira et studio", in: Grandner/Heiss/Rathkolb (Hg.), *Zukunft mit Altlasten*, 229.

[1623] Vgl. Anneliese Paul, schriftlicher Bericht über ihre Erinnerungen an Albin Lesky, Wien, 12.1.2023.

[1624] Gespräch mit Kurt Smolak, Wien, 18.1.2023. Siehe dazu Claudia Rapp, Die Entstehung der Byzantinistik in Wien – Das Fremde im Eigenen, in: Fröschl/Müller/Olechowski/Schmidt-Lauber (Hg.), *Reflexive Innensichten aus der Universität Wien,* 551–561.

[1625] Vgl. Hunger, Nachruf auf Albin Lesky, gehalten in der Sitzung der phil.-hist. Klasse am 4.3.1981, 3. PA Albin Lesky M 1/5, AÖAW.

[1626] Vgl. Gegenschatz, Albin Lesky zum Gedenken, in: *Neue Zürcher Zeitung*, o. D., o. S. TNL Albin Lesky INV. 131.97, Sch 837, K 131.97.18, UAW.

[1627] Gespräch mit Kurt Smolak, Wien, 18.1.2023.

[1628] Vgl. Verband Allschlaraffia®, Was ist Schlaraffia®?

[1629] Siehe Albin Lesky, *Gesammelte Schriften: Aufsätze und Reden zur antiken und deutschen Dichtung und Kultur*, hg. v. Walther Kraus, Bern–München: Francke 1966. Anneliese Paul weist in ihrem schriftlichen Bericht über Albin Lesky vom 12.1.2023 dezidiert auf dieses Werk hin. Die Autorin dankt für diesen Hinweis.

[1630] Zit. Lesky, *Gesammelte Schriften,* hg. Kraus, 7.

[1631] Vgl. Frederick M. Combellak, Book Review, Gesammelte Schriften: Aufsätze und Reden zur antiken und deutschen Dichtung und Kultur, by Albin Lesky. Edited by Walther Kraus, Bern and Munich: Francke Verlag, 1966, in: *Classical Philology* 62 (1967) 4, 284.

[1632] Siehe Albin Lesky, *Thalatta. Der Weg der Griechen zum Meer,* Wien: Rohrer 1947.

[1633] Vgl. Hunger, Nachruf auf Albin Lesky, gehalten in der Sitzung der phil.-hist. Klasse am 4.3.1981, 2. PA Albin Lesky M 1/5, AÖAW.

[1634] Vgl. Lefèvre, Mythos und Tragödie, in: *Frankfurter Allgemeine Zeitung* 9.3.1981, o. S. TNL Albin Lesky INV. 131.97, Sch 837, K 131.97.18, UAW.

[1635] Siehe Albin Lesky, *Geschichte der griechischen Literatur*, Bern: Francke 1957.

[1636] Vgl. Gegenschatz, Albin Lesky zum Gedenken, in: *Neue Zürcher Zeitung*, o. D., o. S. TNL Albin Lesky INV. 131.97, Sch 837, K 131.97.18, UAW.

[1637] Vgl. Römer/Schreiner/Bannert, Klassische Philologen im Spannungsfeld von Bildung und Gesellschaft, in: Fröschl/Müller/Olechowski/Schmidt-Lauber (Hg.), *Reflexive Innensichten aus der Universität Wien*, 569.

[1638] Vgl. Römer, „Cum ira et studio", in: Grandner/Heiss/Rathkolb (Hg.), *Zukunft mit Altlasten*, 234.

[1639] Vgl. Hunger, Nachruf auf Albin Lesky, gehalten in der Sitzung der phil.-hist. Klasse am 4.3.1981, 2. PA Albin Lesky M 1/5, AÖAW.

[1640] Gespräch mit Kurt Smolak, Wien, 18.1.2023.

[1641] Vgl. Anneliese Paul, Schriftlicher Bericht über ihre Erinnerungen an Albin Lesky, Wien, 12.1.2023.

[1642] Siehe Albin Lesky, *Die tragische Dichtung der Hellenen*. Dritte, völlig neubearbeitete und erweiterte Auflage, Göttingen: Vandenhoeck & Ruprecht 1971.

[1643] Vgl. Die Österreichische Akademie der Wissenschaften ihrem wirklichen Mitglied Herrn Prof. Dr. Dr. h.c. mult. Albin Leskys zum 80. Geburtstag, Wien, 7.7.1976, 2. PA Albin Lesky M 1/5, AÖAW.

[1644] Vgl. Römer, „Cum ira et studio", in: Grandner/Heiss/Rathkolb (Hg.), *Zukunft mit Altlasten*, 229.

[1645] Vgl. Römer/Schreiner/Bannert, Klassische Philologen im Spannungsfeld von Bildung und Gesellschaft, in: Fröschl/Müller/Olechowski/Schmidt-Lauber (Hg.), *Reflexive Innensichten aus der Universität Wien*, 570.

XIII. Akademiekonflikte

1. Wissenschaftspolitische Ehrungen

1957 wurde Albin Lesky von der Österreichischen Akademie der Wissenschaften in die Internationale Thesauruskommission gewählt.[1646] International gut vernetzt, wählte ihn die Kommission „Thesaurus" 1961 anlässlich des 39. Jahrestreffens der *American Philological Association* und des 59. Jahrestreffens der *Philological Association of the Pacific Coast* zum zweiten Male zum „President [and] Representative of the Austrian Academy".[1647] Seine „beachtliche Karriere" in verschiedenen Funktionen an der Österreichischen Akademie der Wissenschaften setzte er, unbeeinflusst von seiner NSDAP-Mitgliedschaft, 1959 mit der Wahl zum Sekretär der philosophisch-historischen Klasse fort, eine Funktion, die er bis 1963 bekleidete. Er habe der Akademie „glaubhaft" versichert, „dass er nur aus Sorge um seine berufliche Laufbahn der NSDAP beigetreten sei".[1648] Im Almanach der Österreichischen Akademie der Wissenschaften von 1961 wird erwähnt, dass Albin Lesky in einer Klassensitzung über eine „Forschungsreise von Mitgliedern der Kommission für primitive Kulturen und Sprachen in Indien, zu den fast völlig unbekannten Bhilala im östlichen Gujarat und den Satpurga Bergen" berichtete, die mit dem „Automobil" unternommen worden sei. Ferner über die „Zusammenarbeit mit der Arabischen Kommission mit Wissenschaftlern in Washington D. C. und Leningrad" sowie über die Herausgabe der fünfbändigen Monografie *Der Josephinismus* von Ferdinand Maaß.[1649]

Die Österreichische Akademie der Wissenschaften ehrte Albin Lesky 1959 mit dem Wilhelm-Hartel-Preis „für hervorragende Leistungen auf dem Gebiete der Geisteswissenschaften", verliehen von der philosophisch-historischen Klasse. Alle vier Preisträger, die von 1957 bis 1963 diese besondere Auszeichnung erhielten, waren ehemalige NSDAP-Mitglieder.[1650] Sie hatten ihre akademische Laufbahn in der NS-Zeit begonnen, die ohne NSDAP-Mitgliedschaft oder zumindest NSDAP-Nähe kaum möglich gewesen wäre. Der Historiker Ernst Bruckmüller sieht in der Zeit um 1960 „eine Rückkehr zum kollektiven Deutschnationalismus, mit zum Teil eindeutig nationalsozialistischen Zügen".[1651]

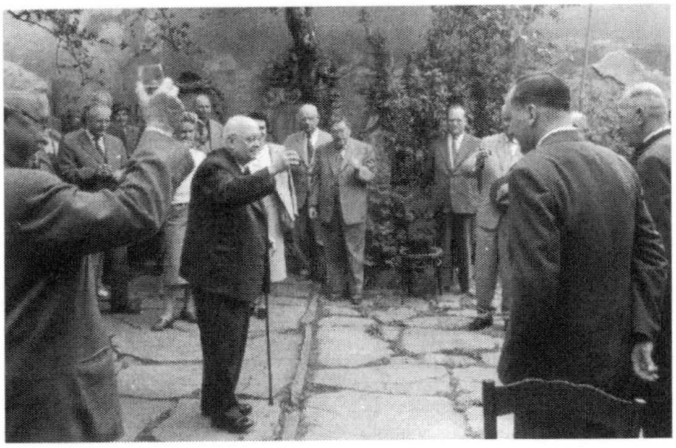

Abb. 68 Akademieausflug nach Horn 1960 mit Richard Meister (Sch 840, K 131.97.06, UAW).

Von 1963 bis 1969 war Albin Lesky Vizepräsident und Vorsitzender

der philosophisch-historischen Klasse der Österreichischen Akademie der Wissenschaften.[1652] Während seiner Vizepräsidentschaft wurde Harold Steinacker, „Anschlussrektor" an der Universität Innsbruck, mit 88 Jahren zum Ehrenmitglied der Akademie gewählt.[1653]

Nach der Jubiläumsfeier der Universität Wien 1965 schlug Rektor Fellinger Albin Lesky zum Ehrensenator der Universität Wien vor. Der Titel „Ehrensenator" wurde 1938 nach dem „Anschluss" eingeführt und 1941 erstmals an Professoren der Universität Wien verliehen, um „verdiente Nationalsozialisten aus der Zeit der Illegalität zu ehren", die als Mitglieder der NSDAP in der Ära des Austrofaschismus entlassen worden waren. Sie seien „in Zeiten schwerer politischer Bedrängnis unserer engeren Heimat für die völkischen Rechte der Hochschule, wie überhaupt für die gesamtdeutsche Idee mannhaft unter Preisgabe aller persönlichen Interessen eingetreten".[1654] 1955/56 wurde Meister der Titel Ehrensenator der Universität Wien verliehen, 1964/65 Drimmel und 1966 eben Albin Lesky.[1655]

Rektor Fellinger richtete ein Schreiben an den Dekan der Philosophischen Fakultät, Eberhard Clar (1904–1995), in dem er ersuchte, Albin Lesky zum Ehrensenator zu ernennen, was er mit ihm ohnehin schon „abgesprochen" habe. Fellinger begründete die Verleihung an Albin Lesky damit, „dass das Gelingen der 600-Jahresfeier zu einem erheblichen Teil der Vorbereitungen des vorhergehenden Jahres zuzuschreiben war, die unter der Leitung Prof. Leskys durchgeführt wurden". Als „Jubelrektor" könne er nun „die Früchte dieser Arbeit ernten", die Albin Lesky geleistet hatte. Als Nachweis seiner wissenschaftlichen Qualifikation führte Fellinger Albin Leskys „Stellung als Vizepräsident der Akademie der Wissenschaften" an.[1656] Am 27. Jänner 1966 bestätigte Clar, dass die Universität Wien der Zuerkennung dieser akademischen Würde an Albin Lesky „mit Freude und Genugtuung [...] einstimmig" zustimme.[1657]

Albin Lesky, „Dr. h.c. phil. mult.", erhielt Ehrendoktorate der Universitäten Innsbruck, Gent, Athen, Glasgow, Thessaloniki und das Ehrendoktorat „Dr. h.c. rer. pol." der Universität Graz 1971. Er war Mitglied der „British Academy (Corresponding Fellow), Royal Irish Academy (Honorary Member), Bayerischen Akademie der Wissenschaften (k. M.), Heidelberger Akademie der Wissenschaften (k. M.), Académie des Sciences Politiques Genève-Paris (Membre), Academy of Athens (a. M.), Kungliga Vitterhets, Historie och Antikvitets Akademien Stockholm (k. M.) und Koninklijke Vlaamse Academie voor Wetenschappen, Letteren en Schone Kunste van Belgie (k. M.)". 1954 wurde Albin Lesky „korrespondierendes Mitglied des Deutschen Archäologischen Instituts und 1955 korrespondierendes

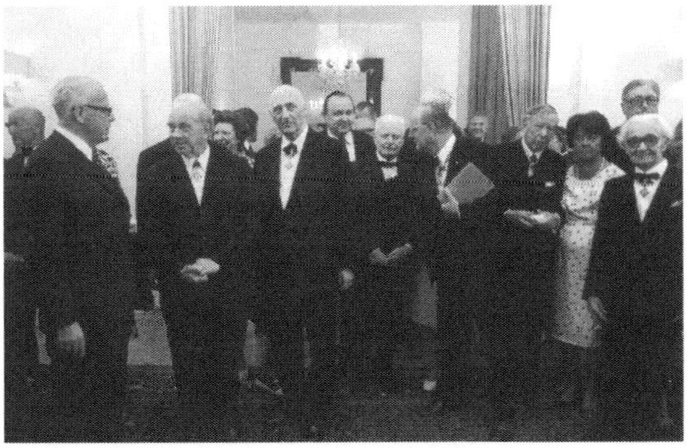

Abb. 69 Albin Lesky im Kreis des Ordens Pour le mérite, Bonn 1973 (TNL Albin Lesky 131.97, Sch 840, K 131.97.09, UAW).

Mitglied des Österreichischen Archäologischen Instituts".[1658] 1966 erhielt Albin Lesky „die Purkyně-Medaille der Jan-Evangelista-Purkyně-Universität Brno, 1970 den Preis der Stadt Wien für Geisteswissenschaften, 1971 den Ehrenring der Stadt Wien,[1659] die Universität Graz verlieh ihm in einer Ehrenpromotion den Doktor der Staatswissenschaften[1660] und er erhielt den Orden Pour le mérite für Wissenschaft und Künste. 1973 erhielt Albin Lesky den Hanseatischer Goethe-Preis und wurde 1974 Ehrenmitglied der Society for the Promotion of Hellenic Studies".[1661]

Diese sowie alle seine weiteren akademische Ehrungen hatten sowohl eine nationale als auch eine internationale Dimension. Sie waren für die „ehrende Institution" und für die „Geehrten" eine Auszeichnung.[1662] Die Habsburgermonarchie und später die Erste und Zweite Republik Österreich, waren in der Verleihung von Preisen und Ehrungen für Wissenschaftler großzügig. Der Frauenanteil war am Beginn verschwindend gering. Bis heute ist Österreich jenes europäische Land, das die meisten „staatlichen Ehrentitel" verleiht.[1663]

Das Ehrenzeichen für Wissenschaft und Kunst wurde 1887 von Kaiser Franz Joseph eingeführt, zwischen 1934 und 1937 an zehn Wissenschaftler verliehen und am 25. Mai 1955, zehn Tage nach Unterzeichnung des Staatsvertrags,[1664] „mit einigen Abänderungen" wieder eingeführt.[1665] Während diese Auszeichnung in der Zweiten Republik nur an wenige emigrierte Wissenschaftler verliehen wurde, erhielten viele ehemalige NSDAP-Mitglieder diese staatliche Anerkennung. Die Netzwerke der „Ehemaligen" an Universitäten und an der Österreichischen Akademie der Wissenschaften sowie die Beziehungen zu Entscheidungsträgern früherer NSDAP-Mitglieder in leitenden Beamtenstellen waren neben der wissenschaftlichen Leistung für die Nominierung mitentscheidend.[1666] Das kann eine Erklärung dafür sein, warum einige Mitglieder der Österreichischen Akademie der Wissenschaften, nach Klaus Taschwer das „Auffangbecken" für ehemalige NSDAP-Mitglieder nach 1945, das Ehrenzeichen für Wissenschaft und Kunst verliehen bekamen.[1667] Die genauere Erforschung dieser „Eliten-Netzwerke" zeige für Taschwer „verborgene Mechanismen der Macht".[1668]

Der erste Wissenschaftler, der das Ehrenzeichen für Wissenschaft und Kunst, für „besonders hochstehende schöpferische Leistungen auf dem Gebiete der Wissenschaft"[1669] 1955 verliehen bekam, war wieder der bereits 76 Jahre alte Pädagoge und Klassische Philologe Akademiepräsident Meister.[1670] Albin Lesky wurde das Ehrenzeichen für Wissenschaft und Kunst am 29. April 1964 verliehen.[1671]

Im selben Jahr erhielt der Verhaltensforscher Konrad Lorenz (1903–1989)[1672] das Ehrenzeichen für Wissenschaft und Kunst. Bei beiden erkennt Klaus Taschwer „mehr oder weniger große braune Flecken in ihrer Biografie". Als Mitglied der 18 Ehrenzeichenträger der Kurie für Wissenschaft konnte Albin Lesky nun weitere nominieren und zeigte deutlich, dass er, wie die meisten Mitglieder der Ehrenzeichenträger der Kurie für Wissenschaft aus dem Kreise der „wissenschaftlichen Eliten in den 1960er und 1970er Jahre[n]", einer „Aufarbeitung" ihrer Haltung während der nationalsozialistischen Ära kritisch begegnete.[1673]

Als der Ethnologe und Jesuit Martin Gusinde (1886–1969) am 22. April 1964 den deutschen Arzt, Anthropologen und Rassenhygieniker Eugen Fischer (1874–1967)[1674] anlässlich seines 90. Geburtstags für die Verleihung des Ehrenzeichens nominierte und eine sieben Seiten lange Würdigung von Fischers Leben und wissenschaftlichem Wirken an den neuen Vorsitzenden der Kurie, Wolfgang Denk (1882–1970), bis 1954 Leiter der II. Chirurgischen Klinik der Universität Wien, sowie an die anderen Kurienmitglieder sandte, reagierte Albin Lesky ablehnend. Er könne sich erinnern, dass Fischer „in der NS-Zeit in Innsbruck vor einem begeisterten Publikum" gesprochen habe, aber ihm sei „nichts bekannt, wodurch Fischer seine Zustimmung zur NS-Politik" gegeben habe.[1675] Er relativierte die Erinnerung jedoch mit den Erfahrungen von Wissenschaftlern während der NS-Herrschaft:

„Anderseits ist es aber nicht ganz zu denken (wenn auch gewiss nicht unmöglich), daß er sich bei seinem Fache während der ganzen NS-Zeit von jeder Äußerung im Sinne dieses Systems freihalten konnte. […] *Ich selbst perhorresziere die in ein neues Stadium getretene Schnüffelei nach der Vorvergangenheit Gelehrter auf das Äußerste* [!], *verkenne aber die gegenwärtige Situation nicht und bin vor allem von der Sorge bewegt, daß wir unserem Minister, der sich in so großartiger Weise vor die Hochschulen und ihre Autonomie stellt, eine neue Schwierigkeit schaffen."*[1676]

Albin Lesky befürchtete, dass jemand „eine Äußerung von Fischer" finde, die, „aus dem Zusammenhange" gerissen, die Kurie für Wissenschaft und den Unterrichtsminister der ÖVP, Piffl-Perčević, belasten könne.[1677] Gusinde könne die Nominierung Fischers für das Ehrenzeichen nur einreichen, wenn er „die absolute und lückenlose Garantie" übernehme, dass „von Fischer keinerlei Äußerung irgendwo und irgendwann vorlieg[e]", die einen Grund für einen „Angriff" liefern könne. „Wir sind das vor allem unserem Minister schuldig", so Albin Lesky. Gusinde zog die Nominierung von Fischer zurück, da die 1965 noch bestehende „ernste politische und weltanschauliche Spannung unser Land und unsere Regierung" in Bedrängnis bringen könne. Der Nominierung für das Ehrenzeichen an den Präsidenten der Österreichischen Akademie der Wissenschaften Schmid stimmte die Kurie mit Albin Lesky 1965 zu.[1678] Feichtinger und Geiger betonen, dass sich die Österreichische Akademie der Wissenschaften unter der Präsidentschaft von Schmid von einer „traditionellen" Institution zu einer „Trägerinstitution für die Grundlagenforschung" mit eigenen Forschungsinstituten entwickelt habe.[1679]

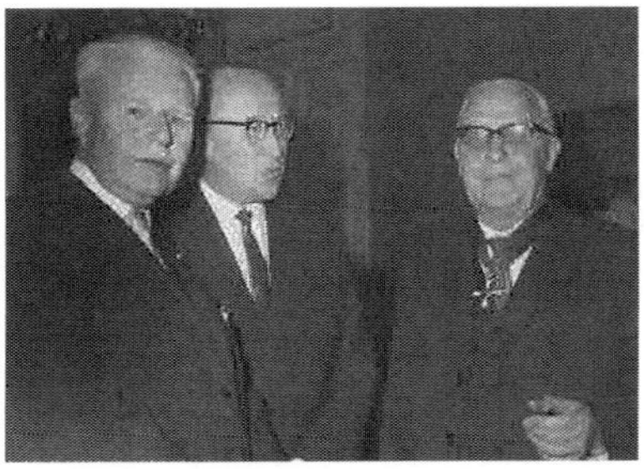
Abb. 70 Ehrenzeichenüberreichung im BMU an Völkerrechtler Alfred Verdroß, mit Albin Lesky und Herbert Hunger, Foto Stephansplatz, 7.3.1966 (Sig. 106.I.2787, UAW).

Die Verleihung des Ehrenzeichens für Wissenschaft und Kunst an Kurt Gödel (1906–1978), „einer der wichtigsten Mathematiker und Logiker des 20. Jahrhunderts", wurde abgelehnt. Albin Lesky war mitverantwortlich. Gödel musste 1940 in die USA emigrieren und lehnte Ehrungen in Österreich, selbst die Ehrenmitgliedschaft der Österreichischen Akademie der Wissenschaften, ab. Nach der ersten Nominierung für das Ehrenzeichen für Wissenschaft und Kunst 1960 wählte ihn die Kurie für Wissenschaft am 4. Mai 1966 zum Mitglied der Kurie Ausland. Bundespräsident Jonas stimmte der Wahl zu. Obwohl Gödel die gewünschten Unterlagen für die Verleihung des Ehrenzeichens erhielt, zögerte er mit der Zusage.[1680]

1967 kontaktierte Piffl-Perčević Albin Lesky, 1967 bis 1970 Kurienvorsitzender.[1681] Er erkundigte sich, ob Gödel bereit sei, „eine Auszeichnung einer österreichischen Stelle überhaupt anzunehmen". In der Kuriensitzung am 23. Jänner 1968 stellte Albin Lesky, 1968 Vizepräsident der Akademie, daher den Antrag,

„mit Rücksicht auf das bisherige Verhalten Prof. Gödels und des Ansehens der Österreichischen Akademie der Wissenschaften, deren Ehrenmitgliedschaft Prof. Gödel abgelehnt hat, das Bundesministerium für Unterricht zu bitten, die Angelegenheit des Ehrenzeichens für Prof. Gödel nicht weiter zu verfolgen."[1682]

Die „Mehrheit der Kurienmitglieder“ stimmte Albin Leskys Antrag zu und Bundespräsident Jonas zog die „Vorgenehmigung“ des Ehrenzeichens für Wissenschaft und Kunst für Gödel zurück. Albin Lesky war beruhigt und übermittelte dem für Ehrungen verantwortlichen Sektionschef im Unterrichtsministerium in einem Schreiben das Ergebnis der Abstimmung. Die Diskussion um die Verleihung des Ehrenzeichens für Wissenschaft und Kunst an „einen der bedeutendsten emigrierten“ Wissenschaftler war damit beendet.[1683] Ob Albin Leskys Antrag zur Ablehnung Gödels für die Verleihung des Ehrenzeichens für Wissenschaft und Kunst Einfluss auf die Mitglieder der Österreichischen Akademie der Wissenschaften bei seiner Wahl zum Präsidenten 1969 hatte, ist noch zu erforschen. Doch die Kontroversen in der Wahl Albin Leskys zum Akademiepräsidenten weisen deutlich darauf hin, dass die Akademiemitglieder ihrem Vizepräsidenten und Vorsitzenden der philosophisch-historischen Klasse nicht mehr ganz vertrauten.

2. Umstrittene Präsidentenwahl

1969 kandidierte Vizepräsident Albin Lesky für das Amt des Präsidenten der Österreichischen Akademie der Wissenschaften. In der Abstimmung zur Wahl des Präsidenten erhielt Schmid von 63 abgegebenen Stimmen 40 Stimmen und Albin Lesky 21. Die Dreiviertelmehrheit betrug 48 Stimmen. Da „keiner der Kandidaten die erforderliche Stimmenmehrheit erreicht[e]“, wurde „die Abstimmung wiederholt“. In der zweiten Abstimmung wurden 64 Stimmen abgegeben, die absolute Stimmenmehrheit betrug 33 Stimmen. Albin Lesky erhielt nun 35 Stimmen. 14 Stimmen wurden „leer“ abgegeben, was Albin Lesky in seiner Kopie des Protokolls der Wahlsitzung der Gesamtakademie am 24. April 1969 mit Rufzeichen versah. Zwei wählten ungültig. Schmid kandidierte im zweiten Wahlgang nicht mehr. Albin Lesky war somit zum Präsidenten der Österreichischen Akademie der Wissenschaften gewählt.[1684] Er war zuerst nicht bereit, die Wahl anzunehmen.

„Vizepräsident Lesky lehnt unter Hinweis auf das Stimmenergebnis und das auf diesem abzuleitenden unzureichenden Vertrauen in seine Leitung zweimal die Annahme der Wahl ab, erklärt sich aber dann schließlich auf Bitte der Mitglieder bereit, die Wahl anzunehmen.“[1685]

Akademiepräsident Schmid wurde mit 59 von 64 Stimmen zum Vizepräsidenten gewählt.[1686] Dieses Wahlergebnis führte für Albin Lesky zum Bruch mit dem Präsidium der Österreichischen Akademie der Wissenschaften. Im

Vorfeld zur Neuwahl des Akademiepräsidenten gab es nur mündliche Absprachen ohne Präsidialsitzung, was zu Differenzen zwischen Albin Lesky und Schmid führte. Die Satzung der Akademie gab mit § 9 vor, dass „der Präsident [...] mit dem Vizepräsidenten und den Sekretären für den geregelten Gang der Tätigkeit der Akademie zu sorgen und über die Beachtung der Satzung zu wachen“ habe.[1687] Albin Lesky berief sich im Konflikt mit Schmid wiederholt auf die Satzung, Schmids Vorgehen in der Präsidentenwahl 1969 war weniger transparent. Von Seiten Albin Leskys wiederum fehlten Beweise. Weil die Akademiewahlen nicht so verliefen, wie Albin Lesky erwartet hatte, beschuldigte er Schmid, sich ihm gegenüber nicht korrekt verhalten zu haben. Schmid war empört:

„Ich weise die Ehre-verletzenden Anschuldigungen entschieden zurück. Da es Präsident Lesky vorher völlig ferne gelegen hat, mich zu verleumden, muß ich annehmen, daß seine Anklagen Mißverständnisse und Erinnerungslücken zugrunde liegen, was ich lebhaft bedauere.“[1688]

Um die Anklage zurückzuweisen, klärte Schmid die angeblichen Missverständnisse in einem undatierten, handschriftlichen Brief in Form eines „Gedächtnisprotokolls“ auf. Er ist in den Akten des Akademiepräsidiums von 1970 archiviert. Vizepräsident Lesky war Ende Jänner 1969 erkrankt und wurde in der „Klinik Fellinger“ behandelt. Schmid sandte ihm einen Brief in die Klinik, wo er ihm vorgeschlagen habe, bei den Akademiewahlen im Mai „für die Stelle des Präsidenten zu kandidieren“. Er werde sich mit Zustimmung der Akademie zum Vizepräsidenten wählen lassen, um „an den verschiedenen von der math.-naturw. Klasse gegründeten Instituten“ weiterarbeiten zu können.[1689] „Leider“, so Schmid im Gedächtnisprotokoll, sei sein Brief an Albin Lesky nach Aussage Leskys „in seinen Papieren verschwunden“. Am 6. Februar habe ihm Erna Lesky „einen Besuch bei ihrem Gatten“ in der Klinik erlaubt.[1690] Schmid berichtete im Gedächtnisprotokoll:

„[Albin Lesky] *bedankte sich sehr für den Brief, der ihm große Freude bereitet hatte. Die Wahl zum Präsidenten der Akademie würde er gewissermaßen als Krönung seines Lebens auffassen. Die Leitung der math.-naturw. Klasse würde er selbstverständlich ganz mir überlassen. Leider sei mein Brief in der Zwischenzeit in seinen Papieren verschwunden. Gegen die am Ende meines kurzen Besuches von Prof. L. angedeutete Absicht, seine Gattin zur Wahl zum w. Mitglied zu nominieren, habe ich Bedenken erhoben.“*[1691]

Nach Albin Leskys Klinikaufenthalt habe er mit ihm „einige Male über die weitere Entwicklung der Akademie“ gesprochen. Albin Lesky plane, „gewisse Reformideen [zu] verwirklichen“. Schmid erwähnte im Gedächtnisprotokoll jedoch auch, dass von Akademiemitgliedern „der Wunsch“ geäußert worden sei, er solle „das Amt des Präsidenten behalten“. Er habe abgelehnt, weil er bereits Vizepräsident Albin Lesky um die Kandidatur für dieses Amt ersucht habe. Eine Präsidialsitzung am Abend vor der Wahl, die Albin Lesky von Hunger wünschte, um „das Vorgehen bei der Wahl festzulegen“, habe er nicht notwendig gefunden. Er wollte den Mitgliedern „vor Eintritt in den Wahlvorgang“ seine Entscheidung mitteilen, Albin Lesky „für die Stelle des Präsidenten [...] kandidieren“ zu lassen.[1692]

Mit Hunger und Albin Lesky habe er vor der Präsidentenwahl vereinbart, die Leitung der Wahlsitzung Knoll zu übergeben. Während der Wahl sollten er und Lesky „den Saal verlassen“. Die Wahl sei am nächsten Tag in dieser Form abgehalten worden. Die Dauer der Verhandlungen im Sitzungssaal erschien ihm und Albin Lesky, so Schmid, zwar länger als erwartet, doch letztendlich sei Albin Lesky zum Präsidenten und er zum Vizepräsidenten gewählt worden.[1693] Nach den Akademiewahlen habe er in zwei Unterredungen mit Wilfried Oberhummer (1900–1982) und Knoll erfahren, dass er „Zusagen“, die er Albin Lesky „bezüglich der Akademiewahlen 1969“ gegeben habe, angeblich nicht eingehalten habe und „ihm gegenüber wortbrüchig geworden sei“.[1694] Er könne das „Mißverständnis Prof. Leskys“ nicht verstehen, da er überzeugt war, sich an die Vereinbarungen gehalten zu haben, erklärte Schmid in dem Gedächtnisprotokoll.[1695]

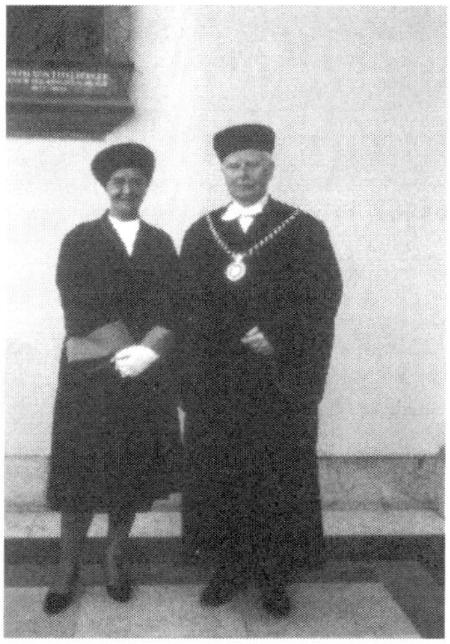

Abb. 71 Albin Lesky, Präsident der Österreichischen Akademie der Wissenschaften 1969, mit Erna Lesky (TNL Albin Lesky 131.97, Sch 839, K 13.97.04, UAW).

Mit Späth, Ficker, Meister und Schmid prägte Albin Lesky „die Schlüsseljahre der Selbstfindung der Akademie der Wissenschaften in der nationalen und internationalen Forschungslandschaft“.[1696] Politisch positionierte er sich eher als nationaler Konservativer. In einem Bericht der Deutschen Akademie der Wissenschaften zu Berlin wurde bemerkt, dass Albin Lesky in seiner Präsidentschaft die Österreichische Akademie der Wissenschaften politisch „in Richtung Europäische Wirtschaftsgemeinschaft und Anlehnung an die Bundesrepublik“ lenkte. 1969, als eine Delegation der Deutschen Akademie der Wissenschaften zu Berlin, unter Leitung von Präsident Hermann Klare, an der feierlichen Sitzung der Österreichischen Akademie der Wissenschaften teilnahm, wurde Albin Lesky in einem Bericht „als österreichischer Nationalist und Aktivist in der Südtirolfrage"[1697] bezeichnet. Albin Lesky, während der NS-Zeit ein Vertreter der Idee eines „neuen Europas" unter Führung Hitlers, trat weiterhin für die Europaidee als Kultur- und Wirtschaftsraum des Abendlandes ein und für eine enge Bindung an die Bundesrepublik Deutschland, nicht nur in wissenschaftlichen Kooperationen. Politischen Neuordnungen, wie der Trennung Deutschlands in Bundesrepublik und Demokratische Republik, stand er mit zunehmendem Alter skeptisch gegenüber. Das unterschied ihn in seiner politischen Haltung deutlich von Präsident Schmid, der bestrebt war, Kontakte zu Osteuropa und der UdSSR aufzubauen.[1698]

Ab 1965 besuchte Schmid während seiner ersten Funktionsperiode als Präsident der Österreichischen Akademie der Wissenschaften die Akademien der Wissenschaften in Moskau, Warschau, Bukarest und Prag.[1699] Mit Albin Lesky als Vizepräsident und Generalsekretär Hunger sei es Schmid während der ersten Präsidentschaft „im Schatten des ‚Kalten Krieges'" aufgrund der außenpolitisch neutralen Position Österreichs gelungen, wissenschaftliche Kooperationen mit Ost und West anzubahnen.[1700] Wie weit ihn Albin Lesky dabei tatsächlich unterstützte, ist noch genauer zu erforschen.

Albin Leskys noch immer enge Verbindung zum „alten Deutschland" schwang in der Konversation mit anderen Wissenschaftlern und Wissenschaftlerinnen aus der Bundesrepublik Deutschland mit. Als Albin Lesky auf einer wissenschaftlichen Tagung den Rektor einer deutschen Technischen Universität kennengelernt habe, der „angeblich den frühbyzantinischen Historiker Prokop im Original als Bettlektüre las (sein Griechisch ist nicht einfach!)", habe er das so kommentiert: „Das war der Geist des alten Deutschlands, den Hitler ausgetreten hat". Der Klassische Philologe habe moderne Dramen und kritische Bühnenstücke von „Bert Brecht" abgelehnt und kritisiert, dass sie „jetzt auch im guten Deutschland (= Bundesrepublik vs. DDR) öfter gelesen oder gespielt" würden, was „negativ gemeint" gewesen sei.[1701] Albin Lesky, Vertreter klassischer kultureller Werte, wollte keine Theaterreformen und kritisierte die Kulturpolitik der DDR.

In seiner Funktion als Präsident der Österreichischen Akademie der Wissenschaften erhielt Albin Lesky im Mai 1970 in der Feierlichen Sitzung von Unterrichtsminister Piffl-Perčević als „Zeichen der Verpflichtung und des Dankes" die „Medaille *Bene merito* in Gold" verliehen. In der Dankesrede hob er hervor, dass Piffl-Perčević die Akademie, die „in all den Jahren nach der Katastrophe des Zweiten Weltkriegs schmerzlich mit einem Mangel an Mitteln zu kämpfen" gehabt habe, mit einer wesentlichen Erhöhung des Jahresbudgets fördere. Durch ihn sei die Akademie „die größte wissenschaftliche Produzentin des Landes" geworden. Die Zeit von 1964 bis 1969, in der er Unterrichtsminister war, seien „Jahre eines Aufstieges [...], dem sich in der Geschichte nur wenig an die Seite stellen" ließen, gewesen.[1702] Der Dank des Präsidenten war im Hintergrund auch ein persönlicher: Piffl-Perčević hatte nicht nur die Akademie gefördert, sondern auch Albin Lesky in verschiedenen akademischen Funktionen politisch unterstützt. Hinter Erna Leskys Ordentlicher Professur, der Generalsanierung des Josephinums und der Neuorganisation des Instituts für Geschichte der Medizin stand Piffl-Perčević, der sehr gute Beziehungen zu dem Forscherehepaar pflegte und seine politisch konservative Linie mittrug.

Albin Lesky blieb von 1969 bis 1970 Präsident der Österreichischen Akademie der Wissenschaften.[1703] Noch vor Ende seiner Amtsperiode nahm Knoll nach einer Konversation mit Albin Lesky am 22. April 1970 und nach einer weiteren mit Schmid unter der Prämisse *„Audiatur et altera pars"* in einem Brief an Albin Lesky zur Präsidentenwahl 1969 Stellung und rollte damit die problematische Wahl von Albin Lesky zum Akademiepräsidenten wieder auf. Knoll erklärte Albin Lesky, dass er auf Wunsch von Schmid für die Wahl zum Akademiepräsidenten vorgeschlagen worden sei. Jedem Mitglied stehe es frei, „den Namen eines anderen Mitgliedes für die Wahl zum Präsidenten zu unterstreichen", was auch manche Mitglieder taten.[1704] Knoll erinnerte Albin Lesky, wie er nach der Wahl zum Präsidenten reagiert habe:

„Als Ihnen in der Wahlsitzung das Ergebnis der Präsidentenwahl bekannt gegeben wurde, waren Sie sehr darüber enttäuscht, daß Ihre Wahl zum Präsidenten mit einer so geringen Stimmenmehrheit erfolgt war. Wie Sie damals vor mir im Sitzungssaal gesagt haben, waren Sie besonders enttäuscht, daß Sie Ihre eigene Klasse ‚im Stiche gelassen' hat. Zunächst wollten Sie die Wahl zum Präsidenten nicht annehmen."[1705]

Albin Lesky habe Schmids „Wortbruch" als „Ursache" für die geringe[...] Stimmenmehrheit" gesehen[1706] und das Abstimmungsergebnis als „Ausdruck des mangelnden Vertrauens der Akademiemitglieder", wie er Knoll zuvor mitgeteilt hatte. Erst als er eindringlich ersucht worden sei, habe er das Präsidentenamt für ein Jahr übernommen. Seine Meinung, „Prof. Schmid hätte ihnen sein Wort nicht gehalten", verstand Knoll „bei objektiver Betrachtung des Sachverhaltes" als „unbewußt unrichtige Rekonstruktion, [die] bei Menschen, die schwer krank sind oder sich [...] in einer schlechten Gemütsverfassung befinden“ vorkomme. Alle Mitglieder der Akademie, „die Prof. Schmid genauer kennen, [seien] von seinem einwandfreien Charakter überzeugt [„zu sehr“, wurde durchgestrichen] und [würden] einen Wortbruch nicht für möglich halten“. Knoll ersuchte Albin Lesky in dem Brief an ihn „mit Rücksicht auf unsere Akademie“ eindringlich, seine „Meinung über Prof. Schmid zu revidieren“ und die „früheren guten persönlichen Beziehungen“ zu Schmid „wiederherzustellen“. Wenn das nicht gelinge, sehe sich Schmid, „der sich durch den Vorwurf der Wortbrüchigkeit zutiefst in seiner Ehre gekränkt fühlt, gezwungen, diese Angelegenheit einem Ehrengericht zu übergeben“.[1707]

Es ist anzunehmen, dass Albin Lesky auf das Ersuchen Knolls im ersten Brief nicht reagierte, denn am 27. Mai sandte ihm Knoll einen weiteren Brief mit ähnlichem Wortlaut.[1708] Im zweiten Brief wurde deutlicher, worauf das Misstrauen von Albin Lesky gegenüber Schmid beruhte. Albin Lesky vermutete, dass Schmid für das Amt des Akademiepräsidenten selbst kandidiert habe, weil viele Stimmen für ihn abgegeben worden seien. Knoll verteidigte Schmid und erklärte Leskys Version des Konflikts als kommunikatives „Mißverständnis“. Schmid habe sich nicht zur Wiederwahl zur Verfügung gestellt, da er erwartet habe, Lesky werde, „wie bei früheren Präsidentenwahlen mit einer hohen Stimmenzahl“ gewählt.[1709] Für Knoll war Schmid „in seiner Ehre zutiefst verletzt“ und er erwarte von Lesky, dass er seine Meinung über Schmid „revidieren“ und „dementsprechend handeln“ werde.[1710]

Drei Tage danach erhielt Knoll von Albin Lesky einen Antwortbrief, der Schmids Darstellung des Konflikts mit ihm widerlegen sollte. Die Kontroverse mit Schmid sei eine persönliche, denn für die Akademie werde sein „Ausscheiden aus ihren Arbeiten und Sitzungen [...] ohne irgendeine besondere Bedeutung sein“. Das „Mißverständnis“, das er im Brief erwähne, weise er vehement zurück, denn er habe gegenüber Schmid „den Vorwurf eines Wortbruches nie und nirgends erhoben“. Schmid habe ihn für die Präsidentenwahl vorgeschlagen und er habe erwartet, dass Schmid seine Funktion niederlege und nicht mehr kandidieren werde. Schmid habe bei den Wahlen am 23. April 1969 gegen dieses Prinzip verstoßen und dadurch „einen der Akademie höchst abträglichen Streit verursacht“ mit einem für ihn „verletzenden und beschämenden Ausgang“.

Durch „einige Fakten“ wollte Albin Lesky belegen, wie die Wahl 1969 tatsächlich verlaufen sei. Wenn er lange vor der Wahl auf eine mögliche Kandidatur für das Präsidentenamt angesprochen worden sei, habe er jedem mitgeteilt: „So lange Präs. Schmid nicht klipp und klar erklärt hat, ob er eine Wiederwahl anstrebt oder nicht anstrebt, existiert der Name Lesky nicht.“ Er habe Oberhummer ersucht, seine Position den Mitgliedern der mathematisch-naturwissenschaftlichen Klasse mitzuteilen und sicher werde auch Präsident Schmid davon erfahren haben.[1711] In einem Brief und im persönlichen Gespräch im Februar 1969 in der Klinik habe ihn Schmid „aufgefordert“, für das Präsidentenamt zu kandidieren, und ihm mitgeteilt, dass er, was Albin Lesky „sinnvoll“ erschien, als Vizepräsident kandidieren werde. Es sei nicht die „leiseste Andeutung“ gefallen, dass Schmid nochmals Präsident werden wolle. Er habe erwartet, dass Schmid die Wahl vorbereiten werde, doch der Präsident habe weder eine Präsidiumssitzung einberufen noch die „eigene Klasse“ informiert, sodass die Mitglieder „vor einer vollkommen undurchsichtigen und unerwarteten Situation gestanden“ seien. Er bedauere seine „Naivität“, mit der er „in eine Falle“ gegangen sei, denn aus den jahrzehntelangen Erfahrungen einer „geübten kollegialen Praxis“ habe er nicht realisiert, was diese „allen Wahlgepflogenheiten ins Gesicht schlagende Maßregel“ bedeute und was ihre Konsequenzen sein könnten. Es sei kein „reines Mißverständnis“ gewesen, dass Schmid bei der Wahl auch als Kandidat aufgetreten sei. Das weise er „mit dem entschiedensten Nachdruck“ zurück.[1712]

Sein „Widerspruch“ beruhe auf „Fakten“, erklärte Albin Lesky Knoll in diesem Brief. Schmid habe ihm nach der Wahl mitgeteilt: „Ich habe ja nie erklärt, dass ich eine Wiederwahl nicht annehmen werde.“ Gegenüber einer ihm nahestehenden Persönlichkeit habe Schmid deutlich gemacht, dass er diese Wahl des Akademiepräsidenten „von Anfang an als einen persönlichen Wettbewerb betrachtet“ habe. Albin Lesky wolle die „Persönlichkeit“ nicht namentlich erwähnen, „um den Kreis der an dieser häßlichen Sache beteiligten Personen nicht ohne Not zu erweitern“. Sollte sich der Konflikt zuspitzen, werde er nicht zögern, den Namen zu nennen. Schmid habe während „des dreiviertelstündigen Streites der Klassen im Sitzungssaal“ um die Präsidentenwahl, sichtlich unter dem Druck einer „starken inneren Spannung“ stehend, im Johannessaal wartend gesagt: „Es ist ja doch unwahrscheinlich, dass ich die Dreiviertelmajorität erreiche.“[1713]

Die Satzung der Österreichischen Akademie der Wissenschaften schrieb in § 8 fest, dass der Präsident und Vizepräsident nach Ablauf ihrer Amtsdauer von drei Jahren wiedergewählt werden konnten. Voraussetzung dafür war eine „Drittelmehrheit der abgegebenen Stimmen bei Anwesenheit von zwei Dritteln der wirklichen Mitglieder“.[1714] Erich Hayek (1904–1986), wirkliches Mitglied der mathematisch-naturwissenschaftlichen Klasse, sah in Schmids Intransparenz bezüglich einer möglichen Wiederwahl den

„Ursprung des ganzen Unheils“. Albin Lesky hoffte Knoll mit den Fakten überzeugt zu haben, dass es sich bei dem Konflikt zwischen ihm und Schmid nicht um ein „Mißverständnis“ handle. Er vermisste eine „offene Aussprache zwischen Männern“, die er immer „als die einzig mögliche Form akademischen Verkehrs“ gesehen habe. Enttäuscht teilte Albin Lesky Knoll sein Resümee aus der Wahl-Affäre mit:[1715]

„Für mich bleibt das bedrückende und meinen Lebensabend verdüsternde Faktum, daß ich von einer Körperschaft, für die ich viele Jahre mein bestes Können eingesetzt habe, so behandelt wurde.“[1716]

Albin Lesky beabsichtigte, sich mit einer Erklärung von der philosophisch-historischen Klasse der Österreichischen Akademie der Wissenschaften zu verabschieden und an keinen weiteren Sitzungen teilzunehmen.[1717] Sein „volles Ausscheiden aus der Tätigkeit der Akademie“, das Albin Lesky in dem Brief an Knoll angedeutet hatte, sei daher für ihn „von einer Schwere“, über die er nicht mehr sprechen wolle. Eine handschriftliche Notiz am Schluss des Briefes an Knoll bestätigte aber doch, dass Albin Lesky wünschte, alle Akademiemitglieder sollten die Hintergründe seines Konflikts mit Schmid erfahren. Er stellte es Knoll frei, „von diesem Brief jedermann, insbesondere Prof. Schmid Kenntnis zu geben“.[1718] Albin Lesky, der so Wert auf eine „offene Aussprache zwischen Männern“ legte,[1719] suchte andere Wege, um seiner tiefen Kränkung Ausdruck zu verleihen.

3. Förderung und Diskriminierung von Frauen

1963 wurde Erna Lesky Mitglied der Kommission für Geschichte der Mathematik und Naturwissenschaften der Österreichischen Akademie der Wissenschaften, die für sie durch das Fach Medizin erweitert wurde. Santifaller, ihr Dissertationsbetreuer und wirkliches Mitglied der philosophisch-historischen Klasse der Österreichischen Akademie der Wissenschaften, schlug „die im Dienste der Wissenschaft unermüdlich tätige und schaffende Gelehrte“ 1965 gemeinsam mit anderen Mitgliedern der philosophisch-historischen Klasse für die Wahl zum korrespondierenden Mitglied der philosophisch-historischen Klasse der Österreichischen Akademie der Wissenschaften vor.[1720] Er war nicht nur ihr Lehrer und Mentor, sondern er verfügte auch über die nötigen „internen Netzwerke“ an der Akademie. Eine Zuwahl wissenschaftlich renommierter Frauen habe zusätzlich zur „Stärkung der eigenen Position und Reputation“ beigetragen[1721] und, wie in der Zuwahl Erna Leskys, Vizepräsident Albin Lesky zufriedengestellt.

Nach Beobachtung von Schachermeyr habe es Albin Lesky „beglückend gefunden, daß ihm in allen diesen Zeiten seine Gattin Erna Lesky in vorbildlicher Weise zur Seite stand", obwohl sie selbst als Ordinaria Geschichte der Medizin ihr Institut „zu einer weltweiten Anerkennung" geführt habe.[1722]

Von 1948 bis 1965 habe Erna Lesky „nahezu 100 wissenschaftliche Arbeiten" publiziert, davon sieben Monografien.[1723] Im Wahlvorschlag wurde Erna Leskys Interdisziplinarität in ihren wissenschaftlichen Arbeiten betont, sowie ihr professionelles Management in der Generalsanierung des Josephinums und der Neustrukturierung des Instituts für Geschichte der Medizin.[1724] Im Mai 1965 wurde Erna Lesky zum korrespondierenden Mitglied der philosophisch-historischen Klasse der Österreichischen Akademie der Wissenschaften gewählt.[1725] 17 Jahre nachdem die Physikerin Lise Meitner (1878–1968)[1726] am 25. Mai 1948 als erste Frau zum korrespondierenden Mitglied der mathematisch-naturwissenschaftlichen Klasse der Österreichischen Akademie der Wissenschaften im Ausland gewählt worden war, war Erna Lesky nach der Theaterwissenschaftlerin Margret Dietrich (1920–2004), die 1964 zum korrespondierenden Mitglied gewählt worden war, erst die zweite Frau, die in die philosophisch-historische Klasse gewählt wurde. Sowohl Erna Lesky als auch Dietrich erwähnten vor der Wahl ihre Mitgliedschaft in der NSDAP nicht. Dietrich konnte ihr Institut für Theaterwissenschaften an der Universität Wien 1943 mit Heinz Kindermann (1894–1985) nur mit „gezielter NS-Förderung" aufbauen.[1727] Während Duma Margret Dietrichs „Verstrickung in den Nationalsozialismus" genauer thematisiert,[1728] wird jene von Erna Lesky kaum berührt. Es wird nur erwähnt, dass sie und ihr Mann Mitglieder der NSDAP waren.[1729] 1981 wurde Dietrich als erste Frau zum wirklichen Mitglied der philosophisch-historische Klasse der Österreichischen Akademie der Wissenschaften gewählt.[1730]

1968 traten Albin Lesky, Hanslik und Hunger dafür ein, dass auch in der philosophisch-historischen Klasse Frauen korrespondierende Mitglieder aus dem Ausland werden konnten.[1731] „Lesky und Hunger sollen mitunterstützen!", lautete eine Notiz, beigefügt auf Hansliks Wahlvorschlag.[1732] Am 16. Mai 1968 wurden Christine Mohrmann (1903–1988) und Jacqueline de Romilly (1913–2010)[1733], beide international akkreditierte Klassische Philologinnen, in der Gesamtsitzung der Österreichischen Akademie der Wissenschaften zu korrespondierenden Mitgliedern im Ausland gewählt. Mohrmann war seit 1952 Ordinaria für altchristliches Griechisch sowie altchristliches Latein und Mittellatein an der Katholischen Universität Nijmegen. Albin Lesky, Hanslik und Hunger sahen in ihr die „erste

Kapazität auf dem Gebiet der Kenntnis der christlichen und mittelalterlichen lateinischen Sprache". In den Publikationen von Romilly, seit 1957 Ordinaria für Gräzistik an der Sorbonne in Paris und Expertin der Thukydides-Forschung, würdigten sie die „hohe Kunst der Interpretation, die von der sorgfältigen Beobachtung des Wortes ausgeht und von ihr aus weite geistige Räume erschließt".[1734] Albin Lesky setzte sich nicht nur für die Wahl seiner Ehefrau zum korrespondierenden Mitglied der philosophisch-historischen Klasse der Österreichischen Akademie der Wissenschaften ein, sondern auch für Frauen, die in seinem Fach, Klassische Philologie, Expertinnen waren. Mit ihrer Wahl wurde der Frauenanteil unter den Mitgliedern der Österreichischen Akademie der Wissenschaften kaum erhöht, aber dafür die Vertretung der Klassischen Philologie unter den Mitgliedern wesentlich gestärkt. Klos, Corradini und Mazohl bescheinigen den Männern, welche die ersten Frauen in die Akademie wählten, „eine größere Offenheit in Geschlechterfragen".[1735]

1967, das Jahr von Albin Leskys Emeritierung, hatte „das Ehepaar Lesky [...] im Grunde alles erreicht, was überhaupt erstrebenswert erscheinen mochte", glaubte Schachermeyr.[1736] Doch im Februar 1969 wurde Erna Lesky von der Österreichischen Akademie der Wissenschaften ersucht, Unterlagen für die Wahl zum wirklichen Mitglied der philosophisch-historischen Klasse einzureichen. Sie sah das als die „Krönung mancher Mühe":

„Mit tiefer Freude habe ich die Mitteilung erhalten, daß Sie mir die höchste wissenschaftliche Ehrung zuerkennen. Ich will nicht leugnen, daß ich sie als Krönung mancher Mühe dankbar empfinden würde. Ihrem Wunsch entsprechend erlaube ich mir, die folgenden Unterlagen zu übermitteln."[1737]

Erna Lesky listete alle Mitgliedschaften, akademischen Funktionen und Publikationen auf. „Ihre internationale Vortragstätigkeit zwischen Athen und Los Angeles" sei im *Almanach der Österreichischen Akademie der Wissenschaften*[1738] angeführt. Unter ihrer „Amtsführung" sei das Institut für Geschichte der Medizin zu einem „Zentrum internationaler Forschung" geworden. Erna Lesky hoffte, dass nach ihrem „Lebensmotto", „Die Wissenschaft ist eine sehr gestrenge Majestät", sich die Österreichische Akademie der Wissenschaften aufgrund ihrer wissenschaftlichen Leistungen für sie als wirkliches Mitglied der philosophisch-historischen Klasse entscheiden werde.[1739] In der Abstimmung wurden 66 Stimmen abgegeben, die absolute Stimmenmehrheit war daher 34 Stimmen. Erna Lesky wurde von 21 Mitgliedern gewählt. In einer zweiten Abstimmung wurden 58 Stimmen abgegeben, Erna Lesky erhielt 12. Da in der Wahlwiederholung niemand die absolute Stimmenmehrheit von 30 Stimmen erreichte, wurde „kein wirkliches Mitglied der phil.-hist. Klasse gewählt".[1740]

In einem Brief an Santifaller, der Erna Lesky mit dem Historiker Heinrich Appelt (1910–1998) für die Wahl vorgeschlagen hatte, kritisierte sie, dass sie bei dieser Wahl, genau wie die Physikerin Berta Karlik (1904–1990)[1741], die bereits 1960 zum ersten Mal und nun zum zweiten Male zur Wahl eines wirklichen Mitglieds der mathematisch-naturwissenschaftlichen Klasse vorgeschlagen worden war,[1742] „als Frau diskriminiert worden" sei. Sie führte die Ablehnung auf die Benachteiligung von Frauen an der Österreichischen Akademie der Wissenschaften zurück:[1743]

„*Die Gründe meiner Ablehnung, die ich erfuhr, liegen alle weit abseits von einer* [objektiven Wertung]. *Ich kann nicht einsehen, was es mit der Anerkennung meiner Leistungen zu tun hat, daß die math.-nat. Klasse die von mir aufs höchste geschätzte Frau Prof. Karlik nicht zu ihrem w. M. gewählt hat, und ich kann mir nicht denken, daß die Akademie mit Recht eine wissenschaftliche Leistung ignoriert, weil sie von einer Frau stammt. Daß meine Beurteilung mit der Rolle meines Mannes in der Akademie verquickt wurde, hat uns beide am meisten getroffen.*"[1744]

Erna Lesky sprach damit eine Problematik an, die in der aktuellen Genderforschung mit Begriffen wie „leaky pipeline, glass ceiling – sticky floor" erklärt wird. „Leaky pipeline" bezieht sich auf „Ausschlussprinzipien bzw. Barrieren auf verschiedenen Qualifizierungsebenen und Karrierestufen", „glass ceiling" und „sticky floor" stehen für „unsichtbare strukturelle Aufstiegsbarrieren für Frauen sowie Faktoren des Verbleibs in niedriger bezahlten und prestigeärmeren beruflichen Positionen", definieren Klos, Corradini und Mazohl die Begriffe genauer.[1745] Als ein Beispiel für Diskriminierung von Frauen nennen sie die Klassische Archäologin Helene Miltner, die im Vergleich zu ihrem Mann wissenschaftlich wenig Anerkennung erhielt. Sie blieb Gymnasiallehrerin für Griechisch und Latein und wurde von dem Klassischen Philologen und Archäologen Josef Keil (1878–1963) im Nachruf ihres Mannes als „Dolmetscherin und Lehrerin" bezeichnet, obwohl ihre wissenschaftlichen Arbeiten von hoher Qualität waren.[1746] Nach Dumas Recherchen in den Akten des Archivs der Österreichischen Akademie der Wissenschaften sei „ihre Rolle als Frauen in den Wissenschaften" von den weiblichen Mitgliedern der Österreichischen Akademie der Wissenschaften „nicht oder nur selten explizit" thematisiert worden. Erna

Lesky bildete hier eine Ausnahme, weil sie die Diskriminierung von Frauen in der Wahl der Mitglieder der Österreichischen Akademie der Wissenschaften offen ansprach, nachdem sie und Karlik nicht zu wirklichen Mitgliedern der Akademie gewählt worden waren.[1747] Das ist umso bemerkenswerter, da die Medizinhistorikerin an ihrem Institut für Geschichte der Medizin der Universität Wien Frauen weder förderte noch gleichberechtigt behandelte.

1996 wurde Erna Leskys Nichte, die Historikerin Grete Walter-Klingenstein, zum wirklichen Mitglied der philosophisch-historischen Klasse der Österreichischen Akademie der Wissenschaften gewählt. Sie war erst die fünfte Frau unter den wirklichen Akademiemitgliedern.[1748] Grete Walter-Klingenstein sei das Auftreten in einer „Männergesellschaft" aus ihrem familiären Umfeld heraus gewohnt gewesen, wobei ihre Tante Erna Lesky „eine gewisse Vorbildwirkung" gehabt habe:[1749]

„In meiner Familie sowohl mütterlicher- wie väterlicherseits gab es als Vorbild gleichberechtigte Frauen in Männerdomänen, darunter eine Witwe, ohne deren Meinung und Arbeitseinsatz die Familienbetriebe nicht leistungsfähig gewesen wären. Meine Tante väterlicherseits, Erna Lesky, erreichte während meiner Studienzeit eine wissenschaftliche Sonderstellung als Ordinaria im Fach Medizingeschichte an der damals wenig frauenfreundlichen medizinischen Fakultät der Universität Wien."[1750]

Grete Walter-Klingenstein wurde 1976 „in der Ära Firnberg" als „Ordinaria für Geschichte der Neuzeit" an die Universität Graz berufen. Sie stellt von ihrer Berufung 1976 bis zur Wahl zum wirklichen Mitglied der Österreichischen Akademie der Wissenschaften 1996 „deutliche Anzeichen von Veränderung" fest und ist überzeugt, dass sich die Österreichische Akademie der Wissenschaften „in einem unaufhaltbaren Übergang zu einer weitgehend zahlenmäßigen Gleichstellung von Frauen im Leistungsgefüge der ÖAW befinde".[1751] 1998 bis 2003 war Grete Walter-Klingenstein Obfrau der Historischen Kommission der Akademie, danach stellvertretende Obfrau, bis die Historische Kommission 2012 in „das neu gegründete Institut für Neuzeit- und Zeitgeschichteforschung integriert" wurde.[1752]

4. Beziehungen und Brüche

Neben der Diskriminierung von Frauen bei der Wahl zu Akademiemitgliedern thematisierte Erna Lesky als weitere Begründung ihrer Nichtwahl zum wirklichen Mitglied der philosophisch-historischen Klasse der

Österreichischen Akademie der Wissenschaften die Stellung ihres Mannes in der Akademie.[1753] Albin Lesky versicherte zwar im Brief an Knoll am 30. Mai 1970, dass seine von ihm „gezogenen Konsequenzen mit der Nichtwahl [s]einer Frau nichts zu tun“ hätten.[1754] Über die Wahl seiner Frau zum wirklichen Mitglied sei nämlich noch gar nicht abgestimmt worden, als er vom Ergebnis seiner Wahl zum Präsidenten erfuhr und ablehnend reagiert habe. Diese Feststellung schließe aber nicht aus, dass er eine persönliche Meinung dazu habe:[1755]

„Ein Blick in den Almanach des Jahres 1969 zeigt, daß unter den 44 korr. Mitgliedern der phil.-hist. Klasse ein einziges, *nämlich Erna Lesky, die Mitgliedschaft anderer Akademien besitzt, und zwar gleich dreier ausländischer, darunter der ältesten deutschen, der* Leopoldina *in Halle. Ferner dürfte es die Ehrenmitgliedschaft in den Fachgesellschaften in Griechenland, Ungarn, Spanien, Schweiz und Schweden doch wohl rechtfertigen, von einem gesicherten internationalen Namen zu sprechen.“*[1756]

Die philosophisch-historische Klasse habe Erna Lesky „bei vier freien Stellen für wirkliche Mitglieder“ mit beachtlicher Stimmenzahl in der Wahlliste an dritter Stelle gereiht. Selbstverständlich werde unter solchen Voraussetzungen jemand in der Gesamtsitzung zum wirklichen Mitglied gewählt. Doch durch „Mundpropaganda“ sei die Wahl Erna Leskys „verhindert“ worden. Das „Argument“, „die (von [ihm] persönlich aufs höchste geschätzte) Frau Prof. Karlik“ sei auch kein wirkliches Mitglied der mathematisch-naturwissenschaftlichen Klasse, sei nicht entscheidend gewesen. Lesky wollte auf das Argument nicht näher eingehen und weitere „unsachliche Argumente gegen die Anerkennung einer weithin in der Welt geschätzten wissenschaftlichen Leistung“ seiner Frau negieren. „Die Akademie hat das zu verantworten“, war seine abschließende Bemerkung.[1757]

In einem Brief an das Präsidium im Oktober 1972 brach Albin Lesky seine Beziehungen zur Österreichischen Akademie der Wissenschaften ab, „die durch ihr Verhalten [s]einen Lebensabend so schwer verdüstert“ habe. Er stehe in einem Alter, in dem „man seinen Hingang zu bedenken“ habe und wolle im Falle des Todes keine Ehrungen von einer „Körperschaft“, die nur als „Blendwerk“ das Geschehene „verwischen“ sollten. Er untersagte „einen Nachruf in einer Akademiesitzung, die Teilnahme an [s]einem Leichenbegräbnis, die Aussendung einer Anzeige und das Aushängen einer Fahne“ am Akademiegebäude. Ein „Nachruf im Almanach“ sei zu unterlassen. Wenn es sich jedoch nicht verhindern lasse, sei jener „Passus“

einzufügen, den er hier vorbereitet habe, mit oder ohne den Namen des Verfassers:[1758]

„Nach der Wahlsitzung des Jahres 1969, die nach seiner Überzeugung nicht richtig vorbereitet und durchgeführt war, hat sich Albin Lesky von den Arbeiten der Akademie zurückgezogen, denen er viele Jahre seines Lebens gewidmet hatte."[1759]

Albin Lesky übergab seinen „Angehörigen" das Mandat, die Einhaltung dieser Bestimmungen zu kontrollieren.[1760] Der Generalsekretär der Österreichischen Akademie der Wissenschaften, Manfred Mayrhofer (1926–2011), Professor der Allgemeinen und Indogermanischen Sprachwissenschaft an der Universität Wien, reagierte unmittelbar mit einem Antwortschreiben, worin er Albin Lesky mitteilte, dass das Präsidium der Akademie seinen Brief „mit aufrichtiger Bestürzung [...] zur Kenntnis" nehme. Es werde seinen Wünschen entsprechen und sie, soweit es in der „Macht" des Präsidiums liege, „erfüllen". Er werde, auch wenn es ihn „schmerzt", darauf achten, dass Albin Leskys „Ersuchen [...]" beachtet und erfüllt werde.[1761] Das Aktuariat der Österreichischen Akademie der Wissenschaften fügte zum Brief des Generalsekretärs einen Amtsvermerk hinzu, in dem alle „Verfügungen im Falle eines Ablebens" von Albin Lesky nochmals angeführt waren.[1762]

Die nächste Wahl der wirklichen und korrespondierenden Mitglieder fand erst 1973 unter Präsident Schmid statt. Schmid, der 1970 zum zweiten Mal zum Präsidenten der Österreichischen Akademie der Wissenschaften gewählt worden war,[1763] betonte in der Feierlichen Sitzung 1973, dass die Österreichische Akademie der Wissenschaften für Österreich „eine positive Rolle in der Annäherung von Ost und West zu spielen habe". Erst nach langen Verhandlungen der Österreichischen Akademie der Wissenschaften mit der Akademie der Wissenschaften der DDR in Berlin wurde 1978 „ein staatliches Abkommen" für Kultur und Wissenschaft erreicht und 1979 ein „Vertrag zwischen der Republik Österreich und der Regierung der DDR über wissenschaftlich-technische Zusammenarbeit".[1764] 1955 hatte Schmid gemeinsam mit Karlik die Österreichische Akademie der Wissenschaften bei der „Konferenz der Akademien der Wissenschaften der UdSSR über die Nutzung der Atomenergie für friedliche Zwecke" vertreten.[1765] Die Physikerin habe nicht nur fachlich, sondern auch persönlich eine gute Beziehung zu Schmid gehabt.[1766] Karlik leitete ab 1945 das Radiuminstitut der Österreichischen Akademie der Wissenschaften provisorisch und ab 1947 definitiv.[1767] 1954 wurde sie von der Akademie zum ersten korrespondierenden Mitglied der mathematisch-naturwissenschaftlichen Klasse im Inland gewählt und erhielt 1956 als erste Frau eine Ordentliche Professur an der Universität Wien.[1768] Karlik galt als „die Expertin für Kernphysik in Österreich".[1769]

Zur Vernetzung und Unterstützung von Wissenschaftlerinnen gründete Karlik gemeinsam mit der Rechtsanwältin Ilse Knapitsch (1899–1979) und Lore Antoine den Verband der Akademikerinnen Österreichs[1770] 1948 neu.[1771] Karlik war für einige Jahre Präsidentin.[1772] Der Verband wurde in Österreich 1922 von der Romanistin Elise Richter (1865–1943) gegründet,[1773] der ersten Frau, die sich an der Universität Wien habilitierte, 1938 aus rassistischen Gründen von der Universität Wien vertrieben und 1942 in das Konzentrationslager Theresienstadt deportiert wurde, wo sie mit 78 Jahren starb.[1774] Mit der Neugründung des Verbands bewiesen Karlik, Knapitsch und Lore Antoine, dass sie sich für Förderung von Frauen in der Wissenschaft einsetzen und nicht nur auf ihre eigene Karriere achten wollten. 1973 wurde Karlik, ein Jahr vor ihrer Emeritierung, als erste Frau zum wirklichen Mitglied der mathematisch-naturwissenschaftlichen Klasse der Österreichischen Akademie der Wissenschaften gewählt. Die höchste Position in der Hierarchie der Akademiemitglieder bot ihr nun „Mitsprache und Handlungsmöglichkeiten".[1775]

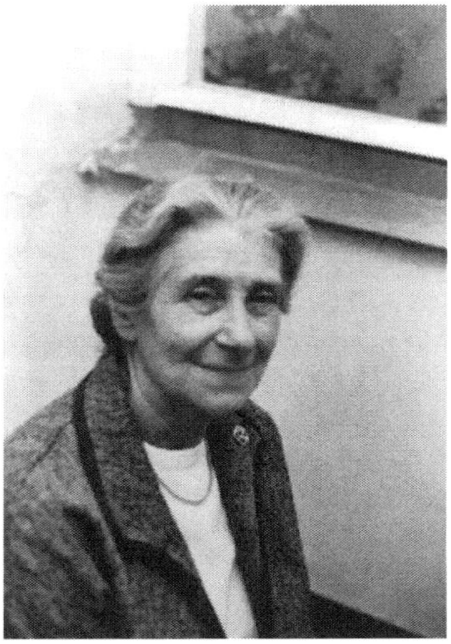

Abb. 72 Berta Karlik, Foto, s. d. (Sig. 106.I.591, UAW).

Erna Lesky wurde auch bei den Wahlen 1973 nicht zum wirklichen Mitglied der philosophisch-historischen Klasse der Österreichischen Akademie der Wissenschaften gewählt. Die weitere persönliche Kränkung führte für Albin und Erna Lesky endgültig zum Bruch mit der Österreichischen Akademie der Wissenschaften.[1776] Im selben Jahr wurde Erna Lesky zum Ehrenmitglied der philosophisch-historischen Klasse der Österreichischen Akademie der Wissenschaften gewählt.[1777] Eine Ehrenmitgliedschaft bedeutete eine Würdigung ihrer wissenschaftlichen Arbeit, jedoch „keine konkrete Mitsprachemöglichkeit in der Akademie".[1778] Wandruszka und Mayrhofer reichten den Wahlvorschlag ein,[1779] der in der Begründung Erna Lesky als international renommierte Wissenschaftlerin beschrieb:

„Durch Erna Lesky hat das Fach der Medizingeschichte wie auch das von ihr geleitete Institut, das ein Zentrum der medizinhistorischen Forschung wurde,

daher eine dermaßen bedeutsame Steigerung des internationalen Ansehens erfahren, daß diesem für Österreich so erfreulichen Tatbestand auch unsere Akademie Rechnung tragen sollte.“[1780]

Erna Lesky war die erste Frau, die zum Ehrenmitglied der Österreichischen Akademie der Wissenschaften gewählt wurde.[1781] Sie nahm die „Verständigung“ von ihrer Wahl zum Ehrenmitglied der philosophisch-historischen Klasse der Akademie „mit großer Freude“ entgegen und sprach dafür ihren „ergebenen Dank“ aus. Die Wahl zum wirklichen Mitglied, erklärte Erna Lesky, sei wegen ihres „Gesundheitszustands“ nicht möglich gewesen. Ausgleichend erklärte sie nun:

„*Ich bitte bemerken zu dürfen, daß ich mir die Hoffnung auf eine Wahl zum wirklichen Mitglied versagen mußte, da nach meiner festen Überzeugung mit der allfälligen Annahme einer solchen Wahl die Verpflichtung zur regelmäßigen Teilnahme an den Sitzungen unabdingbar verbunden ist. Eine solche Bedingung zu erfüllen, verbietet mir aber leider mein seit längerem äußerst labiler und gefährdeter Gesundheitszustand. Umso dankbarer bin ich aber für diese ehrenvolle Anerkennung meiner Bemühungen um ein für Wien so bedeutsames und mit großen Namen der Akademie verbundenes Stück Wissenschaftsgeschichte.*“[1782]

Durch Erna Leskys Ehrenmitgliedschaft der Österreichischen Akademie der Wissenschaften schien sich auch Albin Leskys ablehnende Haltung gegenüber dem Präsidium der Akademie zu ändern:

„*Sehr verehrte Herrn Kollegen! Es hat mich freudig bewegt, das wissenschaftliche Werk meiner Frau DDr. Erna Lesky von der Hohen Akademie in so ehrenvoller und gleichzeitig ihrem reduzierten Gesundheitszustand Rechnung tragender Weise anerkannt zu sehen. So bitte ich denn, meinen Brief vom 16-X-1972, in dem ich ersuchte, bei meinem Ableben allen Ehrungen Abstand zu nehmen, als gegenstandslos zu betrachten und zu vernichten. Ich sehe mein früheres Verhältnis zur Akademie wieder hergestellt.*“[1783]

Der handgeschriebene Brief wurde nicht abgesandt, sondern in ein Kuvert zu den Personalakten gegeben, mit der Beschriftung: „Prof. Albin Lesky im Falle seines Todes zu öffnen – Wünsche betr. Begräbnis, Nekrolog, etc.“[1784] Trotz der weiter bestehenden Differenzen gratulierte die Österreichische Akademie der Wissenschaften Albin Lesky zu seinem 80. Geburtstag am 7. Juli 1976. Albin Lesky habe „zur Mehrung wissenschaftlicher Erkenntnis wie zu der des Ansehens österreichischer Wissenschaft in aller Welt Außerordentliches beigetragen" und dadurch die Aufgaben der Akademie „in beispielgebender Weise" erfüllt. „Energisch und zielbewußt" habe er von Jugend an „unter schwierigen Zeitumständen [...] Voraussetzungen für ein in Forschung und Lehre der Wissenschaft geweihtes Leben geschaffen". Albin Lesky sei Mitglied oder Obmann in vielen Kommissionen der Akademie gewesen, sei in verschiedenste Funktionen gewählt worden und sei 1969/70, „leider auf eigenen Wunsch hin", Präsident gewesen. Der Verfasser dieses Schreibens bemühte sich sichtlich um eine objektive, wertschätzende Darstellung von Albin Leskys Verdiensten für die Österreichische Akademie der Wissenschaften, die ihm „immerwährenden Dank schuldig" sei, besonders für seinen „lebenslangen Kampf [...] für das humanistische Element in der Jugendbildung", was für die Persönlichkeitsbildung und das wissenschaftliche Denken" so entscheidend sei.[1785]

Albin Lesky sandte die „Glückwunschadresse" der Österreichischen Akademie der Wissenschaften mit einem Begleitschreiben wieder zurück, weil auch Vizepräsident Schmid unterschrieben hatte. Am 24. August erhielt er ein Antwortschreiben von Generalsekretär Leopold Schmetterer (1919–2004). Es freue ihn, dass sich die Ablehnung der Glückwunschadresse nur auf die Unterschrift von Schmid beziehe und er der Akademie weiterhin sein „Wohlwollen" entgegenbringe. Es sei sein „gutes Recht [...] zu bestimmen, von wem er einen Glückwunsch entgegennehme".[1786] Albin Lesky hatte den Wunsch geäußert, das Gratulationsschreiben nur mit der Unterschrift des Präsidenten und des Sekretärs der mathematisch-naturwissenschaftlichen Klasse veröffentlichen zu lassen, was die Akademie ablehnte. Für ihn war das ein „Zeichen der Mißachtung":

„Ich fasse diese Ablehnung meines Wunsches, die Unterschriften auf dem genannten Schreiben auf den Präsidenten als Klassenvorsitzenden und den Klassensekretär zu beschränken, als Zeichen der Mißachtung und des Dankes für lange Jahre meiner Tätigkeit für die Akademie auf. Dies umso mehr, als die vier Unterschriften auf einem solchen Schreiben in keiner Weise in den Statuten fixiert sind, *sondern einen Usus darstellen, der in jedem besonderen Falle abgeändert werden konnte."*[1787]

Ein Verzicht der Unterschrift von Schmid wäre für Albin Lesky eine „Wiedergutmachungsgeste" für sein Verhalten in der Präsidentenwahl 1969 gewesen. Es habe ihn „zum Aussscheiden aus einer reichen Tätigkeit für die Akademie" bewogen und seinen „Lebensrest gründlich verdüstert".[1788] Im

Oktober 1976 bestärkte Albin Lesky noch einmal, was er im Schreiben am 16. Oktober 1972[1789] und am 8. Oktober 1976 festgelegt hatte. Es sei sein „dezidierte[r] Wille“, dass die Akademie nach seinem Tode keinen Nachruf im Almanach verfasse. Seine Familie werde „die Aufgabe haben, die Durchführung dieses [s]eines Willens zu überwachen“.[1790]

Albin und Erna Lesky sprechen in den Quellen bei nicht linearen Karriereverläufen von subjektiv empfundener mangelnder Wertschätzung ihrer wissenschaftlichen Arbeit oder ihres Rankings in der Scientific Community wiederholt von Kränkung, Verletzung und Enttäuschung. Der Bezug auf die angeblich nicht korrekt verlaufene Präsidentenwahl der Österreichischen Akademie der Wissenschaften 1969 oder die Nichtwahl von Erna Lesky zum wirklichen Mitglied der philosophisch-naturwissenschaftlichen Klasse 1973 sind hier als Beispiele ausführlicher dargestellt worden, um ihr Konfliktverhalten zu zeigen. Die für sie so negativen Erfahrungen waren für Albin und Erna Lesky prägende Eindrücke in der Lebensphase des Alters, die ihre Haltung gegenüber der Gelehrtengesellschaft der Österreichischen Akademie der Wissenschaften grundlegend veränderten.

Anmerkungen

1646 Vgl. Feichtinger/Geiger, Die Selbstfindung der Akademie, in: Feichtinger/Mazohl (Hg.), *Die Österreichische Akademie der Wissenschaften 1847–2022*, Bd. 2, 294. Siehe dazu Heinrich Ritter von Srbik, Schreiben an den Reichsminister für Wissenschaft, Erziehung und Volksbildung und an den Präsidenten der Preußischen Akademie in Berlin, Wien, 18.7.1941, 1–2, 1. Reichsakademie 202/1941, AÖAW: Die Kommission *Thesaurus linguae Latinae* wurde 1893 gegründet, war während des Zweiten Weltkriegs ein Unternehmen des Reichsverbands der deutschen Akademien und wurde danach durch Richard Meister für die Akademie der Wissenschaften in Wien vertreten.

1647 Vgl. Howard Comfort, Report of the Representative to the Thesaurus Linguae Latinae. Proceedings: American Philological Association Ninety-Third Annual Meeting and Philological Association of the Pacific Coast Fifty-Ninth Annual Meeting, in: *Transactions and Proceedings of the American Philological Association* 92 (1961), XIX–XX, XX.

1648 Vgl. Johannes Feichtinger/Dieter J. Hecht, 1945 und danach. Eine Zäsur und zwei Kontinuitäten, in: Feichtinger/Matis/Sienell/Uhl (Hg.), *Die Akademie der Wissenschaften in Wien 1938 bis 1945*, 189–197, 197.

1649 Vgl. Matis/Suppan, *Sapere Aude*, 149.

1650 Vgl. Feichtinger/Geiger, Die Selbstfindung der Akademie, in: Feichtinger/Mazohl (Hg.), *Die Österreichische Akademie der Wissenschaften 1847–2022*, Bd. 2, 288.

1651 Vgl. Ernst Bruckmüller, *Österreichische Geschichte. Von der Urgeschichte bis zur Gegenwart*, Wien: Böhlau 2019, 637, zit. Feichtinger/Geiger, Die Selbstfindung der Akademie, in: Feichtinger/Mazohl (Hg.), *Die Österreichische Akademie der Wissenschaften 1847–2022*, Bd. 2, 289.

1652 Vgl. Fengler, Biogramme, Albin Lesky, in: Feichtinger/Matis/Sienell/Uhl (Hg.), *Die Akademie der Wissenschaften in Wien 1938 bis 1945*, 230.

1653 Vgl. Feichtinger/Geiger, Die Selbstfindung der Akademie, in: Feichtinger/Mazohl (Hg.), *Die Österreichische Akademie der Wissenschaften 1847–2022*, Bd. 2, 290.

1654 Zit. Herbert Posch, Ehrensenator*innen der Universität Wien. 1941–21. Jhdt., in: *650 plus – Geschichte der Universität Wien*. Siehe ebd.: „Die Universität Wien kann an Persönlichkeiten, die sich in einem besonderen Maße um die Universität Wien und um die Förderung ihrer wissenschaftlichen Aufgaben verdient gemacht haben, den Titel einer Ehrensenatorin oder eines Ehrensenators der Universität Wien verleihen. Die Verdienste der oder des zu Ehrenden haben in einem außergewöhnlichen und langfristig wirksamen Engagement für die wissenschaftlichen Aufgaben der Universität Wien zu bestehen. Aus den Richtlinien für akademische Ehrungen, § 4 (Ehrensenatorin oder Ehrensenator)." Die „akademische Ehrung des Ehrensenats" wird für „langjährige Verbundenheit und höchste Dienste um die Universität Wien" verliehen.

1655 Vgl. Ehrungen an der Universität Wien, in: *650 plus – Geschichte der Universität Wien*.

1656 Vgl. Karl Fellinger, Schreiben an das Kollegium der Medizinischen Fakultät der Universität Wien, Wien, 14.12.1965. Dekanat der Philosophischen Fakultät der Universität Wien 2456, L 1, Sch 141, UAW.

1657 Vgl. Eberhard Clar, Schreiben an den Akademischen Senat der Universität Wien, Wien, 27.1.1966. Ebd.

1658 Vgl. Smolak, Albin Lesky. Curriculum Vitae.

[1659] Siehe Einladung des Bürgermeisters der Bundeshauptstadt Wien zur „Überreichung des Ehrenrings der Stadt Wien" am 15.5.1972. PA Albin Lesky M 5/5, AÖAW.

[1660] Siehe Einladung der Universität Graz zur Ehrenpromotion zum Doktor der Staatswissenschaften, Wien, 4.2.1971. PA Albin Lesky M 5/5, AÖAW. Siehe dazu Albin Lesky, handschriftliches Schreiben an das Präsidium der ÖAW bezüglich Aufnahme des Ehrendoktorats in den Almanach und den Personalakt, Wien, 30.1.1971. Ebd.: Albin Lesky ersuchte das Präsidium der ÖAW diese Ehrung im Almanach und in seinem Personalakt eintragen zu lassen, ersuchte „jedoch auf das dringendste, von jeder sonstigen Reaktion auf diesen Akt absehen zu wollen."

[1661] Vgl. Smolak, Albin Lesky. Curriculum Vitae.

[1662] Vgl. Johannes Koll/Alexander Pinwinkler, Einleitung. Akademische Ehrungen in Deutschland und Österreich, in: Pinwinkler/Koll (Hg.), *Zuviel der Ehre*, 11–25, 13.

[1663] Vgl. Taschwer, Ehre, wem Ehre nicht unbedingt gebührt, in: ebd., 308.

[1664] Vgl. ebd., 320. Der Aufsatz von Klaus Taschwer wird hier ausführlicher zitiert, weil er eine genaue Analyse von Albin Leskys Haltung gegenüber der Aufarbeitung der NS-Vergangenheit und der eigenen politischen Vergangenheit ist.

[1665] Vgl. ebd., 307.

[1666] Vgl. ebd., 308. Siehe ebd.: Die „staatliche Legitimation" dieser Auszeichnungen erschwerte lange ihre „kritische Aufarbeitung". Erst nachdem sich die Universität Wien genauer mit ihrer NS-Vergangenheit auseinandergesetzt hatte, war es auch möglich, in den letzten Jahren diese „elitären Ehrungen" zu thematisieren und kritisch zu beleuchten.

[1667] Vgl. ebd., 336.

[1668] Vgl. ebd., 345. Siehe Pierre Bourdieu, *Die verborgenen Mechanismen der Macht* (Schriften zur Kultur und Politik 1) Hamburg: VSA 1992, 49–80, zit. ebd.

[1669] Vgl. Taschwer, Ehre, wem Ehre nicht unbedingt gebührt, in: Pinwinkler/Koll (Hg.), *Zuviel der Ehre*, 319.

[1670] Vgl. ebd., 323.

[1671] Vgl. ebd., 329.

[1672] Siehe Benedikt Föger/Klaus Taschwer, *Die andere Seite des Spiegels. Konrad Lorenz und der Nationalsozialismus*, Wien: Czernin 2001. Siehe dazu die aktualisierte Publikation Klaus Taschwer /Benedikt Föger, *Konrad Lorenz: Biografie*, Wien: Czernin 2023.

[1673] Vgl. Taschwer, Ehre, wem Ehre nicht unbedingt gebührt, in: Pinwinkler/Koll (Hg.), *Zuviel der Ehre*, 329.

[1674] Siehe ebd., 329–330: Eugen Fischer war „Gründungsdirektor des Kaiser-Wilhelm-Instituts für Anthropologie, menschliche Erblehre und Eugenik in Berlin". Nachdem seine Forschungen zur wissenschaftlichen Basis der „Rassen- und Bevölkerungspolitik der Nationalsozialisten" beitrugen, habe er auch die Verantwortung für ihre Verbrechen gegen die Menschlichkeit mitgetragen.

[1675] Vgl. ebd. 330.

[1676] Zit. ebd.

[1677] Vgl. ebd.

[1678] Vgl. ebd., 331–332.

[1679] Vgl. Feichtinger/Geiger, Die Selbstfindung der Akademie, in: Feichtinger/Mazohl (Hg.), *Die Österreichische Akademie der Wissenschaften 1847–2022*, Bd. 2, 316.

[1680] Vgl. Taschwer, Ehre, wem Ehre nicht unbedingt gebührt, in: Pinwinkler/Koll (Hg.), *Zuviel der Ehre*, 325.

[1681] Vgl. ebd., 325.

[1682] Zit. ebd., 334.
[1683] Vgl. ebd.
[1684] Vgl. Kopie des Protokolls der Wahlsitzung der Gesamtakademie am 24.4.1969. Punkt 10 Durchführung der Wahlen. Wahl des Präsidenten der Akademie, 1–10, 4. TNL Albin Lesky INV. 131.97, Sch 843, K 131.97.22, UAW.
[1685] Zit. ebd., 5.
[1686] Vgl. ebd., 5.
[1687] Vgl. Satzung für „die Österreichische Akademie der Wissenschaften in Wien" (Beschlossen in der Gesamtsitzung vom 4. Juni 1946) in: Meister, *Geschichte der Akademie der Wissenschaften in Wien 1847–1947*, 242–244, 243.
[1688] Zit. Erich Schmid, handgeschriebener, undatierter Brief, 1–3, 1. Akademiepräsidium 1970, M 9, AÖAW.
[1689] Vgl. ebd., 1.
[1690] Vgl. ebd., 2.
[1691] Zit. ebd., 2.
[1692] Vgl. ebd., 2.
[1693] Vgl. ebd., 3.
[1694] Vgl. ebd., 1.
[1695] Vgl. ebd., 3.
[1696] Vgl. Feichtinger/Geiger, Die Selbstfindung der Akademie, in: Feichtinger/Mazohl (Hg.), *Die Österreichische Akademie der Wissenschaften 1847–2022*, Bd. 2, 276.
[1697] Siehe dazu Albin Leskys frühe politische Prägung in der Südtirol-Frage: Albin Lesky, Vivat Academia! in: *Die Südmark*. Alpenländische Monatsschrift für deutsches Wesen und Wirken 6 (Brachmonat 1923), 257–263. Auf der Landkarte am Titelcover ist Südtirol in schwarzer Farbe als Teil Österreichs dargestellt.
[1698] Vgl. Maximilian Graf, Die Österreichische Akademie der Wissenschaften als Begegnungsstätte ost- und westdeutscher Wissenschaft im Kalten Krieg? Die Perspektive der Deutschen Akademie der Wissenschaften zu Berlin in den 1960er-Jahren, in: Johannes Feichtinger/Heidemarie Uhl (Hg.), *Die Akademien der Wissenschaften in Zentraleuropa im Kalten Krieg: Transformationsprozesse im Spannungsfeld von Abgrenzung und Annäherung* (, 890. Band) Wien: Austrian Academy of Sciences Press 2018, 263–288, 286.
[1699] Vgl. Feichtinger/Geiger, Die Selbstfindung der Akademie, in: Feichtinger/Mazohl (Hg.), *Die Österreichische Akademie der Wissenschaften 1847–2022*, Bd. 2, 293.
[1700] Vgl. Matis/Suppan, *Sapere Aude*, 152.
[1701] Vgl. E-Mail von Kurt Smolak, Wien, 18.1.2023.
[1702] Vgl. Johannes Feichtinger/Katja Geiger, Strategien und Praktiken der Selbsterneuerung. Die ÖAW zwischen 1970 und der Gegenwart, in: Feichtinger/Mazohl (Hg.), *Die Österreichische Akademie der Wissenschaften 1847–2022*, Bd. 2, 369– 446, 439.
[1703] Vgl. Fengler, Biogramme, Albin Lesky, in: Feichtinger/Matis/Sienell/Uhl (Hg.), *Die Akademie der Wissenschaften in Wien 1938 bis 1945*, 230.
[1704] Vgl. Fritz Knoll, maschinschriftlicher Brief an Albin Lesky, Wien, 3.5.1970, 1–3, 1. Akademiepräsidium 1970, M 9, AÖAW.
[1705] Zit. ebd.
[1706] Vgl. ebd.
[1707] Vgl. ebd., 2.
[1708] Vgl. Fritz Knoll, maschinschriftlicher Brief an Albin Lesky, Wien, 27.5.1970, 1–3, 1. Akademiepräsidium 1970, M 9, AÖAW.
[1709] Vgl. ebd., 2.

1710 Vgl. ebd., 3.
1711 Vgl. Albin Lesky, maschinschriftlicher Brief an Fritz Knoll, Wien, 30.5.1970, 1–3, 1. Akademiepräsidium 1970, M 9, AÖAW.
1712 Vgl. ebd., 2.
1713 Vgl. ebd., 3.
1714 Vgl. Satzung für „die Österreichische Akademie der Wissenschaften in Wien" (Beschlossen in der Gesamtsitzung vom 4. Juni 1946), in: Meister, *Geschichte der Akademie der Wissenschaften in Wien 1847–1947*, 243.
1715 Vgl. Albin Lesky, maschinschriftlicher Brief an Fritz Knoll, Wien, 30.5.1970, 3. Akademiepräsidium 1970, M 9, AÖAW.
1716 Zit. ebd.
1717 Vgl. ebd., 3.
1718 Vgl. ebd., 4.
1719 Vgl. ebd., 3.
1720 Vgl. Santifaller, Vorschlag der Mitglieder der phil.-hist. Klasse der ÖAW für die Wahl Erna Leskys zum korrespondierenden Mitglied, Wien, 5.3.1965, 3. TNL Erna Lesky 131.15, Sch 125, M 19, UAW. Siehe Duma, Frauenkarrieren in der Männerwelt, in: *Geistes-, sozial- und kulturwissenschaftlicher Anzeiger* 155 (2020) 1/2, 87: Die anderen Mitglieder der philosophisch-historischen Klasse, die Erna Lesky für die Wahl zum korrespondierenden Mitglied der philosophisch-historischen Klasse vorschlugen, waren die Historiker „Alphons Lhotsky, Heinrich Appelt, Heinrich Fichtenau, Hugo Hantsch, Franz Huter und Fritz Schachermeyr", unter ihnen einige, bei denen sie an der Universität Wien während ihres Geschichtestudiums Vorlesungen und Seminare besucht hatte. Ferner „die Philologen Hans Gerstinger und Rudolf Hanslik, der Anglist Herbert Koziol, die Juristen Alfred Verdross und Theodor Rittler, der Archäologe Rudolf Egger, der Indologe Erich Frauwallner, der Ethnologe Robert Heine-Geldern, der Byzantinist Herbert Hunger, der Sprachphilosoph Friedrich Kainz, der Theaterwissenschaftler Heinz Kindermann und der Philosoph Viktor Kraft".
1721 Vgl. Klos/Corradini/Mazohl, Störfall Gender, in: Feichtinger/Mazohl (Hg.), *Die Österreichische Akademie der Wissenschaften 1847–2022*, Bd. 3, 98.
1722 Vgl. Schachermeyr, Albin Lesky zum Gedenken, 4. PA Albin Lesky M 1/5, AÖAW.
1723 Vgl. Santifaller, Vorschlag der Mitglieder der phil.-hist. Klasse der ÖAW für die Wahl Erna Leskys zum korrespondierenden Mitglied, Wien, 5.3.1965, 1. TNL Erna Lesky 131.15, Sch 125, M 19, UAW.
1724 Vgl. Duma, Frauenkarrieren in der Männerwelt, in: *Geistes-, sozial- und kulturwissenschaftlicher Anzeiger* 155 (2020) 1/2, 88.
1725 Vgl. Santifaller, Vorschlag der Mitglieder der phil.-hist. Klasse der ÖAW für die Wahl Erna Leskys zum korrespondierenden Mitglied, Wien, 5.3.1965, 3. TNL Erna Lesky 131.15, Sch 125, M 19, UAW.
1726 Siehe Duma, Frauenkarrieren in der Männerwelt, in: *Geistes-, sozial- und kulturwissenschaftlicher Anzeiger* 155 (2020) 1/2, 64–65: Erst 101 Jahre nach der Gründung der Österreichischen Akademie der Wissenschaften wurde mit Lise Meitner das erste weibliche Mitglied gewählt. Obwohl auch zuvor Frauen in Akademieinstituten geforscht und gearbeitet hatten, meist ohne Entlohnung, wurden bis 1948 nur Männer für die Wahl zum Akademiemitglied vorgeschlagen. Als bekanntestes Beispiel für „meist unbezahlte Arbeit" nennt Duma die Arbeit der Physikerin Marietta Blau am ÖAW-Institut für Radiumforschung. Zur Biografie von Lise Meitner siehe

Andrew Norman, *The amazing story of Lise Meitner: escaping the Nazis and becoming the world's greatest physicist*, Yorkshire: Pen & Sword History 2021. Zu Lise Meitner als Pionierin in der Wissenschaft siehe Ute Frevert/Ernst Osterkamp/Günter Stock (Hg.), *Women in European academies: from Patronae Scientiarum to Path-Breakers*, Berlin: De Gruyter Akademie 2022.

1727 Vgl. Klos/Corradini/Mazohl, Störfall Gender, in: Feichtinger/Mazohl (Hg.), *Die Österreichische Akademie der Wissenschaften 1847–2022*, Bd. 3, 91. Siehe ebd.: Als Dietrichs NSDAP-Mitgliedschaft 2008 bekannt wurde, wurde eine nach ihr benannte Gasse im 21. Wiener Gemeindebezirk nach der jüdischen Theaterkritikerin Helene Richter umbenannt.

1728 Siehe Duma, Frauenkarrieren in der Männerwelt, in: *Geistes-, sozial- und kulturwissenschaftlicher Anzeiger* 155 (2020) 1/2, 84–87.

1729 Vgl. ebd., 88. Siehe auch Birgit Peter, „...wurde ich bestärkt und bestimmt durch die Mitarbeit in der Hitlerjugend." Annäherung an die NS-Vergangenheit der Theaterwissenschaftlerin Margret Dietrich, in: *Zeitgeschichte* 48 (2021) 3, 361–336.

1730 Vgl. Klos/Corradini/Mazohl, Störfall Gender, in: Feichtinger/Mazohl (Hg.), *Die Österreichische Akademie der Wissenschaften 1847–2022*, Bd. 3, 90. Siehe weiter Brigitte Mazohl, Die Theaterwissenschaftlerin Margret Dietrich (1920–2004) – Die erste Frau als wirkliches Mitglied der philosophisch-historischen Klasse, in: *Frauen in der Gelehrtengesellschaft*; Stefan Hulfeld/Birgit Peter, Die Entwicklung der Theaterwissenschaft an der Universität Wien seit ihrer Institutionalisierung im Jahr 1943, in: Fröschl/Müller/Olechowski/Schmidt-Lauber (Hg.), *Reflexive Innensichten aus der Universität Wien*, 111–119.

1731 Vgl. Doris A. Corradini/Katja Geiger, Christine Mohrmann und Jacqueline de Romilly – Frauen erschließen weite geistige Räume, in: *Frauen in der Gelehrtengesellschaft*.

1732 Vgl. Duma, Frauenkarrieren in der Männerwelt, in: *Geistes-, sozial- und kulturwissenschaftlicher Anzeiger* 155 (2020) 1/2, 93.

1733 Zu Christine Mohrmann und Jacqueline de Romilly siehe Corradini/Geiger, Christine Mohrmann und Jacqueline De Romilly, in: *Frauen in der Gelehrtengesellschaft*.

1734 Vgl. ebd.

1735 Vgl. Klos/Corradini/Mazohl, Störfall Gender, in: Feichtinger/Mazohl (Hg.), *Die Österreichische Akademie der Wissenschaften 1847–2022*, Bd. 3, 98.

1736 Vgl. Schachermeyr, Albin Lesky zum Gedenken, 4. PA Albin Lesky M 1/5, AÖAW.

1737 Zit. Erna Lesky, Liste der Mitgliedschaften, Ehrungen und wissenschaftlichen Leistungen für den Wahlvorschlag zum wirklichen Mitglied der philosophisch-historischen Klasse der ÖAW, Wien, 4.2.1969, 1. TNL Erna Lesky 131.15, Sch 125, M 19, UAW.

1738 Siehe Duma, Frauenkarrieren in der Männerwelt, in: *Geistes-, sozial- und kulturwissenschaftlicher Anzeiger* 155 (2020) 1/2, 89: Veronika Duma weist darauf hin, dass Albin Leskys wissenschaftliche Publikationen regelmäßig im *Almanach der Österreichischen Akademie der Wissenschaften* aufgelistet wurden, jene von Erna Lesky aber nur selten.

1739 Vgl. Erna Lesky, Liste der Mitgliedschaften, Ehrungen und wissenschaftlichen Leistungen für den Wahlvorschlag zum wirklichen Mitglied der philosophisch-historischen Klasse der ÖAW, Wien, 4.2.1969, 2. TNL Erna Lesky 131.15, Sch 125, M 19, UAW.

1740 Vgl. Kopie des Protokolls der Wahlsitzung der Gesamtakademie am 24.4.1969, 4. Wahl von vier wirklichen Mitgliedern der phil.-hist. Klasse ohne Bindung und Empfehlung, 6. TNL Albin Lesky INV. 131.97, Sch 843, K 131.97.22, UAW.

[1741] Siehe Duma, Frauenkarrieren in der Männerwelt, in: *Geistes-, sozial- und kulturwissenschaftlicher Anzeiger* 155 (2020) 1/2, 73–78; dies., Die Physikerin Berta Karlik (1904–1990). Zum ersten weiblichen wirklichen Mitglied der Österreichischen Akademie Der Wissenschaften, 1–5. „https://www.oeaw.ac.at/fileadmin/NEWS/2020/PDF/Berta-Karlich-V05-03-2020-final.pdf" (abgerufen 14.2.2024); dies., Die Physikerin Berta Karlik (1904–1990). Zum ersten weiblichen wirklichen Mitglied der Österreichischen Akademie der Wissenschaften, in: Österreichische Akademie der Wissenschaften, *Frauen in der Gelehrtengesellschaft*. https://www.oeaw.ac.at/mitglieder/gelehrtengesellschaft/frauen-in-der-gelehrtengesellschaft.

[1742] Vgl. Klos/Corradini/Mazohl, Störfall Gender, in: Feichtinger/Mazohl (Hg.), *Die Österreichische Akademie der Wissenschaften 1847–2022*, Bd. 3, 89.

[1743] Vgl. Duma, Frauenkarrieren in der Männerwelt, in: *Geistes-, sozial- und kulturwissenschaftlicher Anzeiger* 155 (2020) 1/2, 87.

[1744] Zit. ebd., 87–88.

[1745] Vgl. Margaret W. Rossiter, Der Matilda-Effekt in der Wissenschaft, in: Theresa Wobbe (Hg.), *Zwischen Vorderbühne und Hinterbühne*, Bielefeld: Transcript-Verl. 2003, 191–210, zit. Klos/Corradini/Mazohl, Störfall Gender, in: Feichtinger/Mazohl (Hg.), *Die Österreichische Akademie der Wissenschaften 1847–2022*, Bd. 3, 71. Siehe eine der ersten Publikationen zu dieser Thematik: Margaret W. Rossiter, The Matthew Matilda Effect in Science, in: *Social Studies of Science* 23 (1993) 2, 325–341.

[1746] Vgl. Klos/Corradini/Mazohl, Störfall Gender, in: Feichtinger/Mazohl (Hg.), *Die Österreichische Akademie der Wissenschaften 1847–2022*, Bd. 3, 74.

[1747] Vgl. Duma, Frauenkarrieren in der Männerwelt, in: *Geistes-, sozial- und kulturwissenschaftlicher Anzeiger* 155 (2020) 1/2, 103.

[1748] Vgl. Klos/Corradini/Mazohl, Störfall Gender, in: Feichtinger/Mazohl (Hg.), *Die Österreichische Akademie der Wissenschaften 1847–2022*, Bd. 3, 99. Siehe ebd., 99–100: Sandra Klos, Doris A. Corradini und Brigitte Mazohl sehen das als „Erfolge der sogenannten Zweiten Frauenbewegung und der feministischen Herausforderungen".

[1749] Vgl. ebd., 100.

[1750] Fragebogen an weibliche Mitglieder, Antwort Walter-Klingenstein, 20.8.2021. Geschichte der Akademie, K. 5, AÖAW, zit.: ebd., 100–101.

[1751] Vgl. ebd., 101.

[1752] Vgl. Klos/Corradini/Mazohl, Störfall Gender, in: Feichtinger/Mazohl (Hg.), *Die Österreichische Akademie der Wissenschaften 1847–2022*, Bd. 3, 105.

[1753] Vgl. Duma, Frauenkarrieren in der Männerwelt, in: *Geistes-, sozial- und kulturwissenschaftlicher Anzeiger* 155 (2020) 1/2, 87.

[1754] Vgl. Albin Lesky, maschinschriftlicher Brief an Fritz Knoll, Wien, 30.5.1970, 3. Akademiepräsidium 1970, M 9, AÖAW.

[1755] Vgl. ebd., 4.

[1756] Zit. ebd.

[1757] Vgl. ebd.

[1758] Vgl. Albin Lesky, maschinschriftlicher Brief an das Präsidium der Österreichischen Akademie der Wissenschaften, Wien, 16.10.1972. PA Albin Lesky M 1/5, AÖAW.

[1759] Zit. ebd.

[1760] Vgl. ebd.

[1761] Vgl. Manfred Mayrhofer, Brief an Albin Lesky, Wien, 20.10.1972. PA Albin Lesky M 1/5, AÖAW.

1762 Vgl. Ludmilla Krestan, Amtsvermerk zum Schreiben von Albin Lesky, Wien, 20.10.1972. PA Albin Lesky M 1/5, AÖAW.

1763 Vgl. Graf, Die Österreichische Akademie der Wissenschaften als Begegnungsstätte, in: Feichtinger/Uhl (Hg.), *Die Akademien der Wissenschaften in Zentraleuropa im Kalten Krieg*, 286. Siehe Schreiben von Dr. Herta Firnberg an das Präsidium der Österreichischen Akademie der Wissenschaften, Wien, 31.8.1970. PA Albin Lesky, M 5/5, AÖAW: Erich Schmid übernahm 1970 auch den Vorsitz der Kurie für die Verleihung des Österreichischen Ehrenzeichens für Wissenschaft und Kunst und Albin Lesky wurde des Amtes enthoben. Siehe Schreiben des Bundesministeriums für Wissenschaft und Forschung an Albin Lesky, Zl 123-70 – 5/70, Wien, 9.10.1970. PA Albin Lesky, M 5/5, AÖAW: Die Enthebung geschah auf Wunsch von Albin Lesky.

1764 Vgl. Matis/Suppan, *Sapere aude*, 162.

1765 Vgl. Graf, Die Österreichische Akademie der Wissenschaften als Begegnungsstätte, in: Feichtinger/Uhl (Hg.), *Die Akademien der Wissenschaften in Zentraleuropa im Kalten Krieg*, 293.

1766 Persönliche Mitteilung von Grete Walter-Klingenstein, Wien, 22.10.2020. Berta Karlik und Erich Schmid publizierten auch gemeinsam zur Wissenschaftsgeschichte: Berta Karlik/Erich Schmid, *Franz Serafin Exner und sein Kreis: ein Beitrag zur Geschichte der Physik in Österreich*, Wien: Verlag der Österreichischen Akademie der Wissenschaften 1982.

1767 Vgl. Klos/Corradini/Mazohl, Störfall Gender, in: Feichtinger/Mazohl (Hg.), *Die Österreichische Akademie der Wissenschaften 1847–2022*, Bd. 3, 65. Siehe Berta Karlik, *Das Institut für Radiumforschung 1938 bis 1950*, Wien: Springer 1950. Siehe weiterführend Maria Rentetzi, Gender, Politics, and Radioactivity Research in Interwar Vienna. The Case of the Institute for Radium Research, in: *Isis* 95 (2004) 3, 358–393; dies., Berta Karlik (1904–1990), in: Jan Apotheker/Livla Simon Sarkadi (Hg.), *European Women in Chemistry*, Weinheim: Wiley-VCH 2011.

1768 Vgl. Klos/Corradini/Mazohl, Störfall Gender, in: Feichtinger/Mazohl (Hg.), *Die Österreichische Akademie der Wissenschaften 1847–2022*, Bd. 3, 89.

1769 Vgl. Duma, Frauenkarrieren in der Männerwelt, in: *Geistes-, sozial- und kulturwissenschaftlicher Anzeiger* 155 (2020) 1/2, 74.

1770 Vgl. Klos/Corradini/Mazohl, Störfall Gender, in: Feichtinger/Mazohl (Hg.), *Die Österreichische Akademie der Wissenschaften 1847–2022*, Bd. 3, 89. Hier wird als Jahr der Neugründung 1957 angegeben.

1771 Vgl. Verband der Akademikerinnen Österreichs. Die Geschichte des VAÖ und der Schwesternverbände.

1772 Vgl. Klos/Corradini/Mazohl, Störfall Gender, in: Feichtinger/Mazohl (Hg.), *Die Österreichische Akademie der Wissenschaften 1847–2022*, Bd. 3, 90.

1773 Vgl. Verband der Akademikerinnen Österreichs. Die Geschichte des VAÖ und der Schwesternverbände.

1774 Herbert Posch/Katharina Kniefacz, Elise Richter, in: *Gedenkbuch für die Opfer des Nationalsozialismus an der Universität Wien 1938*.

1775 Vgl. Duma, Frauenkarrieren in der Männerwelt, in: *Geistes-, sozial- und kulturwissenschaftlicher Anzeiger* 155 (2020) 1/2, 73.

1776 Gespräch mit Grete Walter-Klingenstein, Wien, 22.10.2020.

1777 Siehe Duma, Frauenkarrieren in der Männerwelt, in: *Geistes-, sozial- und kulturwissenschaftlicher Anzeiger* 155 (2020) 1/2, 65: Von 1948 bis 1974 wurden von 15 zur Wahl als Mitglied der ÖAW vorgeschlagenen Frauen 10 zu Mitgliedern gewählt.

Zwei Positionen davon nahm Erna Lesky ein: einmal als korrespondierendes Mitglied und einmal als Ehrenmitglied.

1778 Vgl. Klos/Corradini/Mazohl, Störfall Gender, in: Feichtinger/Mazohl (Hg.), *Die Österreichische Akademie der Wissenschaften 1847–2022*, Bd. 3, 90.

1779 Vgl. Duma, Frauenkarrieren in der Männerwelt, in: *Geistes-, sozial- und kulturwissenschaftlicher Anzeiger* 155 (2020) 1/2, 88.

1780 Zit. ebd.

1781 Vgl. ebd., 65.

1782 Zit. Erna Lesky, handschriftlicher Brief an das Präsidium der Österreichischen Akademie der Wissenschaften, Wien, 22.5.1973. PA Erna Lesky M 2/2, AÖAW.

1783 Zit. Albin Lesky, handgeschriebener Brief an das Präsidium der Österreichischen Akademie der Wissenschaften, Wien, 22.5.1973. PA Albin Lesky M 1/5, AÖAW.

1784 Vgl. Albin Lesky, Notiz auf Kuvert des handgeschriebenen Briefes an das Präsidium, Wien, 22.5.1973. Ebd.

1785 Vgl. Die Österreichische Akademie der Wissenschaften ihrem wirklichen Mitglied Herrn Prof. Dr. Dr. h.c. mult. Albin Lesky zum 80. Geburtstag, Wien, 7.7.1976, 1–3, 1. Ebd.

1786 Vgl. Leopold Schmetterer, Schreiben an Albin Lesky, Wien, 24.8.1976, 1–2, 1. Ebd.

1787 Zit. Albin Lesky, Schreiben an die Österreichische Akademie der Wissenschaften in Wien[!], Wien, 8.10.1976. Ebd.

1788 Vgl. ebd.

1789 Vgl. Albin Lesky, maschinschriftlicher Brief an das Präsidium der Österreichischen Akademie der Wissenschaften, Wien, 16.10.1972. Ebd.

1790 Vgl. Albin Lesky, Schreiben an die Österreichische Akademie der Wissenschaften in Wien[!], Wien, 24.10.1976. Ebd. Am unteren Rand dieses Schreibens findet sich eine handschriftliche Notiz: „Erhalten von Frau HR KRESTAN am 3.3.1981 (vorher war dieser Brief nicht im Personalakt, ist aber hinfällig). Lesky hat mit w. M. Kraus gesprochen und schriftlich mitgeteilt (an w. M. Kraus), daß er keinen Einwand gegen einen Nekrolog im ‚Alm.' hat."

XIV. Veränderungen und Verluste

1. Forschungsjahr und Emeritierung

Mit den Veränderungen durch das UOG von 1975 und zunehmenden gesundheitlichen Problemen begann Erna Lesky, sich kontinuierlich von den Organisationsaufgaben am Institut für Geschichte der Medizin zurückzuziehen. 1977 gab sie den Sammelband *Sozialmedizin. Entwicklung und Selbstverständnis* mit achtzehn Beiträgen von internationalen Autoren heraus.[1791] Der zeitliche Rahmen im ersten Teil über die Geschichte der Sozialmedizin und Sozialfürsorge erstreckte sich von Paracelsus bis Bismarck. Der zweite Teil behandelte „den Aufbau der Sozialmedizin, ihre Programme und Abgrenzungen von 1918 bis zum Ende der sechziger Jahre". Christian Probst aus München stellte in seiner Rezension fest, dass die Sozialmedizin „zu allen Zeiten" große Projekte geplant habe, deren Umsetzung sich oft als schwierig gestaltet habe. Erna Lesky habe in der Wahl der Autoren, „wie man es bei ihr gewohnt ist, ein gutes Geschick bewiesen". Die Publikation sei sowohl für Medizinhistoriker als auch für Medizinsoziologen bereichernd. Diese könnten daraus lernen,

„ihr Fach nicht eindimensional gegenwartsbezogen zu betreiben, sich nicht zu sehr in utopischer Projektemacherei zu üben, sondern durch seriöse Studien der Geschichte aus ideologischen Traumschlössern heraus auf den festen Boden der Wirklichkeit zu treten".[1792]

Erna Lesky hatte in den Jahren vor ihrer Emeritierung in ihren Publikationen die Disziplinen- und Institutionengeschichte durch Kultur- und Ideengeschichte erweitert. Im März 1977 suchte Erna Lesky für das Studienjahr 1977/78 um Beurlaubung für ein Forschungsjahr „unter Belassung der Bezüge" an, um Zeit für Studien zu Franz Joseph Gall (1758–1828), „dem Pionier der Gehirnforschung und der Verhaltensforschung"[1793] zu haben. Sie wies auf den Österreich- und Wienbezug des Themas hin, da Gall „seine Lehre in Wien entwickelt" habe. Neben ihrem „großen österreichischen und internationalen Aufgabenkreis" im Josephinum sei diese Forschung zeitlich nicht mehr möglich. Wyklicky, der sich 1975 bei Erna Lesky mit der Habilitationsschrift „Experimentelle Kardiologie am Beginn des 20. Jahrhunderts" für Geschichte der Medizin habilitiert hatte,[1794] könne während ihrer Beurlaubung die stellvertretende Leitung des Josephinums übernehmen. Erna Lesky wies ausdrücklich darauf hin, dass sie während ihrer 17-jährigen Lehr- und Institutstätigkeit im Josephinum „nie ein Freisemester oder eine sonstige Beurlaubung" in Anspruch genommen habe.[1795] Das Dekanat der

Medizinischen Fakultät leitete das Ansuchen weiter und ergänzte, dass „das Fakultätskollegium in seiner Sitzung vom 30. März 1977 einstimmig" das Forschungsjahr für Erna Lesky befürwortet habe.[1796] Das Bundesministerium für Wissenschaft und Forschung genehmigte die Beurlaubung[1797] Wyklicky wurde vom Ministerium für diese Zeit zum Stellvertreter ernannt.[1798]

Am 1. Oktober 1978 trat Erna Lesky wieder ihren „Dienst" am Institut für Geschichte der Medizin an, nachdem das Manuskript für das Buch *Franz Joseph Gall (1758–1828). Naturforscher und Anthropologe*[1799] zum Druck eingereicht war.[1800] In demselben amerikanischen medizinhistorischen Journal, in dem Erna Lesky einen Aufsatz zu Gall in Englisch publiziert hatte, rezensierte Skopec die Gall-Biografie. Erna Lesky habe mit dieser Biografie und ihren Vorarbeiten zu Frank eine Forschungslücke „in the history of thought on the social relations of health and disease" gefüllt. Mit der Auswahl aus Galls *Anatomie et physiologie du système nerveux en général*[1801], die in Paris zwischen 1822 und 1825 in vier Bänden in Französisch publiziert wurde, die ersten beiden Bände gemeinsam mit Johann Gaspard Spurzheim (1776–1832), waren Galls Studien das erste Mal in Deutsch verfügbar.[1802] Erna Lesky habe aus der Perspektive des 20. Jahrhunderts „in a masterly way the multi-faceted figure of Gall against the background of his own time" porträtiert. Sie arbeite wissenschaftlich genau und vermittle durch ihren Stil das Gefühl, „a piece of fiction" zu lesen. Der Leser werde überrascht sein, wie „modern" viele von Galls Ideen als Gehirnanatom, Psychologe, Psychiater und vor allem als Vorläufer der vergleichenden Ethnologie seien.[1803] Skopec unterstrich Erna Leskys wissenschaftliche und organisatorische Leistungskapazität, die sie befähige, unter enormem Druck zugleich medizinhistorisch zu forschen, ihren schwer kranken Mann zu betreuen und das Institut für Geschichte der Medizin von Innsbruck aus zu leiten:

"One has to admire her especially when one knows the situation of personal stress under which she completed this work – the dedication of the volume points to this fact. But those who are familiar with Erna Lesky know that most of her important contributions to the history of medicine were written under enormous pressure; i.e., the Vienna Medical School of the 19th Century, already a classic, was written during the reorganization and restoration of the Josephinum, the home of the Vienna Institute for the History of Medicine."[1804]

In einem Schreiben an das Bundesministerium für Wissenschaft und Forschung betonte Erna Lesky ausdrücklich, dass „die Leitung des Institutes [...] auch während des Forschungsurlaubes in allen wesentlichen Belangen von ihr besorgt worden" sei.[1805] Ihrem Stellvertreter Wyklicky traute die Medizinhistorikerin keine Führungskompetenz zu, noch war es ihr möglich, sich von der Institutsführung für ein Jahr zu lösen. Hier deutete sich bereits an, dass Erna Lesky in Wyklicky keinen idealen Nachfolger sah und die Leitungsübergabe problematisch verlaufen werde.

Am 12. Oktober suchte Erna Lesky beim Dekanat der Medizinischen Fakultät Wien mit Ende des Wintersemesters 1978/79 um Emeritierung an. „Die seitengleiche Schwerhörigkeit" erschwere es, trotz Hörgerät, Seminare und Vorlesungen zu halten und an Sitzungen teilzunehmen. „Im Interesse eines gut funktionierenden Lehr- und Institutsbetriebes" beabsichtige sie, „diese Situation ehebaldigst zu beenden". Der gesundheitliche Zustand behindere jedoch nicht ihre „wissenschaftliche Forschungsarbeit".[1806] Im beigefügten ärztlichen Gutachten der Klinik für Hör-, Stimm- und Sprachstörungen der Leopold-Franzens-Universität Innsbruck diagnostizierte Walter Schlorhaufer (1920–2006), dass Erna Lesky an einer

„in den letzten Jahren rasch progredierten Mittel-[!] *bis hochgradigen seitengleichen sensoneuralen Schwerhörigkeit mit einer beträchtlichen Einschränkung des Diskriminationsvermögens [leide], sodass die Patientin im Parteienverkehr und im Vorlesungsbetrieb als schwer behindert anzusehen ist."*[1807]

Aufgrund dieses Attestes reichte der Dekan der Medizinischen Fakultät Wien beim Bundesministerium für Wissenschaft und Forschung einen Antrag um Erna Leskys vorzeitige Emeritierung „aus gesundheitlichen Gründen" ein. Der Dekan erklärte, dass das Professorenkollegium der Medizinischen Fakultät ausdrücklich eine Weiterführung von Erna Leskys wissenschaftlicher Arbeit in Geschichte der Medizin wünsche. Die Fakultät werde ihr dafür weiterhin einen „Arbeitsplatz" am Institut für Geschichte der Medizin zur Verfügung stellen. Abschließend wies der Dekan nochmals „auf die großen Verdienste von Frau Prof. DDr. Lesky beim Aufbau des Institutes für Geschichte der Medizin [hin] sowie auf ihr hohes internationales Ansehen als Medizinhistorikerin".[1808]

Mit 28. Februar 1979 wurde Erna Lesky emeritiert und für Ihre Arbeit in der Universitätsverwaltung mit „besondere[m] Dank und Anerkennung" ausgezeichnet.[1809] In einem kurzen Schreiben an das Dekanat der Medizinischen Fakultät der Universität Wien dankte Erna Lesky

„allen Freunden, Kollegen, Vertretern von Behörden und Konzernen für die freundliche Gesinnung [...], *mit der sie die 18 Jahre meiner Arbeit am Institut*

begleitet haben. Sie haben damit geholfen, einen altösterreichischen Kulturbesitz, von dem ich nunmehr scheide, im Dienste der Wissenschaft zu erneuern und mit dem Geist redlichen Dienens zu erfüllen, ohne den nun einmal wissenschaftliche Arbeit unmöglich ist. "[1810]

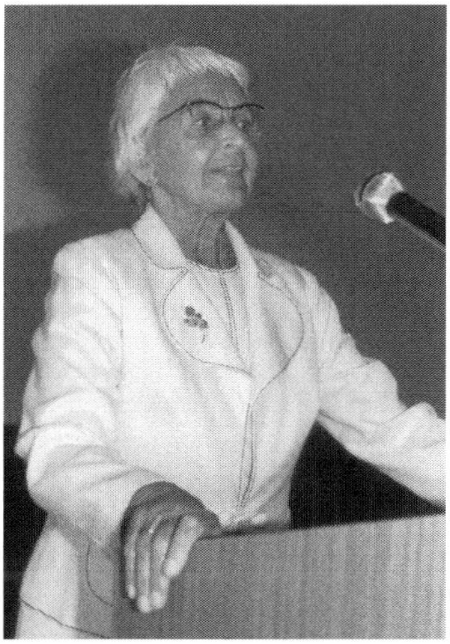

Abb. 73 Erna Lesky beim Vortrag in Meran 1979 (TNL Albin Lesky 131.97, Sch 841, K 131.97.103, UAW).

Zusätzlich informierte Erna Lesky die internationale Scientific Community über ihre Emeritierung und signalisierte, weiterhin Vorträge halten zu wollen und zu publizieren. Der international renommierte Medizinhistoriker Temkin erwartete das von ihr:

"Thank you for letting me know that you have reached now emeritus status. You can look back on your years as an outstanding scholar, active academic teacher, editor, and administrator with great pride in your many achivements and personal accomplishments. I do not know whether you plan to continue research in medical history as all your colleagues undoubtedly hope, or whether you will devote yourself to other matters."[1811]

Wie Temkin angenommen hatte, setzte Erna Lesky ihre medizinhistorischen Forschungen nach ihrer Emeritierung fort. Die Zukunft des Instituts für Geschichte der Medizin der Universität Wien sah sie negativ:

„Wie Sie bedauere ich, den kleinen medizinhistorischen Kosmos, den ich seit 1960 aufbaute und betreute, nunmehr in einer Welt, die keine akademische mehr ist, der Verlotterung preisgegeben zu sehen. Als 1914 beim Ausbruch des Weltkrieges Kaiser Franz Joseph das Unabwendbare voraussah, hat er entschieden: ‚Wenn wir schon zugrunde gehen müssen, dann wollen wir es anständig tun'. Ich versuche, seinem Beispiel zu folgen."[1812]

2. Schwierige Neubesetzung

Mit der Übersiedlung nach Innsbruck distanzierte sich Erna Lesky räumlich vom Institut für Geschichte der Medizin in Wien, obwohl sie Bedenken hatte, ob der provisorische Leiter Wyklicky am Institut für Geschichte der Medizin den hohen wissenschaftlichen Standard und das internationale Prestige bewahren könne. Sie akzeptiere Wyklicky „nicht als [ihren]

Nachfolger, da er medizinhistorisch nicht entsprechend qualifiziert ist", schrieb sie an den amerikanischen Medizinhistoriker Risse.[1813] Der Dermatologe Karl Holubar (1936–2013), der ab 1989 das Institut für Geschichte der Medizin leitete,[1814] meint hingegen rückblickend, dass sie es nicht „in Frieden" verlassen konnte, weil sie „den Gedanken an einen Nachfolger" nicht ertragen habe.[1815] Richard Toellner, Medizinhistoriker an der Universität Münster, versuchte Erna Lesky zu ermutigen:

„Mögen Ihnen die Umstände Ihres privaten Geschickes und die bittere Sorge um Ihr Wiener Erbe diesen großen und schönen Tag nicht allzu sehr verdüstern. Sie blicken an diesem Tag auf eine großartige Lebensleistung zurück, die als solche Ihnen Anerkennung und Ehre weit über den Tag hinaus sichert und doch das Versprechen ist, daß wir, die wir uns Ihre Schüler nennen dürfen, noch Vieles von Ihnen erwarten dürfen."[1816]

Risse wurde von Lesky zwei Jahre nach der Emeritierung brieflich ersucht, nochmals ihre „Pionierleistung" am Institut für Geschichte der Medizin in einem internationalen Journal hervorzuheben. Ackerknecht habe das Institut „als einen internationalen Wallfahrtsort aller medizingeschichtlich Interessierten" bezeichnet, schrieb Erna Lesky als ein Beispiel ihrer Leistungen, die Risse in seinem Aufsatz im *Bulletin of the History of Medicine* erwähnen sollte.[1817] Sie habe „mit großer Mühe" den Österreichischen Staat zur Generalsanierung „beweg[t]" und sie habe „als Hauptarchitekt fungier[t]". Den „gewissen Charme", den das „formgerecht restaurierte Palais" danach ausgestrahlt habe, habe ein Gast aus Frankreich so beschrieben: „C'est ne pas un institut, cet ein bijoux[!]".[1818] „Ich bin Ihnen sehr dankbar, daß Sie sich im Bulletin meiner annehmen", schrieb Erna Lesky abschließend an Risse, „denn dies ist mir ebenso wie Ihnen klar: es wird die maßgebliche laudatio werden".[1819]

Risse beschrieb das desolate Erscheinungsbild des Josephinums bei Erna Leskys Übernahme im *Bulletin of the History of Medicine,* ihren Anweisungen folgend, dramatisch als „a decaying building, outmoded displays, uncatalogued collections of books and documents. Lesky's energy and devotation to her task were boundless, her involvement in the myriad of details was total." Unter Erna Leskys Leitung sei das Josephinum, „the famous architectural and historical landmark", ein „architectural ‚jewel' in the Austrian capital" geworden.[1820] Für ihre nachhaltige Präsenz in der Scientific Community hatte Erna Lesky ein renommiertes medizinhistorisches Journal gewählt und einen Autor, der bereit war, das Josephinum nach ihren Vorgaben zu präsentieren. Dieses konstruierte Image von Erna Lesky und

„ihrem“ Institut für Geschichte der Medizin wurde international lange weiter tradiert und bis heute kaum infrage gestellt.

Erna Leskys Nachfolger Wyklicky leitete das Institut für Geschichte der Medizin von 1979 bis 1989, davon die ersten beiden Jahre provisorisch.[1821] Wyklicky begann sein Medizinstudium 1940 an der Universität Wien und wurde 1947, nach einer Unterbrechung als Soldat im Zweiten Weltkrieg, promoviert. Anschließend absolvierte er eine Fachausbildung in Interner Medizin an der I. Medizinischen Klinik der Universität Wien, geleitet von Ernst Lauda (1892–1963). Wyklicky interessierte sich für Geschichte der Medizin, nachdem er als Student Vorlesungen bei Lejeune besucht hatte und bei einem Aufenthalt in Berlin Diepgen vorgestellt wurde. Seine erste medizinhistorische Publikation erschien noch während der Fachausbildung zum Internisten mit Unterstützung Berghoffs. Wyklicky besaß in Wien eine Praxis und war Erna Leskys Internist als sie ihn ersuchte, am Institut für Geschichte der Medizin mitzuarbeiten. „Under her helpful and inspiring guidance“ verfasste Wyklicky kleinere Arbeiten zur Geschichte der Internen Medizin in Wien, zur Experimentalen Pathologie und zum Rettungswesen.[1822]

Die medizinhistorischen Arbeiten, die er gemeinsam mit Erna Lesky publizierte, erreichten nicht dasselbe wissenschaftliche Niveau wie Erna Leskys Publikationen. Wyklicky war Arzt, aber kein Historiker. Hier stellt sich wie bei allen Assistenten Erna Leskys die Frage, wie weit ihnen Erna Lesky die Chancen bot, ihr wissenschaftliches Potenzial zu entfalten. Die Kurzbiografien berühmter Ärzte, die Wyklicky für Ärztezeitungen und fachspezifische Journale verfasste, waren informativ, ohne näher auf Problemstellungen einzugehen, die in dem politischen oder sozialen Umfeld der Wiener Medizinischen Schule von Bedeutung gewesen wären. Um eine breite Öffentlichkeit über medizinhistorische Themen zu informieren, ließ die Österreichische Ärztekammer in der Österreichischen Ärztezeitung „Medizinhistorisches aus dem Josephinum“, eine „Sammlung der Titelblätter des Jahres 1967“, publizieren. Erna Lesky und Wyklicky beschrieben in kurzen, reich illustrierten Artikeln „Billroth und die Österreichische Ärztekammer“, „Franz Joseph Gall“, „Gerard van Swieten“, „Österreichische Ärzte um Maximilian von Mexiko“, „Die Rehabilitation und ihr geistiger Vater Hans Spitzy“[1823] oder „Vertrauen Sie sich meiner Führung an!“[1824].[1825] Das unkritische und heroische Bild, das Erna Lesky von Billroth gezeichnet hatte, teilte Wyklicky mit ihr.

Für beide war er der große Chirurg, dessen Mythos[1826] bewahrt werden musste. Von 1938 bis 1989 ist eine Kontinuität der politischen Grundhaltung der verschiedenen Leiter des Instituts erkennbar. Sie waren alle aktiv in den NS-Parteiapparat eingebunden und dadurch in ihrem Zugang zur Medizinhistoriografie geprägt. Weder Schönbauer und Erna Lesky noch Wyklicky publizierten zu Medizin im Nationalsozialismus. Das Forschungsfeld Medizin im Nationalsozialismus am Institut für Geschichte der Medizin öffnete erst Wyklickys Nachfolger Holubar.

Nach Leskys Emeritierung errichtete Wyklicky als provisorischer Leiter des Instituts für Geschichte der Medizin einen „Billroth memorial room" im Rudolfinerhaus, das Billroth in Wien 1881 als „Cottage-Spital" mit Krankenpflegerinnenschule[1827] bauen ließ. Wyklicky orientierte sich in Geschichte der Medizin primär an Diepgens 1934 formulierten Zielvorstellungen. Geschichte der Medizin sollte der Medizin in Theorie und Praxis als Hilfswissenschaft dienen:

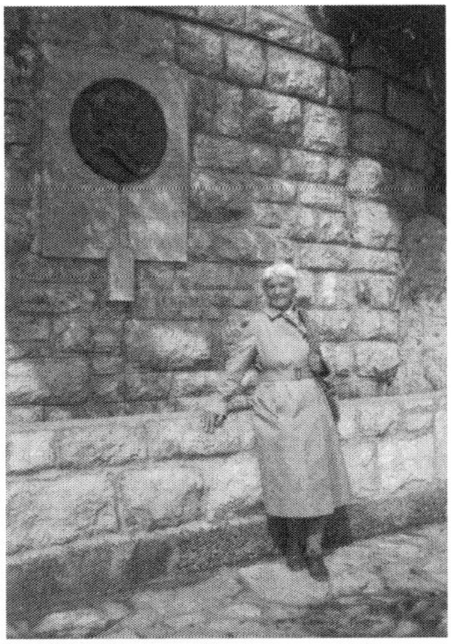

Abb.74 Erna Lesky in Abbazia, April 1983, vor der Theodor Billroth Gedenktafel (TNL Albin Lesky 131.97, Sch 841, K 131.97.10.8, UAW).

"If the history of medicine keeps in mind both factors, i.e., the ideal and the real one, then it will best do justice to its most important task: to serve as auxiliary science for theoretical and practical medicine."[1828]

Am 1. Jänner 1981 erhielt Wyklicky die definitive Leitung des Instituts für Geschichte der Medizin.[1829] Er versuchte, ein eigenes Profil zu entwickeln, auch wenn es für ihn nicht einfach war, sich aus der Umklammerung von Leskys Kontrolle zu lösen. In einem Brief an Wyklicky bedauerte Erna Lesky die mangelnde Anerkennung ihrer weiteren Unterstützung des Instituts für Geschichte der Medizin. Trotz Emeritierung habe sie beschlossen, die

„aus internationalen Fachkreisen zugehenden Bücher, Zeitschriften, Dissertationen und Sonderdrucke wie bisher geschenkweise dem Institut zu überlassen, auch wenn dies wie bisher ohne Dank blieb."[1830]

Skopec gegenüber äußerte Erna Lesky telefonisch Bedenken über die mangelnde Professionalität in der Weiterführung des Instituts. Alle Institutsangehörigen seien von ihrer Emeritierung „völlig überrascht" gewesen, schrieb Skopec in einem Brief an Erna Lesky nach dem Telefonat. Als provisorischer Leiter sei nach ihr nur Helmut Wyklicky infrage gekommen, weil er „der einzige [...] Habilitierte" von ihren Assistenten gewesen sei.

Die Berufungskommission habe sich mit „großer Mehrheit" der „Meinung von Prof. Lindner angeschlossen", um die Kontinuität am Institut zu wahren. Das Ministerium für Wissenschaft und Forschung unter Leitung von Firnberg habe den Vorschlag der Berufungskommission akzeptiert. Alle Mitarbeiter seien „bemüht", das von ihr unter Wyklickys Führung „vorhergesagte Chaos zu verhindern". Das Wiener medizinhistorische Institut sehe es nun als seine „Pflicht", sie anlässlich ihres 70. Geburtstages in einer Festschrift zu würdigen. Es wolle sich nicht der Kritik aus dem „In- und Ausland" aussetzen, dass ihre Meriten für Geschichte der Medizin nicht gewürdigt würden.[1831] Edith Heischkel-Artelt gratulierte Wyklicky zwar zur Professur, doch die Einladung, einen Aufsatz für die Festschrift zu schreiben, lehnte sie „aus Zeitmangel" ab.[1832] Skopec erklärte sich „sofort bereit", die Festschrift zu edieren, denn er habe bei Erna Lesky gelernt, was bei Editionen zu beachten sei. Er leitete Erna Lesky die Liste der Autoren für die Beiträge in der Festschrift auf ihren Wunsch hin weiter und betonte, dass die Verfasser „nur die besten Absichten hatten und haben". Skopec führte das genauer aus:

„Ich war seit meinem Eintritt in das Institut Ihnen gegenüber immer loyal und treu ergeben und komme deshalb selbstverständlich Ihrem Wunsch nach. [...] *Ich bitte Sie aber auch, sehr geehrte Frau Professor, zu bedenken, daß ich dem jetzigen Vorstand des Institutes gegenüber mich pflichtgemäß zu verhalten habe. Er und ich, die als Herausgeber der Festschrift dafür die Verantwortung tragen, wollen durch diese die Persönlichkeit und das Werk des emeritierten Vorstandes des Institutes für Geschichte der Medizin der Universität Wien würdigen. Es darf niemals der Vorwurf erhoben werden – und zwar von keiner Seite – das Wiener medizinhistorische Institut wüßte nicht die Usancen zu wahren. Dies wäre gewiß auch nicht im Sinne der von Ihnen gepflegten und für die Zukunft gewünschten Bedeutung des Institutes als Arbeitsstätte von internationalem Rang. Daß ich persönlich, sehr geehrte Frau Professor, seit ich 1973 durch Sie an das Josephinum kam, für Sie und Ihr Werk höchste Achtung und tiefe Ehrfurcht empfinde, wissen Sie."*[1833]

Skopec unterzeichnete den Brief mit „Ihr stets treu ergebener Manfred Skopec".[1834] Nach diesem Brief war Erna Lesky bereit, Wyklicky ihre Zustimmung zur Festschrift zu geben, gebunden an die „unumgängliche Bedingung", ihr „eigentlicher und hochgeschätzter Schüler, Herr Univ. Doz. Dr. Mr. Kurt Ganzinger" müsse Erstherausgeber sein. Das Layout sollte, wie bei allen ihren im Böhlau-Verlag erschienenen Büchern, vom Verlag gestaltet werden.[1835] Kurz danach änderte Erna Lesky ihre Meinung und stellte an Wyklicky „die dringende Bitte, jede Aktivität publizistischer oder anderer Art aus Anlass [ihres] 70. Geburtstages von Seiten des Wiener Instituts zu unterlassen".[1836] Die Festschrift[1837] wurde trotzdem vorbereitet, Ganzinger wurde Erstherausgeber, übernahm das Korrekturlesen, die Ergänzung der Einleitung und die Beratung für die Herausgabe der Festschrift. Nachdem die Festschrift publiziert war, forderte Erna Lesky von den Herausgebern Mitsprache im Versand der Festschrift, weil sie „den Namen Erna Lesky" trage. Die Festschrift sei bereits von den Herausgebern „in alle Welt" versandt worden, ohne nach ihren „Versandwünschen zu fragen". Sie erhebe „nachdrücklichen Protest" und fordere „unverzüglich" die Liste aller versandten Exemplare an.[1838] Auch wenn Erna Lesky bereits zwei Jahre emeritiert war, kontrollierte sie den Leiter und die Mitarbeiter des Wiener Instituts für Geschichte der Medizin. In einem privaten Brief wird deutlich, wie bedrückend sie die Veränderungen am Institut und die neue Universitätsgesetzgebung an der Universität Wien empfand:

„Das Josephinum ist leider in ganz ungeeignete Hände gefallen, ein ehemaliger Hilfsassistent, der hauptberuflich Internist und Rettungsarzt ist. Die neue Universitätsgesetzgebung tut das Übrige, um unsere gute Alma Mater Rudolphina zu zerstören."[1839]

3. Ressentiments und Würdigung

Seit 1977 lebten Erna und Albin Lesky wieder in Innsbruck. Ein Grund der Übersiedlung „in ein schönes Heim, mit weitem Blick auf die Berge" war die schwere Erkrankung Albin Leskys.[1840] Albin Lesky sei es nach zwei Herzinfarkten 1969 und 1974[1841] „nicht mehr [möglich gewesen,] in seinen geliebten Bergen wandern". Er habe seinen „Alterswohnsitz in Innsbruck" so gewählt, dass „sein Blick zu ihnen schweifen konnte".[1842] In Innsbruck, bekam Erna Lesky das erste Mal ein eigenes Arbeitszimmer mit zwei Balkonen.[1843] Bis zur Emeritierung pendelte sie zwischen Innsbruck und Wien, 1979 gab sie dem Dekanat die neue Anschrift „Hocheggweg 12, 6020 Innsbruck" bekannt.[1844] Albins Sohn Peter, wie sein Großvater Mathematiker, besuchte sie in Innsbruck, wenn es seine Professur an der Universität Stuttgart zeitlich zuließ.[1845]

1977 verfasste Albin Lesky ein handschriftliches Testament, in dem er seine „vollabbezahlte Eigentumswohnung Wien VIII, Alserstraße 69/17, sowie alle in ihr befindlichen Gegenstände (Mobiliar, Bibliothek und sonstige Einrichtung)" seiner Frau Erna vermachte. Seinen Besitzanteil an dem Haus in „Graz-Baiersdorf, Allerheiligenweg 15", in dem seine geschiedene Frau Margarete Lesky wohnte, solle sein Sohn Peter erhalten. In einem Zusatz vom 31. Mai 1978 ergänzte er, dass alle im Haus in Graz „befindlichen Einrichtungsgegenstände" aus seinem Besitz und dem seiner Eltern nach dem Tod seiner geschiedenen Frau, die sie „für ihre Lebenszeit zur Benützung" erhalten habe, ebenfalls Peter erben solle.[1846]

Im Februar 1980 hörte Albin Lesky auf, an seiner geplanten Publikation „Grundzüge griechischen Rechtsdenkens" zu arbeiten.[1847] Die ersten Seiten des bereits vorliegenden Manuskripts wurden posthum als Aufsatz im Verlag der Österreichischen Akademie der Wissenschaften publiziert.[1848] „Wenn ich nicht mehr wissenschaftlich arbeiten kann, werde ich auch nicht mehr lange leben", habe Albin Lesky seinen Kollegen mitgeteilt.[1849] Von 1977 bis 1981 führte Erna Lesky in Krankheitstagebüchern[1850] akribisch genaue Aufzeichnungen über den physischen und psychischen Zustand von Albin Lesky. Sie habe ihn „aufopfernd betreut", bis er am 28. Februar 1981 verstarb.[1851] An diesem Tag schrieb sie den letzten Eintrag in ein Krankheitstagebuch. Albin Lesky sei nach einer höheren Dosis Digitalis nur mehr wenig ansprechbar gewesen, habe aber noch die Anwesenheit seines Sohnes Peter und seiner Schwiegertochter Susi bemerkt. Um 15:40 Uhr sei nach letzten „Zuckungen" der „Exitus" eingetreten, als Todesursache sei „Linksherzversagen" diagnostiziert worden.[1852] „Fast ein halbes Jahrhundert habe ich neben diesem außergewöhnlichen Mann leben dürfen", schrieb Erna Lesky an eine Freundin in Wien. „Wie ohne ihn das Leben weiter zu führen sein wird", könne sie sich „noch gar nicht vorstellen".[1853]

Richard Toeller, Leiter des Instituts für Theorie und Geschichte der Medizin in Münster, kondolierte Erna Lesky anlässlich ihres 70. Geburtstags:

„Von meinem Freund Heinrich Lutz erfahre ich eben erst, dass die Gräzistik[1854] *in aller Welt ihren letzten großen Gelehrten, daß sie schon vor einem viertel Jahr ihren Mann verloren haben. Wenn ich bedenke, in welcher Sorge sie seit Jahren um das Leben Ihres Mannes gelebt haben, welche Rücksichten sie auf sein Wohlergehen genommen haben, wie oft wir auf Ihre fruchtbringende, belebende, bereichernde Gegenwart bei vielen Gelegenheiten um seines Wohles willen verzichten mußten, kann ich ahnen, welcher Verlust Sie betroffen hat, aber auch welche schwere Verantwortlichkeit nun von Ihren Schultern genommen ist."*[1855]

„Sie haben ja leider den Verlust Ihres über alles geliebten Lebensgefährten [zu] beklagen", versuchte Schadewaldt, Leiter des Instituts für Geschichte der Medizin der Universität Düsseldorf, Erna Lesky zu trösten. Da sie aber „über einen außergewöhnlichen Fundus an Wissen und Weisheit" verfüge, werde sie „Trost" in ihren wissenschaftlichen Arbeiten finden. Sie habe „im deutschsprachigen Raum, in ganz Europa und international „das Bild [...] der Geschichte der Medizin entscheidend mitgeprägt".[1856] Ihr falle „das Alleinsein doppelt schwer, doch „die wissenschaftliche Arbeit" werde ihr darüber hinweghelfen, antwortete Erna Lesky an Schadewaldt. „Nachdem sie [ihre] Pflicht an der Seite [ihres] Mannes erfüllt habe", werde sie wieder an Kongressen teilnehmen.[1857]

Am 4. März wurde Albin Lesky auf persönlichen Wunsch am Friedhof Amras begraben.[1858] Auf der Parte wurden alle sechs Ehrendoktorate erwähnt, seine Mitglied- oder Ehrenmitgliedschaft in sieben internationalen Akademien der Wissenschaften, seine Funktion als Rektor der Universität Wien 1963/64 sowie die Verleihung des Ehrenringes der Stadt Wien, des Österreichischen Ehrenzeichens für Wissenschaft und Kunst und des Ordens Pour le mérite. Albin Lesky sei „ein begeisterter Lehrer und Forscher gewesen, ein *homo vere humanus*", der „immer Vorbild" bleiben werde.[1859]

Auf der Parte fehlte, dass Albin Lesky wirkliches Mitglied der Österreichischen Akademie der Wissenschaften war und in führende Funktionen der Akademie gewählt worden war. Die Mitglieder der Akademie waren bestürzt. Erna Lesky suchte in einem Brief an eine Freundin nach einer Entschuldigung: Sie habe für Albin Leskys Requiem in Wien eine „entsprechende Aussendung" vorbereitet, die auch für die Presse bestimmt war. Beim Verfassen des Textes der Parte habe sie aus dem *Almanach der Österreichischen Akademie der Wissenschaften* die Personaldaten Albin Leskys mit allen Mitgliedschaften der „fremden Akademien und Ehrendoktorate" übernommen, aber „versehentlich die eigene Akademie" nicht erwähnt. Das sorge an der Österreichischen Akademie der Wissenschaften für „Aufregung". Um diesen „faux pas wider Willen" zu korrigieren, ersuche sie daher, zumindest in der Pressemitteilung auf Albin Leskys „wirkliche Mitgliedschaft bei der Österreichischen Akademie der Wissenschaften" hinzuweisen.[1860]

Die Nichterwähnung von Albin Leskys „wirklicher Mitgliedschaft bei der Österreichischen Akademie der Wissenschaften"[1861] war kein „faux pas wider Willen", wie ein Brief von Peter Lesky an das Akademiemitglied Schmetterer belegt. Er erklärte ihm, dass er einen Beitrag zur Klärung der „Unstimmigkeiten mit der österr. Akademie der Wiss."[!] leisten wolle, die anlässlich des Todes seines Vaters aufgetreten seien. Albin Lesky habe gewünscht, dass alle Akademiemitgliedschaften in der Todesanzeige erwähnt werden sollten, doch „Kondolationen" der Österreichischen Akademie der

Wissenschaften sollten „unterbleiben". Er habe Albin Leskys Wunsch nur „teilweise" entsprochen. Durch ein „Versehen", bedingt durch die „Aufregungen eines Todesfalles", sei ihm und Erna Lesky in der Todesanzeige Albin Leskys Mitgliedschaft der Österreichischen Akademie „ent[gangen]". Ohne die Familie zu informieren, sei die „persönliche Todesanzeige in der Presse veröffentlicht" worden. Die Familie habe den Nachruf von Hans Schwabl (1924–2016), „dem engsten Schüler" Albin Leskys, „als bessere Form des Abschieds" gesehen. Die Kranzspende von Hayek, stellvertretend für die Österreichische Akademie der Wissenschaften, sah Peter Lesky als eine weitere „Verkettung von unglücklichen Ereignissen",[1862] denn Albin Lesky habe nach seinem Tod keine Kranzspende der Akademie gewollt.

Einen Tag zuvor schrieb Peter Lesky einen ähnlich lautenden Brief an das Akademiemitglied Hayek und erklärte die Gründe dafür. Als Albin Lesky für das Amt des Präsidenten der Akademie kandidierte, sei ihm nicht mitgeteilt worden, dass Schmid sein Gegenkandidat war. Daher habe er anlässlich der Ehrungen zum 80. Geburtstag kein „Glückwunschschreiben" der Österreichischen Akademie der Wissenschaften mit der Unterschrift von Schmid gewollt. Schmid habe sich bereit erklärt, den Wunsch Albin Leskys zu respektieren, doch Hunger habe darauf bestanden.[1863] Peter Lesky schrieb beide Briefe an die Mitglieder der Österreichischen Akademie der Wissenschaften auf Wunsch von Erna Lesky und er überließ ihr die Entscheidung, „Änderungen vorzuschlagen oder es so abzuschicken". Er glaubte, „daß […] Hayek die Sache mit Hunger" erfahren sollte.[1864]

An der „Seelenmesse", die in Innsbruck für Albin Lesky gehalten wurde, nahmen mit dem ehemaligen Unterrichtsminister Piffl-Perčević auch vier wirkliche Mitglieder der Österreichischen Akademie der Wissenschaften teil. „Vor Beginn der Messe" teilte Peter Lesky Hayek „spontan" mit, dass er „außerordentlich bedaure", im Partezettel Albin Leskys Akademiemitgliedschaft nicht erwähnt zu haben. Sie sei übersehen worden, ein Fehler, den er durch Pressemitteilungen berichtigen wolle. Hayek vermutete, Peter Lesky habe ihm die Information in „Übereinstimmung" mit seiner Stiefmutter Erna Lesky gegeben. Auf die Frage Hayeks, warum die Akademie „nicht bei den Trauerfeierlichkeiten auftreten" solle, was doch eher auf eine „absichtliche Auslassung" hinweise, habe Peter Lesky „keine wirklich befriedigende Antwort" gefunden. Hayek hoffte auf weitere Einsicht.[1865] „Nach dem eindrucksvollen Tiroler Requiem" sei von Albin Leskys ehemaligen Wiener Schülern, unter ihnen Schwabl, Dekan der Philosophischen Fakultät der Universität Wien, der Wunsch geäußert worden, für Albin Lesky auch in Wien ein Requiem zu gestalten.[1866]

In einer Sitzung der philosophisch-historischen Klasse der Österreichischen Akademie der Wissenschaften im März 1981 hielt Präsident Hunger den Nachruf auf Albin Lesky. Er sprach kurz den Konflikt zwischen der Akademie und Albin Lesky sowie seiner Frau an:

„Verschiedene akademieinterne Differenzen, Missverständnisse und menschliche Unzulänglichkeiten auf beiden Seiten führten zu wiederholten Trübungen im Verhältnis zwischen Lesky und seiner Gattin auf der einen, den verantwortlichen Funktionären der Akademie auf der anderen Seite. Ich habe dies immer sehr bedauert; es ist hier nicht der Ort, auf Einzelheiten einzugehen.“[1867]

Albin Lesky habe das Prestige der Akademie als „höchster wissenschaftlicher Institution unseres Landes“ immer hochgehalten und gegenüber „verschiedene[n] Polemiken gegen die Akademie von seiten[!] mancher Vertreter der Professorenschaft“ verteidigt.[1868] Für den ehemaligen Unterrichtsminister Piffl-Perčević war Albin Lesky „einer der bedeutendsten Gelehrten Österreichs in diesem Jahrhundert“. Er sei für „das antike Ideal des geistig und körperlich ausgebildeten Menschen“, adaptiert an die moderne Zeit, eingetreten.[1869] Wer „den Menschen Albin Lesky“ persönlich kennengelernt habe, werde ihn „nicht vergessen“, schrieb Lefèvre in einem Nachruf. Er fragte sich, wer nach ihm „die Fackel weitertragen“ werde.[1870] Albin Lesky, so Schwabl in der Zeitung *Die Presse*, habe die „Klassischen Altertumswissenschaften“, „ein Leben lang mit wachem Geist, erstaunlicher Arbeitskraft und beredter Überzeugungsfähigkeit vertreten“. Er sei „als Gelehrter in aller Welt bekannt [und] als Mensch [...] in aller Welt geliebt“ geworden.[1871] Nach Hans Herter (1899–1984) habe sich Albin Lesky „Österreich als seinem Vaterland“ eng verbunden gefühlt.[1872] Für den Historiker Schachermeyr war er eine „repräsentative Persönlichkeit des österreichischen Geisteslebens“.[1873]

Wie in vielen Nachrufen, nahm die Idealisierung des verstorbenen Menschen gleich viel Raum ein wie seine wissenschaftliche Leistung. Alle Nachrufe in Zeitungen und Zeitschriften wurden von Erna Lesky sorgsam archiviert. Sie sorgte auch nach seinem Tode dafür, dass das Idealbild des großen Gelehrten in der Öffentlichkeit bewahrt wurde.

4. Medizingeschichte als interdisziplinäre Kulturgeschichte

Meilensteine der Wiener Medizin,[1874] eine retrospektive Darstellung der großen österreichischen Ärzte in den letzten drei Jahrhunderten, widmete Erna Lesky ihrem verstorbenen Ehemann: „*in memoriam Albini*". Es war ihre letzte Publikation.[1875] Im Vorwort schreibt der Verleger Gerhard Grois, dass es „ein besonderer Glücksfall" sei, für die Darstellung der „großartigen Leistungen österreichischer Ärzte im Kampf gegen die Krankheit mit Erna Lesky einen der kompetentesten Wissenschaftler auf dem Gebiete der Geschichte der Medizin" gewonnen zu haben. Dem Verlag Maudrich sei es

„*eine Herzensangelegenheit* [gewesen] *zu zeigen, welch bedeutende Impulse von der Wiener Medizinischen Schule auf die Weltmedizin ausgingen und welch hervorragenden Anteil Österreichs Ärzte an der Entwicklung der medizinischen Forschung hatten*".[1876]

Erna Lesky erklärte dazu im Vorwort, dass sie „die Spitzenleistungen von Wiens ärztlichen Meistern in den verschiedenen Epochen" bewusst machen wollte. Medizinische Entwicklungen fänden nicht im „stillen Gelehrtenkämmerlein" statt, sondern benötigten das inspirierende Umfeld des „pulsierenden Lebens der Haupt- und Residenzstadt eines Vielvölkerstaates". Es sei für sie eine „faszinierende und bisher nicht angegangene Aufgabe" gewesen, das Handeln der „Ärzte in dieser Gesellschaft in den Blick zu fassen und einmal den sozialen Hintergrund dieser Medizin sichtbar zu machen". Sie wolle aufzeigen, „daß die großen Professoren der ‚Professoren-Universität' meist sehr arme Buben von Handwerkern oder Kleinbauern waren und fast durchwegs als Werkstudenten sich durchhungerten". Sie wolle aber auch „die Arbeits- und Lebensbedingungen der Krankenwärter und Wärterinnen in den Blick fassen" und „charakteristische und milieuspezifische Patientenbilder" entwickeln. Ferner sei es ihr wichtig, die „engen Beziehungen zwischen Wiener Medizin und Wiener Musik" darzulegen und so eine „soziokulturelle Geschichte der Medizin" zu schreiben, welche die engen Verflechtungen von Medizin, Gesellschaft und Kultur in der „Donaumetropole" bewusst machten. Erst wenn Medizingeschichte unter Berücksichtigung aller „sozialen, wirtschaftlichen, politischen, religiösen und philosophischen" Einflüsse in einen „kulturellen Rahmen" gestellt werde, könne sie „wirklich als ein Stück Geschichte" verstanden werden. Erna Lesky interpretierte Medizingeschichte als Kulturgeschichte und warnte davor, dass „mit dem Verlust des Geschichtsdenkens" auch das „Kulturbewußtsein" verloren gehe.[1877] In ihrer letzten Publikation fand Erna Lesky einen interdisziplinären Zugang zur Geschichte der Medizin.

Jede Publikation von Erna Lesky sei lesenswert, schrieb Christian Probst in der Rezension, denn sie verstehe es, jede medizinhistorische Thematik „zugleich übersichtlich, belehrend und spannend" darzustellen. *Meilensteine der Wiener Medizin* gebe einen Überblick über „ihre langjährigen Forschungen zu Wiener Medizin vom 17. bis zum 20. Jahrhundert", gefärbt vom „typischen Lokalcolorit" und trotzdem den internationalen Wirkungsgrad bewusstmachend. Medizin werde in diesem Buch in Beziehung zu Gesellschaft und Staat gestellt. Erna Lesky beschreibe die Aufgaben der Medizin für Public Health.[1878]

In der Publikation *Meilensteine der Wiener Medizin* nannte Erna Lesky erstmals die Mitarbeit ihrer Angestellten an diesem Buch. Besonders bedankte sie sich bei Robert Nederost, ein „lieber Mitarbeiter am Medizinhistorischen Institut", für die Aufbereitung des umfangreichen Bildmaterials in diesem Buch.[1879]

Trotz des Konflikts des Forscherehepaares mit der Österreichischen Akademie der Wissenschaften informierte Erna Lesky die Akademie weiterhin über ihre Auszeichnungen und Ehrungen. 1981 erhielt Erna Lesky in Toronto die William H. Welch Medaille für „significant contributions to the history of medicine", für die sie Charles Rosenberg, Vorsitzender des William H. Welch Committee, im Rahmen des 54. Meetings der American Association for the History of Medicine nominiert hatte.[1880] Erna Lesky fand es „reizend", ihr die Medaille zu verleihen, denn so habe sie „einige Zeit in dem herrlichen Kanada verlebt und viele liebe Freunde gesehen".[1881] Die Verleihung der William H. Welch Medaille wurde einen Monat nach der Verleihung von Ludmilla Krestan (1911– 1998) in ihrem Personalakt der Österreichischen Akademie der Wissenschaften aufgenommen.[1882] Krestan war „von 1946 bis 1976 als Zweite Aktuarin die erste Frau in leitender Verwaltungsposition".[1883]

Frederick Neuburger (1908–2002), Sohn von Max Neuburger, gratulierte Erna Lesky zur „schönen Ehrung", die sie in Toronto erhalten habe. Sie könne „mit großem Stolz auf [i]hre Errungenschaften zurückblicken", denn sie sei „der Wahrer des Instituts" gewesen, das sein Vater gegründet hatte. Erna Lesky habe es „ausgebaut, renoviert, auf die höchste wissenschaftliche Stufe gestellt". Zwischen ihr und seinem Vater „war niemand nennenswert"[1884] und es werde auch „wieder niemand für eine lange Zeit" kommen. Frederick Neuburger bedauerte das, aber die Nachfolge Erna Leskys sei auf Wunsch der Behörden bestimmt worden.[1885] Er ermunterte die Medizinhistorikerin, auch wenn sie nun siebzig Jahre alt sei, ihre medizinhistorischen Forschungen fortzusetzen: „Auf zu neuen Arbeiten. Eine neue Seite Ihres Lebensbuches ist aufgeschlagen!“[1886]

Noch 1984 ersuchte Erna Lesky Werner Welzig (1935–2018), Generalsekretär der Österreichischen Akademie der Wissenschaften, ihre Ernennung zum „Socio onorario [della] Società Italiano di Storia della Medicina“ in ihren Personalakt aufzunehmen.[1887] Die emeritierte Professorin dokumentierte genau, dass sie international weiterhin geehrt wurde. Am 7. November 1985 nahm Erna Lesky an der 200-Jahr-Feier des Josephinums in Anwesenheit von Bundespräsident Rudolf Kirchschläger (1915–2002) teil. Ihr Nachfolger Wyklicky hatte viele Medizinhistoriker und Medizinhistorikerinnen aus dem internationalen Netzwerk von Erna Lesky eingeladen, von denen einige Absageschreiben in der Handschriftensammlung des Josephinums archiviert sind, unter anderem die Absage von Premuda am Tag zuvor, den „akademische Verpflichtungen“ hinderten, an der Feier teilzunehmen.[1888]

Skopec berichtete im *Bulletin of the History of Medicine über die* 200-Jahr-Feier des Josephinums:

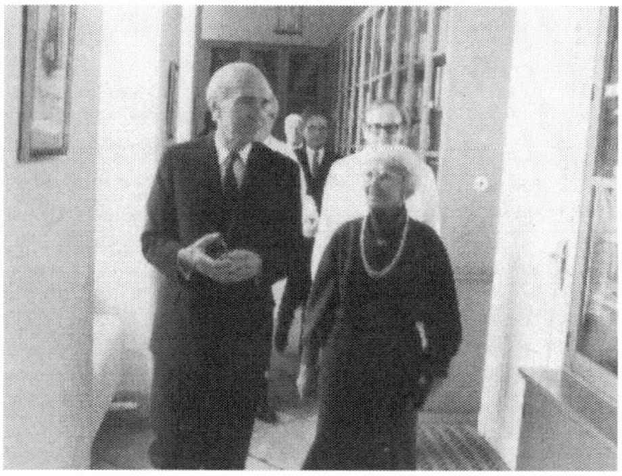

Abb. 75a Jubiläumsfeier 200 Jahre Josephinum 1985: Erna Lesky mit Bundespräsident Rudolf Kirchschläger, hinter Erna Lesky Karl Sablik in weißem Mantel (TNL Albin Lesky 131.97, Sch 841, K 131.97.10.2, UAW).

“On the same day and beginning at the same hour at which the building of the medico-surgical Joseph's Academy was opened two hundred years previously, ceremonies took place in the auditorium of the University Institutes for the History of Medicine and for Pharmacognosy, and in the lecture hall and museum of the Institute for the History of Medicine. [...] The presence of Austria's Federal President, Rudolf Kirchschläger, emphasized the once important role this building played in the development of military medicine and for medicine in general.”[1889]

Erna Lesky führte den Bundespräsidenten durch das Institut, das sie in achtzehn Jahren[1890] engagierter Arbeit wieder aufgebaut hatte.[1891] Wyklicky, der als Leiter des Instituts für Geschichte der Medizin für die Führung zuständig war, wurde von Erna Lesky mit dem Kommentar „Ich mache das!” verdrängt.[1892] Wilhelm Holczabek (1918–2001), Rektor der Universität Wien, begrüßte die Gäste, ein Streichquartett der Wiener Philharmoniker bot den musikalischen Rahmen der Feier und

Wyklicky hielt einen Lichtbildervortrag zum Thema „Vom Wandel der Form bei Wahrung der Widmung: Ausbildungsstätte für Ärzte und Apotheker". Er beschrieb die Geschichte der Josephsakademie.[1893]

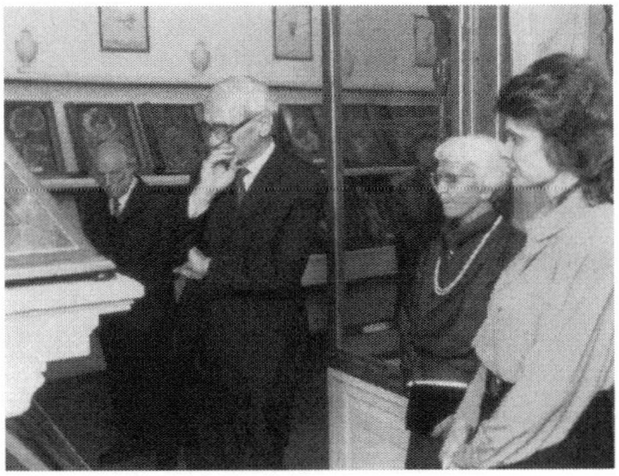

Abb. 75b Jubiläumsfeier 200 Jahre Josephinum 1985: Erna Lesky mit Bundespräsident Rudolf Kirchschläger bei Besichtigung der Wachsfigurensammlung (TNL Albin Lesky 131.97, Sch 841, K 131.97.10.2, UAW).

Erna Lesky wollte eine Rede halten, um noch einmal ihre Leistungen für das Institut für Geschichte der Medizin zu betonen. Fellinger bestätigte ihr nachträglich in einem Brief, dass es besser gewesen sei, wenn ihre „große Leistung" in der Ansprache des Rektors hervorgehoben worden sei und nicht von ihr selbst:

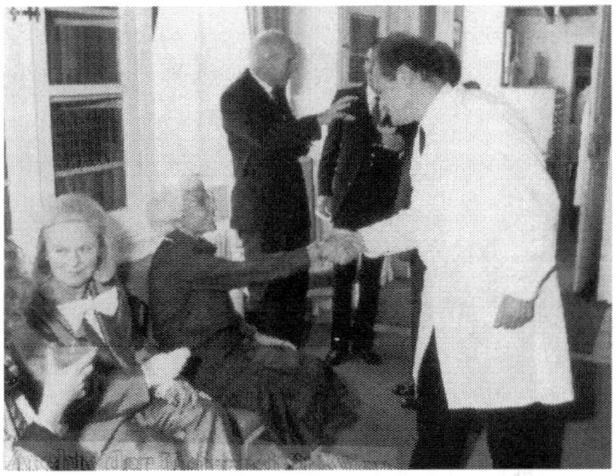

Abb. 75c Jubiläumsfeier 200 Jahre Josephinum 1985: Bibliothekar Michael Oberhummer in weißem Mantel begrüßt Erna Lesky (TNL Albin Lesky 131.97, Sch 841, K 131.97.10.2, UAW).

„Ich glaube doch, dass ich recht hatte: der Rektor hat doch wirklich Ihre große Leistung nachdrücklichst gewürdigt und dies war ja sogar der Haupttenor seiner Ansprache. Nochmals: Sie selbst hätten es schwer so nachdrücklich und eingehend sagen können. Und ich weiss auch, dass dies mit Professor Wyklicky so abgesprochen war. [...] *Es ist nun mal so im Leben, dass man, kaum aus der Aktivität ausgetreten, raschest vergessen wird. Die Jugend schaut – und muss wohl auch – nach vorne, kaum zurück.* [...] *Wirklich gewürdigt wird man meist erst nach dem Tode und das muss man sich dann eben von einem Wolkenstuhl anschauen und dazu leise auf der Harfe spielen. So ist das Leben!!"*[1894]

Wyklicky bedauerte, dass Erna Lesky ihr Institut „an diesem Tag einsam [und] von schwerer Krankheit gezeichnet" verlassen musste.[1895] Erna Leskys Narrativ, die Erbin des Neuburger-Instituts, Initiatorin der Modernisierung des Josephinums und Repräsentantin der *Wiener Medizin* zu sein, fand an der Medizinischen Fakultät der Universität Wien und in der Öffentlichkeit große Anerkennung. Trotzdem betonte sie immer wieder selbst ihre großen Leistungen.

Anlässlich ihres 75. Geburtstags, am 21. Mai 1986, erhielt Erna Lesky von Bundespräsident Kirschläger ein Telegramm. Er lobte ihre Verdienste als „vorstand des instituts fuer geschichte der medizin an der universitaet wien und gleichsam als wiederbegruenderin des josephinums. [!]. sie haben ihre arbeit und ihre erkenntnisse und erfahrungen mehreren generationen weitergegeben und mit ihren publikationen den guten ruf der wiener medizinischen schule aufs neue gefestigt[!].“[1896]

Ihre medizinhistorische Arbeit habe sich durch professionelle Analyse von Quellen und exzellente Kenntnisse der Spezialliteratur ausgezeichnet, schrieb Koelbing. Ihr äußeres Erscheinungsbild sei „aufrecht und ruhig, ja geradezu fürstlich“ gewesen. Ihre „Würde entsprach der Überzeugung, daß sie von der Geschichte her ihren Zeitgenossen, namentlich den Ärzten etwas zu sagen habe“.[1897] Dietrich Rauch, Leiter des Böhlau-Verlags, formulierte das so:

„Ihr Leben stand im Zeichen der Wissenschaft. Die Geschichte der Medizin verdankt Ihnen in Wien ihre Bedeutung, haben Sie doch nicht nur Ihre Lehrkanzel in Wien gegründet oder wiedererrichtet, Sie haben auch das Josephinum vor dem Verfall gerettet und die medizinisch historischen Sammlungen, wahre Schätze, neu geordnet. Wien verdankt Ihnen viel. Das merkt man erst so recht, wenn wir Sie vermissen müssen.“[1898]

Der Leiter des Böhlau-Verlags war sich der weiteren Entwicklungen am Wiener Institut für Geschichte der Medizin bewusst.

5. Verzögerte Ehrensenator-Würde

Am 4. April 1986, 20 Jahre nachdem Albin Lesky die Ehrensenator-Würde der Universität Wien erhalten hatte, ersuchte die Hochschülerschaft der Universität Wien, Fakultätsvertretung Medizin, Rektor Holczabek in seiner Funktion als „Vorsitzender der Ehrenzeichenkommission des Akademischen Senats [...] in der Kommission zu prüfen und zu beurteilen“, ob Erna Lesky der Titel eines Ehrensenators der Universität Wien verliehen werden könne. Aus dem Personalstandverzeichnis der Universität Wien wurden alle ihre bisher erhaltenen Titel und Auszeichnungen angeführt. Als Zusatzinformation wurde angeführt, dass sie im Mai dieses Jahres ihren 75. Geburtstag feiere.[1899] Die Begründung für das Ansuchen um die Verleihung des Titels Ehrensenator lautete:

„Frau Univ. Prof. DDr. Dr. h.c. Erna Lesky hat sich sowohl im wissenschaftlichen als auch im kulturellen Bereich unschätzbare Verdienste um die Wiederherstellung des Instituts für Geschichte der Medizin, des altehrwürdigen

Gebäudes der Josephinischen Akademie, der Bibliothek, der Archivsammlung und der Begründung des Bildarchivs und des Museums in seiner heutigen Form gemacht."[1900]

Das Ansuchen war unterzeichnet von Wyklicky und ergänzt von Ackerknecht, mit folgendem Argument:

„Von 1960 bis 1979 hat sie als Direktor das Wiener medizinhistorische Institut neu organisiert und zu einem modernen medizinhistorischen Institut ausgebaut. Das Josephinum war durch sie ‚ein internationaler Wallfahrtsort aller medizinhistorisch Interessierten' geworden."[1901]

Zwölf Tage später lud Rektor Holczabek zur Sitzung der Ehrenzeichenkommission ein.[1902] Am 24. April wurde der Antrag vertagt, da er nach Ansicht des Vorsitzenden der Ehrenzeichenkommission, Dekan Theo Öhlinger[1903], an das Fakultätskollegium gestellt werden sollte.[1904] Am 10. Juli wurde der Antrag auf Verleihung der Würde eines „Ehrensenators" für Erna Lesky an den Akademischen Senat weitergeleitet, beschlossen in der Sitzung des Fakultätskollegiums der Medizinischen Universität am 25. Juni.[1905] Um Erna Leskys Verdienste für die Ernennung zum Ehrensenator der Universität Wien zu verdeutlichen, wurde eine Beschreibung ihrer wissenschaftlichen Laufbahn in Form einer Kurzbiografie von Wyklicky beigelegt:

„Nach ihrem Amtsantritt im Institut für Geschichte der Medizin der Universität Wien im Jahre 1960 begann Erna Lesky mit den Vorbereitungen für die bauliche Sanierung des Hauses der ehemaligen medizinisch-chirurgischen Josephsakademie. Diese wurde 1965 abgeschlossen. 1962 gewann Erna Lesky die seit dem Jahr 1945 verloren gegangene Lehrkanzel für Geschichte der Medizin an der Universität Wien als Extraordinariat zurück. 1966 erfolgte die Erhebung zum Ordinariat. Das Institut dankt Erna Lesky für

1.) Die systematische Katalogisierung der über 80.000 Bände umfassenden Bibliothek in einem Autoren- und Schlagwortkatalog,

2.) Die Begründung des Bildarchivs, (ca. 30.000) Objekte und dessen wissenschaftliche Erschließung,

3.) Die Neuordnung der Handschriftensammlung sowie der Instrumentensammlung, wobei alle diese Registrierungen unter ihrer persönlichen Aufsicht vorgenommen wurden,

4.) Die Einrichtung des medizinhistorischen Museums nach völlig neuen, museologischen Prinzipien."[1906]

„Erna Leskys vielfach aufgeschlüsseltes Katalogmaterial hat sich als wissenschaftliches Instrument ersten Ranges bewährt, das für alle in der Geschichte der Medizin Arbeitenden längst unentbehrlich geworden ist und ein Auskunftsmittel von internationaler Reichweite darstellt. Ihr weltweit bekanntes wissenschaftliches Werk gipfelt in dem Buch Die Wiener Medizinische Schule im 19. Jahrhundert, das 1976 eine englische Übersetzung und 1978 eine zweite deutsche Auflage erfuhr. Außerdem hat sie in Einzelarbeiten fast sämtliche Perioden der Geschichte der Wiener Medizin von Van Swieten bis zur jüngsten Vergangenheit dargestellt und durch gründliche Quellenforschung ein neues Bild von I. P. Semmelweis darzustellen vermocht. Auch nach ihrer Emeritierung konnte sie durch den Bildband Meilensteine der Wiener Medizin, der zum großen Teil Illustrationen enthält, die sie für das Archiv des medizinhistorischen Instituts sammelte, eine anschauliche Dokumentation der Leistungen der Wiener Ärzte vorstellen.“[1907]

Wyklicky bot damit nochmals einen Überblick über Erna Leskys Lebenswerk. Am 8. Oktober 1986 lud Dekan Öhlinger, Vorsitzender der Ehrenabzeichen-Kommission, zu einer neuerlichen Sitzung seiner Kommission am 23. Oktober ein, um die Vergabe der Würde eines Ehrensenators für Erna Lesky zu diskutieren.[1908] In dieser Sitzung des Akademischen Senats wurde sie mit einstimmigem Beschluss des Kollegiums der Medizinischen Fakultät

„als Würdigung der wissenschaftlichen und kulturellen Verdienste Prof. Leskys um die Wiederherstellung des Instituts für Geschichte der Medizin, der Bibliothek, der Archivsammlung, der Begründung des Bildarchivs und des Museums in der heutigen Form“[1909]

zum Ehrensenator der Universität Wien ernannt. Damit wäre Erna Lesky die erste Ordentliche Professorin der Universität Wien gewesen, die für diese akademische Würde von der Universität Wien ernannt wurde. Was für die offizielle Bestätigung fehlte, war der Festakt, bei dem die Urkunde an Erna Lesky übergeben werden sollte. Am 28. Oktober leitete Rektor Holczabek den Beschluss der Ehrenabzeichen-Kommission an die Medizinhistorikerin weiter und teilte gleichzeitig mit, dass sich Frau Regner mit ihr bezüglich eines Termins für den Festakt in Verbindung setzen werde.[1910]

Am 17. November verstarb Erna Lesky, „nach einem reich erfüllten Leben [und] nach kurzer Krankheit“, wie auf der Todesanzeige stand.[1911] Grete Walter-Klingenstein nannte die Todesursache: „Sie starb an Leukämie.“[1912] Bei den in der Todesanzeige angeführten Auszeichnungen und Würden schien „Ehrensenator der Universität Wien“ nicht auf.[1913] Diese Würde blieb der

Medizinhistorikerin verwehrt. In einem Schreiben teilte Rektor Holczabek Erna Leskys Stiefsohn, Peter Lesky, mit, dass die Universität „vom Tod unserer hoch geschätzten Kollegin und Ehrensenatorin [...] tief betroffen und erschüttert" gewesen sei.[1914] Posthum nannte der Rektor die ihr verliehene Würde „Ehrensenatorin". In der Liste der Ehrensenatoren und Ehrensenatorinnen der Universität Wien wurde Erna Lesky nicht aufgenommen. Erst 2020 erhielt Ruth Wodak, Linguistin, Sprachsoziologin und Diskursforscherin, als erste Frau die akademische Würde einer „Ehrensenatorin" verliehen.[1915]

Die Österreichische Akademie der Wissenschaften sandte Grete Walter-Klingenstein, zwei Jahre nach dem Tod ihrer Tante Erna Lesky, den Nachruf von Akademiemitglied Franz Seitelberger (1916–2007) zu. Der Nachruf habe ihr „unbeschreiblich große Freude gemacht" und sie bedanke sich auch im Namen ihrer Schwester für die „freundliche Aufmerksamkeit herzlich". Die „Worte Professor Seitelbergers" hätten „all die Trauer um den großen Verlust" wieder bewusst gemacht. Für Grete Walter-Klingenstein sei ihre „Tante Erna [...] in vielen eine geistige Führerin" gewesen.[1916] Im Mai 2002 schrieb Koelbing einen Brief an Christoph Mörgeli, in dem er sich für die Zusendung seines Buches „Über dem Grabe geboren"[1917] bedankte. Als „kleines Dokument ztr. Institutsgeschichte" legte er dem Brief eine Speisekarte von einem Festessen am 29. Mai 1986 „zu Ehren von Erna Lesky", nachträglich zu ihrem 75. Geburtstag am 11. Mai, bei, die von allen Gästen unterzeichnet war. Erna Lesky hatte zuvor einen „Festvortrag zum 80. Geburtstag von Erwin H. Ackerknecht" über Zellularpathologie gehalten. Ackerknecht habe abgelehnt, am Festessen teilzunehmen und so sei Erna Lesky geehrt worden, die ein halbes Jahr danach gestorben sei. Anerkennend äußerte sich Koelbing Mörgeli gegenüber folgend:[1918]

„Unter den Medizinhistorikern meiner aktiven Zeit betrachte ich Erna Lesky als die herausragendste. Sie hatte nicht nur ein enormes und exaktes Fachwissen, sondern präsentierte dieses auch mit einer sprachlichen Vollkommenheit, die ihresgleichen nicht hatte. (am nächsten kommt ihr puncto Sprachkunst vielleicht Schipperges,[1919] bei dem es mir aber des Öfteren an Substanz zu fehlen scheint.) So betrachte ich es denn als eine meiner guten Taten, dass ich Frau Lesky zum medizinischen Ehrendoktorat unserer Universität verholfen habe. Sie hat sich darüber sehr gefreut."[1920]

Premuda beschrieb die letzte Begegnung mit Erna Lesky als Würdigung einer starken Persönlichkeit, die bis kurz vor ihrem Tod wissenschaftliche Vorträge hielt:

"I met this unforgettable friend for the last time in Berne at the Meeting of the Swiss Association for the History of Medicine on 9th and 10th October 1986. There she presented an interesting communication on Auenbrugger. She would die 38 days later. She was one of the best known and appreciated researchers of the international historical medical world of the last decades."[1921]

Premudas Meinung über Erna Lesky teilten alle international renommierten Medizinhistoriker und Medizinhistorikerinnen, unter ihnen der Chirurg Owen Harding Wangensteen (1898–1981): Erna Lesky war „one of the most illustrious medical historians of the twentieth century".[1922]

Jene, die nach Erna Lesky das Institut für Geschichte der Medizin an der Universität Wien und der Medizinischen Universität Wien leiten, sind Mediziner, Medizinhistoriker und Historiker. Die Bewerbungen von hoch qualifizierten Frauen für die Ordentliche Professur für Geschichte der Medizin wurden von der Medizinischen Fakultät der Universität Wien und der Medizinischen Universität Wien nicht mehr als Chance wahrgenommen. Hochqualifizierte Medizinhistoriker und Medizinhistorikerinnen mit einem breiten Forschungsspektrum, das Erna Lesky auszeichnet hatte, schienen nicht mehr in das neue Forschungsprofil der Professur für Geschichte der Medizin mit dem Schwerpunkt Zeitgeschichte zu passen. Wird es gelingen, an anderen Medizinischen Universitäten in Österreich das Bewusstsein für die Bedeutung von Geschichte der Medizin für Studierende zu stärken, um Professuren für Geschichte der Medizin zu ermöglichen oder wird es weiterhin nur eine einzige Professur für Geschichte der Medizin in Österreich geben?

Anmerkungen

[1791] Siehe Erna Lesky (Hg.), *Sozialmedizin. Entwicklung und Selbstverständnis* (Wege der Forschung Bd. CCLXXIII), Darmstadt: Wissenschaftliche Buchgesellschaft 1977.

[1792] Zit. Christian Probst, Reviewed Work: Sozialmedizin. Entwicklung und Selbstverständnis (Wege der Forschung. Bd. CCLXXIII.) by Erna Lesky, in: *Sudhoffs Archiv* 63 (1979) 3, 306–307, 306.

[1793] Siehe die Vorstudie Erna Lesky, Structure and Function in Gall, in: *Bulletin of the History of Medicine* 44 (1970) 4, 297–314. Der Aufsatz wurde von Lilian Temkin, der Frau von Owsei Temkin ins Englische übersetzt. Auf der ersten Seite dankte ihr Erna Lesky in einer Fußnote: „The author is deeply indebted to Mrs Lilian Temkin who kindly undertook the great task of translating this paper." Siehe auch Gespräch mit Kurt Smolak, Wien, 18.1.2023: Als Englisch immer mehr zur internationalen Wissenschaftssprache wurde, waren Albin und Erna Lesky nicht damit einverstanden. Sie beherrschten die Sprache nicht so gut."

[1794] Vgl. Harold Y. Vanderpool, Medico-Historical News and Activities. Appointments in the History of Medicine, in: Gert H. Brieger/Harold Y. Vanderpool, Correspondence and Reports, *Bulletin of the History of Medicine* 55 (1981) 3, 433–437, 434.

[1795] Vgl. Erna Lesky, Schreiben an das Bundesministerium für Wissenschaft und Forschung in Wien, Wien, 23.3.1977, folio 032/033. Med PA, 855 Erna Lesky, Sch 104, UAW.

[1796] Vgl. Otto Kraupp, Dekan der Medizinischen Fakultät der Universität Wien, Schreiben an das Bundesministerium für Wissenschaft und Forschung in Wien, Zahl 37 aus 1976/77, MA/PA, 24.356/2-12/77, Wien, 15.4.1977, PA 1338 Erna Lesky, OeSTA/AdR, UWFuK, BMU.

[1797] Vgl. Schreiben des Bundesministeriums für Wissenschaft und Forschung an Erna Lesky. Zahl 24.356/2-12/77, Wien, 10.5.1977, folio 034. Med PA, 855 Erna Lesky, Sch 104, UAW.

[1798] Vgl. Schreiben des Bundesministeriums für Wissenschaft und Forschung, Wien, 7.6.1977, folio 035. Ebd.

[1799] Siehe Erna Lesky, *Franz Joseph Gall (1758-1828). Naturforscher und Anthropologe* (Hubers Klassiker der Medizin und der Naturwissenschaften 15), Bern–Wien u. a.: Huber 1979.

[1800] Vgl. Erna Lesky, Schreiben an das Bundesministerium für Wissenschaft und Forschung in Wien, Wien, 2.10.1978. PA 1338 Erna Lesky, OeSTA/AdR, UWFuK, BMU.

[1801] Siehe Franz Joseph Gall/Johann G. Spurzheim, *Anatomie et physiologie du système nerveux en général, et du cerveau en particulier, avec des observations sur la possibilité de reconnaître plusieurs dispositions intellectuelles et morales de l'homme et des animaux, par la configuration de leurs têtes*, 4 volumes, Paris: Schoell 1810–1819.

[1802] Vgl. Manfred Skopec, Reviewed Work: Erna Lesky, Franz Joseph Gall (1758–1828): Naturforscher und Anthropologe (Hubers Klassiker der Medizin und der Naturwissenschaften, vol. 15), in: *Bulletin of the History of Medicine* 57 (1983) 2, 302–303, 302.

[1803] Vgl. ebd., 303.

[1804] Zit. ebd., 302.

[1805] Vgl. Lesky, Schreiben an das Bundesministerium für Wissenschaft und Forschung, Wien, 2.10.1978. PA 1338 Erna Lesky, OeSTA/AdR, UWFuK, BMU.

1806 Vgl. Erna Lesky, Schreiben an das Bundesministerium für Wissenschaft und Forschung, Wien, 12.10.1978, folio 044. Med PA, 855 Erna Lesky, Sch 104, UAW.

1807 Zit. Univ.-Prof. Dr. Walter Schlorhaufer, Ärztliche Bescheinigung der Univ.-Klinik für Hör-, Stimm- und Sprachstörungen der Universität Innsbruck, Innsbruck, 5.9.1978. PA 1338 Erna Lesky, OeSTA/AdR, UWFuK, BMU.

1808 Vgl. Otto Kraupp, Schreiben des Dekans der Med. Fak. an das Bundesministerium für Wissenschaft und Forschung, Wien, 27.11.1978, folio 043. Med PA, 855 Erna Lesky, Sch 104, UAW. Anders aber Erna Lesky, in: Korotin (Hg.), *biografiA*, 1969: Sie sei aufgrund eines „Missverständnisses emeritiert" worden, da ihr Ansuchen, „auf Grund ihrer altersbedingten Schwerhörigkeit ihre wissenschaftliche Tätigkeit zukünftig nur mehr in Innsbruck auszuführen, fehlinterpretiert" worden sei. Sie habe eine „Intrige" vermutet und mit dem Institut für Geschichte der Medizin den Kontakt abgebrochen.

1809 Vgl. Schreiben des Bundesministeriums für Wissenschaft und Forschung Dr. Herta Firnberg. GZ 24 356/4-12/78 an Erna Lesky, Wien, 15.12.1978, folio 048. Med PA, 855 Erna Lesky, Sch 104, UAW. Siehe Erna Lesky, *Das Wiener Institut für Geschichte der Medizin*, 7: 1979 dokumentierte Erna Lesky ihre Leistungen für das Institut für Geschichte der Medizin in einer Broschüre. Bis dahin waren 80.000 Bücher, 80.000 Separata, 5.200 medizinische Dissertationen, 25.000 Bilder und 3.500 Museumsobjekte katalogisiert und in Karteikarten erfasst worden.

1810 Zit. Erna Lesky, Brief an das Dekanat der Medizinischen Fakultät der Universität Wien, Innsbruck, 5.3.1979, folio 052. Med PA, 855 Erna Lesky, UAW.

1811 Zit. Owsei Temkin, Brief an Erna Lesky, Towson, Maryland, 17.4.1979, 1. TNL Erna Lesky 131.15, Sch 132, M 70/3, UAW.

1812 Zit. Erna Lesky, Brief an Richard Toellner, Universität Münster, Innsbruck, 25.5.1979. TNL Erna Lesky 131.15, Sch 127, M 36, UAW.

1813 Vgl. Erna Lesky, maschinschriftlicher Brief an Guenter Risse, Wien, 17.8.1981, 1–2, 1. TNL Erna Lesky 131.15, Sch 128, M 42, UAW.

1814 Vgl. Friedmann/Lechner, Medizin, in: Gräser/Rupnow (Hg.), *Österreichische Zeitgeschichte – Zeitgeschichte in Österreich*, 537.

1815 Vgl. Karl Holubar, Die Nach-Lesky Ära in den letzten beiden Dezennien des Jahrhunderts (1979–1999), in: Skopec (Hg.), *Institut für Geschichte der Medizin*, 18–19, 18.

1816 Zit. Richard Toellner, Brief an Erna Lesky, Münster, 20.5.1981, 1–2, 1. TNL Erna Lesky, 131.15, Sch 121, M 7, UAW. Siehe Richard Toeller, Funktionswandel der Wissenschaftshistoriographie, in: Ralf Bröer (Hg.), *Eine Wissenschaft emanzipiert sich. Die Medizinhistoriographie von der Aufklärung bis zur Postmoderne.* (Neuere Medizin- und Wissenschaftsgeschichte, Quellen und Studien 9), Pfaffenweiler: Centaurus-Verlagsgesellschaft 1999, 175–187.

1817 Vgl. Erna Lesky, maschinschriftlicher Brief an Guenter Risse, Wien, 17.8.1981, 1. TNL Erna Lesky 131.15, Sch 128, M 42, UAW. Siehe Risse, Erna Lesky, in: *Bulletin of the History of Medicine* 55 (1981) 4, 576: Ein „international place of pilgrimage" übersetzte Risse das Zitat von Ackerknecht, ohne ihn zu zitieren.

1818 Vgl. Erna Lesky, maschinschriftlicher Brief an Guenter Risse, Wien, 17.8.1981, 1. TNL Erna Lesky 131.15, Sch 128, M 42, UAW. Das Zitat in Französisch wurde genau nach Erna Leskys Formulierung wiedergegeben.

1819 Vgl. ebd., 2.

1820 Vgl. Risse, Erna Lesky, in: *Bulletin of the History of Medicine* 55 (1981) 4, 576.

[1821] Vgl. Sablik, Zum Gang der medizingeschichtlichen Forschung, in: *Mensch. Wissenschaft. Magie. Mitteilungen der Österreichischen Gesellschaft für Wissenschaftsgeschichte* 20 (2000), 53.

[1822] Vgl. Vanderpool, Medico-Historical News and Activities, in: Brieger/Vanderpool, Correspondence and Reports, *Bulletin of the History of Medicine* 55 (1981) 3, 434. Zur Biografie von Helmut Wyklicky siehe genauer Gabriela Schmidt-Wyklicky, In memoriam Helmut Wyklicky, in: *Wiener Medizinische Wochenschrift* 158 (2008) 23/24, 745–748.

[1823] Siehe Erna Lesky/Helmut Wyklicky, Die Rehabilitation und ihr geistiger Vater Hans Spitzy (1872–1956), in: *Österreichische Ärztezeitung*. – Organ der Österreichischen Ärztekammer, Nr. 18 (1967).

[1824] Siehe ebd., Nr. 19 (1967). Dieses Zitat stammt aus Theodor Billroths Antrittsrede als Leiter der II. Chirurgischen Klinik der Universität Wien. Siehe Theodor Billroth, Einleitung in die allgemeine Chirurgie. Erste Vorlesung des Professors Dr. Th. Billroth in Wien, in: *Wiener Medizinische Wochenschrift* 17 (1867) 82, 1305–1309; ebd., 17 (1867) 83, 1323–1327 und ebd., 17 (1867) 84, 1337–1341, 1341: „Vertrauen Sie sich meiner Führung an! Ich glaube den Weg von Theorie zur Praxis zu kennen, denn ich gehe ihn täglich hunderte von Malen hin und zurück. [...] Wollen Sie mir auf meinen Wegen, selbst wenn dieselben mühsam sind, treulich folgen, so hoffe ich, dass die Wiener Schule ihre ewige Jugend bewahren werde. Sie, meine Herren, müssen freilich das Meiste dazu thun, denn die Zukunft einer Schule beruht auf der Arbeit der Schüler, wie die Zukunft eines Staates auf der Arbeit seiner Bürger." Zit. Seebacher, *Das Fremde im „deutschen" Tempel der Wissenschaften,* 50.

[1825] Vgl. John L. Thornton/Louis H. Roddis, Notes and Events, in: *Journal of the History of Medicine and Allied Sciences* 23 (1968) 3, 287–294, 294.

[1826] Siehe Helmut Wyklicky, *Unbekanntes von Theodor Billroth. Eine Dokumentation in Fragmenten* (Veröffentlichungen der Österreichischen Akademie der Wissenschaften. Mathematisch - Naturwissenschaftliche Klasse), Wien: Verlag der Österreichischen Akademie der Wissenschaften 1993. Als die Autorin im September 2005 zu einem Vortrag an der 88. Jahrestagung der Deutschen Gesellschaft für Geschichte der Medizin, Naturwissenschaft und Technik e. V. in Oldenburg eingeladen wurde – „Der operierte Chirurg." Die Rekonstruktion der Entstehungsgeschichte von Theodor Billroths Studie „Lehren und Lernen der medicinischen Wissenschaften" und die Reaktionen auf ihre antisemitischen Inhalte – erhielt sie von Helmut Wyklicky einen Anruf, nachdem er den Abstract gelesen hatte. „Ich hoffe, Sie wissen, was Sie tun!" Nach Publikation dieses Vortrags sprach er nicht mehr mit der Autorin. Siehe Felicitas Seebacher, „Der operierte Chirurg". Theodor Billroths Deutschnationalismus und akademischer Antisemitismus, in: *Zeitschrift für Geschichtswissenschaft* 54 (2006) 4, 317–338.

[1827] Siehe Christiane Peddinghaus, *Das Rudolfinerhaus. Die architektonische Entwicklung der Krankenhäuser von der Baracke zum Pavillon*, Dissertation, Universität Wien 2009, 38.

[1828] Zit. Vanderpool, Appointments in the History of Medicine, in: Brieger/Vanderpool, Correspondence and Reports, in: *Bulletin of the History of Medicine* 55 (1981) 3, 434.

[1829] Vgl. ebd.

[1830] Zit. Erna Lesky, Brief an Helmut Wyklicky, Innsbruck, 31.1.1981, folio 054. Med PA, 855 Erna Lesky, Sch 104, UAW.

1831 Vgl. Manfred Skopec, maschinschriftlicher Brief an Erna Lesky, Wien, 19.1.1981, 1–3, 1. TNL Erna Lesky 131.15, Sch 128, M 42, UAW.

1832 Vgl. Edith Heischkel-Artelt, Brief an Helmut Wyklicky, Mainz, 11.11.1980. Nachlass Edith Heischkel-Artelt, 01/2162. Deutsches medizinhistorisches Museum Ingolstadt DMHMI.

1833 Zit. Manfred Skopec, maschinschriftlicher Brief an Erna Lesky, Wien, 19.1.1981, 1–3, 2. TNL Erna Lesky 131.15, Sch 128, M 42, UAW.

1834 Vgl. ebd., 3.

1835 Vgl. Erna Lesky, Kopie des maschinschriftlichen Briefes an Helmut Wyklicky, Innsbruck, 22.1.1981, 1. TNL Erna Lesky 131.15, Sch 128, M 42, UAW.

1836 Zit. Erna Lesky, Brief an Helmut Wyklicky, Innsbruck, 31.1.1981, folio 054. Med PA, 855 Erna Lesky, Sch 104, UAW.

1837 Siehe Kurt Ganzinger/Manfred Skopec/Helmut Wyklicky (Hg.), *Festschrift für Erna Lesky zum 70. Geburtstag*, Wien: Selbstverlag 1981.

1838 Vgl. Erna Lesky, Kopie des maschinschriftlichen Briefes an die Herausgeber der Festschrift Erna Lesky, Innsbruck, 26.8.1981, 1. TNL Erna Lesky 131.15, Sch 128, M 42, UAW.

1839 Zit. Erna Lesky, Kopie des maschinschriftlichen Briefes an Professor Wagner von Jauregg, Innsbruck, 2.7.1981, 1. TNL Erna Lesky 131.15, Sch 128, M 42, UAW.

1840 Vgl. Ernst Vogt, Nachrufe. Albin Lesky 7.7.1896 – 28.2.1981, o. S. Bayerische Akademie der Wissenschaften.

1841 Vgl. Schachermeyr, Albin Lesky zum Gedenken, 4. PA Albin Lesky M 1/5, AÖAW.

1842 Vgl. Lefèvre, Mythos und Tragödie, in: *Frankfurter Allgemeine Zeitung* vom 9.3.1981, o. S. TNL Albin Lesky INV. 131.97, Sch 837, K 131.97.18, UAW.

1843 Gespräch mit Grete Walter-Klingenstein, Wien, 18.3.2015.

1844 Vgl. Erna Lesky, Schreiben an das Dekanat der Medizinischen Fakultät der Universität Wien, Innsbruck, 5.3.1979, folio 050. Erna Lesky Med PA 855, Sch 104, UAW.

1845 Vgl. Schachermeyr, Albin Lesky zum Gedenken, 4. PA Albin Lesky M 1/5, AÖAW. Siehe Herter, Albin Lesky. Nachruf, in: *Gnomon* 53 (1981) 5, 504: Peter Lesky war an der Universität Stuttgart „Professor für Schulmathematik".

1846 Vgl. Albin Lesky, Handschriftliches Testament, Innsbruck, 18.8.1977. TNL Albin Lesky INV. 131.97, Sch 837, K 131.97.01, UAW.

1847 Vgl. Herter, Albin Lesky. Nachruf, in: *Gnomon* 53 (1981) 5, 509.

1848 Siehe Albin Lesky, Grundzüge griechischen Rechtsdenkens, in: *Wiener Studien*, published by Austrian Academy of Sciences Press 99 (1986), 5–26. Siehe ebd., 5: Sein Schüler Hans Schwabl publizierte den Aufsatz von Albin Lesky und gliederte ihn mit Unterstützung von Herbert Bannert, Christine Harrauer und Walther Kraus in einen eigenen Band ein, gewidmet an den „großen Gelehrten, den treuen Freund und den geliebten Lehrer".

1849 Vgl. Herter, Albin Lesky. Nachruf, in: *Gnomon* 53 (1981) 5, 506.

1850 Siehe Erna Lesky, Krankheitstagebücher Albin Lesky. TNL Albin Lesky INV. 131.97, Sch 842, K 131.97.17, UAW.

1851 Vgl. Vogt, Nachrufe. Albin Lesky 7.7.1896 – 28.2.1981, o. S. Bayerische Akademie der Wissenschaften.

1852 Siehe Krankheitstagebücher Albin Lesky, 28.2.1981. TNL Albin Lesky INV. 131.97, Sch 842, K 131.97.17, UAW.

1853 Vgl. Erna Lesky, Abschrift eines handschriftlichen Briefes an Dr. Maria Pia Plechl, Innsbruck, 11.3.1981, 1. TNL Erna Lesky 131.15, Sch 128, M 42, UAW.

[1854] Zur weiteren Entwicklung des Faches Gräzistik siehe Maria A. Stassinopoulou, Wohin mit den neuen Griechen? – Fachareale der Neogräzistik in Wien, in: Fröschl/Müller/Olechowski/Schmidt-Lauber (Hg.), *Reflexive Innensichten aus der Universität Wien,* 587–594.

[1855] Zit. Richard Toellner, Brief an Erna Lesky, Münster, 20.5.1981, 1–2, 1. TNL Erna Lesky 131.15, Sch 121, M 7, UAW.

[1856] Vgl. Hans Schadewaldt, Brief an Erna Lesky, Düsseldorf, 15.6.1981, 1. TNL Erna Lesky 131.15, Sch 128, M 42, UAW.

[1857] Vgl. Erna Lesky, Kopie des maschinschriftlichen Briefes an Hans Schadewaldt, Innsbruck, 23.6.1981, 1. Ebd.

[1858] Vgl. Herter, Albin Lesky. Nachruf, in: *Gnomon* 53 (1981) 5, 506.

[1859] Vgl. Parte Albin Lesky. PA Albin Lesky M 1/5, AÖAW. Auf der Parte steht ein handschriftlicher Vermerk: „Die ÖAW hat keine Parte bekommen. Diese Kopie haben wir von dritter Seite für die Akten erhalten."

[1860] Vgl. Erna Lesky, Abschrift eines handschriftlichen Briefes an Dr. Maria Pia Plechl, Innsbruck, 11.3.1981, 1. TNL Erna Lesky 131.15, Sch 128, M 42, UAW.

[1861] Im *Almanach der Österreichischen Akademie der Wissenschaften* wird bei allen Mitgliedern der Österreichischen Akademie der Wissenschaften das Datum ihrer Wahl zum korrespondierenden und wirklichen Mitglied der beiden Klassen angegeben sowie die Mitgliedschaften in anderen Akademien der Wissenschaften und die Ehrendoktorate.

[1862] Vgl. Peter Lesky, maschinschriftlicher Brief an Leopold Schmetterer, Stuttgart, 9.3.1981, 1. PA Albin Lesky M 1/5, AÖAW. Bei „Verkettung von unglücklichen Ereignissen" steht am Briefrand die handschriftliche Notiz „köstlich!".

[1863] Vgl. Peter Lesky, maschinschriftlicher Brief an Prof. Hayek, Innsbruck, 8.3.1981, 1. TNL Erna Lesky 131.15, Sch 128, M 42, UAW.

[1864] Vgl. Peter Lesky, maschinschriftlicher Brief an Erna Lesky, o. O., 9.3.1981, 1. Ebd.

[1865] Vgl. Erich Hayek, Bericht über Albin Leskys Seelenmesse am 7.3.1981. Innsbruck, 8.3.1981. PA Albin Lesky M 1/5, AÖAW.

[1866] Vgl. Erna Lesky, Abschrift eines handschriftlichen Briefes an Dr. Maria Pia Plechl, Innsbruck, 11.3.1981, 1. TNL Erna Lesky 131.15, Sch 128, M 42, UAW.

[1867] Zit. Hunger, Nachruf auf Albin Lesky, gehalten in der Sitzung der phil.-hist. Klasse am 4.3.1981, 2. PA Albin Lesky M 1/5, AÖAW.

[1868] Vgl. ebd., 3.

[1869] Vgl. Theodor Piffl-Perčević, Das Vermächtnis Albin Lesky, in: *Grazer Süd-Ost Tagespost,* 6.3.1981, o. S. TNL Albin Lesky INV. 131.97, Sch 837, K 131.97.18, UAW.

[1870] Vgl. Lefèvre, Mythos und Tragödie, in: *Frankfurter Allgemeine Zeitung* 9.3.1981, o. S. Ebd.

[1871] Vgl. Hans Schwabl, Aus der Gegenwart der Antike. Das Lebenswerk des großen Gräzisten Albin Lesky, in: *Die Presse,* 7./8.3.1981, 6. Ebd.

[1872] Vgl. Herter, Albin Lesky. Nachruf, in: *Gnomon* 53 (1981) 5, 510.

[1873] Vgl. Schachermeyr, Albin Lesky zum Gedenken, 1. PA Albin Lesky M 1/5, AÖAW.

[1874] Siehe Erna Lesky, *Meilensteine der Wiener Medizin. Große Ärzte Österreichs in drei Jahrhunderten,* Wien–München–Bern: Maudrich 1981.

[1875] Vgl. Premuda, Erna Lesky, in: *Clio Medica. Acta Academiae Internationalis Historiae Medicinae* 21 (1987–1988) 1/4, 210.

[1876] Zit. Gerhard Grois, Vorwort des Verlegers, in: Erna Lesky, *Meilensteine der Wiener Medizin,* o. S.

[1877] Vgl. Erna Lesky, Vorwort, in: Lesky, *Meilensteine der Wiener Medizin*, o. S.

[1878] Vgl. Christian Probst, Reviewed Work: Meilensteine der Wiener Medizin. Große Ärzte Österreichs in drei Jahrhunderten by Erna Lesky, in: *Sudhoffs Archiv* 66 (1982) 4, 403.

[1879] Vgl. Erna Lesky, Vorwort, in: Lesky, *Meilensteine der Wiener Medizin*, o. S.

[1880] Vgl. Robert P. Hudson, American Association for the History of Medicine Report of the Fifty-Fourth Annual Meeting: Toronto, Canada May 13-16, 1981, in: *Bulletin of the History of Medicine* 55 (1981) 3, 425–432, 428.

[1881] Vgl. Erna Lesky, Kopie des maschinschriftlichen Briefes an Hans Schadewaldt, Innsbruck, 23.6.1981, 1. TNL Erna Lesky 131.15, Sch 128, M 42, UAW.

[1882] Vgl. Ludmilla Krestan, Eintrag in der Personalakte Erna Lesky der Österreichischen Akademie der Wissenschaften, Wien, 16.6.1981. PA Erna Lesky M 2/2, AÖAW.

[1883] Vgl. Klos/Corradini/Mazohl, Störfall Gender, in: Feichtinger/Mazohl (Hg.), *Die Österreichische Akademie der Wissenschaften 1847–2022*, Bd. 3, 65.

[1884] Vgl. Frederick Neuburger, handgeschriebener Brief an Erna Lesky, Buffalo, New York, 3.7.1981, 1–2, 1. TNL Erna Lesky 131.15, Sch 128, M 42, UAW.

[1885] Vgl. ebd., 2.

[1886] Zit. ebd.

[1887] Vgl. Erna Lesky, Schreiben an den Generalsekretär der Österreichischen Akademie der Wissenschaften Werner Welzig, Innsbruck, 29.2.1984. PA Erna Lesky M 2/2, AÖAW.

[1888] Loris Premuda, Telegramm an Helmut Wyklicky, Padua, 6.11.1985. HS 4.068/7. Handschriftensammlung, Josephinum.

[1889] Zit. Manfred Skopec, Correspondence and Reports, Festivities Celebrating the 200th Anniversary of the Josephinum in Vienna, 7 November 1985, in: *Bulletin of the History of Medicine* 60 (1986) 1, 98–99, 98.

[1890] Siehe Erna Lesky, *Das Wiener Institut für Geschichte der Medizin*, 7: Erna Lesky und ihre Angestellten benötigten für die Dokumentation der Sammlungen des Josephinums achtzehn Jahre, wobei nicht nur die Objekte im Josephinum erfasst wurden, sondern auch die „historischen Bestände der traditionsreichen Wiener Kliniken".

[1891] Vgl. Skopec, Correspondence and Reports, in: *Bulletin of the History of Medicine* 60 (1986) 1, 98.

[1892] Vgl. Schriftliches Interview mit Manfred Skopec, Wien, 21.4.2015. Kurt Mühlberger berichtete in einem Gespräch am 14.7.2020, dass Lesky gemeinsam mit Wyklicky und Mitarbeitern in ihrem ehemaligen Büro am Institut für Geschichte der Medizin gewesen sei, als Wyklicky zu ihr gesagt habe: „Ich muss jetzt runter gehen, der Bundespräsident kommt." Lesky habe ihn zur Seite geschoben und geantwortet: „Sie bleiben hier. Ich mache das."

[1893] Vgl. Skopec, Correspondence and Reports, in: *Bulletin of the History of Medicine* 60 (1986) 1, 98.

[1894] Zit. Karl Fellinger, maschinschriftlicher Brief an Erna Lesky, Wien, 18.11.1985. TNL Erna Lesky 131.15, Sch 129, M 51.131.15.2.13. Korrespondenz 1986 (1), UAW.

[1895] Vgl. Wyklicky, Erna Lesky, in: Skopec (Hg.), *Institut für Geschichte der Medizin der Universität Wien*, 17.

[1896] Zit. Telegramm von Bundespräsident Rudolf Kirchschläger an Erna Lesky, Wien, 21.5.1986. PA Erna Lesky M 2/2, AÖAW.

[1897] Vgl. Koelbing, Zur Erinnerung an Erna Lesky, in: *Gesnerus* 44 (1987), 3–4.

[1898] Zit. Dietrich Rauch, maschinschriftlicher Brief des Leiters des Hermann Böhlaus Nachf. GES.M.B.H. an Erna Lesky, Wien, 12.6.1986. TNL Erna Lesky 131.15, Sch 129, M 55, Korrespondenz 1985–1986 (1), UAW.

[1899] Vgl. Ansuchen der Hochschülerschaft der Universität Wien, Fakultätsvertretung Medizin, Wien, 4.4.1986, 1–2, 1. Senat S 229.15.2, Verleihung des Ehrensenators der Universität Wien an Erna Lesky, Studienjahr 1985/86, UAW.

[1900] Zit. ebd., 2.

[1901] Zit. ebd.

[1902] Vgl. Schreiben von Wilhelm Holczabek an die Mitglieder der Ehrenzeichenkommission, Wien, 16.4.1986. Senat S 229.15.2, Verleihung des Ehrensenators der Universität Wien an Erna Lesky, Studienjahr 1985/86, UAW.

[1903] Siehe Theo Öhlinger, o. Univ.-Prof. Dr., in: *650 plus – Geschichte der Universität Wien*: Funktionen: 1985/86–1986/87 Dekan Rechtswissenschaftliche Fakultät, Disziplin: Rechtswissenschaften, Öffentliches Recht, Vergleichendes Verfassungsrecht.

[1904] Vgl. Auszug aus dem Protokoll über die 5. Sitzung des Akademischen Senats am 24.4.1986. Senat S 229.15.2, Verleihung des Ehrensenators der Universität Wien an Erna Lesky, Studienjahr 1985/86, UAW.

[1905] Vgl. Schreiben des Dekanats der Medizinischen Fakultät der Universität Wien an den Akademischen Senat der Universität Wien, Wien, 10.7.1986. Ebd.

[1906] Zit. Schreiben Helmut Wyklicky an den Dekan der Medizinischen Fakultät Univ. Prof. DDr. Otto Kraupp, Wien, 7.7.1986, 1–2, 1. Ebd.

[1907] Zit. ebd., 2.

[1908] Vgl. Schreiben der Universitätsdirektion der Universität Wien, Rechts- und Organisationsabteilung an Rektor Wilhelm Holczabek, Dekan Theo Öhlinger u. a., 8.10.1986. Ebd.

[1909] Vgl. Auszug aus dem Protokoll über die 1. Sitzung des Akademischen Senates, Wien, 23.10.1986. Ebd.

[1910] Vgl. Schreiben des Rektors Wilhelm Holczabek der Universität Wien an Erna Lesky, Wien 28.10.1986. Ebd.

[1911] Vgl. Todesanzeige Erna Lesky, Innsbruck, 17.11.1986. Ebd.

[1912] Gespräch mit Grete Walter-Klingenstein, 22.10.2020.

[1913] Vgl. Todesanzeige Erna Lesky, Innsbruck, 17.11.1986. Senat S 229.15.2: Verleihung des Ehrensenators der Universität Wien an Erna Lesky, Studienjahr 1985/86, UAW.

[1914] Vgl. Schreiben von Rektor Wilhelm Holczabek an Univ.-Prof. Dr. Peter Lesky, Wien, 26.11.1986. Ebd.

[1915] Vgl. Herbert Posch, Ruth Wodak, o. Univ.-Prof. i.R. Dr. Dr. h.c., in: *650 plus – Geschichte der Universität Wien*. Herbert Posch hebt hervor, dass die Ehrensenatorwürde mit „dem Tod des Träger/der Trägerin [erlischt]".

[1916] Vgl. Grete Walter-Klingenstein, handgeschriebener Brief an Frau Krestan, Wien, 4.3.1988. PA Erna Lesky. M 2/2, ÖAW. Siehe Seitelberger, Nachruf auf Erna Lesky, in: *Almanach der Österreichischen Akademie der Wissenschaften* 137 (1987), 381–385.

[1917] Siehe Christoph Mörgeli/Uli Wunderlich, *„Über dem Grabe geboren". Kindsnöte in Medizin und Kunst*, Bern: Benteli 2002.

[1918] Vgl. Huldrych M. F. Koelbing, Brief an Christoph Mörgeli, Zürich, 4.5.2002. Huldrych M. Koelbing PN. 80.02.02. Archiv für Medizingeschichte IBME, Universität Zürich. Dieser Brief wurde der Autorin freundlicherweise von Dr. Gudrun Kling, Archiv für Medizingeschichte, IBME, Universität Zürich zugesandt.

[1919] Siehe Eduard Seidler (Hg.), *Bausteine zur Medizingeschichte: Heinrich Schipperges zum 65. Geburtstag*, Stuttgart: Steiner 1984.

[1920] Zit. Koelbing, Brief an Christoph Mörgeli, Zürich, 4.5.2002. Huldrych M. Koelbing PN. 80.02.02. IBME Universität Zürich.

1921 Zit. Premuda, Erna Lesky, in: *Clio Medica. Acta Academiae Internationalis Historiae Medicinae* 21 (1987–1988) 1/4, 209–210.

1922 Zit. T. Werner Schwarz, Reviewed Work: Festschrift für Erna Lesky zum 70. Geburtstag by Kurt Ganzinger, Manfred Skopec, Helmut Wyklicky, in: *Pharmacy in History* 24 (1982) 3, 120–121, 120.

XV. Reflexion

1. Wie frei ist Wissenschaft von Politik?

Akademische Karrieren von Wissenschaftlern und Wissenschaftlerinnen, wie jene von Albin und Erna Lesky nachweisen, können nur durch eine genaue Umfeldanalyse nachgezeichnet werden, um sie im Kontext des Zeitgeschehens zu verstehen. Das Aufzeigen wissenschaftlicher Leistungen oder politischer Positionierungen von Wissenschaftlern, Wissenschaftlerinnen, Ärzten und Ärztinnen, ohne Beachtung der Entwicklung der Persönlichkeit in ihrem soziokulturellen und politischen Umfeld, ist zu wenig. Das familiäre Milieu, die unterschiedliche Sozialisation unter Einfluss des politischen Klimas und der ökonomischen Veränderungen sowie die Leitbilder, an denen sie sich orientierten, sind entscheidend für die Prägung ihrer Persönlichkeit und damit ihres Denkens und Handelns. Menschen stimmten aufgrund dieser Prägung, teilweise unter Druck von außen, aber auch aus beruflichem Ehrgeiz zu, Akteure und Akteurinnen in politischen Systemen zu werden, in denen das einzelne Individuum keinen Wert mehr hatte, sondern dem Kollektiv untergeordnet war. Wer sich nicht in das politische Herrschaftssystem des Austrofaschismus oder Nationalsozialismus einordnen und die Anordnungen der Autoritäten nicht umsetzen wollte, stieg nicht die Karriereleiter hinauf. Eine Entschuldigung für ihre Eingliederung in verschiedene politische Systeme ist das nicht, nur eine der möglichen Erklärungen. Die Karrierewege von Albin und Erna Lesky und manch anderer ihrer Generation von Wissenschaftlern, Wissenschaftlerinnen, Ärzten und Ärztinnen können aber auch zeigen, wie verschwommen die Grenzen zwischen freier Entscheidung und erzwungener Zugehörigkeit zu Parteien in totalitären Regimen um den Preis einer akademischen Laufbahn sein können. Die Klassifizierung dieser Generation in fanatische Parteimitglieder, Sympathisanten, Opportunisten oder Gegner des NS-Regimes ist zu kurz gegriffen, weil es viele verschiedene Schattierungen politischer Gesinnung gab. Albin und Erna Lesky in die Kategorie „Opportunisten" einzuordnen, weil sich, so Bauer, Erna Lesky für den Beitritt zur NSDAP „nur aus karrierepolitischen Ängsten und Überlegungen"[1923] entschieden habe, und Albin Lesky, so Römer, „nie im Sinne des NS-Regimes gehandelt habe"[1924], entspricht nicht mehr dem aktuellen Forschungsstand. Beide handelten nicht nur aus „Karrierekalkül", sondern identifizierten sich auch „in einem gewissen Maße mit der Ideologie und Herrschaftspraxis des NS-Staats".[1925] Während Albin Lesky als Klassischer Philologe die Körperbilder der Antike als Ideal des sportlichen und gestählten Körpers der deutschen „Herrenrasse" instrumentalisierte und als Prologet des „Neuen Europas" unter Führung der Deutschen auftrat, beteiligte sich Erna Lesky deutlich als Ärztin an der Gestaltung des gesunden „deutschen Volkskörpers". Als Chefärztin für Kinder- und Jugendfürsorge für den Gau Tirol-Vorarlberg war sie Kontrollinstanz des nationalsozialistischen Volksgesundheitsprogramms, auch wenn der Nachweis ihres gesundheitspolitischen Handelns nicht oder noch nicht durch Quellen belegt werden kann. Das ist ein Forschungsdesiderat, das bei einer möglichen Auffindung von Quellen Erna Lesky als Ärztin aus einer anderen Perspektive zeigen könnte. Es bleibt auch noch ein Forschungsdesiderat, warum Erna Lesky die Approbation als Ärztin entzogen wurde und die französische Militärregierung in Innsbruck 1946 auf ein Überprüfungsverfahren von Albin Lesky bestand.

Das unreflektierte Verhalten der ehemaligen NSDAP-Mitglieder in den Entnazifizierungsverfahren nach 1945, ihre Rückbesinnung auf ihre österreichische Identität, um von Verantwortung für ihr Handeln in der NS-Zeit freigesprochen zu werden, ist jedoch das Wesentliche, das eine Persönlichkeit offenbart, die sich als sogenanntes „Opfer" des totalitären Regimes freisprechen will und sich selbst mit autoritärem Habitus zu schützen versucht. Die Perspektive, mit Beginn der Zweiten Republik einen Mantel des Schweigens über die Geschehnisse davor zu legen, fand lange gesellschaftliche Akzeptanz. Die Netzwerke der „Ehemaligen" förderten weiterhin intern ihre akademischen Karrieren und entschieden, wer in der Nachkriegszeit die Wissenschaftspolitik mitbestimmte und wer hohe Positionen und einflussreiche Funktionen in der Academia erhielt. Wie Albin und Erna Lesky glaubten viele ihrer Generation an die Erfolgsstrategien einer autoritären Führung der Universitätsinstitute, was die Ordinarienuniversität noch lange begünstigte. Diese Universitätsprofessoren und -professorinnen zeigten kein Verständnis, wenn ihre Autorität infrage gestellt wurde. Ein Bewusstsein für demokratische Entscheidungsprozesse fehlte bei vielen. Mit dem Universitätsorganisationsgesetz von 1975 zerbrachen die autoritären Strukturen und damit die Machtansprüche an der Ordinarienuniversität. Was diese Generation in und zwischen zwei Weltkriegen und der Nachkriegszeit bis zur Ära Kreisky jedoch verbindet, ist ihre Resilienz, ihre Systemflexibilität und ihre starken Netzwerke der Wissenschaftspolitik.

Albin Leskys akademische Laufbahn verlief linear, geprägt durch und angepasst an verschiedene politische Systeme. Nur die Phase der Entnazifizierung führte zu einem zeitlich begrenzten Bruch, sowohl an der Leopold-Franzens-Universität Innsbruck als auch an der Österreichischen Akademie der Wissenschaften. Nach seinem Entnazifizierungsverfahren setzte er seine Karriere ungehindert fort. Albin Leskys Weg zum international renommierten Klassischen Philologen wurde durch die Wissenschaftspolitik der Ersten Republik Österreich, im Deutschen Reich und in der Zweiten Republik gefördert und durch internationale Netzwerke und fachspezifische Organisationen der Scientific Community getragen. Er war Entscheidungsträger in verschiedenen wissenschafts- und standespolitischen Gremien und hatte großen Einfluss auf die Universitätspolitik in seinen Leitungsfunktionen: als Dekan an der Leopold-Franzens-Universität Innsbruck und als Prorektor an der Deutschen Alpenuniversität Innsbruck, als Rektor der Universität Wien oder als Sekretär der philosophisch-historischen Klasse der Österreichischen Akademie der Wissenschaften sowie als ihr Vizepräsident und Präsident. Diese akademischen Funktionen dienten auch dem Erwerb und Erhalt von wissenschaftspolitischer Macht. Welche Entscheidungen er in diesen Funktionen traf, wie er Netzwerke aufbaute und für sich oder seine Frau nützte, wen er in der Karriere förderte und wen er versuchte zu verhindern, kann noch eingehend erforscht werden. Albin Leskys Engagement für humanistische Bildung als Basis für die Persönlichkeitsbildung junger Menschen zeigt eine andere Facette seiner Persönlichkeit. Die Ära Kreisky mit ihren Universitäts- und Bildungsreformen bedrohte für ihn die Werte, die das Humanistische Gymnasium vermittelte.

Albin Lesky besaß die Macht und den Einfluss, auch Erna Leskys beruflichen Aufstieg an der Medizinischen Fakultät der Universität Wien zu steuern. Um erste Ordentliche Professorin der Medizinischen Fakultät der Universität Wien zu werden, präsentierte sie sich international als die Expertin für Geschichte der Medizin, was sie allein mit ihrem Buch *Die Wiener medizinische Schule im 19. Jahrhundert* in der Darstellung der glorreichen Vergangenheit der *Wiener Medizin* erreichte. Mit der Renovierung des Josephinums, einem „Meilenstein" ihres beruflichen Erfolges, setzte sie dafür den geeigneten Rahmen.[1926] In der Neustrukturierung des Instituts für Geschichte der Medizin und der Dokumentation der Sammlungen des Josephinums zeigte sich Erna Leskys starker Wille zu Macht und Veränderung. Er beeinflusste ihre medizinische Leitung des NSV-Mutter-und-Kind-Heimes, den „Habilitationskrieg" und ihre akademische Laufbahn bis hin zur Emeritierung.

Mit dem Blick auf ihren Karriereverlauf, waren folgende Einflussfaktoren entscheidend: die Chance zur sozialen Mobilität aus einem mittelständischen Unternehmensmilieu durch Bildung, d. h. durch die Matura am Akademischen Gymnasium in Graz, die Begabtenförderung durch ihren Latein- und Griechisch-Professor Albin Lesky, sowie die Distanzierung vom traditionellen Rollenbild für Mädchen durch ein Medizinstudium und die enge Beziehung zu ihrem Professor. Einflussfaktoren auf ihre akademische Karriere als Medizinhistorikerin waren Ehrgeiz und Gewissenhaftigkeit, überzeugende Selbstrepräsentation sowie Leitungs- und Führungsmotivation und Wettbewerbsorientierung. Sie verstand es, mit anderen Medizinhistorikern und Medizinhistorikerinnen intensive Kontakte aufzubauen und internationale Netzwerke zu bilden. Ihr karrieretaktisches Verhalten entsprach schon früh den Qualifikationskriterien für Führungspositionen in der Wissenschaft, die erst später an Universitäten erwartet wurden. Ihre umfangreiche Korrespondenz mit international renommierten Medizinhistorikern und Medizinhistorikerinnen und ihre politische Positionierung in der Scientific Community sind ein weiteres Forschungsdesiderat.

Albin Lesky hatte gegenüber Erna Lesky in seiner akademischen Karriere den großen Vorteil, dass sein Fach Klassische Philologie im Kanon der Wissenschaften etabliert war. Allein dadurch besaß er an der Universität Innsbruck und an der Universität Wien eine ganz andere Machtposition als Erna Lesky mit dem an der Medizinischen Fakultät fakultativ angebotenen Fach Geschichte der Medizin. Sie musste um die Anerkennung ihres Faches ringen und präsentierte daher ihr Institut und ihre wissenschaftlichen, internationalen Erfolge immer wieder in der Scientific Community, bei akademischen Behörden und in der Öffentlichkeit. Die Männerdomäne Medizinische Fakultät der Universität Wien und die Wissenschaftskultur ihrer Zeit forderten Erna Lesky heraus, sich zuerst mit ihrem bereits berühmten Universitätsprofessor und Ehemann zu präsentieren. Mit jedem weiteren Karriereschritt löste sie sich aus der engen Verbindung, entwickelte ein eigenes Persönlichkeitsprofil und trat als emanzipierte Wissenschaftlerin auf.

Erna und Albin Leskys hohe Motivation für Forschung beruhte auf der Grundhaltung, alle Aspekte des Lebens, auch das Privatleben, der Wissenschaft unterzuordnen. Die Wissenschaft war ihr Lebensraum. Der „leidenschaftliche Eros zur Wissenschaft“[1927] habe ihr Leben bestimmt.[1928] Albin und Erna Lesky sind eines der wenigen „dual-career couples“, die sich gleichberechtigt ganz ihrer wissenschaftlichen Arbeit widmen konnten. Die zahlreichen Ehrungen, die beide erhielten, waren Belohnung für ihr unermüdliches Streben nach Erkenntnisgewinn. Ihre strategisch gut aufgebauten Beziehungen im Netzwerk der Wissenschaftspolitik waren dafür ein wesentlicher Erfolgsfaktor. Aufgrund ihrer hervorragenden wissenschaftlichen Leistung wurde in Wien eine Straße in Floridsdorf, 22. Wiener Gemeindebezirk, und im Alten AKH das Tor von Hof 3 zu Hof 13 nach Albin und Erna Lesky benannt.[1929] Mit Benennungen von Straßen nach

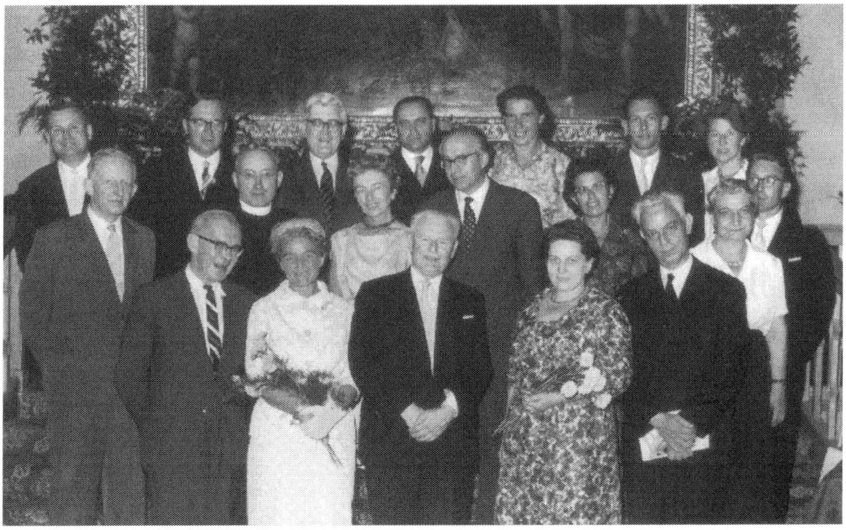

Abb. 76 Verleihung des Ehrendoktorats „Dr. h.c. rer. pol." der Universität Graz an Albin Lesky 1971 (TNL Albin Lesky 131.97, Sch 840 K 131.97.08, UAW).

berühmten Persönlichkeiten versucht eine Stadt, ihre historischen Größen und ruhmvollen Taten im urbanen Raum zu verorten.[1930]

Wie alle „Ehrungen im öffentlichen Raum" spiegeln Straßennamen oder Denkmalsetzungen im universitären Bereich „gesellschaftliche Wertehaltungen" einer bestimmten Periode. Es sind „erinnerungspolitische Strategien" von politischen und akademischen Entscheidungsträgern. Sie wollen für die von ihnen ausgewählten Persönlichkeiten eine bestimmte Erinnerungskultur schaffen. Johannes Koll und Alexander Pinwinkler interpretieren den Begriff „Erinnerungskultur" nach Christoph Cornelißen als „Oberbegriff für alle denkbaren Formen der bewussten Erinnerung an historische Ereignisse, Persönlichkeiten und Prozesse", unabhängig davon, ob sie „ästhetischer, politischer oder kognitiver Natur" sind. Cornelißen macht darauf aufmerksam, dass „Metanarrative nationaler Erinnerungskulturen" nur temporäre Gültigkeit haben. Für Zeithistoriker und -historikerinnen stelle sich daher die Frage, ob die Errichtung oder Benennung bestimmter Erinnerungsorte im öffentlichen Raum aus der Perspektive der neuesten zeithistorischen Forschung nicht einer kritischen Reflexion bedürfen, parallel zu einer Loslösung aus den „nationalen Deutungsnetzen".[1931] Das Problem einer möglichen Umbenennung von Erinnerungsorten besteht darin, dass durch den Eingriff „in das tradierte Gedächtnis einer Stadt oder einer Institution" auch die „Selbstbilder" von jenen infrage gestellt werden, „die sich mit diesen für die Erinnerungskultur einer Stadt oder akademischen Institution auserwählten Persönlichkeiten identifiziert hatten und weiterhin identifizieren wollen".[1932]

2023 wurden die Tore der Erinnerung am Campus der Universität Wien neu gestaltet und einige Änderungen durchgeführt. Nach 25 Jahren wurde „die Ehrung der NS-Belasteten Albin und Erna Lesky" beendet und das Tor nach Erica Tietze-Conrat (1883–1958), 1905 die erste promovierte Kunsthistorikerin der Universität Wien,[1933] und dem bekannten Kunsthistoriker Hans Tietze (1880–1954),[1934] beide „NS-Verfolgte" die 1938 in die USA emigrierten, umbenannt.[1935] Die Umbenennung wurde genau vorbereitet.

2022/2023 entschied sich die Universität Wien „auf Initiative der Senatsmitglieder Oliver Rathkolb und Ilse Reiter-Zatloukal [...] im Auftrag des Senats" für eine „Aufarbeitung ihrer Ehrenpraxis" und untersuchte die „1.577 personenbezogenen Ehrungen", die seit dem 500-Jahre-Jubiläum der Universität Wien 1865 von der Universität Wien verliehen worden waren.[1936] Bei 28 Wissenschaftlern und Wissenschaftlerinnen wurden die Auszeichnungen als „problematisch"[1937] gesehen, davon nur eine Frau[1938], 39 Ehrungen wurden als „diskussionswürdig"[1939] eingestuft, hier wieder nur eine Frau. Die Universität Wien wollte die Ehrungen nicht aberkennen, sondern sie entschied sich für eine Kontextualisierung aller problematischen und diskussionswürdigen Ehrungen. Im Projekt „Aufarbeitung ihrer Ehrenpraxis", unter Leitung des Zeithistorikers Rathkolb, wurden alle Ehrungen wie Ehrendoktorate, Ehrensenatorwürden oder Ehrentafeln durch die Biografien der Geehrten belegt, um „problematische Ehrungen sichtbar [zu] machen".[1940] Die Auszeichnungen und Würdigungen von Erna und Albin Lesky wurden als „problematische Ehrungen" eingestuft. Die Begründung der Universität Wien für Erna Leskys „problematische Ehrung" in der Benennung von einem „Tor der Erinnerung", dem „Lesky-Tor" 1998/99, am Campus der Universität Wien, ehemaliges Allgemeines Krankenhaus (AKH), lautete:

„Die Ehrung wird 2022/23 aufgrund von Erna Leskys Involvierung in den Nationalsozialismus als ‚problematisch' eingestuft. Lesky engagierte sich als junge Ärztin im Bund deutscher Mädel (BDM), war Mitglied der NSDAP (wie auch ihr Mann Albin Lesky) und 1940 bis 1945 ärztliche Leiterin eines ‚Mutter und Kind-Heims der Nationalsozialistischen Volkswohlfahrt (NSV), war die Säuglings- und Kinderfürsorgebeauftragte für den Gau Tirol-Vorarlberg, aktives Mitglied der ‚NS-Frauenschaft', des ‚Deutschen Frauenwerks' und des ‚NSD-Ärztebundes'."[1941]

Die Begründung der Universität Wien für Albin Leskys „problematische Ehrung“ in der Benennung von einem „Tor der Erinnerung“, dem „Lesky-Tor“ 1998/99 und der Verleihung der Würde „Ehrensenator, sen.h.c.“, 1966 lautete:

„Die Ehrungen werden 2022/23 aufgrund von Albin Leskys Involvierung in den Nationalsozialismus als ‚problematisch‘ eingestuft. Lesky engagierte sich schon in den 1930er-Jahren im deutschnational-völkischen Verein ‚Südmark‘. Er war ab 15. Dezember 1938 Parteimitglied (wie auch seine Frau Erna Lesky). Er arbeitete an der ‚Aktion Ritterbusch‘ mit (Kriegseinsatz der Geisteswissenschaften in der NS-Kriegspropaganda, ausgerichtet auf Selektion, Deportation und Völkermord).“[1942]

Aus Albin und Erna Leskys Netzwerk an der Universität Wien wurde auch das Ehrendoktorat von Schachermeyr, universitätspolitischer Wegbegleiter Albin Leskys, als „problematisch“ bezeichnet,[1943] von Schönbauer wird die Ehrung mit einem Denkmal und die Nennung seines Namens auf der Gedenktafel am Alten AKH als „problematisch“ gesehen.[1944] Die Ehrungen von Clar, der 1966 als Dekan der Philosophischen Fakultät der Universität Wien Albin Leskys Verleihung der Ehrensenatorwürde gerne zustimmte und nach dem im Geo- und Pharmazentrum der Universität Wien der Eberhard-Clar-Saal (UZA II) benannt wurde,[1945] oder das Ehrendoktorat, das Ehrenzeichen und die Ehrensenatorwürde von Meister,[1946] einem der langjährigen Mentoren von Albin Lesky, wurden als „diskussionswürdig“ eingestuft.[1947] Von Praschniker,[1948] der sich mit Albin Lesky in der Gesellschaft der Freunde des Humanistischen Gymnasiums für humanistische Bildung einsetzte, wird die Ehrung ebenso „problematisch“ verstanden wie jene von Abel,[1949] Initiator und mit Meister Mitglied im antisemitischen und ultrakonservativen Netzwerks „Bärenhöhle“[1950]. In der kritischen Reflexion der bisherigen Ehrungen der Universität Wien durch das Projektteam unter Leitung von Rathkolb wurde letztendlich auch das heroische Bild, das Erna Lesky von Billroth gezeichnet hatte, kritisch hinterfragt. Die Ehrungen des „prominente[n] Förderer[s] des Antisemitismus“[1951] sieht das Projektteam 2023 „problematisch“.[1952] Bei der Präsentation der Projektergebnisse am 24. Oktober 2023 betonte Sebastian Schütze, Rektor der Universität Wien, in einer Pressekonferenz, dass man „Geschichte […] nie abschaffen [könne], aber man hat schon die Aufgabe, Geschichte immer wieder neu zu kommentieren, kontextualisieren und einzuordnen.“ Schütze sieht das Projekt als „Work in Progress“, da online kontinuierlich neue

Quellen in die bestehende Projektdokumentation eingearbeitet werden können.[1953]

2. Welchen Wert hat Geschichte der Medizin in Österreich?

Die Geschichte des Instituts für Geschichte der Medizin der Medizinischen Fakultät der Universität Wien ist somit nur ein Beispiel für die Spiegelung der engen Vernetzungen von Wissenschaft und Politik. Sie ist geprägt von politischer Instrumentalisierung und von Einflüssen wissenschaftspolitischer Netzwerke. Das Fach Geschichte der Medizin ringt seit der ersten Professur für Geschichte der Medizin an der Universität Wien um Anerkennung: nur in der NS-Zeit war das Fach im Curriculum des Medizinstudiums zur Ideologiebildung verpflichtend, davor und danach wurde es im Curriculum für zukünftige Ärzte und Ärztinnen fakultativ angeboten. Für viele war es nicht mehr als ein „Orchideenfach". Das große Potential der beruflichen Identitätsbildung von Medizinstudierenden durch Geschichte der Medizin wurde kaum genützt.

Erna Lesky setzte sich vergeblich dafür ein. „Hinter mir ist das Nichts", bemerkte sie gegenüber Skopec, als sie 1979 emeritiert wurde und das Wiener Institut für Geschichte der Medizin verließ.[1954] Nach Erna Lesky erreichte das Institut für Geschichte der Medizin an der Universität Wien, ab 2004 an der Medizinischen Universität Wien, nicht mehr die internationale Reputation, die sie aufgebaut hatte. Anders als Albin Lesky, wo nach dessen Emeritierung „drei Gräzistik-Professuren" mit Lesky-Schülern besetzt wurden,[1955] hatte Erna Lesky kaum auf Nachwuchsförderung geachtet.

Mit Erna Leskys Emeritierung wurde eine deutliche Zäsur gesetzt. Für Besucher des Museums im Josephinum und für internationale Wissenschaftler und Wissenschaftlerinnen, die in der Bibliothek Quellen- und Literaturrecherchen durchführten, schien es danach, als sei die Zeit stehengeblieben: keine Veränderungen am Institut, weder räumlich noch strukturell. Ihr Nachfolger Wyklicky behielt Erna Leskys Methodik der Medizinhistoriografie bei: keine kritischen kulturhistorischen Zugänge, keine Berührungen mit der Geschichte des Nationalsozialismus,[1956] obwohl in der internationalen Wissenschaftshistoriografie ein kritischer Zugang zur Zeitgeschichte eingefordert wurde.

Johann Dvořak erklärt, dass mit Ende der Großen Koalition 1966, wo noch viele ehemalige Nationalsozialisten und Nationalsozialistinnen entscheidende politische Positionen an Universitäten einnahmen, die von ihnen tabuisierte „Zeitgeschichtsschreibung" einen kritischen Wandel erfuhr.[1957] Ernst Hanisch[1958] weist jedoch darauf hin, dass „das lange Schweigen der

1950er Jahre" erst aufbrach, als Mitte der 1980er-Jahre die „Kriegsvergangenheit des [ÖVP] Präsidentschaftskandidaten Kurt Waldheim" bekannt wurde. Diese „Affäre", so Koll und Pinwinkler, veränderte „das gesellschaftliche Klima" in Österreich und trug zur historischen „Neupositionierung" der NS-Zeit bei, auch in der Medizin- und Wissenschaftsgeschichte.[1959] Aufgrund der „Waldheim-Affäre" wurde die „Opferthese" für Österreichs Involvierung im Nationalsozialismus endgültig obsolet. Kritik an der verhängnisvollen Rolle von Österreichern und Österreicherinnen im nationalsozialistischen Herrschaftssystem war nicht nur erlaubt, sondern sie wurde von Historikern und Historikerinnen eingefordert, betonen Friedmann und Lechner.[1960] Dieter Stiefel, Sebastian Meissel, Klaus-Dieter Mulley und Oliver Rathkolb gehören in Österreich zu den ersten Historikern, welche den Verlauf von Entnazifizierungsverfahren in Österreich kritisch hinterfragten. Für die so lange verzögerte Aufarbeitung der „intellektuellen Emigration" von Juden und Jüdinnen, nennt Stadler als einen Grund das lange Fehlen einer institutionalisierten, interdisziplinären Wissenschaftsgeschichte an Instituten für Zeitschichte der österreichischen Universitäten. Als weiteren Grund sieht der Zeithistoriker die mangelnde Bereitschaft der „Vertreter der arrivierten, universitären Wissenschaftsdisziplinen", sich mit der NS-Vergangenheit ihrer Profession und ihrer Institution auseinanderzusetzen.[1961] Noch 2024 stoßen Historiker und Historikerinnen bei ihren Forschungen an so manchen Institutionen auf Widerstand, auch wenn er wesentlich geringer geworden ist.

In der Medizin dauerte der Prozess der kritischen Analyse von Medizin im Nationalsozialismus noch länger als in anderen universitären Disziplinen. Im Vergleich zu Deutschland, wo die aktive Beteiligung von Ärzten und Ärztinnen im NS-System viel früher aufgearbeitet wurde, erschien das in Österreich besonders schwierig. Ein Großteil der Professoren und Professorinnen sowie der Mitarbeiter und Mitarbeiterinnen an Medizinischen Fakultäten waren im Deutschen Reich in verschiedener Intensität im NS-System involviert. Nach 1945 erklärten sie, überzeugte Österreicher und Österreicherinnen zu sein, um nicht in die Kategorie NSDAP-Mitglieder und Sympathisanten eingeordnet zu werden. Erna Leskys Verdrängen der NS-Vergangenheit als NSV-Ärztin war hier kein Sonderfall. Die Medizinische Fakultät der Universität Wien schwieg dazu.

Außeruniversitäre Forschungen zu Medizin im Nationalsozialismus fanden in Österreich am Dokumentationsarchiv des österreichischen Widerstands statt, das sich seit dem Prozess Gross-Vogt 1979 bis 1981 mit „Psychiatrie und Nationalsozialismus" auseinandersetzte.[1962] Das breite

Forschungsfeld Medizin im Nationalsozialismus bildete dort einen der Forschungsschwerpunkte.[1963] Von den ehemaligen Mitarbeitern Erna Leskys am Institut für Geschichte der Medizin war Sablik der erste, der sich in einem Aufsatz zur Geschichte der Gesellschaft der Ärzte mit ihrer NS-Vergangenheit auseinandersetzte.[1964] Erst zehn Jahre später engagierte sich Holubar als Institutsleiter für die zeitgeschichtliche, medizinhistorische Forschung in den Jahren 1938 bis 1945 an der Medizinischen Fakultät der Universität Wien. Er war international vernetzt und leitete zuvor die Hautklinik an der Hebräischen Universität in Jerusalem.[1965] Nachfragen der Gedenkstätte Yad Vashem in Israel, aus den USA und aus Kanada nach der Herkunft der Präparate des Anatomischen Instituts und ihrer Abbildungen im Lehrbuch *Topographische Anatomie des Menschen*[1966] drängten die Medizinische Fakultät der Universität Wien, die Geschichte der Medizinischen Fakultät und im Speziellen des Anatomischen Instituts in der NS-Ära genau zu erforschen. Autor dieses Lehrbuches war der Anatom Pernkopf,[1967] von 1938 bis 1943 Dekan der Medizinischen Fakultät und von 1943 bis 1945 Rektor der Universität Wien.[1968] Pernkopf wurde schon 1933 Mitglied der NSDAP, engagierte sich ab 1934 in der SA und begann 1937 mit der Arbeit an seinem *Atlas*. Als Modell für die Abbildungen dienten den Illustratoren auch Leichname von Menschen, die von Nationalsozialisten hingerichtet worden waren.[1969] In dem zur Aufarbeitung der Herkunft der anatomischen Modelle geplanten Projekt des Akademischen Senats der Universität Wien, *Untersuchungen zur Anatomischen Wissenschaft in Wien 1938–1945*,[1970] fand 1997/98 „eine konstruktive Zusammenarbeit“ zwischen Vertretern und Vertreterinnen der Zeitgeschichte „und einer sensibler gewordenen Geschichte der Medizin“ statt.[1971] Die Forschungsergebnisse wurden 1998 in einem Senatsbericht publiziert. Der lange verzögerte Nachweis der „wissenschaftlichen Verwertung von NS-Opfern“ erregte Aufsehen in der internationalen Scientific Community.[1972]

In Deutschland wurde bereits 1978 anlässlich der 61. Jahrestagung der Gesellschaft für Geschichte der Medizin, Naturwissenschaft und Technik (DGGMNT) das Thema „Wissenschaft und Zeitgeist“ gewählt, wo ein Panel „Wissenschaft im Nationalsozialismus“ behandelte, allerdings mit dem Fokus auf Geschichte der Naturwissenschaft und Technik.[1973] 1992, anlässlich der 75. Jahrestagung der DGGMNT: *Medizin, Naturwissenschaft, Technik und Nationalsozialismus. Kontinuitäten und Diskontinuitäten* in Jena, hielt der Medizinhistoriker Werner Kümmel den Karl-Sudhoff-Gedächtnisvortrag „Im Dienste nationalpolitischer Erziehung? Die Geschichte der Medizin im Dritten Reich“[1974]. Es war „eine erste kritische

Bestandsaufnahme", die differenziert die Haltung deutscher Medizinhistoriker und Medizinhistorikerinnen gegenüber dem nationalsozialistischen Regime beleuchtete.[1975]

In Österreich wurde mit der Berufung von Hubenstorf 2001 ein „zeitgeschichtlicher Schwerpunkt" am Institut für Geschichte der Universität Wien gesetzt.[1976] Als „studentischer Mitstreiter"[1977] des Tiroler Unfallchirurgen Werner Vogt (1938–2023),[1978] Arbeitsgemeinschaft Kritische Medizin, hatte er sich in den Kontroversen um den Justizskandal „Euthanasiearzt" Heinrich Gross (1915–2005) engagiert.[1979] Vogt benannte 1979 den Psychiater Gross, während der NS-Zeit Arzt der „Kinderfachabteilung Am Spiegelgrund", als Täter, verantwortlich für die „Ermordung" von Kindern und Jugendlichen und machte damit „die mangelnde Strafverfolgung in der Nachkriegszeit" publik.[1980] Im Rahmen der „Prozessrecherchen" zum Fall Gross publizierte Hubenstorf „eine erste Untersuchung über NS-Euthanasie in Österreich". Weitere Aufsätze von Hubenstorf zur Geschichte der Medizin im Nationalsozialismus folgten. Neugebauer, wissenschaftlicher Leiter des Dokumentationsarchivs des österreichischen Widerstands, sah in Hubenstorf den „Pionier der österreichischen Forschungen zur Geschichte der Medizin des Nationalsozialismus"[1981] und erwartete, dass er mit der an der Medizinischen Fakultät der Universität Wien geschaffenen Ordentlichen Professur für Geschichte der Medizin unter besonderer Berücksichtigung der Zeitgeschichte eine Vielzahl neuer Forschungserkenntnisse präsentieren und publizieren werde. Die hohe Erwartungshaltung in seine Berufung konnte Hubenstorf nur anfangs ganz erfüllen.

Bis dahin bestehende Forschungsdesiderate, wie „Mentalitäten, Strukturen und Praktiken der NS-Medizin [oder] die von Universitätsinstituten und -angehörigen durchgeführten Humanversuche"[1982] an der Medizinischen Fakultät der Universität Wien, die Malina und Neugebauer im Jahr 2000 benannten,[1983] sind mittlerweile erforscht, auch wenn noch genügend weiterer Forschungsbedarf besteht. Als Beispiele für aktuelle Forschungen zu diesem Themenkomplex nennen Friedmann und Lechner Gabriele Czarnowskis „Projekt zur Gynäkologie im Nationalsozialismus an den österreichischen Universitäten Wien, Graz und Innsbruck"[1984] oder das Projekt zur „Hirnforschung an Instituten der Kaiser-Wilhelm-Gesellschaft im Kontext nationalsozialistischer Unrechtstaten: Hirnpräparate in Instituten der Max-Plank-Gesellschaft und die Identifizierung der Opfer".[1985]

Beide Projekte zeigen „größere Kontextualisierungen und Zusammenhänge" in der Geschichte der Medizin im Nationalsozialismus auf. Friedmann und Lechner weisen aber darauf hin, dass trotz interdisziplinärer medizinhistorischer Forschung an verschiedenen Universitäten Österreichs mehr als hundert Jahre nach der Gründung des Wiener Instituts für Geschichte der Medizin durch Neuburger an keiner anderen (Medizinischen) Universität in Österreich ein weiteres Institut für Geschichte der Medizin aufgebaut wurde. Vorlesungen für Medizinstudierende werden selbst an der Medizinischen Universität Wien bis jetzt nur fakultativ angeboten. Ein erworbenes Wissen über „Behandlungs- und Forschungspraktiken in der Zeit des Nationalsozialismus" und die damit verbundenen wissenschaftlichen Konzepte einer rassistischen Spaltung der Menschen in „wertvolle" und „minderwertige" könnten ein „breites Bewusstsein für ethische Fragestellungen" in der Medizin bilden.[1986]

Österreichische Wissenschaftler und Wissenschaftlerinnen bedauern, dass im Vergleich zu Österreich nicht nur in Deutschland, sondern auch in der Schweiz im Medizinstudium „mehr Wert auf grundlegende geschichtliche Kenntnisse der eigenen Profession gelegt" werde.[1987] Auf Grund dieses an Österreichs Universitäten bestehenden Bildungsdefizits wird an der Medizinischen Universität Innsbruck seit 2015 Geschichte der Medizin als Wahlfach angeboten. Initiator war der aus Berlin berufene Gerhard Gaedicke (1944–2017), 2012 bis 2017 Leiter der Kinderklinik. Er stand in der „deutschen Tradition der Medizingeschichte" und motivierte Lechner, der an seiner Klinik die Ausbildung zum Kinderarzt machte, zu einer zweisemestrigen Vorlesung in Geschichte der Medizin, beginnend mit Medizin in der Antike bis zur „zeitgenössische[n] Medizingeschichte". Im Wintersemester 2019/20 organisierte Lechner mit Friedmann ein „interdisziplinäres Seminar für Studierende der Medizin und der Geschichtswissenschaften". Eine Vorlesung zur Bioethik ist für Medizinstudierende in Innsbruck nun im Curriculum verpflichtend aufgenommen. An der Medizinischen Universität Graz wurden Vorlesungen in Ethik der Medizin in das Curriculum verpflichtend aufgenommen, Geschichte der Medizin wird auch hier nur in Form eines „freien Wahlfaches" angeboten.[1988]

In den verschiedenen Zugängen zur Geschichte der Medizin kann aktuell an allen österreichischen Universitäten eine große Diversität im akademischen Background, den Methoden und Forschungszielen festgestellt werden. Auch die Zielgruppen für die Präsentationen und Publikationen der medizinhistorischen Forschung variieren. Huisman und Warner betonen, dass weniger die Methode entscheidet, sondern vielmehr dargestellt werden soll, „how societies organize health care [and] how individuals or states relate to sickness".[1989] Geschichte der Medizin müsse dafür sozialmedizinische, juridische, naturwissenschaftliche oder gesellschaftspolitische

Fragestellungen in die Forschung inkludieren.[1990] Das Forschungsfeld Geschichte der Medizin konzentriert sich durch einen kulturwissenschaftlichen Zugang auch auf Gender Studies, Transdisziplinarität und Diversität. An der Österreichischen Akademie der Wissenschaften wurde 2014, konstituierende Sitzung 2015, die Arbeitsgruppe Geschichte der Medizin, Kommission für Geschichte und Philosophie der Wissenschaften, als interdisziplinäres, demokratisches, offenes Wissenschaftsforum gegründet, das 2019 um das Forschungsfeld Medical/Health Humanities erweitert wurde. Die internationale Konferenz „Medical Humanities – Interactions between Medicine and the Arts" im Oktober 2019[1991] wurde in Kooperation mit der Medizinischen Universität Wien, der Universität für angewandte Kunst Wien und der Universität für Musik und darstellende Kunst Wien veranstaltet.[1992] Im Mai 2023 organisierte Afsaneh Gächter in Kooperation mit der Österreichisch-Iranischen Ärztegesellschaft für die Arbeitsgruppe Geschichte der Medizin und Medical/Health Humanities der Kommission Geschichte und Philosophie der Wissenschaften der ÖAW die Tagung „Transkulturalität im österreichischen Gesundheitswesen", und Georg Vasold veranstaltete in Kooperation mit der Universität für angewandte Kunst und der Universität Wien die internationale Konferenz „Threads of Life: Textiles in Medicine and the Arts", begleitet durch eine Ausstellung der Angewandten.[1993] Friedmann und Lechner sehen in Medical Humanities einen innovativen Zugang, „Medizin(geschichte) unter interdisziplinären Aspekten" zu beforschen, der im Trend internationaler Entwicklungen liegt. An der Berliner Charité wurde 2015 unter Leitung des Medizinhistorikers Heinz-Peter Schmiedebach die erste Professur in Deutschland für Medical Humanities errichtet und 2017 wurde an der Universität Innsbruck das Forschungszentrum Medical Humanities gegründet. An der Universität Bonn leitet seit 2017 die Philosophin und Medizinhistorikerin Mariacarla Gadebusch Bondio das Institute for Medical Humanities, zuvor Medizinhistorisches Institut,[1994] und an der Universität Zürich wurde schon 2014 das Center for Medical Humanities am Institut für Biomedizinische Ethik und Medizingeschichte[1995] gegründet.[1996] In der Schweiz „befassen" sich die Akademien der Wissenschaften seit 2012 mit Medical Humanities.[1997]

An Medizinischen Universitäten Österreichs scheint der Prozess einer Implementierung von Medical Humanities als verpflichtendes Fach im Curriculum des Medizinstudiums schwieriger zu sein.

Der Aufbau des medizinhistorischen Museums des Wiener Instituts für Geschichte der Medizin war ein langer Prozess, bis es nach Neuburger

Erna Lesky gelang, die Wachsfiguren- und Instrumentensammlung sowie die wertvollen Bücher und Handschriften durch professionelle Ausstellungskonzepte der Öffentlichkeit zu präsentieren. Nach Erna Leskys Emeritierung veränderte sich das medizinhistorische Museum nicht mehr wesentlich. In Wien sollte ein „Medizinisches Museumscluster" entstehen, dem das Zahnmuseum, das Sigmund-Freud-Museum, das Pharma- und Drogistenmuseum, die historischen Sammlungen des Departments für Pharmakognosie und das Pathologisch-Anatomische Bundesmuseum im Narrenturm des Allgemeinen Krankenhauses eingegliedert werden sollten. Nach einer Idee von Sablik wurde von einer „Medizinhistorischen Meile" gesprochen, die alle medizinhistorischen Orte in Wien für das große Narrativ der berühmten *Wiener Medizin* verbinden sollte.[1998] Die Pläne wurden nicht realisiert.

„Unstimmigkeiten zwischen den verschiedenen Institutionen und ihren unterschiedlichen Trägern und Förderern, wie Österreichischer Bund, Stadt Wien, Medizinische Universität Wien oder Privatbesitz, verhinderten ein Gesamtkonzept für alle medizinhistorischen Objekte der Medizinischen Universität Wien. Sogar innerhalb der Medizinischen Universität Wien entstanden „auf Grund von überkommenen Ansprüchen auf Besitzwahrung" Differenzen, wodurch die „reichen Bestände in einem gemeinsamen Projekt der Öffentlichkeit [nicht] zugänglich gemacht werden konnten". Das Institut für Geschichte der Medizin präsentierte „Heldengeschichte" berühmter Ärzte. Frauen in der Medizin blieben in den Ausstellungskonzepten Randfiguren. 2007 wurde das Josephinum mit der Bezeichnung „Department und Sammlung für die Geschichte der Medizin" eine autonome Einheit der Medizinischen Universität Wien. Die Pathologisch-Anatomische Sammlung im Narrenturm,[1999] die außergewöhnlichen medizinischen Objekte der Medizinischen Fakultät der Universität Wien, übernahm das Naturhistorische Museum Wien. Unter Leitung von Skopec befand sich im Josephinum das Endoskopie-Museum, eine Dauerleihgabe des Urologen Hans-Joachim Reuter, betreut von der Internationalen Nitze-Leiter-Forschungsgesellschaft.[2000] Sie wurde vom Josephinum ausgegliedert.

Von 2019 bis 2022 wurde das Josephinum nach Erna Leskys Generalsanierung erneut vollständig renoviert. Im September 2022 wurde es feierlich wieder eröffnet. In den Eröffnungsreden wurde aber nicht von einer Wiedereröffnung gesprochen, sondern, wie bereits Erna Lesky bei ihrer großartig inszenierten Wiedereröffnung des Josephinums betont hatte, von einer „Neugründung". Erna Lesky signalisierte damit einen Bruch mit der von ihr nicht gerne thematisierten Vergangenheit des Instituts und einen

Neubeginn, ganz nach ihrem Verständnis von Geschichte der Medizin und von der Präsentation der Sammlungen des Josephinums. Wie wird die Medizinische Universität Wien Geschichte der Medizin nach der „Neugründung“ des Josephinums gestalten?

Anmerkungen

1923 Vgl. Bauer, Erna Lesky, in: Korotin/Stumpf-Fischer (Hg.), *Bibliothekarinnen in und aus Österreich*, 641.

1924 Vgl. Romer, „Cum ira et studio", in: Grandner/Heiss/Rathkolb (Hg.), *Zukunft mit Altlasten*, 228.

1925 Die Autorin dankt Hans-Georg Hofer für diesen Erklärungsansatz von Albin und Erna Leskys „Anpassungsverhalten" in der NS-Zeit. Übereinstimmung mit der Ideologie des Nationalsozialismus und vermutlich auch Überzeugung dürften mitentscheidend gewesen sein.

1926 Vgl. Schriftliches Interview mit Brigitte Maurer, Wien, 17.4.2015.

1927 Zit. Albin Lesky, Lebenslauf 1240/54, datiert 21.6.1954, 4. PA Albin Lesky, M 1/5, AÖAW.

1928 Gespräch mit Grete Walter-Klingenstein, Wien, 18.3.2015.

1929 Siehe Herbert Posch, Tore der Erinnerung am Campus der Universität Wien, in: *650 plus – Geschichte der Universität Wien*, „Lesky-Tor (Hof 3 – Hof 13): Albin Lesky (1896–1981), 1949 Ordinarius des Instituts für Klassische Philologie, 1958/59 Dekan und 1963/64 Rektor, verheiratet mit Erna Lesky, geb. Klingenstein (1911–1986), 1960 Leiterin des Instituts für Geschichte der Medizin, erste ordentliche Professorin an der Medizinischen Fakultät".

1930 Vgl. Birgit Nemec/Peter Autengruber, Benennung von Straßennamen und Parks nach Wissenschaftlern in Wien mit Diskussionsbedarf. Eine historische Spurenlese, in: Pinwinkler/Koll (Hg.), *Zuviel der Ehre*, 347–382, 347.

1931 Vgl. Christoph Cornelißen, *Erinnerungskulturen*, Version 2, in: *Docupedia-Zeitgeschichte*, Begriffe, Methoden und Debatten der zeithistorischen Forschung.

1932 Vgl. Koll/Pinwinkler, Einleitung. Akademische Ehrungen in Deutschland und Österreich, in: Pinwinkler/Koll (Hg.), *Zuviel der Ehre*, 11.

1933 Vgl. Herbert Posch, Hans Tietze, ao. Univ.-Prof. Dr. phil., in: *650 plus – Geschichte der Universität Wien.*

1934 Vgl. Herbert Posch, Erica Tietze-Conrat, Dr. phil., in: *650 plus – Geschichte der Universität Wien.*

1935 Vgl. Herbert Posch, Tore der Erinnerung am Campus der Universität Wien (neue Beschreibung), in: *650 plus – Geschichte der Universität Wien.*

1936 Vgl. Herbert Posch/Katharina Kniefacz/Ulrike Denk/Nina Knieling/Thomas Maisel, Universität Wien. Kritische Reflexion der bisherigen Ehrungen 12.2021–6.2023. in: *650 plus – Geschichte der Universität Wien.* Das Projekt wurde 2022/23 von Mitarbeitern und Mitarbeiterinnen des Archivs der Universität Wien und des „Forums Zeitgeschichte der Universität Wien […] unter Einbindung aller 20 Fakultäten und Zentren" durchgeführt. Die Prämisse für dieses Projekt lautete: „Transparenz – Kommentierung – Sichtbarmachung" statt „symbolische posthume Aberkennung."

1937 Vgl. ebd.: Unter „problematisch" versteht die Universität Wien Ehrungen von Wissenschaftlern und Wissenschaftlerinnen, „die in der Öffentlichkeit durch antisemitische, rassistische beziehungsweise faschistische Handlungen hervorgetreten sind beziehungsweise Vorurteile in Richtung gruppenbezogener Menschenfeindlichkeit geäußert haben."

1938 Der minimale Frauenanteil ist unter anderem darauf zurückzuführen, dass Frauen, abhängig von der Fakultät, erst um 1900 ein Universitätsstudium und Jahrzehnte später erst erfolgreiche akademische Karrieren, verbunden mit Ehrungen, ermöglicht wurden. Siehe Seebacher, *Das Fremde im „deutschen" Tempel der Wissenschaften*, 386 und 396–397: 1900 wurde das Medizinstudium für Frauen im Abgeordnetenhaus des Reichsrats Cisleithaniens gesetzlich für alle Frauen genehmigt. Erst 1930 habilitierten sich die Ärztinnen Helene Wastl an der Medizinischen Fakultät der Universität Wien in Physiologie und Carmen Reichsgräfin Coronini-Cronberg in Pathologie. Siehe Andreas Huber, Von mangelnder „persönlicher Eignung"? Habilitandinnen an der Universität Wien 1904–1938, in: Liselotte Homering/Sybille Oßwald-Bargende/Mascha Riepl-Schmidt/Ute Scherb (Hg.), *Antisemitismus – Antifeminismus. Ausgrenzungsstrategien im 19. und 20. Jahrhundert*, Roßdorf: Ulrike Helmer Verlag 2019, 161–186, 179–180: Helene Wastl war jüdischer Herkunft, „bekannte sich [aber] während ihrer Studienzeit in Innsbruck zum katholischen Glauben". Bei der Abstimmung des Professorenkollegiums, für ihre „persönliche Eignung" für eine Habilitation, stimmten von 24 Professoren des Professorenkollegiums nur 13 mit „ja". Wenn eine Antragstellerin nicht in die „politische Schablone der Zeit passte", wurden Herkunft und Geschlecht „zur Barriere". Siehe weiter ebd., 181: Für die Katholikin Coronini-Cronberg hingegen verlief das Habilitationsverfahren fast problemlos: 27 Professoren stimmten dafür, drei dagegen. Sie wurde Mitglied im noch illegalen NS-Lehrerbund und trat 1940 der NSDAP bei.

1939 Vgl. Posch/Kniefacz/Denk/Knieling/Maisel, Universität Wien. Kritische Reflexion der bisherigen Ehrungen, in: *650 plus – Geschichte der Universität Wien.*: Unter „diskussionswürdig" versteht die Universität Wien „Ehrungen von Personen, die eher formal Ideologien oder Funktionär*innen unterstützt haben, die durch antisemitische, rassistische, faschistische Inhalte hervorgetreten sind bzw. Vorurteile in Richtung gruppenbezogener Menschenfeindlichkeit geäußert haben."

1940 Vgl. Uni Wien stuft Ehrung von 28 Personen als „problematisch" ein, in: *Der Standard* vom 24.10.2023.

1941 Zit. Felicitas Seebacher/Herbert Posch, Erna Lesky, geb. Klingenstein, o. Univ.-Prof. DDr. med. et phil., in: *650 plus – Geschichte der Universität Wien.*

1942 Zit. Katharina Kniefacz/Thomas Maisel, Albin Lesky, o. Univ.-Prof. Dr. Dr. h.c. in: 650 plus – Geschichte der Universität Wien.

1943 Vgl. Problematische & diskussionswürdige Ehrungen der Universität Wien alphabetisch gesamt, in: *650 plus – Geschichte der Universität Wien,* ehrungen_p_d_alphabetisch.pdf. Siehe Fritz Schachermeyr, in: *650 plus – Geschichte der Universität Wien*: „Die Ehrung wird 2022 auf Grund von Fritz Schachermeyrs Involvierung in den Nationalsozialismus als ‚problematisch' eingestuft, denn er gilt als einer der profiliertesten Nationalsozialisten unter den Historikern (Pesditschek 2007, 41)."

1944 Vgl. Problematische & diskussionswürdige Ehrungen der Universität Wien alphabetisch gesamt, in: *650 plus – Geschichte der Universität Wien,* ehrungen_p_d_alphabetisch.pdf. Siehe Linda Erker, Leopold Schönbauer, o. Univ.-Prof. Dr. med., in: *650 plus – Geschichte der Universität Wien*: „Die Ehrung wird 2023 aufgrund von Leopold Schönbauers Involvierung in den Nationalsozialismus als ‚problematisch' eingestuft. Er wurde im Nationalsozialismus zum ordentlichen Professor ernannt, zum Vizedekan der Medizinischen Fakultät, zum Leiter der I. Chirurgische Universitätsklinik und zum Beiratsmitglied der Hauptabteilung E (Gesundheitspolitik und Volkspflege) der Gemeindeverwaltung in Wien. An seiner Abteilung wurden im AKH Patienten zwangssterilisiert, die nach der NS-Ideologie als ‚nicht erbgesund' galten. Er war NSDAP-Mitglied, förderndes Mitglied der SS und Träger des ‚Silbernen Treuedienstabzeichens' der NSDAP."

[1945] Vgl. Birgit Nemec, Eberhard Clar, Univ.-Prof., in: *650 plus – Geschichte der Universität Wien*: 2022/23 wird der Ehrung von Eberhard Clar durch sein enges „Verhältnis zum Nationalsozialismus" als „diskussionswürdig" gesehen. Er war nicht nur seit 1933 ein „illegales Mitglied der NSDAP" und Mitglied im „Alldeutschen Verband", sondern auch „seit 1937/38 des NSDDB".

[1946] Vgl. Katharina Kniefacz, Richard Meister, o. Univ.-Prof. Dr. phil., in: *650 plus – Geschichte der Universität Wien.*

[1947] Vgl. Problematische & diskussionswürdige Ehrungen der Universität Wien alphabetisch gesamt, in: *650 plus – Geschichte der Universität Wien,* ehrungen_p_d_alphabetisch.pdf. Siehe dazu die vollständige Liste mit den genauen Begründungen der „diskussionswürdigen" Ehrungen und der erklärenden Biografien in weiterführenden Links in Verbindung mit dem Namen.

[1948] Vgl. Gudrun Wlach, Camillo Praschniker, Univ.-Prof. Dr. phil., in: *650 plus* – Geschichte der Universität Wien: 2023 wurde von der Universität Wien die Eintragung des Namens Camillo Praschniker auf der Ehrentafel der Philosophischen Fakultät der Universität Wien 1980 als „problematisch" eingestuft. Er verstand Wissenschaft schon 1921/23 als „Kunstübung eines Volkes als Funktion seiner Rasse und seines Blutes und wurde 1938 Leiter der ‚Führergrabung' Carnuntum sowie 1939 Co-Leiter des Archäologischen Instituts des Deutschen Reichs."

[1949] Vgl. Katharina Kniefacz/Herbert Posch, Othenio Abel, o. Univ.-Prof. Dr., in: *650* plus– Geschichte der Universität Wien: 2023 wurden von der Universität Wien folgende Ehrungen von Othenio Abel als „problematisch" eingestuft: die Verleihung der Ehrensenatorwürde und die Benennung eines Othenio Abel Seminarraums 1995, der allerdings 2013 wieder aufgehoben wurde. „Othenio Abel war ein bekennender Antisemit und zentraler Vorkämpfer des Antisemitismus an der Universität Wien. [Er] gestaltete […] das antisemitische Klima […] in den 1920er und 1930er-Jahren entscheidend mit."

[1950] Vgl. Erker, *Die Universität Wien im Austrofaschismus*, 45.

[1951] Vgl. Felicitas Seebacher, Theodor Billroth Prof. Dr., in: *650 plus – Geschichte der Universität Wien*: 2023 wurden von der Universität Wien folgende Ehrungen Billroths, „prominenter Förderer des Antisemitismus", als „problematisch" eingestuft: das Denkmal im Arkadenhof der Universität Wien, das Denkmal am Campus der Universität im Hof 1 und die Nennung auf der Ehrentafel der Universität. Billroth habe als Mediziner „durch biopolitische Argumentation dem modernen Antisemitismus den Anschein wissenschaftlicher Seriosität verliehen."

[1952] Vgl. Problematische & diskussionswürdige Ehrungen der Universität Wien alphabetisch gesamt, in: *650 plus – Geschichte der Universität Wien,* ehrungen_p_d_alphabetisch.pdf.

[1953] Vgl Uni Wien stuft Ehrung von 28 Personen als „problematisch" ein, in: *„Der Standard* vom 24.10.2023". Siehe dazu Herbert Posch/Alexandra Frey, Universität Wien arbeitet ihre Ehrenpraxis auf, in: Universität Wien Medienportal.

[1954] Persönliche Mitteilung von Manfred Skopec, Wien, 10.8.2007.

[1955] Vgl. Römer, „Cum ira et studio", in: Grandner/Heiss/Rathkolb (Hg.), *Zukunft mit Altlasten*, 233.

[1956] Siehe Hubenstorf, Kontinuität und Bruch in der Medizingeschichte, in: Stadler (Hg.), *Kontinuität und Bruch 1938 – 1945 – 1955*, 306: Seit dem Gesundheitstag in Berlin 1980 setzte sich die Bundesrepublik Deutschland wissenschaftlich mit dem

Thema „Medizin und Nationalsozialismus“ auseinander, 1983 wurde in der DDR von der Akademie für ärztliche Fortbildung eine Tagung zur Thematik abgehalten.

1957 Vgl. Dvořak, Thesen zur soziokulturellen Entwicklung in Österreich, in: Stadler (Hg.), *Kontinuität und Bruch 1938 – 1945 – 1955*, 33.

1958 Siehe Ernst Hanisch, *Der lange Schatten des Staates. Österreichische Gesellschaftsgeschichte im 20. Jahrhundert*, Wien: Ueberreuter 2005.

1959 Vgl. Koll/Pinwinkler, Einleitung. Akademische Ehrungen, in: Pinwinkler/Koll (Hg.), *Zuviel der Ehre*, 14.

1960 Vgl. Friedmann/Lechner, Medizin, in: Gräser/Rupnow (Hg.), *Österreichische Zeitgeschichte – Zeitgeschichte in Österreich*, 546.

1961 Vgl. Stadler (Hg.), Emigration in der Wissenschaft – Wissenschaft von der Emigration. Ein ungeschriebenes Kapitel österreichischer Zeitgeschichte, in: ders. (Hg.), *Vertriebene Vernunft I*, 9. Siehe Gernot Heiss/Siegfried Mattl/Sebastian Meissl/Edith Saurer/Karl Stuhlpfarrer (Hg.), *Willfährige Wissenschaft. Die Universität Wien 1938 bis 1945* (Österreichische Texte zur Gesellschaftskritik 43), Wien: Verlag für Gesellschaftskritik 1989.

1962 Vgl. Hubenstorf, Kontinuität und Bruch in der Medizingeschichte, in: Stadler (Hg.), *Kontinuität und Bruch 1938 – 1945 – 1955*, 306.

1963 Vgl. Friedmann/Lechner, Medizin, in: Gräser/Rupnow (Hg.), *Österreichische Zeitgeschichte – Zeitgeschichte in Österreich*, 542.

1964 Karl Sablik, Untergang und Wiedergeburt (1938 – 1945), in: Karl Hermann Spitzy (Hg.), *Gesellschaft der Ärzte in Wien 1837 – 1987*. Mit Beiträgen von Isidor Fischer (+), Otto Novotny, Armin Prinz, Karl Sablik und Helmut Wyklicky, Wien: Edition Christian Brandstätter 1987, 39–55.

1965 Vgl. Sternthal/Druml/Stipsicz (Hg.), *Das Josephinum*, 64.

1966 Siehe Eduard Pernkopf, *Topographische Anatomie des Menschen. Lehrbuch und Atlas der regionärstratigraphischen Präparation.* Bd. 2: Bauch, Becken und Beckengliedmaße. Hälfte 1–2, Abb. Berlin–Wien: Urban & Schwarzenberg 1941; ders., *Topographische Anatomie des Menschen. Lehrbuch und Atlas der regionär-stratigraphischen Präparation.* 2. Aufl. Bd. I, 1,2. Bd. II, 1,2. Bd. III. Bd. IV, 1–2. gbd. Berlin–Wien: Urban & Schwarzenberg 1943–1952, 1960; ders., *Atlas der topographischen und angewandten Anatomie des Menschen*, in zwei Bänden, hg. v. Helmut Ferner, Bd. 1: Kopf und Hals. Mit 332 Abb., Bd. 2: Brust, Bauch u. Extremitäten. München–Berlin: Urban & Schwarzenberg 1963.

1967 Siehe Eduard Pernkopf, o. Univ.-Prof. Dr. med., 24.11.1988 – 17.4.1955, in: *650 plus – Geschichte der Universität Wien.*

1968 Vgl. Malina/Neugebauer, *NS-Gesundheitswesen und Medizin*, 3. Siehe Stephanie Kaiser/Friedrich Paulsen/Sabine Hildebrandt, Die Anatomische Gesellschaft im Nationalsozialismus und in der Nachkriegszeit, in: Krischel/Schmidt/Groß (Hg.), *Medizinische Fachgesellschaften im Nationalsozialismus*, 85–102, 89: Nach Kriegsende war Pernkopf drei Jahre in „alliierter Gefangenschaft“ und erreichte danach nicht mehr die „berufliche Vorkriegsposition“.

1969 Vgl. Friedmann/Lechner, Medizin, in: Gräser/Rupnow (Hg.), *Österreichische Zeitgeschichte – Zeitgeschichte in Österreich*, 548.

1970 Vgl. Gustav Spann, Untersuchungen zur Anatomischen Wissenschaft in Wien 1938–1945. Senatsprojekt der Universität Wien. Projektvorsitzende: Rektor der Univ. Wien Univ. Prof. Dr. Alfred Ebenbauer, Dekan der Med. Fakultät. Endbericht, Wien 1998. Eine Zusammenfassung, in: *Jahrbuch des Dokumentationsarchivs des österreichischen Widerstands* (1999), 43–52 43. Siehe auch Friedmann/Lechner, Medizin, in: Gräser/Rupnow (Hg.), *Österreichische Zeitgeschichte – Zeitgeschichte in Österreich*, 548: „Die Erstversion des Berichts" liegt an der Universitätsbibliothek Wien auf. Die zweite, korrigierte Auflage von 1998 liegt sowohl in Wien als auch an den Universitätsbibliotheken in Innsbruck und Linz auf. Siehe weiterführend David J. Williams, The History of Eduard Pernkopf's „Topographische Anatomie des Menschen". Originally published in the *Journal of Biocommunication* 15 (1988) 2, in: *Journal of Biocommunication. Special Issue on Legacies of Medicine in the Holocaust and the Pernkopf Atlas* 45 (2021) 1, 19–29, 29. In der Einleitung weist der Autor darauf hin, dass Eduard Pernkopfs *Topographische Anatomie des Menschen* aus der Zeit heraus, in der das Buch entstand, oft missinterpretiert worden sei. „The more than 800 magnificent watercolor paintings of human anatomy found in Pernkopf's atlas occupied a number of Viennese artists for three decades. This article closely examines the work and its creators." Zur aktuellen Literatur siehe zum Beispiel Herwig Czech/Christiane Druml/Markus Müller/Max Voegler/Andrea Beilmannd/Nick Fowler, The Medical University of Vienna and the legacy of Pernkopf's anatomical atlas: Elsevier's donation of the original drawings to the Josephinum, in: *Annals of Anatomy - Anatomischer Anzeiger* 237 (2021), Article 151693, 1–8.

1971 Vgl. Malina/Neugebauer, *NS-Gesundheitswesen und Medizin*, 3.

1972 Vgl. Friedmann/Lechner, Medizin, in: Gräser/Rupnow (Hg.), *Österreichische Zeitgeschichte – Zeitgeschichte in Österreich*, 548. Zur kontroversiellen Debatte zu Pernkopfs *Topographische Anatomie des Menschen* siehe zum Beispiel William Seidelman, The Role of German Academic Medicine and Science in the Medical Crimes of the Third Reich and the Shoah: The Continuing Legacy, in: *Journal of Biocommunication. Special Issue on Legacies of Medicine in the Holocaust and the Pernkopf Atlas* 45 (2021) 1, 98–103; Zum Umgang mit den Illustrationen im „Pernkopf-Atlas" siehe: Herwig Czech/Christiane Druml/Wolfgang J. Weninger/Markus Müller, What Should Be Done with Pernkopf's Anatomical Illustrations? A Commentary from the Medical University of Vienna, in: ebd., 145–150 und zuvor Andrew Yee/Ema Zubovic/Jennifer Yu/Shuddhadeb Ray/Sabine Hildebrandt/William E. Seidelman/Rabbi Joseph A. Polak/Michael A. Grodin/J. Henk Coert/Douglas Brown/Ira J. Kodner/Susan E. Mackinnon, Ethical considerations in the use of Pernkopf's Atlas of Anatomy: A surgical case study, in: *Surgery* 165 (2018) 5, 860–867, zit. Friedmann/Lechner, Medizin, in: Gräser/Rupnow (Hg.), *Österreichische Zeitgeschichte – Zeitgeschichte in Österreich*, 549.

1973 Vgl. Bruns, Die institutionalisierte Geschichte der Medizin, in: Krischel/Schmidt/Groß (Hg.), *Medizinische Fachgesellschaften im Nationalsozialismus*, 54–55.

1974 Siehe Werner Friedrich Kümmel, Im Dienst „nationalpolitischer Erziehung". Die Medizingeschichte im Dritten Reich, in: Christoph Meinel/Peter Voswickel (Hg.), *Medizin, Naturwissenschaft, Technik und Nationalsozialismus. Kontinuitäten und Diskontinuitäten*. Im Auftrag der DGGMNT, Stuttgart: Verlag für Geschichte der Naturwissenschaften und Technik 1994, 295–319.

1975 Vgl. Bruns, Die institutionalisierte Geschichte der Medizin, in: Krischel/Schmidt/Groß (Hg.), *Medizinische Fachgesellschaften im Nationalsozialismus*, 55. Siehe dazu Matthias David/Jalid Sehouli (Hg.), *Erinnern, Mahnen, Gedenken: Erinnerungskultur und Aufarbeitung der NS-Zeit in der Medizin*, Berlin: BEBra Wissenschaft Verlag 2023. Die Aufsätze in diesem Sammelband setzen sich aus verschiedenen Blickwinkeln mit der kontroversiellen Aufarbeitung der Medizin im Nationalsozialismus in Deutschland auseinander, von der Nachkriegszeit bis heute.

[1976] Vgl. Friedmann/Lechner, Medizin, in: Gräser/Rupnow (Hg.), *Österreichische Zeitgeschichte – Zeitgeschichte in Österreich*, 537.

[1977] Vgl. Malina/Neugebauer, *NS-Gesundheitswesen und Medizin*, 2.

[1978] Vgl. Friedmann/Lechner, Medizin, in: Gräser/Rupnow (Hg.), *Österreichische Zeitgeschichte – Zeitgeschichte in Österreich*, 542.

[1979] Vgl. Malina/Neugebauer, *NS-Gesundheitswesen und Medizin*, 2. Siehe dazu Clarissa Rudolph, *Todesurteil Test: Intelligenztestung an der Wiener „Kindereuthanasie-Klinik" Am Spiegelgrund*, Wien: mandelbaum verlag 2022; Karl Cervik, *Kindermord in der Ostmark: Kindereuthanasie im Nationalsozialismus 1938 – 1945*, Münster: Lit 2001.

[1980] Vgl. Friedmann/Lechner, Medizin, in: Gräser/Rupnow (Hg.), *Österreichische Zeitgeschichte – Zeitgeschichte in Österreich*, 542. Siehe dazu auch Sonia Horn/Peter Malina (Hg.), *Medizin im Nationalsozialismus: Wege der Aufarbeitung*. Wiener Gespräche zur Sozialgeschichte der Medizin, überarbeitete Vorträge der internationalen Tagung im Psychiatrischen Krankenhaus der Stadt Wien Baumgartner Höhe, 5. bis 7. November 1998, Wien: Verlag der Österreichischen Ärztekammer 2001.

[1981] Vgl. Malina/Neugebauer, *NS-Gesundheitswesen und Medizin*, 2.

[1982] Siehe dazu zum Beispiel Gine Elner, *Impfen für das Dritte Reich: über Vakzine, Versuche, Verbrechen*, Hamburg: VSA Verlag 2023.

[1983] Vgl. Malina/Neugebauer, *NS-Gesundheitswesen und Medizin*, 3.

[1984] Siehe Gabriele Czarnowski, Österreichs „Anschluss" an Nazi-Deutschland und die österreichische Gynäkologie, in: Anthuber/Beckmann/Dietl/Dross/Frobenius (Hg.), *Herausforderungen*, 138–148.

[1985] Siehe Max-Planck-Gesellschaft, Newsroom (2.5.2017): Max-Planck-Gesellschaft schließt Gesamtrevision ab – Opferforschungsprojekt startet im Juni 2017, zit. Friedmann/Lechner, Medizin, in: Gräser/Rupnow (Hg.), *Österreichische Zeitgeschichte – Zeitgeschichte in Österreich*, 538, siehe auch Paul Weindling/Gerrit Hohendorf/Axel C. Hüntelmann/Jasmin Kindel/Annemarie Kinzelbach/Aleksandra Loewenau/Stephanie Neuner/Michał Adam Palacz/Marion Zingler & Herwig Czech, The problematic legacy of victim specimens from the Nazi era: Identifying the persons behind the specimens at the Max Planck Institutes for Brain Research and of Psychiatry, in: *Journal of the History of the Neurosciences* 32 (2023) 2, 218–239. Siehe weiter Herwig Czech/Paul Weindling/Christiane Druml, From scientific exploitation to individual memorialization: Evolving attitudes towards research on Nazi victims' bodies, in: *Bioethics* 35 (2021) 6, 508–517.

[1986] Vgl. Friedmann/Lechner, Medizin, in: Gräser/Rupnow (Hg.), *Österreichische Zeitgeschichte – Zeitgeschichte in Österreich*, 538.

[1987] Vgl. ebd., 540.

[1988] Vgl. ebd., 541.

[1989] Zit. Huisman/Warner, Medical Histories, in: dies. (ed.), *Locating Medical History*, 3.

[1990] Vgl. Friedmann/Lechner, Medizin, in: Gräser/Rupnow (Hg.), *Österreichische Zeitgeschichte – Zeitgeschichte in Österreich*, 547.

[1991] Vgl. ebd., 542.

[1992] Siehe Wolfgang Schütz/Katrin Pilz (Hg.), Interactions between Medicine and the Arts. International Conference of the Medical University of Vienna and the Austrian Academy of Sciences (Commission for History and Philosophy of Sciences), held in Vienna on 11th and 12th October 2019, in: *Wiener klinische Wochenschrift. The Central European Journal of Medicine* 132 (2020) Supplement 1, 1–65.

[1993] Siehe Kommission für Geschichte und Philosophie der Wissenschaften der Österreichischen Akademie der Wissenschaften, Arbeitsgruppe Geschichte der Medizin und Medical/Health Humanities.

[1994] Siehe Institute for Medical Humanities. Rheinische-Friedrich-Wilhelms-Universität Bonn.

[1995] Siehe Universität Zürich. Institut für Biomedizinische Ethik und Medizingeschichte.

[1996] Vgl. Friedmann/Lechner, Medizin, in: Gräser/Rupnow (Hg.), *Österreichische Zeitgeschichte – Zeitgeschichte in Österreich*, 543.

[1997] Siehe Schweizerische Akademie der Medizinischen Wissenschaften, Projekte, Medical Humanities.

[1998] Vgl. Schriftliches Interview mit Karl Sablik, Wien, 25.2.2015.

[1999] Siehe Beatrix Patzak/Eduard Winter/Walter Feigl, Lorenz Biermayer und die Entstehung der Pathologisch-anatomischen Sammlung im Wiener Narrenturm. Lorenz Biermayer and the developement of the Pathologic-anatomical Collection in the Fools Tower, in: *Wiener Medizinische Wochenschrift* 163 (2013), 310–315.

[2000] Vgl. Sternthal/Druml/Stipsicz (Hg.), *Das Josephinum*, 107.

Quellen

Archivalische Quellen

Bundesarchiv Berlin

NSDAP-Karteikarte Erna Lesky geb. Klingenstein, NSDAP-Ortsgruppenkartei, Ortsgruppe: Innsbruck, Gau: Tirol, Series MFOK (1932–1940), Bundesarchiv Berlin ehem. Document Center, BArch, R 9361-II, NSDAP Collection, NSDAP-Mitgliederkartei.

NSDAP-Karteikarte Albin Lesky. NSDAP-Ortsgruppenkartei, Ortsgruppe: Innsbruck, Gau: Tirol, Series MFOK (1932–1940), Bundesarchiv Berlin, ehem. Berlin Document Center: BArch, R 9361-II. NSDAP Collection, NSDAP-Mitgliederkartei, NSDAP-Gaukartei.

Reichsarztregister, Erna Lesky, geb. Klingenstein, Bundesarchiv Berlin (BArch), R 9347-II (BDC). RÄK.

Archiv der Österreichischen Akademie der Wissenschaften (AÖAW)

Akademiepräsidium 1970, Mappe 9.

Allgemeine Akten 284/1942; 144/1944; 145/1944; 52/1945; 90/1945. Reichsakademie 202/1941.

Nachlass Fritz Knoll, Schachtel (=Sch) 1, Mappe (=M) 1, Personalia.

Nachlass Fritz Knoll, Sch 2, M 7, Personalia.

Personalakt (=PA) Albin Lesky, M 1/5.

PA Erna Lesky M 2/2.

Österreichisches Staatsarchiv/Archiv der Republik (OeSTA/AdR)

Albin Lesky, Dr. O. Prof., Philosophische Fakultät, Personalakten (Phil. PA) 266/45, Universität Wien, Forschung und Kunst (UWFuK), Bundesministerium für Unterricht (BMU).

Erna Lesky, Dr. O. Prof., Medizinische Fakultät, Personalakten (Med. PA) 1338, UWFuK, BMU.

Archiv der Universität Wien (UAW)

Medizinische Fakultät, Personalakten, (Med. PA), Personalakt 855 Erna Lesky, Schachtel (Sch) 104, enthält die PA 116, Dekanat der Medizinischen Fakultät der Universität Wien, Studienjahr 1955/56. Betreff: Ansuchen um Verleihung der *Venia Legendi* für das Fach Geschichte der Medizin, adressiert an das Professorenkollegium der Medizinischen Fakultät der Universität Wien, UAW.

Albin Lesky, Phil. PA 2456, Sch 141, UAW.

Verleihung des Ehrensenators der Universität Wien an Erna Lesky, Studienjahr 1985/86, Ansuchen der Hochschülerschaft der Universität Wien, Fakultätsvertretung Medizin, Wien, 4.4.1986, Senat (S) 229.15.2.

Teilnachlass Erna Lesky (geb. Klingenstein) 1911–1986. 131.15, Sch 121–132.

Teilnachlass Albin Lesky 1897–1981, 131.97, Sch 837–844.

Universitätsarchiv Innsbruck (UAI)

Medizinische Fakultät (Med. Fak.), Personalangelegenheiten, Akten des Kurators 1938–1945, Karton (K) 01.

NS Forschungsprogramme 1938–1945 – Illusionen von einer „deutschen Grenzland-Universität Süd". Akten des Kurators 1940–1945, K 12. https://www.uibk.ac.at/universitaetsarchiv/ns-forschungsprogramme/ (abgerufen 14.2.2024).

Politische Dokumente aus dem Universitätsarchiv, Dokument 9 „Entnazifizierung". Einleitung. Oktober – Dezember 1945/November 1946. Anlage: Verzeichnis über die Entnazifizierung des Professorenkollegiums der Universität Innsbruck, 1–4. https://www.uibk.ac.at/universitaetsarchiv/politische-dokumente-aus-dem-universitaetsarchiv/ (abgerufen 14.2.2024).

Tiroler Landesarchiv (TLA)

Verbände und Parteien – NSDAP: Parteistatistische Erhebung 1939 der Reichsorganisationsleiter der NSDAP, Ortsgruppe Wilten West, Kreis Innsbruck, Gau Tirol-Vorarlberg, Albin Lesky 4902, 1.7.1939; Erna Lesky 4903, 1.7.1939.

Stadtarchiv/Stadtmuseum Innsbruck (StAI)

Entnazifizierungsakt Albin Lesky 370.

Entnazifizierungsakt Erna Lesky, geb. Klingenstein 371/2.

Entnazifizierungsakt Peter Lesky 372.

Archiv der Ärztekammer für Tirol (AÄKT)

Schreiben von Dr. Stricker, Präsident der Ärztekammer für Tirol an Erna Lesky bezüglich der Anerkennung des Facharzttitels Kinderärztin, Innsbruck, 12.4.1946.

Ärztekammer für Tirol, Anmeldung gemäß § 59, Absatz 1, des Ärztegesetzes vom 30. März 1949, BGBl Nr. 92 behufs Eintragung in die Ärzteliste: Erna Lesky, geb. Klingenstein, Innsbruck, 14.6.1949.

Meldung der Ärztekammer für Tirol an die Österreichische Ärztekammer, Innsbruck, 1.6.1955.

Josephinum, Sammlungen, Ethik und Geschichte der Medizin, Medizinische Universität Wien

Handschriftensammlung, Nachlass Erna Lesky 4.700.

Archiv für Medizingeschichte, IBME, Universität Zürich

Huldrych M. F. Koelbing, Brief an Christoph Mörgeli, Zürich, 4.5.2002. Huldrych M. Koelbing PN. 80.02.02.

Deutsches medizinhistorisches Museum Ingolstadt (DMHMI)

Nachlass Edith Heischkel-Artelt, 01/2162.

Familienarchiv Grete Walter-Klingenstein, Graz

Zeugnis von Medizinalrat Primarius Dr. Matthias Nedok für Erna Klingenstein, Medizinische Abteilung des Allgemeinen Öffentlichen Krankenhauses, Hartberg, 13.10.1934.

Schreiben von Universitätsprofessor August von Reuss, Reichsanstalt für Mutter- und Säuglingsfürsorge Wien, XVIII, Glanzinggasse 37, an Erna Klingenstein, Wien, 14.12.1936.

Zeugnis von Universitätsprofessor Rudolf Rittmann, Leiter der Medizinischen Universitätsklinik Innsbruck, für Erna Lesky-Klingenstein, Innsbruck, 15.5.1940.

Dienstvertrag zwischen der Nationalsozialistischen Volkswohlfahrt e. V., Gauverwaltung Tirol-Vorarlberg und Dr. Erna Lesky-Klingenstein, gezeichnet Gauamtskassenverwalter Loranzi, Innsbruck, 16.9.1940, 1–3.

Schreiben von Richard Priesel, Bestätigung über Erna Lesky-Klingensteins Ausbildung zur Kinderärztin für die Reichsärztekammer, Innsbruck, 15.5.1944.

Schreiben von Erna Lesky-Klingenstein, Gesuch an die Tiroler Ärztekammer um Anerkennung als Fachärztin für Kinderkrankheiten, Innsbruck, 15.5.1944.

Reichsärztekammer, Ärztekammer Tirol-Vorarlberg i. V. Dr. Köllensperger, Vorläufige Bestätigung über fachärztliche Ausbildung an Erna Lesky-Klingenstein, Innsbruck, 14.9.1944.

Schreiben von Erna Lesky-Klingenstein an die Tiroler Ärztekammer. Betrifft: Endgültige Anerkennung als Facharzt für Kinderkrankheiten, Innsbruck, 29.3.1946.

Schreiben der Ärztekammer Tirol an Erna Lesky-Klingenstein bezüglich Facharzttitel, Innsbruck, 12.4.1946.

Identitätsausweis Erna Lesky geb. Klingenstein, ausgestellt Innsbruck, 30.7.1946.

Schreiben von Richard Priesel, Vorstand der Universitätskinderklinik, an die Tiroler Ärztekammer, Innsbruck, 28.7.1947.

Erkenntnis des Bundesministeriums für soziale Verwaltung, K-A 1778/47/7, Kommission gemäß § 19, Abs. (3), des Verbotsgesetzes 1947, bzw. § 2, lit. c) des Bundesverfassungsgesetzes BGBl Nr. 113/47. Innsbruck, 6.10.1947.

Familienarchiv Alexander und Ursula Rokitansky, Wien

Lebenserinnerungen Karl Rokitansky's. Maschinschriftliches Manuskript. Getreu nach dem Originale, kopiert von Deinem aufrichtigen Bruder Hans, o. O. 1880.

Zeitungen

Deutscher Schulverein Südmark, in: *Burgenländische Lehrer-Zeitung*. Vereinsblatt des Burgenländischen allgem. Lehrerbundes 4/5 (1925). „https://anno.onb.ac.at/cgi-content/anno-plus?aid=blz&datum=1925&page=117" (abgerufen 14.2.2024).

Vereinsnachrichten, in: *Grazer Volksblatt*. Morgenblatt 62/151, 3.7.1929, 8. „https://anno.onb.ac.at/cgi-content/anno?aid=gre&datum=19290703&seite=8" (abgerufen 14.2.2024).

Literatur. Alpenländische Monatshefte, Jahrgang 1928/29, in: *Innsbrucker Nachrichten*, 75/265, Samstag, 17.11.1928, 6. „https://anno.onb.ac.at/cgi-content/anno?aid=ibn&datum=19281117&seite=6" (abgerufen 14.2.2024).

Von der Universität, in: *Innsbrucker Nachrichten*, 83/48, Donnerstag, 27.2.1936, 6. „https://ulb-digital.uibk.ac.at/obvuibz/periodical/pageview/3953836" (abgerufen 14.2.2024).

Vaterländische Front. Volkstümliche Vorträge der Universität Innsbruck, in: *Innsbrucker Nachrichten,* 85/12, Montag, 17.1.1938, 7. „https://ulb-digital.uibk.ac.at/obvuibz/periodical/pageview/3963425" (abgerufen 14.2.2024).

Volkstümliche Universitätsvorträge, in: *Innsbrucker Nachrichten.* Parteiamtliches Organ der NSDAP. Gau Tirol-Vorarlberg 86/10, Freitag, 13.1.1939, 7. „https://ulb-digital.uibk.ac.at/obvuibz/periodical/pageview/3969289" (abgerufen 14.2.2024).

Die Jugend gestaltet den Tag der Mutter. Im Heim für Südtiroler Mütter in Igls, in: *Innsbrucker Nachrichten.* Parteiamtliches Organ der NSDAP. Gau Tirol-Vorarlberg, 87/117, Montag, 20.5.1940, 5. „https://anno.onb.ac.at/cgi-content/anno?aid=ibn&datum=19400520&seite=5" (abgerufen 14.2.2024).

Ein Hotel wurde NSV.-Mütterheim. Das neue Heim für junge Südtiroler Mütter in Igls – Mütter erholen sich, Säuglinge gedeihen, in: *Innsbrucker Nachrichten.* Parteiamtliches Organ der NSDAP. Gau Tirol-Vorarlberg 87/122, Samstag, 25.5.1940, 6. „https://anno.onb.ac.at/cgi-content/anno?aid=ibn&datum=19400525&seite=6" (abgerufen 14.2.2024).

Kinder fahren zum Erholungsaufenthalt. Kinder-Landverschickung der NS-Volkswohlfahrt auch im Kriege – Südtiroler Kinder fürsorglich betreut, in: *Innsbrucker Nachrichten.* Parteiamtliches Organ der NSDAP. Gau Tirol-Vorarlberg 87/128, Samstag, 1.6.1940, 6. „https://anno.onb.ac.at/cgi-content/anno?aid=ibn&datum=19400601&seite=6" (abgerufen 14.2.2024).

Ein Tiroler Heimatabend in Innsbruck. Gauleiter Hofer bei einer Veranstaltung der Südtiroler Rückwanderer – Vier Stunden in denen die Stimme des Blutes sprach, in: *Innsbrucker Nachrichten.* Parteiamtliches Organ der NSDAP. Gau Tirol-Vorarlberg 87/129, Montag, 3.6.1940, 5. „https://anno.onb.ac.at/cgi-content/anno?aid=ibn&datum=19400603&seite=5" (abgerufen 14.2.2024).

Mit dem Eisernen Kreuz ausgezeichnet, in: *Innsbrucker Nachrichten*, Parteiamtliches Organ der NSDAP. Gau Tirol-Vorarlberg 87/132, Donnerstag, 6.6.1940, 6. „https://ulb-digital.uibk.ac.at/obvuibz/periodical/pageview/3976852" (abgerufen 14.2.2024).

Vorbildliche Betreuung der Pflegekinder. Aufgabenreiches und dankenswertes Arbeitsgebiet der Jugendhilfe der NS-Volkswohlfahrt im Gau Tirol-Vorarlberg, in: *Innsbrucker Nachrichten.* Parteiamtliches Organ der NSDAP. Gau Tirol-Vorarlberg, 87/140, Samstag, 15.6.1940, 7. „https://anno.onb.ac.at/cgi-content/anno?aid=ibn&datum=19400615&seite=9" (abgerufen 14.2.2024).

Südtiroler in der neuen Heimat, in: *Innsbrucker Nachrichten.* Parteiamtliches Organ der NSDAP. Gau Tirol-Vorarlberg 87/140, Samstag, 15.6.1940, 6. „https://anno.onb.ac.at/cgi-content/anno?aid=ibn&datum=19400615&seite=8" (abgerufen 14.2.2024).

Im Kampf gegen Tuberkulose und Diphtherie. Die NSV. im Dienst an der Volksgesundheit – Röntgenuntersuchung sämtlicher Südtiroler Umsiedler, in: *Innsbrucker Nachrichten.* Parteiamtliches Organ der NSDAP. Gau Tirol-Vorarlberg 87/174, Donnerstag, 25.7.1940, 4–5. „https://anno.onb.ac.at/cgi-content/anno?aid=ibn&datum=19400725&seite=4" (abgerufen 14.2.2024).

Nationalsozialistische Haltung gewinnt den Krieg. Der Leiter des Hauptschulungsamtes, Pg., spricht in Innsbruck – Eine Kundgebung im Großen Stadtsaal, in: *Innsbrucker Nachrichten.* Parteiamtliches Organ der NSDAP. Gau Tirol-Vorarlberg, 87/179, Mittwoch, 31.7.1940, 3–4. „https://anno.onb.ac.at/cgi-content/anno?aid=ibn&datum-19400731&seite=3" (abgerufen 14.2.2024).

Berichte aus dem Gau, in: *Innsbrucker Nachrichten.* Parteiamtliches Organ der NSDAP. Gau Tirol-Vorarlberg 87/281, Mittwoch. 27.11.1940, 6. „https://diglib.uibk.ac.at/obvuibz/periodical/pageview/3978804" (abgerufen 14.2.2024).

Aus der Gauhauptstadt. Mütterehrung in Igls, in: *Innsbrucker Nachrichten.* Parteiamtliches Organ der NSDAP. Gau Tirol-Vorarlberg, 89/116, Dienstag, 19.5.1942, 3. „https://diglib.uibk.ac.at/obvuibz/periodical/pageview/3991709" (abgerufen 14.2.2024).

Marie Randolf, Kultur und Bildung, in: *Innsbrucker Nachrichten.* Parteiamtliches Organ der NSDAP. Gau Tirol-Vorarlberg 89/281, Samstag, 11.7.1942, 5. „https://diglib.uibk.ac.at/obvuibz/periodical/pageview/3992135" (abgerufen 14.2.2024).

Parteiamtliche Mitteilung der NSDAP. Deutsches Frauenwerk, Abteilung Mütterdienst, in: *Innsbrucker Nachrichten.* Parteiamtliches Organ der NSDAP. Gau Tirol-Vorarlberg 89/242, Mittwoch, 14.10.1942, 3. „https://anno.onb.ac.at/cgi-content/anno?aid=ibn&datum=19421014&seite=3" (abgerufen 14.2.2024).

Aus unserer Mütterschule, in: *Innsbrucker Nachrichten.* Parteiamtliches Organ der NSDAP. Gau Tirol-Vorarlberg 89/246, Montag, 19.10.1942, 4. „https://anno.onb.ac.at/cgi-content/anno?aid=ibn&datum=19421019&seite=4" (abgerufen 14.2.2024).

Tausend Kinder! Im NSV.-Mutterheim Igls betreut, in: *Innsbrucker Nachrichten.* Parteiamtliches Organ der NSDAP. Gau Tirol-Vorarlberg 91/89, Samstag, 15.4.1944, 3. „https://ulb-digital.uibk.ac.at/obvuibz/periodical/pageview/3997773" (abgerufen 14.2.2024).

Schauspieldirektor Süßenguth liest Homer in der Aula der Universität, in: *Innsbrucker Nachrichten.* Parteiamtliches Organ der NSDAP. Gau Tirol-Vorarlberg 91/119, Montag, 22.5.1944, 3. „https://anno.onb.ac.at/cgi-content/anno?aid=ibn&datum=19440522&seite=3" (abgerufen 14.2.2024).

Keine Mutter im Gau bleibt ungedankt. Die Partei gestaltet den Muttertag zur Gemeinschaftsfeier, in: *Innsbrucker Nachrichten.* Parteiamtliches Organ der NSDAP. Gau Tirol-Vorarlberg, 91/121, Mittwoch, 24.5.1944, 3. „https://anno.onb.ac.at/cgi-content/anno?aid=ibn&datum=19440524&seite=3" (abgerufen 14.2.2024).

Kultur und Bildung. Ewiger Homer. Siegfried Süßenguth las in der Aula aus der Odyssee, in: *Innsbrucker Nachrichten.* Parteiamtliches Organ der NSDAP. Gau Tirol-Vorarlberg 91/123, Freitag, 26.5.1944, 4. „https://diglib.uibk.ac.at/obvuibz/periodical/pageview/3998070" (abgerufen 14.2.2024).

Berichte aus dem Gau. Häring. Fahrt durch Griechenland, in: *Innsbrucker Nachrichten.* Parteiamtliches Organ der NSDAP. Gau Tirol-Vorarlberg 91/220, Montag, 18.9.1944, 3. „https://diglib.uibk.ac.at/obvuibz/periodical/pageview/3998841" (abgerufen 14.2.2024).

Die deutsche Arbeitsfront. Volksbildungsstätte Innsbruck, in: *Innsbrucker Nachrichten.* Parteiamtliches Organ der NSDAP. Gau Tirol-Vorarlberg 91/260, Freitag, 3.11.1944, 4. „https://diglib.uibk.ac.at/obvuibz/periodical/pageview/3999006" (abgerufen 14.2.2024).

Der Innsbrucker Universitätstag 1944. Voller Lehrbetrieb in allen Fakultäten – Neue Ehrenmitglieder, in: *Innsbrucker Nachrichten*. Parteiamtliches Organ der NSDAP. Gau Tirol-Vorarlberg 91/292, Montag, 11.12.1944, 3. „https://diglib.uibk.ac.at/obvuibz/periodical/pageview/3999133" (abgerufen 14.2.2024).

Tagesbericht. Trauungen, in: *Neues Grazer Morgenblatt*, 33/71, Samstag, 10.2.1923, „https://anno.onb.ac.at/cgi-content/anno?aid=gtb&datum=19230210&seite=10" (abgerufen 14.2.2024).

Albin Lesky, Grenzlandwoche der Südmark, in: *Neues Grazer Tagblatt* 33/176, Dienstag, 10.4.1923, 4. „https://anno.onb.ac.at/cgi-content/anno?aid=gtb&datum=19230410&seite=4" (abgerufen 14.2.2024).

Albin Lesky, Jugend in Not, in: *Neues Grazer Tagblatt* 34/634, Mittwoch 17.12.1924, 1–2, 1. „https://anno.onb.ac.at/cgi-content/anno?aid=gtb&datum=19241217&seite=1" (abgerufen 14.2.2024).

Südmark-Veranstaltungen, in: *Neues Grazer Tagblatt* 35/113, Mittwoch, 4.3.1925, 8. „https://anno.onb.ac.at/cgi-content/anno?aid=gtb&datum=19250304&seite=8" (abgerufen 14.2.2024).

Südmark, in: *Neues Grazer Tagblatt* 35/126, Mittwoch, 11.3.1925, 6. „https://anno.onb.ac.at/cgi-content/anno?aid=gtb&datum=19250311&seite=6" (abgerufen 14.2.2024).

Südmark, in: *Neues Grazer Tagblatt* 35/151, Mittwoch, 25.3.1925, 8. „https://anno.onb.ac.at/cgi-content/anno?aid=gtb&datum=19250325&seite=8" (abgerufen 14.2.2024).

Preisverteilung für stenographisches Wettschreiben, in: *Neues Grazer Tagblatt* 37/319, Montag, 30.6.1927, 4. „https://anno.onb.ac.at/cgi-content/anno?aid=gtb&datum=19270627&seite=4" (abgerufen 14.2.2024).

Deutscher Schulverein Südmark, in: *Niederösterreichischer Grenzbote* 14/15, 12.4.1925, 2–3, 3. „https://anno.onb.ac.at/cgi-content/anno?aid=non&datum=19250412&seite=3" (abgerufen 14.2.2024).

Vereine und Veranstaltungen, in: *Tagblatt.* Morgenausgabe 39/486, Sonntag, 20.10.1929, 15. „https://anno.onb.ac.at/cgi-content/anno?aid=gtb&datum=19291020&seite=15" (abgerufen 14.2.2024).

Abiturientenkränzchen des Akademischen Gymnasiums, in: *Tagblatt.* Morgenausgabe, 41/59, Freitag, 6.2.1931, 6. „https://anno.onb.ac.at/cgi-content/anno?aid=gtb&datum=19310206&seite=6" (abgerufen 14.2.2024).

Deutscher Schulverein Südmark, in: *Volksfreund.* Unabhängiges Wochenblatt für alle Stände, 36/12, Hallein, 21.3.1925, 3. „https://anno.onb.ac.at/cgi-content/anno?aid=vfr&datum=19250321&seite=3" (abgerufen 14.2.2024).

Peter Michael Lingens, Das Wachsfigurenkabinett der Mme. Lesky, in: *Kurier*, 7.5.1965, 3.

Wiener Gruselkabinett. Stolz auf Wachsleichen, in: *Wiener Wochenblatt*, 9/19 vom 8.5.1965, 7.

Pia Maria Pichl, Wissenschaft in Weiß, Gold und Rosenholz. Erna Lesky, Professor für Geschichte der Medizin, ist zu feiern, in: *Die Presse*, Beilage Die Dame, 22./23.5.1971.

Respekt vor Wiener Medizin. Internationales Akademie-Symposion im Josephinum, in: *Die Presse* vom 18.9.1973, 4.

Universitätsprofessor DDr. Erna Lesky erhielt die Karl-Sudhoff-Plakette, in: *Sonderdruck aus Österreichische Ärztezeitung* 31 (1976) 11, 731.

Hans Schwabl, Aus der Gegenwart der Antike. Das Lebenswerk des großen Gräzisten Albin Lesky, in: *Die Presse*, 7./8.3.1981, 6.

Theodor Piffl-Perčević, Das Vermächtnis Albin Lesky, in: *Grazer Süd-Ost Tagespost*, 6.3.1981.

Erna Lesky, Schwerpunkte medizingeschichtlicher Forschung. Das Josephinum in Wien als unersetzliches Zentrum, in: *Die Presse*, Beilage Wissenschaft, 9./10.11.1985.

Zeitzeugen und Zeitzeuginnen

Helmut Denk, w. M. em. Univ. Prof. Dr. med., Universitätsprofessor für Pathologische Anatomie und Vorstand des Instituts für Pathologie der Medizinischen Universität Graz, 2009 bis 2013 Präsident der Österreichischen Akademie der Wissenschaften.

Hermann Hunger, w. M. ao. Univ.-Prof. i. R. Dr. phil., Institut für Orientalistik, Universität Wien.

Brigitte Maurer, ehemalige Leiterin des Bildarchivs im Josephinum.

Kurt Mühlberger, Dr. phil., ehemaliger Leiter des Archivs der Universität Wien.

Christine Nowotny, MR Dr., Fachärztin für Innere Medizin, Privatklinik Goldenes Kreuz, Wien.

Anneliese Paul, Prof. Dr. phil., ehemalige Professorin am Gymnasium Fichtnergasse 15, 1130 Wien.

Karl Sablik, Univ.-Doz., Dr. phil., Universitätsassistent von Erna Lesky, ehemaliger Leiter der Landesakademie Niederösterreich.

Manfred Skopec, Univ.-Doz., Dr. phil., Universitätsassistent von Erna Lesky, ehemaliger Mitarbeiter am Institut für Geschichte der Medizin.

Kurt Smolak, w. M. Univ.-Prof. em. Dr. phil., 1994 bis 2008 Leiter des Instituts für Klassische Philologie, Mittel- und Neulatein der Universität Wien, langjähriger Obmann(-Stellvertreter) der Wiener Humanistischen Gesellschaft.

Grete Walter-Klingenstein, Univ.-Prof. em. Dr., Nichte von Erna Lesky, Leiterin des Instituts für Geschichte der Neuzeit, Universität Graz, Obfrau der Historischen Kommission der Österreichischen Akademie der Wissenschaften.

Helmut Wyklicky, Univ.-Prof. em. Dr. med., Universitätsassistent von Erna Lesky, Leiter des Instituts für Geschichte der Medizin, Universität Wien.

Literatur

Anke Abraham/Beatrice Müller, *Körperhandeln und Körpererleben: Multidisziplinäre Perspektiven auf ein brisantes Feld,* Bielefeld: transcript Verlag, 2010.

Theodor W. Adorno/Else Frenkel-Brunswik/Daniel J. Levinson/Nevitt R. Sanford, *The Authoritarian Personality*, New York: Harper & Brothers 1950.

L. R. C. Agnew/Lester S. King, Notes and Events, in: *Journal of the History of Medicine and Allied Sciences* 18 (1963) 1, 75–82. „https://www.jstor.org/stable/24620091" (abgerufen 14.2.2024).

August Aichhorn, *Verwahrloste Jugend. Die Psychoanalyse in der Fürsorgeerziehung. Zehn Vorträge zur ersten Einführung. Mit einem Geleitwort von Sigmund Freud*, Bern–Stuttgart–Wien: Hans Huber [9]1977 (Leipzig u. a.: Internat. Psychoanalytischer Verl. [1]1925).

Konrad Allmer/Marlene Jantsch, *Katalog der Josephinischen Sammlung anatomischer und geburtshilflicher Wachspräparate im Institut für Geschichte der Medizin der Universität Wien* (Studien zur Geschichte der Universität Wien VII), Graz–Köln: Böhlaus Nachfolger 1965.

Hermann Althaus, *Nationalsozialistische Volkswohlfahrt: Wesen, Aufgaben und Aufbau* (Schriften der Deutschen Hochschule für Politik 2. Der organisatorische Aufbau des Dritten Reiches), Berlin: Junker und Dünnhaupt [3]1937.

Götz Aly, *Warum die Deutschen? Warum die Juden?: Gleichheit, Neid und Rassenhass – 1800 bis 1933*, Frankfurt am Main: Fischer 2011.

Götz Aly/Susanne Heim, *Vordenker der Vernichtung. Auschwitz und die deutschen Pläne für eine neue europäische Ordnung*, Frankfurt am Main: Fischer 2013.

Götz Aly (Hg.), *Volkes Stimme: Skepsis und Führervertrauen im Nationalsozialismus*, Frankfurt am Main: Fischer 2014.

Götz Aly, *Europa gegen die Juden: 1880–1945*, Frankfurt am Main: Fischer 2017.

Marion Amort/Regina Bogner-Unterhofer/Monika Pilgram/Gabi Plasil/Michaela Ralser/Stefanie Stütler/Lisl Strobl, Humanwissenschaften als Säulen der „Vernichtung unwerten Lebens". Biopolitik und Faschismus am Beispiel des Rassenhygieneinstituts in Innsbruck, in: *erziehung heute* (1999) 1, 32–40.

Daniela Angetter/Birgit Nemec/Herbert Posch/Christiane Druml/Paul Weindling (Hg.), *Strukturen und Netzwerke – Medizin und Wissenschaft in Wien 1848–1955* (650 Jahre Universität Wien – Aufbruch ins neue Jahrhundert 5), Göttingen: V&R unipress, Vienna University Press, 2018.

Announcements, in: *Bulletin of the History of Medicine* 36 (1962) 6, 575–577. „https://www.jstor.org/stable/44446885" (abgerufen 14.2.2024).

Announcements, in: *Bulletin of the History of Medicine* 46 (1972) 6, 598–601, 601. „https://www.jstor.org/stable/44450835" (abgerufen 14.2.2024).

Announcements, in: *Bulletin of the History of Medicine* 48 (1974) 1, 147–151. „https://www.jstor.org/stable/44451368" (abgerufen 14.2.2024).

Christoph Anthuber/Matthias W. Beckmann/Johannes Dietl/Fritz Dross/Wolfgang Frobenius (Hg.), *Herausforderungen. 100 Jahre Bayerische Gesellschaft für Geburtshilfe und Frauenheilkunde*, Stuttgart–New York: Thieme 2012.

Hannah Arendt, *Zwischen Vergangenheit und Zukunft. Übungen im politischen Denken 1*, München–Zürich: Piper 1994.

Hannah Arendt, Was ist Autorität? in: Arendt, *Zwischen Vergangenheit und Zukunft*, 159–200.

Hannah Arendt, *Wir Juden. Schriften 1932 bis 1966*, zusammengestellt und herausgegeben von Marie Luise Knott und Ursula Ludz, München: Piper 2019.

Ingrid Arias (Hg.), *Im Dienste der Volksgesundheit. Frauen – Gesundheitswesen – Nationalsozialismus*, Wien: Verlagshaus der Ärzte 2006.

Mitchell Ash, Scientific Chances in Germany 1933, 1945 and 1990: Towards a Comparison, in: *Minerva* 37 (1999) 329–354.

Mitchell G. Ash, Wissenschaft und Politik als Ressourcen füreinander, in: Vom Bruch/Kaderas (Hg.), *Wissenschaften und Wissenschaftspolitik*, 32–51.

Mitchell Ash, Wissenschaftswandlungen in Umbruchzeiten – 1933, 1945 und 1990 im Vergleich, in: *Acta Historica Leopoldina* 39 (2004), 75–95.

Mitchell Ash, Wissenschaftswandlungen und politische Umbrüche im 20. Jahrhundert – Was hatten sie miteinander zu tun? in: Vom Bruch/Gerhardt/Pawliczek (Hg.), *Kontinuitäten und Diskontinuitäten in der Wissenschaftsgeschichte des 20. Jahrhunderts*, 19–37.

Mitchell G. Ash/Wolfram Nieß/Ramon Pils (Hg.), *Geisteswissenschaften im Nationalsozialismus. Das Beispiel der Universität Wien*, Göttingen: V&R unipress, Vienna University Press 2010.

Mitchell G. Ash/Josef Ehmer (Hg.), *Universität – Politik – Gesellschaft* (650 Jahre Universität Wien – Aufbruch ins neue Jahrhundert 2), Göttingen: Vienna University Press, V&R unipress 2015.

Mitchell Ash/Joseph Ehmer, Universität – Politik – Gesellschaft. Allgemeine Einleitung, in: Ash/Ehmer (Hg.) *Universität – Politik – Gesellschaft*, 11–23.

Mitchell Ash, Die Universität in den politischen Umbrüchen des 19. und 20. Jahrhunderts, in: Ash/Ehmer (Hg.) *Universität – Politik – Gesellschaft*, 29–172.

Peter Autengruber/Birgit Nemec/Oliver Rathkolb/Florian Wenninger, *Umstrittene Wiener Straßennamen. Ein kritisches Lesebuch,* Wien: Pichler 2014.

Sandra Bascha, *„Verbot zwingt keinen Geist!" Die illegale Zeitschrift des Bundes Deutscher Mädel in Österreich der Jahre 1936 bis 1938. Eine kommunikationswissenschaftliche Analyse*, Diplomarbeit, Publizistik, Universität Wien 2009.

Bruno Bauer, Erna Lesky, in: Korotin/Stumpf-Fischer (Hg.), *Bibliothekarinnen in und aus Österreich*, 641–650.

Judith Bauer-Merinsky, *Die Auswirkungen der Annexion Österreichs durch das Deutsche Reich auf die medizinische Fakultät der Universität Wien im Jahre 1938: Biographien entlassener Professoren und Dozenten*, Dissertation, Universität Wien 1980.

Thomas Beddies, *„Du hast die Pflicht gesund zu sein." Der Gesundheitsdienst der Hitler-Jugend 1933–1945*, Habilitationsschrift zur Erlangung der Lehrbefähigung für das Fach Geschichte der Medizin, vorgelegt dem Fakultätsrat der Medizinischen Fakultät Charité – Universitätsmedizin Berlin, Charité Centrum für Human- und Gesundheitswissenschaften (ZHGB) (CC1), Institut für Geschichte der Medizin Direktor: Prof. Dr. Volker Hess, 2008.

Thomas Beddies, *Jüdische Ärztinnen und Ärzte im Nationalsozialismus: Entrechtung, Vertreibung, Ermordung*, Berlin: De Gruyter Oldenburg 2014.

Whitfield J. Bell Jr., Richard H. Shryock, Life and Work of a Historian, in: *Journal of the History of Medicine and Allied Sciences* 29 (1974), 15–31.

Christiane Berger, *Die „Reichsfrauenführerin" Gertrud Scholtz-Klink. Zur Wirkung einer nationalsozialistischen Karriere in Verlauf, Retrospektive und Gegenwart*, Dissertation, Universität Hamburg 2005.

Ernst Berger (Hg.), *Verfolgte Kindheit. Kinder und Jugendliche als Opfer der NS-Sozialverwaltung*, Wien–Köln–Weimar: Böhlau 2002.

Emanuel Berghoff, Max Neuburger, *Werden und Wirken eines österreichischen Gelehrten* (Wiener Beiträge zur Geschichte der Medizin 3), Wien: Maudrich 1948.

Emanuel Berghoff (Hg.), *Festschrift zum 80. Geburtstag Max Neuburgers: mit 91 internationalen medicohistorischen Beiträgen* (Wiener Beiträge zur Geschichte der Medizin 2), Wien: Maudrich 1948.

Helmut Berve (Hg.), *Das neue Bild der Antike*. 1. Band: Hellas, 2. Band: Rom, Leipzig: Koehler & Amelang 1942.

Wolfgang Bialas/Lothar Fritze (Hg.), *Ideologie und Moral im Nationalsozialismus*, Göttingen: Vandenhoeck & Ruprecht 2014.

Wolfgang Bialas, Nationalsozialistische Ethik und Moral. Konzepte, Probleme, offene Fragen, in: Bialas/Fritze (Hg.), *Ideologie und Moral im Nationalsozialismus*, 23–63.

Marcel H. Bickel, Ein biographischer Vergleich von Medizinhistorikern im Zeitraum 1825–1975, in: *N.T.M. Zeitschrift für Geschichte der Wissenschaften, Technik und Medizin* 8 (2000), 129–148.

Theodor Billroth, Einleitung in die allgemeine Chirurgie. Erste Vorlesung des Professors Dr. Th. Billroth in Wien, in: *Wiener Medizinische Wochenschrift* 17 (1867) 82, 1305–1309; 17 (1867) 83, 1323–1327 und 17 (1867) 84, 1337–1341.

Theodor Billroth, *Über das Lehren und Lernen der medicinischen Wissenschaften an den Universitäten der deutschen Nation nebst allgemeinen Bemerkungen über Universitäten. Eine culturhistorische Studie*, Berlin 1875, Wien: Carl Gerold´s Sohn 1876.

Theodor Billroth, Offenes Schreiben an Herrn Dr. Leopold Wittelshöfer, in: *Wiener Medizinische Wochenschrift* 31 (1881) 6, 161–165.

Theodor Billroth, *Briefe*, ed. Georg Fischer, 1. Auflage, Hannover–Leipzig: Hahnsche Buchhandlung 1895.

Günter Bischof/Anton Pelinka/Alexander Lassner (Hg.), *The Dollfuss/Schuschnigg Era in Austria. A Reassessment* (Contemporary Austrian Studies 11) New Brunswick–New York: Transaction Publishers 2003.

T. C. W. Blanning, Reviewed Work: Gerard Van Swieten und seine Zeit by Erna Lesky, Adam Wandruszka, in: *History* 59 (1974) 197, 479.

Birgit Bolognese-Leuchtenmüller/Sonia Horn (Hg.), *Töchter des Hippokrates. 100 Jahre akademische Ärztinnen in Österreich*, Wien: ÖAK 2000.

Pierre Bourdieu, *Die verborgenen Mechanismen der Macht* (Schriften zur Kultur und Politik 1), Hamburg: VSA 1992.

Pierre Bourdieu, Die biographische Illusion, in: Fetz/Hemecker (Hg.), *Theorie der Biographie*, 303–310.

Sarah Boxer, Kurt Eissler, 90, Director of Sigmund Freud Archives, in: *The New York Times*, Feb. 20, 1999. Section A, 13. „https://www.nytimes.com/1999/02/20/arts/kurt-eissler-90-director-of-sigmund-freud-archives.html" (abgerufen 14.2.2024).

Burghard Breitner, *Geschichte der Medizin in Österreich*, Wien: Verlag der Österreichischen Akademie der Wissenschaften 1951.

Stefan Breuer, *Nationalismus und Faschismus: Frankreich, Italien und Deutschland im Vergleich*, Darmstadt: Wissenschaftliche Buchgesellschaft 2005.

Gert H. Brieger/Harold Y. Vanderpool, Correspondence and Reports, in: *Bulletin of the History of Medicine* 55 (1981) 3, 433–437. „https://www.jstor.org/stable/44441387" (abgerufen 14.2.2024).

Bernhard vom Brocke, Medizinhistoriographie im Kontext der Universitäts- und Wissenschaftsgeschichte, in: Frewer/Roelke (Hg.), *Die Institutionalisierung der Medizinhistoriographie*, 187–212.

Martin Broer, *Täter, Opfer, Widerstand. Die Erosion des Opfermythos in der Zweiten Republik*, Masterarbeit, Johannes-Kepler-Universität Linz 2022.

Ralf Bröer (Hg.), *Eine Wissenschaft emanzipiert sich. Die Medizinhistoriographie von der Aufklärung bis zur Postmoderne* (Neuere Medizin- und Wissenschaftsgeschichte, Quellen und Studien 9), Pfaffenweiler: Centaurus-Verlagsgesellschaft 1999.

Rüdiger vom Bruch/Brigitte Kaderas (Hg.), *Wissenschaften und Wissenschaftspolitik – Bestandaufnahmen zu Formationen, Brüchen und Kontinuitäten im Deutschland des 20. Jahrhunderts,* Stuttgart: Franz Steiner Verlag 2002.

Rüdiger vom Bruch/Ute Gerhardt/Aleksandra Pawliczek (Hg.), *Kontinuitäten und Diskontinuitäten in der Wissenschaftsgeschichte des 20. Jahrhunderts* (Wissenschaft, Politik und Gesellschaft 1), Stuttgart: Franz Steiner Verlag 2006.

Ernst Bruckmüller, Die Entwicklung des Österreichbewußtseins, in: Kriechbaumer (Hg.), *Österreichische Nationalgeschichte nach 1945*, 369–396.

Ernst Bruckmüller, *Österreichische Geschichte. Von der Urgeschichte bis zur Gegenwart*, Wien: Böhlau 2019.

Florian Bruns/Andreas Frewer, Fachgeschichte als Politikum: Medizinhistoriker in Berlin und Graz in Diensten des NS-Staates, in: Jütte (Hg.), *Medizin, Gesellschaft und Geschichte*, 151–180.

Florian Bruns, Zwischen Verflechtung und Abgrenzung: Das Fach Medizingeschichte im geteilten Deutschland (1945–1959). Between interdependence and separation: the history of medicine as an academic discipline in divided Germany (1945-1959), in: *Medizinhistorisches Journal,* Themenheft: Medizingeschichte in Deutschland nach 1945 49 (2014) 1/2, 77–117. „https://www.jstor.org/stable/24573301" (abgerufen 14.2.2024).

Florian Bruns, Die institutionalisierte Geschichte der Medizin und der Nationalsozialismus. Facetten einer engen Zweckbeziehung 1933–1945, in: Krischel/Schmidt/Groß (Hg.), *Medizinische Fachgesellschaften im Nationalsozialismus*, 53–69.

Ernst Brücke, *Ueber die Nothwendigkeit der Gymnasialbildung für die Ärzte.* Inaugurations-Rede, gehalten am 11. Oktober 1879, Wien: In Kommission bei Wilhelm Braumüller 1879.

Winfried Bühler, Paul Friedländer, in: *Gnomon* 41 (1969) 6, 619–623. „https://www.jstor.org/stable/27684818" (abgerufen 14.2.2024).

Francis L. Carsten, *Faschismus in Österreich: Von Schönerer zu Hitler*, München: Fink 1977.

James H. Cassedy, History of Medicine and Related Sciences in Europe: Notes on Teaching and Study, in: *Bulletin of the History of Medicine* 43 (1969) 3, 270–283. „https://www.jstor.org/stable/44449943" (abgerufen 14.2.2024).

Bernhard Cella, *Ein Jahrhundert der verletzten Männer. A century of injured men*. Vorwort Roland Fischer-Briand, Wien: Album Verlag 2022.
Karl Cervik, *Kindermord in der Ostmark: Kindereuthanasie im Nationalsozialismus 1938–1945*, Münster: Lit 2001.
Frederick M. Combellak, Book Review, Gesammelte Schriften: Aufsatze und Reden zur antiken und deutschen Dichtung und Kultur, by Albin Lesky. Edited by Walther Kraus, Bern and Munich: Francke Verlag, 1966, in: *Classical Philology* 62 (1967) 4, 284.
Howard Comfort, Report of the Representative to the Thesaurus Linguae Latinae. Proceedings: American Philological Association Ninety-Third Annual Meeting and Philological Association of the Pacific Coast Fifty-Ninth Annual Meeting, in: *Transactions and Proceedings of the American Philological Association* 92 (1961), XIX–XX. „https://www.jstor.org/stable/283838" (abgerufen 14.2.2024).
John Conelly/Michael Grüttner (Hg.), *Zwischen Autonomie und Anpassung: Universitäten in den Diktaturen des 20. Jahrhunderts*, Paderborn: Schönigh 2003.
International Congress of the History of Pharmacy, 7–11 June 1877, in: *Pharmacy in History* 20 (1978) 1, 26–29. „https://www.jstor.org/stable/41109073" (abgerufen 14.2.2024).
Paul F. Cranefield, Notes and Events, in: *Journal of the History of Medicine and Allied Sciences* 25 (1970) 1, 77–89. „https://www.jstor.org/stable/24622181" (abgerufen 14.2.2024).
Jason Crouthamel, Deutsche Soldaten und „Männlichkeit" im Ersten Weltkrieg, in: *Aus Politik und Zeitgeschichte*, Themenheft Erster Weltkrieg (2014), 16–17.
Gabriele Czarnowski, Österreichs „Anschluss" an Nazi-Deutschland und österreichische Gynäkologie, in: Anthuber/Beckmann/Dietl/Dross/Frobenius (Hg.), *Herausforderungen*, 138–148.
Herwig Czech, *Ärzte am Volkskörper. Die Wiener Medizin und der Nationalsozialismus*, Dissertation, Universität Wien 2007.
Herwig Czech, Der Spiegelgrund-Komplex. Kinderheilkunde, Heilpädagogik, Psychiatrie und Jugendfürsorge im Nationalsozialismus, in: *Österreichische Zeitschrift für Geschichtswissenschaften* 25 (2014) 1–2, 194–219.
Herwig Czech, Beyond Spiegelgrund and Berkatit: Human Experimantation and Coerced Research at the Vienna School of Medicine 1939 to 1945, in: Weindling (ed.), *From Clinic to Concentration Camp*, 138–162.
Herwig Czech/Paul Weindling (Hg.), *Österreichische Ärzte und Ärztinnen im Nationalsozialismus*, herausgegeben im Auftrag des Dokumentationsarchivs des Österreichischen Widerstandes, Jahrbuch 2017, Wien: Dokumentationsarchiv des Österreichischen Widerstandes 2017.
Herwig Czech/Marion Ziegler (Hg.), *Die Wiener Medizinische Fakultät 1938 bis 1945, Ausstellungskatalog*, Wien 2018.
Herwig Czech, Entgrenzte Wissenschaft. Forschungspraktiken an der Wiener Medizinischen Fakultät während des Nationalsozialismus, in: Angetter/Nemec/Posch/Druml/Weindling (Hg.), *Strukturen und Netzwerke – Medizin in Wien 1848–1955*, 631–652.
Herwig Czech/Paul Weindling/Christiane Druml, From scientific exploitation to individual memorialization: Evolving attitudes towards research on Nazi victims' bodies. *Bioethics* 35 (2021) 6, 508–517.

Herwig Czech/Christiane Druml/Markus Müller/Max Voegler/Andrea Beilmannd/Nick Fowler, The Medical University of Vienna and the legacy of Pernkopf's anatomical atlas: Elsevier's donation of the original drawings to the Josephinum, in: *Annals of Anatomy – Anatomischer Anzeiger* 237 (2021), 151693. „https://doi.org/10.1016/j.aanat.2021.151693 (abgerufen 14.2.2024).

Herwig Czech/Christiane Druml/Wolfgang J. Weninger/Markus Müller, What Should Be Done with Pernkopf's Anatomical Illustrations? A Commentary from the Medical University of Vienna, in: *Journal of Biocommunication. Special Issue on Legacies of Medicine in the Holocaust and the Pernkopf Atlas* 45 (2021) 1, 145–150. „https://doi.org/10.5210/jbc.v45i1.10820" (abgerufen 14.2.2024).

Herwig Czech, Die Entnazifizierung der Wiener Medizinischen Fakultät im Kontext der österreichischen Medizin – zwischen personellen Kontinuitäten, konservativer Elitenrestauration und demokratischem Neubeginn, in: Nemec/Hofer/Seebacher/Schütz (Hg.), *Medizin in Wien nach 1945*, 47–66.

Adalbert Czerny, *Der Arzt als Erzieher des Kindes*, Leipzig 1908, Leipzig–Wien: Deuticke [6]1922.

Adalbert Czerny, *Die Pädiatrie meiner Zeit*, Berlin: Julius Springer 1939.

Lucia Dacome, *Malleable Anatomies. Models, Makers and Material Cultures in Eighteen-Century Italy* (Past and Present Book Series), Oxford: Oxford University Press 2017.

Johannes Dafinger/Dieter Pohl (ed.), *A New Nationalist Europe Under Hitler. Concepts of Europe and Transnational Networks in the National Socialist Sphere of Influence, 1933–1945*, London–New York: Routledge Taylor & Francis Group 2019.

Matthias David/Jalid Sehouli (Hg.), *Erinnern, Mahnen, Gedenken: Erinnerungskultur und Aufarbeitung der NS-Zeit in der Medizin*, Berlin: BeBra Wissenschaft Verlag 2023.

Laurent Dedryvère, Regionale und nationale Identität in deutschen Schutzvereinen Österreichs im Spiegel ihrer kulturellen Betätigungen von 1880 bis zum Ende des Ersten Weltkrieges: Das Beispiel des Deutschen Schulvereins und des Vereins Südmark, in: Haslinger (Hg.), *Schutzvereine in Ostmitteleuropa*, 42–52.

Michael Derndarsky, *Österreich und die „Deutsche Einheit". Studien zu Heinrich von Srbik und seiner gesamtdeutschen Geschichtsauffassung*, ungedruckte Habilitationsschrift, Universität Klagenfurt 1989.

Elisabeth Dietrich-Daum/Michaela Ralser/Dirk Rupnov (Hg.), *Studie betreffend die Kinderbeobachtungsstation der Maria Novak-Vogl – interdisziplinäre Zugänge.* Schlussbericht des Forschungsprojekts, erstellt im Auftrag des Landes Tirol, der Medizinischen Universität Innsbruck und der Tirol Kliniken, Innsbruck, März 2017. „https://www.uibk.ac.at/iezw/forschungen-zur-kinderbeobachtungsstation/dokumente/studie-kinderbeobachtungsstation-nowak-vogl-2017.pdf" (abgerufen 14.2.2024).

Elisabeth Dietrich-Daum/Michaela Ralser/Dirk Rupnow (Hg.), *Psychiatrisierte Kindheiten. Die Innsbrucker Kinderbeobachtungsstation von Maria Nowak-Vogl*, Innsbruck–Wien: Studien-Verlag 2020.

H. H. Dietze, Bericht über die Arbeitstagung zum Kriegseinsatz der deutschen Geisteswissenschaften am 27. und 28.4.1940 in Kiel, in: *Kieler Blätter* (1940) 1/2, 397, hg. von der Gemeinschaft Kieler Professoren. Veröffentlichung der Wissenschaftlichen Akademie des NSD.-Dozentenbundes der Christian-Albrechts-Universität.

Dokumentationsarchiv des österreichischen Widerstandes (Hg.), *Widerstand und Verfolgung in Tirol 1934-1945: eine Dokumentation.* Bearbeitung: Peter Eppel/Brigitte Galanda/Siegwald Ganglmair/Elisabeth Klamper/Wolfgang Neugebauer, 2 Bde., Wien: Österreichischer Bundesverlag 1984.

Lucille Dreidemy, *Der Dollfuß-Mythos: Eine Biographie des Posthumen*, Wien: Böhlau 2014.

Heinrich Drimmel, *Die Häuser meines Lebens. Erinnerungen eines Engagierten*, Wien: Amalthea 1975.

Veronika Duma, Frauenkarrieren in der Männerwelt: Möglichkeiten, Ausschlüsse und Vertreibung. Zu den ersten zehn weiblichen Mitgliedern der Österreichischen Akademie der Wissenschaften, in: *Geistes-, sozial- und kulturwissenschaftlicher Anzeiger* 155 (2020) 1/2, 63–110.

Johann Dvořak, Thesen zur soziokulturellen Entwicklung in Österreich 1933 bis 1955, in: Stadler (Hg.), *Kontinuität und Bruch 1938 – 1945 – 1955*, 27–50.

Heinz Eberhard/Wolfgang Neugebauer (Hg.), *Zur Geschichte der NS-Euthanasie in Wien 3*, Wien–Köln–Weimar: Böhlau 2005.

Wolfgang U. Eckart, *Geschichte der Medizin*, Berlin–Heidelberg: Springer 1990.

Wolfgang U. Eckart, Frau und Frauenheilkunde im Nationalsozialismus. Anmerkungen zum Themenfeld, offene Fragen, in: Anthuber/Beckmann/Dietl/Dross/Frobenius (Hg.), *Herausforderungen*, 87–94.

Wolfgang U. Eckart/Christoph Gradmann (Hg.), *Ärztelexikon. Von der Antike bis zur Gegenwart*, Heidelberg: Springer ²2013.

Michael Lukas Eckerl, *Nötig oder nützlich? Legitimierungsstrategien der deutschsprachigen Medizingeschichte im 20. und 21. Jahrhundert,* Dissertation zur Erlangung des Doktorgrades der Medizin der Medizinischen Fakultät der Universität Ulm 2014.

Tamara Ehs, Der „neue österreichische Mensch". Erziehungsziele und studentische Lager in der Ära Schuschnigg 1934 bis 1938, in: *Vierteljahrshefte für Zeitgeschichte* 62 (2014) 3, 377–396.

Shmuel N. Eisenstadt, *Theorie und Moderne – Soziologische Essays* (Klassiker der Sozialwissenschaften), herausgegeben und eingeleitet von Gerhard Preyer, Wiesbaden: Springer 2023.

Shmuel N. Eisenstadt, Die Konstruktion nationaler Identitäten in vergleichender Perspektive, in: Eisenstadt, *Theorie und Moderne*, 229–243.

Gine Elner, *Impfen für das Dritte Reich: über Vakzine, Versuche, Verbrechen,* Hamburg: VSA Verlag 2023.

Jürgen Elvert, *Mitteleuropa! Deutsche Pläne zur europäischen Neuordnung (1918–1945)* (Historische Mitteilungen, Beiheft 35), Stuttgart: Franz Steiner 1999.

Helga Embacher, „Ein Toter führt uns an". Der Austrofaschismus als österreichische Variante des Faschismus, in: Moos (Hg.), *(K)ein Austrofaschismus*, 15–28.

Linda Erker, Die Rückkehr der „Ehemaligen". Berufliche Reintegration von früheren Nationalsozialisten im akademischen Milieu in Wien nach 1945 und 1955, in: *Zeitgeschichte* 44 (2017) 3, 175–192.

Linda Erker/Andreas Huber/Klaus Taschwer, Von der „Pflegestätte nationalsozialistischer Opposition" zur „äußerst bedrohlichen Nebenregierung". Der Deutsche Klub vor und nach dem „Anschluss" 1938, in: *Zeitgeschichte* 44 (2017) 2, 78–97.

Linda Erker, *Die Universität Wien im Austrofaschismus. Österreichische Hochschulpolitik 1933 bis 1938, ihre Vorbedingungen und langfristigen Nachwirkungen*, Göttingen: Vienna University Press, V&R unipress 2021.

Linda Erker, Ein Herr Karl im Ärztekittel. Der Chirurg Leopold Schönbauer und das Nachwirken des Nationalsozialismus, in: Nemec/Hofer/Seebacher/Schütz (Hg.), *Medizin in Wien nach 1945*, 83–104.

Linda Erker/Michael Rosecker (Hg.), *Antisemitische und rechte Netzwerke in der Zwischenkriegszeit Zur Bedeutung informeller Machtstrukturen für die politische Radikalisierung in Österreich*, Wien: Verlag Karl-Renner-Institut 2023.

Hans-Heinz Eulner, Reviewed Work: Erna Lesky (Hg.), Carl von Rokitansky, Selbstbiographie und Antrittsrede (Veröffentlichungen der Kommission für Geschichte der Erziehung und des Unterrichts, Heft 4, Beiträge zur Geschichte der Universität Wien III), in: *Sudhoffs Archiv für Geschichte der Medizin und der Naturwissenschaften* 45 (1961) 2, 187–188. „https://www.jstor.org/stable/20774751" (abgerufen 14.2.2024).

Michael Fahlbusch/Ingo Haar/Alexander Pinwinkler (Hg.) in Zusammenarbeit mit David Hamann, *Handbuch der völkischen Wissenschaften. Akteure, Netzwerke, Forschungsprogramme* (De Gruyter Reference), Berlin–Boston: De Gruyter Olderburg 2017.

Heiner Fangerau/Thorsten Halling (Hg.), *Netzwerke. Allgemeine Theorie oder Universalmetapher in den Wissenschaften? Ein transdisziplinärer Überblick*, Bielefeld: Transcript 2009.

Heiner Fangerau/Mariacarla Gadebusch Bondio, Spannungen in der jüngeren Geschichte der Medizin: Legitimationsstrategien und Zielkonflikte – ein Beitrag zur Diskussion, in: *N.T.M. Zeitschrift für Geschichte der Wissenschaften, Technik und Medizin* 23 (2015) 33–52.

Heiner Fangerau/Michael Martin/Axel Karenberg, Neurologen und Neurowissenschaftler: Wer war ein Nazi? Zum Umgang mit der NS-Belastung in der Geschichte der deutschen Medizin. Neurologists and neuroscientists: who was a Nazi? Changing perspectives on NS incrimination in the history of German medicine, in: *Der Nervenarzt* 91 (2020), 3–12.

Heiner Fangerau, Hans Asperger und der Nationalsozialismus: zwischen historischer Rekonstruktion und persönlicher Erinnerung, in: *Monatsschrift Kinderheilkunde*, 168 (2020), Supplement 3, 5223–5262.

Michael Fehr, Im Fluchtpunkt der Mensch. Beobachtungen in Medizinhistorischen Museen, in: Habsburg-Lothringen (Hg.), *Dauerausstellungen*, 97–111.

Johannes Feichtinger/Herbert Matis/Stefan Sienell/Heidemarie Uhl (Hg.), *Die Akademie der Wissenschaften in Wien 1938 bis 1945. Katalog zur Ausstellung*, Wien: Verlag der Österreichischen Akademie der Wissenschaften 2013.

Johannes Feichtinger/Dieter J. Hecht, Die Entnazifizierung an der Akademie der Wissenschaften, in: Feichtinger/Matis/Sienell/Uhl (Hg.), *Die Akademie der Wissenschaften in Wien 1938 bis 1945*, 171–187.

Johannes Feichtinger/Dieter J. Hecht, 1945 und danach. Eine Zäsur und zwei Kontinuitäten, in: Feichtinger/Matis/Sienell/Uhl (Hg.), *Die Akademie der Wissenschaften in Wien 1938 bis 1945*, 189–197.

Johannes Feichtinger/Herbert Matis/Stefan Sienell/Heidemarie Uhl (ed.), *The Academy of Sciences in Vienna 1938 to 1945*, Vienna: Austrian Academy of Sciences Press 2014.

Johannes Feichtinger, Ein dienstbarer Hochschulprofessor in vier politischen Regimen, in: Ash/Ehmer (Hg.), *Universität – Politik – Gesellschaft,* 311–318.

Johannes Feichtinger/Heidemarie Uhl (Hg.), *Die Akademien der Wissenschaften in Zentraleuropa im Kalten Krieg: Transformationsprozesse im Spannungsfeld von Abgrenzung und Annäherung* (Sitzungsberichte der philosophisch-historischen Klasse) Wien: Verlag der Österreichischen Akademie der Wissenschaften 2018.

Johannes Feichtinger/Brigitte Mazohl (Hg.), *Die Österreichische Akademie der Wissenschaften 1847–2022. Eine neue Akademiegeschichte*, 3 Bde., Wien: Verlag der Österreichischen Akademie der Wissenschaften 2022.

Johannes Feichtinger/Katja Geiger/Stefan Sienell, Die Akademie der Wissenschaften in Wien im Nationalsozialismus und im Kontext der Akademien im „Altreich", in: Feichtinger/Mazohl (Hg.), *Die Österreichische Akademie der Wissenschaften 1847–2022*, Bd. 2, 11– 141.

Johannes Feichtinger/Katja Geiger, 1945. Die Neuordnung der Akademie, in: Feichtinger/Mazohl (Hg.), *Die Österreichische Akademie der Wissenschaften 1847–2022*, Bd. 2, 143–160.

Johannes Feichtinger/Katja Geiger, Die Selbstfindung der Akademie in der nationalen und internationalen Forschungslandschaft (1945–1970), in: Feichtinger/Mazohl (Hg.), *Die Österreichische Akademie der Wissenschaften 1847–2022*, Bd. 2, 275–316.

Johannes Feichtinger/Katja Geiger, Strategien und Praktiken der Selbsterneuerung. Die ÖAW zwischen 1970 und der Gegenwart, in: Feichtinger/Mazohl (Hg.), *Die Österreichische Akademie der Wissenschaften 1847–2022*, Bd. 2, 369– 446.

Silke Fengler, Biogramme, in: Feichtinger/Matis/Sienell/Uhl (Hg.), *Die Akademie der Wissenschaften in Wien 1938 bis 1945*, 211–254.

Fritz Fellner, The Background of Austrian Fascism, in: Sugar (Hg.), *Native Fascism in the Successor States,* 15–23.

Bernhard Fetz/Wilhelm Hemecker (Hg.), *Theorie der Biographie. Grundlagentexte und Kommentar*, Berlin–New York: De Gruyter Studium 2011.

Franz Leander Fillafer/Thomas Wallnig (Hg.), *Josephinismus zwischen den Regimen. Eduard Winter, Fritz Valjavec und die zentraleuropäischen Historiographien im 20. Jahrhundert*, Wien–Köln–Weimar: Böhlau 2016.

Isidor Fischer, British Medicine and the old Viennese School, in: *Bulletin of the History of Medicine* 11 (1942) 2, 174–181. „https://www.jstor.org/stable/44440701" (abgerufen 14.2.2024).

Wolfram Fischer (Hg.), unter Mitarbeit von Rainer Hohlfeld und Peter Nötzoldt, *Die Preußische Akademie der Wissenschaften zu Berlin 1914–1945. Interdisziplinäre Arbeitsgruppe Berliner Akademiegeschichte im 19. und 20. Jahrhundert* (Interdisziplinäre Arbeitsgruppen. Forschungsberichte 8), Berlin: Akademie 2000.

Christian Fleck, Autochthone Provinzialisierung. Universität und Wissenschaftspolitik nach dem Ende der nationalsozialistischen Herrschaft in Österreich, in: *Österreichische Zeitschrift für Geschichtswissenschaft* 7 (1996), 67–92.

Benedikt Föger/Klaus Taschwer, *Die andere Seite des Spiegels. Konrad Lorenz und der Nationalsozialismus*, Wien: Czernin 2001.

Johann Peter Frank, *System einer vollständigen medicinischen Polizey.* 4 Bde., Mannheim: Schwan und Götz 1779–1788.

Johann Peter Frank: *Seine Selbstbiographie*. Herausgegeben, eingeleitet und mit Erläuterungen versehen von Professor Erna Lesky (Hubers Klassiker der Medizin und der Naturwissenschaften 12), Bern–Stuttgart: Hans Huber 1969.

Ute Frevert/Ernst Osterkamp/Günter Stock (Hg.), *Women in European academies: from Patronae Scientiarum to Path-Breakers,* Berlin: De Gruyter Akademie 2022.

Andreas Frewer/Volker Roelke (Hg.), *Die Institutionalisierung der Medizinhistoriographie. Entwicklungslinien vom 19. ins 20. Jahrhundert,* Stuttgart: Franz Steiner 2001.

Andreas Frewer/Josef N. Neumann (Hg.), *Medizingeschichte und Medizinethik: Kontroversen und Begründungsansätze 1900–1950,* Frankfurt am Main [u. a.]: Campus 2001.

Dieter Frey/Lisa Schmalzried, *Philosophie der Führung, Gute Führung lernen von Kant, Aristoteles, Popper & Co,* Berlin–Heidelberg: Springer 2013.

Ina Friedmann, „Vom Standpunkt der Erbpflege und der Bevölkerungspolitik ist in diesem Fall eine Sterilisierung dringend geboten". Kooperationsformen der Universität Innsbruck mit den Erbgesundheitsgerichten in Tirol und Vorarlberg zwischen 1940 und 1945, in: Friedrich/Rupnow (Hg.), *Geschichte der Universität Innsbruck 1669–2019.* Bd. 2, 717–768.

Ina Friedmann, *„Man könnte direkt zweifeln, ob der Frager oder die Befragte schwachsinnig ist!" Zwangssterilisierungen und Zwangskastrationen im Gau Tirol/Vorarlberg unter besonderer Berücksichtigung der Beteiligung der Universität Innsbruck.* Endbericht des Forschungsprojekts „Unfruchtbarmachung" und „freiwillige Entmannung". Die Innsbrucker Universitäts-Kliniken und die Erbgesundheitsgerichte des Reichsgaues Tirol und Vorarlberg. Projektleitung: Univ.-Prof. Mag. Dr. Dirk Rupnow, Institut für Zeitgeschichte, Universität Innsbruck, Projektbearbeitung: MMag. Ina Friedmann, Institut für Zeitgeschichte, Universität Innsbruck, Laufzeit: 03/2017–02/2020, Innsbruck 2020. „https://www.uibk.ac.at/zeitgeschichte/unfruchtbarmachung-und-freiwillige-entmannung/pdf-s/erbgesundheit_tirol_vorarlberg.pdf" (abgerufen 14.2.2024).

Ina Friedmann/Christian Lechner, Medizin, in: Gräser/Rupnow (Hg.), *Österreichische Zeitgeschichte – Zeitgeschichte in Österreich,* 534–553.

Ina Friedmann, *Abnormalität (de-)konstruiert. Die Heilpädagogische Abteilung der Wiener Universitäts-Kinderklinik und ihre Patient*innen in der* ersten Hälfte des 20. Jahrhunderts (Böhlaus Zeitgeschichtliche Bibliothek 43), Wien–Köln: Böhlau, Vandenhoeck & Ruprecht, Brill 2022.

Margret Friedrich/Dirk Rupnow (Hg.), Geschichte der Universität Innsbruck 1669–2019. Band I. *Phasen der Universitätsgeschichte.* Teilband 1: *Von der Gründung bis zum Ende des Ersten Weltkriegs.* Teilband 2: Die Universität im 20. Jahrhundert. Band II: *Aspekte der Universitätsgeschichte,* Innsbruck: innsbruck university press 2019.

Regina Fritz/Grzegorz Rossolinski-Liebe/Jana Starek (Hg.), *Alma mater antisemitica. Akademisches Milieu, Juden und Antisemitismus an den Universitäten Europas zwischen 1918 und 1939,* Bd. 3, Wien: new academic press 2016.

Thomas R. Forbes/W.J.B./Jr./L.G.S./Edwin S. Clarke/Saul Jarcho, Notes and Events, in: *Journal of the History of Medicine and Allied Sciences* 22 (1967) 3, 318–331. „https://www.jstor.org/stable/24621670" (abgerufen 14.2.2024).

Thomas R. Forbes, Notes and Events, in: *Journal of the History of Medicine and Allied Sciences* 31 (1976) 4, 461–468. „https://www.jstor.org/stable/24622482" (abgerufen 14.2.2024).

Karl Anton Fröschl/Gerd B. Müller/Thomas Olechowski/Brigitta Schmidt-Lauber (Hg.), *Reflexive Innensichten aus der Universität Wien – Disziplinengeschichten zwischen Wissenschaft, Gesellschaft und Politik* (650 Jahre Universität Wien – Aufbruch ins neue Jahrhundert 4), Wien–Göttingen: Vienna University Press, V&R unipress 2015.

Franz Joseph Gall/Johann G. Spurzheim, *Anatomie et physiologie du système nerveux en général, et du cerveau en particulier, avec des observations sur la possibilité de reconnaître plusieurs dispositions intellectuelles et morales de l'homme et des animaux, par la configuration de leurs têtes*, 4 vol., Paris: Schoell 1810–1819.

Martina Gamper, „Du hast die Pflicht gesund zu sein." BDM-Ärztinnen in Wien, in: Arias (Hg.), *Im Dienste der Volksgesundheit*, 15–30.

Kurt Ganzinger/Manfred Skopec/Helmut Wyklicky (Hg.), *Festschrift für Erna Lesky zum 70. Geburtstag*, Wien: Selbstverlag 1981.

Johanna Gehmacher, *Jugend ohne Zukunft. Hitler-Jugend und Bund Deutscher Mädel in Österreich vor 1938*, Wien: Picus 1994.

Johanna Gehmacher, *„Völkische Frauenbewegung". Deutschnationale und nationalsozialistische Geschlechterpolitik in Österreich*, Wien: Döcker 1998.

Johanna Gehmacher/Gabriella Hauch/Maria Mesner (Hg.), *Bodies/Politics Bodies/Politics, Österreichische Zeitschrift für Geschichtswissenschaften* 15 (2004) 1/04.

Johanna Gehmacher/Gabriella Hauch (Hg.), *Frauen- und Geschlechtergeschichte des Nationalsozialismus* (Querschnitte. Einführungstexte zur Sozial- Wirtschafts- und Kulturgeschichte 23), Innsbruck: Studien-Verlag 2007.

Johanna Gehmacher, Biografie, Geschlecht und Organisation: der „Bund Deutscher Mädel" in Österreich, in: Reese (Hg.), *Die BDM Generation*, 159–213.

Christian George/Sabine Lauderbach/Livia Prüll (Hg.), *Frauen an der Johannes Gutenberg-Universität Mainz (1946–2022). Historische, biographische und hochschulpolitische Perspektiven* (Beiträge zur Geschichte der Universität Mainz. Neue Folgeband 19) Göttingen: V&R unipress 2023.

Viktor von Geramb, *Um Österreichs Volkskultur*, Salzburg: Müller 1946.

Barbara Gerstenbauer, *Die Rolle der Frau 1938-1945 im Spiegel der Innsbrucker Nachrichten und der Neusten Zeitung. Mit einer thematischen Aufarbeitung für den kompetenzorientierten Unterricht,* Diplomarbeit, Philosophisch-Historische Fakultät, Leopold-Franzens-Universität Innsbruck 2020.

Deutsche Gesellschaft für Kinder- und Jugendmedizin (DGKJ) (Hg.), *Im Gedenken der Kinder. Die Kinderärzte und die Verbrechen an Kindern in der NS-Zeit.* Begleitheft zur Gedenkveranstaltung der *DGK Monatsschrift Kinderheilkunde* 59 (2011) 1.

Johanna Geyer-Kordesch, Realisierung und Verlust weiblicher Identität bei erfolgreichen Frauen: Die erste Ärztinnengeneration und ihre Medizinkritik, in: Hausen/Nowotny (Hg.), *Wie männlich ist die Wissenschaft*, 213–234.

Peter Goller, *„... natürlich immer auf wissenschaftlicher Ebene!" Mystifikationen. Die geisteswissenschaftlichen Fächer an der Universität Innsbruck im Übergang von Nazifaschismus zu demokratischer Republik nach 1945*, Innsbruck: Univ.-Archiv 1999.

Peter Goller/Georg Tidl, *„Jubel ohne Ende...!" Die Universität Innsbruck im März 1938. Zur Nazifizierung der Tiroler Landesuniversität*, Wien: Löcker 2012.

Peter Goller, Die politische Lage an der Universität Innsbruck 1933/34 – 1938 – 1945/46, in: Koll (Hg.), *„Säuberungen" an österreichischen Hochschulen*, 365–403.

Bernward J. Gottlieb/Alexander Berg, *Das Antlitz des Germanischen Arztes in vier Jahrhunderten*, Berlin 1942.

Jay Y. Gonen, *The Roots of Nazi Psychology. Hitler's Utopian Barbarism*, Lexington: University Press of Kentucky 2000.

Eva Theresa Graf/Franziska Schiefeneder, Propaganda für einen „gesunden Volkskörper" im Nationalsozialismus, in: Reifegerste/Sammer (Hg.), *Gesundheitskommunikation und Geschichte*, 1–23.

Franz Graf-Stuhlhofer, Die Akademie der Wissenschaften in Wien im Dritten Reich, in: Seidler (Hg.), *Die Elite der Nation im Dritten Reich, Acta historica Leopoldina* 22 (1995), 133–157.

Maximilian Graf, Die Österreichische Akademie der Wissenschaften als Begegnungsstätte ost- und westdeutscher Wissenschaft im Kalten Krieg? Die Perspektive der Deutschen Akademie der Wissenschaften zu Berlin in den 1960er-Jahren, in: Feichtinger/Uhl (Hg.), *Die Akademien der Wissenschaften in Zentraleuropa im Kalten Krieg*, 263–288.

Margarethe Grandner/Gernot Heiss/Oliver Rathkolb (Hg.), *Zukunft mit Altlasten. Die Universität Wien 1945 bis 1955* (Querschnitte 19), Innsbruck: Studien-Verlag 2006.

Marcus Gräser/Dirk Rupnow (Hg.), *Österreichische Zeitgeschichte – Zeitgeschichte in Österreich. Eine Standortbestimmung in Zeiten des Umbruchs*, Wien–Köln: Böhlau, Vandenhoeck & Ruprecht, Brill 2021.

Gerhard Grois, Vorwort des Verlegers, in: Lesky, *Meilensteine der Wiener Medizin*, o. S.

Johann Gross, *Spiegelgrund. Leben in NS-Erziehungsanstalten*. Mit einem Vorwort von Christine Nöstlinger und einem Nachwort von Wolfgang Neugebauer, Wien: Ueberreuter 2000.

Helmut Gröger, Erna Lesky, in: Keintzel/Korotin (Hg.), *Wissenschaftlerinnen in und aus Österreich*, 465–468.

Wolf Gruner, *Öffentliche Wohlfahrt und Judenverfolgung: Wechselwirkungen lokaler und zentraler Politik im NS-Staat (1933–1942)* (Studien zur Zeitgeschichte 62), München: Oldenburg 2002.

Michael Grüttner/Rüdiger Hachtmann/Konrad H. Jarausch/Jürgen John/Matthias Middell (Hg.), *Gebrochene Wissenschaftskulturen. Universität und Politik im 20. Jahrhundert*, Göttingen: Vandenhoeck & Ruprecht 2010.

Bettina Habsburg-Lothringen (Hg.), *Dauerausstellungen. Schlaglichter auf ein Format*, Bielefeld: transcript 2012.

Bernhard Hachleitner/Alfred Pfoser/Katharina Prager/Werner Michael Schwarz (Hg.), *Die Zerstörung der Demokratie. Österreich, März 1933 bis Februar 1934*, Salzburg–Wien: Residenz Verlag 2023.

Franz Hamburger, Nationalsozialismus und Medizin, in: *Wiener Medizinische Wochenschrift* 89 (1939), 141–146.

Franz Hamburger/Richard Priesel, *Kinderheilkunde. Lehrbuch für Ärzte und Studenten*, Wien [3]1940.

Georg Hammerle, *Pädiatrie in Österreich zwischen Sozialhygiene und „Aufartung", ca. 1900 – 1960*, Dissertation, Medizinische Universität Wien 2020.

Peter Hammerschmidt, *Die Wohlfahrtsverbände im NS-Staat. Die NSV und die konfessionellen Verbände Caritas und Innere Mission im Gefüge der Wohlfahrtspflege des Nationalsozialismus*, Wiesbaden: Springer 1999.

Ernst Hanisch, *Der lange Schatten des Staates. Österreichische Gesellschaftsgeschichte im 20. Jahrhundert*, Wien: Ueberreuter 2005.

Caroline Hannaway, Review of Clio Medica: Acta Academiae Internationalis Historiae Medicinae, by A. M. Luyendijk-Elshout, in: *Isis* 82 (1991) 2, 286–287. https://doi.org/10.1086/355732 (abgerufen 14.2.2024).

Eckhard Hansen, *Wohlfahrtspolitik im NS-Staat. Motivationen, Konflikte und Machtstrukturen im „Sozialismus der Tat" des Dritten Reiches* (Beiträge zur Sozialpolitik-Forschung 6), Augsburg: Maro 1991.

Wolfgang Hardtwig (Hg.), *Politische Kulturgeschichte der Zwischenkriegszeit 1918–1939*, Göttingen: Vandenhoeck & Ruprecht 2005.

May G. Hardy/Joseph I. Waring/J. Bell Whitfield/W. Shippen/Joseph Harrison/Donald G. Bates, Notes and Events. Awards and Honors, in: *Journal of the History of Medicine and Allied Sciences* 23 (1968) 1, 106–115. „http://www.jstor.org/stable/24621728" (abgerufen 14.2.2024).

Peter Haslinger (Hg.), *Schutzvereine in Ostmitteleuropa. Vereinswesen, Sprachenkonflikte und Dynamiken nationaler Mobilisierung 1860–1939* (Tagungen zur Ostmitteleuropa-Forschung 25), Marburg: Verlag Herder Institut 2009.

Manuela Hauptmann, *Der Bubikopf*, Diplomarbeit, Historisch-Kulturwissenschaftliche Fakultät, Universität Wien 2008.

Karin Hausen/Helga Nowotny (Hg.), *Wie männlich ist die Wissenschaft?* Frankfurt am Main: Suhrkamp [4]2016.

Frank-Rutger Hausmann, *Deutsche Geisteswissenschaft im Zweiten Weltkrieg. Die „Aktion Ritterbusch" (1940–1945)* (Schriften zur Universitäts- und Wissenschaftsgeschichte 12), Heidelberg: Synchron [3]2007.

Waltraud Heindl/Marina Tichy (Hg.), *„Durch Erkenntnis zu Freiheit und Glück ...". Frauen an der Universität Wien (ab 1897)* (Schriftenreihe des Universitätsarchivs der Universität Wien 5), Wien: WUV 1990.

Gernot Heiss/Siegfried Mattl/Sebastian Meissl/Edith Saurer/Karl Stuhlpfarrer (Hg.), *Willfährige Wissenschaft. Die Universität Wien 1938 bis 1945* (Österreichische Texte zur Gesellschaftskritik 43), Wien: Verlag für Gesellschaftskritik 1989.

Veronika Helfert/Veronika Duma/Hanna Lichtenberger/Linda Erker (Hg.), Perspektivenwechsel: Geschlechterverhältnisse im Austrofaschismus/Changing the Perspecives: Gender Relations in Austro-Fascism, in: *Österreichische Zeitschrift für Geschichtswissenschaften* 27 (2016) 3.

Hans Herter, Albin Lesky. Nachruf, in: *Gnomon* 53 (1981) 5, 504–510. „https://www.jstor.org/stable/27687875" (abgerufen 14.2.2024).

Siegfried Hetz, *Zwischen den Welten: Burghard Breitner im Visier*, Salzburg: Verlag Anton Pustet 2021.

Klaus Hildebrand (Hg.), *Zwischen Politik und Religion: Studien zur Entstehung, Existenz und Wirkung des Totalitarismus*, München: Oldenburg 2003.

Otto Hittmair/Herbert Hunger (Hg.), *Akademie der Wissenschaften. Entwicklung einer österreichischen Forschungsinstitution* (Österreichische Akademie der Wissenschaften, Denkschriften der Gesamtakademie 15), Wien: Verlag der Österreichischen Akademie der Wissenschaften 1997.

Österreichische HochschülerInnenschaft (Hg.), *Österreichische Hochschulen im 20. Jahrhundert. Austrofaschismus, Nationalsozialismus und die Folgen*, Wien: WUV 2013.

Hans Günter Hockerts, War der Nationalsozialismus eine politische Religion? Über Chancen und Grenzen eines Erklärungsmodells, in: Hildebrand (Hg.), *Zwischen Politik und Religion*, 45–71.

Hans Hoff, *Therapeutische Fortschritte in der Neurologie und Psychiatrie*, Wien: Urban & Schwarzenberg 1960.

Karl Holubar, Die Lehrkanzel für Geschichte der Medizin von 1833 bis 1917 unter den Vorständen Seligmann, Puschmann und Neuburger, in: Skopec (Hg.), *Institut für Geschichte der Medizin*, 9–12.

Karl Holubar, Die Nach-Lesky Ära in den letzten beiden Dezennien des Jahrhunderts (1979–1999), in: Skopec (Hg.), *Institut für Geschichte der Medizin*, 18–19.

Annika Höllerl, *Die Kinderklinik Innsbruck und ihre Kinderschutzgruppe. Ihre Entstehung und Entwicklung 1898–2020*, Masterarbeit, Institut für Geschichtswissenschaften und Europäische Ethnologie, Leopold-Franzens-Universität Innsbruck 2021.

Liselotte Homering/Sybille Oßwald-Bargende/Mascha Riepl-Schmidt/Ute Scherb (Hg.), *Antisemitismus – Antifeminismus. Ausgrenzungsstrategien im 19. und 20. Jahrhundert*, Roßdorf: Ulrike Helmer Verlag 2019.

Anton Hopfgartner, Kurt Schuschnigg, Ein Mann gegen Hitler, *Graz–Wien–Köln: Styria 1989.*

Sonia Horn/Gabriele Dorffner, „... männliches Geschlecht ist für die Zulassung zur Habilitation nicht vorgesehen“. Die ersten an der medizinischen Fakultät der Universität Wien habilitierten Frauen, in: Bolognese-Leuchtenmüller/Horn (Hg.), *Töchter des Hippokrates*, 117–138.

Sonia Horn/Peter Malina (Hg.), *Medizin im Nationalsozialismus: Wege der Aufarbeitung*. Wiener Gespräche zur Sozialgeschichte der Medizin, überarbeitete Vorträge der internationalen Tagung im Psychiatrischen Krankenhaus der Stadt Wien Baumgartner Höhe, 5. bis 7. November 1998, Wien: Verlag der Österreichischen Ärztekammer 2001.

Sonia Horn, „... eine Akademie in Absicht der Erweiterung der medizinisch – chirurgischen Wissenschaft ...“ – Hintergründe für die Entstehung der medizinisch-chirurgischen Akademie „Josephinum“, in: Zedinger/Schmale/Mondot (Hg.), Échecs *et réussites du Joséphisme*, 215–244.

Sonia Horn/Alexander Ablogin, *Faszination Josephinum. Die anatomischen Wachspräparate und ihr Haus*, Wien: Verlagshaus der Ärzte 2012.

Sonia Horn, Auftrag und Erfüllung. Erna Lesky und medizinhistorische Narrative im 20. Jahrhundert, in: Fillafer/Wallnig (Hg.), *Josephinismus zwischen den Regimen*, 181–212.

Gisela Hormayr, *Verfolgung, Entrechtung, Tod: Studierende der Universität Innsbruck als Opfer des Nationalsozialismus*, Innsbruck–Wien–Bozen: StudienVerlag 2019.

Thomas Johannes Hörnig, *Körperbilder – Krankenmorde: die nationalsozialistische T4-Aktion und die Reaktion von Angehörigen*, Stuttgart: W. Kohlhammer 2023.

Karel Hruza (Hg.), *Österreichische Historiker. Lebensläufe und Karrieren 1900–1945*, Bd. 2, Wien–Köln–Weimar: Böhlau 2012.

Michael Hubenstorf, Kontinuität und Bruch in der Medizingeschichte. Medizin in Österreich 1938 bis 1955, in: Stadler (Hg.), *Kontinuität und Bruch 1938 – 1945 – 1955*, 299–332.

Michael Hubenstorf, Von Erfolg und Tragik einer Medizinhistorikerin: Erna Lesky (1911–1986), in: Meinel/Renneberg (Hg.), *Geschlechterverhältnisse in Medizin, Naturwissenschaft und Technik*, 98–109.

Michael Hubenstorf (Hg.), *Medizingeschichte und Gesellschaftskritik.* Festschrift für Gerhard Baader, Husum: Matthiesen 1997.

Michael Hubenstorf, Eine „Wiener Schule" der Medizingeschichte? – Max Neuburger und die vergessene deutschsprachige Medizingeschichte, in: ders. (Hg.), *Medizingeschichte und Gesellschaftskritik,* 246–289.

Andreas Huber, Katholisch-deutschnationale Eliten. Cartellverband, Deutscher Klub und ihre Mitglieder in der Hochschülerschaft der Universität Wien 1932–1950, in: Kuhlemann/Schäfer (Hg.), *Kreise – Bünde – Intellektuellen-Netzwerke*, 189–220.

Andreas Huber/Linda Erker/Klaus Taschwer, *Der Deutsche Klub. Austro-Nazis in der Hofburg*, Wien: Czernin 2020.

Andreas Huber, Von mangelnder „persönlicher Eignung"? Habilitandinnen an der Universität Wien 1904–1938, in: Homering/Oßwald-Bargende/Riepl-Schmidt/Scherb (Hg.), *Antisemitismus – Antifeminismus. Ausgrenzungsstrategien im 19. und 20. Jahrhundert*, 161–186.

Andreas Huber, Antisemitische Schaltzentrale: die Deutsche Gemeinschaft und Österreichs Hochschulen in der Ersten Republik, in: *Jahrbuch für Universitätsgeschichte* 22 (2022), 215–236.

Andreas Huber, Kornblume und Hakenkreuz. Die Mitglieder des Deutschen Klubs 1908 bis 1939, in: Erker/Rosecker (Hg.), *Antisemitische und rechte Netzwerke in der Zwischenkriegszeit*, 31–52.

Robert P. Hudson, American Association for the History of Medicine Report of the Fifty-Fourth Annual Meeting: Toronto, Canada May 13-16, 1981, in: *Bulletin of the History of Medicine* 55 (1981) 3, 425–432. „https://www.jstor.org/stable/44441386" (abgerufen 14.2.2024).

Frank Huisman/John Harley Warner (ed.), *Locating Medical History. The Stories and Their Meanings*, Baltimore, Maryland: The Johns Hopkins University Press 2004.

Frank Huisman/John Harley Warner, Medical Histories, in: dies. (ed.), *Locating Medical History*, 1–30.

Stefan Hulfeld/Birgit Peter, Die Entwicklung der Theaterwissenschaft an der Universität Wien seit ihrer Institutionalisierung im Jahr 1943, in: Fröschl/Müller/Olechowski/Schmidt-Lauber (Hg.), *Reflexive Innensichten aus der Universität Wien*, 111–119.

Terry Igleton, *Ideologie. Eine Einführung*, Stuttgart: J. B. Metzler 2000.

Terry Igleton, *Was ist Ideologie*? in: ders., *Ideologie*, 7–41.

Nicole Ischepp, *Die „Asozialen" in der Anstalt Am Spiegelgrund – Folgen von Erziehung und Fürsorge im Nationalsozialismus*, Diplomarbeit, Universität Wien 2012.

Thomas Jaehn, *Der Medizinhistoriker Paul Diepgen (1878–1966). Eine Untersuchung zu methodologischen, historiographischen und zeitgeschichtlichen Problemen und Einflüssen im Werk Paul Diepgens unter besonderer Berücksichtigung seiner persönlichen Rolle in Lehre, Wissenschaftspolitik und Wissenschaftsorganisation während des Dritten Reiches*, Dissertation, Humboldt-Universität Berlin 1991.

Allan Janik, Vienna 1900 Revisited: Paradigms and Problems, in: *Miteilungen aus dem Brenner Archiv* 15 (1996), 20–44. „https://Mitteilungen aus dem Brenner-Archiv / 1996 [41 (uibk.ac.at)" (abgerufen 14.2.2024).

Marlene Jantsch, Historische Einleitung, in: Allmer/Jantsch, *Katalog der Josephinischen Sammlung*, 9–17.

Monika Jarosch/Lisa Gensluckner/Horst Schreiber/Alexandra Weiss (Hg.), *Überwältigungen. Gaismair-Jahrbuch* 2009.

Anke Jobmann/Christoph Mörgeli, Erwin H. Ackerknecht und die Affäre Berg/Rath von 1964. Zur Vergangenheitsbewältigung deutscher Medizinhistoriker, in: *Medizin, Geschichte, Gesellschaft* 16 (1997), 63 124.

William M. Johnston, Reviewed Work: The Vienna Medical School of the 19th Century by Erna Lesky, in: *The American Historical Review* 83 (1978) 1, 200–201. „https://Review und Abgrenzung on JSTOR" (abgerufen 14.2.2024).

Robert Jütte (Hg.), *Medizin, Gesellschaft und Geschichte* (Jahrbuch des Instituts der Geschichte der Medizin der Robert-Bosch-Stiftung 24), Stuttgart: Franz Steiner 2006.

Robert Jütte/Wolfgang U. Eckart/Hans-Walter Schmuhl/Winfried Süß (Hg.), *Medizin und Nationalsozialismus. Bilanz und Perspektiven der Forschung*, Göttingen: Wallstein ^{2}2011.

Stephanie Kaiser/Friedrich Paulsen/Sabine Hildebrandt, Die Anatomische Gesellschaft im Nationalsozialismus und in der Nachkriegszeit, in: Krischel/Schmidt/Groß (Hg.), *Medizinische Fachgesellschaften im Nationalsozialismus*, 85–102.

Ingrid Kästner/Jürgen Kiefer (Hg.), *Von Maimonides bis Einstein. Jüdische Gelehrte und Wissenschaftler in Europa* (Europäische Wissenschaftsbeziehungen 9), Aachen: Shaker 2015.

Herbert Kalb, Das Eherecht in der Republik Österreich 1918–1978, in: *Beiträge zur Rechtsgeschichte Österreichs* (2012), 27–43. „https://austriaca.at/0xc1aa5576%20 0x002c7e5a.pdf" (abgerufen 14.2.2024).

Berta Karlik, *Das Institut für Radiumforschung 1938 bis 1950*, Wien: Springer 1950.

Berta Karlik/Erich Schmid, *Franz Serafin Exner und sein Kreis: ein Beitrag zur Geschichte der Physik in Österreich*, Wien: Verlag der Österreichischen Akademie der Wissenschaften 1982.

Simone Kauffeld/Daniel Spurk (Hg.), *Handbuch Karriere und Laufbahnmanagement*, Berlin: Springer 2019.

Alois Kaufmann, *Totenwagen. Kindheit am Spiegelgrund* – mit einer historischen Nachbetrachtung von Peter Malina, Wien: Mandelbaum 2007.

Doris Kaufmann (Hg.), *Geschichte der Kaiser-Wilhelm-Gesellschaft im Nationalsozialismus. Bestandsaufnahme und Perspektiven der Forschung 2*, Göttingen: Wallstein 2000.

Jürgen Kämmerer (Hg.), *Heinrich Ritter von Srbik. Die wissenschaftliche Korrespondenz des Historikers 1912–1945* (Deutsche Geschichtsquellen des 19. und 20. Jahrhunderts 55), Boppard am Rhein: Boldt 1988.

Brigitta Keintzel/Ilse Korotin (Hg.), *Wissenschaftlerinnen in und aus Österreich. Leben – Werk – Wirken*, Wien–Köln–Weimar: Böhlau 2002.

Reinhold Kerbel, Der österreichische Mutterkindpass, in: *Mitteilungen der ÖGKJ, Monatsschrift Kinderheilkunde* 169 (2021), 87–88.

Ian Kershaw, *The Nazi-Dictatorship. Problems and Perspectives of Interpretation,* London: Edward Arnold Ltd. 1985; dt. *Der NS-Staat: Geschichtsinterpretationen und Kontroversen im Überblick*, Hamburg: Rowohlt 2023.

Raimund von Klebelsberg, *Innsbrucker Erinnerungen 1902–1952* (Schlern-Schriften 100), Innsbruck: Universitätsverlag Wagner 1953.

Ernst Klee, *Deutsche Medizin im Dritten Reich: Karrieren vor und nach 1945*, Frankfurt am Main: S. Fischer 2001.

Grete Klingenstein, Bemerkungen zum Problem des Faschismus in Österreich, in: *Österreich in Geschichte und Literatur* 1 (1970), 1–13.

Sandra Klos/Johannes Feichtinger, Die Praxis der Entnazifizierung an der Akademie (1945–1948), in: Feichtinger/Mazohl (Hg.), *Die Österreichische Akademie der Wissenschaften 1847–2022*, Bd. 2, 163–199.

Sandra Klos/Doris A. Corradini/Brigitte Mazohl, Störfall Gender. Weibliche Mitglieder – wissenschaftliche Mitarbeiterinnen – Förderpolitik – Forschungsperspektiven, in: Feichtinger/Mazohl (Hg.), *Die Österreichische Akademie der Wissenschaften 1847–2022*, Bd. 3, 63–175.

Huldrych M. Koelbing, *Arzt und Patient in der antiken Welt* (Die Bibliothek der alten Welt) Zürich–München: Artemis 1977.

Huldrych M. Koelbing, Zur Erinnerung an Erna Lesky (22. Mai 1911 – 17. November 1986), in: *Gesnerus* 44 (1987), 3–5.

Huldrych M. Koelbing, *Die ärztliche Therapie. Grundzüge ihrer Geschichte*, Darmstadt: Wissenschaftliche Buchgesellschaft 1985.

Huldrych M. Koelbing, Correspondence and Reports, in: *Bulletin of the History of Medicine* 61 (1987) 3, 442–444. „https://www.jstor.org/stable/44442102" (abgerufen 14.2.2024).

Matthias Köhler, *Das Medizinstudium im Nationalsozialismus. Änderungen im Studienplan und Lehrveranstaltungsangebot an der Universität Wien*, Diplomarbeit, Universität Wien 2013.

Johannes Koll (Hg.), *„Säuberungen" an österreichischen Hochschulen 1934 – 1945. Voraussetzungen, Prozesse, Folgen*, Wien: Böhlau 2017.

Johannes Koll/Alexander Pinwinkler, Einleitung. Akademische Ehrungen in Deutschland und Österreich, in: Pinwinkler/Koll (Hg.), *Zuviel der Ehre*, 11–25.

Margaretha Kopeinig, *Das Kreisky-Prinzip: im Mittelpunkt der Mensch*, Wien: Czernin 2009.

Hedwig Kopetz, *Die Österreichische Akademie der Wissenschaften: Aufgaben, Rechtsstellung, Organisation* (Studien zur Politik und Verwaltung 88), Wien–Köln–Graz: Böhlau 2006.

Ilse Korotin (Hg.), *biografiA. Lexikon österreichischer Frauen 2, I–O*, Wien–Köln–Weimar: Böhlau 2016.

Ilse Korotin, *„… eine neue geistige Ordnung Europas" – „Europadiskurse" im Kontext des Nationalsozialismus. Schwerpunkt: Der „Kriegseinsatz der Geisteswissenschaften" („Aktion Ritterbusch" – 1940–1945),* Masterarbeit in Geschichte, Universität Wien 2018.

Ilse Korotin/Edith Stumpf-Fischer (Hg.), *Bibliothekarinnen in und aus Österreich* (Neue Ergebnisse der Frauenbiografieforschung 25), Wien: Praesens 2019.

Waldemar Kozuschek/Christoph Hülsmann (Hg.), *Die Pioniere der Magenchirurgie im 19. Jahrhundert*, Interdisziplinäre Onkologie, Berlin–Heidelberg: Springer, 1985.

Christina Krammer, *Außerschulische Mädchenerziehung im Nationalsozialismus durch den Bund Deutscher Mädel in Österreich*, Diplomarbeit, Universität Linz 2002.

Yvonne Kreis/Kira Nierobisch/Chris Weber, Netzwerke und akademische Karrieren, in: Weber/Truschkat/Schröder/Peters/Hertz (Hg.), *Organisation und Netzwerke*, 301–310.

Christoph Kreitner, *„Jugendfürsorge" während des Nationalsozialismus in Kärnten (1938–1945)*, Dissertation, Alpen-Adria-Universität Klagenfurt, Fakultät für Kulturwissenschaften 2006.

Robert Kriechbaumer (Hg.), *Österreichische Nationalgeschichte nach 1945. Der Spiegel der Erinnerung: Die Sicht von innen*, Bd. 1, Wien–Köln–Weimar: Böhlau 1998.

Robert Kriechbaumer, Der lange Weg in die Moderne. Ein mentalitätsgeschichtlicher Essay zur Geschichte der Zweiten Republik, in: ders. (Hg.), *Österreichische Nationalgeschichte nach 1945*, 17–48.

Robert Kriechbaumer, *Ein Vaterländisches Bilderbuch. Propaganda, Selbstinszenierung und Ästhetik der Vaterländischen Front 1933–1938*, Wien–Köln–Weimar: Böhlau 2002.

Robert Kriechbaumer, *Die Ära Kreisky: Österreich 1970–1983 in der historischen Analyse, im Urteil der politischen Kontrahenten und in Karikaturen von Ironimus*, Wien–Köln–Weimar: Böhlau 2004.

Robert Kriechbaumer (Hg.), *Österreich! und Front Heil! Aus den Akten des Generalsekretariats der Vaterländischen Front. Innenansichten eines Regimes*, Wien–Köln–Weimar: Böhlau 2005.

Matthis Krischel/Mathias Schmidt/Dominik Groß (Hg.), *Medizinische Fachgesellschaften im Nationalsozialismus. Bestandsaufnahme und Perspektiven* (Medizin und Nationalsozialismus 4), Berlin: LIT 2016.

Gabriela Krist (Hg.), *Collection Care/Sammlungspflege*, Wien–Köln–Weimar: Böhlau 2015.

Frank-Michael Kuhlemann/Michael Schäfer (Hg.), *Kreise – Bünde – Intellektuellen-Netzwerke*, Bielefeld: Transcript Verlag 2017.

Werner Friedrich Kümmel, Im Dienst „nationalpolitischer Erziehung". Die Medizingeschichte im Dritten Reich, in: Meinel/Voswickel (Hg.), *Medizin, Naturwissenschaft, Technik und Nationalsozialismus. Kontinuitäten und Diskontinuitäten*, 295–319.

Werner Friedrich Kümmel, Paul Diepgen als „Senior" seines Faches nach 1945 / Paul Diepgen as a senior within his field after 1945, in: *Medizinhistorisches Journal.* Themenheft: Medizingeschichte in Deutschland nach 1945, 49 (2014) 1/2, 10–44. „https://www.jstor.org/stable/24573299" (abgerufen 14.2.2024).

Hilge Landweer/Catherine Newmark, *Wie männlich ist Autorität? Feministische Kritik und Aneignung, Politik der Geschlechterverhältnisse 60*, Frankfurt am Main–New York: Campus 2018.

Hilge Landweer/Catherine Newmark, Das Geschlecht der Autorität – Altlasten und feministische Neubestimmungen. Zur Einführung, in: Landweer/Newmark, *Wie männlich ist Autorität*, 7–17.

Hans H. Lauer, Reviewed Work: *Johann Peter Frank: Seine Selbstbiographie.* Herausgegeben, eingeleitet und mit Erläuterungen versehen von Professor Erna Lesky, (Hubers Klassiker der Medizin und der Naturwissenschaften, Bd. 12), Bern–Stuttgart: Hans Huber 1969, in: *Sudhoffs Archiv* 54 (1970) 3, 332. „https://www.jstor.org/stable/20775835" (abgerufen 14.2.2024).

Christian Lechner, Das Innsbrucker Institut für Erb- und Rassenbiologie, in: Österreichische HochschülerInnenschaft (Hg.), *Österreichische Hochschulen im 20. Jahrhundert*, 190–203.

Christian Lechner, Hans Asperger und die Kinderklinik Innsbruck, in: *Monatsschrift Kinderheilkunde* 168 (2020) Supplement 3, 5197–5203 und „https://doi.org/10.1007/s00112-020-01014-7" (abgerufen 14.2.2024).

Jakob Lehne, „Ein deplorabler Zustand"? – Das Wiener Institut für Geschichte der Medizin in der Nachkriegszeit, in: Nemec/Hofer/Seebacher/Schütz (Hg.), *Medizin in Wien nach 1945*, 67–82. „https://doi.org/10.14220/9783737013932.67" (abgerufen 14.2.2024).
Albin Lesky, Arbeitsgemeinschaft auf Schloß St. Martin, in: *Die Südmark*. Alpenländische Monatsschrift für deutsches Wesen und Wirken 3 (1922), 83–91.
Albin Lesky, Vivat Academia! in: *Die Südmark*. Alpenländische Monatsschrift für deutsches Wesen und Wirken 6 (Brachmonat 1923), 257–263.
Albin Lesky, *Alkestis, der Mythos und das Drama*. Sitzungsberichte der Akademie der Wissenschaften in Wien, philosophisch-historische Klasse 203 (1925) 2.
Albin Lesky, *Die griechische Tragödie*, Stuttgart: Kröner 1938.
Albin Lesky, *Humanismus als Erbe und Aufgabe*, Innsbruck: Rauch 1946.
Albin Lesky, *Erziehung: Verfall und Aufbau der Schule*, Innsbruck: Tyrolia 1946.
Albin Lesky, *Thalatta. Der Weg der Griechen zum Meer*, Wien: Rohrer 1947.
Albin Lesky, *Geschichte der griechischen Literatur*, Bern: Francke 1957.
Albin Lesky, *Gesammelte Schriften: Aufsätze und Reden zur antiken und deutschen Dichtung und Kultur*, hg. v. Walther Kraus, Bern–München: Francke 1966.
Albin Lesky, *Die tragische Dichtung der Hellenen*. Dritte, völlig neubearbeitete und erweiterte Auflage, Göttingen: Vandenhoeck & Ruprecht 1971.
Albin Lesky, *Vom Eros der Hellenen*, Göttingen: Vandenhoeck & Ruprecht 1976.
Albin Lesky, Grundzüge griechischen Rechtsdenkens, in: *Wiener Studien* 99 (1986), 5–26. „https://www.jstor.org/stable/24746280" (abgerufen 14.2.2024).
Erna Lesky, Die Samentheorien in der hippokratischen Schriftensammlung, in: Emanuel Berghoff (Hg.), *Festschrift zum 80. Geburtstag Max Neuburgers: mit 91 internationalen medicohistorischen Beiträgen* (Wiener Beiträge zur Geschichte der Medizin 2), Wien: Maudrich 1948, 302–307.
Erna Lesky, *Die Zeugungs- und Vererbungslehren der Antike und ihr Nachwirken.* (Abhandlungen der der Akademie der Wissenschaften und der Literatur. Geistes- und sozialwissenschaftliche Klasse 19), Mainz 1950, Wiesbaden: Verlag der Wissenschaften und der Literatur in Mainz (in Kommission bei Franz Steiner Verlag) 1951.
Erna Lesky, Alkmaion bei Aetios und Censorin, in: *Hermes* 80 (1952) 2, 249–255. „https://www.jstor.org/stable/4474775" (abgerufen 14.2.2024).
Erna Lesky, Giorgio Baglivi und die Entwicklung der Konstitutionslehre, in: *Sudhoffs Archiv für Geschichte der Medizin und der Naturwissenschaften* 37 (1953) 3/4, 289–294. „https://www.jstor.org/stable/20774209" (abgerufen 14.2.2024).
Erna Lesky, Matthias Marenzellers Kampf für die Homöopathie in Österreich, in: *Sudhoffs Archiv für Geschichte der Medizin und der Naturwissenschaften* 38 (1954) 2, 110–128. „https://www.jstor.org/stable/20774260" (abgerufen 14.2.2024).
Erna Lesky, Max Neuburger, in: *Bulletin et Mémoires de la Société Internationale d'Histoire de la Médicine* 2 (1955), 41–46.
Erna Lesky, *Staat und Heilkunde im Zeitalter des aufgeklärten Absolutismus in Österreich*, Dissertation, Universität Wien 1955.
Erna Lesky, Johann Peter Frank als Organisator des medizinischen Unterrichts, in: *Sudhoffs Archiv für Geschichte der Medizin und der Naturwissenschaften* 39 (1955) 1, 1–29. „https://www.jstor.org/stable/20774291" (abgerufen 14.2.2024).

Erna Lesky, Die josephinische Reform der Seuchengesetzgebung, in: *Sudhoffs Archiv für Geschichte der Medizin und der Naturwissenschaften* 40 (1956) 1, 78–88. „https://www.jstor.org/stable/20774343" (abgerufen 14.2.2024).

Erna Lesky, Harvey und Aristoteles, in: *Sudhoffs Archiv für Geschichte der Medizin und der Naturwissenschaften* 41 (1957) 4, 289 316. „https://www.jstor.org/stable/20774463" (abgerufen 14.2.2024).

Erna Lesky, Henry Ernest Sigerist, in: *Gnomon* 29 (1957) 8, 638–640. „https://www.jstor.org/stable/27681693" (abgerufen 14.2.2024).

Erna Lesky, Leopold Auenbrugger – Schüler van Swietens. Zum 150. Todestag Auenbruggers am 18. Mai 1959, in: *Deutsche Medizinische Wochenschrift* 84 (1959) 22, 1017–1022.

Erna Lesky, *Österreichisches Gesundheitswesen im Zeitalter des aufgeklärten Absolutismus* (Archiv für Österreichische Geschichte/(1) 122), Wien: In Kommission bei Rudolf M. Rohrer 1959.

Erna Lesky, Von den Ursprüngen des therapeutischen Nihilismus, in: *Sudhoffs Archiv für Geschichte der Medizin und der Naturwissenschaften* 44 (1960) 1, 1–20. „https://www.jstor.org/stable/20774620" (abgerufen 14.2.2024).

Erna Lesky (Hg.), *Carl von Rokitansky: Selbstbiographie und Antrittsrede.* Eingeleitet und mit Erläuterungen versehen (Beiträge zur Geschichte der Universität Wien 3), (Veröffentlichungen der Kommission für Geschichte der Erziehung und des Unterrichts, H. 4 = Sitzungsberichte d. Österreichischen Akademie der Wissenschaften, Philosophisch-historische Klasse. Sitzungsberichte Bd. 234, Abh. 3), Wien: Böhlau 1960.

Erna Lesky, Von den Schätzen und Aufgaben des Instituts für Geschichte der Medizin an der Universität Wien, in: *Sudhoffs Archiv für Geschichte der Medizin und der Naturwissenschaften* 45 (1961) 2, 179–180. „https://www.jstor.org/stable/20774742" (abgerufen 14.2.2024).

Erna Lesky, *L'istituto „Neuburger" di storia della medicina di Vienna.* Estratto dalla Rivista <*Castalia*> Anno XVIII– N. 2 Aprile–Giugno 1962.

Erna Lesky, Vorwort, in: Allmer/Jantsch, *Katalog der Josephinischen Sammlung*, 7–8.

Erna Lesky, *Die Wiener medizinische Schule im 19. Jahrhundert* (Studien zur Geschichte der Universität Wien 6), Graz–Köln: Böhlau 1965.

Erna Lesky, *Ignaz Semmelweis und die Wiener Medizinische Schule*, Wien: Böhlau 1965.

Erna Lesky/Helmut Wyklicky, Die Rehabilitation und ihr geistiger Vater Hans Spitzy (1872–1956), in: *Österreichische Ärztezeitung.* – Organ der Österreichischen Ärztekammer 18 (1967). „https://www.abebooks.com/servlet/BookDetailsPL?bi=31746395464" (abgerufen 14.12.2024).

Erna Lesky/Helmut Wyklicky, „Vertrauen Sie sich meiner Führung an!", in: *Österreichische Ärztezeitung.* – Organ der Österreichischen Ärztekammer 19 (1967). „https://www.abebooks.com/servlet/BookDetailsPL?bi=31746397275" (abgerufen 14.2.2024).

Erna Lesky, *Das Wiener Institut für Geschichte der Medizin im Josephinum*, Wien: Institut für Geschichte der Medizin der Universität Wien 1969 ([2]1979).

Erna Lesky, Structure and Function in Gall, in: *Bulletin of the History of Medicine* 44 (1970) 4, 297–314. „https://www.jstor.org/stable/44450779" (abgerufen 14.2.2024).

Erna Lesky/Eva Rohl, *Schrifttum zu Leben und Werk Gerard van Swietens*, Wien–Graz: Böhlau in Komm. 1973.

Erna Lesky/Adam Wandruszka (Hg.), *Gerard van Swieten und seine Zeit.* Internationales Symposium, veranstaltet von der Universität Wien im Institut für Geschichte der Medizin, 8.–10.5.1972, Wien–Köln–Graz: Böhlaus Nachf. 1973.

Erna Lesky (Hg.), *Wien und die Weltmedizin.* 4. Symposium der Internationalen Akademie für Geschichte der Medizin, veranstaltet im Institut für Geschichte der Medizin der Universität Wien vom 17.–19. September 1973, Wien–Köln–Graz: Böhlaus Nachf. 1974.

Erna Lesky, *The Vienna Medical School of the 19th Century*, Baltimore, Md.: Johns Hopkins University Press 1976.

Erna Lesky, Das Institut für Geschichte der Medizin der Universität Wien, in: *Wiener Medizinische Wochenschrift* 126 (1976) 23, 335–337.

Erna Lesky, Wiener Lehrsammlung von Wachspräparaten, in: *Gesnerus – Vierteljahresschrift für Geschichte der Medizin und Naturwissenschaften* 33 (1976) 1/2, 8–20.

Erna Lesky (Hg.), *Sozialmedizin. Entwicklung und Selbstverständnis* (Wege der Forschung Bd. CCLXXIII), Darmstadt: Wissenschaftliche Buchgesellschaft 1977.

Erna Lesky, Zur Revitalisierung des Josephinums und der Sammlung anatomischer und geburtshilflicher Wachspräparate in Wien, in: *Biblioteca della „Rivista di Storia delle Scienze Mediche e Naturali* Vol. XX. Estratto da: „Atti del i Congresso Internationale nella Ceroplastica nella Scienza e nell'Arte, Firenze, 3–7 Giugno 1975, Firenze: Leo S. Olschki Editore 1977, 421–426.

Erna Lesky, Buchbesprechung. Huldrych M. Koelbing, *Arzt und Patient in der antiken Welt.* Reihe: Die Bibliothek der alten Welt. Artemis Verlag, Zürich und München 1977, in: *Gesnerus* 35 (1978) 1–2, 149–151.

Erna Lesky, *Franz Joseph Gall (1758–1828). Naturforscher und Anthropologe* (Hubers Klassiker der Medizin und der Naturwissenschaften 15), Bern–Wien u. a.: Huber 1979.

Erna Lesky, *Meilensteine der Wiener Medizin. Große Ärzte Österreichs in drei Jahrhunderten*, Wien–München–Bern: Maudrich 1981.

Karl-Heinz Leven/Philipp Rauh/Susanne Ude-Koeller/Marion Voggenreiter (Hg,), *Medizintäter. Ärzte und Ärztinnen im Spiegel der NS-Täterforschung* (Perspektiven der Medizingeschichte 1), Köln: Böhlau 2022.

Brigitte Lichtenberger-Fenz, Österreichs Universitäten 1930 bis 1945, in: Stadler (Hg.), *Kontinuität und Bruch 1938 – 1945 – 1955*, 69–82.

Juan Josè Linz, *Totalitäre und autoritäre Regime.* (Potsdamer Tagebücher 4), zweite überarbeitete und ergänzte Auflage, Berlin: Berliner Debatte Wissenschaftsverlag 2003.

Andreas Lischka, Richtungsweisende Ideen der „Kinderklinik Glanzing" seit 1915, in: *Pädiatrie & Pädologie* 55 (Suppl 2) (2020), 30–47. „https://link.springer.com/article/10.1007/s00608-020-00782-5" (abgerufen 14.2.2024).

Brigitte Lohff, *Die Josephs-Akademie im Wiener Josephinum. Die medizinisch-chirurgische Militärakademie im Spannungsfeld von Wissenschaft und Politik* 1785–1874, Wien: Böhlau 2019. „https: Die Josephs-Akademie im Wiener Josephinum. Die medizinisch-chirurgische Militärakademie im Spannungsfeld von Wissenschaft und Politik 1785–1874 (vr-elibrary.de)" (abgerufen 14.2.2024).

Monika Löscher, *„…der gesunden Vernunft nicht zuwider…? Katholische Eugenik in Österreich vor 1938*, Innsbruck: Studienverlag 2009.

Alexander Lutt, *Südtiroler Option – Archivbestände und ihre gestörte Überlieferung. Mit spezifischer Berücksichtigung des Bestandes der Amtlichen Deutschen Ein- und Rückwandererstelle im Staatsarchiv Bozen*, Masterarbeit, Universität Wien 2016.

Anna Katharina Maerker, *Model experts: The production and uses of anatomical models at La Specola, Florence, and the Josephinum, Vienna, 1775–1814,* Cornell University: ProQuest Dissertations Publishing 2005.

Anna Katharina Maerker, „Wunderbare Vorrichtungen" oder „nutzloses Spielzeug?" Debatten über den öffentlichen Nutzen der Visualisierung des Körperinnern, in: Nikolow (Hg.), *Erkenne Dich selbst!* 133–143.

Anna Katharina Maerker, *Model Experts: Wax Anatomies and Enlightment in Florence and Vienna 1775–1815*, Manchester: Manchester University Press 2011.

Peter Malina, „Führen" statt Heilen. Zu einigen Fundstücken aus dem Gesundheitsamt der Stadt Wien 1938–1945, in: *Wiener klinische Wochenschrift* 110 (1998) 4–5, 245–247.

Peter Malina, Zur Geschichte des „Spiegelgrunds", in: Berger (Hg.), *Verfolgte Kindheit*, 159–193.

Peter Malina, Dem Vergessen überlassen? Die Welt der Kinder vom „Spiegelgrund", in: Kaufmann, *Totenwagen*, 100–124.

Walter Manoschek, Vorwort, in: Pfefferle/Pfefferle, *Glimpflich entnazifiziert*, 9–11.

Martina Markovska, The Josephinum and the Anatomical Wax Model Collection – Historical Context and Methods for Care and Preservation, in: Krist (Hg.), *Collection Care/Sammlungspflege*, 235–245.

Martina Markovska, Josephinum and the Anatomical Wax Model Collection, Medical University of Wien, in: *Medicina nei Secoli Arte e Scienza. Journal of History of Medicine and Medical Humanities* 27 (2015) 2, 589–600.

Matthias Marschik, Turnen und Sport im Austrofaschismus (1934–1938), in: Tálos/Neugebauer (Hg.), *Austrofaschismus. Politik – Ökonomie – Kultur 1933–1938*, 372–389.

Herbert Matis, *Die Akademie der Wissenschaften 1938 bis 1945*, in: Hittmair/Hunger (Hg.), *Akademie der Wissenschaften*, 21–34.

Herbert Matis, *Zwischen Anpassung und Widerstand. Die Akademie der Wissenschaften 1938–1945*, Wien: Verlag der Österreichischen Akademie der Wissenschaften 1997.

Herbert Matis/Arnold Suppan, *Sapere Aude. Die Österreichische Akademie der Wissenschaften seit 1918. Berichte, Fakten, Analysen – ein Kompendium*, Wien: Verlag der Österreichischen Akademie der Wissenschaften 2022.

Johannes Mattes/Heidemarie Uhl, Die Akademie zieht Zwischenbilanz. Akademiejubiläen als Momente der Selbstreflexion, in: Feichtinger/Mazohl (Hg.), *Die Österreichische Akademie der Wissenschaften 1847–2022*, Bd. 1, 437–468.

Thomas Mayer, „...daß die eigentliche österreichische Rassenhygiene in der Hauptsache das Werk Reichels ist" – Der (Rassen-)Hygieniker Heinrich Reichel (1876–1943) und seine Bedeutung für die eugenische Bewegung in Österreich, in: Eberhard/Neugebauer (Hg.), *Zur Geschichte der NS-Euthanasie in Wien* 3, 65–98.

Thomas Mayer, Eugenische Forschung als „eine politische nationalsozialistische Tätigkeit". Die akademische Verbindung von Eugenik, Anthropologie, Kriminalbiologie und Psychiatrie am Beispiel des Karriereverlaufs von Friedrich Stumpfl (1902–1997), in: *Schriftenreihe der Deutschen Gesellschaft für Geschichte der Nervenheilkunde* 15 (2009), 239–265.

William J. McGill, Review of Gerard van Swieten und seine Zeit: Internationales Symposium veranstaltet von der Universität Wien im Institut für Geschichte der der Medizin, 8.–10. Mai 1972, by Erna Lesky and Adam Wandruszka, in: *The American*

Historical Review 79 (1974) 4, 1209–1209. „https://doi.org/10.2307/1869657 Review on JSTOR" (abgerufen 14.2.2024).

Christoph Meinel/Peter Voswickel (Hg.), *Medizin, Naturwissenschaft, Technik und Nationalsozialismus. Kontinuitäten und Diskontinuitäten.* Im Auftrag der DGGMNT, Stuttgart: Verlag für Geschichte der Naturwissenschaften und Technik 1994.

Christoph Meinel/Monika Renneberg (Hg.), *Geschlechterverhältnisse in Medizin, Naturwissenschaft und Technik.* Im Auftrag des Vorstandes der Deutschen Gesellschaft für Geschichte der Medizin, Naturwissenschaft und Technik, Bassum–Stuttgart: GNT 1996.

Sebastian Meissel/Klaus-Dieter Mulley/Oliver Rathkolb (Hg.), *Verdrängte Schuld – verfehlte Sühne. Entnazifizierung in Österreich 1945 – 1955*, Wien: Verlag für Geschichte und Politik 1986.

Richard Meister, *Geschichte der Akademie der Wissenschaften in Wien* 1847–1947, Wien: Verlag der Österreichischen Akademie der Wissenschaften 1947.

Oswald Menghin, *Geist und Blut*, Wien: Verlag Anton Schroll & Co. 1934.

Cecilia C. Mettler, *History of Medicine*, Philadelphia: Blakiston Co. 1947.

Cecilia C. Mettler, The Correlative Method of Teaching the History of Medicine, in: *Academic Medicine. Journal of the Association of American Medical Colleges* 15 (1940) 2, 129–131.

Marita Metz-Becker, Körperkonstruktionen in anatomischen Museen und Sammlungen, in: Abraham/Müller, *Körperhandeln und Körpererleben*, 55–66.

Florian Mildenberger, Gutachten und Seilschaften. Die „Diepgen-Schule" in der westdeutschen Medizinhistoriographie zwischen Dominanzanspruch und Selbstzerschlagung, in: *Volkskunde in Rheinland-Pfalz* 29 (2014), 104–122.

Alexander Mitscherlich/Fred Mielke (Hg.), *Medizin ohne Menschlichkeit. Dokumente des Nürnberger Ärzteprozesses*, University of Michigan 1948, Heidelberg: Schneider 1949.

Albert Mitterer, Rezension. Die Zeugungs- und Vererbungslehren der Antike und ihr Nachwirken, in: *Wissenschaft und Weltbild* 6 (1953), 40.

Carlo Moos (Hg.), *(K)ein Austrofaschismus? Studien zum Herrschaftssystem 1933 – 1938*, Wien: LIT 2021.

Carlo Moos, Einleitung, in: ders. (Hg.), *(K)ein Austrofaschismus*, IX–XVII.

Christoph Mörgeli/Uli Wunderlich, *„Über dem Grabe geboren". Kindsnöte in Medizin und Kunst*, Bern: Benteli 2002.

Rainer Nabielek, Anmerkungen zu Paul Diepgens Selbsteinschätzung seiner Tätigkeit an der Berliner Universität während des NS-Regimes, in: *Zeitschrift der gesamten Hygiene* 31 (1985), 309–314.

Birgit Nemec/Peter Autengruber, Benennung von Straßennamen und Parks nach Wissenschaftlern in Wien mit Diskussionsbedarf. Eine historische Spurenlese, in: Pinwinkler/Koll (Hg.), *Zuviel der Ehre*, 347–382.

Birgit Nemec/Klaus Taschwer, Terror gegen Tandler. Kontext und Chronik der antisemitischen Attacken am I. Anatomischen Institut der Universität Wien, 1910 bis 1933, in: Rathkolb (Hg.), *Der lange Schatten des Antisemitismus*, 147–171.

Birgit Nemec, Die Anatomie des Neuen Menschen, in: Schwarz/Zechner (Hg.) *Die helle und die dunkle Seite der Moderne*, 136–145.

Birgit Nemec, *Norm und Reform. Anatomische Körperbilder im Wien um 1925*, Göttingen: Wallstein 2020.

Birgit Nemec/Hans-Georg Hofer/Felicitas Seebacher/Wolfgang Schütz (Hg.), *Medizin in Wien nach 1945. Strukturen, Aushandlungsprozesse, Reflexionen* (650 Jahre Universität Wien – Aufbruch ins neue Jahrhundert 6), Göttingen: V&R unipress, Vienna University Press 2022. „https://Medizin in Wien nach 1945 (vr-elibrary.de)" (abgerufen 14.2.2024).

Max Neuburger, *Die Wiener medizinische Schule im Vormärz*, Wien: Rikola-Verlag 1921.

Max Neuburger, Das Institut für Geschichte der Medizin an der Universität Wien, in: *Wiener Medizinische Wochenschrift* 71 (1921) 1, 70–71.

Max Neuburger, Die Josephinische medizinisch-chirurgische Akademie (1785–1874), in: *Wiener Medizinische Wochenschrift* 85 (1935) 51, 1385–1388 und 85 (1935) 52, 1413–1417.

Max Neuburger, *British Medicine and the Vienna School: Contacts and Parallels*, London: William Heinemann, Medical Books, Limited 1943.

Wolfgang Neugebauer/Peter Schwarz, *Der Wille zum aufrechten Gang. Offenlegung der Rolle des BSA bei der gesellschaftlichen Reintegration ehemaliger Nationalsozialisten*, hg. v. Bund sozialdemokratischer AkademikerInnen, Intellektueller und KünstlerInnen, Wien: Czernin 2005.

Wolfgang Neugebauer, Leben und Sterben am Spiegelgrund, in: Gross, *Spiegelgrund*, 140–155.

Medico-Historical News and Activities. Announcements, in: *Bulletin of the History of Medicine* 42 (1968) 2, 186–188. „https://www.jstor.org/stable/44450721" (abgerufen 14.2.2024).

News of the Profession, in: *Isis* 52 (1961) 1, 100–105. „https://doi.org/10.1086/349451" (abgerufen 14.2.2024).

News of the Profession, in: *Isis* 54 (1963) 1, 136–140. „https://doi.org/10.1086/349674" (abgerufen 14.2.2024).

Sybilla Nikolow (Hg.), *Erkenne Dich selbst! Strategien der Sichtbarmachung des Körpers im 20. Jahrhundert*, Köln–Weimar–Wien: Böhlau 2015.

Andrew Norman, *The amazing story of Lise Meitner: escaping the Nazis and becoming the world's greatest physicist*, Yorkshire: Pen & Sword History 2021.

Notes on Contributors, in: *Journal of the History of Medicine and Allied Sciences* 20 (1965) 2, 196. „https://www.jstor.org/stable/24621349" (abgerufen 14.2.2024).

Gerhard Oberkofler, Bericht über die Opfer des Nationalsozialismus an der Universität Innsbruck, in: *Zeitgeschichte* 8 (1980/81) 4, 142–149.

Gerhard Oberkofler/Peter Goller, *Die medizinische Fakultät Innsbruck: faschistische Realität (1938) und Kontinuität unter postfaschistischen Bedingungen (1945)*. Eine Dokumentation, Innsbruck: Univ.-Archiv 1999.

Gerhard Oberkofler/Peter Goller, *Universität Innsbruck. Entnazifizierung und Rehabilitation von Nazikadern 1945–1950*, Angerberg: Bader 2003.

Erwin Oberländer (Hg.), *Autoritäre Regime in Ostmittel- und Südosteuropa 1919–1944*, Paderborn–Wien: Ferdinand Schöningh 2001.

Ari Omo, *Entwicklung der Magenresektion nach Billroth und deren wichtigsten Modifikationen im 19. Jahrhundert*, Diplomarbeit zur Erlangung des akademischen Grades Doktor der gesamten Heilkunde, Medizinische Universität Wien 2022.

Markus Oppenauer, „...solche Asyle sind die Sammlungen und Museen, welche die Gegenwart der Wissenschaft darstellen, und ihre Zukunft vorbereiten." Soziale Aspekte der Anatomie und ihrer Sammlungen an der Wiener Medizinischen Fakultät, 1790–1840, in: *Sudhoffs Archiv* 98 (2014) 1, 47–75. „https://www.jstor.org/stable/43694481" (abgerufen 14.2.2024).

Jörg Osterloh/Erik Jan/Sybille Steinbacher (Hg.), *„Euthanasie"-Verbrechen im besetzten Europa: zur Dimension des nationalsozialistischen Massenmords*, Göttingen: Wallstein 2022.

Walter Pagel, Reviewed Work: Die Zeugungs- und Vererbungslehren der Antike und ihr Nachwirken, in: *Bulletin of the History of Medi*cine 26 (1952) 4, 389–390. „https://www.jstor.org/stable/44433642" (abgerufen 14.2.2024).

Sylvia Paletschek, Was heißt „Weltgeltung deutscher Wissenschaft?" Modernisierungsleistungen und -defizite der Universitäten im Kaiserreich, in: Grüttner/Hachtmann/Jarausch/John/Middell (Hg.), *Gebrochene Wissenschaftskulturen*, 29–54.

Heike Pantelmann, *Die Fabrikation der deutschen Frau als Humanressource im Nationalsozialismus*, Dissertation, Freie Universität Berlin, Fakultät für Wirtschaftswissenschaften 2019.

Beatrix Patzak/Eduard Winter/Walter Feigl, Lorenz Biermayer und die Entstehung der Pathologisch-anatomischen Sammlung im Wiener Narrenturm. Lorenz Biermayer and the developement of the Pathologic-anatomical Collection in the Fools Tower, in: *Wiener Medizinische Wochenschrift* 163 (2013), 310–315.

Ina Paul-Horn/Gerburg Treusch-Dieter (Hg.), *Faszination Nationalsozialismus? Zu einer politischen Theorie des Geschlechterverhältnisses* (Schnittpunkt: Zivilisationsprozeß 15), Pfaffenweiler: Centaurus 1993.

Robert O. Paxton, *The Anatomy of Fascism*, New York: Vintage Books 2004.

Robert O. Paxton, Die *Anatomie des Faschismus*, München: Deutsche Verlagsanstalt 2006.

Jules-Émile Péan, De l'ablation des tumeurs de l'estomac par la gastrectomie, in: *Gazette des Hospiteaux* 60 (1879), 473–475.

Christiane Peddinghaus, *Das Rudolfinerhaus. Die architektonische Entwicklung der Krankenhäuser von der Baracke zum Pavillon*, Dissertation, Universität Wien 2009.

Ada Pellert/Manfried Welan (Hg.), *Die formierte Anarchie. Die Herausforderung der Universitätsorganisation*, Wien: WUV 1995.

Anton Pelinka, *Faschismus?: Zur Beliebigkeit eines politischen Begriffs*, Wien–Köln 2022.

Eduard Pernkopf, *Topographische Anatomie des Menschen. Lehrbuch und Atlas der regionärstratigraphischen Präparation*, Bd. 2: Bauch, Becken und Beckengliedmaße. Hälfte 1–2, Abb. Berlin–Wien: Urban & Schwarzenberg 1941.

Eduard Pernkopf, *Topographische Anatomie des Menschen. Lehrbuch und Atlas der regionär-stratigraphischen Präparation*, 2. Aufl. Bd. I, 1,2; Bd. II, 1,2; Bd. III; Bd. IV, 1–2. gbd., Berlin–Wien: Urban & Schwarzenberg 1943–1952, 1960.

Eduard Pernkopf, *Atlas der topographischen und angewandten Anatomie des Menschen*, in zwei Bänden, ed. Helmut Ferner, Bd. 1: Kopf und Hals. Mit 332 Abb., Bd. 2: Brust, Bauch u. Extremitäten. München–Berlin: Urban & Schwarzenberg 1963.

Personalstand der Akademie der Wissenschaften vom 31. Dezember 1948, in: *Almanach der Österreichischen Akademie der Wissenschaften* für das Jahr 1948, 98 (1949), 11–42.

Martina Pesditschek, *Fritz Schachermeyr: ein Leben zwischen Wissenschaft und Politik,* Dissertation Universität Wien 2005.

Martina Pesditschek, Die Karriere des Althistorikers Fritz Schachermeyr im Dritten Reich und in der Zweiten Republik, *in: Mensch – Wissenschaft – Magie.*

Mitteilungen der Österreichischen Gesellschaft für Wissenschaftsgeschichte 25 (2007), 41–71.

Martina Pesditschek, *Barbar, Kreter, Arier. Leben und Werk des Althistorikers Fritz Schachermeyr,* Saarbrücken: Südwestdeutscher Verlag für Hochschulschriften 2009.

Martina Pesditschek, Heinrich (Ritter von) Srbik (1878–1951). „Meine Liebe gehört bis zu meinem Tod meiner Familie, dem deutschen Volk, meiner österreichischen Heimat und meinen Schülern", in: Hruza (Hg.), *Österreichische Historiker*, 263–328.

Birgit Peter, „...wurde ich bestärkt und bestimmt durch die Mitarbeit in der Hitlerjugend." Annäherung an die NS-Vergangenheit der Theaterwissenschaftlerin Margret Dietrich, in: *Zeitgeschichte* 48 (2021) 3, 361–336.

Roman Pfefferle/Hans Pfefferle, *Glimpflich entnazifiziert. Die Professorenschaft der Universität Wien von 1944 in den Nachkriegsjahren*, Göttingen: Vienna University Press, V&R unipress 2014.

Eduard Pichl, *Georg von Schönerer und die Entwicklung des Alldeutschtums in der Ostmark, ein Lebensbild*, 4 Bde., Wien: Selbstverlag 1921–1923.

Alexander Pinwinkler/Johannes Koll (Hg.), *Zuviel der Ehre? Interdisziplinäre Perspektiven auf akademische Ehrungen in Deutschland und Österreich*, Wien–Köln–Weimar: Böhlau 2019.

Alfred Ploetz, *Grundlinien einer Rassenhygiene. 1. Theil: Die Tüchtigkeit unserer Rasse und der Schutz der Schwachen. Ein Versuch über Rassenhygiene und ihr Verhältnis zu den humanen Idealen, besonders zum Socialismus*, Berlin: S. Fischer 1895.

Herbert Posch/Doris Ingrisch/Gert Dressel, *„Anschluss" und Ausschluss 1938. Vertriebene und verbliebende Studierende der Universität Wien*, Wien: LIT 2008.

Herbert Posch, Studierende und die Universität Wien in der Dauerkrise 1918, in: Posch/Ingrisch/Dressel, *„Anschluss" und Ausschluss 1938*, 61–97.

Herbert Posch u. a. (Hg.), *Vom AKH zum Uni-Campus*, Wien: LIT 2015.

André Postert, *Die Hitlerjugend: Geschichte einer überforderten Massenorganisation*, Göttingen: Vandenhoeck & Ruprecht 2021.

Loris Premuda, Erna Lesky (1906–1986), in: *Clio Medica. Acta Academiae Internationalis Historiae Medicinae. Clinical Teaching Past and Present* 21 (1987–1988) 1/4, 209–210.

Manfred Prieschnig, Im Land der Ambivalenzen – Mentalitäten zwischen Möglichkeit und Wirklichkeit, in: Kriechbaumer (Hg.), *Österreichische Nationalgeschichte nach 1945*, 639–676.

Christian Probst, Reviewed Work: Sozialmedizin. Entwicklung und Selbstverständnis (Wege der Forschung. Bd. CCLXXIII.) by Erna Lesky, in: *Sudhoffs Archiv* 63 (1979) 3, 306–307. „https://www.jstor.org/stable/20776613" (abgerufen 14.2.2024).

Christian Probst, Reviewed Work: Meilensteine der Wiener Medizin. Große Ärzte Österreichs in drei Jahrhunderten by Erna Lesky, in: *Sudhoffs Archiv* 66 (1982) 4, 403. „https://www.jstor.org/stable/20776826" (abgerufen 14.2.2024).

Robert N. Proctor, *Racial hygiene. Medicine under the Nazis*, Cambridge: Harvard University Press 1988 (⁴2000).

Livia Prüll, Als Frau in der Universitätsmedizin – Edith Heischkel-Artelt (1906–1987), in: George/Lauderbach/Prüll (Hg.), *Frauen an der Johannes Gutenberg-Universität Mainz (1946–2022)*, 85–110.

Markus Rachbauer/Florian Schwanninger (Hg.), *Krieg und Psychiatrie: Lebensbedingungen und Sterblichkeit in österreichischen Heil- und Pflegeanstalten im Ersten und Zweiten Weltkrieg* (Historische Texte des Lern- und Gedenkorts Schloss Hartheim), Wien: Studienverlag 2022.

Michaela Ralser/Nora Bischoff/Flavia Guerrini/Christine Jost/Ulrich Leitner/Martina Reiterer, *Das System der Fürsorgeerziehung. Zur Genese, Praxis und Transformation der Jugendfürsorge und der Landeserziehungsheime in Tirol und Vorarlberg*. Forschungsbericht erstellt im Auftrag der Länder Tirol und Vorarlberg, Innsbruck 2015. https://www.uibk.ac.at/iezw/heimgeschichteforschung/dokumente/das-system-der-fuersorgeerziehung.pdf (abgerufen 14.2.2024).

Claudia Rapp, Die Entstehung der Byzantinistik in Wien – Das Fremde im Eigenen, in: Fröschl/Müller/Olechowski/Schmidt-Lauber (Hg.), *Reflexive Innensichten aus der Universität Wien*, 551–561.

Oliver Rathkolb, Die Kreisky-Ära 1970–1983, in: Steininger/Gehler (Hg.), *Österreich im 20. Jahrhundert*, 305–355.

Oliver Rathkolb (Hg.), *Der lange Schatten des Antisemitismus. Kritische Auseinandersetzungen mit der Geschichte der Universität Wien im 19. und 20. Jahrhundert*, Göttingen: Vienna University Press, V&R unipress 2013.

Oliver Rathkolb/Herbert Posch, Denkmal Billroth, in: Posch u. a. (Hg.), *Vom AKH zum Uni-Campus*, 64–67.

Oliver Rathkolb, *Die paradoxe Republik. Österreich 1945 bis 2010*, Wien: Haymon 72017.

Oliver Rathkolb, *Fiktion „Opfer". Österreich und der lange Schatten des Nationalsozialismus und der Dollfuß-Diktatur* (Österreich – Zweite Republik. Befund, Kritik, Perspektive 21), Innsbruck–Wien–Bozen: Studien-Verlag 2017.

Oliver Rathkolb, *Schirach. Eine Generation zwischen Goethe und Hitler*, Wien–Graz: Molden 2020.

Claudia Rauchegger-Fischer, *„Je weniger man über etwas geredet hat, je besser bist du durchgekommen". Lebensgeschichtliche Narrationen von Tiroler Frauen der Bund-Deutscher-Mädel-Generation*, Dissertation, Philosophisch-Historische Fakultät, Leopold-Franzens-Universität Innsbruck 2017.

Claudia Rauchegger-Fischer, *„Sind wir eigentlich schuldig geworden?" Lebensgeschichtliche Erzählungen von Tiroler Frauen der Bund-Deutscher-Mädel-Generation* (Studien zur Geschichte und Politik 22), Innsbruck–Wien–Bozen: Studien-Verlag 2018.

Philipp Rauh/Marion Voggenreiter/Susanne Ude-Koeller/Karl-Heinz Leven (Hg.), *Medizintäter: Ärzte und Ärztinnen im Spiegel der NS-Täterforschung*. Tagung Medizintäter: Ärzte und Ärztinnen im Spiegel der NS-Täterforschung Erlangen 2019, Köln–Wien: Böhlau 2022.

Dagmar Reese (Hg.), *Die BDM Generation. Weibliche Jugendliche in Deutschland und Österreich im Nationalsozialismus*, Berlin: Verlag für Berlin-Brandenburg 2007.

Thomas Rehor, „Gegen das Sterben vor der Zeit" – Die Gesundheitspolitik in der Ära Kreisky, in: Nemec/Hofer/Seebacher/Schütz (Hg.), *Medizin in Wien nach 1945*, 403–423.

Sven Reichardt, Gewalt, Körper, Politik. Paradoxien in deutscher Kulturgeschichte der Zwischenkriegszeit, in: Hardtwig (Hg.), *Politische Kulturgeschichte der Zwischenkriegszeit*, 201–240.

Doreen Reifegerste/Christian Sammer (Hg.), *Gesundheitskommunikation und Geschichte: Interdisziplinäre Perspektiven*, Stuttgart: Deutsche Gesellschaft für Publizistik- und Kommunikationswissenschaft e. V. 2020.

Shmuel P. Reis/Hedy Wald/Paul Weindling, "The Holocaust, Medicine and Becoming a Physician: The Crucial Role of Education", in: *Israel Journal of Health Policy Research*, 8 (2019) 55. „https://doi.org/10.1186/s13584-019-0327-3" (abgerufen 14.2.2024).

Ilse Reiter-Zatloukal/Christiane Rothländer/Pia Schölnberger (Hg.), *Österreich 1933–1938. Interdisziplinäre Annäherungen an das Dollfuß/Schuschnigg-Regime*, Wien–Köln–Weimar: Böhlau 2012.

Ilse Reiter-Zatloukal, „Alles nur für das deutsche Volk!". Die „Säuberung" der österreichischen Ärzteschaft unter der NS-Herrschaft, in: Thomas Olechechowski (Hg.), *Beiträge zur Rechtsgeschichte Österreichs*. Zeitschrift der Kommission für Rechtsgeschichte Österreichs der Österreichischen Akademie der Wissenschaften 5 (2015) 1, 112–150.

Ilse Reiter-Zatloukal, Restauration – Fortschritt– Wende. Politik und Hochschulrecht, in: Ash/Ehmer (Hg.), *Universität – Politik – Gesellschaft*, 461–494.

Maria Rentetzi, Gender, Politics, and Radioactivity Research in Interwar Vienna. The Case of the Institute for Radium Research, in: *Isis* 95 (2004) 3, 358–393. „https://doi.org/10.1086/428960" (abgerufen am 14.2.2024).

Maria Rentetzi, Berta Karlik (1904–1990), in: Jan Apotheker/Livla Simon Sarkadi (Hg.), *European Women in Chemistry*, Weinheim: Wiley-VCH 2011.

Anna Rheinsberg (Hg.), *Bubikopf. Aufbruch in den Zwanzigern*. Texte von Frauen, gesammelt von Anna Rheinsberg, Darmstadt: Luchterhand 1989.

Valerie Riedesel Freifrau zu Eisenbach, *Geisterkinder: Fünf Geschwister in Himmlers Sippenhaft*, Holzgerlingen: SCM Hänssler 2017.

Guenter B. Risse, Reviewed Work: The Vienna Medical School of the 19th Century by Erna Lesky, in: *American Scientist* 66 (March-April 1978) 2, 255. „https://www.jstor.org/stable/27848625" (abgerufen 14.2.2024).

Guenter B. Risse, Erna Lesky and the History of Medicine. An essay review of Kurt Ganzinger/Manfred Skopec/Helmut Wyklicky (eds.), Festschrift für Erna Lesky zum 70. Geburtstag, Vienna: Verlag Bruder Hollinek 1981, in: *Bulletin of the History of Medicine* 55 (1981) 4, 575–619. „https://www.jstor.org/stable/44441422" (abgerufen 14.2.2024).

Paul Ritterbusch, *Wissenschaft im Kampf um Reich und Lebensraum*, Stuttgart–Berlin: Kohlhammer 1942.

Alessandro Riva/Gabriele Conti/Paola Solinas/Francesco Loy, The evolution of anatomical illustration and wax modelling in Italy from the 16th to early 19th centuries, in: *Journal of Anatomy* 216 (2010) 2, 209–222.

Fred B. Rogers, Notes and Events, in: *Journal of the History of Medicine and Allied Sciences* 24 (1969) 3, 336–345. „https://www.jstor.org/stable/24622428" (abgerufen 14.2.2024).

Fred B. Rogers/Elizabeth H. Thomson, Notes and Events. Award, in: *Journal of the History of Medicine and Allied Sciences* 32 (1977) 4, 423–432. https://www.jstor.org/stable/24622584 (abgerufen 14.2.2024).

Christian Rohrmoser, *Franz resp. Francis Schehl. Ein vertriebener Grazer Althistoriker*, Masterarbeit Karl-Franzens-Universität Graz, Institut für Geschichte 2018.

Carl Rokitansky, *Lehrbuch der pathologischen Anatomie*, 3. umgearbeitete Auflage, 3 Bände, Wien: Braumüller 1855–1861.

Anton Römer (Hg.), *Specielles Verzeichnis der anatomisch-physiologischen natürlichen und Wachs-Präparate, welche im Gebäude der k. k. med. chirurg. Josephs-Akademie aufgestellt sind, nebst einer kurzen Beschreibung des in diesem Gebäude noch befindlichen naturhistorischen Cabinettes und der pathologisch-anatomischen Sammlung*, Wien: J. G. Heubner 1837.

Franz Römer, „Cum ira et studio". Beobachtungen zur Entwicklung der Wiener Klassischen Philologie nach 1945, in: Grandner/Heiss/Rathkolb (Hg.), *Zukunft mit Altlasten*, 222–235.

Franz Römer/Sonja Martina Schreiner, Dis-kontinuitäten. Die Klassische Philologie im Nationalsozialismus, in: Ash/Nieß/Pils (Hg.), *Geisteswissenschaften im Nationalsozialismus*, 317–342.

George Rosen, Reviewed Work: A System of Complete Medical Police: Selections from Johann Peter Frank by Erna Lesky, in: *American Scientist* 65 (May-June 1977) 3, 381. „https://www.jstor.org/stable/27847945" (abgerufen 14.2.2024).

Robert Rosenthal, Review of „Österreichisches Gesundheitswesen im Zeitalter des aufgeklärten Absolutismus" (Archiv für Österreichische Geschichte/(1) 122) by Erna Lesky, Wien: In Kommission bei Rudolf M. Rohrer 1959, in: *Bulletin of the History of Medicine* 36 (1962) 5, 481–482. „https://www.jstor.org/stable/44451177" (abgerufen 14.2.2024).

Edwin Rosner, Erinnerungen an Max Neuburger, in: *Medizinhistorisches Journal* 3 (1968) 4, 328–332. „https://www.jstor.org/stable/25803233" (abgerufen 14.2.2024).

Margaret W. Rossiter, The Matthew Matilda Effect in Science, in: *Social Studies of Science* 23 (1993) 2, 325–341. „https://www.jstor.org/stable/285482" (abgerufen 14.2.2024).

Margaret W. Rossiter, Der Matilda-Effekt in der Wissenschaft, in: Wobbe (Hg.), *Zwischen Vorderbühne und Hinterbühne*, 191–210.

Karl Eduard Rothschuh, Rezension. Erna Lesky, Ignaz Semmelweis und die Wiener Medizinische Schule, Wien: Böhlau 1965, in: *Historische Zeitschrift* 203 (1966) 1, Anzeigen und Nachrichten. Allgemeines, 211–219.

Clarissa Rudolph, *Todesurteil Test: Intelligenztestung an der Wiener „Kindereuthanasie-Klinik" Am Spiegelgrund*, Wien: mandelbaum verlag 2022.

Wolfgang Rudzio, *Das politische System der Bundesrepublik Deutschland*, Wiesbaden: Springer 2018.

Bertrand Russell, *Authority and the Individual*, New York: Simon and Schuster 1949.

Robb H. Rutledge, Theodor Billroth: A century later, in: *Surgery* 118 (1995) 1, 36–43.

Ludwik Rydygier, Wyciecie raka odzwiernika zoladkowego, smierc w 12 godzinach Przegl, in: *Przeglad lekarski* 19 (1880), 637–640.

Karl Sablik, *Julius Tandler. Mediziner und Sozialreformer. Eine Biographie*. Geleitwort von Univ.-Prof. Dr. Alois Stacher, Wien: A. Schendl 1983.

Karl Sablik, Zum Gang der medizingeschichtlichen Forschung, in: *Mensch. Wissenschaft. Magie. Mitteilungen der Österreichischen Gesellschaft für Wissenschaftsgeschichte* 20 (2000), 53–58.

Karl Sablik, Berichte: Van-Swieten-Symposium in Wien (8.–10. März 1972), in: *Wiener Geschichtsblätter* 21 (81) (1966) 2, 405–406.

Karl Sablik, Untergang und Wiedergeburt (1938 – 1945), in: Spitzy (Hg.), *Gesellschaft der Ärzte in Wien 1837 – 1987*, 39–55.

Vorläufige Satzung der Akademie der Wissenschaften in Wien (Genehmigt mit Erlaß des Reichsministers für Wissenschaft, Erziehung und Volksbildung vom 22. Juli

1938, WN 1966), in: *Almanach der Akademie der Wissenschaften* in Wien für das Jahr 1938, 88 (1939), 3–16.

Barbara Sauer/Ilse Reiter-Zatloukal, Remigration nach Österreich ab Mai 1945 – Rahmenbedingungen und Karriereverläufe, in: Nemec/Hofer/Seebacher/Schütz (Hg.), *Medizin in Wien nach 1945*, 25–46.

Axel Schildt, *Zwischen Abendland und Amerika. Studien zur westdeutschen Ideenlandschaft der 50er Jahre*, München: Oldenburg 1999.

Gabriela Schmidt-Wyklicky, In memoriam Helmut Wyklicky, in: *Wiener Medizinische Wochenschrift* 158 (2008) 23/24, 745–748.

Klaus Schmierer, *Medizingeschichte und Politik. Karrieren des Fritz Lejeune in der Weimarer Republik und im Nationalsozialismus* (Abhandlungen zur Geschichte der Medizin u. der Naturwissenschaften 96), Husum: Matthiesen 2002.

Hans-Walter Schmuhl, Eugenik und Rassenanthropologie, in: Jütte/Eckart/Schmuhl/Süss (Hg.), *Medizin und Nationalsozialismus*, 24–38.

Hans-Walter Schmuhl, Kinderheilkunde in der NS-Zeit. Sozialsanitäres Großprojekt: Arzt am „Volkskörper", in: *Deutsches Ärzteblatt* 107 (2010) 45, A 2226–A 2231.

Hans-Walter Schmuhl, Der Nationalsozialismus als biopolitische Entwicklungsdiktatur – Konsequenzen für die Kinderheilkunde, in: Deutsche Gesellschaft für Kinder- und Jugendmedizin (DGKJ) (Hg.), Im Gedenken der Kinder. Die Kinderärzte und die Verbrechen an Kindern in der NS-Zeit. Begleitheft zur Gedenkveranstaltung der *DGK Monatsschrift Kinderheilkunde* 59 (2011) 1, 9–12.

Thomas Schnalke, Von der normierten Anatomie zum historischen Patienten, in: Ude-Koeller/Fuchs/Böhme (Hg.), *Wachs – Bild – Körper*, 3–24, 7.

Gertrud Scholtz-Klink, *Die Frau im Dritten Reich – Eine Dokumentation*, Tübingen: Grabert 1978.

Leopold Schönbauer, *Das medizinische Wien. Geschichte, Werden, Würdigung*, Berlin–Wien: Urban & Schwarzenberg 1944 (^{2}1947).

Leopold Schönbauer, *Die Bedeutung der österreichischen Chirurgie* (Beiträge zur Geschichte der Medizin 1), Wien: Deuticke 1948.

Leopold Schönbauer, *Das österreichische Miltärsanitätswesen*, Wien: Deuticke 1948.

Leopold Schönbauer/Marlene Jantsch (Hg.), Julius Wagner-Jauregg: *Lebenserinnerungen*, Wien: Springer 1950.

Leopold Schönbauer, *Gesünder leben – länger leben*, Wien–Stuttgart–Zürich: Europa-Verlag 1954.

Klaus Schönherr, Ferdinand Schörner. Der idealtypische Nazigeneral, in: Roland Smelser/Enrico Syring (Hg.), *Die Militärelite des Dritten Reiches. 27 biographische Skizzen*, Berlin–Frankfurt am Main: Ullstein 1995, 497–509.

Karen Schönwälder, Heinrich von Srbik. „Gesamtdeutscher" Historiker und „Vertrauensmann" des nationalsozialistischen Deutschlands, in: Kaufmann (Hg.), *Geschichte der Kaiser-Wilhelm-Gesellschaft im Nationalsozialismus*, 528–544.

Horst Schreiber, „Angesichts des erheblichen Schwachsinns und der (...) psychopathischen Minderwertigkeit ist Sterilisation zu fordern", in: Jarosch/Gensluckner/Schreiber/Weiss (Hg.), *Überwältigungen. Gaismair-Jahrbuch* 2009, 99–106.

Horst Schreiber, *Im Namen der Ordnung. Heimerziehung in Tirol*, Innsbruck–Wien–Bozen: Studien-Verlag 2010.

Horst Schreiber, Vorwort, in: Rauchegger-Fischer, *„Sind wir eigentlich schuldig geworden?“*, 4–8.

Horst Schreiber/Elisabeth Gensluckner/Monika Jarosch/Alexandra Weiss, *heimatlos. Gaismair-Jahrbuch* 2010.

Horst Schreiber, Geschlossene Fürsorgeerziehung in Tirol. Heimerziehung in der Nachfolge von Kloster und Zwangsarbeitshaus, in: Schreiber/Gensluckner/Jarosch/Weiss (Hg.), *heimatlos. Gaismair-Jahrbuch* 2010, 149–164. „https://010_H._SCHREIBER_Geschlossene_Fursorgeerziehung_in_Tirol.pdf (gaismair-gesellschaft.at)“ (abgerufen 14.2.2024).

Wolfgang Schütz/Linda Erker/Oliver Rathkolb/Harald H. Sitte (Hg.), "Anschluss" March 1938: Aftermath on Medicine and Society. International Conference of the University of Vienna and the Medical University of Vienna, held in Vienna on 12th and 13th March 2018, in: *Wiener klinische Wochenschrift* 130 (2018) 5. „https://doi.org/10.1007/s00508-018-1366-4“ (abgerufen 14.2.2024).

Wolfgang Schütz/Katrin Pilz (Hg.), Interactions between Medicine and the Arts. International Conference of the Medical University and Vienna and the Austrian Academy of Sciences (Commission for History and Philosophy of Sciences), held in Vienna on 11th and 12th October 2019, in: *Wiener klinische Wochenschrift.* The Central European Journal of Medicine 132 (2020) Supplement 1, 1–65.

Peter Schwarz, *Julius Tandler: Zwischen Humanismus und Eugenik*, Wien: Edition Steinbauer 2017.

Werner Michael Schwarz/Ingo Zechner (Hg.) *Die helle und die dunkle Seite der Moderne.* Festschrift zum 60. Geburtstag von Siegfried Mattl, Wien: Turia+Kant 2014.

Valentin Schwarz, *„Austrofaschismus“ – mehr als nur ein Kampfbegriff? Begriffsgeschichte der konkurrierenden politisch-wissenschaftlichen Paradigmen des Dollfuß/Schuschnigg-Regimes*, Diplomarbeit, Universität Wien 2013.

T. Werner Schwarz, Reviewed Work: Festschrift für Erna Lesky zum 70. Geburtstag by Kurt Ganzinger, Manfred Skopec, Helmut Wyklicky, in: *Pharmacy in History* 24 (1982) 3, 120–121. „https://Lesky Festschrift on JSTOR“ (abgerufen 14.2.2024).

Felicitas Seebacher, „Der operierte Chirurg“. Theodor Billroths Deutschnationalismus und akademischer Antisemitismus, in: *Zeitschrift für Geschichtswissenschaft* 54 (2006) 4, 317–338.

Felicitas Seebacher, *„Freiheit der Naturforschung!“ Carl Freiherr von Rokitansky und die Wiener Medizinische Schule: Wissenschaft und Politik im Konflikt.* Mit einem Vorwort von Helmut Denk und einer Einführung von Günther Hödl. Bildteil: Karl Sablik (Österreichische Akademie der Wissenschaften, mathematisch-naturwissenschaftliche Klasse. Veröffentlichungen der Kommission für Geschichte der Naturwissenschaften, Mathematik und Medizin 56) Wien: Verlag der Österreichischen Akademie der Wissenschaften 2006.

Felicitas Seebacher, *Das Fremde im „deutschen“ Tempel der Wissenschaften. Brüche in der Wissenschaftskultur der Medizinischen Fakultät der Universität Wien.* Mit einem Vorwort von Jutta Menschik-Bendele und einer Einführung von Karl Sablik (Österreichische Akademie der Wissenschaften, mathematisch-naturwissenschaftliche Klasse. Veröffentlichungen der Kommission für Geschichte der

Naturwissenschaften, Mathematik und Medizin 65), Wien: Verlag der Österreichischen Akademie der Wissenschaften 2011.

Felicitas Seebacher, Erna Lesky, General and Diplomat. Networking as a Power Tool for Career- and Science-Management in the History of Medicine, in: Antoni Roca-Rosell (ed.), *The Circulation of Science and Technology: Proceedings of the 4th International Conference of the European Society for the History of Science*, Barcelona, 18–20 November 2010, Barcelona 2012, 208–216. „https://www.yumpu.com/en/document/read/9323234/the-circulation-of-science-and-technology-institut-destudis-catalans/210" (abgerufen 14.2.2024).

Felicitas Seebacher, „Die Leistungen der deutschen Wissenschaft mit allen Kräften steigern". Das nationalsozialistische Projekt der Reichsakademie der deutschen Wissenschaft, in: Feichtinger/Matis/Sienell/Uhl (Hg.), *Die Akademie der Wissenschaften in Wien 1938 bis 1945*, 147–156.

Felicitas Seebacher, „Increase the achievements of German science by all available means". The National Socialist Project of the Reich Academy of German Sciences, in: Feichtinger/Matis/Sienell/Uhl (ed.), *The Academy of Sciences in Vienna 1938 to 1945*, 141–148.

Felicitas Seebacher, „Die nationale Würde" der deutschen Akademien. Die Akademie der Wissenschaften in Wien im Kontext nationaler und internationaler Wissenschaftskooperationen, in: Feichtinger/Matis/Sienell/Uhl (Hg.), *Die Akademie der Wissenschaften in Wien 1938 bis 1945*, 137–146.

Felicitas Seebacher, „The national honor" of German Academies. The Vienna Academy caught between national and international academic cooperations, in: Feichtinger/Matis/Sienell/Uhl (ed.), *The Academy of Sciences in Vienna 1938 to 1945*, 133–140.

Felicitas Seebacher, „Aber die krumme Nase!" Die akademische Karriere des Chirurgen Anton Wölfler im deutschnationalen und antisemitischen Milieu der Reichsmetropole Wien, in: Kästner/Kiefer (Hg.), *Von Maimonides bis Einstein*, 203–224.

Felicitas Seebacher, Building a New Europe on the Back of „German" Science: Völkisch Ideologies and Imperialistic Visions at the Academy of Sciences in Vienna, in: Dafinger/Pohl (Hg.), *A New Nationalist Europe Under Hitler*, 205–221.

Felicitas Seebacher, Erna Lesky, „Herrin" der Sammlungen des Josephinums. Wissensproduktion und Wissensrepräsentation im Zentrum der Geschichte der „Wiener Medizin", in: Seidl/Kästner (Hg.), *Tauschen und Schenken*, 107–130.

Felicitas Seebacher, „Mit dem Geist redlichen Dienens." Die akademische Karriere der NSV-Ärztin und Medizinhistorikerin Erna Lesky, in: *Zeitschrift für Geschichtswissenschaft* 69 (2021) 12, 1038–1057.

William Seidelman, The Role of German Academic Medicine and Science in the Medical Crimes of the Third Reich and the Shoah: The Continuing Legacy, in: *Journal of Biocommunication. Special Issue on Legacies of Medicine in the Holocaust and the Pernkopf Atlas* 45 (2021) 1, 98–103. „https://doi.org/10.5210/jbc.v45i1.10852" (abgerufen am 14.2.2024).

Johannes Seidl/Ingrid Kästner (Hg.), *Tauschen und Schenken. Wissenschaftliche Sammlungen als Resultat europäischer Zusammenarbeit,* Düren: Shaker 2020.

Eduard Seidler (Hg.), *Bausteine zur Medizingeschichte: Heinrich Schipperges zum 65. Geburtstag*, Stuttgart: Steiner 1984.

Eduard Seidler (Hg.), *Die Elite der Nation im Dritten Reich – Das Verhältnis von Akademien und ihrem wissenschaftlichen Umfeld zum Nationalsozialismus.* Leopoldina-Symposion vom 9. bis 11. Juni 1994 in Schweinfurt. *Acta historica Leopoldina* 22, 1995.

Eduard Seidler, Die akademische Elite und der neue Staat, in: ders. (Hg.), *Die Elite der Nation im Dritten Reich, Acta historica Leopoldina* 22 (1995), 15–28.

Eduard Seidler, *Kinderärzte 1933–1945. Entrechtet – geflohen – ermordet*, Bonn: Bouvier 2000.

Eduard Seidler, „…vorausgesetzt, daß Sie Arier sind…“. Franz Hamburger (1874–1954) und die Deutsche Gesellschaft für Kinderheilkunde, in: Widhalm/Pollak (Hg.), *90 Jahre Universitäts-Kinderklinik am AKH in Wien*, 44–52.

Oliver Seifert, *Leben und Sterben in der Heil- und Pflegeanstalt Hall in Tirol 1942 bis 1945: zur Geschichte einer psychiatrischen Anstalt im Nationalsozialismus*, Innsbruck: Universitätsverlag Wagner 2016.

Franz Seitelberger, Nachruf auf Erna Lesky, in: *Almanach der Österreichischen Akademie der Wissenschaften* 137 (1987), 381–385.

Reinhard Sieder, Wissenschaftliche Diskurse, Kinder- und Jugendfürsorge, Heimerziehung: Wien im 20. Jahrhundert, in: *Virus. Beiträge zur Sozialgeschichte der Medizin* 17, Schwerpunkt: Medikalisierte Kindheiten. Die neue Sorge um das Kind vom ausgehenden 19. bis ins späte 20. Jahrhundert, hg. v. Elisabeth Dietrich-Daum/Michaela Ralser/Elisabeth Lobenwein, Leipzig: Leipziger Universitätsverlag 2018, 29–56.

Henry E. Sigerist, *Man and Medicine: An introduction to medical knowledge.* Translated by Margaret Galt Boise. Introduction by Dr William H. Welch, New York: W.W. Norton & company, inc. 1932.

Manfred Skopec, Reviewed Work: Erna Lesky, Franz Joseph Gall (1758–1828): Naturforscher und Anthropologe (Hubers Klassiker der Medizin und der Naturwissenschaften, vol. 15), in: *Bulletin of the History of Medicine* 57 (1983) 2, 302–303. „https://www.jstor.org/stable/44441597“ (abgerufen 14.2.2024).

Manfred Skopec, Correspondence and Reports. Festivities Celebrating the 200th Anniversary of the Josephinum in Vienna, 7 November 1985, in: *Bulletin of the History of Medicine* 60 (1986) 1, 98–99. „http://www.jstor.org/stable/44441955“ (abgerufen 14.2.2024).

Manfred Skopec (Hg.), *Institut für Geschichte der Medizin. Gewidmet dem Angedenken an Max Neuburger, Gründer des Instituts für Geschichte der Medizin der Universität Wien. Institute for the History of Medicine, University of Vienna. Dedicated to the memory of Max Neuburger, founder of the Institute for the History of Medicine, University of Vienna*, Wien: Eigenverlag 1999.

Manfred Skopec/Helmut Gröger/Alexander Koller, *Anatomie als Kunst. Anatomische Wachsmodelle des 18. Jahrhunderts im Josephinum in Wien*, Wien: Christian Brandstätter 2002.

Gustav Spann, Untersuchungen zur Anatomischen Wissenschaft in Wien 1938–1945. Senatsprojekt der Universität Wien. Projektvorsitzende: Rektor der Univ. Wien Univ. Prof. Dr. Alfred Ebenbauer, Dekan der Med. Fakultät. Endbericht, Wien 1998. Eine Zusammenfassung, in: *Jahrbuch des Dokumentationsarchivs des österreichischen Widerstands* (1999), 43–52.

Wolfgang Sperl/Reinhold Kerbl (Hg.), *50 Jahre Österreichische Gesellschaft für Kinder- und Jugendheilkunde. Festschrift. Kinderheilkunde in Österreich. Entwicklung der Spitäler.* Geschichte des Verbands, Salzburg 2012.

Karl Hermann Spitzy (Hg.), *Gesellschaft der Ärzte in Wien 1837 – 1987.* Mit Beiträgen von Isidor Fischer (+), Otto Novotny, Armin Prinz, Karl Sablik und Helmut Wyklicky, Wien: Edition Christian Brandstätter 1987.

Heinrich von Srbik, *Metternich, der Staatsmann und der Mensch 1 und 2,* München: Bruckmann 1925.

Heinrich von Srbik, *Deutsche Einheit. Idee und Wirklichkeit vom Heiligen Reich bis Königgrätz 1 und 2,* München: Bruckmann 1935.

Heinrich von Srbik, Die deutsche Wissenschaft und die Wiener Akademie im Großdeutschen Reich. Vortrag, gehalten in der satzungsmäßigen Jahressitzung der Akademie am 23. November 1938, in: *Almanach der Akademie der Wissenschaften in Wien* für das Jahr 1938, 88 (1939), 163–178.

Heinrich von Srbik, Eröffnungsansprache des Präsidenten der Akademie der Wissenschaften, in: *Almanach der Akademie der Wissenschaften in Wien* für das Jahr 1940, 90 (1941), 155–156.

Heinrich von Srbik, Eröffnungsansprache des Präsidenten der Akademie der Wissenschaften, in: *Almanach der Akademie der Wissenschaften in Wien* für das Jahr 1941, 91 (1942), 167–169.

Heinrich von Srbik, *Deutsche Einheit. Idee und Wirklichkeit von Villafranca bis Königgrätz,* München: Bruckmann 1942.

Heinrich von Srbik, *Metternich: der Staatsmann und der Mensch 3: Quellenveröffentlichungen und Literatur: eine Auswahlübersicht von 1925 – 1952.* Vorwort von Taras von Borodajkewycz, München: Bruckmann 1954.

Friedrich Stadler (Hg.), *Vertriebene Vernunft I. Emigration und Exil österreichischer Wissenschaft 1930 – 1940* (Emigration - Exil - Kontinuität. Schriften zur zeitgeschichtlichen Kultur- und Wissenschaftsforschung 1), Wien: Jugend und Volk 1987/88, unv. Neuaufl., Münster: LIT 2004.

Friedrich Stadler, Emigration in der Wissenschaft – Wissenschaft von der Emigration. Ein ungeschriebenes Kapitel österreichischer Zeitgeschichte, in: ders. (Hg.), *Vertriebene Vernunft I,* 9–41.

Friedrich Stadler (Hg.), *Vertriebene Vernunft II.* Teilband 1 und 2. *Emigration und Exil österreichischer Wissenschaft 1930–1940* (Emigration – Exil – Kontinuität. Schriften zur zeitgeschichtlichen Kultur- und Wissenschaftsforschung 2), Wien: Jugend und Volk 1987/88, unv. Neuaufl., Münster: LIT 2004.

Friedrich Stadler (Hg.), *Kontinuität und Bruch 1938 – 1945 – 1955. Beiträge zur österreichischen Kultur- und Wissenschaftsgeschichte* (Schriften zur zeitgeschichtlichen Kultur- und Wissenschaftsforschung 3), unv. Neuaufl., Münster: LIT 2004.

Friedrich Stadler, Kontinuität und/oder Bruch? Anmerkungen zur österreichischen Wissenschaftsgeschichte 1938 bis 1955, in: ders. (Hg.), *Kontinuität und Bruch 1938 – 1945 – 1955,* 9–23.

Maria A. Stassinopoulou, Wohin mit den neuen Griechen? – Fachareale der Neogräzistik in Wien, in: Fröschl/Müller/Olechowski/Schmidt-Lauber (Hg.), *Reflexive Innensichten aus der Universität Wien,* 587–594.

Rolf Steininger/Michael Gehler (Hg.), *Österreich im 20. Jahrhundert,* Bd. 2: *Vom Zweiten Weltkrieg bis zur Gegenwart,* Wien–Köln–Weimar: Böhlau 1997.

Friedrich Stepanek, Die Vor- und Frühgeschichte der Kinderpsychiatrischen Beobachtungsstation in Innsbruck (1941–1954), in: Dietrich-Daum/Ralser/Rupnov (Hg.), *Studie betreffend die Kinderbeobachtungsstation der Maria Novak-Vogl*, 76–102.

Marcella Stern, Gabriele Possanner von Ehrenthal. in: Heindl/Tichy (Hg.), *„Durch Erkenntnis zu Freiheit und Glück …“*, 189–219.

Barbara Sternthal/Christiane Druml/Moritz Stipsicz (Hg.), *Das Josephinum. 650 Jahre Wiener Geschichte der Medizin. Mythos und Wahrheit*, Wien: Christian Brandstätter 2014.

Dieter Stiefel, *Entnazifizierung in Österreich*, Wien: Europaverlag 1981.

Peter F. Sugar (Hg.), *Native Fascism in the Successor States,* Santa Barbara: ABC-Clio, Inc. 1971.

Winfried Süß, Medizin und Nationalsozialismus. Überblicksdarstellungen, Quellensammlungen, bibliographische und biographische Hilfsmittel, in: Jütte/Eckart/Schmuhl/Süß (Hg.), *Medizin und Nationalsozialismus*, 11–23.

Markus Swittalek, *Das Josephinum. Aufklärung. Klassizismus. Zentrum der Medizin*, Dissertation, TU Wien 2011.

Emmerich Tálos/Ernst Hanisch/Wolfgang Neugebauer/Reinhard Sieder (Hg.), *NS-Herrschaft in Österreich. Ein Handbuch*, Wien: öbv & hpt 2000.

Emmerich Tálos, Zum Herrschaftssystem des Austrofaschismus. Österreich 1934–1938, in: Oberländer (Hg.), *Autoritäre Regime in Ostmittel- und Südosteuropa*, 143–162.

Emmerich Tálos, *Das austrofaschistische Herrschaftssystem. Österreich 1933–1938*, Wien: LIT ²2013.

Emmerich Tálos/Wolfgang Neugebauer (Hg.), *„Austrofaschismus“. Beiträge über Politik, Ökonomie und Kultur 1933–1938,* Wien: Verlag für Gesellschaftskritik 1984.

Emmerich Tálos/Wolfgang Neugebauer (Hg.), *Austrofaschismus. Politik – Ökonomie – Kultur 1933–1938* (Politik und Zeitgeschichte 1) Wien: LIT ⁷2014.

Emmerich Tálos unter Mitarbeit von Florian Wenninger, *Das austrofaschistische Österreich 1933–1938* (Politik und Zeitgeschichte 10), Wien: LIT 2017.

Emmerich Tálos, Einbettung und Charakterisierung des österreichischen Herrschaftssystems 1933–1938, in: Moos (Hg.), *(K)ein Austrofaschismus*, 2–14.

Julius Tandler, Konstitution und Rassenhygiene. Vortrag gehalten am 7. März 1913 vor der Deutschen Gesellschaft für Rassenhygiene, in: *Zeitschrift für angewandte Anatomie und Konstitutionslehre* 1 (1914), 13–14.

Gisela Tascher, Die politisch und ideologisch ausgerichtete „Gleichschaltung“ der ärztlichen Standesorganisationen ab 1933 und deren Auswirkung auf die ärztliche Berufsausübung vor und nach 1945, in: Krischel/Schmidt/Groß (Hg.), *Medizinische Fachgesellschaften im Nationalsozialismus*, 19–30.

Klaus Taschwer, *Hochburg des Antisemitismus. Der Niedergang der Universität Wien im 20. Jahrhundert*, Wien: Czernin 2015.

Klaus Taschwer, Ehre, wem Ehre nicht unbedingt gebührt. Zur staatlichen Ordenspolitik Österreichs unter besonderer Berücksichtigung des Ehrenzeichens und des Ehrenkreuzes für Wissenschaft und Kunst, in: Pinwinkler/Koll (Hg.), *Zuviel der Ehre*, 307–345.

Klaus Taschwer, Geheimsache Bärenhöhle. Wie ein antisemitisches Professorenkartell der Universität Wien nach 1918 jüdische und linke Forscherinnen und Forscher vertrieb, in: Fritz/Rossolinski-Liebe/Starek (Hg.), *Alma mater antisemitica*, 221–242.

Klaus Taschwer/Benedikt Föger, *Konrad Lorenz: Biografie*, Wien: Czernin 2023.

Owsei Temkin, Review of Die Zeugungs- und Vererbungslehren der Antike und ihr Nachwirken, by Erna Lesky, in: *Gnomon* 27 (1955) 2, 115–119. „https://www.jstor.org/stable/27681084" (abgerufen 14.2.2024).

Owsei Temkin, Reviewed Work: Erna Lesky, Die Wiener medizinische Schule im 19. Jahrhundert (Studien zur Geschichte der Universität Wien, Band VI), in: *Bulletin of the History of Medicine* 39 (1965) 6, 587–589. „https://www.jstor.org/stable/44447609" (abgerufen 14.2.2024).

Owsei Temkin, *The Double Face of Janus*, Baltimore: The Johns Hopkins University Press [8]1977.

John L. Thornton/Louis H. Roddis, Notes and Events, in: *Journal of the History of Medicine and Allied Sciences* 23 (1968) 3, 287–294. „https://www.jstor.org/stable/24621946" (abgerufen 14.2.2024).

Rudolf Till, Neuerscheinungen zur Wiener Geschichte und Heimatkunde: Erna Lesky, Die Wiener Medizinische Schule im 19. Jahrhundert, in: *Wiener Geschichtsblätter*, herausgegeben vom Verein für Geschichte der Stadt Wien 20 (80) (1965) 2, 442–444.

Julia Tinhof, *„Ihr Jungen schließt die Reihen gut, ein Toter führt uns an." Propaganda im Austrofaschismus. Schwerpunktthema: Kinder und Jugendliche*, Magisterarbeit Universität Wien 2009.

Richard Toellner, Funktionswandel der Wissenschaftshistoriographie, in: Bröer (Hg.), *Eine Wissenschaft emanzipiert sich*, 175–187.

Susanne Ude-Koeller/Thomas Fuchs/Ernst Böhme (Hg.), *Wachs – Bild – Körper: Moulagen in der Medizin*. Begleitband zur Ausstellung im Städtischen Museum Göttingen vom 19.9. bis 16.12. 2007, Göttingen: Universitätsverlag Göttingen 2007.

Heidemarie Uhl, Hundertjahrfeier der Akademie der Wissenschaften 1947. Österreich-Identität – Neuverortung in der internationalen scientific community – Ausblendung der NS-Zeit, in: Feichtinger/Matis/Sienell/Uhl (Hg.), *Die Akademie der Wissenschaften in Wien 1938 bis 1945*, 199–208.

Otto H. Urban, Oswald Menghin, Professor für Urgeschichte, Unterrichtsminister 1938, in: Ash/Ehmer (Hg.), *Universität – Politik – Gesellschaft*, 299–304.

Schweizerischer Verband der Akademikerinnen (Hg.), *Das Frauenstudium an den Schweizer Universitäten*, Leipzig–Stuttgart: Rascher & Cie. 1928.

Harold Y. Vanderpool, Medico-Historical News and Activities. Appointments in the History of Medicine, in: Brieger/Vanderpool, Correspondence and Reports, in: *Bulletin of the History of Medicine* 55 (1981) 3, 433–437. „https://www.jstor.org/stable/44441387" (abgerufen 14.2.2024).

Karl Vocelka, *Geschichte Österreichs. Kultur – Gesellschaft – Politik*, Graz–Wien–Köln: Böhlau 2002.

Herwart Vorländer, NS-Volkswohlfahrt und Winterhilfswerk des deutschen Volkes, in: *Vierteljahreshefte für Zeitgeschichte* 34 (1986) 3, 341–380.

Rödiger Voss, *Autokratien politökonomisch erklärt: Formen, Eigenschaften, Umgang*, Tübingen: UVK 2023.

Julius Wagner-Jauregg, *Lebenserinnerungen*, herausgegeben und ergänzt von L. Schönbauer und M. Jantsch. Mit 46 Textabbildungen, Wien: Springer 1950.

Marlene Wahlmüller, *Die Akademie der Wissenschaften in Wien. Kontinuitäten und Diskontinuitäten 1938-1945*, Diplomarbeit, Universität Wien 2010.

Susanne Maria Weber/Inga Truschkat/Christian Schröder/Luisa Peters/Andreas Hertz (Hg.), *Organisation und Netzwerke* (Organisation und Pädagogik 26), Wiesbaden: Springer 2019.

Susanne Maria Weber/Inga Truschkat/Christian Schröder/Luisa Peters/Andreas Hertz Yvonne Kreis/Kira Nierobisch/Chris Weber, Organisation und Netzwerke: Eine Einleitung, in: dies., (Hg.), *Organisation und Netzwerke*, 1–18.

Paul Weindling, *Health, Race and German Politics between National Unification and Nazism, 1870-1945* (Cambridge Monographs in the History of Medicine), Cambridge: Cambridge University Press 1989.

Paul Weindling, *Darwinism and Social Darwinism in Imperial Germany: The Contribution of the Cell Biologist Oscar Hertwig (1849 – 1922)* (Forschungen zur Medizin- und Biologiegeschichte vol. 3), Stuttgart: G. Fischer in Zusammenarbeit mit der Akademie der Wissenschaften und der Literatur Mainz 1991.

Paul Weindling, *L'hygiène de la race. L'hygiène raciale et l'eugénisme médical en l'allemagne 1870-1933*, Paris: La Découverte 1998.

Paul Weindling, *Epidemics and Genocide in Eastern Europe, 1890–1945*, Oxford: Oxford University Press 2000.

Paul Weindling, *Nazi Medicine and the Nuremberg Trials: From Medical War Crimes to Informed Consent,* Basingstoke: Palgrave-Macmillan 2004.

Paul Weindling, From Scientific Object to Commemorated Victim: the Children of the Spiegelgrund, in: *History and Philosophy of the Life Sciences* 35 (2013) 3, 415–430.

Paul Weindling, *Victims and Survivors of Nazi Human Experiments: Science and Suffering in the Holocaust,* London: Bloomsbury 2014.

Paul Weindling (ed.), *From Clinic to Concentration Camp. Reassessing Nazi Medical and Racial Research 1933–1945*, London–New York: Routledge Taylor & Francis Group 2017.

Paul Weindling/Gerrit Hohendorf/Axel C. Hüntelmann/Jasmin Kindel/Annemarie Kinzelbach/Aleksandra Loewenau/Stephanie Neuner/Michał Adam Palacz/Marion Zingler & Herwig Czech, The problematic legacy of victim specimens from the Nazi era: Identifying the persons behind the specimens at the Max Planck Institutes for Brain Research and of Psychiatry, in: *Journal of the History of the Neurosciences* 32 (2023) 2, 218–239. „https://doi.org/10.1080/0964704X.2021.1959185" (abgerufen 14.2.2024).

Peter Weingart, Wie widerstandsfähig war die Akademie? Rassenhygiene und NS-Ideologie in der Preußischen Akademie der Wissenschaften, in: Fischer (Hg.), *Die Preußische Akademie der Wissenschaften zu Berlin*, 197–206.

Manfried Welan, Die neue Universitätsorganisation oder Die dritte Organisationsform seit 1945, in: Pellert/Welan (Hg.), *Die formierte Anarchie*, 113–145.

Florian Wenninger, Austrian Missions – Das Problem der politischen Äquidistanz der Forschung am Beispiel Austrofaschismus, in: Reiter-Zatloukal/Rothländer/Schölnberger (Hg.), *Österreich 1933–1938*, 257–272.

Florian Wenninger/Lucile Dreidemy (Hg.), *Das Dollfuß/Schuschnigg-Regime 1933–1938. Vermessung eines Forschungsfeldes,* Wien–Köln–Weimar: Böhlau 2013.

Florian Wenninger, Austrofaschismus, in: Gräser/Rupnow (Hg.), *Österreichische Zeitgeschichte – Zeitgeschichte in Österreich,* 67–107.

Irmgard Weyrather, *Muttertag und Mutterkreuz: Der Kult um die „deutsche Mutter“ im Nationalsozialismus*, Frankfurt am Main: S. Fischer 2015.

Kurt Widhalm/Arnold Pollak (Hg.), *90 Jahre Universitäts-Kinderklinik am AKH in Wien. Umfassende Geschichte der Wiener Pädiatrie*, Wien: Literas-Universitätsverlag 2005.

Laura Marie Wingeneder/Hans-Georg Wolff, Die Rolle von Networking-Verhalten in der beruflichen Entwicklung, in: Kauffeld/Spurk (Hg.), *Handbuch Karriere und Laufbahnmanagement*, 217–239.

David J. Williams, The History of Eduard Pernkopf's „Topographische Anatomie des Menschen“. Originally published in the *Journal of Biocommunication* 15 (1988) 2, in: *Journal of Biocommunication. Special Issue on Legacies of Medicine in the Holocaust and the Pernkopf Atlas* 45 (2021) 1, 19–29. „https://doi.org/10.5210/jbc.v45i1.10822“ (abgerufen 14.2.2024).

Wissenschaftsrat 1960. *Empfehlungen des Wissenschaftsrates zum Ausbau der wissenschaftlichen Einrichtungen. Teil 1: Wissenschaftliche Hochschulen,* Tübingen: Mohr 1960.

Gudrun Wlach, Klassische Archäologie in politischen Umbruchzeiten. Wien 1938–1945, in: Ash/Nieß/Pils (Hg.), *Geisteswissenschaften im Nationalsozialismus,* 343–370.

Theresa Wobbe (Hg.), *Zwischen Vorderbühne und Hinterbühne*, Bielefeld: Transcript 2003.

Helmut Wyklicky, *Das Josephinum: Biographie eines Hauses. Die medizinisch-chirurgische Josephs-Akademie seit 1785; Das Institut für Geschichte der Medizin seit 1920,* Wien: Christian Brandstätter 1985.

Helmut Wyklicky, *Unbekanntes von Theodor Billroth. Eine Dokumentation in Fragmenten* (Veröffentlichungen der Österreichischen Akademie der Wissenschaften. Mathematisch-naturwissenschaftliche Klasse), Wien: Verlag der Österreichischen Akademie der Wissenschaften 1993.

Andrew Yee/Ema Zubovic/Jennifer Yu/Shuddhadeb Ray/Sabine Hildebrandt/William E. Seidelman/Rabbi Joseph A. Polak/Michael A. Grodin/J. Henk Coert/Douglas Brown/Ira J. Kodner/Susan E. Mackinnon, Ethical considerations in the use of Pernkopf's Atlas of Anatomy: A surgical case study, in: *Surgery* 165 (2018) 5, 860–867.

Renate Zedinger/Wolfgang Schmale/Jean Mondot (Hg.), *Josephinismus – Eine Bilanz/Échecs et réussites du Joséphisme* (Jahrbuch der Österreichischen Gesellschaft zur Erforschung des achtzehnten Jahrhunderts 22), Bochum: Dr. Dieter Winkler 2008.

Heidrun Zettelbauer, Imaginierte Körper. Geschlecht und Nation im deutschnational-völkischen Verein Südmark 1894–1918, in: Gehmacher/Hauch/Mesner (Hg.), *Bodies/Politics*, 9–35.

Online-Quellen

Adreßbuch der Stadt Innsbruck und der Nachbargemeinden Hötting, Mühlau und Amras für das Jahr 1938. Verlag und Herausgeber: Tiroler Verkehrswerbung, 220. „https://www.findbuch.at/adressbuch-innsbruck-1938“ (abgerufen 14.2.2024).

Schweizerische Akademie der Medizinischen Wissenschaften, Projekte, Medical Humanities. „https://www.samw.ch/de/Projekte/Uebersicht-der-Projekte/Medical-Humanities.html“ (abgerufen 14.2.2024).

Alphabetisches Verzeichnis der Behörden und Ämter sowie der Einrichtungen der Vaterländischen Front und der berufsständischen Körperschaften, 9. Landesschulrat für Tirol, Landesreferat für das Volksbildungswesen in Tirol, staatliche und private Unterrichtsanstalten, a) Hochschule, 24–25, 24 und 10. Fürsorgeämter, Organisationen, Anstalten, Internate und Stifte, D) Stifte, 26–27. „https://www.findbuch.at/files/content/adressbuecher/1938_bsoe_innsbruck_ab/4__Behoerden_-_Aemter.pdf" (abgerufen 14.2.2024).

Bruno Bauer, Erna Lesky als Bibliothekarin, Archivarin und Dokumentarin am Institut für Geschichte der Medizin der Universität Wien, in: *Van Swieten Blog*. „https://ub.meduniwien.ac.at/blog/?p=18864" (abgerufen 14.2.2024).

Bruno Bauer, Lesky Erna. Bibliothekarin, Archivarin, Dokumentarin und Medizinhistorikerin, in: *biografiA*. Institut für Wissenschaft und Kunst, Wien. „https://biografia.sabiado.at/lesky-erna" (abgerufen 14.2.2024).

Richard Bieling, Prof., Dr., in: *650 plus – Geschichte der Universität Wien*. „https://geschichte.univie.ac.at/de/personen/richard-bieling" (abgerufen 14.2.2024).

Margarete Blank, in: *Dr.-Margarete-Blank-Gedenkstätte Panitzsch e. V.* „http://www.margarete-blank-haus.de/" (abgerufen 14.2.2024).

Carl-Brilmayer-Gesellschaft e. V., Prof. Dr. Richard Bieling. „https://www.brilmayer-gesellschaft.de/gau-algesheimer-koepfe/bieling-richard.html" (abgerufen 14.2.2024).

Florian Bruns, Eine kurze Geschichte des Instituts für Medizingeschichte der Charité Berlin. „https://medizingeschichte.charite.de/ueber_das_institut/geschichte_des_instituts/" (abgerufen 14.2.2024).

Franz Theodor Brücke, Univ.-Prof. Dr., in: *650 plus – Geschichte der Universität Wien*. „https://geschichte.univie.ac.at/de/personen/franz-theodor-bruecke" (abgerufen 14.2.2024).

Joachim Bürgschwentner, Herberge, Kaserne, Ruine. Innsbruck erinnert sich Stadtarchiv/Stadtmuseum Innsbruck 6.11.2020. „https://innsbruck-erinnert.at/herberge-kaserne-und-ruine/" (abgerufen 14.2.2024).

Christoph Cornelißen, Erinnerungskulturen, Version 2, in: *Docupedia-Zeitgeschichte, Begriffe, Methoden und Debatten der zeithistorischen Forschung*, 2012. „https://doi.org/10.14765/zzf.dok.2.265.v2" (abgerufen 14.2.2024).

Carmen Coronini-Kronberg (1885–1968), Pathologie, in: *650 plus – Geschichte der Universität Wien*. „https://geschichte.univie.ac.at/en/persons/carmen-coronini-kronberg" (abgerufen 14.2.2024).

Doris A. Corradini/Katja Geiger, Christine Mohrmann und Jacqueline De Romilly – Frauen erschließen weite geistige Räume, in: *Frauen in der Gelehrtengesellschaft*. Österreichische Akademie der Wissenschaften. „https://www.oeaw.ac.at/fileadmin/NEWS/2019/PDF/Mohrmann_De-Romilly_Frauentag-2019.pdf" (abgerufen 14.2.2024).

Veronika Duma, Die Physikerin Berta Karlik (1904–1990). Zum ersten weiblichen wirklichen Mitglied der Österreichischen Akademie der Wissenschaften, in: Österreichische Akademie der Wissenschaften, *Frauen in der Gelehrtengesellschaft*. „https://www.oeaw.ac.at/mitglieder/gelehrtengesellschaft/frauen-in-der-gelehrtengesellschaft" (abgerufen 14.2.2024).

Veronikas Duma, Die Physikerin Berta Karlik (1904–1990). Zum ersten weiblichen wirklichen Mitglied der Österreichischen Akademie Der Wissenschaften, 1–5. „„https://www.oeaw.ac.at/fileadmin/NEWS/2020/PDF/Berta-Karlich-V05-03-2020-final.pdf" (abgerufen 14.2.2024).

Ehrungen an der Universität Wien, in: *650 plus – Geschichte der Universität Wien.* „https://geschichte.univie.ac.at/files/attachments/ehrungen_p_d_alphabetisch.pdf" (abgerufen 14.2.2024).

Problematische & diskussionswürdige Ehrungen der Universität Wien alphabetisch gesamt, in: *650 plus – Geschichte der Universität Wien.* „https://geschichte.univie.ac.at/files/attachments/ehrungen_p_d_alphabetisch.pdf" (abgerufen 14.2.2024).

Linda Erker, Leopold Schönbauer, o. Univ.-Prof. Dr. med., in: *650 plus – Geschichte der Universität Wien.* „https://geschichte.univie.ac.at/de/personen/leopold-schoenbauer" (abgerufen 14.2.2024).

Frauen in der Wissenschaft: ÖAW präsentiert Sonderausstellung „Forscherinnen entdecken". „https://www.oeaw.ac.at/news/frauen-in-der-wissenschaft-oeaw-praesentiert-sonderausstellung-forscherinnen-entdecken" (abgerufen 14.2.2024).

Ina Friedmann, Der Chirurg Burghard Breitner. Zur Rolle der Universität Innsbruck in der Durchsetzung der NS-Gesundheitspolitik, in: *Hidden Histories.* Universität Innsbruck. „https://www.uibk.ac.at/zeitgeschichte/hidden-histories/ns-gesundheitspolitik.html" (abgerufen 14.2.2024).

Hanna Fritz, Das Margarethinum in Hötting, in: *Innsbruck erinnert sich.* Stadtarchiv/Stadtmuseum Innsbruck 2020. „https://innsbruck-erinnert.at/das-margarethinum-in-hoetting" (abgerufen 14.2.2024).

Klaus-Volker Gießler, Schörner, Johann Ferdinand, in: *Neue Deutsche Biographie* 23 (2007), 435–436. „https://www.deutsche-biographie.de/sfz115575.html" (abgerufen 14.2.2024).

Peter Goller, August Haffner (1869–1941): Professor der Semitischen Sprachen in Innsbruck und Funktionär des politischen Universitätskatholizismus, in: *Universitätsarchiv Innsbruck.* „https://www.uibk.ac.at/universitaetsarchiv/august-haffner-ii/" (abgerufen 14.2.2024).

Alfred Götzl. Kurzbiografie, in: Judith Bauer-Merinsky, *Die Auswirkungen der Annexion Österreichs durch das Deutsche Reich auf die medizinische Fakultät der Universität Wien*, 78–79. „https://ub.meduniwien.ac.at/blog/wp-content/uploads/2008/03/gotzl-78-790001.pdf" (abgerufen 14.2.2024).

Alfred Götzl (1873–1946): Vertrieben 1938 [39], in: *Van Swieten Blog – Informationen der Universitätsbibliothek der Med Uni Wien*, Nr. 628 (2008). „https://ub.meduniwien.ac.at/blog/?p=628" (abgerufen 14.2.2024).

Sonia Horn, Carmen Coronini-Kronberg, in: *650 plus – Geschichte der Universität Wien.* „https://geschichte.univie.ac.at/de/personen/carmen-coronini-kronberg" (abgerufen 14.2.2024).

Andreas Huber, Ludwig Adamovich sen., Univ.-Prof. Dr., in: *650 plus – Geschichte der Universität Wien.* „https://geschichte.univie.ac.at/de/personen/ludwig-adamovich-sen" (abgerufen 14.2.2024).

Andreas Huber, Leopold Arzt, o. Univ.-Prof. Dr. med., in: *650 plus – Geschichte der Universität Wien.* „https://geschichte.univie.ac.at/de/personen/leopold-arzt" (abgerufen 14.2.2024).

Andreas Huber, *Kornblume und Hakenkreuz. Die Mitglieder des Deutschen Klubs 1908 bis 1939*, Anhang II: Mitgliederverzeichnis des Deutschen Klubs von 30. September 1939, 48–78.

„https://www.academia.edu/42038355/Kornblume_und_Hakenkreuz_Die_Mitglieder_des_Deutschen_Klub“ (abgerufen 14.2.2024).

Inhaber der Lehrstühle für Klassische Philologie an der Philipps-Universität Marburg, Ernst Maass (Philologe). „https://de-academic.com/dic.nsf/dewiki/2348710“ (abgerufen 14.2.2024).

Innsbrucker*innen. Adressbücher aus dem 19. und 20. Jahrhundert. Seite 487, Buch 1947. Ein Projekt im StAI. „https://www.innsbruckerinnen.at/browse.php?jahr=1947“ (abgerufen 14.2.2024).

Institute for Medical Humanities. Rheinische-Friedrich-Wilhelms-Universität Bonn. „https://www.medhum.uni-bonn.de/de“ (abgerufen 14.2.2024).

Städtisches Kinderheim Mariahilf, in: Regime der Fürsorge. Geschichte der Heimerziehung in Tirol und Vorarlberg (1945-1990), Heimgeschichteforschung, Institut für Erziehungswissenschaft der Universität Innsbruck. „https://www.uibk.ac.at/iezw/heimgeschichteforschung/heime-in-tirol-und-vorarlberg/kinderheim-mariahilf.html“ (abgerufen 14.2.2024).

Katharina Kniefacz, Hans Hoff, o. Univ.-Prof. Dr. med., in: *650 plus – Geschichte der Universität Wien.* „https://geschichte.univie.ac.at/de/personen/hans-hoff“ (abgerufen 14.2.2024).

Katharina Kniefacz, Richard Meister, o. Univ.-Prof. Dr. phil., in: *650 plus – Geschichte der Universität Wien.* „https://geschichte.univie.ac.at/de/personen/richard-meister“ (abgerufen 14.2.2024).

Katharina Kniefacz/Thomas Maisel, Albin Lesky, o. Univ.-Prof. Dr. Dr. h.c. in: *650 plus – Geschichte der Universität Wien.* „https://geschichte.univie.ac.at/de/personen/albin-lesky“ (abgerufen 14.2.2024).

Katharina Kniefacz/Herbert Posch, Othenio Abel, o. Univ.-Prof. Dr., in: *650 plus – Geschichte der Universität Wien.* „https://geschichte.univie.ac.at/de/personen/othenio-abel“ (abgerufen 14.2.2024).

Kommission für Geschichte und Philosophie der Wissenschaften der Österreichischen Akademie der Wissenschaften, Arbeitsgruppe Geschichte der Medizin und Medical/Health Humanities. „https://www.oeaw.ac.at/kgpw/arbeitsgruppen/geschichte-der-medizin-und-medical-health-humanities“ (abgerufen 14.2.2024).

Monika Kornberger/Barbara Boisits, Art. „Stolz, Familie“, in: *Oesterreichisches Musiklexikon online*, begr. v. Rudolf Flotzinger, hg. v. Barbara Boisits. „https://www.musiklexikon.ac.at/ml/musik_S/Stolz_Familie.xml“ (abgerufen 14.2.2024).

Der Krieg gegen die „Minderwertigen“. Gedenkstätte Steinhof. Zur Geschichte der NS-Medizin in Wien. „https://www.gedenkstaettesteinhof.at/de/biblio“ (abgerufen 14.2.2024).

Oberösterreichisches Landesarchiv Schoißengeier, Nationalsozialistische Volkswohlfahrt 1938–1949, Linz 1969. „https://www.yumpu.com/de/document/view/4244959/nationalsozialistische-volkswohlfahrt-oberosterreichisches-“ (abgerufen 14.2.2024).

Leopoldina, Mitgliederverzeichnis: Erna Lesky. Wahljahr: 1965, Sektion: Wissenschafts- und Medizingeschichte. „https://www.leopoldina.org/mitgliederverzeichnis/mitglieder/member/Member/show/erna-lesky/“ (abgerufen 14.2.2024).

Albin Lesky (1896–1981). Institut für Klassische Philologie, Mittel- und Neulatein, Universität Wien. „https://klassischephilologie.univie.ac.at/ueber-uns/instituts geschichte/albin-lesky-1896-1981/“ (abgerufen 14.2.2024).

Thomas Maisel, Franz Romeo Seligmann, o. Univ.-Prof. Dr., in: *650 plus – Geschichte der Universität Wien.* „https://geschichte.univie.ac.at/de/personen/franz-romeo-seligmann“ (abgerufen 14.2.2024).

Peter Malina/Wolfgang Neugebauer, NS-Gesundheitswesen und Medizin, 1–34. „https://gedenkstaettesteinhof.at/sites/default/files/Volltextarchiv/NS-Gesundheitswesen.pdf“ (abgerufen 14.2.2022).

Marburger Burschenschaft Rheinfranken. Alphabetisches Verzeichnis der verstorbenen Mitglieder. „https://mitglieder.rheinfranken.de/“ (abgerufen 14.2.2024).

Brigitte Mazohl, Die Theaterwissenschaftlerin Margret Dietrich (1920–2004) – Die erste Frau als wirkliches Mitglied der philosophisch-historischen Klasse, in: *Frauen in der Gelehrtengesellschaft.* Österreichische Akademie der Wissenschaften. „https://www.oeaw.ac.at/fileadmin/NEWS/2023/pdf/Margaret_Dietrich3.pdf“ (abgerufen 14.2.2024).

Walter Mentzel, Max Neuburger, in: *Lexikon der österreichischen Provenienzforschung,* 226 (2019). „https://www.lexikon-provenienzforschung.org/neuburger-max“ (abgerufen 14.2.2024).

Walter Mentzel, Fritz Lejeune – NS-Mediziner und Leiter des ehemaligen Institutes für Geschichte der Medizin. Sammlung „Fritz Lejeune – NS-Mediziner“ an der Zweigbibliothek für Geschichte der Medizin, in: *Van Swieten Blog.* „https://ub.meduniwien.ac.at/blog/?tag=oesterreichische-medizingeschichte“ (abgerufen 14.2.2024).

Genevieve Miller (1914–2013), in: *Case Western Reserve University. College of Arts and Sciences. Dittrick Medical History Center.* „https://artsci.case.edu/dittrick/2013/07/10/genevieve-miller-1914-2013/“ (abgerufen 14.2.2024).

Birgit Nemec, Eberhard Clar, Univ.-Prof., in: *650 plus – Geschichte der Universität Wien.* „https://geschichte.univie.ac.at/de/personen/eberhard-clar“ (abgerufen 14.2.2024).

Max Neuburger. Kurzbiografie, in: Bauer-Merinsky, *Die Auswirkungen der Annexion Österreichs durch das Deutsche Reich auf die medizinische Fakultät der Universität Wien im Jahre 1938,* Wien 1980, 163–165. „https://repositorium.meduniwien.ac.at/obvumwoa/content/titleinfo/2751796“ (abgerufen 14.2.2024).

Max Neuburger (1868–1955): Vertrieben 1938, in: *Van Swieten Blog – Informationen der Universitätsbibliothek der Med Uni Wien,* Nr. 31643. „https://ub.meduniwien.ac.at/blog/?p=31643“ (abgerufen 14.2.2024).

Eva Nowotny, Dr., in: *650 plus – Geschichte der Universität Wien.* „https://geschichte.univie.ac.at/de/personen/eva-nowotny“ (abgerufen 14.2.2024).

Die NSDAP Gauleitung 1939 Tirol-Vorarlberg. NSD.-Studentenbund. NS.-Frauenschaft – Deutsches Frauenwerk. „https://www.geocities.ws/arenas/Marion-Menu/DieGauleitungTirol.html“ (abgerufen 14.2.2024).

Robert Obermair, Oswald Menghin, Univ.-Prof. Dr., in: *650 plus – Geschichte der Universität Wien.* „https://geschichte.univie.ac.at/de/personen/oswald-menghin“ (abgerufen 14.2.2024).

Theo Öhlinger, o. Univ.-Prof. Dr., in: *650 plus – Geschichte der Universität Wien.* „https://geschichte.univie.ac.at/de/personen/theo-oehlinger“ (abgerufen 14.2.2024).

Online-Begleittext zur Stele Erna Lesky, in: *ÖAW. Wir entdecken Zukunft seit 175 Jahren.* „https://www.oeaw.ac.at/175-jahre/personen/stelen/erna-lesky“ (abgerufen 14.2.2024).

Eduard Pernkopf, o. Univ.-Prof. Dr. med., in: *650 plus – Geschichte der Universität Wien.* „https://geschichte.univie.ac.at/de/personen/eduard-pernkopf" (abgerufen 14.2.2024).

Hans Pfefferle/Roman Pfefferle, Die Entnazifizierung der Professorenschaft an der Universität Wien, in: *650 plus – Geschichte der Universität Wien.* „https://geschichte.univie.ac.at/de/artikel/die-entnazifizierung-der-professorenschaft-der-universitat-wien" (abgerufen 14.2.2024).

Max-Planck-Gesellschaft, Newsroom (2.5.2017): Max-Planck-Gesellschaft schließt Gesamtrevision ab – Opferforschungsprojekt startet im Juni 2017. „https://www.mpg.de/11260458/max-planck-gesellschaft-schliesst-gesamtrevision-ab" (abgerufen 14.2.2024).

Herbert Posch, Alfred Götzl, in: *Gedenkbuch für die Opfer des Nationalsozialismus an der Universität Wien 1938.* „https://gedenkbuch.univie.ac.at/person/alfred-goetzl" (abgerufen 14.2.2024).

Herbert Posch, Marlene Ratzersdorfer (verh. Jantsch), in: *Gedenkbuch für die Opfer des Nationalsozialismus an der Universität Wien 1938.* „https://gedenkbuch.univie.ac.at/page/109/person/marlene-ratzersdorfer-verh-jantsch" (abgerufen 14.2.2024).

Herbert Posch/Katharina Kniefacz, Elise Richter, in: *Gedenkbuch für die Opfer des Nationalsozialismus an der Universität Wien 1938.* „https://gedenkbuch.univie.ac.at/person/elise-richter" (abgerufen 14.2.2024).

Herbert Posch, Ehrensenator*innen der Universität Wien 1941–21. Jhdt., in: *650 plus – Geschichte der Universität Wien.* „https://geschichte.univie.ac.at/de/artikel/ehrensenatorinnen-der-universitaet-wien" (abgerufen 14.2.2024).

Herbert Posch, Ruth Wodak, o. Univ.-Prof. i.R. Dr. Dr. h.c., in: *650 plus – Geschichte der Universität Wien.* „https://geschichte.univie.ac.at/de/personen/ruth-wodak" (abgerufen 14.2.2024).

Herbert Posch, Tassilo Antoine, Univ.-Prof. Dr. med., in: *650 plus – Geschichte der Universität Wien.* „https://geschichte.univie.ac.at/de/personen/tassilo-antoine" (abgerufen 14.2.2024).

Herbert Posch, Erica Tietze-Conrat, Dr. phil. in: *650 plus – Geschichte der Universität Wien.* „https://geschichte.univie.ac.at/de/personen/erica-tietze-conrat" (abgerufen 14.2.2024).

Herbert Posch, Hans Tietze, ao. Univ.-Prof. Dr. phil., in: *650 plus – Geschichte der Universität Wien.* „https://geschichte.univie.ac.at/de/personen/hans-tietze" (abgerufen 14.2.2024).

Herbert Posch, Tore der Erinnerung am Campus der Universität Wien in: *650 plus – Geschichte der Universität Wien* (neue Beschreibung). „https://geschichte.univie.ac.at/de/artikel/tore-der-erinnerung" (abgerufen 14.2.2024).

Herbert Posch/Katharina Kniefacz/Ulrike Denk/Nina Knieling/Thomas Maisel, Universität Wien. Kritische Reflexion der bisherigen Ehrungen 12.2021–6.2023, in: *650 plus – Geschichte der Universität Wien.* „https://geschichte.univie.ac.at/de/themen/kritische-reflexion-der-bisherigen-ehrungen" (abgerufen 14.2.2024).

Herbert Posch/Alexandra Frey, Universität Wien arbeitet ihre Ehrenpraxis auf, in: „https://medienportal.univie.ac.at/media/aktuelle-pressemeldungen/detailansicht/artikel/universitaet-wien-arbeitet-ihre-ehrungspraxis-auf/" (abgerufen 14.2.2024).

August von Reuss, in: *Wien Geschichte WIKI.* „https://www.geschichtewiki.wien.gv.at/August_von_Reuss" (abgerufen 14.2.2024).

Richtlinien für akademische Ehrungen (§ 19 Abs. 2 Z 8 UG 2002), Satzung der Universität Wien. „https://satzung.univie.ac.at/alle-weiteren-satzungsinhalte/richtlinien-fuer-akademische-ehrungen/" (abgerufen 14.2.2024).

Fritz Schachermeyr, in: *650 plus – Geschichte der Universität Wien.* „https://geschichte.univie.ac.at/de/personen/fritz-schachermeyr" (abgerufen 14.2.2024).

Johann Schedling, in: *Wien Geschichte WIKI.* „https://www.geschichtewiki.wien.gv.at/Johann_Schedling" (abgerufen 14.2.2024).

Arnulf Sciba, Die NS-Volkswohlfahrt (NSV), in: *LEMO – Lebendiges Museum Online*, Deutsches Historisches Museum, Berlin 2015. „https://www.dhm.de/lemo/kapitel/ns-regime/ns-organisationen/volkswohlfahrt.html" (abgerufen 14.2.2024).

Felicitas Seebacher/Herbert Posch, Erna Lesky, geb. Klingenstein, o. Univ.-Prof. DDr. med. et phil., in: *650 plus – Geschichte der Universität Wien.* „https://geschichte.univie.ac.at/de/personen/erna-lesky-geb-klingenstein" (abgerufen 14.2.2024).

Felicitas Seebacher, Theodor Billroth Prof. Dr., in: *650 plus – Geschichte der Universität Wien.* „https://geschichte.univie.ac.at/de/personen/theodor-billroth" (abgerufen 14.2.2024).

Barbara Thosold, 1966: Österreichs erste Bundesministerin: Grete Rehor, in: *Lexikon zur österreichischen Zeitgeschichte*, Haus der Geschichte Österreich. „https://hdgoe.at/erste-bundesministerin" (abgerufen 14.2.2024).

Akademischer Turnverein Graz, gegründet 1864. „https://www.atvgraz.at/geschichte" (abgerufen 14.2.2024).

Uni Wien stuft Ehrung von 28 Personen als „problematisch" ein, in: *Der Standard* vom 24.10.2023. „https://www.derstandard.at/story/3000000192456/uni-wien-stuft-ehrung-von-28-personen-als-problematisch-ein" (abgerufen 14.2.2024).

Universität Zürich. Institut für Biomedizinische Ethik und Medizingeschichte. „https://www.ibme.uzh.ch/de.html" (abgerufen 14.2.2024).

Verband der Akademikerinnen Österreichs. Die Geschichte des VAÖ und der Schwesternverbände. „https://www.vaoe.at/#geschichte" (abgerufen 14.2.2024).

Verband Allschlaraffia®, Was ist Schlaraffia®? „https://www.schlaraffia.org/ueber-schlaraffia/" (abgerufen 14.2.2024).

Veröffentlichungen von Prof. Dr.med. Huldrych M. Koelbing. Brill com. „file:///C:/Users/Admin/Downloads/ges-article-p132_12%20(1).pdf" (abgerufen 14.2.2024).

Ernst Vogt, Nachrufe. Albin Lesky 7.7.1896 – 28.2.1981, o. S. Bayerische Akademie der Wissenschaften. „https://badw.de/fileadmin/nachrufe/Lesky_Albin.pdf" (abgerufen 14.2.2024).

Klaus Weber, Erich Hilgenfeldt 1897–1945, in: *LEMO – Lebendiges Museum Online*, Deutsches Historisches Museum, Berlin 2014. „https://www.dhm.de/lemo/biografie/erich-hilgenfeldt" (abgerufen 14.2.2024).

Michael Wildt, „Volksgemeinschaft", Version: 1.0, in: *Docupedia-Zeitgeschichte*, 03.06.2014. „https://docupedia.de/zg/wildt_volksgemeinschaft_v1_de_2014 DOI: http://dx.doi.org/10.14765/zzf.dok.2.569.v1" (abgerufen 14.2.2024).

Gerhard Winkler, Lesky, Albin, in: *Neue Deutsche Biographie* 14 (1985), 330–331. „https://www.deutsche-biographie.de/gnd118727761.html" (abgerufen 14.2.2024).

Gudrun Wlach, Camillo Praschniker, Univ.-Prof. Dr. phil., in: *650 plus– Geschichte der Universität Wien*: „https://geschichte.univie.ac.at/de/personen/camillo-praschniker" (abgerufen 14.2.2024).

Personenindex

J

K

L

Verzeichnis der Bilder

Abb. 51 Inauguration Albin Leskys mit Prorektor Karl Fellinger, Universität Wien 1963 (TNL Albin Lesky 131.97, Sch 840, K 13.97.05.4, UAW).

Abb. 52 Rektor Albin Lesky mit Bundespräsident Adolf Schärf, Kardinal König und Erna Lesky, rechts vorne im Saal (TNL Albin Lesky 131.97, Sch 840, K 131.97.05.1, UAW).

Abb. 53 Erna Lesky mit Professorenkollegium der Medizinischen Fakultät der Universität Wien (Familienarchiv Grete Walter Klingenstein).

Abb. 54a Albin und Erna Lesky, Familienalbum, undatiert (Teilnachlass Albin Lesky 131.97, Schachtel 839, Kuvert 131.97.04, 7, Archiv der Universität Wien).

Abb. 54b Albin und Erna Lesky am Balkon ihrer Wohnung in Neuwaldegg, Wien (TNL Albin Lesky 131.97, Sch 839 K 131.97.04, UAW).

Abb. 55 Edith Heischkel-Artelt (Gutenberg Biographics. Verzeichnis der Professoren und Professorinnen der Universität Mainz 1477–1973. Universitätsarchiv Mainz).

Abb. 56a Erna Lesky im Arbeitszimmer am Institut für Geschichte der Medizin (TNL Albin Lesky 131.97, Sch 841, K 131.97.10.2, UAW).

Abb. 56b Erna Lesky im Garten des Josephinums (TNL Albin Lesky 131.97, Sch 841, K 131.97.10.2, UAW).

Abb. 57 Erna Lesky im Institut für Geschichte der Medizin vor dem Bild von Theodor Billroth. Collage (TNL Albin Lesky 131.97, Sch 841, K 131.97.10.2, UAW).

Abb. 58 Loris Premuda mit Erna Lesky bei einem Vortrag (TNL Erna Lesky 131.15, Sch 125, M 27, UAW).

Abb. 59 Erwin Ackerknecht, Porträt. Studioaufnahme. Dezember 1960. Fotograf [Johann] (Universitätsarchiv Zürich).

Abb. 60a Ingrid Leodolter im Hörsaal (zur Verfügung gestellt von Sepp Leodolter, Sohn von Ingrid Leodolter).

Abb. 60b Ingrid Leodolter mit Wiens Bürgermeister Leopold Graz, September 1981 (zur Verfügung gestellt von Sepp Leodolter).

Abb. 61a Karikaturen Albin Lesky: Die Neue Linke und das Ministerium (TNL Albin Lesky 131.97, Sch 844, K 131.97.23, UAW).

Abb. 61b Die Neue Linke und Verlust der Geistesfreiheit (TNL Albin Lesky 131.97, Sch 844, K 131.97.23, UAW).

Abb. 61c Die Neue Linke und „der totale Staat" (TNL Albin Lesky 131.97, Sch 844, K 131.97.23, UAW).

Abb. 61d Die Neue Linke und die Zerstörung der Kultur (TNL Albin Lesky 131.97, Sch 844, K 131.97.23, UAW).

Abb. 61e Die Neue Linke und die Universität (TNL Albin Lesky 131.97, Sch 844, K 131.97.23, UAW).

Abb. 62a Erna Lesky am Vortragspult. «Wien Uni 72». S/w Abzug 7 x 10 cm. Fotograf unbekannt (Signatur: PSf_Lesky 03, Universitätsarchiv Zürich).

Abb. 62b Erna Lesky und Erwin Ackerknecht im Auditorium bei Veranstaltung an der Universität Wien. «Wien Mai 72». S/w Abzug 7 x 10 cm. Fotograf unbekannt. (Signatur: PSf_Lesky 04, Universitätsarchiv Zürich).

Abb. 63 Van Swieten Symposium im Institut für Geschichte der Medizin der Universität Wien, 10.5.1972, Erna Lesky mit Eva Rohl (TNL Albin Lesky 131.97, Sch 841, K 131.97.10.6, UAW).